妇产科与儿科疾病诊治指南

（上）

曲春玲◎主编

吉林科学技术出版社

图书在版编目（CIP）数据

妇产科与儿科疾病诊治指南 / 曲春玲主编. -- 长春：
吉林科学技术出版社，2017.5
ISBN 978-7-5578-2542-3

Ⅰ．①妇… Ⅱ．①曲… Ⅲ．①妇产科病－诊疗－指南
②小儿疾病－诊疗－指南 Ⅳ．①R71-62②R72-62
中国版本图书馆CIP数据核字(2017)第119345号

妇产科与儿科疾病诊治指南

FUCHANKE YU ERKE JIBING ZHENZHI ZHINAN

主　　编　曲春玲
出 版 人　李　梁
责任编辑　孟　波　万田继
封面设计　长春创意广告图文制作有限责任公司
制　　版　长春创意广告图文制作有限责任公司
开　　本　889mm×1194mm　1/16
字　　数　540千字
印　　张　37.5
印　　数　1—1000册
版　　次　2017年5月第1版
印　　次　2018年3月第1版第2次印刷

出　　版　吉林科学技术出版社
发　　行　吉林科学技术出版社
地　　址　长春市人民大街4646号
邮　　编　130021
发行部电话/传真　0431-85635177　85651759　85651628
　　　　　　　　　　　　85652585　85635176
储运部电话　0431-86059116
编辑部电话　0431-86037565
网　　址　www.jlstp.net
印　　刷　永清县晔盛亚胶印有限公司

书　　号　ISBN 978-7-5578-2542-3
定　　价　148.00元（全二册）

妇产科与儿科疾病诊治指南
编委会

主　编　曲春玲　甘肃省会宁县妇幼保健站

　　　　张　燕　甘肃省武威市民勤县人民医院

　　　　陆敏杰　新疆自治区第一济困医院

　　　　孙秀云　宁夏自治区人民医院西夏分院

副主编　刘新华　新疆维吾尔自治区人民医院北院

　　　　康劭雪　甘肃省秦安县卫计局合管办

　　　　张瑞英　甘肃省武威市民勤县人民医院

　　　　薛　艳　新疆生产建设兵团第二师焉耆医院

　　　　包心正　甘肃省武山县妇幼保健计划生育服务中心

编　委　张　薛　新疆昌吉州呼图壁县人民医院

　　　　陈继业　新疆吉木萨尔县中医医院

　　　　赵黎明　奎屯市计划生育宣传技术指导站

前　言

　　现代医学迅速发展，妇产科和儿科取得了长足进步，对妇儿疾病的诊断和治疗，也由过去由临床医生的个人经验决定向基于专业共识的循证指南指导下进行转变。诊治指南集中了新近最佳临床科学研究和专家意见，制订出对某一疾病的诊疗常规，也对疾病的诊断和不同治疗手段的有效性提供适宜的推荐意见，供各级医师参考。诊治指南体现了多数人的共识，有经过正确评价的科学证据支持，它通过降低临床实践的不一致性，从而成为降低医疗费用、减少住院时间和提高医疗质量的有用工具。

　　本书是由临床经验丰富的妇产科和儿科医师编写，分为妇产科及儿科两大部分，妇产科部分对常见妇产科疾病，剖宫产、子宫肌瘤、乳腺疾病、卵巢囊肿等诊治进行阐述；儿科部分为常见儿科呼吸系统、消化系统等疾病的病因、临床症状、治疗和预防措施等进行阐述，并根据医师临床经验，提出新治疗的观念，适用于妇儿科实习医师及基层医疗单位学习使用。

　　在编写过程中，本书参考了大量文献资料，难免有一些不足之处，请广大读者批评指正。

　　内容编写由以下作者完成：

曲春玲：第一主编，编写第三、十三及十七章部分内容，共6万字；

张　燕：第二主编，编写第十五至十八章部分内容，共13万字；

孙秀云：其他主编，编写第三章部分内容，第六至八章以及第十章部分内容，共10
　　　　万字；

陆敏杰：其他主编，编写第四、十一、十二章部分内容，共6万字；

刘新华：第一副主编，编写第九章，第五、十三章部分内容，共5万字；

康劭雪：副主编，编写第一、二章，第三、十二章部分内容，共6万字；

张瑞英：副主编，编写第十四章及第十五章部分内容，共6万字；

薛　艳：副主编，编写第三、四、十、十二、十三章部分内容，共6万字；

包心正：副主编，编写第二十至二十二章内容，共6万字；

张　薛：编委，编写第十八章部分内容，共2万字；

赵黎明：编委，编写第十一、十九章部分内容，共2万字；

陈继业：编委，编写第十九章第1－4节内容，共2万字；

目　　录

第一章 外阴疾病

第一节 单纯性外阴炎

【概述】

致病菌以葡萄球菌、链球菌、大肠杆菌为最常见。常在下列因素作用下发病：

①阴道排出物刺激，生殖道炎症性分泌物、生殖道癌肿排液、恶露、经血等的刺激；

②尿特别是糖尿或粪便刺激，如糖尿病、尿瘘、粪瘘、蛲虫症等患者；

③摩擦，如月经垫、骑自行车等；

④不注意外阴的清洁卫生。

【诊断】

1. 急性期　外阴灼热、瘙痒、疼痛并于排尿时加剧。炎症多发生于小阴唇内外侧、阴唇间沟，严重时累及整个外阴。炎症区肿胀、充血，可形成糜烂、溃疡。糖尿病发病者外阴呈粉红或紫红色，常有破溃并可合并白色念珠菌感染。腹股沟淋巴结可有肿大、压痛。

2. 慢性期　外阴剧痒，经常搔抓，致外阴皮肤增厚、粗糙、皲裂、苔癣样变。

【治疗】

（一）预防

注意阴部卫生，保持清洁干燥，不穿化纤内裤，避免搔抓。

（二）治疗

1. 急性期注意休息，避免摩擦，禁性交。

2. 用1：5 000高锰酸钾液清洗外阴或坐浴，拭干后涂抹磺胺或抗生素软膏。

3. 明确病因后对症治疗，如糖尿病、尿瘘、粪瘘等。

4. 慢性期皮肤已增厚或苔癣化者，可局部加用丙酸倍氯美松乳膏。

5. 中药苦参息炎宝喷撒或涂擦。

（康劭雪）

第二节 外阴毛囊炎及疖肿

【概述】

外阴皮肤擦破，致毛囊及其周围组织受细菌感染而引起炎症或脓疱，称外阴毛囊炎。形成脓肿者称外阴疖肿。

【诊断】

毛囊炎初发时毛囊口周围皮肤发红、疼痛，继之肿胀、疼痛加重。常为多发性，呈单个圆锥形红疱或脓疱，其中心常有1根毛发穿出。当数个脓疱相互融合并向深部发展时即形成疖肿。

外阴疖肿具有红、肿、热、痛等炎症特征，局部剧痛为主要症状，多发生于大阴唇外侧，可多个同时发生，初起为蚕豆或胡桃大，根部有浸润的结节状硬块，触痛明显。继之皮肤变薄、变软，顶端出现黄色脓点，渐化脓而形成脓肿，出现波动感。常有腹股沟淋巴结肿大并可发生淋巴管炎。当疖肿发生于大阴唇后半部时，应注意与前庭大腺炎及脓肿相鉴别。

【治疗】

（一）一般处理

急性期卧床休息，保持外阴清洁、干爽，高锰酸钾液坐浴。

（二）全身用药

感染严重者全身用抗生素。

（三）局部处理

1. 形成脓疱时可予消毒后刺破，清除脓液，涂以磺胺或抗生素软膏。

2. 疖肿早期避免挤压，热敷或红外线照射，涂敷50%鱼石脂软膏。

3. 用0.25%普鲁卡因液10～20ml加青霉素40万U作疖肿周围封闭。

4. 脓肿有波动感时应及时切开引流。

（康劭雪）

第三节 前庭大腺炎

【概述】

前庭大腺在阴道口附近，当性交、分娩或其他情况发生外阴部感染或阴道感染时，细菌容易侵入。前庭大腺炎多发生于生育年龄，婴幼儿及绝经后妇女很少发生。

前庭大腺炎的病原菌常为葡萄球菌、大肠杆菌、链球菌及肠球菌等菌的混合感染。淋球菌也可引起。感染时细菌首先侵入腺管，使粘膜充血肿胀，腺管上皮破坏而使腺管口阻塞粘连，分泌物不能排出，使前庭大腺肿胀而形成脓肿。

【诊断】

（一）临床表现

初起时在大阴唇下 1/3 处出现红肿硬块，可达鸡蛋大小，触痛明显，肿块多发生于单侧，随病程进展，表面皮肤发红变薄，周围组织水肿，脓肿形成时有波动感，疼痛剧烈，腹股沟淋巴结常肿大，严重者可有发热、白细胞增多等全身反应。

（二）诊断要点

根据病史和临床检查可诊断，应注意尿道旁腺及尿道口有无异常。在前庭大腺开口处取分泌物涂片，可查到病原菌。

（三）鉴别诊断

有时须与上皮囊肿、斜疝、脂肪瘤、软纤维瘤等相鉴别，实质性者还应与前庭大腺瘤相鉴别。

【治疗】

脓肿波动感明显时应选择于皮肤最薄处，一般在小阴唇内侧切开排脓。切口不要过小，以免排脓不畅而再形成脓肿。急性期应口服或注射抗生素，同时可加服清热解毒，活血化瘀，消肿的中药，注意局部清洁。

（康劭雪）

第四节　外阴瘙痒症

【概述】

由多种原因引起或多种外阴皮肤病伴随的一种症状。全身性原因如糖尿病、黄疸、卵巢功能低下以及精神因素等；局部原因如阴道排出物刺激、尿瘘、粪瘘、药物刺激、过敏及多种外阴皮肤病等，均可发生外阴瘙痒症。

【诊断】

（一）临床表现

症状多为阵发性剧烈奇痒，亦可为持续性瘙痒，每于夜间、行经期加剧，使患者坐立不安。病变常位于阴蒂及小阴唇处，但可延及整个外阴及肛门周围，皮肤粗糙，可见抓痕，红肿，可伴有感染，慢性者呈苔癣样病变。

（二）诊断要点

辅助检查应常规做白带检查，以排除滴虫、真菌等；可疑糖尿患者做血糖测定。

【治疗】

注意阴部卫生，保持洁爽。消除病因，如真菌、滴虫、糖尿病等。对症治疗：

①用 3% 硼酸液或温盐水洗涤后涂 40% 氧化锌油膏；

②激素类膏剂如氟美松油膏，老年患者可擦 5% 乙蒽酚油膏，每日 1 次；

③1%～2% 碳酸炉甘石洗剂，亦可加入苯甲酸雌二醇 10mg 和鱼肝油 50ml 混合成糊

状，每日 1 次涂擦；

④激光治疗亦有较好效果；

⑤可用中药如苦参息炎宝熏洗或涂擦；

⑥顽固病例可考虑神经切断术。

（康劭雪）

第五节　婴幼儿外阴阴道炎

【概述】

婴幼儿外阴阴道炎的致病菌多为化脓性葡萄球菌、链球菌、大肠杆菌及白喉杆菌等。当婴幼儿全身性抵抗力低和外阴阴道不清洁时，即易发生炎症。如婴幼儿穿开裆裤，不注意卫生，易于感染。婴儿尿布不及时更换，大小便刺激引起皮肤感染。大便揩擦肛门不当，外阴被粪便污染。少数婴儿外阴炎系因阴道异物存在。外阴用肥皂水或其他清洁剂擦洗过度，内裤太紧或穿尼龙裤、化纤裤均可引发此病。

【诊断】

（一）临床表现

患部痛痒，分泌物增多，外阴、阴道口及尿道口粘膜充血、水肿，有脓性分泌物。较大患儿常有外阴疼痛、痒感，分泌物多。婴幼儿常因局部痛痒而啼哭不安，有的患儿因瘙痒而抓皮肤致局部抓痕、出血，有时出现尿频、尿痛、烧灼感。

急性期易造成小阴唇粘连，阴道口及尿道口均被遮盖，只在上方或下方留一小孔，尿从此处排出，以致尿流变细，常被误诊为生殖器官畸形。

（二）诊断要点

根据病史及临床表现一般不难确诊，确诊可取分泌物作涂片或培养，注意滴虫或霉菌感染。

【治疗】

内服抗生素以控制感染。局部洗净拭干后，涂抗生素可的松软膏、紫草油，并保持外阴清洁干燥。已形成小阴唇粘连者，可在局部消毒后用手指向下向外分离。以后每月涂紫草油或消毒凡士林软膏，以防再粘连，直至上皮正常为止。粘连牢固且合并尿道炎症者可局部使用 0.1% 雌激素乳膏涂擦 10～14d，疗效较好，粘连很少复发。如果用手术分离粘连，以后复发可能性大。

（康劭雪）

第六节　真菌性外阴炎

是一种类酵母菌引起的外阴炎，常并存有真菌性阴道炎，病原菌以白色念珠菌最常见。

【诊断】

（一）临床表现

1. 症状　外阴有灼热感、瘙痒、性交痛及排尿痛。

2. 体征　外阴红肿，可见表浅水疱状丘疹或湿疹样糜烂，颇似急性或亚急性湿疹，可有白膜样物覆盖，严重者发生溃疡伴剧痛。病变常局限于外阴，但有时扩展至会阴、肛门周围或生殖股皱襞。混合感染时可有淋巴结肿大。

（二）诊断要点

分泌物涂片镜检或培养可见菌丝及芽孢。白色念珠菌呈卵圆形，长 3~5μm，G⁻，有不脱落长芽（假菌丝）。

【治疗】

保持外阴清洁、干爽；3% 苏打水冲洗外阴；患处涂擦达可宁软膏；局部涂苦参息炎宝液。

（康劭雪）

第七节　外阴硬化性萎缩性苔藓

本病为一种皮肤退行性疾病。其发生发展有不同阶段，故以往曾有多种名称，包括外阴白斑、外阴干枯、萎缩性外阴炎等。可发生于身体其他部位及任何年龄，以绝经期前后妇女为多见。病因不明，可能与过敏、慢性刺激、代谢障碍、自身免疫、营养缺乏等有关。病变以表皮萎缩、真皮硬化为特征，病程长，疗效差。

【诊断】

（一）临床表现

1. 症状　外阴干痒，烧灼感，疼痛或刺痛，性交困难，排尿障碍，有的因骑车、性交或大便可致会阴皮肤裂开。

2. 体征　外阴皮肤、粘膜呈灰白色，变薄，干而脆，严重时有皮下出血。主要发生于阴蒂及其包皮、小阴唇、后联合，常呈对称性。早期外阴可无变形，可限于小阴唇内侧粘连变白、稍隆起，呈蝶形对称的白色斑块。晚期外阴变形，阴蒂萎缩，其内侧包皮变白而粗糙，阴蒂粘连。小阴唇萎缩至消失，可仅为一条痕迹，严重者外阴呈"干枯"状。

（二）鉴别诊断

需与外阴皮炎、白癜风、真菌性外阴炎等相鉴别。

【治疗】

（一）非手术疗法

治疗原则是止痒、消炎、润肤、改善局部营养及消除发病因素，注意阴部卫生，避免辛辣刺激性饮食。治疗方法包括：

①局部涂抹苦参息炎宝液或茵陈、苦参各99g，煎水熏洗或丙酸睾丸素150mg加入20%鱼肝油软膏中，每周涂抹1次；

②物理疗法如激光治疗、冷冻治疗；

③口服维生素，如鱼肝油、维生素D、C、E、B等多种维生素；

④针灸或穴位注射；

⑤局部涂雌激素或普鲁卡因软膏；

⑥皮质激素类可加重萎缩，但可止痒，酌情使用。

（二）手术治疗

可行手术切除，但复发率约为50%，故目前多不采用。

（康劭雪）

第八节　外阴疱疹病毒感染

【病因】

外阴疱疹由疱疹病毒所致。

【诊断】

（一）临床表现

潜伏期为2~7d。在皮疹出现前数小时，局部有刺痛或痒感。阴唇粘膜水肿、发红，很快有成群的针头至火柴头大的水疱发生，疱液初为透明浆液，以后变成浑浊的稀薄脓液，疱壁迅速破裂形成糜烂面，并易继发感染。病变严重时，整个外阴及周围皮肤均可受累，甚至尿道、阴道及肛门也受累。尿道受累时有尿痛及尿潴留，局部淋巴结肿大有压痛。小儿患者可发生小阴唇粘连，病情严重者可有发热及无力。单纯疱疹容易复发，局部的其他感染、精神紧张、感冒、胃肠不适、月经不调等情况均为复发的诱因。

早孕妇女如患生殖器疱疹，流产的发生率较高。孕妇分娩时如患有生殖器疱疹，可使婴儿感染，在出生后4~8d表现为喂奶困难、高热、肝脏肿大和黄疸。皮肤和粘膜可有疱疹，病情严重，容易死亡。有人认为，妊娠期感染疱疹可能引起胎儿畸形，以脑及眼的畸形为多见。

（二）诊断要点及鉴别诊断

单纯疱疹有成群水疱，容易复发，常需与带状疱疹相鉴别。

带状疱疹损害沿周围神经分布，绝大部分为单侧分布，有明显的神经痛，一般不复发。此外，尚应注意与白塞病及其他溃疡相鉴别，必要时可做病毒培养。

【治疗】

保持局部清洁，可用 2% ~3% 过氧化氢溶液洗患部，局部应用抗感染药物，可用 0.1% 利凡诺尔溶液或用 1% 醋酸铅溶液湿敷，再涂 2% 龙胆紫液、氯霉素或金霉素软膏。

病情较重者，局部擦 0.25% 疱疹净软膏，3 ~4d 可见效，越早治疗效果越好。

（康劭雪）

第九节　阴唇粘连

【概述】

多发生于婴幼儿。粘连多位于小阴唇，亦可大小阴唇均有粘连。大多数阴唇粘连为炎症所致，少数为先天性发育异常，偶有继发于白喉、猩红热等粘膜溃烂性疾病。维生素 A 应用过量，使上皮细胞角化受抑制，亦可致阴唇粘连。

【诊断】

常有外阴炎病史。以排尿射出方向异常或呈淋漓状为主要症状。检查可见两侧小阴唇或大小阴唇之间相互粘连在一起。颇似先天性发育异常，但粘连的两侧阴唇之间有一纵形半透明薄膜相隔，粘连的上端或下端可见一小孔，尿液由此排出。

【治疗】

（一）手术分离

1. 对粘连较薄弱者，可用探针自小孔插入，轻轻拨开即可使粘连分离。但分离困难时不可强行操作，改用下法。可采用局麻后以小血管钳伸入小孔并轻轻张开使粘连部充分暴露，准确地切开粘连部，一般不用缝合。术后均需局部涂 1% 雌激素油膏，每日 1 次，共 1 周。

（二）药物分离

粘连处涂 1% 雌激素油膏每晚 1 次，14d 为 1 疗程，至多不超过 8 周。分离成功即用考的松油膏涂局部每日 1 次，连用 1 ~2 周，以防再粘连。局部长期用雌激素可致色素沉着或红斑，不需处理，停药后自退。

（康劭雪）

第十节　外阴营养不良

【概述】

（一）分类

1. 增生型营养不良

（1）不典型增生

（2）典型增生：又分为轻、中、重 3 度。

2. 硬化苔藓型营养不良。

3. 混合性营养不良，硬化苔藓型营养不良合并有局灶性上皮增生型病变。

（二）病因

增生型营养不良可能与外阴局部潮湿和对外来刺激物反应过度有关。

硬化苔藓型营养不良发病因素包括：

①遗传因素，文献中有不少母女间、姐妹间家族性发病的报道，对患者的组织相容性白细胞抗原（HLA）研究结果表明，患者 HLA – B40 抗原的阴性率较无病对照组有显著增高，此病与 HLA – B40 关系密切；

②自身免疫因素，患者自身免疫性疾病，如斑秃、白癜风、甲状腺功能亢进或减退等较对照组明显增加；

③性激素，由于此病好发于成年女性，男女之比为1：10，患者血中二氢睾酮水平明显低于正常同龄妇女，且睾酮局部治疗往往有效，提示睾酮不足可能为发病因素之一。

【诊断】

（一）临床表现

（1）增生型营养不良：多发生在 30 ~ 60 岁妇女，主要症状为外阴奇痒，抓破后伴有局部疼痛。病变范围不一，主要波及大阴唇、阴唇间沟、阴蒂包皮和阴唇后等处，常呈对称性，病区皮肤增厚似皮革，隆起有皱襞或有鳞屑、湿疹样变。若表皮层过度角化较轻时，皮肤颜色为暗红或粉红，过度角化显著者，可出现界限清晰的白色斑块，一般无萎缩或粘连。

（2）硬化苔藓型营养不良：可发生于包括幼女在内的任何年龄，但多见于 40 岁左右妇女。主要症状为病变区发痒，但一般较增生型病变轻。大阴唇、小阴唇、阴蒂包皮、阴蒂后及肛周为常见病变部位。早期见粉红、白色或有光泽的多角形平顶小丘疹，融合成片后呈紫癜状，进一步发展时皮肤和粘膜变白、变薄，失去弹性，干燥易皲裂，阴蒂萎缩且与其包皮粘连，小阴唇缩小变薄，与大阴唇内侧融合以致消失。晚期皮肤菲薄皱缩似卷烟纸，阴道口狭窄，仅能容纳指尖。

（3）混合型营养不良：表现为在菲薄的外阴发白区邻近部位或在其范围内伴有局灶性皮肤增厚或隆起。

（二）诊断要点

除临床症状及体征外，主要依据病理检查方能确认。活检时应选择不同病变部位多点取材，取材选用1%甲苯胺蓝涂抹病变皮肤，待干后用1%醋酸液擦洗脱色，在不脱色区取活检，发现不典型增生或早期癌变的可能性较大。

【治疗】

（一）一般治疗

经常保持外阴皮肤清洁干燥，禁用肥皂或其他刺激药物擦洗，避免用手或器械搔抓发痒处，不食辛辣和过敏食物，衣着要宽大，忌穿不透气的化纤内裤，以免湿热淤滞而加重病变。

（二）局部用药

对增生型营养不良可用类固醇制剂，如氟氢可的松、去炎松、地塞米松等软膏涂擦患处，其止痒效果良好，且能改善局部病变。对硬化苔藓型营养不良，可采用2%丙酸睾丸素鱼肝油软膏（丙酸睾丸素200mg加入20%鱼肝油软膏10g），每日涂擦患处3~4次，可缓解瘙痒和促使粘连松解，有严重瘙痒者，可同时加用上述各种类固醇软膏。硬化苔藓型幼儿患者不同于成年患者，到青春期时病变多自行消失，故一般仅用类固醇软膏缓解瘙痒即可，无效时可在短期内加用1%丙酸睾丸素鱼肝油软膏。对混合型营养不良患者，可采用上述两类药物交替或合并治疗。

（三）全身用药

1. 精神较紧张，瘙痒症状明显以致失眠者，可用镇静、安眠和脱敏药物以加强治疗。

2. 激光治疗　CO_2激光或氦氖激光治疗硬化苔藓型营养不良，可改善局部组织血液循环和代谢，因而具有一定疗效，但复发率较高。

3. 手术治疗　凡症状明显，经药物治疗无效，特别是局部出现溃疡，结节病变者，或有重度不典型增生者，一般可行局部病灶切除或单纯外阴切除术，术后仍应定期随访。

（康劲雪）

第十一节　外阴囊肿

外阴囊肿为非赘生性疾病或称瘤样病变，包括潴留性囊肿，如皮脂腺囊肿、前庭大腺囊肿等；异生性囊肿，如中肾管囊肿等；创伤性囊肿，如外阴继发性表皮样包涵囊肿等；脉管囊肿，如囊位淋巴管扩张；内膜异性囊肿，如外阴子宫内膜异位症；寄生虫性囊肿，如外阴包虫囊肿等。

（一）皮脂腺囊肿

又称外阴粉瘤，因皮脂腺腺管阻塞而形成。发生于大小阴唇者较多见，一般约豌豆或蚕豆大，偶有直径达5cm者。囊内充满含脂肪的碎屑状物，囊壁由不规则的上皮细胞构成。可无症状或有刺激感，易继发感染形成脓肿，出现炎症表现。经常保持外阴清洁、干爽可预防发病。起病或感染时用1:5 000高锰酸钾液坐浴并局部用抗生素药物。较大而无急性感染时可行囊肿摘除术。

（二）前庭大腺囊肿

见本章前庭大腺炎。

（三）外阴中肾管囊肿

系由中肾管残留上皮所致，可发生于阴唇、处女膜、阴蒂等部位，有时带蒂，有时可见于新生儿。囊壁薄呈半透明，被覆单层柱状上皮，偶见鳞状上皮。囊肿发生于处女膜者可并发处女膜闭锁，或引起尿道口移位而致排尿困难。对有功能障碍者宜行囊肿摘除术。

（四）外阴子宫内膜异位囊肿

极少见，可能为子宫内膜植入所致，大多数有外阴及产科手术史。发生部位以腹股沟管最下端及圆韧带附着处最多见，其次为会阴部和外阴部，包括小阴唇、阴阜及大阴唇。该囊肿均较小，一般如豆大至樱桃大，呈半球状隆起或结节状，随月经而周期性变化，行经前肿胀呈紫蓝色，伴局部疼痛，月经后渐退缩。有瘘管形成者，月经期有少许出血。有时须与绒癌或侵蚀性葡萄胎及异位乳腺组织相鉴别，必要时做病理学检查。治疗需彻底切除病灶。

（五）乳腺样囊肿

其实质是一种副乳腺组织，为胚胎期乳腺延伸至外阴的残迹，偶在孕期肿胀而产褥期分泌乳汁形成潴留囊肿，极罕见。此种组织可发展成肿瘤，一般形成坚实、分叶状并有完整包膜的纤维腺瘤，镜下见清楚的乳腺组织特征，应行囊肿切除术治疗。

（康劲雪）

第十二节　外阴白塞病

【概述】

外阴白塞病的真正病因尚不明确。病变主要为小动静脉炎，常发生于青年期。口腔和外阴常同时发生溃疡，兼有虹膜睫状体炎，又名"眼－口－生殖器综合征"。除眼、口、生殖器外，并可伴有其他系统的症状。呈慢性过程，反复发作，有时加剧或缓解。

【诊断】

（一）临床表现

有以下几种症状：

1. 生殖器症状　溃疡可发生于外阴各部，多在小阴唇和大阴唇的内侧，其次为前庭粘膜及阴道口周围。有时发生在会阴及肛门，有时高达宫颈。溃疡数目及大小不定，有的较多、有的较浅。溃疡边缘向内陷进，周围红肿，溃疡覆盖着一些脓液，常经数周才愈合。坏疽型溃疡较严重，患者可有发热及全身不适，局部疼痛。溃疡往往较少较深，边缘不整齐及内陷。周围炎症显著，表面有污黄色或黑色坏死假膜，强行剥去假膜，露出高低不平的基底。有时溃疡迅速扩展，形成巨大的蚕食性溃疡，而使小阴唇残缺不全，边缘柔软无浸润，溃疡的病理检查无特异性。

2. 口腔症状　大多数患者都有口腔粘膜损害，且常为本病最早出现的症状。口腔损害为典型的口疮性溃疡。可发生于口腔粘膜的任何部位，还包括舌及扁桃体，容易反复发作。

眼部症状眼部症状最常见结膜炎、虹膜睫状体炎和前房积脓；其次有角膜炎、视网膜炎、脉络膜炎和视神经萎缩等。眼部损害常可导致视力减弱，甚至失明。

3. 皮肤症状　皮肤损害有各种类型，如脓疱疮、毛囊炎、疖、蜂窝组织炎和溃疡等，有时出现结节性红斑样皮疹，用消毒针刺皮肤会出现小丘疹或脓疱。

4. 心血管系统症状　病变常累及静脉，小的如视网膜静脉，大的如上、下腔静脉。肺部血栓性静脉炎，可引起肺梗死，可反复咯血。多发性肺动脉血栓形成可引起肺源性心脏病。

5. 关节疼痛及关节炎　多为单关节炎，以膝、踝及腕关节最常受累，有不同程度的功能障碍，以后可恢复正常。

6. 中枢神经系统血栓性静脉炎及微血管周围炎　可引起脑组织病灶性软化。神经系统症状较其他症状出现晚，可出现头晕、记忆力减退、严重头痛、运动失调、反复发作的截瘫和昏迷等。临床表现有脑干、脑膜、脑炎症候群及器质性精神错乱症候群。

（二）诊断要点

眼－口－生殖器综合征中有两种以上典型症状者不难诊断。皮肤针刺反应也可帮助诊断。在急性发作期，白细胞中度增多，血沉显著加快。

【治疗】

有全身症状时应适当休息，增加营养，口服维生素 B、维生素 C 等。

在发作急性期应用肾上腺皮质激素类药，如强地松口服 20～40mg/d。但在血栓性静脉炎及中枢神经系统者，使用激素时常须同时应用抗生素。病情稳定后，应逐渐减少激素剂量。免疫抑制剂，如环磷酰胺或硫唑嘌呤等，与激素联合应用也有一定疗效。

在慢性期，可用中医治疗，以清热、解毒、燥湿、祛风、止痒、祛瘀和止痛为主。

注意保持外阴清洁、干燥、减少摩擦等。坐浴后拭干，可用黄连青黛散撒布在溃疡基底上。

（康劭雪）

第十三节　外阴损伤

【概述】

系指外阴和阴道损伤，多因分娩所致，其他因素，如劳动、骑车、性交、化学药物、意外事故等均可致外阴创伤，有时引起极严重出血。

【诊断】

1. 症状　出血、肿胀、疼痛，继发感染者有炎症症状，出血过快过多时有贫血症状，极严重失血时出现休克症状。

2. 体征

（1）分娩损伤：见分娩创伤一节；

（2）外伤：外阴可见擦伤、挫伤或撕裂伤，有出血、皮肤瘀血、皮下血肿、肿胀和触痛等。有时可合并骨盆或其他部位创伤。

（3）性交损伤：初次性交常致处女膜缘破裂、少量出血，有时可出血较多。绝经后、产褥期、外阴发育不良者，粗暴性交亦可发生损伤。

（4）化学性损伤：可为医源性或自行使用腐蚀性化学药物而致外阴、阴道灼伤。局部常见细小溃疡、肿胀、触痛，表皮或粘膜有散在坏死、脱落、感染。

【治疗】

1. 抗休克　对创伤严重、失血过多所致失血性休克病例应立即输液、输血、止血。

2. 损伤出血处理　新鲜创伤出血应立即清洁伤口，明确出血部位及伤情，有效止血并缝合伤口。

3. 血肿处理　对形成血肿者可作以下处理：

①保守处理：血肿直径 <5cm 时冷敷、严密观察，血肿无扩大者，24h 后可行热敷，以促进血液吸收；

②切开引流：用于血肿较大或进行性增大者，清除血肿，彻底止血后缝合伤口，无活动性出血者放橡皮条引流，缝合伤口，24h 左右取出引流条，加压包扎；若血肿腔止血困难可以碘仿纱条填塞加压包扎，24～48h 取出。

4. 粘膜处理　处女膜、阴道粘膜轻度损伤，出血少者不需处理。损伤重、出血多时应缝扎止血并缝合伤口。

5. 保持尿道通畅　此类患者需保持排尿通畅，特别是术后必要时应放留置导尿管。

（康劲雪）

第十四节　外阴部疝

【概述】

某些原因导致腹腔内的脏器或其他结构经腹壁或盆壁坠入外生殖器而形成凸起者，称外阴部疝。多因先天性缺陷（右侧多于左侧）或分娩损伤等造成组织缺损，在腹压长期作用下最终形成疝。根据其形成和部位分为 3 种：

①腹股沟疝：疝囊沿圆韧带走向进行性下降，可达阴唇上部或整个阴唇（类似男性阴囊疝），又称腹股沟阴唇疝，有时疝囊内可见卵巢、输卵管、子宫等；

②股疝：疝囊经股环、股管而最后突出于股部卵圆窝者称股疝，易嵌顿形成绞窄疝；

③会阴疝：由先天性缺陷形成，很少有症状。后天形成者在会阴侧面出现。均少见。

【诊断】

（一）腹股沟疝

1. 腹股沟出现肿块，可逐渐增大，无症状或有轻度坠胀感，仰卧时缩小或消失，站立、咳嗽等腹压增加时又出现。疝内容物嵌顿时可发生外科急腹症症状。

2. 手按肿块，嘱患者咳嗽，可有冲击感，反向还纳，肿块可完全消失。

3. 疝内容物突入阴唇时应与软纤维瘤、脂肪瘤、前庭大腺囊肿等相鉴别。早期位于腹股沟时应与 Nuck 管囊肿、腹股沟淋巴结肿大、异位睾丸等鉴别。

（二）股疝

1. 多见于中年以上、多产妇女。

2. 有可复性肿块，久站、咳嗽时患者可有胀痛。

3. 股疝位于腹股沟韧带下外方，其基底部固定，可还纳。

4. 有时须与下列疾病鉴别：腹股沟疝、脂肪瘤、大隐静脉结节样膨大等。

（三）会阴疝

1. 多见于先天性缺陷，后天形成者多见于多产的绝经期妇女，常合并子宫脱垂、膀胱及直肠膨出。

2. 偶有肠受累而产生肠梗阻症状。一般无特殊症状。

3. 应与直肠膨出、盆腔脂肪瘤、囊肿等鉴别。

【治疗】

外阴部疝以手术治疗为原则，可分腹部与会阴两种手术方式。腹股沟疝及股疝以行外科疝修补术为原则。会阴疝需按患者的具体情况决定，如有急性绞窄者则决不能用会阴手术方式。此外，孕期原则上不做疝修补术，但急性梗阻者例外。

（康劲雪）

第十五节　外阴良性肿瘤

【总述】

外阴部良性肿瘤较少见，主要有平滑肌瘤、纤维瘤、脂肪瘤、乳头瘤、汗腺瘤、神经纤维瘤、淋巴管瘤、血管瘤等。

一、外阴乳头瘤

【概述】

单纯乳头状瘤为真性肿瘤，较为罕见。多见于老年妇女，好发于大阴唇外侧或阴阜处，以单个多见，生长慢，形如菜花样，表面有无数乳头状突起，乳头小而多，质略硬。底部有蒂，恶变率为2%～3%。

【鉴别诊断】

1. 外阴尖锐湿疣　通常为外阴及肛门周围多灶乳头增生，较硬，为病毒感染引起的传染性疾病，有外阴炎及特殊感染史，发展迅速。镜下检查见棘细胞层肥厚，可见凹空细胞。

2. 扁平湿疣　阴唇及会阴发生丘疹、结节，应排除乳头状瘤，病理检查可协助确诊。

3. 外阴癌　临床上有外阴瘙痒、疼痛、破溃或经久不愈的溃疡，生长迅速。

二、外阴纤维瘤

【概述】

外阴纤维瘤较少见，常起源于外阴部的纤维组织。肿瘤切面呈灰白色，组织致密、坚硬。多发于大阴唇、小阴唇、阴蒂及圆韧带终末端。初为大阴唇隆起的硬性结节，逐渐长大，最后可能为悬挂于大阴唇的带蒂实质性肿瘤。肿瘤直径为 0.6~0.8cm，大的纤维瘤表面常有溃疡、出血、渗液，少数可发生恶变。肿块较小时无临床症状，较大时可出现外阴疼痛、不适，靠近尿道口时可导致排尿困难。纤维瘤有可能恶变为纤维肉瘤，发现后应采取手术治疗，切除肿瘤。

【鉴别诊断】

1. 皮赘　软的纤维瘤易与皮赘混淆，但皮赘多见于中老年人，呈一软袋状，悬垂于外阴。

2. 神经纤维瘤　多发性皮下结节，质软，也可带蒂，但肿瘤表面有色素沉着。

3. 脂肪瘤　脂肪瘤位于脂肪内，质软，易与纤维瘤变性混淆，但该肿瘤呈圆形，分叶状，极少带蒂。

三、外阴平滑肌瘤

【概述】

外阴平滑肌瘤常起源于外阴平滑肌纤维，其特征与纤维瘤相似，有恶变可能，多见于生育年龄妇女。肿瘤一般为单发，切面呈灰白色，质地硬，有包膜，常位于大阴唇、小阴唇及阴蒂，肿瘤小者无症状，肿瘤大者可有外阴不适。肿瘤的硬度颇不一致，其质地取决于纤维成分的多少，以及肌瘤是否有变性。肌瘤可以恶变，当有下列因素存在时，要提高警惕：

①肿瘤直径 >5cm；

②肿瘤轮廓欠清晰；

③核分裂相 >5/10HP；

④细胞增生活跃，认为是肉瘤的前驱变化。

【治疗】

以手术为主，肌瘤浅表或带蒂者，做局部切除。一肌瘤较深者，则可剔除。若肌瘤细胞有上皮细胞样病变者，不论病灶大小，都要切除足够的组织，因为这种情况下，肿瘤易复发。

四、外阴脂肪瘤

【概述】

外阴脂肪瘤多见于生育年龄的妇女，一般均来自大阴唇或阴阜部脂肪，生长缓慢，大小不等，大者直径可达 10~12cm，肿瘤呈圆形或椭圆形，质地较软，切面呈黄色，有包膜。除因肿瘤体积较大时而有行动不便或性交困难时，一般均无不适，恶变可能性极小。

【治疗】

治疗可采用手术切除。

五、外阴汗腺瘤

【概述】

外阴汗腺瘤是由于汗腺上皮细胞增生而形成的肿瘤，较为罕见，80% 发生于 50 岁以上的妇女。大多发生于阴唇及肛周，呈圆形略高出皮肤，直径 1～2cm，常与表皮粘连，与皮下无粘连，故可推动，一般无症状，少数患者有疼痛、刺痒、灼热等症状，若合并感染，则局部疼痛、溢液、出血及臭味。

【诊断】

（一）临床表现

有三种类型：

①囊肿型：似皮脂腺囊肿；

②实质型：表现为皮下硬结；

③溃烂型：表皮坏死后，汗腺组织呈红色肉芽状或乳头状突出于破口，外观极似恶性肿瘤。

该病预后好，活检确诊后应做局部切除。

（二）鉴别诊断

1. 临床上囊肿型与皮脂腺囊肿鉴别　后者主要表现为肿瘤质地软，隆起顶部有皮脂溢出。

2. 实质型与前庭大腺瘤鉴别　前庭大腺瘤位于小阴唇内侧的深部，长大时可延伸到大阴唇和阴道下部，表面皮肤完好。

3. 溃烂型与女阴癌、肉瘤鉴别　一般单凭肉眼不易鉴别，必须活检才能确诊。

（康劭雪）

第十六节　外阴恶性肿瘤

【总述】

外阴恶性肿瘤包括许多不同组织结构的肿瘤，常见的是外阴鳞状上皮细胞癌，罕见的有恶性黑色素瘤、基底细胞癌、派杰瘤、肉瘤、前庭大腺癌、汗腺癌等。外阴恶性肿瘤约占妇女全身癌肿的 1%，占妇女生殖道癌肿的 5% 左右。

一、外阴上皮内瘤变

【概述】

外阴上皮内瘤变是指肿瘤局限于表皮内，未发生向周围间质浸润，不发生转移，是外阴癌的癌前病变。包括外阴上皮不典型增生和原位癌。

【诊断】

外阴上皮内瘤变的诊断标准如下：

1. 轻度非典型增生　上皮细胞过度增生和细胞异型改变，局限于上皮的下 1/3。

2. 中度　上述病变局限于上皮层的下 2/3。

3. 重度　上皮层的病变超过 2/3。

4. 原位癌　非典型增生累及上皮全层，但是未穿透基底膜。

【治疗】

外阴上皮内瘤变的治疗方法很多，采用哪一种方法取决于外阴病灶的范围，因此治疗前对那些较广泛的角化过度、糜烂或溃疡均应做多点活检，排除早期浸润癌，并确定治疗范围。

（一）药物治疗

5% 氟尿嘧啶软膏涂于外阴病灶。

（二）激光治疗

二氧化碳激光治疗能保留外阴的外观，疗效也比较好，但约有 1/3 的局部复发率。

（三）手术治疗

对药物治疗失败、病灶较广泛或复发的患者，可考虑手术切除。术式包括病灶局部切除、局部广泛切除、单纯外阴切除和外阴皮肤剥除＋薄层植皮术。

二、外阴鳞状上皮细胞癌

【概述】

（一）发病因素

外阴鳞状上皮细胞癌的病因至今不清，但可能和以下因素有关：

1. 性传播疾病（STD）　外阴鳞状上皮细胞的癌变和以下性传播疾病有关：外阴尖锐湿疣、淋病、梅毒和滴虫。

2. 病毒疾病　人乳头瘤病毒（HPV）的 DNA 在外阴表皮内肿瘤的检出率达 60%～85%，其中以 HPV-16 型为主，在外阴非典型增生和癌症患者中，有单纯疱疹病毒Ⅱ型（HSV-Ⅱ）诱导的抗原表达。

3. 免疫功能　机体免疫功能低下或损伤可能导致肿瘤的发生，外阴上皮性肿瘤在免疫功能低下或受损的患者，如肾移植、红斑狼疮、淋巴增生性疾病和妊娠者，发病率较高。

4. 外阴慢性皮肤病　外阴鳞癌的患者中，约半数伴发外阴白色病变，但是患外阴白色病变患者中仅 5%～10% 的增生型和混合型营养不良病变伴细胞不典型增生者可发展为外阴癌。其他如外阴乳头瘤、慢性溃疡等在长期刺激的基础上也可继发癌变。

5. 其他　吸烟也可能和外阴癌的发生有一定关系。

（二）转移方式

外阴癌的转移方式有：局部蔓延和淋巴转移，血行转移极少见。

1. 局部蔓延　外阴癌逐渐增大，可沿黏膜向内侵及阴道和尿道，晚期累及肛门、直肠和膀胱。

2. 淋巴转移　外阴淋巴丰富，外阴癌以淋巴转移为主要途径。由于两侧淋巴管互相交通组成淋巴网，一侧癌肿可经由双侧淋巴管扩散。淋巴结转移的顺序为先至腹股沟浅淋巴结，再至腹股沟深淋巴结，然后转移至盆腔淋巴结（髂内、髂外和闭孔淋巴结），最终转移至主动脉旁淋巴结和锁骨下淋巴结。阴蒂部的癌肿可绕过腹股沟浅淋巴结，直接至腹股沟深淋巴结，外阴后部淋巴结可直接转移至盆腔淋巴结。腹股沟浅淋巴结位于腹股沟韧带下方阔筋膜上面，包括位于腹股沟韧带下方的上组和大隐静脉末端周围的下组。腹股沟深淋巴结位于阔筋膜深侧的髂耻窝股管内，多在股动静脉的内侧或前面排列，一部分沿其外侧或后面分布。股管近心端有一个较大的淋巴结，称为 Cloquet node，几乎所有外阴淋巴均经过 Cloquet node 引流至盆腔淋巴结，因此，Cloquet node 是外阴淋巴进入盆腔的前哨。此淋巴结未受累，则盆腔淋巴结转移的机会不大。

外阴癌腹股沟淋巴结转移总的发生率约30%，腹股沟管淋巴结转移者，有5%患者可发生盆腔淋巴结转移。

3. 血行转移　晚期外阴癌肿瘤可侵及血管，引起血行播散转移到肝、肺、骨等器官，但较为少见。

【诊断】

（一）临床表现

外阴鳞状上皮细胞癌的主要症状为外阴有局部结节或肿块，常伴有疼痛或瘙痒，但大多数患者在结节出现前，往往已有多年外阴瘙痒史。部分患者表现为外阴溃疡，经久不愈，晚期患者还有脓性或血性分泌物增多、尿痛等不适。

（二）诊断依据

1. 病史　注意询问肿块出现的时间和增长情况，有无长期外阴瘙痒等慢性皮肤病史。

2. 体格检查　除全身检查外，专科检查有：

（1）触摸双侧腹股沟及锁骨上淋巴结有无肿大。临床腹股沟淋巴触诊有很大的误差，未触及的或未怀疑的可触及的淋巴结患者有25%潜伏转移。

（2）妇科检查：常规三合诊检查后详细记录癌瘤发生部位、大小、形态、病灶周围皮肤情况，了解邻近器官，如尿道、阴道和肛管有无肿瘤侵犯。

（3）晚期患者有无消瘦、贫血、下肢水肿及恶病质。

（三）辅助检查

（1）病理检查：活组织检查是外阴癌的确诊依据，一般诊断并不困难。为避免延误诊断，当有可疑病灶，如融合疣状物、持续溃疡或提示外阴上皮内瘤样病变等，临床医生应及时活检，以早期发现并及时治疗。

（2）阴道镜检查：治疗患者应接受宫颈、阴道和外阴的阴道镜检查，外阴癌有时并发身体其他部位的原发癌，以早期子宫颈癌最多见。

（3）影像学检查：确诊后应行超声波或 CT、MRI 等检查，帮助了解盆腔和腹膜后淋巴结情况，了解晚期病灶与周围器官关系，以便为分期和治疗提供依据。

（4）膀胱镜和直肠镜检查：可了解Ⅳ期肿瘤膀胱和直肠受侵情况。

（四）鉴别诊断

（1）外阴色素脱失症：包括白癜风、放射后或创伤后的瘢痕。此类疾病均由于细胞代谢改变，引起色素脱失而致。白癜风为全身性疾病，可在身体其他部位同时发现皮肤病变。放射或外伤后有病史可询。

（2）外阴湿疣：本病常发生在年轻妇女，是一种质地柔软而无溃疡的乳头状赘生物，有时为带蒂的肿块，可与其他性疾病并存。

（3）外阴营养不良：皮肤病变广泛和变化多样，即可有角化增厚、变硬，也可呈萎缩，即可有色素沉着，也可呈灰白色。外阴瘙痒可反复发作。

（4）外阴汗腺瘤：发生于汗腺，且生长缓慢，肿瘤境界清楚。但溃烂型外观极似恶性肿瘤，必须通过活组织病理切片检查才能确诊。

【治疗】

外阴癌以手术治疗为主，辅以放射治疗或化疗。

近年，由于放射设备及临床技术的改进和提高，使因外阴正常组织对放射线耐受性差，而限制了放射治疗的问题有所解决，从而明显降低了外阴癌放射治疗不良反应，提高了放射治疗作用。外阴癌现代治疗原则是早期癌患者在提高肿瘤局部控制率和治愈率的同时，降低手术并发症和保护生理解剖功能。最佳治疗计划应根据临床、病理病变范围及部位仔细考虑，治疗原发病灶和腹股沟的最适合手术方式是配合放疗和化疗的综合治疗及个体化治疗。各期外阴癌治疗的选择如下：

1. Ⅰa 期　病理证实浸润深度≤1cm 者，淋巴结转移的危险为 0，治疗仅做局部广泛切除术即可。

2. Ⅰb 期

（1）单灶单侧肿瘤者，做局部广泛切除加同侧浅腹股沟淋巴结切除。

（2）位于中线的外阴癌，做广泛外阴切除加双侧浅腹股沟淋巴结切除。

（3）上述手术，术中快速切片淋巴结阳性，继续腹股沟淋巴结清扫术。术后病理证实淋巴结转移时，术后应辅助腹股沟照射。

（4）病灶 <2cm，非中线肿瘤，触摸腹股沟淋巴结阳性者，行外阴广泛切除加腹股沟预防性照射即可达到治疗目的。

3. Ⅱ期

（1）单灶单侧肿瘤者，术中 Cloquet node 阴性者，做外阴广泛切除加同侧腹股沟浅层和深层淋巴结切除术。

（2）位于中线的外阴癌 Cloquet node 阳性，行广泛外阴切除加双侧腹股沟浅层和深层淋巴结切除术。

（3）上述手术，单侧病灶，术中 Clquet node 阳性，行广泛外阴切除加双侧腹股沟及同侧盆腔淋巴结清除术。位于中线的病灶，双侧 Clquet node 阳性，行双侧腹股沟及盆腔淋巴结清除术。

（4）上述手术，估计切缘不够者或术后病检有残癌者，术后配合放疗。

4. Ⅲ期

（1）单灶单侧肿瘤者，同侧腹股沟淋巴结转移者，做外阴广泛切除加双侧腹股沟淋巴结清除术及同侧盆腔淋巴结切除术。

（2）对于病灶范围大，浸润深并累及尿道和（或）阴道或肛门者，做广泛外阴切除、部分尿道切除或肛门皮肤切除或阴道病灶切除加双侧腹股沟、盆腔淋巴结切除术，也可配合术前放疗或化疗。

（3）上述手术，估计切缘不够者或术后病检有残癌者，术后配合放疗。

5. Ⅳ期

（1）外阴癌根治术加盆腔脏器切除术配合术前放化疗或术后放疗，可提高治疗效果。

（2）对不宜手术的晚期癌者，可行放疗配合化疗综合治疗。

三、外阴恶性黑色素瘤

外阴恶性黑色素瘤又称黑色素癌，是外阴恶性肿瘤恶性程度最高的肿瘤，占外阴恶性肿瘤的 2%～3%，多半由黑痣恶变而来，其发生与长期慢性刺激和外伤等诱因有关。多见于老年妇女，好发部位为小阴唇、阴蒂、大阴唇和尿道口，典型的临床症状为外阴瘙痒，色素痣扩大，色素增加，表面出现溃疡，有血性或浆液性渗出物。本病确诊取决于组织病理学，治疗与外阴鳞癌相同。本病预后不佳，5 年生存率很低，预后与病变的大小、侵犯真皮的程度、尿道和阴道是否波及，以及是否有淋巴结及其远处转移等因素有关。

四、外阴基底细胞癌

外阴基底细胞癌是来源于外阴表皮中原始基底细胞或毛囊的恶性肿瘤。较罕见，好发于绝经后的老年妇女，发病年龄 60 岁左右，一般表现为大阴唇部位的小肿块，伴外阴瘙痒、烧灼感和慢性溃疡。其特点是生长缓慢、仅局部浸润和不全切除时局部复发，但极少经淋巴管转移。镜下可见许多大小一致的基底样细胞密集成团，细胞浆减少，核深染，呈圆形或卵圆形。病理上应与基底鳞状细胞癌相鉴别。治疗为局部较广泛切除，不必做淋巴结清扫术。外阴基底细胞癌预后较好，5 年生存率为 80%～95%。

五、外阴湿疹样癌

外阴湿疹样癌又称外阴派杰病，是一种具有一定特征的上皮内癌，常见于老年妇女，多发生于绝经后，主要症状为顽固性的外阴瘙痒和局部疼痛或烧灼感，病灶表面为外阴部隆起边界清楚的红色湿疹样斑块。镜检见棘细胞层增厚，上皮角增宽延长在基层中可见到大而不规则的圆形、卵圆形或多边形派杰细胞，胞浆空而透亮，核大小、形态、染色不一，基底膜完整。派杰病一般无淋巴结转移，治疗为局部较广泛切除或单纯外阴切除即可。对浸润性派杰病或合并汗腺癌时需做外阴根治术和双侧腹股沟淋巴结清扫术。

（康劭雪）

第二章 阴道疾病

第一节 非特异性阴道炎

【概述】

由非特异性细菌，如葡萄球菌、链球菌、大肠杆菌、阴道棒状杆菌、变形杆菌等引起的阴道炎称为非特异性阴道炎。有多方面的发病原因，如各种原因所致阴道损伤，刺激性或腐蚀性药物，阴道异物，如子宫托或其他物体，分泌物刺激，如其他部位炎症渗出物、流产及产后分泌物、经血等，阴道过度冲洗，卫生习惯不良，肠道蛲虫症，全身抵抗力下降等。

【诊断】

（一）临床表现

1. 存在有上述发病因素。

2. 症状为阴道坠胀及灼热感，分泌物增多呈脓性或浆液性而无泡沫，可伴臭味，可有盆腔不适或乏力，尿频，尿痛等。

3. 阴道壁充血、潮红、肿胀、触痛，白带量多。

（二）辅助检查

阴道分泌物涂干片染色镜检，涂湿片镜检，细菌培养及药物敏感试验。

【治疗】

（一）一般处理

保持外阴清洁干爽，增强全身抗病能力，治愈前避免性交。

（二）去除病因

用1%乳酸液低压冲洗阴道，拭干后可放入乙蒄酚0.25mg，每日1次，以增强粘膜抵抗力。局部喷撒抗菌药，可用磺胺酚、抗生素，如金霉素、合霉素或氯霉素等，选用对病原菌敏感者，每日1次，7~10d为1疗程。

（康劭雪）

第二节　滴虫性阴道炎

【概述】

滴虫性阴道炎是一种常见的性传播疾病，致病原为阴道毛滴虫。阴道液的 pH 值升高为 5.5～6 时，最适合阴道毛滴虫的生长。阴道毛滴虫由性交传染或通过使用不清洁的浴具、污染的器械、穿着污染的衣物，接触污染的便盆或被褥等直接或间接感染。阴道毛滴虫寄生于阴道、尿道或尿道旁腺引起炎症反应。

【诊断】

（一）临床表现

白带增多，白带呈黄色或黄白色稀薄液体状，或黄绿色脓性泡沫状。可伴外阴瘙痒、灼热及性交痛。尿道感染者有尿频、尿急及尿痛。妇检：阴道粘膜潮红可见散在斑点或草莓状突起。阴道内多量泡沫状分泌物有恶臭。

（二）辅助检查

阴道 pH 值超过 5.0，阴道分泌物生理盐水滴法可找到滴虫。

【治疗】

常用的高效药物为甲硝唑（灭滴灵）。常用方式为：2g，顿服；750mg/次，每日 3 次，服 2d；250mg/次，每日 3 次，服 7d；500mg/次，每日 2 次，服 7d。孕期及哺乳期禁用，因药物对胎儿不利，可能致畸。

局部治疗为阴道冲洗，常用冲洗液为 0.5%～1% 乳酸或醋酸溶液，1:5 000 高锰酸钾溶液，每日 1 次。阴道上药常用甲硝唑栓，每晚一粒阴道塞入，10d 为一疗程。

夫妻同时治疗暂停性生活或性生活应戴避孕套。患者夫妇的内裤、床单、毛巾、浴具等应煮沸消毒 5～10min。

月经期后复诊，经 3 次检查均为阴性，方可认为治愈。

（康劭雪）

第三节　真菌性阴道炎

【概述】

本病有 80%～90% 由白色念珠菌所致，10%～20% 为其他念珠菌和球拟酵母菌属感染。10%～20% 正常妇女阴道内有白色念珠菌，但无症状。白色念珠菌呈卵圆形，以假菌丝相连，最适宜繁殖的阴道 pH 值为 5.5，在 60℃下 1h 死亡，对干燥、日光、紫外线、化学品抵抗力较强。发病起自外阴，再蔓延至阴道。发病因素较多，如全身虚弱，局部防御机能下降，长期应用广谱抗生素或肾上腺皮质激素，阴道上皮细胞糖原增多、酸性增强，严重传染病或消耗性疾病，维生素 B 缺乏，口腔、肠道、阴道的白色念珠菌交互感染等。

因此，多见于孕妇、糖尿病或接受雌激素治疗的患者。

【诊断】

（一）临床表现

1. 白带增多，呈白色凝乳状或豆腐渣样。

2. 阴道奇痒，粘膜破损时有灼痛。

3. 检查可见外阴表皮有抓痕或破损，阴道壁可有白膜状分泌物覆盖，拭去后见粘膜红肿，并可有浅溃疡。

（二）辅助检查

1. 阴道分泌物涂片可查到真菌。

2. 查尿糖或血糖以排除糖尿病。

【防治】

（一）预防

1. 一般性措施见本章滴虫性阴道炎。

2. 防止自身念珠菌交叉感染。

3. 合理应用抗生素、肾上腺皮质激素及雌激素。

4. 积极治疗糖尿病。

（二）清除发病因素

对上述可诱发本病的各种因素加以去除，如停用广谱抗生素、激素，治愈糖尿病，增强全身及局部抗菌能力等。

（三）局部治疗

1. 用3%苏打水冲洗阴道并清除豆渣状分泌物，以改变阴道酸碱度，便于局部用药。

2. 克霉唑 0.5～1.0g，放入阴道，每晚1次，7～10次为1疗程。

3. 制霉菌素 5～10万U，放入阴道，每晚1次，10次为1疗程。

4. 米可定泡腾阴道片1片，放入阴道，每日2次，连用14d，经期可不停药。

5. 0.5%～1%龙胆紫液涂阴道，每日或隔日1次，5次为1疗程。

6. 曲古霉素 5～10万U，放入阴道，每晚1次，7～10d为1疗程。

7. 双碘喹啉 200mg，放入阴道，每日2次，2周后改为每晚1次，共2周。

8. 中药苦参息炎宝有显著疗效，局部喷撒或涂抹，每日1～2次，7d为1疗程。

9. 外阴亦应同时治疗，可用克霉唑软膏或苦参息炎宝涂抹局部，方法同上。

（四）全身用药

可选用制霉菌素 50～100万U，每日3次；灭滴灵 0.29mg/次，每日3次，7～10d为1疗程。可防治肠念珠菌交叉感染。

（五）孕期治疗

应行局部治疗，以防新生儿被感染。为防复发，必要时治疗可持续至妊娠8个月。治疗操作应轻柔，以防流产、早产。

（康劭雪）

第四节　阴道棒状杆菌性阴道炎

【概述】

阴道棒状杆菌即阴道嗜血杆菌，故本病原称阴道嗜血杆菌性阴道炎，通过性交传播，多发于育龄妇女。该菌较小，两端呈圆形，长约 $0.3 \sim 0.5 \mu m$，革兰氏染色阴性。其毒力较低，$10\% \sim 40\%$ 健康妇女白带中可发现此细菌，当身体抵抗力降低或阴道防御功能被破坏时即发病，$1/4$ 以上病例为混合性感染。90% 的非特异性阴道炎分泌物中发现有棒状杆菌。本病能引起胎膜炎，严重时可致胎儿、新生儿死于败血症。

【诊断】

（一）临床表现

1. 多见于生育年龄妇女，常有按非特异性或其它特异性阴道炎治疗而久治不愈史。顽固性白带增多，色灰白、较稀薄、有鱼腥或氨臭味，常有外阴及阴道瘙痒、灼热感，可有性交痛。

2. 检查见阴道粘膜呈灰红色、充血、轻度水肿，白带似薄膜覆盖在阴道壁上。

（二）诊断要点

1. 本病阴道 pH 值常为 $5.0 \sim 5.5$。

2. 久治不愈病例应取阴道分泌物直接涂湿片镜检，可见阴道上皮细胞表面呈点状或颗粒状，如撒一层面粉样，实际上是大量棒状杆菌群集于细胞表面而成，称包涵细胞或线粒细胞，此为本病特征。

3. 涂片作革兰染色，可见大量 G 阴性球菌样小杆菌，即阴道棒状杆菌。

4. 混合感染时需用血琼脂混合特殊培养基进行培养才能明确本病病原体。

【治疗】

阴道棒状杆菌对磺胺类或四环素类敏感，治疗期禁性交。治疗方案包括：

①四环素 0.1g 或磺胺噻唑 0.5g（栓剂），置入阴道深处，每晚 1 次，10d 为 1 疗程，如效果不显著，可能为合并厌氧菌感染，可加用灭滴灵 0.2g，口服，每日 3 次。四环素治疗后易继发真菌、变形杆菌、葡萄球菌感染，故应及时恢复阴道正常生理状态，故可用 1% 乳酸液冲洗阴道后放入雌激素栓剂；

②氨苄青霉素 500mg，每日 4 次，$5 \sim 6d$ 为 1 疗程；

③1% 合克替啶凝胶敷用，每日 1 次，14d 为 1 疗程。

（康劲雪）

第五节　念珠菌性阴道炎

【概述】

白色念珠菌感染外阴及阴道，称白色念珠菌病，引起阴道炎称为念珠菌阴道炎，习称霉菌阴道炎。白色念珠菌呈卵圆形，有芽生孢子及细胞发芽伸长而形成的假菌丝，假菌丝与孢子相连成链状或分支状。一般认为白色念珠菌主要由肛门部传来，与手足癣病无关。约10%非孕妇女及30%孕妇阴道中有此菌寄生，无明显症状，当阴道内糖原增多，酸度增高时，最适合于念珠菌繁殖，引起炎症，故多见于孕妇、糖尿病患者、接受大量雌激素治疗者以及应用广谱抗生素及肾上腺皮质激素者。念珠菌可存在于人的口腔、肠道与阴道粘膜而不引起症状，这三个部位的念珠菌可互相传染，当局部环境条件适合时易发病。

【诊断】

（一）临床表现

白带增多，呈豆渣状或凝乳状，外阴瘙痒、排尿后外阴有烧灼感，伴尿频、尿痛，妇检外阴红肿。常见皮肤抓痕，甚至表皮破溃，呈明显急性炎症改变，分泌物呈乳状或白色干酪样。

（二）辅助检查

阴道分泌物悬滴法：取分泌物加生理盐水或10%氢氧化钾，在显微镜下找芽孢和假菌丝。阴道分泌物染色法：取分泌物进行革兰染色。阴道分泌物培养法：取分泌物接种于萨布罗培养基上，查出真菌确诊反复发作和顽固病例，应做尿糖、血糖耐量试验检查。

【治疗】

1. 全身治疗　制霉菌素50万U口服，每日4次×10d，伊曲康唑（斯皮仁诺）200mg，每日2次×2d，或200mg，每日1次×3d，200mg，每日3次×7d；氟康唑150mg，口服1次。

2. 局部用药　选用制霉菌素、克霉唑、达克宁、酮康唑、益康唑等阴道栓剂，每晚1粒，置于阴道，7~10d为一疗程，凯妮汀栓500mg一次性阴道用药，治愈率达80%~100%，纯中药栓剂保妇康栓1粒阴道塞入，6d为一疗程。

3. 阴道冲洗　2%-3%苏打液阴道冲洗，或2%龙胆紫涂擦阴道每日1次。外阴瘙痒者，涂擦达克宁霜或克霉唑软膏，制霉菌素油剂。内裤及毛巾煮沸消毒。

慢性或复发患者，延长治疗时间。

（康劭雪）

第六节　阿米巴性阴道炎

【概述】

较罕见。常继发于肠道感染。全身抵抗力下降或阴道粘膜破损时，阿米巴滋养体侵入阴道壁生长繁殖而致阴道炎。

【诊断】

（一）临床表现

1. 常有腹泻、痢疾长期不愈或反复发作史。

2. 阴道分泌物增多，呈浆液性、粘液性、血性或脓性。外阴、阴道疼痛，性交痛，瘙痒。

3. 阴道粘膜坏死，形成不规则浅溃疡，边缘隆起，底部呈黄色，质硬，触痛，易出血。宫颈受累后肥大、充血、易出血。溃疡易误诊为恶性肿瘤。

（二）诊断要点

1. 溃疡面刮出物涂片查滋养体。

2. 做阴道、宫颈或宫腔吸取物培养，可发现原虫；做溃疡处活体组织检查以除外恶性肿瘤、结核等。

（三）鉴别诊断

有时需与恶性肿瘤、结核、淋巴肉芽肿、梅毒溃疡等鉴别。

【治疗】

（一）一般措施

保持外阴清洁，防粪便污染，消毒隔离，禁性交。

（二）全身治疗

1. 灭滴灵 0.2～0.4g，口服，每日 3 次，10～14d 为 1 疗程。

2. 盐酸吐根碱 0.06g 或 1mg/kg，深部肌肉注射，每日 1 次，6～9g 为 1 疗程，需重复治疗者应在 20～30d 后。此药毒性大，对孕妇、心肾病、年老体弱、低血压等者禁用，亦不作首选药。

3. 喹碘仿 0.5～0.75g，口服，每日 3 次，7d 为 1 疗程，加用土霉素可提高疗效。

4. 卡巴砷 0.25g，口服，每日 2 次，10d 为 1 疗程。

5. 鸦胆子仁 10～15 粒，口服，每日 3 次，7d 为 1 疗程。

6. 大蒜 1 头，口服，每日 1 次，10d 为 1 疗程。

（三）局部治疗

与全身治疗同时进行，以提高疗效。即用上述口服药制成粉剂或栓剂放入阴道，每日 1 次，7～10d 为 1 疗程。也可配成溶液冲洗阴道。

（康劭雪）

第七节　老年性阴道炎

【概述】

老年性阴道炎常见于自然绝经、卵巢去势后妇女及哺乳过久的妇女，雌激素水平降低，阴道壁萎缩，黏膜变薄，上皮细胞内糖原减少，乳酸杆菌减少，阴道内 pH 值增高，局部抵抗力降低，致病菌容易侵入、繁殖，从而引起炎症。

【诊断】

（一）临床表现

1. 症状　围绝经期妇女，阴道分泌物增多，呈黄水样或脓性，也可为血性。外阴瘙痒或灼热感，有时有尿频、尿急、尿痛等泌尿系统症状。

2. 查体　阴道黏膜萎缩，皱襞消失，阴道黏膜充血、红肿，有出血点，严重者可形成溃疡。

（二）辅助检查

阴道清洁度为Ⅱ～Ⅲ度，阴道分泌物未见到滴虫或念珠菌。

（三）诊断要点

围绝经期妇女，阴道分泌物增多，呈黄水样或脓性，或为血性，查体阴道黏膜萎缩，皱襞消失，阴道黏膜充血、红肿，有出血点，阴道分泌物未见到滴虫或念珠菌。

（四）鉴别诊断

1. 滴虫阴道炎　查分泌物见滴虫。

2. 白假丝酵母菌阴道炎　外阴、阴道瘙痒明显，豆渣样白带，阴道黏膜有白色薄膜，不易擦去，分泌物涂片可查到白假丝酵母菌。

【治疗】

（一）一般治疗

注意营养，给高蛋白食物、维生素 B 及维生素 A，有助于阴道炎的消退。

（二）药物治疗

1. 用1%乳酸或0.5%醋酸或3%硼酸液冲洗阴道，1 次/d，阴道冲洗后放入甲硝唑泡腾片，每晚 1 枚，连用 7～10d，或替硝唑泡腾片，每晚 1 枚，连用 7～10d。可增加阴道酸度，抑制细菌生长。

2. 局部或全身应用雌激素，增加阴道抵抗力。

（康劭雪）

第八节　淋球菌性阴道炎

【概述】

淋病是由淋病双球菌所致的泌尿、生殖系统化脓性感染，包括有症状和无症状的泌尿生殖器淋病感染。淋病在女性表现为尿道炎、前庭大腺炎、宫颈炎、盆腔炎和播散性淋病。病菌的传播主要是性接触感染，也可通过使用被淋菌污染过的衣物、便盆或器皿等间接接触感染，新生儿可通过产道感染。淋菌侵入尿道口、阴道、宫颈口，并在该处繁殖致病，并可沿生殖道粘膜上行传播。好发部位为尿道旁腺、宫颈管、前庭大腺等处。

【诊断】

（一）临床表现

阴道大量黄色脓性分泌物，急性期出现急性尿道炎症状，表现有尿频、尿急、尿痛；前庭大腺感染有阴唇下1/3处出现疼痛块物，严重时形成前庭大腺脓肿，排脓伴发热；若阴道内感染上升，则发生急性子宫内膜炎，急性输卵管炎及急性盆腔炎；慢性感染多表现为白带多、下腹坠痛、腰痛，劳累和性交后加重等非特异性盆腔炎症状。检查：阴道口红肿、压痛，阴道壁潮红、充血，扪之有粗糙感，挤压时尿道旁腺有脓液溢出；大阴唇下1/3处有触痛肿块，甚至有波动感；阴道穹隆及宫颈充血明显，有脓性分泌物白宫颈口溢出；子宫体有压痛，甚至畏痛拒按；附件区压痛或出现盆腔肿块，严重时出现腹肌紧张、压痛及反跳痛等盆腹膜刺激体征；慢性期多无特异性体征。

（二）辅助检查

阴道分泌物涂片染色见革兰氏阴性双球菌，呈肾形、成对，存在于多形核白细胞的胞质内。淋菌培养阳性率达80%～90.5%，淋菌核酸杂交效果同淋菌培养。淋菌聚合酶链反应法比培养更敏感更具特异性。

【治疗】

（一）药物治疗

常用药物有青霉素类、头孢菌素类、氨基糖甙类、氯霉素类及氟喹酮类药物。青霉素为首选药物，对青霉素耐药者选用氟哌酸、壮观霉素、头孢噻肟、头孢西丁、头孢三嗪、氟嗪酸。根据临床感染程度轻重或急、慢性情况，可选择单一药物或两种以上药物联合治疗。

1. 对泌尿生殖道感染，美国CDC制定的推荐治疗方案有

（1）头孢三嗪1g，肌注1次，加强力霉素0.1g，口服，每日2次，共7d。

（2）头孢克肟0.4g，口服1次，加强力霉素0.1g，口服，每日2次，共7d。

（3）氧氟沙星0.4g或环丙沙星0.5g，口服1次，加强力霉素0.1g，每日2次，口服，共7d。

2. 对产生青霉素酶的淋病采用替代治疗方案

（1）壮观霉素2g，肌注后用强力霉素，用法同上，适用于不能用先锋类及奎诺酮类

药物的患者。

（2）头孢唑肟 0.5g，头孢噻肟 0.5g，头孢替坦 1g 或头孢西丁 1g，肌注 1 次，加强力霉素，用法同上。

（3）依诺沙星 0.4g，诺氟沙星 0.8g，口服 1 次，加强力霉素，用法同上。

3. 对急性盆腔炎需住院治疗，美国 CDC 推荐方案为

（1）强力霉素 100mg，静脉注射或口服，每日 2 次；加头孢西丁 2g 静注，每日 4 次或头孢唑肟 2g 静注，每日 2 次，症状改善后至少再用 48h，然后给予强力霉素 100mg，口服，每日 2 次，14d 为一疗程。

（2）氯林可霉素 900mg，静注，每日 3 次，加庆大霉素 2mg/k，g 静注，然后 1.5mg/kg 静注，每 8 小时 1 次，后给予强力霉素 100mg，每日 2 次；或氯林可霉素 450mg，口服，每日 4 次，共 14d。

4. 对播散性淋病治疗方案为

（1）头孢三嗪 1g，肌注或静注，每日 1 次，共 7d。

（2）头孢噻肟或头孢唑肟 1g 静注，每 8 小时 1 次，共 7d。

（3）对 β – 内酰胺酶过敏者可用壮观霉素 29，肌注，每 12 小时 1 次，共 7d。治疗结束后两周内，症状与体征全部消失，在治疗结束后 3~7d，重复做分泌物涂片检查和培养阴性，以后每月复查一次，连续 3 次为阴性，方可诊断治愈。

（二）手术治疗

1. 输卵管积脓或输卵管卵巢脓肿药物治疗无效时，可考虑手术治疗。

2. 前庭大腺感染已有脓肿形成，应切开引流，直到感染消失。前庭大腺已形成囊肿者，则行造口术或囊肿摘除。

（三）局部治疗

阴道冲洗后给予雌激素栓剂塞入，以增强阴道粘膜上皮的防御能力。

（康劭雪）

第九节　阴道中肾管囊肿

【概述】

多认为此种囊肿来源于胚胎期中肾管的遗迹，因其不完全退化或囊性扩张而形成囊肿。在中肾管穿行的线路上均可发生，如卵巢冠、阔韧带等处，有时各部位囊肿可相互通连，此时则形成自盆腔至阴道的大囊肿。

【诊断】

（一）临床表现

1. 该囊肿常较小而无临床症状，大者可有肿块、坠胀或异物感，引起性交痛或困难，偶可致分娩障碍。

2. 囊肿多位于阴道前外侧壁，一般为单个，呈卵圆形，多数直径在 2~5cm，有时很大而突于阴道口，形状如膀胱膨出，有时形成一串小囊肿或数个较大的囊肿。囊肿内容物呈水样、浆液性、乳白色或深棕色液体，颜色和粘稠度与出血量有关。

（二）鉴别诊断

突于阴道口或阴唇间者需与膀胱膨出鉴别。位于后穹窿者应与陷凹疝鉴别。位于阴道前壁下 1/2 者应与尿道憩室、尿道旁腺脓肿鉴别。位于阴道后壁近处女膜者应与包涵囊肿鉴别。有时还需与双子宫双阴道畸形伴一侧阴道闭锁致月经血潴留者相鉴别。此外还须注意是否有卵巢冠纵管囊肿或阔韧带囊肿并存。

【治疗】

以手术治疗为主，手术类型包括：

①囊肿位置较低者手术切除囊肿常无困难，但术中剥离时应防止伤及尿道或膀胱；

②位于阴道深部或向阔韧带内扩展者，不可能经阴道完整切除，经腹手术亦非常困难，如不宜或不愿经腹手术，可经阴道行囊肿大部切除造口术或填塞压迫残余囊腔，使其日后不再充胀；

③孕期或产褥期一般不处理。但感染形成脓肿者应及时切开引流。估计对分娩有影响者宜待临产后严格消毒下刺破囊肿、排尽囊液即可。

（康劭雪）

第十节　阴道良性肿瘤

【概述】

阴道组织主要由鳞状上皮、结缔组织和平滑肌所组成。阴道良性肿瘤很少见，常见的有乳头状瘤、平滑肌瘤、纤维瘤、神经纤维瘤等。

【诊断】

（一）临床表现

1. 肿瘤小者无症状。

2. 肿瘤较大者出现阴道下坠，性交不适或性交困难。

3. 合并感染有阴道分泌物增多或阴道流血。

4. 妇科检查

（1）乳头状瘤：阴道壁上见小的、带或不带蒂、单个或多个乳头样质脆的肿瘤。

（2）纤维瘤：阴道壁（好发于前壁）见质硬、带蒂、单个、大小不一的肿瘤，合并感染时，肿瘤变软，坏死，形成溃疡。

（3）平滑肌瘤：阴道壁（多见于前壁）上见单个、大小不一、带蒂、质硬、表面光滑的肿瘤，合并感染时表面坏死，形成溃疡。

（4）神经纤维瘤：肿瘤为多发性生长、大小不一、结节状、边界不清。

（二）辅助检查

根据病理组织学检查可明确诊断。

1. 乳头状瘤　肿瘤表面为鳞状上皮，乳头向外生长，中心由结缔组织构成。

2. 纤维瘤　肿瘤切面白色或淡红色，主要成分为纤维母细胞和胶原纤维组织。

3. 平滑肌瘤　肿瘤为实性球形结节，表面光滑，与周围肌组织有明显界限。肌瘤由皱纹状排列的平滑肌纤维相互交叉而组成，呈漩涡状，掺有不等量的纤维结缔组织。细胞大小均匀，呈卵圆形或杆状，核染色较深。

4. 神经纤维瘤　肿瘤切面呈白色，半透明。镜检主要成分为神经鞘细胞和胶原纤维。

【治疗】

（一）随访观察

肿瘤较小无症状者可以随访观察。

（二）手术切除

1. 肿瘤较大，症状明显者，可予手术切除。

2. 肿瘤合并感染有破溃者，应先控制感染再手术切除。

3. 阴道平滑肌瘤直径 >6cm 者，应考虑有恶变可能，应及时手术切除。

4. 阴道神经纤维瘤，易复发，手术切除后应定期随访。

（康劭雪）

第十一节　阴道腺病

【概述】

正常的阴道壁一般没有腺体组织存在。阴道腺病指阴道壁或表皮下结缔组织内出现腺体组织或增生的腺组织。

【诊断】

（一）病史

1. 在患者胚胎时期其母有服用己烯雌酚的病史。

2. 多见于青春期妇女。

（二）临床表现

1. 一般无症状。

2. 如病变范围广泛，可有阴道分泌物增多，血性分泌物，阴道灼热感，性交疼痛或接触性出血。

3. 妇科检查有多种表现：

①腺病在阴道黏膜内，外表无异常；

②见一个或多个囊性结构，大小不等，囊内有黏液；

③在阴道穹窿或阴道前壁上 1/3 可见散在性小结节，一般直径约 0.5～5mm，呈粉红

色斑点颗粒，夹红点的花斑状或糜烂状；

④增生过多突出呈息肉状或形成黏膜嵴。扪之呈硬粒感，在宫颈外口以外鳞状上皮部位可见鸡冠状突起。

（三）辅助检查

1. 细胞学检查　直接在阴道壁病变部位做刮片，如发现有黏液柱状细胞或鳞化细胞即提示阴道腺病。

2. 阴道镜检查　是诊断阴道腺病的可靠方法，于病灶处见有似宫颈口表面的转换区，见腺体开口，腺囊肿或柱状上皮岛，亦可能见到白色上皮，点状血管或镶嵌等图像。病变部位碘试验不着色，在阴道镜下选择活检部位，可提高诊断率，并可对患者随访观察，有利于早期发现癌前病变及癌变。

3. 活组织检查　是阴道腺病的确诊依据。病灶多处活组织检查见鳞形上皮内或是皮下结缔组织中出现腺上皮及腺体组织即可确诊。

【治疗】

（一）妊娠期

早孕期禁用合成雌激素，如己烯雌酚等。

（二）局部治疗

1. 对有多发性病灶者可用局部烧灼，激光治疗。

2. 保持阴道高度酸性，使阴道 pH 为 4 左右，用 0.5% ~ 1% 醋酸溶液冲洗阴道，增加阴道酸度，以促进腺上皮鳞化。

（三）随访

无症状的阴道腺病患者，亦应定期随访，每年检查 2 次，做阴道细胞学及阴道镜检查，如有异常即做活检。

（康劭雪）

第十二节　阴道上皮内瘤样病变

【概述】

阴道上皮内瘤样病变（VAIN）为一组病变，包括阴道鳞状上皮不典型增生和阴道鳞状上皮原位癌。它与外阴和宫颈的鳞状上皮一样，可从轻度到中、重度，最后发展为原位癌的自然发展过程。阴道上皮内瘤样病变，可以是宫颈上皮内瘤样病变的延续，也可单独存在。

（一）病因

确切的病因尚不清楚。目前认为，HPV 感染是发生 VAIN 最主要的因素。其他可能的病因为宫颈癌或外阴癌曾行放射治疗和免疫抑制剂治疗，也有学者认为，绝经后萎缩的上皮更易发展成 VAIN。

（二）病理

阴道上皮内瘤样病变是通过病理来进行诊断，按其程度分为三级。

VAIN Ⅰ：鳞状上皮下 1/3 层细胞增生，轻度异型性，极性存在，核分裂象少见，中、上层细胞分化成熟。

VAIN Ⅱ：鳞状上皮下 2/3 层以内的细胞有中度异型性，极性稍紊乱，核分裂象多见，上 1/3 层内的细胞成熟。

VAIN Ⅲ：鳞状上皮下 2/3 层以上的细胞重度异型性，极性丧失，核分裂多，可见不典型核分裂，细胞边界不清。当发展到整个上皮层为不典型增生时则为原位癌。

阴道上皮内瘤变（VaIN）是阴道癌的癌前病变，包括阴道鳞形上皮不典型增生和阴道鳞形上皮原位癌。VaIN 较少见，可以是宫颈上皮内瘤样病变（CIN）的连续，亦可以单独存在，当 VaIN 是 CIN 的连续时，亦可以发生在全子宫切除术后。当 VaIN 单独存在时，可以与 CIN 同时存在，也可不并存。

根据阴道鳞形上皮异常细胞侵犯上皮的程度，VaIN 可分为三级：Ⅰ级为阴道上皮轻度不典型增生，即细胞异形性局限于上皮下 1/3；Ⅱ级为阴道上皮中度不典型增生即细胞异形性侵犯上皮下 2/3；Ⅲ级为阴道上皮重度不典型增生及原位癌，异常变化的细胞可达上皮全层，仅表面细胞成熟，上皮表面有一层扁平的细胞。阴道原位癌是指异常细胞已侵犯上皮全层。

【诊断】

（一）病史

阴道腺病病史，或其母在怀孕患者早期时曾服己烯雌酚片。

（二）临床表现

1. 常无症状。

2. 白带增多，偶尔性交后见血性白带或极少量阴道流血。

3. 妇科检查，阴道壁未见异常或有炎症表现。

（三）辅助检查

1. 阴道脱落细胞涂片　可疑或阳性。

2. 阴道镜检查　能识别孤立病灶，表现为白色上皮，镶嵌、点状、轻微粒状结构。阴道镜检查阳性部位，做定位活组织检查。

3. 碘试验　阳性部位做活组织检查。

4. 氮激光固有荧光诊断仪检查　可疑或阳性部位做活组织检查。

5. 活组织　标本送病理检查以明确诊断。

【治疗】

（一）局部治疗

1. 电凝及 CO_2 激光治疗　治疗时需注意局部组织破坏的深度。

2. 5-Fu 软膏局部应用　将 5%5-Fu 软膏放在阴道内，2 周后做阴道镜复查，观察阴道病灶愈合情况。

（二）手术切除

根据病灶的部位、范围、子宫存在与否可以采取不同的手术范围，如局部病灶切除，部分阴道切除及全阴道切除术，年轻患者需行阴道重建术。

（三）综合治疗

CO_2 激光汽化及手术切除的综合治疗常用于 VaIN 合并 CIN 的病例，当病灶位于颈管内，可用 CO_2 激光汽化阴道及外宫颈的病灶，然后行宫颈锥形切除或全子宫切除治疗颈管内的病灶。

（康劭雪）

第十三节 阴 道 癌

【概述】

阴道癌指癌灶生长在阴道。原发性阴道癌少见，仅占女性生殖道恶性肿瘤的 1% ~ 2%，多见于 60 岁以上的老年妇女。在阴道恶性肿瘤中以阴道鳞形细胞癌较多见，而在阴道鳞形细胞癌中，继发性较原发性多，故在诊断阴道癌的同时，必须排除宫颈癌与外阴癌。阴道腺癌较少见，主要来源于残留的中肾管、副中肾管或异位的子宫内膜组织。

【诊断】

（一）病史

有 VAIN 病史，曾有阴道 HPV、HSV－Ⅱ病毒感染，曾接受过放射治疗。

（二）临床表现

1. 早期可无症状。

2. 不规则阴道流血　特别是绝经后阴道流血，流血时间长短不一，量或多或少，多为接触性出血。

3. 阴道排液　当肿瘤表面坏死组织感染时，阴道排液增多，排液可为水样、米汤样或混有血液。

4. 压迫症状　晚期时可出现压迫症状，当肿瘤压迫或侵犯膀胱及尿道，可引起尿频、尿急及血尿，压迫直肠可引起排便困难，里急后重，便血等。

5. 出血　晚期癌由于长期出血，全身耗损可表现为消瘦、恶液质、严重贫血等。

6. 妇科检查　在阴道内看到或扪及肿瘤，外生型肿瘤向阴道内生长，呈菜花状或形成溃疡，触之易出血。结节型则向内生长，阴道黏膜仍光滑，看不见赘生物，此时需应用触诊，仔细扪摸才发现。当肿瘤侵犯邻近器官可形成膀胱或直肠阴道瘘。转移腹股沟淋巴结时，可扪及肿大的淋巴结活动或固定。

（三）辅助检查

1. 病灶局部做细胞学检查，可找到癌细胞。

2. 阴道镜、肿瘤固有荧光诊断仪等检查，在可疑部位行活组织检查，可提高早期病变诊断率，最后确诊需根据病理检查。

3. 临床上继发性阴道癌多于原发性阴道癌。要诊断原发性阴道癌必须符合下列标准：

①癌灶在阴道内；

②子宫颈完整，活检证实无癌存在；

③其他全身各部位无原发性癌依据。

（四）临床分期

采用国际妇产科联盟（FIGO1992）分期法（见附录"原发性阴道癌的临床分期"）。

原发性阴道癌的临床分期（FIGO，Petterson，1992）

0 期　　原位癌。

Ⅰ 期　　癌灶局限于阴道壁。

Ⅱ 期　　癌灶扩展到阴道壁下组织，但未扩展到骨盆壁。

Ⅱa 期　　癌灶扩展到阴道壁下组织，但未侵犯宫旁及阴道旁组织。

Ⅱb 期　　癌灶扩展到宫旁组织，但未达到骨盆壁。

Ⅲ 期　　癌灶扩展到骨盆壁或耻骨联合。

Ⅳ期　　癌灶扩展已超出真骨盆或已累及膀胱及直肠黏膜，但泡样水肿不应属Ⅳ期。

Ⅳa 期　　癌灶侵及临近器官或直接扩展超出真骨盆。

Ⅳb 期　　癌灶侵及远处脏器。

【治疗】

（一）预防

普及癌症知识，定期防癌普查。有阴道腺患者定期随访。

（二）放射治疗

腔内加体外照射，腔内照射主要是针对阴道原发肿瘤区照射，可应用模式阴道容器，使肿瘤基底剂量约 6 000 cGy。体外照射主要是针对阴道旁组织，盆壁及其所属淋巴区进行照射，采用四野垂直照射，组织剂量可达 4 000 cGy。除阴道早期癌外均应配合体外照射。

（三）手术治疗

1. 阴道上段早期癌　行子宫根治术和阴道部分切除（阴道的切缘距癌灶边缘至少3cm）及盆腔淋巴结清除术。

2. 阴道下段早期癌　行女阴阴道癌根治术及腹股沟淋巴结和盆腔淋巴结清扫术。

（四）化疗

作为综合治疗的方法之一。按肿瘤类型选择用药，一般采用顺铂、阿霉素、5－Fu 等做介入化疗。如阴道内有较大癌灶可先行介入化疗，待肿瘤缩小后再行手术配合放疗。

（康劭雪）

第十四节　阴道肉瘤

【概述】

阴道肉瘤很少见，约占阴道恶性肿瘤2%不到。可发生在妇女的任何年龄，常见的类型有胚胎横纹肌肉瘤（葡萄状肉瘤）、平滑肌肉瘤、阴道内胚窦瘤等。幼女患者80%为葡萄状肉瘤，肿瘤组织来源于阴道粘膜下结缔组织内原始间叶细胞，也可由宫颈葡萄状肉瘤蔓延而来。阴道肉瘤恶性程度极高，其预后与肉瘤组织类型，侵犯范围，早期治疗，首次治疗彻底性等有关。

【诊断】

（一）病史

葡萄状肉瘤好发于幼女，2岁以内最多见。平滑肌肉瘤多见于40~60岁妇女。

（二）临床表现

1. 不规则阴道流血　婴幼儿无外伤史有少量阴道流血要警惕此病；成年妇女常表现为月经过多及不规则阴道流血。老年妇女则表现为绝经后阴道不规则出血或有臭味的脓性分泌物。

2. 阴道平滑肌肉瘤患者主诉阴道块物伴阴道和直肠疼痛。阴道块物大小不一，直径约3~10cm，肿瘤充塞阴道或突向外阴。

3. 肿瘤充塞阴道时可影响性生活，下腹及阴道胀痛等。当肿瘤坏死溃疡时，阴道内可排出组织碎片。

4. 当肿瘤侵犯膀胱、尿道时，可出现尿频、尿急及血尿等泌尿系统症状。

5. 远处转移可至肺、肝等，可出现相应的症状。

6. 妇科检查　婴幼儿必须在麻醉下行阴道检查，可见阴道内有葡萄样大小簇状物，表面光滑，淡红色，水肿样，似多个息肉样肿物。阴道平滑肌肉瘤为实性块物。质软、肿瘤继续扩展可充塞阴道，甚至向外突出至会阴部。

（三）辅助检查

取活组织病理检查即明确诊断。

【治疗】

以手术为主的综合治疗。

1. 葡萄状肉瘤治疗原则以手术为主，一般主张行子宫根治术及阴道切除术及双侧腹股沟及盆腔淋巴结清除术，亦可行局部肿瘤切除术后加放射治疗。化疗对阴道肉瘤疗效不肯定，可作为综合治疗措施之一。

2. 阴道平滑肌肉瘤的治疗与其他生殖道平滑肌肉瘤相同，手术是首选的治疗手段，化疗作为辅助治疗。

3. 随访　治疗结束后对患者必须进行定期随访。

（康劭雪）

第十五节 阴道壁膨出

【概述】

几乎皆由分娩损伤所致。偶见原发性局部组织松弛者，但不严重者亦缺乏症状，无需处理。阴道壁膨出包括阴道前壁膨出、阴道后壁膨出、子宫脱垂，三者变位程度可各有不同。

1. 阴道前壁支持组织受累　阴道前壁的主要支持组织是耻骨宫颈筋膜及肛提肌的耻尾肌等，如分娩时过度伸展或撕裂而产后未恢复者，使阴道前壁及膀胱底部失去支撑而逐渐一起脱出。当耻骨宫颈筋膜前部，即支持尿道部分受损时，则发生尿道膨出。故阴道前壁膨出常表现为膀胱膨出及尿道膨出。

2. 阴道后壁支持组织受累　阴道后壁支持组织主要包括耻骨尾骨肌及其交叉于直肠阴道筋膜间的肌纤维、泌尿生殖膈等盆底支持组织，分娩可致撑胀、挫伤、撕裂，导致直肠凸向阴道后壁中段，渐呈盲袋并与肛门形成角度，此即直肠膨出。若再加子宫骶骨韧带松弛，可使子宫直肠陷凹沿后穹窿突入阴道，肠曲常随之而入，即形成子宫直肠窝疝或直肠膨出。故阴道后壁膨出一般表现为直肠膨出，偶为子宫直肠窝疝。

一、膀胱膨出

【诊断】

（一）临床表现

1. 有难产、滞产、助产、经产及会阴撕裂史。

2. 有不同程度之腰酸、下坠、阴部突出肿物、腹压增加时尿失禁等表现。少数有尿潴留、排尿困难。膀胱炎时可有尿急、尿频、尿痛。

3. 阴道前壁松弛，球形隆起，伴尿失禁。膨出可分为3度，轻度：阴道前壁膨出未达阴道口外；中度：部分达阴道口外；重度：阴道前壁全部膨出于阴道口外。尿道下沟消失者示有尿道膨出。

（二）辅助检查

导尿时膨出物内摸到导尿管。必要时可作尿道膀胱造影。可见尿道膀胱角消失、三角区漏斗形态改变等。

【治疗】

轻度膀胱膨出可做缩肛运动，每分钟15次，每次15min，每日2次。重度者应手术修补前壁及矫正张力性尿失禁，宜同时行绝育术。

二、直肠膨出

【诊断】

（一）临床表现

1. 可有难产史。

2．轻者无症状，重者有异物感、腰酸、下坠、大便不畅或困难等。

3．阴道口、会阴松弛，阴道后壁突出球形物，会阴有不同程度旧裂等。

4．肛诊，手指可触及直肠膨出之盲袋。

（二）鉴别诊断

须注意阴道后穹窿有无膨出，以排除子宫直肠窝疝。

【治疗】

轻者可不治疗，重者应行修补术，常需同时作会阴修补术。合并肠疝者可考虑一并修补，同时应绝育。

三、子宫直肠窝疝

患者下坠感明显。阴道后穹窿呈球形突起，肿物随腹压增加而增大。合并直肠膨出时可见 2 个球状凸。轻摸可触及疝囊。治疗原则与疝修补术相同，高位结扎切除疝囊并加固。伴阴道后壁膨出者应同时修补。

（康劭雪）

第十六节　外阴损伤

【概述】

系指外阴和阴道损伤，多因分娩所致，其他因素，如劳动、骑车、性交、化学药物、意外事故等，均可致外阴创伤，有时引起严重出血。

【诊断】

1．症状　出血、肿胀、疼痛，继发感染者有炎症症状，出血过快、过多时有贫血症状，极严重失血时出现休克症状。

2．体征

（1）分娩损伤：见分娩创伤一节。

（2）外伤：外阴可见擦伤、挫伤或撕裂伤，有出血、皮肤瘀血、皮下血肿、肿胀和触痛等，有时可合并骨盆或其他部位创伤。

（3）性交损伤：初次性交常致处女膜缘破裂、少量出血，有时可出血较多。绝经后与产褥期外阴发育不良者及粗暴性交亦可发生损伤。

（4）化学性损伤：可为医源性或自行使用腐蚀性化学药物而致外阴、阴道灼伤。局部常见细小溃疡、肿胀、触痛，表皮或粘膜有散在坏死、脱落、感染。

【治疗】

1．抗休克　对创伤严重、失血过多所致失血性休克病例，应立即输液、输血、止血。

2．损伤出血处理　新鲜创伤出血应立即清洁伤口，明确出血部位及伤情，给予有效止血并缝合伤口。

3. 血肿处理　对形成血肿者可作：

①保守处理：血肿直径 <5cm 时冷敷，严密观察，血肿无扩大者 24h 后可行热敷，以促进血液吸收；

②切开引流：用于血肿较大或进行性增大者，清除血肿，彻底止血后缝合伤口，无活动性出血者放橡皮条引流，缝合伤口，24h 左右取出引流条，加压包扎。若血肿腔止血困难，可以碘仿纱条填塞加压包扎，24~48h 取出。

4. 粘膜处理　处女膜、阴道粘膜轻度损伤、出血少者不需处理。损伤重、出血多时应缝扎止血并缝合伤口。

5. 保持尿道通畅　此类患者需保持排尿通畅，特别是术后必要时应放留置导尿管。

（康劭雪）

第十七节　外阴血肿

【概述】

外阴血肿常是由于外伤造成，如外阴骑跨伤，从高处掉下，臀部着地，暴力性交或强奸损伤。外阴部富于血供，当局部外伤或受到硬物撞击，皮下血管易破裂而致皮下血肿，即形成外阴血肿。

【诊断】

（一）病史

有外阴部外伤史。

（二）临床表现

1. 症状

（1）外阴部疼痛，疼痛剧烈以致行走不便，如皮肤、粘膜有撕裂则有流血，色鲜红，量可多可少。

（2）如皮肤、粘膜未破损可见外阴一侧肿胀隆起。

（3）巨大血肿可压迫尿道而致尿潴留。

2. 妇科检查

（1）外阴部有紫蓝色块物隆起。

（2）触诊时局部有波动感，压痛明显。

（3）流血量多时可致休克。

（三）辅助检查

穿刺肿块可抽得鲜红或暗红色血液。

【治疗】

应根据血肿大小，是否继续增大以及就诊时间而定。

（一）保守治疗

血肿小、无增大可暂时嘱患者卧床休息。

1. 局部冷敷　冰袋冷敷适用于最初24h内，以降低局部血流量，减轻外阴疼痛，并密切观察血肿有无增大趋势。

2. 局部热敷　用于外伤24h后，可用超短波、远红外等照射以促进血液吸收。

3. 血肿形成24h内切忌抽吸血液，因渗出的血液有压迫出血点而达到防止继续出血的作用，早期抽吸可诱发再度出血。血肿形成4~5d后可在严密消毒情况下抽出血液以加速血液的吸收。

（二）手术治疗

1. 若血肿较大，或有继续出血者可在骶麻或鞍麻或硬膜外麻醉下行血肿切开，排出积血，结扎出血点，分层缝合，消灭死腔。伤口加压包扎。

2. 术后，放置橡皮片引流（18~24h拔除），置保留导尿管（48h拔管）。

（三）术后处理

1. 失血过多者应予适当输血。

2. 术后常规用抗生素预防感染。

3. 如外阴部受铁器损伤或创面沾有污染，应注射破伤风抗毒素。

（康劭雪）

第十八节　阴道异物

【概述】

阴道异物可在任何年龄阶段发生，异物入内后大多留在阴道或子宫内，不致脱落。如嵌顿在阴道壁或子宫壁内，可产生严重症状。原因常有以下几种：精神失常或神智变异；患者自行放入；手术失误或遗留；意外损伤。临床上多见于6岁以下儿童，因为好奇等原因将异物放置在阴道内，因患儿年幼而忘记取出，导致异物存留。常见的异物为小玻璃球、珠子、麦秆、麦粒、玉米粒、铅笔芯、纸团、纽扣、棉球、纱布等。临床上还有因阴道内长时间放置子宫托未取出而导致的嵌顿和阴道粘连。极为少见的是跌倒时正好坐在一个尖锐的物体上，尖端插入阴道内，绝大部分当即被取出，可能尚有一小部分遗留在阴道内。

【诊断】

（一）病史

1. 阴道异物放入史，拿出失败。

2. 白带增多、腐臭与阴道流血　异物进入阴道后，经过一定时间，分泌物可出现腐臭的气味。产生腐臭的异物有棉球、纱布、棉塞子等，如异物为硬性物质，组织受到刺激反应较大，分泌物更多。异物引起的臭气与子宫颈恶性病变所引起相似。如硬性异物损伤了生殖道，就可有不规则的阴道出血，甚至发生大量阴道出血。

3. 疼痛与生殖道不适感觉　一般疼痛不严重，但如有广泛感染或有组织挫伤，则可有剧烈疼痛，此外，患者可感到阴道发胀与性感不快。如异物为外科缝针，可由子宫壁传入子宫旁或腹腔内而产生显著疼痛。

4. 反复发作的外阴、阴道炎，抗炎治疗效果不佳，对于尤其是幼女的顽固性外阴炎治疗无效时应考虑本病的可能。

（二）查体

1. 阴道内见脓、血性分泌物。

2. 妇科检查、探针、窥阴器下可看到或触及异物，有些已为腐烂状。

3. 对幼女可行肛诊，能触及阴道内异物的存在。

（三）辅助检查

X线片及B超检查可协助诊断异物的位置。

【治疗】

1. 迅速取出异物，可直接用阴道窥器在直视下将异物取出。如外阴部断针，在X线下定位取出。未婚女子的阴道异物，特别是有些异物，如开口别针及其他锐器，往往刺入组织，检查拨动时发生疼痛，如取出困难时要用麻醉。异物嵌顿组织，要手术处理。

2. 异物取出后有新鲜创面，应修补创面。手术包括修补穿孔、整理盆腔腹膜、缝合损伤裂口等。有大出血者，术前应输血。

3. 若继发感染，如阴道炎、子宫内膜炎、腹膜炎、盆腔脓肿者采用抗生素治疗。必要时用手术根治炎症病灶。

4. 对于幼女，可采用阴道探针和肛诊来检查阴道内是否有异物存在。如果异物质地柔软、破碎，或者滞留时间长与周围组织粘连时，则建议在静脉麻醉状态下，使用取环钳或鼻镜下取出，应注意是否有瘘道形成。术后可用甲硝唑溶液等消炎药滴入阴道或行阴道冲洗防止阴道粘连，并口服抗生素3~5d。还可在短时间内给予雌激素软膏或口服小剂量雌激素，增进阴道上皮组织的恢复，同时可在外阴使用红霉素软膏。

5. 转院要求

（1）异物造成较重损伤或伴有大出血。

（2）异物需麻醉下取出或手术取出。

以上情况应及时转院治疗。

（康劭雪）

第十九节　阴道腐蚀性损伤

【概述】

多见于局部使用药物不当而引起的一种急性阴道炎,可因药物过敏、药物浓度过高、用药方法不当或误用所致,也可由于使用腐蚀性物品导致,常见的有高锰酸钾结晶、白矾、升汞、硫酸等制剂。也有未经医生许可,私自购买消毒药液用于会阴清洗者。各种年龄妇女均可发生,患者多以会阴烧灼痛,流液、肿胀急诊。

【诊断】

（一）病史

1. 有明确的阴道局部用药史。

2. 发病较急,局部接触到药物或腐蚀性物品后很快出现阴道坠胀、烧灼、瘙痒、疼痛等不适。阴道分泌物增多,呈脓性、浆液性或血性,或见腐烂物掉出。分泌物刺激外阴,可引起外阴红肿,有时有尿频、尿痛。可引起发热及全身症状。

（二）查体

1. 炎症程度轻者仅阴道黏膜明显充血、触痛,重者出现阴道黏膜坏死、剥脱,形成溃疡、表面附以脓性分泌物,可继发形成阴道粘连、瘢痕、狭窄、闭锁或瘘管。

2. 白细胞升高。

（三）诊断要点

1. 有外阴部局部用药史,疼痛、烧灼感,白带增多或有血性。

2. 外阴、阴道充血、水肿、溃烂,脓血性分泌物。

（四）鉴别诊断

经过治疗效果不显著者,可以考虑其他少见疾病,如阿米巴性阴道炎、梅毒感染等。

【治疗】

1. 去除病因,停用一切可疑物品。

2. 用生理盐水、无菌凉白开水冲洗局部;或根据药物酸碱度,酸性药物损伤用3%苏打水溶液,碱性药物损伤则用3%硼酸或食醋溶液进行冲洗。

3. 局部涂抹皮炎平、氟轻松（肤轻松）、红霉素、复方鱼肝油软膏或紫草油,需每日换药,保持局部清洁,直至创面新鲜。口服克拉霉素0.25g,3次/d;或氯苯那敏（扑尔敏）4mg,3次/d,抗过敏、抗感染。

4. 治疗期禁止性生活。

5. 继发感染者需选用敏感抗生素,全身使用,但用药须谨慎,谨防再次引起过敏反应。

【健康指导】

1. 不乱用药物　乱用外用药物的患者,常常是图省事、贪便宜,导致上当受骗。

2. 应去正规医院看医生，一定告诉医生自己的有关药物过敏史，在医生指导下用药，详阅用药说明，注意使用方法及药液浓度。

3. 用药过程中，一旦发生反应，应立即停止使用并就医，以便及时处理。

（康劭雪）

第二十节　先天性阴道闭锁

【概述】

亦称先天性无阴道，由于两侧副中肾管融合受阻未能向尾端伸展成阴道所致。外阴相当于阴道口处可有一浅凹陷，为尿生殖窦所演变的部分阴道，有时亦可形成一段发育正常的阴道（如合并无子宫者则需与睾丸女性化鉴别）。可伴有不同情况，如无子宫或痕迹子宫、始基子宫、残角子宫等，亦有少数有正常子宫而致经血潴留。常合并泌尿系统发育异常，卵巢发育为正常。

【诊断】

（一）临床表现

1. 成年女子从无月经来潮、性交困难、周期性腹痛、不孕等常见症状。

2. 检查第二性征多为正常。完全无阴道或仅有浅短凹陷者，大小阴唇常发育较差。肛诊多触不到子宫或为枣大、胡桃大的实性子宫。

（二）辅助检查

1. B 超检查　无阴道，多无子宫，见双侧卵巢。

2. 腹腔镜检查　可见各型子宫、输卵管发育异常，卵巢外观正常。

3. 静脉肾盂造影　副中肾管缺，如者半数合并泌尿系统畸形。

4. 其他检查　卵巢女性激素正常，染色体核型 46，XX，X 线可见骨骼畸形。

【治疗】

（一）非手术阴道成形法

即以圆柱体机械性压迫扩张，每次 20min，每日 2 次，2~3 个月深度可达 7~8cm，宽容 2 指，可满足性生活。对外阴浅、凹陷深 3~4cm 者效果最好。

（二）手术阴道成形法

有多种如：

①造穴植皮或羊膜置模具法：在尿道膀胱与直肠间作一横切口并分离造穴深 10cm，然后植入皮片或衬以羊膜，放置阴道模型，或包埋 6 个月后取出可结婚；

②外阴阴道成形术：于外阴做马蹄形切口，缝合两侧切缘而成袋状；

③腹膜阴道成形术：经腹横形切开膀胱与直肠间的腹膜，并在尿道下方与阴唇系带上方作弧形切口，分离膀胱直肠间隙与腹腔相通，拉下腹膜切缘并与外阴切口边缘缝合，关

闭顶端腹腔内腹膜，置入模型，2～3个月后可结婚；

④结肠代阴道：手术较大，日后排液较多，且具异味，但易成功。常用一段乙状结肠，亦可用一段回肠。

先天性无阴道合并无子宫者宜在结婚前后作阴道成形术。子宫正常者应于青春期尽早手术，以防经血潴留或有生育可能。手术中应避免损伤膀胱或直肠，术后预防感染。①和③法应坚持不间断地放置模型6～12个月。

（康劭雪）

第三章　子宫疾病

第一节　急性宫颈炎

【概述】

急性宫颈炎是宫颈受到某些损伤或刺激时发生的炎症，病原体累及宫颈粘膜腺体，沿粘膜表面扩散在浅层感染。急性宫颈炎最常见的病原体是淋病奈瑟菌，菌体累及宫颈粘膜，沿粘膜表面的浅层感染，其他多由厌氧性链球菌、溶血性链球菌、大肠杆菌、滴虫、霉菌引起，易在产褥期发生，常与急性阴道炎或急性子宫内膜炎同时发生。链球菌及葡萄球菌与淋菌不同，侵入宫颈较深，多见于感染性流产或产褥感染。

急性宫颈炎常见的病因有以下几种。

1. 机械性刺激或损伤　宫颈炎的常见病因多见于分娩、人流引起的宫颈损伤后继发感染。

2. 理化因素刺激　使用腐蚀性药物损伤宫颈阴道组织，或使用高浓度的酸性或碱性溶液冲洗阴道，破坏了阴道酸碱平衡与正常防御机制，引起感染。

3. 阴道内异物　纱布、棉球、其他异物放置阴道，时间过长，引起感染。

4. 阴道炎症　急性宫颈炎最常见的病因之一为淋病奈瑟菌感染，急性滴虫性阴道炎、霉菌性阴道炎、细菌性阴道炎也可引起急性宫颈炎。

【诊断】

（一）临床表现

急性宫颈炎的主要症状是白带过多，黄绿色脓性或白色粘稠。患者感腰痛，下腹不适，盆部有下坠感，以及排尿症状，尿频、尿急、尿痛。部分患者有性交痛，可伴有体温升高。检查子宫颈充血、水肿，有脓性白带自宫颈口流出，量多，严重者宫颈表面上皮脱落、坏死、溃疡，宫颈粘膜向外翻出。组织学检查，可见血管充血，宫颈粘膜、粘膜下组织及腺体周围有大量嗜中性粒细胞浸润，腺腔充满着脓性渗出物，形成大小不等的脓肿。

（二）辅助检查

1. 宫颈粘液革兰分泌物涂片　油镜视野下可见大量脓细胞，革兰染色可见细菌，培养可培养出致病菌。

2. 淋病奈瑟菌检查方法

（1）宫颈分泌物涂片革兰染色：在多个白细胞内找到典型肾形革兰氏阴性双球菌，则诊断成立。

（2）分泌物培养：确诊的重要手段，采用特殊培养基，阳性率达 80% ~ 90%。

（3）聚合酶链反应（PCR）技术。

（4）酶联免疫吸附试验（ELISIA）用于分泌物的直接检测或淋病奈瑟菌培养物的鉴定。

【治疗】

急性宫颈炎治疗原则为抗生素全身治疗，应用抗生素之前，应取宫颈管分泌物作培养及药敏实验，同时查找淋病奈瑟菌及衣原体，根据病原体选择治疗药物。

1. 淋菌性宫颈炎的治疗药物，以青霉素为首选，治疗原则是及时、彻底、正规治疗，一次彻底治愈，夫妻双方同治。具体治疗如下

（1）水剂普鲁卡因青霉素注射液 480 万 U，一次，肌注，两侧臀部各肌注 240 万 U，注射前 1h 口服丙磺舒 1g，延长作用可增加疗效，效果更佳。也可采用氨苄青霉素片 3.5g 或羟氨苄青霉素片 3g，一次口服，均加用丙磺舒。

（2）对青霉素有过敏者，选用四环素片 0.5g，每日 4 次，连服 7d。

（3）对青霉素耐药者可用头孢三嗪注射液 250mg，肌注。

（4）治疗 7d 后，复查阴道或宫颈分泌物做涂片或培养，以后每月复查一次，连续 3 次阴性方为治愈。

2. 对于厌氧菌、溶血性链球菌、大肠杆菌的治疗选用

（1）青霉素或红霉素与氨基糖甙药物（链霉素、庆大霉素任选一种）及甲硝唑：青霉素 G，每日 800 ~ 1 000 万 U，静脉滴注，病情好转后，改为每日 120 ~ 240 万 U，每 4 ~ 6 小时一次，分次给药或连续静脉滴注；红霉素每日 0.9 ~ 1.2g，静脉滴注；庆大霉素每日 16 ~ 32 万 U，静脉滴注；甲硝唑 250ml 静脉滴注。

（2）第一代头孢菌素与甲硝唑联合：对第一代头孢菌素敏感的细菌主要有 B 溶血性链球菌、葡萄球菌、大肠杆菌等。头孢噻吩（先锋霉素 I）每日 2g，分 4 次，肌注；头孢唑啉（先锋霉素 V）每次 0.5 ~ 1g，静脉滴注，每日 2 ~ 4 次。

（3）以药敏实验结果选用第二、三代头孢菌素。

（4）衣原体感染的治疗：青霉素对本病无疗效。可用四环素 0.5g，每日口服 4 次，连续 7d，然后改为 0.25g，每日 4 次，连续 14d，即共服 3 周。

（5）合并滴虫、霉菌感染，可用灭滴灵栓、制霉菌素栓局部用药治疗。

（曲春玲）

第二节　慢性宫颈炎

【概述】

多由急性宫颈炎转变而来，往往是急性宫颈炎治疗不彻底，病原体隐居于宫颈黏膜内形成隐性炎症。也有患者不显示急性炎症而直接发生慢性宫颈炎者。慢性宫颈炎可分为宫

颈糜烂、宫颈息肉、宫颈管内膜炎以及宫颈腺囊肿。

（一）病因

病原体隐藏于宫颈黏膜内形成慢性炎症，多见于分娩、流产或手术损伤宫颈后病原体侵入而引起感染。也有的患者无急性宫颈炎症状，直接发生慢性宫颈炎。慢性宫颈炎的病原体主要为葡萄球菌、链球菌、大肠杆菌及厌氧菌。目前沙眼衣原体及淋病奈氏菌感染引起的慢性宫颈炎日益增多，已引起注意。此外，单纯疱疹病毒也可能与慢性宫颈炎有关。病原体侵入宫颈黏膜，并在此处隐藏，由于宫颈黏膜皱襞多，感染不易彻底清除，往往形成慢性宫颈炎。

（二）病理

1. 宫颈糜烂　宫颈糜烂是慢性宫颈炎常见的一种病理改变，指宫颈外口处的宫颈阴道部外观呈颗粒状的红色区。糜烂面边界与正常宫颈上皮界限清楚，糜烂面为完整的单层宫颈管柱状上皮所覆盖，由于宫颈管柱状上皮抵抗力低，病原体易侵入发生炎症。在炎症初期，糜烂面仅为单层柱状上皮所覆盖，表面平坦，称单纯性糜烂；随后由于腺上皮过度增生并伴有间质增生，糜烂面凹凸不平呈颗粒状，称颗粒型糜烂；当间质增生显著，表面不平现象更加明显呈乳突状，称乳突型糜烂。宫颈糜烂时柱状上皮的增生并移位于宫颈表面，虽然其增生程度不同而表现单纯型、颗粒型、乳头型等，但柱状上皮并非宫颈阴道段的原始上皮，故又称为假性糜烂，是由急性转为慢性炎症的较长期表现。另一种情况在幼女或未婚妇女中，有时见宫颈呈红色颗粒状，形似糜烂，但事实上并无明显炎症，是宫颈管柱状上皮外移所致，不同于病变。

2. 宫颈肥大　由于慢性炎症的长期刺激，宫颈组织充血水肿，腺体和间质增生、融合，还可能在腺体深部有黏液潴留形成囊肿，使宫颈呈不同程度增大，直径可以由原来 2cm 增大至 4~6cm，但表面多光滑，有时可见到囊肿突起。最后由于纤维结缔组织增生，使宫颈硬度增加。

3. 宫颈息肉　慢性炎症长期刺激使宫颈管局部黏膜增生，子宫有排除异物的倾向，使增生的黏膜逐渐自基底部向宫颈外口突出而形成息肉，一个或多个不等，直径一般约 1cm、色红、呈舌形、质软而脆、易出血、蒂细长。根部多附着于宫颈管外口，少数在宫颈管壁。光镜下见息肉中心为结缔组织伴有充血、水肿及炎性细胞浸润，表面覆盖一层高柱状上皮，与宫颈管上皮相同或被覆化出生后的鳞状上皮。由于炎症存在，除去息肉后仍可复发。

4. 宫颈腺囊肿　又称纳氏囊肿。在宫颈糜烂愈合过程中，新生的鳞状上皮覆盖宫颈腺管口或伸入腺管，将腺管口阻塞，或腺口周围的结缔组织增生或瘢痕形成压迫腺管，使腺管变窄甚至阻塞，腺体分泌物引流受阻，最后形成囊肿。检查时见宫颈表面突出多个蓝白色小囊泡，内含无色黏液。若囊肿感染，则外观呈白色或淡黄色小囊泡，表面血管受囊内压迫，使血管扩张，可见跨过囊肿表面的树枝状、放射状血管。

5. 宫颈黏膜炎　或称宫颈管炎。病变局限于宫颈管黏膜及黏膜下组织，宫颈阴道部外观很光滑，仅见宫颈外口有脓性分泌物堵塞，有时宫颈管黏膜增生向外口突出，可见宫颈口充血发红。由于宫颈管黏膜及黏膜下组织充血、水肿、炎性细胞浸润和结缔组织增生，可使宫颈肥大。

【诊断】

（一）病史

曾有急性宫颈炎或性传播疾病史。

（二）临床表现

1. 白带增多，可呈乳白色粘液状，有时呈淡黄色脓性，有时分泌物中有血丝或少量血液，有时见性交后出血。

2. 腰、骶部疼痛，盆腔部下坠痛、痛经，在月经期，排便或性交后症状可加重。

3. 其他症状，如月经失调、痛经、盆腔沉重感、不孕等。

4. 妇科检查，宫颈上见红色颗粒状糜烂，颈管口有脓性粘液样分泌物，有时宫颈充血、肥大。

（1）根据宫颈糜烂面积的范围，可分为三度：轻度，指糜烂面小于整个宫颈面积的1/3；中度，占整个子宫颈面积的1/3～2/3；重度，占整个子宫颈面积的2/3以上。根据糜烂的深浅程度又可分为单纯、颗粒、乳突三型。

（2）长期炎症刺激可使宫颈管局部粘膜增生向宫颈外口突出而形成一个或多个不等，直径一般在1cm以下，色鲜红，蒂细长，质软而脆，易出血的肉样组织，多附着于子宫颈外口，少数从颈管内长出来，称为宫颈息肉。

（3）宫颈糜烂愈合时，新生的鳞状上皮覆盖子宫颈腺管口或伸入腺管以致腺管口阻塞，使腺体分泌物潴留而形成宫颈腺体囊肿，可见宫颈表面突出多个青白色小囊泡，内含无色粘液。若囊肿感染，则外观呈白色或淡黄色小囊泡。

（4）宫颈口充血，有粘性或脓性分泌物堵塞。

（三）辅助检查

1. 白带检查　找滴虫、真菌、衣原体、淋菌、细菌培养及药敏试验。

2. 固有荧光诊断仪检测或阴道镜检查，如有阳性征象即作定位活检。

3. 如宫颈刮片细胞学检查结果Ⅱ级或Ⅱ级以上，应做阴道镜检查，如有异常即作活组织检查，或宫颈管刮出物病理检查，以排除癌症。

【治疗】

局部治疗为主，使糜烂面柱状上皮坏死、脱落后为新生鳞状上皮覆盖。

（一）药物治疗

10d 适用于糜烂面积较小和炎症浸润较浅的病例，药物以消炎促使上皮生长作用为主。

1. 阴道药栓

（1）妇炎栓，PVP-Ⅰ（碘栓），每晚塞入阴道1片，10d 为一疗程。

（2）0.5%氯霉素鱼肝油栓，贴敷宫颈，每日或隔日1次，5～10d 为一疗程。

（3）聚甲酚磺醛阴道栓（爱宝疗栓），隔日塞入阴道1片，7d为一疗程。

2. 阴道冲洗　常用的冲洗药物有1∶5 000高锰酸钾溶液，1∶1 000苯扎溴铵（新洁尔灭）溶液，1%醋酸溶液，0.5%~1%乳酸溶液，每日冲洗阴道1~2次。

3. 局部上药　5%~10%磺胺溶液，5%~10%硝酸银溶液涂在糜烂面上，使其腐蚀，能促进糜烂面愈合。涂硝酸银溶液后，需用生理盐水洗净。

（二）物理治疗

适用于糜烂面积较大和炎症浸润较深的病例，常用的物理疗法有电熨、激光、冷冻、红外线凝结疗法、微波治疗等等。

1. 电凝法（电熨）　用阴道窥器暴露宫颈，将电熨头接触糜烂面，均匀电熨，电熨范围应超过糜烂面，深度约0.2cm。过深易出血，愈合较慢；过浅影响痊愈。创面涂金霉素甘油，或呋喃西林，或磺胺粉。

2. 冷冻治疗（超低温治疗）　制冷冻原为液氮（-196℃），用探头冷冻1min，复温3min，再冷冻1min，即冻-溶-冻结。术后阴道排液较多，但很少发生出血及颈管狭窄。

3. 激光治疗（高温治疗）　主要使糜烂组织炭化结痂，痂脱落后，创面由新生鳞状上皮覆盖，常用CO_2激光器。用CO_2激光束对准病变部位照射治疗，照射时速度要适当，过快烧灼浅，不易治愈，过慢烧灼深，愈合慢。激光治疗时间短，治愈率高。

4. 微波治疗　微波是高频电磁波，属于非电离辐射，它以生物体组织本身作为热源，利用丰富的水性成分，产生不导电的热，故临床上主要是利用热效应治疗疾病。微波高温可达44~61℃，使组织凝固，并可出现凝固性血栓形成而止血。凝固组织变性、坏死、脱落，达到治疗目的。

（三）注意事项及随访

1. 物理治疗方法大同小异，治疗时间应选择在月经干净后3~7d内进行。

2. 物理治疗后均有阴道分泌物增多，甚至有大量水样排液，脱痂时有少量出血。

3. 创面未愈合期间（4~8周）禁盆浴、性交和阴道冲洗。

4. 治疗后定期复查愈合情况直到痊愈。

5. 物理治疗脱痂期间，如阴道流血多需消炎止血，先用双氧水清洗伤口，用消炎止血粉洒于患部后，用带线消毒棉塞压迫止血，嘱24h后自行取出，若见宫颈上有活跃性出血点可再用电熨或激光点灼止血。

（曲春玲）

第三节　急性子宫内膜炎

【概述】

急性子宫内膜炎是指病原体侵入子宫内膜，扩散到整个内膜层，引起急性炎症。若炎症延伸累及子宫壁表浅肌层，则称为子宫内膜肌炎。

（一）病因

分娩及产褥期，细菌从胎盘剥离创面侵入后发生的急性子宫内膜炎最多见。此外宫腔操作消毒不严、经期不卫生、经期性交、性生活紊乱也是致病原因。感染的细菌常见为链球菌、葡萄球菌、大肠杆菌、淋菌、沙眼衣原体、支原体及厌氧菌等。

（二）病理

急性子宫内膜炎时子宫内膜充血、水肿，有炎性渗出物、脓性渗出物，可混有血。重症子宫内膜炎子宫内膜呈灰绿色，多见于放射治疗，镜下可见多核白细胞浸润，毛细血管扩张，内膜坏死脱落，可形成溃疡，分泌物可有恶臭。炎症也可侵入肌层形成子宫肌炎或宫颈口肿胀，引流不畅形成宫腔积脓。宫颈开放则引流通畅而治愈。

【诊断】

（一）临床表现

1. 症状

（1）有分娩、流产及宫腔手术史。

（2）产后、手术后 3~4d 发热，达 39~40℃。

（3）下腹痛，向双侧大腿放射，疼痛程度根据病情而定。

（4）白带增多，呈水样、黄白色、脓性，甚至有恶臭。

2. 体征　妇科检查下腹部压痛，子宫颈口见大量脓性并血性混浊臭味分泌物流出。若为产后，则子宫复旧不良，宫底高而且有压痛，若非产后则扪及子宫增大，宫底有压痛。

（二）辅助检查

白细胞计数及中性粒细胞数偏高。宫腔分泌物培养及药敏试验阳性。

【治疗】

（一）一般治疗

1. 卧床休息，取半卧位以利于宫腔分泌物引流，并使炎症局限在盆腔内。

2. 给予高能量易消化流质、半流质饮食。

3. 支持治疗，不能进食者给予静脉输液。

4. 高热采用物理降温。

5. 注意防止败血症、盆腔血栓性静脉炎、中毒性休克等并发症。

（二）药物治疗

在药物敏感试验结果出来以前给予广谱抗生素，一旦结果出来后，可更换敏感抗生素。

先锋霉素对革兰阳性、阴性球菌和杆菌均有效。病情严重时用 1g 静脉点滴，病情好转后可改服先锋霉素 cefagolin 0.25g，每日 4 次。对青霉素过敏者改用林可霉素 300~600mg/次静滴，每日 3 次，病情好转后可改为每次 1.5~2g，分 4 次口服，持续 1 周。庆大霉素 24 万 U，静脉滴注，或 8 万 U，肌注，每 8 小时 1 次。灭滴灵 1g，静脉滴注，每日 1 次或 0.4g，口服。氟哌酸对急性子宫内膜炎有良好治疗作用，每次 0.2g，每日 3 次，连用 10 ~ 14d，或氧氟沙星 200mg 静注，每日 2 ~ 3 次。

国外治疗方案有两种

1. 甲氧噻吩头孢菌素 2g 静脉注射，每 6 小时 1 次，后头孢菌素 2g 静脉注射，每 12h1 次，加强力霉素 100mg，每日 2 次，口服或静脉注射，共 4d，症状改善后 48h，继续使用强力霉素 100mg，口服，每日 2 次，共 10 ~ 14d。

2. 氯洁霉素 900mg 静脉注射，每 8 小时 1 次，庆大霉 48h 素 2mg/kg 静脉或肌肉注射，此后给 1.5mg/kg，每 8 小时 1 次，共 4d，用药 48h 后，如症状改善，继续用强力霉素 100mg，每日口服 2 次，共 10 ~ 14d。

（三）手术治疗

宫腔内有残留胎盘、胎膜或宫内节育器，宫颈引流不畅，宫腔积脓时，须用大量抗生素治疗 48 ~ 72h 待病情稳定后清除宫腔内残留物，尽量不做刮宫，或扩张宫颈使宫腔分泌物引流通畅。

【预后】

急性子宫内膜炎因可以通过宫颈引流，一般预后良好。

（曲春玲）

第四节　慢性子宫内膜炎

【概述】

急性子宫内膜炎侵入内膜基底层，可成为慢性子宫内膜炎的复发基础，宫内长期放置节育器，可引起慢性子宫内膜炎。分娩或流产后有少量胎盘组织残留或胎盘附着部的复旧不全常是导致慢性子宫内膜炎的原因。

绝经后妇女体内雌激素水平低落，内膜菲薄，且无周期性剥脱，易受细菌感染形成慢性子宫内膜炎，子宫腔内存在粘膜下肌瘤、息肉，肌瘤表面的内膜及息肉部的内膜也常存在慢性炎症。

【诊断】

轻症慢性子宫内膜炎可无症状，重者可有不规则阴道流血，白带增多，下腹痛或坠胀感，少数患者可有发热。检查可发现子宫有触痛，可能增大，宫旁组织可能有增厚及触痛。老年性子宫内膜炎患者常有绝经后出血伴白带增多，这些症状与子宫内膜癌相似，应进行诊刮以明确诊断。

【治疗】

在应用抗生素的基础上，仔细寻找病因予以去除，如安放的宫内节育器应取出，产后或流产所致的慢性子宫内膜炎，应做细致的刮宫术予以清除可能残留的、机化的胎盘组织，疑有内膜息肉或粘膜下肌瘤者，可行宫腔镜检查，并在镜下电灼切除。

老年患者应行诊刮，以除外内膜恶性病变，扩张宫颈有利于引流，可用少量雌激素治疗，每日口服倍美力 0.625mg，共约 1 个月，第 16d 加服安宫黄体酮，6mg/d，连用 10d。对慢性子宫内膜炎患者，扩张宫颈有利于引流，去除病因的同时应口服抗生素。

（曲春玲）

第五节　子宫颈管狭窄及闭锁

一、子宫颈外口狭窄或闭锁

【诊断】

（一）病史

子宫颈曾接受电灼、冷冻、激光或放置腐蚀性药物等治疗史。

（二）临床表现

1. 宫颈外口狭窄的症状主要是痛经、经血排出不畅，痛经自月经来潮前一天开始至终了而消失。外口闭锁者则发生周期性下腹剧痛而无经血排出。

2. 宫颈外口很小，周围可见放射状瘢痕，子宫探子较难放入。外口闭锁者仅见其痕迹。

【防治】

（一）预防

禁止阴道内放置腐蚀性药物，宫颈疾病行电灼、冷冻等破坏性治疗时，应防止过度地深入颈管。

（二）治疗

1. 宫颈外口狭窄者，以探子探查后用宫颈扩张器依序扩至 6 号为止。

2. 外口闭锁呈膜状者，用粗针头刺破后放入探子．然后按上法扩张至 6 号。若外口闭锁仅存痕迹且瘢痕坚硬者，宜待其下次行经时即周期性腹痛发作时进行处理，届时用粗针头自痕迹处穿刺，有暗红色经血流出即示闭锁处，再按上法扩张宫颈，或用尖刀沿穿刺针向两侧横切以扩大穿刺孔，再用子宫探子探明后按上法扩张宫颈，并可于颈管内放置一塑料管。以防再发生粘闭，待创面上皮化后取出。

二、子宫颈内口狭窄或闭锁

【诊断】

（一）病史

有不良人工流产史，主要是由于未行宫颈扩张或扩张不够，免强插入吸刮头，而又带负压进出颈管，造成颈管内膜创伤所致。

（二）临床表现

宫颈内口狭窄者，在流产刮宫后发生痛经，疼痛自月经开始至终了而消失。内口闭锁者自刮宫起闭经而伴周期性剧烈腹痛，基础体温为双相型，阴道细胞涂片及宫颈粘液均为周期变化。以较细的子宫探子探查，狭窄者可探入，闭锁者则不能探入，须查明子宫方位后向宫腔方向用力后方可探入，可有暗红色经血沿探针溢出，痛经可随之好转。

【治疗】

作宫颈扩张术，必要时可重复扩张。

（曲春玲）

第六节　子宫肌瘤

【概述】

子宫肌瘤是由子宫平滑肌组织或子宫肌层血管壁平滑肌组织增生而形成的子宫良性肿瘤。

（一）病因

子宫肌瘤居女性生殖器官良性肿瘤的首位，确切的发病原因并不明确，但根据临床及实验研究发现，其发病与雌激素、孕激素、生长因子的刺激及某些遗传因素相关。

1. 雌激素　子宫肌瘤好发于生育年龄妇女，绝经后肌瘤大多停止生长，甚至萎缩消失，提示肌瘤的发生可能与雌激素有关。实验研究发现，肌瘤组织中雌激素受体与雌二醇含量较正常肌组织高。

2. 孕激素　妊娠期子宫肌瘤生长迅速，容易发生红色样变，患子宫肌瘤妇女在服用炔诺酮后引起肌瘤增大，使用抗孕激素治疗后肌瘤可缩小，均提示肌瘤的发生可能与孕激素水平升高相关。

3. 生长因子　近年研究发现，表皮生长因子（EGF）、胰岛素样生长因子（IGF）、嗜碱性成纤维细胞生长因子（BFGF）与子宫肌瘤发生有关。

4. 遗传因素　子宫肌瘤具有家族聚集倾向，大约40%～50%的肌瘤细胞具有染色体结构异常，最常见的异常染色体为1、7、12、13号染色体。

（二）病理

1. 大体　子宫肌瘤为实性肿瘤，与周围组织有明显界限，可单个或多个生长在子宫任何部位，95%为宫体，宫颈肌瘤仅为5%、肌瘤体积小者如米粒，大者如球形或多个肌瘤融合成充满整个腹腔的巨大肿瘤，肌瘤膨胀性的生长与肌壁间形成假包膜，肌瘤可因循环障碍发生各种退行性变，如玻璃样变、囊性变、粘液性变、脂肪样变、红色样变、钙化、感染、坏死等，切面呈白色，旋涡状或编织状，质地较子宫硬。

2. 显微镜检查　梭形的平滑肌细胞大小均匀，排列成栅栏状或漩涡状，细胞染色深，平滑肌细胞间嵌有不等量的纤维结缔组织。当纤维结缔组织明显超过平滑肌成分时，则称为肌纤维瘤，当肌瘤中肌细胞成分占绝大部分或全部时，胞核染色深，结构致密均匀，称为富于细胞性肌瘤。

3. 潜在恶性倾向　肿瘤细胞核分裂数（MFC）≥10个/10HPF为诊断恶性的标准，凡MFC≤5/10HPF的子宫肌瘤，其生物学行为几乎都为良性，但临床上发现一部分子宫肌瘤，不能单按 MFC 明确将其诊断为良性或是恶性，且病理学形态亦不能预测其临床结局，MFC5～10/10HPF，而将这类平滑肌瘤命名为恶性倾向或交界性平滑肌瘤。

4. 恶性变 子宫肌瘤极少恶变为子宫肉瘤，文献资料显示，绝经后妇女肌瘤在经期内迅速增大或伴不规则阴道出血，肌瘤组织软而脆，应高度疑诊为肌瘤恶变，肌瘤恶变率为 0.41%。镜下显示核分裂相≥10 个/10HPF。

（三）分类

按肌瘤所在部位分为宫体肌瘤（占 92%）和宫颈肌瘤（占 8%）。根据肌瘤与子宫肌壁的关系分 3 类。

1. 肌壁间肌瘤 肌瘤位于子宫肌壁内，周围均被肌层包围，占 60%～70%。

2. 浆膜下肌瘤 肌瘤向子宫浆膜面生长，突起在子宫表面，约占 20%。肌瘤表面仅由子宫浆膜覆盖。若肌瘤位于子宫体侧壁向宫旁生长，突出阔韧带两叶之间称阔韧带肌瘤。

3. 黏膜下肌瘤 肌瘤向子宫黏膜方向生长，突出于宫腔，仅由黏膜覆盖。子宫肌瘤常为多个，各种类型的肌瘤可发生在同一子宫，称多发性子宫肌瘤。

【诊断】

（一）临床表现

1. 症状 多无明显症状，仅于盆腔检查时偶被发现。症状出现与肌瘤部位、生长速度及肌瘤变性关系密切，与肌瘤大小、数目关系不大。常见症状有：

（1）月经改变：为最常见症状，表现为周期缩短、经量增多、经期延长、不规则阴道流血等。

（2）腹部包块：当清晨充盈膀胱将子宫推向上方时更易扪及，质地坚硬，形态不规则。

（3）白带增多：肌壁间肌瘤使宫腔面积增大，内膜腺体分泌增多，并伴有盆腔充血致使白带增多，悬吊于阴道内的黏膜下肌瘤，其表面易感染、坏死，产生大量脓血性排液，有腐肉样组织排出，伴臭味。

（4）腹痛、腰酸、下腹坠胀：通常无腹痛，浆膜下肌瘤蒂扭转时出现急性腹痛。肌瘤红色变时腹痛剧烈且伴发热。常见症状是下腹坠胀、腰酸背痛等，经期加重。

（5）压迫症状：肌瘤压迫膀胱出现尿频、排尿障碍、尿潴留等。压迫输尿管可致肾盂积水，压迫直肠可致排便困难等。

（6）继发性贫血：长期月经过多导致继发性贫血。严重时有全身乏力、面色苍白、气短、心悸等症状。

2. 体征 与肌瘤大小、位置、数目以及有无变性有关。肌瘤较大在腹部扪及质硬、不规则结节块状物。妇科检查时，肌壁间肌瘤子宫常增大，表面不规则、单个或多个结节状突起。浆膜下肌瘤可扪及质硬、球状块物与子宫有细蒂相连活动。黏膜下肌瘤子宫多为均匀性增大，有时宫口扩张，肌瘤位于宫口内或脱出在阴道内，呈红色、实质、表面光滑。伴感染则表面有渗出液覆盖或溃疡形成，排液有臭味。

（二）诊断要点及鉴别诊断

根据病史、症状、体征，诊断多无困难。但对症状不明显或囊性变的小肌瘤有时诊断困难。可借助 B 超、探针探测宫腔深度及方向、宫腔镜、腹腔镜、子宫输卵管造影等协助诊断。子宫肌瘤需与下列疾病鉴别。

1. 妊娠子宫　妊娠时有停经史、早孕反应，子宫随停经月份增大、质软等。子宫肌瘤无停经史，有月经改变，子宫增大、质硬、表面不规则、结节状突起。肌瘤囊性变可误诊为妊娠子宫，先兆流产误认为子宫肌瘤。借助尿或血 HCG 测定、B 超、多普勒超声检查可确诊。

2. 卵巢肿瘤　一般无月经改变，多为偏于一侧的囊性肿块，能与子宫分开。实质性卵巢肿瘤可误认为带蒂浆膜下肌瘤，肌瘤囊性变可误诊为卵巢囊肿。可通过病史、妇科检查、B 超、腹腔镜检查确诊。

3. 子宫腺肌病及腺肌瘤　两者均可使子宫增大，经量增多，但子宫腺肌患者，子宫常均匀性增大，子宫肌瘤则表现子宫有局限性、质硬的结节状突起。腺肌病及腺肌瘤患者多有继发性痛经，进行性加重，子宫很少超过妊娠 3 个月大小，且有经期子宫增大、经期后缩小的特征，两者鉴别有时较困难。

4. 盆腔炎性块状物　常有盆腔感染病史。块状物边界不清，与子宫粘连或不粘连，有压痛，抗感染治疗后症状、体征好转。B 超检查可协助鉴别诊断。

5. 子宫畸形　双子宫或残角子宫易误诊为子宫肌瘤。子宫畸形自幼即有，无月经改变等。B 超、腹腔镜检查、子宫输卵管造影可协助诊断。

【治疗】

子宫肌瘤的处理，需根据患者年龄、婚姻、生育情况、肌瘤大小、部位、症状轻重等全面考虑，制定个体化处理方案。

（一）期待疗法

对于有生育要求，妊娠 <10 周，月经无明显变化者应定期随诊，3～6 个月复查 1 次，注意子宫增长速度，肌瘤是否出现变性，如病情有变化，肌瘤增长速度较快，出现月经过多，压迫症状时则应改手术治疗。

（二）药物治疗

子宫肌瘤为激素依赖性肿瘤，对肌瘤小、症状轻、年轻或近绝经期妇女，可采用激素治疗。

1. 雄激素　睾丸素具有对抗雌激素致子宫内膜萎缩作用，直接作用于平滑肌，使其收缩，减少出血，用法：甲基睾丸素 10mg，舌下含化，每日 1 次，每月 20d，3 个月为一疗程，丙酸睾丸酮 50mg，于月经期每日 1 次，连用 3～5d，每月总量不宜超过 300mg。

2. 促性腺激素释放激素激动剂（Gn-RH-a）　通过激活垂体-陸腺轴功能，抑制 FSH 和 LH 分泌，降低至绝经 E_2 水平，达到缩小肿瘤、抑制肿瘤生长的目的。适用于体积大的子宫肌瘤术前辅助用药及肌瘤合并不孕，近绝经期患者或有手术禁忌的患者。用法：抑那通 3.75mg，皮下注射，间隔 28d，或达菲林 3.75mg，皮下注射，间隔 28d，使用 3 个月以上显效，肌瘤缩小可达 50%。

3. 米非司酮（RU386） 通过竞争抑制孕激素受体达抗早孕作用，近年用来治疗子宫肌瘤收到较好效果，服用米非司酮后可使子宫内 PR 水平降低，抑制子宫肌细胞的生长，特别适用于绝经前的肌瘤患者，不仅可控制肌瘤生长，而且可促发提前绝经，使瘤体继续缩小。每日 10~25mg，连用 3 个月，肌瘤体积缩小 20%~50%，并出现闭经与轻度潮热。

4. 内美通（oumestram） 为人工合成的 19-去甲睾丸酮衍生物，具有较强的抗孕激素，雌激素及中度抗促性腺激素及轻度雄激素作用，用法：2.5mg，每周 2 或 3 次，用药后可出现体重增加，痤疮。

（三）手术治疗

手术治疗是治疗子宫肌瘤最常采用的方法，应根据疾病个体选择手术方式。肌瘤切除术适用于 <35 岁、未婚或已婚未生育、要求保留生育功能者，位于宫腔内和粘膜下肌瘤若 <5cm 可采用宫腔镜切除肌瘤，若粘膜下肌瘤带蒂脱出宫颈口可经阴道切除肌瘤，如为子宫壁间感染膜下子宫肌瘤，则应经腹行肌瘤切除或挖除恢复子宫正常形态。术后复发率可达 20%~30%。

1. 手术指征：

①较大的单个或多发性子宫肌瘤，子宫超过 2.5 个月妊娠大小，易发生变性；

②肌瘤合并内膜增生，引起月经过多，导致继发性贫血，药物治疗无效者；

③肌瘤短期内增大迅速或绝经后肌瘤体积增大，疑有恶变者；

④因肌瘤引起明显压迫症状者；

⑤年轻不育妇女合并子宫肌瘤者；

⑥特殊部位肌瘤，如宫颈部位，粘膜下或阔韧带内肌瘤。

2. 手术方式 根据患者年龄、肌瘤大小生长部位及对生育要求而定：

①粘膜下肌瘤带蒂脱出宫颈口外者可选择经阴道肌瘤切除，对浆膜下，肌壁间肌瘤可经腹或腹腔镜下行肌瘤剥除术，术后妊娠率可达 40%~50%，但应注意术后复发率为 20%~30%；

②次全子宫切除术，适于有手术指征不需保留生育功能的较年轻患者，术前必须经宫颈病理检查，确认宫颈完全正常。次全切除子宫的优点在于术后可保持阴道解剖及功能上的完整，不影响患者生活质量，术后应定期行妇科检查，以便及早发现宫颈残端癌；

③全子宫切除术，适用于年龄超过 40 岁、有手术指征患者，对肌瘤较小，子宫 <2 个月妊娠，盆腔无手术粘连史，且阴道壁较松弛者可经阴道行全子宫切除术，或选择腹腔镜辅助下的经阴道全子宫切除，优点为对腹腔脏器干扰少、创伤小、术后恢复快、并发症少。

对于较大的子宫肌瘤或特殊部位的肌瘤应选择经腹全子宫切除，优点是术中直视下分离出肌瘤，恢复子宫与膀胱，输尿管正常解剖关系，以降低手术的损伤率。

（四）介入栓塞治疗

放射介入学的飞速发展为子宫肌瘤非手术治疗提供了新的途径，通过髂内动脉插管，选择性地将栓塞剂注入子宫肌瘤供血区血管，造成肌瘤局部供血障碍，有效控制肌瘤生长，适用于年轻有生育要求的壁间或粘膜下子宫肌瘤患者。

子宫动脉栓塞术（UAE）既往用于治疗妇科急性出血患者，现已拓展到子宫肌瘤的非手术治疗。子宫的血供来自髂内动脉的前干支的分支，由左右子宫动脉的上下行支向子宫发出的螺旋供血支分布均匀，排列规整。子宫肌瘤患者动脉造影显示，子宫动脉明显增粗，两侧供血支在肌瘤部位形成杂乱的血管网。通过经皮股动脉穿刺，可将导管插至子宫动脉，并注入一种永久性的栓塞微粒，阻断子宫肌瘤的血供，使其发生缺血性改变而逐渐萎缩，达到治疗的目的。

1. 适应症：

①经专科检查，确属由肌瘤引起的月经过多，经期延长；

②由肌瘤引起的慢性下腹痛；

③肌瘤引起的膀胱、输尿管压迫症状；

④肌瘤摘除术后症状复发者。

2. 禁忌症：

①存在血管造影禁忌症，包括心肝肾功能障碍，凝血功能异常；

②妇科急慢性炎症，未能得到控制者；

③绝经后出血，严重动脉硬化为相对禁忌症。

3. 栓塞时间和注意事项：

①时间：除急诊止血外，一般应避开月经期，以月经前2周为宜；

②准备：术前应完成血管造影术前的常规检查，施术前3个月应行诊断性刮宫，除外子宫内膜不典型增生导致出血。；

③术后：穿刺侧下肢制动24h，使用抗生素3～5d，主要反应为发热、疼痛。主要注意观察穿刺部位有无血肿形成。

（康劭雪）

第七节　子宫颈良性肿瘤

【概述】

子宫颈良性肿瘤较恶性肿瘤少见。其种类包括：

①鳞状上皮乳头状瘤：为阴道部分宫颈局限性鳞状上皮乳头状生长块物；

②乳头状纤维腺瘤：由腺上皮和纤维两种成分组成；

③绒毛状腺瘤：来自宫颈内膜肠腺化生，有绒毛状和绒毛管状两种；

④平滑肌瘤：来自宫颈间质内肌组织或血管壁肌组织；

⑤腺肌瘤：由纤维结缔组织、平滑肌组织和腺体混合组成；

⑥血管瘤：有毛细血管型和海绵状血管型。

【诊断】

（一）病史

多发生于生育年龄的妇女，少数发生在绝经期或老年妇女。

（二）临床表现

1. 无论何种类型的宫颈良性肿瘤，大多无明显症状。

2. 平滑肌瘤、腺肌瘤和血管瘤一旦出现症状，可表现为白带增多、月经量增多或不规则阴道流血。

3. 平滑肌瘤可压迫直肠以致出现里急后重，大便困难等。平滑肌瘤蒂扭转时可发生缺血坏死、浸软、继发感染、恶臭排液等。

4. 腺肌瘤患者可伴痛经。

5. 妇科检查

（1）鳞形上皮乳头状瘤：宫颈上见小乳头状突起，直径很少见>1cm，多为单发。

（2）乳头状纤维腺瘤：宫颈上见小的实性肿瘤。

（3）绒毛状腺瘤：宫颈上见指状乳头状生长。

（4）平滑肌瘤：宫颈上见实性肿块，表面光滑，肌瘤长在宫颈一侧者可见宫颈不对称，宫颈管和外口歪曲失去正常轮廓，宫颈展平等。

（5）腺肌瘤：宫颈上见肿瘤，其直径有时可达5cm，有时见蒂挂于宫颈外口。

（6）血管瘤：宫颈上见致密肿块或有疏松、大小不一的紫红色肿块。

（三）辅助检查

病理检查即可明确诊断。

（四）鉴别诊断

1. 鳞形上皮乳头状瘤需与尖锐湿疣、鳞状细胞疣状癌相鉴别。

2. 乳头状纤维腺瘤、平滑肌瘤需与宫颈息肉、宫颈内膜息肉相鉴别。

3. 绒毛状腺瘤需与绒毛状腺癌相鉴别。

4. 腺肌瘤需与恶性中胚叶混合瘤、巨大宫颈息肉相鉴别。

【治疗】

宫颈良性肿瘤应作局部肿瘤切除术，根部用电凝止血或缝扎止血。

（康劭雪）

第八节　子宫颈癌

【概述】

子宫颈癌在女性生殖器官癌中占首位，也是女性发病率最高的恶性肿瘤。患者年龄在20岁以前者极少，35~55岁最多，60岁以后下降。病因尚未确切，但大量资料表明，早婚、早育、孕产频多、宫颈裂伤及糜烂、包皮垢刺激、性激素失调、病毒感染以及与性生活有关的因素，如性卫生、乱交、社会经济状况、种族及精神创伤等均与宫颈癌的发生有关。宫颈癌以直接扩展和淋巴转移为主，少数经血循环转移。淋巴转移通常首先沿宫旁小淋巴管转移至闭孔及髂内、外血管区淋巴结，而后再转移到髂总淋巴结。腹主动脉旁、锁骨上及腹股沟淋巴结转移者多为晚期患者。骶前淋巴结受累是沿宫骶韧带内的淋巴管转移所致。近年尸检发现宫颈癌扩散至盆腔以外者约占80%，均为晚期患者。

（一）病理

宫颈癌按组织发生学分为两种类型。

1. 子宫颈鳞状上皮癌　约占95%~98%。其发生与发展是一个连续过程，一般将其划分为三个可以识别的不同阶段：

（1）鳞状上皮不典型增生：是指正常细胞因遭受不同程度刺激而发生形态改变与增生。是癌前病变，属可逆性变化，病因去除后，多可恢复正常。目前将其分为3级：Ⅰ级：不典型细胞局限于上皮层的下1/3，细胞极性紊乱；Ⅱ级：不典型细胞局限于上皮层的下2/3以内，细胞极性消失；Ⅲ级：上皮全层皆为不典型细胞，细胞极性可完全消失。

（2）原位癌：又称上皮内癌或浸润前癌，是指上皮全层都有不典型细胞增生，癌细胞局限上皮内的早期癌，其发展至浸润癌的时间可自数月至十几年不等。原位癌累及腺体者，癌细胞可沿腺体基底膜与柱状上皮之间生长，严重也可广泛累及腺体。

（3）浸润癌：指癌组织在某一点或部分已穿破基底膜而侵入到间质内，又分为：

①早期浸润癌：癌细胞向间质内浸润的深度不超过5mm；

②浸润癌：癌组织浸润间质的深度>5mm，或在淋巴管中发现癌栓。

宫颈癌组织学分级尚不统一，一般采用三级分级法，参见卵巢肿瘤一节。

2. 腺癌　腺癌在宫颈癌中约占5%，绝大多数来自宫颈管粘膜或其腺体，故多发生于颈管，内口更多见，偶见于宫颈阴道部。组织形态多种多样，腺型者常见，粘液型少见，腺角化癌更少见。

（二）临床分期

宫颈癌临床分期不仅是临床疗效分析对比的基础，而且直接关系到治疗方法的选择及预后的估计。FIGO于1985年第4次修订了子宫颈癌临床分期标准，介绍如下。

浸润前癌

0期原位癌

浸润癌

Ⅰ期　癌瘤肯定局限于子宫颈（扩散至宫体者除外）。

Ⅰ$_a$　子宫颈临床前癌，指仅由显微镜诊断者。

Ⅰ$_{a1}$　显镜镜证实有微小间质浸润。

Ⅰ$_{a2}$　显微镜发现可测量之病变。取自上皮基底，浸润深度不超过5mm，其宽度不超过7mm。

Ⅰ$_b$　病变超过Ⅰ$_{a2}$范围，不论其临床可见与否。

Ⅱ期　癌侵犯阴道，但未达下1/3；侵犯宫旁组织，但未达盆壁。

Ⅱ$_a$　癌侵犯阴道，但无宫旁浸润。

Ⅱ$_b$　有宫旁浸润，但未达盆壁。

Ⅲ期　癌侵犯阴道下1/3或延及盆壁。

Ⅲ$_a$　癌侵犯阴道下1/3。

Ⅲ$_b$　癌延及盆壁，癌瘤与盆壁间无空隙。

Ⅳ期　癌已扩散至骨盆外，或膀胱、直肠粘膜已波及。但泡状水肿不属Ⅳ期。

Ⅳ$_a$　膀胱或直肠粘膜已波及。

Ⅳ$_b$　盆腔以外的远处器官转移。

【诊断】

（一）临床表现

1. 症状　宫颈原位癌和浸润癌的早期发展阶段可有一个较长时期，且不出现任何症状，随着病变的加剧，会出现下列1种至数种症状。

（1）阴道流血：极不规则，一般为先少后多，时少时多，血量不定，偶有始终无出血者。接触性出血，如性交、便秘用力或双合诊时出血，或可能为宫颈癌所致的绝经后出血，由于不引起患者其他任何不适，往往不加注意，但有时可成为患者就医的最初主诉。个别患者首次出血即为大量出血，常为小动脉破裂者。出血频发且量多者可致严重贫血。晚期癌可发生致命的大量阴道出血。

（2）白带增多：最初性状，如淘米水样或粘液性，量多，无恶臭，多出现于阴道流血之前，常被患者和医者所忽略。此后可混有血液，恶臭性多量排液则为瘤组织坏死感染所致。

（3）疼痛：属晚期癌的症状，当癌瘤浸润盆壁、闭孔神经、骶神经丛或大血管时，常致极严重的疼痛，有时可表现为坐骨神经痛或一侧骶、髋部持续性疼痛。压迫髂淋巴及血管时可出现下肢疼痛，压迫输尿管者可使其发生痉挛性剧痛。

（4）尿路症状：宫颈癌致泌尿道感染时可出现尿频、尿急、尿痛。晚期癌浸润膀胱可出现血尿、脓尿。癌组织坏死脱落可发生膀胱宫颈或阴道瘘。双侧输尿管受阻可致尿闭、尿毒症而成为致死原因。

（5）消化道症状：压迫直肠者可致排便困难甚或肠梗阻。侵犯直肠可有便血、坠痛或大便困难。坏死脱落可造成直肠阴道瘘。此外久病可致胃纳减退、食欲不振。

（6）感染：宫颈癌继发感染或颈管阻塞可发生宫腔积脓、盆腔炎、脓毒血症、败血症等，而出现发热、下腹疼痛等一系列急慢性炎症症状。

（7）其他症状：低热、消瘦、眩晕、虚弱、少食、无力、下肢浮肿等。

2．体征　宫颈原位癌及早期浸润癌多表现为不同程度的糜烂，阴道检查或作宫颈刮片时易有接触性出血。有时见宫颈光滑，故此期凭肉眼不能辨认。待临床已能识别时，其检查所见可分为四型：

（1）溃疡型：癌组织向深部浸润，表面坏死脱落形成溃疡，边缘不整而坚硬，底部明显凹凸不平，易出血，宫颈往往受到不同程度的损伤。

（2）浸润型：癌组织主要向宫颈管管壁内浸润，形成厚而均匀的灰白色结节状硬块，宫颈往往被胀大，表面可光滑，或粗糙，也可有浅表溃疡。

（3）菜花型：又称外生型，癌向外生长，形成明显突起，可充塞阴道，呈蕈伞样或菜花状、细颗粒状，高低不平，极易出血，常有溃疡。

（4）未分型：癌组织同时向表面生长及深部浸润，其形态特征不能归类于上述各型者。

（二）辅助检查

宫颈癌的早期诊断是提高其治愈率的主要措施之一。常用的辅助诊断方法如下：

1．宫颈细胞刮片检查　是目前发现早期宫颈癌的最有效方法，90%～95%的患者经1次刮片检查即可发现。妇科门诊尤其是对30岁以上或宫颈有可疑病变的患者应常规作宫颈细胞刮片检查。但此项检查结果较难肯定为原位癌或浸润癌、鳞癌或腺癌，也不能判定癌的具体发生部位和范围。应注意必须在宫颈外口鳞柱状上皮交界处取材。

2．阴道镜检查　用于观察肉眼不能看到的微小病灶的表面，可指引活检部位，而提高活检阳性率。

3．宫颈活组织检查　是确诊宫颈癌的最可靠依据。如能正确采取活组织标本，则首次活检准确率即可达90%以上。对可疑或需除外宫颈癌者、无涂片条件或涂片阳性者，不管妊娠与否，以及肉眼已识别为癌者，均应做活组织检查。

4．宫颈锥形切除　适用于宫颈刮片细胞学检查连续多次阳性者，并经子宫分段诊刮及宫颈多点活检，均未能发现癌灶，或虽发现原位癌，但不能排除浸润癌等宫颈之可疑征者。切除的标本应标记上下方位，做连续切片病理检查。

5．宫颈管搔刮检查　用于确定宫颈管中有无癌变，特别是宫颈刮片细胞学检查阳性而活检阴性者更应作此项检查，刮出物应全部送病理检查。

6．激光检查　利用由氮分子激光装置所输出的近紫外光的激光，对人体正常组织、癌前病变及癌组织进行激发，这些组织将吸收各自相应的能量并转换为光谱峰值不同的固有荧光。正常组织的固有荧光呈蓝白色，并在470nm处出现光谱峰值，而癌前及癌组织固有荧光均呈紫色或紫红色，并在380～420nm处出现光谱主峰值。子宫颈不典型增生诊断符合率可达 90% 以上，早期宫颈癌诊断符合率为 95% ～ 100%。

7. 荧光检查　用光敏物使宫颈病变区域呈现黄色，以指导活检，提高阳性率。

8. 膀胱镜或肾盂造影检查　用于疑有泌尿道受侵犯者。

9. 直肠镜检查　用于疑有直肠受浸润者。

（三）鉴别诊断

1. 宫颈糜烂　肉眼不能与原位癌或早期浸润癌相区分，应常规做细胞学检查，发现或可疑癌细胞者，需做多点活检确诊。

2. 宫颈息肉　其恶变率 <1%，但宫颈恶性病变有时呈息肉状，故发现宫颈息肉者均应摘除作病理学检查。

3. 宫颈管粘膜下肌瘤　一般宫口扩大，可触到瘤蒂，境界清楚而无癌浸润感。但有时易与宫颈癌混淆，需做活检确诊。

4. 宫颈结核　很少见，可有小溃疡、接触出血及分泌物增多，肉眼观察类似宫颈癌。鉴别需作活组织检查。

5. 阿米巴宫颈炎　很少见，有痢疾史，出血及脓性白带。有时外观酷似宫颈癌，需做活检确诊。

6. 宫颈乳头状瘤　是很少见的良性病变。见于妊娠期，产后多自然消失。一般为炎性增生所致，易出血及接触出血，分泌物增多。大体很象菜花型宫颈癌，基底无浸润，但仍需活检鉴别。

7. 葡萄状肉瘤　很少见。多见于女婴。外观呈粉红色葡萄状物或为水肿的息肉状物，常侵犯阴道上端，可突出于阴道口外，需活检鉴别。

8. 下疳　为梅毒之初期病变。一般通过病史、血清学检查及暗视野检查进行鉴别，必要时做活检确诊。

【防治】

（一）预防

1. 防治有关因素　积极预防和治疗与宫颈癌发病有关的因素，如宫颈糜烂、创伤、外翻及慢性炎症。提倡适龄结婚，计划生育，加强个人卫生及性交卫生，如性交前清洁阴茎、治疗包皮过长、月经期及产褥期禁止房事、节制性生活等，重视防治产伤。

2. 治疗癌前期病变　子宫颈不典型增生是宫颈癌的癌前病变，此类病变发展至原位癌有一个相当长的时期，如能积极有效的治疗，即可防止其向癌发展，从而减少宫颈癌发病率。

3. 防癌普查　妇科防癌普查是早期发现、早期治疗宫颈癌的重要而有效的措施。通过宫颈细胞刮片检查、活组织检查及其他有关诊断方法，完全可能在癌前病变、原位癌及早期浸润癌这 3 个阶段即予以发现，如能在此 3 个阶段得以及时有效的治疗，可获得良好的效果。

（二）治疗

目前，治疗原则趋向于尽可能保持生存质量和正常的生活能力，盆腔脏器清除术已基本废弃。治疗方法应根据临床分期、年龄、全身情况以及医生技术水平和设备条件加以选择，常用方法有放射、手术、放射加手术3种。放射治疗一般可用于各期患者，但腺癌对其敏感度稍差，宜争取手术或放射加手术治疗。手术对 I_b ~ II_a 期的疗效与放疗相近。

1. 不典型增生　轻度或中度者可观察，每半年作宫颈刮片或活检，也可作电熨或冷冻、激光等治疗。重度不典型增生多主张行全子宫切除术，要求保留子宫者可作宫颈锥形切除，术后密切随访。

2. 原位癌　多主张做全子宫切除术，同时切除 1～2cm 阴道壁。渴望生育者酌情作宫颈锥形切除或冷冻、激光治疗，治疗后加强随访。

3. 早期浸润癌　多主张全子宫切除术，包括 1～2cm 阴道组织，不须清除盆腔淋巴组织，但术中如发现盆腔淋巴结肿大者应做活检，如有转移则应做广泛性子宫切除及盆腔淋巴清扫术。

4. 浸润癌

（1）放射治疗：适用于 I_b 期及其后的各期宫颈癌。可分为腔内、体外放射两种，两者应结合应用。腔内放射：用镭、^{60}钴、^{137}铯、^{192}铱等放射性核素放入宫腔及阴道，一般剂量约为 6 000mgh，主要针对宫颈原发病灶。体外放射：用 60 钴、直线加速器或电子回旋加速器、深部 X 线等发出的高能射线，常用剂量为 60Gy，主要针对原发病灶以外的转移灶，包括盆腔淋巴引流区。目前主张对早期宫颈癌先行内照射，对晚期宫颈癌尤其瘤体巨大、出血活跃或伴感染者，则先行外照射。

（2）手术治疗：作广泛性子宫切除术及盆腔淋巴结清扫术，其范围包括子宫与宫旁组织、双侧附件、主韧带、宫骶韧带、阴道上段、阴道旁组织及盆腔各组淋巴结。年轻患者可保留一侧卵巢。适用于 I_b ~ II_a 期宫颈癌，以 I_b 期癌瘤直径 <3cm 者疗效最佳。

（3）手术与放射联合治疗：适用于手术证实有淋巴结转移者。

（4）化疗：可作为手术或放疗的辅助治疗或晚期癌的姑息治疗。可用 CTX 或 5-Fu，以静注、局部注射或盆腔灌注给药。

（5）对症处理：对大出血者可用纱条填塞阴道或冷冻止血。剧烈疼痛者可酌情给予止痛剂或切除骶前交感神经等。白带多而恶臭者可用抗生素或1：5 000 高锰酸钾溶液冲洗阴道。

（曲春玲）

第九节　子宫内膜癌

【概述】

子宫内膜癌又称子宫体癌，系原发于子宫内膜的一组上皮性恶性肿瘤，因其中多数为起源于内膜腺体的腺癌，又称子宫内膜癌或子宫内膜样腺癌。

子宫内膜癌是女性生殖道三大常见恶性肿瘤之一，是妇女围绝经期出血的重要原因，易误认为月经不调而延误诊断，系严重威胁中老年妇女健康的一种疾病。子宫内膜癌的发病率约占女性癌症总数的7%，占女性生殖道恶性肿瘤的20%～30%，约75%的病例发生于50岁以后，20%的病例发生于40～50岁之间，仅5%发生于40岁以下。在我国某些大城市及某些欧美国家，其发生率已占妇科恶性肿瘤的第一位。1998年，美国新发子宫内膜癌36 100例，死亡6 300例。发展中国家内膜癌的发生率，明显低于西方工业化国家。近20年来，其发生率有逐渐上升趋势，我国亦不例外，上升原因与妇女平均寿命延长，妇女生活水平改善而饮食卫生欠佳及不合理使用性激素替代治疗有关。

近年来，由于对子宫内膜癌的发病有关因素、病理类型与分级、转移途径、预后相关因素等认识的深入，以及子宫膜癌手术－病理分期的问世，目前子宫内膜癌的治疗也趋于以手术治疗为主的综合治疗。

（一）病因

确切原因尚不清楚，近年研究提示可能与下列因素有关：

1. 内源性雌激素升高，缺乏孕激素对抗的疾病　如糖尿病、高血压、多囊卵巢综合征、卵巢颗粒细胞瘤、卵泡膜细胞瘤等，内膜癌发病率较高。

2. 外源性雌激素替代治疗　仅用雌激素替代治疗，内膜癌发生率可增加6～12倍。他莫西芬（三苯氧胺TMX）为弱雌激素，可增加内膜癌发病的危险性，TMX治疗乳腺癌，8%可发生宫内膜息肉，12%发生宫内膜单纯性增生或复杂性增生。

3. 子宫内膜增生或内膜癌癌前病变　与长期雌激素刺激，缺乏孕激素有关。统计报告，宫内膜简单型增生＞6年可发展成内膜癌，复杂型增生1～5年内可进展为内膜癌，腺瘤性增生27%发展成癌，而不典型增生，82%发展成浸润癌。

4. 子宫内膜癌综合征、高血压病、肥胖、糖尿病　这类患者体内由于代谢紊乱，雄烯二酮转化率升高，导致雌酮浓度上升，而初潮早。绝经延迟及不孕都是内膜癌发病的高危因素。

5. 家族及遗传因素　有报道显示，易患宫内膜癌的家族呈常染色体显性遗传。

6. 癌基因与抑癌基因　已发现在内膜癌组织中有Ha-ras、K-ras、N-ras、c-myc、Her-2/neu等原癌基因表达与抑癌基因p53，p16突变。与子宫内膜癌的发生、发展及不良预后有关。

（二）病理

1. 癌前病变　子宫内膜癌的癌前病变称为子宫内膜上皮内瘤样病变（EIN）。EIN 是一组病变的统称，包括子宫腺瘤型增生过长伴细胞不典型及子宫内膜原位癌。

根据细胞不典型程度，内膜不典型增生过长分轻、中、重 3 度。分度的标准为：内膜上皮下 1/3 细胞不典型增生为轻度；内膜上皮下 2/3 细胞不典型增生为中度；超出上皮下 2/3，几达上皮全层细胞不典型增生为重度。

EIN 又分为 3 级：

①EIN Ⅰ级：腺瘤型增生过长伴细胞轻度不典型；

②EIN Ⅱ级：腺瘤型增生过长伴细胞中度不典型；

③EIN Ⅲ级：腺瘤型增生过长伴细胞重度不典型及内膜原位癌。

因 EIN 可自行逆转为正常内膜，也可发展为子宫内膜癌，因此需积极治疗 EIN。

2. 子宫内膜癌的病理表现

（1）巨检：子宫内膜癌多见于宫底部内膜，以子宫两角附近更多。其次是子宫后壁，依病变形态和范围分为两种。

1）弥漫型：子宫内膜大患者部或全部为癌组织侵犯，癌组织灰白或淡蓝色，易脱落，表面常有溃疡、坏死等。癌灶区域增厚，癌灶呈不规则菜花样物从内膜表层长出并突出于宫腔内，甚至充满宫腔或脱出于宫颈口外。此型侵犯肌层较少，但晚期侵犯宫壁全层而扩展至颈管。有时阻塞宫颈管导致宫腔积脓。

2）局限型：癌瘤局限于内膜的某部分，多见于宫底部或局部，呈乳头状，息肉状或菜花状，表面可有溃疡、出血。极早期病变很小，诊刮可以将其刮净，此型好向深层侵犯，致使宫体增大，坏死感染，形成宫腔溃疡，甚至穿透子宫壁。

（2）病理分类

1）子宫内膜样腺癌：约占子宫内膜癌的 80%，镜下可见恶性复层柱状上皮腺样结构，可辨认其起源于子宫内膜腺上皮。这类肿瘤包括典型子宫内膜样腺癌和三种亚型即伴有鳞形分化的子宫内膜样腺癌（腺棘皮癌和腺鳞癌）、分泌型腺癌和纤毛细胞型腺癌。

2）浆液性乳头状腺癌：占子宫内膜癌的 1.6% ~10%，镜下酷似卵巢浆液性乳头状囊腺癌。癌细胞形成复杂分支的乳头，突向大、小囊腔，乳头中心为致密纤维组织及血管间质形成的轴心，常见水肿及玻璃样变，癌细胞呈立方形成矮柱状，细胞核多形、深染，有时可见多核、奇形核或巨核，恶性度高，转移早。

3）透明细胞腺癌：约占子宫内膜癌的 1% ~5.5%。镜下见含胞浆丰富、透明的多角形细胞，鞋钉样细胞及扁平细胞。预后比内膜样腺癌差，前者 5 年生存率为 64%，而后者为 80%。

4）粘液性腺癌：很少见，酷似宫颈粘液性腺癌。癌细胞高柱状或杯状，胞浆含丰富粘液、透明，核基底位，癌细胞弯曲成腺体，大小形状不一。粘液性癌可在子宫内膜样腺癌中呈灶样出现，但必须其成分占半数以上，方可诊断粘液性癌。

5）鳞状细胞癌：极为罕见，文献报告约10例，恶性度高，预后差，5年生存率约为0%。多见于老年妇女。诊断鳞状细胞癌必须不含以下3方面内容：

①子宫内膜无腺癌成分，否则为腺鳞癌；

②子宫内膜鳞状细胞癌与宫颈鳞状细胞癌无连接；

③宫颈内无原发性鳞状细胞癌存在。

6）未分化癌：为既无腺样分化又无鳞状分化的癌，有的由小细胞构成，有的由多数巨细胞构成。很少见，预后差。

（三）分期

未手术的病例采用临床分期（FIG，1971）（表3-1）。手术病例在手术后按手术-病理分期（FIGO，1988）（表3-2）。

表3-1 子宫内膜癌的临床分期

分期	
I 期	癌瘤局限于宫体
I a	子宫腔深度≤8cm
I b	子宫腔深度>8cm
II 期	癌瘤累及子宫颈，但局限于子宫，无子宫外病变
III 期	癌瘤播散到子宫外，局限在盆腔内（阴道、宫旁组织可能受累，但未累及膀胱、直肠）
IV 期	癌瘤累及膀胱或直肠，或有盆腔外远处转移
IVa	膀胱、直肠受累
IVb	远处转移

表3-2 子宫内膜癌的手术-病理分期

分期			
I 期	I a	G1，2，3	癌瘤局限子宫内膜
	I b	G1，2，3	癌瘤浸润深度≤1/2肌层
	I c	G1，2，3	癌瘤浸润深度>1/2肌层
II 期	II a	G1，2，3	仅宫颈内膜腺体受累
	II a	G1，2，3	宫颈间质受累
III 期	III a	G1，2，3	癌瘤累及浆膜和（或）附件和（或）腹腔细胞学
	III b	G1，2，3	阴道转移
	III c	G1，2，3	盆腔淋巴结和（或）腹主动脉淋巴结转移
IV 期	IVa	G1，2，3	癌瘤侵及膀胱和（或）直肠黏膜
	IVb	G1，2，3	远处转移，包括腹腔内转移和（或）腹股沟淋巴

【诊断】

（一）病史

不孕、未产或长期无排卵型功能失调性子宫出血或延迟绝经史；与雌激素水平增高相关的妇科疾病史（多囊卵巢综合征、卵巢粒层细胞瘤、子宫内膜增生等）；使用外源性雌激素史；垂体功能失调相关疾病（糖尿病、高血压）；家族癌瘤史；有多发癌及重复癌倾向（乳腺癌、卵巢癌）病史等。乳腺癌术后长期服用他莫昔芬史。

有以下因素者均应视为高危人群，若有症状可立即进行分段诊刮，送组织病理检查：

①肥胖、不育、未产、延迟绝经（52 岁后）；

②与垂体功能失调相关的疾病，如糖尿病、高血压；

③与雌激素增高有关的妇科疾病，如多囊卵巢综合征、卵巢颗粒细胞癌、有子宫内膜增生或不典型增生史和子宫肌瘤不规则出血者；

④有使用外源性雌激素史者，如长期应用雌激素替代治疗或使用他莫昔芬的乳腺癌患者；

⑤有癌家族史、多发癌和重复癌倾向者（乳腺癌、卵巢癌等）。

（二）临床表现

1. 阴道流血

（1）绝经后阴道出血：绝经后阴道出血，为子宫内膜癌患者的主要症状。

1）出血机制　无论局限型或弥漫型子宫内膜癌，癌组织可呈息肉状、乳头状或菜花状生长，伴有血管增生，质脆，易坏死脱落，引起出血或渗液。

2）发生时间　绝大多数内膜癌患者，阴道出血发生于 50 岁左右的围绝经期，仅 5% 的患者出血发生于 40 岁以下。

3）出血特征　绝经后出血后多表现为持续性或间断性不规则阴道出血，常为少量至中等量，很少大量。尚未绝经的患者，则表现为经量增多，经期延长或不规则出血。

4）非出血期间　常伴有阴道排液，早期呈浆液性或血脓性，合并感染时则有大量恶臭脓血样液体排出，或夹有癌组织碎片。

5）宫腔积血或积液时　刺激子宫收缩，引起疼痛，如癌组织浸润压迫神经丛，则可致腰骶部持续性疼痛。

（2）绝经期月经紊乱：约 20% 的子宫内膜癌患者为围绝经期妇女，5% ~ 10% 的患者为 40 岁以下的年轻妇女，40 岁以下妇女主要表现为月经紊乱或经量增多。

2. 阴道不正常排液　可为浆液或血性分泌物。

3. 下腹疼痛及其他症状　下腹疼痛可由宫腔积脓或积液引起。晚期则因癌肿扩散导致消瘦、下肢疼痛等。

4. 全身症状　晚期患者常伴有全身症状，如贫血、消瘦、恶病质、发热及全身衰竭。

应重视阴道出血、排液等症状。有以上症状妇女均应考虑有无子宫内膜癌的可能性，并及时进行妇科检查。

（三）体格检查

1. 全面体检　注意有无糖尿病、高血压和心血管疾病。

2. 妇科检查　早期时妇科检查无明显异常，子宫正常大小、活动，双侧附件软、无块物；逐渐发展时，子宫可增大，质稍软；晚期偶见癌组织自宫颈口内脱出，质脆、触之易出血；若合并宫腔积脓，子宫可明显增大，极软，癌灶向周围浸润，子宫固定，或在宫旁或盆腔内扪及不规则结节状块物。

（四）辅助检查

1. 细胞学检查　传统的宫颈刮片和穹隆吸片，诊断内膜癌的阳性率仅50%左右。若改进子宫内膜取样方法，如宫腔吸引法、负压灌洗法及子宫内膜刷等，则阳性率可达90%，可作为普查手段。最后确诊仍需根据病理检查结果。

2. 分段诊刮　分段诊刮，将刮出的组织送病理检查，是确诊或排除子宫内膜癌的重要方法，其准确率达94%～97.5%。亦可作为内膜癌临床分期的依据。

已有研究表明，分段诊刮子宫内膜癌组织类型可靠性与肿瘤组织类型有关，对诊断分化差的子宫内膜癌有较大局限性，不能仅根据颈管刮出物中有无肿瘤组织来判断宫颈是否受累，应同时结合颈管刮出物中肿瘤与颈管的组织学关系分型，其中Ⅱ、Ⅲ型对判断宫颈是否受累有重要价值。因此，有学者提出，进行分段诊刮来评价宫颈管是否受累或判断分期（Ⅱ期）是非常不准确，甚至是没有意义的。比较公正的说法应该是，诊刮可以明确子宫内膜癌的存在、组织类型、细胞分化，规范的分段诊刮有一定的参考价值，最好能有颈管的间质组织以资判别。术中标本的剖视检查、冰冻切片，以及最后的病理组织学报告，均是确切的诊断方法。

3. 超声检查　属无创性检查，应列为首选的辅助诊断方法，但可出现假阴性和假阳性。

（1）B超声像图表现：子宫内膜癌早期声像图多无明显改变，一般子宫大小形态正常或略大。宫腔内可见增厚的子宫内膜呈息肉状或形态不规则的强回声光团。常位于子宫底部或后壁。其声像图与子宫内膜息肉和增殖症的声像图不易鉴别。但对绝经后、多囊卵巢、卵巢女性化肿瘤、未婚、未育者，伴有不规则阴道流黄水或流血时，如出现上述声像图，应高度怀疑本病。并提示临床作分段诊刮，送病理检查，以达到进一步明确诊断，早期诊治目的。

晚期子宫内膜癌的声像图表现为：子宫增大，其表面一般是光滑的。如癌组织侵犯子宫浆膜层时，子宫表面则凸凹不平，呈鳞茎状或分叶状。宫腔内可见明显增厚的癌组织呈菜花状或乳突状的不规则强回声光团，伴有坏死出血时，宫腔内回声为混合性光团，即在声像图上同时显示出强回声光团和液性暗区或低回声区。光团表面无包膜，与周围的子宫肌层之间无明显界限。当癌组织侵犯子宫肌层时，则在声像图上显示呈低回声的子宫肌层内有大小不等、分布不均的强光点和强光团。但后方无声影回声。如宫颈受侵犯时，声像图显示宫颈管明显增粗，管腔内充满呈乳头状、形态不规则的强光点、强光团回声或间有低回声区。出现这种声像图时，宫颈管多被癌块堵塞，常合并有宫腔感染。此时，声像图显示子宫显著性的增大，在整个宫腔内可见呈乳头状或菜花状强回声及液性暗区间强光点回声（积血、积脓声像图）。临床上患者表现有顽固性疼痛及腰腿痛等。

（2）经阴道超声（TVS）：测量子宫内膜厚度，筛查子宫内膜癌。TVS应用高频阴道探头，能清晰地显示内膜形态、厚度，可用于筛查子宫内膜癌。在用TVS评估子宫内膜时，正常与异常子宫内膜厚度的临界值（临界值）被认为是一个基本、重要的指标。大多数学者将子宫内膜厚度<4mm定为内膜病变的临界值；同时TVS探到子宫内膜不均匀的强回声是子宫内膜病变的标志。并认为子宫内膜厚度≤4mm者属正常范围，不一定需要诊刮术。

TVS可用于对病变范围肌层浸润和有无累及颈管的诊断，敏感性为80%~100%。也有学者主张以6mm为"警戒线"，≥6mm的敏感性、特异性分别为97%和48%；阳性预测值和阴性预测值分别为41%和98%，提供术者作术前参考。

经阴道彩色血流多普勒（TVS-CD）监测子宫内膜。TVS-CD可观察血流信号的变化，可进一步鉴别子宫内膜的良、恶性病变。Kurjak等认为，病灶内平均阻力指数（RI）<0.40，提示恶性病变；RI在0.4~0.5，提示可疑病变。RI可区分子宫内膜癌和增生过长的子宫内膜。

与分段诊刮相比，TVS监测无创、简便、可重复，易被患者接受，且具有较高的敏感性和阴性预测值，与子宫内膜细胞学检查相比，TVS显示出较高的敏感性和阴性预测值。子宫内膜细胞学检查则显示出较高的特异性和阳性预测值。在进行子宫内膜癌筛查时，有很好的临床应用价值，与宫腔镜相比，虽然宫腔镜较TVS具有更高的特异性和阳性预测值，但两者具有同样高的敏感性和阴性预测值。同时，宫腔镜联合子宫内膜活检术毕竟属于宫腔手术操作，有更严格的适应症，并还可因宫颈狭窄、宫腔粘连以及宫腔内出血而使操作失败。在上述研究中，TVS的施行率为100.0%，而宫腔镜则为85.7%。另外，在宫腔镜直视下活检需要操作者具有识别内膜病变的能力，这对于有经验的操作者来说有时也很困难。说明宫腔镜的检查也存在一定的局限性。而TVS检查则简便易学，并具有无创、高敏感性和高阴性预测值等特点，被认为是一种极好的筛查和监测子宫内膜病变的方法。

（3）宫腔内超声：具有高频、高分辨率的优势，直接进入宫腔进行扫描，探头和观察目标距离近，可分辨内膜有无病变、有无肌层或颈管累及，尤其对估计有无浅表的浸润有优势。

其缺点是不适于较大病变及附件的观察，对内膜癌需扩张宫颈或膨宫者，有造成癌细胞扩散的危险。此外，因需进入宫腔检查，增加感染和子宫穿孔的机会。

4. 宫腔镜检查 直视下明确宫腔内病变部位、范围，可疑部位做活组织检查，有助于发现较小的和早期病变。但因宫腔镜检查时宫液有可能经输卵管流入盆腔，导致癌细胞扩散，影响预后，应引起注意。

5. 盆腔淋巴造影充气造影联合子宫输卵管碘油造影 两者并用可观察子宫体大小、轮廓，同时可观察子宫腔、子宫肌层厚度和病灶累及子宫壁的范围。X线摄片有很细小的充盈缺损或无缺损者，可认为肿瘤局限于子宫内膜，若有多个充盈缺损或造影剂向宫壁深部弥散，则表示有深部肌层浸润。但该方法有可能使癌扩散。盆腔充气造影可确定子宫的大小，对肥胖者价值较大。

6. 盆腔淋巴造影　能确定盆腔、主动脉旁淋巴结有无转移。淋巴造影有助于指导淋巴清扫或放射治疗的范围。

7. CT和MRI　可用于了解肿瘤的大小、累积范围以及肌层浸润深度，以选择手术方式。

CT诊断子宫内膜癌的价值主要是决定子宫内膜癌有无宫外浸润及术前分期，而不是做出原始诊断。当宫体癌局限于子宫而未引起子宫增大时，CT平扫不能发现；肿瘤侵及宫壁1/3以上，增强扫描可见正常子宫肌层强化，而肿瘤组织表现为不均匀强化，其内不规则低密度区为坏死；当宫体癌使子宫增大时，表现为宫体的不对称或局部分叶状增大，其内密度往往不均匀，肿瘤累及宫颈可使宫颈增大；宫旁受累时CT见膀胱、直肠、盆腔壁肌肉浸润，如阻塞宫颈内口可致子宫积液、积血及积脓征象。

MRI显示子宫肌层和宫颈受累优于CT。表浅的子宫内膜癌MRI诊断主要依赖于宫内高信号中心区的厚度测量。子宫内膜在T_2加权像上呈带状高信号，一般育龄妇女>9mm，即考虑为内膜异常，绝经后妇女>4mm，即考虑为内膜异常。宫颈及阴道有无肿瘤浸润在MRI矢状面上很容易发现。宫旁受累除CT所能发现的形态学改变以外，在T_2加权像上尚可见到比正常宫旁组织信号高的块影。盆壁及盆腔内脏器以及淋巴结的受累表现与其他盆腔恶性病变相似。

近年来，不少文献强调了MRI在检查肌层浸润中的作用，经关于TVS和MRI的比较报告说明，TVS花费低，可能易接受，而MRI花费高，特异性和敏感性不比TVS高。这一结论更适合我国卫生经济学观念。但MRI在宫颈受累、淋巴转移，以及超过1/2肌层浸润的检测时，仍是有地位的。

8. 免疫学诊断　检测子宫内膜喷洗液单克隆抗体相应抗原CA_{125}值作为一种绝经后妇女子宫膜内癌的辅助诊断方法。子宫内膜癌患者的喷洗液CA_{125}均值为713kU/L。而绝经后妇女由于子宫内膜萎缩，细胞失去活性，故从细胞释放的CA_{125}抗原亦减少，其喷洗液CA_{125}均值为126kU/L，与子宫内膜癌患者有显著差异。基于75%的子宫内膜癌发生于绝经后妇女，因此检测子宫内膜喷洗液中CA_{125}含量，有可能成为一种绝经后妇女子宫内膜癌的辅助诊断方法，亦可用做术后监测。

（五）鉴别诊断

1. 绝经过渡期功能失调性子宫出血　症状和体征与内膜癌相似，临床上难以鉴别。应先行分段诊刮。

2. 老年性阴道炎　主要表现为血性白带，常见阴道壁充血或黏膜下散在出血点，应注意本病与内膜癌并存的可能。

3. 子宫黏膜下肌瘤或内膜息肉　多表现为月经过多及经期延长，应及时分段诊刮、宫腔镜检查及 B 型超声检查等。

4. 原发性输卵管癌　主要表现为阴道排液、阴道流血和下腹疼痛。分段诊刮阴性，宫旁扪及块物，而内膜癌分段诊刮阳性，宫旁无块物扪及。

5. 老年性子宫内膜炎合并宫腔积脓　常表现为阴道排液增多，浆液性、脓性或血性。扩张宫颈管后即可见脓液流出，刮出物见炎性细胞，无癌细胞。内膜癌合并积脓时，除有脓液流出外，还应刮出癌组织。

6. 宫颈管癌、子宫肉瘤　均表现为不规则阴道排液增多。宫颈管癌病灶位于宫颈管内，宫颈管扩大形成桶状宫颈。子宫肉瘤一般多在宫腔内导致子宫增大。分段刮宫及宫颈活检即能鉴别。

【治疗】

（一）EIN 的治疗

EIN 的治疗原则应根据病变发展过程中患者的年龄、生育情况、病程长短、全身情况及组织病理类型等情况决定治疗方法。对于绝经前妇女应以积极的保守治疗为主，对绝经后诊断明确者则采用手术治疗。

治疗方法如下

1. 手术治疗　负压吸宫术或刮宫术。适于生育期妇女经药物治疗无效者或绝经前后妇女全身情况不能胜任大手术，又不能接受药物治疗者。

宫腔镜下刮宫术，能取得满意疗效。

宫腔镜下电切除术　适合于绝经前不规则出血要求保留子宫者，或药物治疗无效者。

子宫切除术　适于 40 岁以上，诊断明确，无生育要求；经正确的周期性药物治疗后，内膜持续增生或临床症状加重有癌变者；EIN Ⅲ级者。

2. 药物治疗　对年轻、有生育要求者，可行药物治疗。病情轻者（EIN Ⅰ级）给予小剂量、周期性药物治疗；病情较重者（EIN Ⅱ、Ⅲ级）给予长期、大剂量持续性药物治疗。治疗周期完成后，即行诊刮术，直至由病检证实内膜完全恢复正常或萎缩时才能终止治疗。用法：甲孕酮 100mg，1 次/d，连用 22d，或 50mg，肌注，1 次/d，连用 3 个月；甲地孕酮 40～80mg，口服，1 次/d，连续 3 个月；醋酸甲孕酮 50－100mg，1 次/d，连续 3 个月。

（二）手术分期步骤及治疗

1. 手术目的及术式的选择

（1）目的：

①进行全面的手术–病理分期；

②切除子宫及癌肿有可能转移或已有转移的病灶。

（2）术式选择依据：

①术前临床分期；

②术中探查，腹腔冲洗液细胞学检查，剖视子宫检查及冰冻切片检查结果；

③结合患者年龄、全身健康状况、有无内科合并症等具体情况，决定术式或手术范围。

（3）手术分期：目前认为手术分期可以反映患者的预后。手术分期为 I a ~ I b 期，病理分级为 G_1 者列为低危组； I a、 I b 期的 G_2 ~ G_3 为中危组； I c 期 G_1 ~ G_3 为高危组。对低、中、高危的分类，有助于选择辅助治疗及判断预后。

2. 手术治疗选择　目前对子宫内膜癌的治疗提倡精确的手术分期，以手术为主，放疗、化疗、激素治疗等为辅的综合治疗，此外应结合患者年龄、全身状况、有无内科合并症等进行综合评估，选择和制定治疗方案。

其中手术是子宫内膜癌的主要治疗手段，也是准确分期估计预后的重要措施，为达到上述目的，其基本步骤包括：开腹后先将无菌生理盐水注入盆腔及结肠旁间隙，收集冲洗液行细胞学检查，钳夹输卵管远端，以防手术中癌细胞扩散，全面探查盆腹腔。根据不同情况行筋膜外子宫切除，次广泛子宫切除或广泛性子宫切除及双附件切除。取下标本立即剖开子宫，肉眼观察肌层浸润和宫颈受累的程度，然后送冰冻病理切片检查，确定病理分级、肌层浸润深度及宫颈是否受累，除浸润肌层 <50% 且为 G_1 外，主张均行淋巴结切除术，但对老年子宫内膜癌患者，因约 25% ~ 35% 合并严重心、脑血管疾病、糖尿病，或过度肥胖而不能接受系统淋巴结切除术。此外，也有主张同时行盆腔腹膜表面取样及大网膜活检或大网膜切除术，原因是大网膜镜下转移发生率达 8%。

目前腹腔镜下行子宫内膜癌患者的手术分期是可行的，但是否适用于所有临床 I 期患者尚无定论。据统计，腹腔镜手术中出血平均值 <200ml，平均住院 2.9d，仅 5% 的患者需再次剖腹探查，但对肥胖者操作困难。Boike 报道腹腔镜手术对患者不良影响少，住院时间缩短，而在腹、盆腔淋巴结切除数目上，与剖腹手术相比，无明显差异。虽然腹腔镜下阴式子宫切除（LAVH）及手术分期可作为子宫内膜癌治疗的选择方法，但其效果是否与标准的剖腹手术相同，并未证实。目前后者仍是标准的治疗方法，GOG 正在对这两种方法进行随机性研究。

（1）临床 I 期：

①开腹后冲洗盆腹腔（生理盐水 200ml），冲洗液进行细胞学检查。此为子宫内膜癌手术的操作常规；

②术式：经腹筋膜外子宫全切及双侧附件切除术，盆腔及腹主动脉旁淋巴结清扫（或）取样术；

③有关手术范围及需要注意的几个问题：筋膜外子宫全切除术应包括宫颈旁组织，阴道穹隆 1 ~ 2cm。因临床 I 期中，多数转移为组织学转移，故如果无明显增大的淋巴结，或淋巴结取样冰冻切片阴性者，原则上应进行系统淋巴结清扫术或分多区域淋巴结取样。若腹膜后淋巴结有明显增大，疑有转移可取样或进行细针抽吸检查，以明确诊断。腹主动脉旁淋巴结清扫范围为，上界：十二指肠 2、3 段，跨腹膜后血管处肠系膜下动脉分支水

平；下界：腹主动脉分支处，包括：右、前、左侧及骶前4组淋巴结，共15~20个。术中剖视子宫检查：癌瘤大小、部位、肌层浸润深度、宫颈峡部及双侧附件有无受累等（均应有冰冻切片检查结果）。

对I期患者的淋巴结处理一直是众多学者争议的焦点。有研究证实，对低危因素病例（Ia期、G_1、无肌层浸润、腹腔细胞学阴性）行单纯子宫和双侧附件切除，并留取腹腔冲洗液，其5年存活率是92.7%。

目前主张对Ia期中的G_2和G_3及Ib、Ic患者术后辅以放疗，这样Ia期患者5年存活率可达100%，Ib期达97%，Ic期为93%。

（2）临床Ⅱ期

术式　对Ⅱ期子宫内膜癌的治疗，过去临床上较多地应用术前腔内放疗，几周后行筋膜外全子宫和双附件切除。目前对Ⅱ期子宫内膜癌的治疗提倡广泛性子宫切除术、双侧附件切除术、盆腔、腹主动脉旁淋巴结清扫术。

术后治疗　根据手术分期及病理检查结果，综合评估若为高危组，术后可辅以腔内、外照射，或化疗、激素治疗。

合并症治疗　对老年、过度肥胖、严重内科合并症，或宫颈癌瘤过大患者，可采用放疗与手术联合治疗。先放疗后再行子宫及双侧附件切除，此可缩小手术切除范围，减少术中危险及术后并发症。此类患者分期按1971年分期（见放疗部分）。

（3）临床Ⅲ期：治疗应以综合治疗为主，一般首选放疗，或经放疗癌灶缩小后再手术，部分患者可首选手术。

手术前先确定诊断，行肿瘤细胞减灭术，尽可能切除肉眼可见的癌瘤，达到镜下水平。

术后应用放疗、化疗和激素综合治疗术后可立即应用化疗，防止远处转移，消灭盆腔残留病灶。对特殊类型子宫内膜癌，如浆液性乳头状腺癌（SPEC）等，或已有腹主动脉淋巴结转移者，更应重视应用化疗。

术后放疗消除残留病灶，预防盆腔复发及阴道断端复发。

激素治疗孕激素可大剂量、长时间应用，对受体（PR）阳性者效果好。抗雌激素治疗可应用三苯氧胺。

肝、肺等单个脏器远处转移，可酌情进行介入治疗。

（三）放疗

一般是在术后对于需要者作为辅助治疗，目的是防止有高危因素患者的复发或作为手术范围不足的补充。也适合于有严重内科疾病，不能耐受手术的患者。对Ia期G_1的患者术后不加任何治疗，而Ia期G_1~G_3或Ib、Ic期的患者术后给予阴道穹隆腔内照射，表面总量为60Gy。盆腔淋巴结转移或中、高危患者未作盆腔淋巴结切除者，术后作盆腔外照射。全盆腔放射同样可以达到控制阴道复发的目的，Ⅲ期及以上应予盆腔外照射，淋巴结阳性者行全盆腔照射，腹主动脉旁淋巴结阳性者行腹主动脉旁放疗。具体应用方法如下：

1. 单纯放疗

（1）适应症：适于晚期或有严重内科疾患，高龄和无法手术的其他期患者，可按临床分期进行放疗。

（2）方法：腔内照射（后装）高剂量，A 旁及 F 旁总剂量为 45～50Gy，每周 1 次，分 6～7 次完成；体外照射：40～45Gy，6 周完成。

2. 术前放疗　目前关于术前放疗和术后放疗意见不一。术前放疗可消除潜在的宫旁病变，缩小包块及子宫，减少手术造成的肿瘤扩散。但术前放疗可有影响手术分期的准确性，并且内膜癌最常见的转移部位是盆腔放疗区域外的远处转移，术前放疗虽可能减少盆腔复发，但对盆腔外转移并无作用，并不提高总的存活率。因此目前多不主张术前放疗，对有高危因素的早期内膜癌，建议术后辅以腹腔放疗。

（1）适应症：临床上对 Ⅰc 以上、子宫明显增大（孕月大小以上）或恶性度高的低分化、未分化腺癌、浆液性乳头状癌及腺鳞癌，可采用术前放疗，使肿瘤细胞灭活，肿瘤体积缩小，并控制感染，创造更好的手术机会，并缩小手术范围。

（2）方法：

①全剂量照射：腔内加体外照射同单纯放疗，于完成放疗后 2～3 个月手术（行单纯全子宫及附件切除术）；

②腔内照射：L 腔内照射 45～50Gy，完成照射后 8～10 周手术，部分腔内术前放疗，如 A 旁及 F 旁总剂量不低于 20Gy，分 2～3 次完成，每周 1 次，放疗后 10～14d 手术（切除子宫及双侧附件）；

③术前体外照射：不利于腔内照射者（如子宫 >10～12 周，或有宫腔以外播散者），盆腔外照射剂量 20Gy，2～3 周完成，或 A 旁 F 旁剂量 20Gy，每周 1 次，分 3 次完成。

3. 术后放疗　术后放疗是对手术 - 病理分期后具有高危因素患者的辅助治疗，或作为手术范围不足的补充。

（1）适应症：适用于肿瘤累及宫颈而手术范围不够者，侵犯子宫肌层 1/2 以上。

癌细胞分化不良（病理分级 Ⅱ 级以上），特殊类型，如腺鳞癌、透明细胞癌、乳头状癌，病变超出子宫者；术后证实切缘阳性或腹膜后淋巴结阳性者；腹水或盆腔冲洗细胞学阳性者。

（2）方法：

①术后全盆腔照射，总剂量 40～50Gy，4～6 周完成；

②腹主动脉旁扩大照射区，总剂量 30～40Gy，3～4 周完成。照射前行肾扫描定位，并加以保护（若术前已行体外放疗，应减少术后照射剂量）；

③术后腔内放疗，手术范围不够，有癌瘤残存，或疑有癌瘤残存者，可于手术后 2 周行腔内放疗，总剂量 10～20Gy，2～3 周完成。

（四）激素治疗

激素治疗有术前和术后用药两种方法。大规模随机安慰剂对照研究未显示出辅以孕激素能够改善内膜癌患者的无进展生存率及总生存率，故目前激素治疗多用于晚期和复发转移的内膜癌患者。主要药物有孕激素和三苯氧胺（他莫昔芬 tamoxifen，TMX 或 TAM）。

1. 孕激素治疗　孕激素的有效率<20%，其反应率与某些临床和病理因素有关。分化好的内膜癌反应率高，孕酮受体（PR）阳性者较雌激素受体（ER）阳性者反应率高。乳头状浆液性癌因缺乏 ER、PR，故治疗多无效，曾经放疗的区域病灶反应率低，因为此区域血液供应减少而致局部药物到达浓度低。Podratz 观察到，肿瘤小（<10cm^3）、组织学分级低、激素治疗前间隙期长（<36 个月）者，激素治疗后患者的存活率有改善。年老者治疗效果差。复发者较开始治疗即为晚期者效果好。

其作用机制可能是直接作用于癌细胞，延缓 DNA 和 RNA 的复制，从而抑制癌细胞的生长。此外孕激素还可增强癌细胞对放疗的敏感性，使早期患者肿瘤缩小、消失或分化好转。目前临床上可供选用的孕激素有三种：

①醋酸甲羟孕酮（简称甲孕酮 MPA），片剂，每片 100mg、500mg，注射剂 50mg/ml。使用剂量为每日 500 ~ 1 000mg，每日 1 次或 2 次，口服，或 300mg，肌注，每周 1 次；

②醋酸甲地孕酮（商品名美可治），片剂每片 160mg，通常每日剂量 160mg，1 次或分次口服；

③己酸孕酮（商品名：Delalutin，Pmlution）。注射油剂为 125 ~ 250mg/ml，用法为 500 ~ 1 000mg，每周，肌注 2 次；

④氯地孕酮（MA）：口服，20 ~ 40mg 次/d。以上药物用药剂量较大，至少用 10 ~ 12 周才能评价有无效果。副反应有药物性肝炎和浮肿（孕激素引起水钠潴留），停药后可逐步好转。

2. 他莫昔芬治疗　TMX 是一种非甾体类的抗雌激素药物，其本身有极弱的雌激素作用。已知子宫内膜癌细胞内含有雌激素受体和孕激素受体，他莫昔芬能与肿瘤细胞雌激素受体结合，阻止雌激素的作用。有效地抑制肿瘤的生长，同时还能刺激肿瘤细胞内孕激素受体的合成，从而提高孕激素的敏感性和长期有效性。TMX 的有效率约为 22%，与孕激素合用有效率 >30%。其常用的方法如下：

①每次 10mg，每日 2 次，长期应用 2 ~ 4 年；

②与抗癌药物联合应用或序贯应用，一般认为无拮抗作用；

③与孕酮联合应用，每次 10mg，每日 2 ~ 3 次；

④与孕酮交替应用，每次 10mg，每日 2 次，2 ~ 3 周后用孕激素，可提高孕激素疗效。主要副作用为恶心、呕吐、头晕、潮热、烦躁等，其他少见的副作用有白细胞和血小板暂时下降、水肿等。同时需注意的是他莫昔芬可能为部分雌激素受体激动剂，具有极弱的雌激素作用。近年来，已有报道，长期应用他莫昔芬治疗者，内膜息肉、增生过长及内膜癌的发生都有增加，因此建议服用他莫昔芬不要超过五年。

近年来，有学者以 GnRHa 制剂治疗子宫内膜癌，其作用机制为 GnRHa 可抑制癌细胞的合成和分裂。

（五）化疗

1. 静脉化疗　化疗药物对子宫内膜癌的疗效不显著，但对于分化较差、晚期或复发的病例，可作为综合治疗中的一种辅助手段。对部分术前或术后需要补充放疗而无条件进行的地区，可采用化疗，以达到止血、缩小病灶、防止扩散复发的目的。但化疗不能代替手术及放疗。

子宫内膜癌化疗的主要药物为顺铂（DDP）和阿霉素（ADM），有效率分别为42%和38%。目前主张联合化疗，应用PA、PAC和MVAC（甲氨蝶呤、长春花碱、阿霉素，顺铂）较多，其中PA是最有效的化疗方案，有效率为45%，完全缓解率为22%，GOG Ⅱ期试验对28例复发或晚期子宫内膜癌应用紫杉醇250mg/m^2，完全缓解率为14.3%，部分缓解率为21.4%。目前GOG正在对联合应用紫杉醇、ADM、ADM加DDP治疗子宫内膜癌的疗效进行对比研究。

子宫浆液性乳头状囊腺癌是子宫内膜癌的一种特殊亚型，占子宫内膜癌的1.1%～10%，与分化较好、恶性度低的高分化乳头状腺癌不同，因它分化差、恶性度高、早期可发生盆腹腔转移，Ⅰ期复发率达30%～50%，预后差，激素效果不佳，故在完成精确的手术分期后，应及时给予CAP或CP方案治疗。

常用的化疗方案有

（1）CAP方案：CTX 500rmg/m^2，静注，第1d

ADM 30～50mg/m^2，静注，第1d

DDP 50mg/m^2，静注（先水化），第1d

每3～4周重复，3～6个疗程。

（2）CA方案：CTX 500mg/m^2，静注，第1d

ADM 30～50mg/m^2，静注，第1d

疗程间隔3～4周，3～6个疗程。

（3）CAF方案：CTX 500mg/m^2，静注，第1d

ADM 30～50mg/m^2，静注，第1d

5-FU 500mg/m^2，静滴，第1～3d

每3～4周重复，3-6个疗程。

2. 腹腔化疗　若有子宫以外播散或仅腹腔冲洗液为阳性者，可选用5-FU、DDP和TSPA（噻替哌）等进行腹腔化疗。5-Fu每次1 000mg，或DDP每次50mg/m^2，或TSPA每次20～30mg，NS1 000～1 500ml，均于腹腔内输入，每月2～3次，以术后2个月内完成4～6次为好。若同时应用全身化疗时，应从联合用药方案中减去相应的同类药物（即腹腔化疗用DDP时，全身化疗则不用DDP；腹腔化疗选用TSPA时，全身用药则不用CTX静脉注射）。

（六）介入治疗

除以上全身化疗外，对有腹水细胞学阳性或有盆腔腹膜种植转移者，可采用腹腔灌注化疗或盆腔动脉插管介入化疗。后者的疗效较全身化疗好。因此对术后盆腔有残留或术前希望缩小癌灶以利手术者，均可采用盆腔动脉介入化疗。

现代科学技术的发展已为动脉插管化疗带来新的进步：

①利用药盒导管系统灌注化疗，盆腔肿瘤多由双侧髂内动脉供血，可对每侧髂内动脉插管，外接皮下植入药盒，可利用动脉灌注泵进行持续性化疗，提高疗效；

②球囊栓堵法化疗，将球囊导管插至肿瘤供血的靶血管，充盈球囊，暂时阻断血流，再经导管注入化疗药，由于减少了药物被稀释，使肿瘤局部获得更高的药物浓度，而且，减少靶器官的血流量可以进一步提高药物接受量；

③抗癌药物与载体结合，更高选择地进入肿瘤组织，是提高疗效的另一种方式，目前，常用的载体是脂质体，其在水中可以形成微球，将药物包埋其中，通过改变脂质体的生物物理性质，使微球易进入肿瘤细胞，并且被细胞内溶酶体释放的酶作用，使药物释放，延长了作用时间。此外，也可以将化疗药物与碘油混悬或乳化。抗癌药物还可以与单克隆抗体结合，进一步提高抗癌药物的选择性杀伤作用；

④经动脉注入生物制剂，如干扰素、白介素、LAK 细胞、TNF、、TIL 等等，可以杀伤肿瘤细胞，提高细胞免疫能力，减少或避免肿瘤细胞扩散，不杀伤机体正常组织细胞，可纠正化疗后免疫功能低下。也有学者试用直接导入基因治疗，取得一定的效果。

此外，采用经皮股动脉穿刺术，将导管选择性插管于病变脏器的血管，注入造影剂，利用数字减影血管造影（DSA）技术，能清晰显示肿瘤供血动脉和肿瘤染色情况，对良恶性肿瘤鉴别诊断有一定的帮助，并可同时对已确诊的子宫内膜癌或宫颈癌经导管注入化疗药物和栓塞剂进行治疗。

（七）基因治疗

转入抑癌基因，如 Rb、p53、p16、p21、myc 等的基因治疗，反义核苷酸（以癌基因，如 c - myc、K - ras、c - erB2、Bcl - xL 等为靶基因，导入其反义 DNA 或 RNA，使之与癌基因结合，阻断癌基因的转录和翻译）的治疗，和导入"自杀"基因的治疗，均在研制过程中，有望作为子宫内膜癌基因治疗策略。

Herceptin 是一种针对 HER2/neu 原癌基因产物设计的单克隆抗体。美国国家癌症研究所（NCI）和生产 Herceptin 的美国旧金山基因技术公司已将其用于乳腺患者的治疗，结果表明 Herceptin 可延长过度表达 HER2/neu 蛋白乳腺癌患者的生存期，同时期望进一步扩大 Herceptin 治疗恶性肿瘤的范围，包括子宫内膜癌。Herceptin 有望成为治疗妇科恶性肿瘤的新型武器。

（八）生物治疗

对子宫内膜癌的生物治疗，目前正处于实验研究阶段。

在 Feng 等用端粒酶 RNA 反义核苷酸可以诱导 Hala 细胞死亡的实验启发下，有学者采用端粒酶抑制剂治疗肿瘤，学者们已在动物实验中证实，但将其用于临床还需作更全面的研究。

Kim 等通过抑制 VPF（血管通透性因子）或 FIK-1（VPF 受体 KDR 在鼠组织中的等价物），可以抑制在体肿瘤的血管生成，从而抑制肿瘤的生长。Luo 等人利用纯化山羊抗鼠的 VPF 抗体对 MM_2 乳腺癌和 OG/Gardner 淋巴瘤 6C3HED 小鼠模型进行腹膜内给药，表明 VPF 抗体治疗能抑制腹水生成和肿瘤生长。

（九）复发性子宫内膜癌的治疗

复发性子宫内膜癌是指内膜癌患者首次治疗后肿瘤完全消失，3 个月后复发者。未完成治疗或首次治疗后仍有残余肿瘤者不属复发，而属未控。子宫内膜癌的复发有两种：一种是局部复发，如子宫切除术后，在阴道、盆腔又出现肿瘤；另一种是全身性的，即治疗后任何部位发生肿瘤。阴道复发是最常见的部位。

复发癌的治疗取决于肿瘤的生物学特性、复发部位、范围及首次治疗的方法。如果放疗后宫体复发，可行全子宫及双侧附件切除。如果单纯手术后阴道顶端复发者，可考虑局部切除或盆腔脏器切除，亦可经阴道腔内放射治疗。

化疗对复发性子宫内膜癌的疗效不显著。但对复发性子宫内膜癌，可缩小肿瘤，延长生命。可用 ADM 和 CTX 方案（$ADM37.5mg/m^2$，$CTX500mg/m^2$ 静注，3 周一次），CTX + ADM + 5-FU 方案（$CTX400rmg/m^2$，$ADM30mg/m^2$，$5.FU400mg/m^2$，静注，第 1、8d，3 周一次），5-FU + 甲羟孕酮方案（5-FUl5mg/kg，不超过 1 000mg，静注，共 4d，4 周一次，甲羟孕酮 400mg，肌注，3 次/周）。近年来，有人用异环磷酰胺（IFO）治疗难治性、复发性子宫内膜癌，$1.2g/m^2/d$，共 5d，若无毒性反应按 $0.3g/m^2$ 剂量递增，4 周一次，疗效优于 CTX。

此外，孕激素、三苯氧胺也可用于复发性内膜癌的治疗。孕激素对晚期复发者的治疗优于早期复发者，且可增加放疗敏感性，对局部复发的年轻患者疗效优于年老播散性患者，对局部转移在肺部者的疗效优于在盆腔者。

（曲春玲）

第十节　子宫肉瘤

【概述】

子宫肉瘤是起源于子宫肌层或子宫肌层内的结缔组织或子宫内膜结缔组织的一种恶性程度极高的肿瘤，包括平滑肌肉瘤、内膜间质肉瘤、恶性苗勒管混合瘤。好发于中年妇女，发病率较低。

（一）病因

子宫肉瘤确切病因不明，研究认为与下列因素有关：

1. 内源性雌激素水平升高刺激，如多囊卵巢综合征，卵泡膜细胞瘤患者常同时患子宫肉瘤。

2. **外源性雌激素长期刺激**　卵巢早衰或绝经后长期雌激素替代治疗。

3. 盆腔放射史 子宫肉瘤有盆腔放疗史者平均为 8.3%，从放疗到发现肉瘤间隔 18～27 年，多为盆腔恶性肿瘤或功能性子宫出血放疗后绝经者。

（二）病理

根据不同的组织发生来源，主要有：

1. 子宫平滑肌肉瘤 最多见，约占 45%。来自子宫肌层或子宫血管壁平滑肌纤维，也可来自子宫肌瘤肉瘤变。易发生盆腔血管、淋巴结及肺转移。巨检肉瘤呈弥漫性生长，与子宫肌层无明显界限。剖面失去漩涡状结构，呈均匀一片或鱼肉状，半数以上出血坏死。镜下见平滑肌增生，细胞大小不一、排列紊乱、核异型性、染色质多、深染且分布不均、核仁明显、有多核巨细胞、核分裂象 >5/10HP。

2. 子宫内膜间质肉瘤 来自子宫内膜间质细胞，分两类：

（1）低度恶性子宫内膜间质肉瘤：少见。巨检见子宫球状增大，有多发性颗粒状样，小团状突起，质如橡皮富弹性。剖面见子宫内膜层有息肉状肿块、黄色、表面光滑、切面均匀、无漩涡状排列。镜下见子宫内膜间质细胞侵入肌层肌束间，细胞浆少，细胞异型少，核分裂象少（<10/10HP），细胞周围有网状纤维围绕。

（2）高度恶性子宫内膜间质肉瘤：少见。恶性程度高。巨检见肿瘤向腔内突起呈息肉状、质软、切面灰黄色、鱼肉状，局部有出血坏死，向肌层浸润。镜下见子宫内膜间质细胞高度增生，腺体减少、消失。瘤细胞致密，圆形或纺锤状、核大、分裂象多（>10/10HP）、细胞异型程度不一。

3. 子宫恶性中胚叶混合瘤 不多见。肿瘤含肉瘤和癌两种成分，又称癌肉瘤。巨检见肿瘤从子宫内膜长出，向宫腔突出呈息肉状，多发性或分叶状，底部较宽或形成蒂状，切面见小囊腔，内充满黏液，呈灰白或灰黄色。镜下见癌和肉瘤两种成分，并可见过渡形态。

（三）转移途径

子宫肉瘤转移途径主要为血行转移，通过血循环转移到肺、肝等处，低度恶性的内膜间质肉瘤主要为宫旁转移及肺转移。

（四）临床分期

见表 3-3。

表 3-3 子宫肉瘤临床分期

分期
Ⅰ 期：肿瘤局限于宫体
Ⅱ 期：肿瘤浸润至子宫颈或子宫浆膜层
Ⅲ 期：肿瘤浸润至子宫外盆腔内器官
Ⅳ 期：肿瘤转移到上腹部或远处

【诊断】

（一）临床表现

1. 症状

（1）阴道分泌物增多：常见为浆液性或血性分泌物，如合并感染时分泌物混浊、恶臭。

（2）阴道出血：最常见为月经异常或绝经后出血。

（3）盆腔包块：有子宫肌瘤病史或扪及下腹部包块在短期内迅速增大伴腹痛、坠胀感。

（4）压迫症状：当肿瘤较大压迫膀胱或直肠时，出现尿潴留，大便困难或下肢水肿。

2. 体征　内诊子宫增大，外形不规则，但质地较软，如肉瘤脱出宫颈口，呈紫红色，当合并感染时表面有坏死及脓性分泌物。

（二）诊断要点

根据病史、症状、体征，应疑有子宫肉瘤。应结合以下辅助检查明确诊断：

1. B超检查　子宫增大，形态不规则，边界不清，肌层或宫腔内回声紊乱或宫腔内占位性病变，彩色多普勒检查显示肌层内血供丰富。

2. 诊断性刮宫　有效的辅助诊断方法，最后依据病理切片确诊。但若为阴性结果尚不能排除诊断，因肌瘤内或肌层内肉瘤组织尚未累及宫腔时，诊刮可能取不到病变组织。

3. 病理检查　宫颈或宫颈管赘生物摘除送病理检查，有助于诊断。

4. 其他　CT、MRI、肺部X线检查等。

（三）鉴别诊断

一些特殊类型的平滑肌瘤在诊断上易与子宫肉瘤混淆如：

1. 富于细胞平滑肌瘤　细胞密集，缺乏纤维组织，血管明显减少属良性，核分裂 < 5/10HPFs，称为生长活跃平滑肌瘤，如核分裂 5～10/HPFs 可诊断为潜在恶性。

2. 奇异型平滑肌瘤　肌瘤中有较多奇形怪状的瘤原细胞核分裂 < 2/10HPF 属良性，核分裂 2～5/10HPF 为潜在恶性。> 5/10HPF 为平滑肌肉瘤。

3. 高分裂相平滑肌瘤　与良性平滑肌瘤不同之处为镜下可见较多的核分裂相，多达 5～15/10HPF，但无异常核分裂，无肿瘤坏死，临床过程属良性。

4. 妊娠期或服避孕药后的平滑肌瘤　妊娠期及口服避孕药可使肌瘤中核分裂象增多达 8/10HPF，局部可出现出血或坏死易与肉瘤混淆，但生育年龄妇女发生平滑肌肉瘤概率很低，诊断要慎重。

5. 腹膜弥漫性平滑肌瘤病　该病较罕见，特点是子宫肌瘤合并平滑肌瘤结节弥漫分布于腹膜、大网膜、肠系膜及盆腔脏器表面，酷似恶性肿瘤种植，但镜下核分裂 < 5/10HPF 属良性，如核分裂 5～9/10HPF 为潜在恶性。

6. 静脉内平滑肌瘤病　极罕见，是一起源于血管壁平滑肌或子宫肌瘤向脉管内生长的肿瘤，该病已超出子宫，可在静脉内生长达下腔静脉甚至达心腔。镜下无核分裂或少核分裂 <2/10HPF，如核分裂 2~5/10HPF 为潜在恶性。

【治疗】

（一）手术治疗

行子宫根治术及双侧附件切除术加盆腔淋巴结及腹主动脉旁淋巴结清扫术。手术结束时用抗癌药物灌洗盆腔和腹腔。

（二）放射治疗

1. 肿瘤较大者术前加用放射治疗，使肿瘤缩小，提高手术切除率。术后加用放射治疗，可减少术后复发率。

2. 不宜手术者可单作放射治疗，腔内放疗总量 2 500cGy，体外照射总量 6 500~7 000cGy。

（三）化学治疗

化学治疗作为综合治疗的一部分，常用化疗方案如下。

1. VAC 方案

长春新碱：1.5mg/m^2，静注，第 1d。

更生霉素：5~7μg/kg，静滴，第 2~6d。

环磷酰胺：5~7mg/kg，静滴，第 2~6d。

2. VAF 方案

长春新碱：1.5mg/m^2，静注，第 1d。

更生霉素：5~7μg/kg，静滴，第 2~6d。

5 氟尿嘧啶：25mg/kg，静滴，第 2~6d。

疗程间隔 4 周。酌情选用上述方案。

（四）随访

子宫肉瘤恶性程度高，血行转移，预后较差，临床过程常较短，治疗后应密切随访。

（孙秀云）

第十一节　子宫穿孔

子宫穿孔可分为以下两种类型。

一、损伤性子宫穿孔

【概述】

损伤性子宫穿孔是指在诊疗操作中医疗器械所致的穿孔，又称器械性子宫穿孔。多发生于流产刮宫，亦可见于诊断性刮宫、放置或取出宫腔内节育器（IUD）等手术操作时。其发生原因主要有：

①手术前未作盆腔检查或未明确子宫的位置、大小及有无畸形等，即盲目操作。如把

子宫后位误认为前位或把双子宫未孕侧当作孕侧操作等；

②手术时不遵守操作常规或动作粗暴、用力过猛等，如强行跳号扩宫、腔内暴力操作、搔刮或钳夹过度等；

③对子宫病变未重视或估计不足，促使其穿孔或破裂，如子宫曾有穿孔或多次刮宫史、剖宫产瘢痕、子宫绒癌、恶葡及内膜癌等均易招致穿孔；

④对嵌入子宫壁甚或已部分穿透宫壁的 IuD 仍强行经阴道取出时，有致穿孔可能；

⑤萎缩子宫，如产后子宫复旧过度、长期口服避孕药而闭经的子宫、老年性子宫等均小于正常，肌层薄而脆弱，张力低，易被探子或 IUD 所损伤。

【诊断】

（一）临床表现

多发生于人工流产手术。因穿孔的部位、大小、损伤的程度、范围及病理变化等不同，临床表现有显著差异。主要分为三种类型：

①器械小、穿孔小、位于宫底、无其他器官及组织损伤者，无继发出血或出血少，一般无明显症状或轻度腹痛，未引起注意，常为探子或 IUD 所致之穿孔；

②穿孔直径较大、肌壁损伤严重或伤及较大血管者，常伴急性内出血。有突发剧痛，全腹尤其下腹部压痛及反跳痛而肌紧张多不明显，可有移动性浊音，宫颈举痛及宫体压痛，如伤及子宫动脉下行支，可在一侧阔韧带内形成血肿，也可仅为阵发性颈管内活跃出血而无宫旁肿块及宫内组织残留。严重者或绒癌及葡萄胎刮宫所致穿孔，多伴有大量出血，短时间内可出现休克；

③子宫穿孔合并脏器损伤，如人工流产，特别是钳刮术时未及时发现穿孔而继续用钳刮或吸刮致使大网膜、肠管甚至膀胱损伤者，患者骤感刀割或撕裂样上腹剧痛，肠管损伤者将迅速出现腹膜炎症状，可因中毒性休克死亡。膀胱损伤可出现血尿或尿液性腹膜炎。上述各种情况均可继发感染，轻重程度不同，严重时可发生败血症、感染性休克，救治不及时可致死。

（二）诊断要点

1. 子宫穿孔的可能征象：

①器械进入宫腔的深度超过事先探明或估计的深度并继续放入而无阻力；

②扩张宫颈时阻力极大而突然完全消失并当即引起患者剧烈疼痛；

③手术后宫旁出现肿块或宫腔内无残留物但仍有反复阵发性颈管内流血。

2. 子宫穿孔的确诊：

①手术中患者发生剧烈上腹痛，检查有腹膜刺激征或移动性浊音阳性，同时在钳出、刮出或吸出物中有黄色脂肪块或肠管组织；

②疑难病例作腹部 X 线透视见有膈下游离气体。

【防治】

（一）预防

1. 手术前详细询问病史并认真作盆腔检查。有剖宫产、子宫穿孔及多次刮宫史或哺乳期行人工流产术者，在扩宫后应注射宫缩剂。子宫腔深度 <6cm 者暂不放置 IUD。

2. 经阴道作宫腔手术时，必须严格遵守操作规程，动作应稳准轻巧。

3. 中期孕钳刮流产者，术前 12h 应行宫颈插管或应用蒂洛安，以扩张宫颈。

4. 诊断刮宫者如疑为子宫绒癌或内膜癌时，操作必须轻柔，取足标本即可，不必彻底搔刮。

（二）治疗

1. 发现子宫穿孔应立即停止操作，并严密观察。

2. 一律给予抗生素防止感染。

3. 宫腔已无组织残留、无出血及感染者可 3d 后出院。

4. 宫腔有残留物、无明显内出血及穿孔较小者，给予宫缩剂，观察无特殊症状，可于 10d 后再行清宫术，并由经验丰富者操作。

5. 穿孔大、内出血多或合并脏器损伤者应立即剖腹探查，修补脏器。无生育要求者宜作部分子宫截除术，不宜切除子宫者可行剖宫取胎术，或在腹腔镜监视下行阴道钳刮术。

二、自发性子宫穿孔

【概述】

本病较为少见。原因有：

①恶性葡萄胎穿破宫壁，可致大量腹腔内出血；

②绒癌所致穿孔，常引起阔韧带内广泛出血；

③植入性胎盘；

④其他疾病，如宫腔积脓伴宫颈管狭窄及肌瘤感染。此外尚有原因不明者。

【诊断】

本病发生时类似异位妊娠，主要症状有突发性腹痛、内出血、休克、呕吐等。腹部有移动性浊音、压痛及反跳痛。宫颈宫体触痛，有时触及盆腔包块。可有恶性葡萄胎表现。感染时有腹膜炎表现。

【治疗】

明确诊断后应输足量血，常需大量输血。及时行剖腹探查术，如为妊娠者应产后修补穿孔，但往往须行子宫切除。如为绒癌或恶性葡萄胎应行全子宫切除术，情况危急者可作子宫次全切除，根据年龄及病变性质决定是否保留卵巢。

（孙秀云）

第十二节　陈旧性宫颈撕裂

【概述】

陈旧性宫颈撕裂是指由产伤或行宫颈扩张术时造成的宫颈损伤，未及时进行修补，以致形成瘢痕而遗留的陈旧性撕裂。这种陈旧裂伤有的仅发生在宫颈外口，有的可延及宫颈内口，甚至可由外口直达阴道穹窿部。

【诊断】

（一）病史

有难产，急产，或人流刮宫史。

（二）临床表现

1. 症状

（1）常表现为白带增多，腰骶部酸痛等症状。

（2）因撕裂宫颈口关闭不全，易致反复自然流产或早产。

2. 妇科检查

（1）窥器扩张阴道可见宫颈有不同程度的撕裂，轻者宫颈外口呈"兔唇样"；重者撕裂直达穹窿部。

（2）宫颈有不同程度的肥大、糜烂、外翻。

（3）宫颈外观完整，宫颈管隐性裂伤者，检查时探触宫颈管即可确诊。

（三）辅助检查

常规做宫颈刮片防癌检查，必要时做阴道镜检查，宫颈活组织检查及（或）宫颈管刮术送病理检查。

【治疗】

1. 轻度者可行电熨或激光治疗。

2. 裂伤严重者应行宫颈裂伤修补术。

（孙秀云）

第十三节　宫腔异物

【概述】

宫腔内异物较阴道内者少见，一般为医源性异物。其发生原因有：

①医务人员手术时疏忽大意，可将棉球、纱布、断针头等遗留于宫腔内，也可在剖宫产或肌瘤剜除术时将纱布遗忘于宫腔内；

②患者自行放入异物，大多是私自堕胎时将草药，如节节草或其他物品，如橡皮管、铅笔、钳子等，放入子宫，也有出于好奇或精神障碍而自行放入者；

③在取出 IUD 时可因嵌顿断裂而残留；

④外伤致异物停留于宫腔内。

【诊断】

（一）临床表现

1. 病史可提示宫腔内异物的可能。

2. 阴道排液为主要症状，如宫腔内异物为棉球、纱布则分泌物有恶臭，术后有长期发热及腹痛，伴有不规则阴道出血，如为金属性异物，症状可不明显，如为缝针可穿出子宫而至宫旁区域引起疼痛，如为堕胎所致异物可随胚胎一同排出，但妊娠继续者则长期停留于宫腔内，如有广泛感染或组织受损则疼痛剧烈。

3. 检查可有子宫压痛，剖宫产者子宫复旧不良，感染时盆腔触痛甚至形成炎性包块。

（二）辅助检查

1. X 线腹部透视或摄片，用于诊断宫腔内金属异物并可定位。

2. 子宫探子检查可测知异物。

3. Kelly 膀胱镜宫腔检查可见到异物，适用于未成年女性。

【防治】

（一）预防

1. 医务人员加强责任心，严格执行手术操作规程。

2. 对幼童或堕胎者进行预防性教育及监督。

3. 对精神病及精神变态者加强治疗与管理。

（二）处理

1. 及早取出异物，应先扩张宫颈，必要时给予麻醉，然后以手指或探子触及异物，用钳子夹出。

2. 如操作引起组织损伤应予修补。

3. 有感染者给予抗生素。

4. 精神不正常者应同时治疗，以免再次发生。

（孙秀云）

第十四节　子宫颈损伤

【概述】

宫颈损伤一般发生于分娩、难产手术及中期妊娠利凡诺引产时，由于产力猛烈或强力助产，迫使胎儿强行通过尚未充分容受和扩张的宫颈口而引起。如急产、宫口未开全即行牵出胎儿或利凡诺引产发动宫缩后又加用催产素等时，易发生宫颈裂伤，其深度可 <1cm，也可达穹窿部或延及子宫下段，可无出血，也可发生极严重的出血。

【诊断】

（一）临床表现

1. 宫颈外口裂伤多发生于 6 或 9 点处，长度可自外口至穹窿部不等，常有活跃出血。

2. 宫颈内口裂伤为粘膜下结缔组织撕裂伤，一般无大量出血，但内口不全可致日后发生习惯性流产。

3. 宫颈裂口如发生在宫颈阴道上部者，一般都合并后穹窿破裂，胎儿由此破口娩出，称为宫颈上段破裂。若宫颈阴道部发生裂伤，破口可位于宫颈前或后壁而以后壁多见，宫颈外口完整，裂口呈横新月形，有时可见裂口中有胎盘嵌顿，此称宫颈下段破裂，患者出血较多。偶见宫颈完全性环形断离者。

（二）宫颈检查方法

先用手指自宫口伸入，中指与食指夹住边缘触摸 1 周，以探明宫颈有无损伤。如发现裂口则以单叶拉钩暴露宫颈，确定裂伤的类型及部位。也可用 2 把卵圆钳夹持宫颈边缘按顺序交替提取，查检 1 周，以确定宫颈有无撕裂及出血。

【防治】

（一）预防

1. 密切观察产程，急产或第一产程宫缩过强者可酌情给予镇静剂。宫口未开全时不可过早用力。

2. 严格掌握阴道手术助产适应症，避免宫口未开全时作助产手术。手术操作应细致、轻巧，防止粗暴。手术后应检查有无宫颈损伤。

3. 遇下列情况时应做宫颈检查　胎儿娩出后立即出现阴道流血而已排除胎盘剥离及阴道裂伤所致之出血者；胎盘娩出后阴道不断流血而子宫收缩良好者；急产后阴道流血者等。

4. 利凡诺引产时不可滥用催产素。宫缩过强而宫口扩张缓慢时，加用催产素者应立即停用，必要时立即注射度冷丁 100mg 及莨菪碱 0.5mg。

（二）治疗

1. 缝合止血适用于轻度裂伤者。

2. 子宫颈裂伤修补术适用于裂伤较大者。

3. 剖腹探查术用于深部严重裂伤者，如深而延及穹窿部者、累及阔韧带底部并损伤较大血管或延及子宫下段而阴道缝合困难者等。

4. 失血过多者应输血输液，防治休克。

5. 应用抗生素。

（孙秀云）

第十五节　子宫内膜异位症

【概述】

子宫内膜异位症（内异症）是生育年龄妇女的常见病。疾病本身复杂，既是良性病变（病灶主要在盆腔局部），又表现出恶性行为（可在全身多个部位种植）。其发病率不断上升，治疗效果不太理想，复发率又相当高，成为妇科治疗中的难点。近数十年来，人们从基础及临床方面进行了大量深入的研究，对疾病的认识有了不断提高，为缓解患者痛苦，甚至为解决患者的问题做出了有益的努力。但到目前为止，彻底揭开内异症的谜尚有一定差距。

传统的观点认为，正常子宫内膜覆盖于子宫体的内腔，如因某种因素使子宫内膜出现在身体的其他部位，即成为子宫内膜异位症。近年来，有学者提出，几乎所有的女性一生中都会有轻度或表浅的内膜异位表现，认为这是一种生理现象。只有当异位的内膜接受了卵巢激素的影响，出现了周期性出血，并出现症状时，才能视之为内异症，这一论点至今尚无统一认识。传统的观点，将内异症分为外在性内异症和内在性内异症。前者为内膜异位在子宫以外的全身各个部位；后者则指内膜异位于子宫肌层，又称子宫腺肌病。

不少学者提出，两者在病因、发病机制上均不相同，临床表现及治疗也不尽相同，应按两种疾病对待，这种观点受到更多人的赞同。传统认为内异症的临床表现及体征是进行性痛经、不孕、盆腔紫蓝色结节和卵巢巧克力囊肿。随着腹腔镜的推广应用，对内异症有了进一步的直观了解，大量内异症早期并无症状，发现内异症的病变程度与临床症状不相符合。

内异症的准确发病率，由于复杂因素影响，差异很大，文献记载为 1%～50%。临床出现症状的内异症占 10%～20%；妇科手术中，内异症占 20%；不育症患者中，内异症占 30%～40%；盆腔疼痛患者中占 80%。内异症好发部位，较多发生在子宫肌层、子宫韧带（圆、阔、骶）、卵巢、直肠阴道隔、腹膜（覆盖于子宫、输卵管、直肠、乙状结肠、膀胱）。较少发生于腹壁手术瘢痕、脐、疝囊、阑尾、阴道、外阴、宫颈、淋巴结。偶见于胆囊、肝、肾、横膈、胸腔、肺、脑、骨骼、四肢、眼、鼻、口腔等处。

（一）病因及发病机制

1. 经血逆流种植学说　Sampson 在 1921 年首先提出了子宫内膜经输卵管逆流进入盆腔，在腹膜、卵巢或其他部位种植形成异位症。经过临床及病理观察，子宫内膜组织具有异位生长的能力，如剖宫术后腹壁内膜异位；输卵管结扎术后，在输卵管近端发现内异症；剖腹或腹腔镜均能发现经血逆流，在内膜异位病灶内发现逆流的经血成分；下生殖道畸形，如处女膜闭锁、子宫发育异常等因经血引流不畅或经血逆流而致内异症。这些事实支持经血逆流种植学说的观点，是目前公认的。

但 Sampson 理论不能完全解释盆腔外异位症出现的全部现象，也不能说明经血逆流至盆腔的经常现象。

2. 体腔上皮化生学说　认为体腔上皮有化生成为子宫内膜组织的潜力。在胚胎时副中肾管是由原始腹膜（体腔上皮）内陷发育而成，与盆腔腹膜、腹股沟的腹膜鞘骨突、卵巢生发上皮、直肠阴道隔、脐等都是由体腔上皮化生而来。这些分化而来的体腔上皮受到了机械刺激，如输卵管通液、通气，子宫畸形或发育不良所致的经血堵塞，炎性刺激及激素影响，都可以发生内异症。这种情况在卵巢表面最常见到，因卵巢表面的生发上皮属原始生发上皮，更具有分化的潜能，临床上多见，这一学说能说明盆腔以外的部分内异症发生的原因。

3. 淋巴管、血管播散学说　1952 年有学者提出远距离的内异症，如同恶性肿瘤样播散，是通过淋巴管、血管途径。有报道，淋巴结上发现内异症约占 30%，通过淋巴管常播散至肺、胸腔、膀胱、输卵管、子宫韧带等处。1974 年有学者在静脉内发现有子宫内膜细胞，随着血流可播散至全身。

4. 免疫学说　是近年来研究的热点，免疫功能异常在内异症发展的各个环节中起重要作用。巨噬细胞的活性在内异症早期明显增强，释放 IL-1、IL-6 及 INF 等一系列细胞因子，刺激 T、B 淋巴细胞增殖，活性增强，介导免疫反应，促进前列腺素合成及局部纤维母细胞增生，有利于内异症的发生。但至内异症晚期，巨噬细胞活性则下降。具有细胞毒性的自然杀伤淋巴细胞（NK 细胞），在机体抗肿瘤发生中，发挥着重要的免疫监视作用，子宫内膜之所以能像肿瘤样异位种植，并广泛播散，可能与 NK 细胞活性异常有关。有人认为，NK 细胞活性可能通过单核巨噬细胞介导。大量研究表明，内异症的 NK 细胞活性下降是 NK 细胞的功能改变。内异症早期 NK 细胞活性可改善，在晚期则不可逆转。

此外，粘附因子也参与了异位内膜的免疫粘附过程，使盆腔内的内膜碎片粘附予周围组织上，促进内异症的发展。研究还表明，免疫功能的异常，尤其是腹膜局部防御系统缺陷，是异位症发生的重要原因之一。健康时血中单核细胞可抑制子宫内膜细胞异位种植和生长，腹腔中活化的巨噬细胞、NK 细胞、T 细胞可破坏清除残留的子宫内膜细胞。而在内异症患者中，外周血中单核细胞却刺激内异症发生，同时，腹腔中巨噬细胞、NK 细胞、T 细胞的细胞毒作用又被抑制，子宫内膜即能在腹腔种植。此后，依赖内分泌、免疫及血管形成因子的作用，产生更多的内膜异位病灶。目前研究结果显示，内异症的发病与免疫关系极大，可能为免疫抑制与免疫失衡导致免疫失控所致。疾病早期为积极的免疫反应，晚期则为免疫抑制，促进异位内膜转移与发展。

（二）病理

1. 肉眼或腹腔镜下所见子宫内膜异位病灶

（1）盆腹腔及脏器浆膜面的病灶类型有：

①色素性病灶，为黑色、深褐色或紫蓝色结节或斑块；

②出血病灶，为红色病灶，可呈瘀斑、血泡、息肉状，周围可有明显的充血及血管增生；

③丘疹样、腺样或泡状赘生物，病灶为半透明或淡粉红色的腺样或泡状结构者，质地，如子宫内膜组织或含清澈液体的泡状结构突出于腹膜表面，反光性强；

④血管增生，近几年报道血管增生是子宫内膜异位的腹膜改变之一，以病灶为中心呈放射状分布，病灶广泛时则错乱不规则；有时仅见血管增生，而病灶不明显，此时需仔细查找微细病灶，或用热-色试验探查病灶。

（2）卵巢内膜异位可以形成囊性的内膜样囊肿，直径小至 0.5 ~ 1.0cm，大至 10cm。受累的卵巢表面往往与周围有粘连，囊肿表面光滑有光泽。卵巢内膜样囊肿经常是双侧性的，有时增大的卵巢在子宫后互相粘连，称"接吻卵巢"，若既往无盆腔手术病史，则"接吻卵巢"是卵巢内膜异位症具有诊断意义的特征性病症。

（3）结节性子宫内膜异位：深部子宫内膜异位常为结节性病变。这类病变常发生在盆腔支持组织，如宫骶韧带、子宫颈后筋膜及直肠阴道膈或卵巢固有韧带。

（4）输卵管内子宫内膜异位：输卵管浆膜面子宫内膜异位可引起输卵管扭曲而影响输卵管通畅性。子宫内膜异位症尚可累及输卵管黏膜引起输卵管阻塞。

2. 显微镜下子宫内膜异位症的组织结构　标本应有内膜腺体和间质的组织结构。早期多似正常的子宫内膜，随着病情进展，囊肿形成、纤维化囊壁内可以覆盖有单层细胞，囊内出血，可发现囊壁中有充满含铁血黄素的巨噬细胞。

【诊断】

（一）病史

1. 发病年龄以 26 ~ 40 岁居多。

2. 月经史　初潮早，经期延长达 8d 以上，周期短于 27d，伴原发性痛经是内膜异位症的危险因素。

3. 妊娠与不孕　不孕是危险因素，妊娠有保护作用。

4. 盆腔手术史　刮宫、剖宫取胎、剖宫产、肌瘤剥出术等暴露宫腔的手术，如不注意保护内膜，污染创口易导致内膜异位症。

5. 遗传因素　有家族性发病倾向，与遗传基因有关。

6. 免疫因素　内膜异位症患者中变态反应性疾病的发生率较高。

7. 妇科合并症　内膜异位症可合并其他妇科疾病，如子宫肌瘤、子宫腺肌病、先天性发育畸形伴生殖道梗阻等。

（二）临床表现

1. 20% ~ 30% 患者无症状。

2. 痛经　为主要症状，多为继发性痛经，进行性加剧，发生在经前、经时及经后 1 ~ 2d，呈周期性。但亦有表现为非周期的慢性盆腔痛。

3. 原发或继发不孕　不孕可能由于粘连等机械因素，卵巢功能障碍，合并黄素化未破裂卵泡综合征（LUPS），以及自身免疫因素等所致。

4. 月经失调　主要表现为周期缩短，经期延长，经前 2 ~ 3d 点滴出血。亦可为经量增多，少数为经量减少。

5. 性交疼痛。

6. 肠道症状　便秘或腹泻，里急后重，便血等。

7. 泌尿道症状　尿频、尿急、尿痛或血尿等。

8. 妇科检查　子宫位置正常或呈后位，活动或固定，大小正常或稍增大，病变累及卵巢者可在一侧或两侧扪及囊性肿块，壁稍厚，张力高，与子宫、阔韧带、盆腔、后腹膜粘连而固定。典型体征是在后陷凹或宫骶韧带部位扪及一个或多个大小不等质硬的结节，伴或不伴触痛，月经期结节增大，压痛更明显。

（三）辅助检查

1. B 型超声显象检查　主要观察子宫后方或两侧有否肿块，其特征为囊性肿块，边界欠清，内有稀疏光点，囊液稠厚，有时局部可见团块或实质部分，表现为混合性肿块。若肿块位于子宫后侧，可见囊肿图像与子宫图像有不同程度的重叠。

2. 子宫输卵管碘油造影和气腹双重造影　子宫后位，固定而形成蘑菇状，伞端周围碘油残留、输卵管常通畅或通而不畅，24h X 线复查见盆腔内碘油呈小团块状，粗细不等，呈点状雪花分布。

3. 腹腔镜检查　可直接见到病灶，了解病变的范围与程度并进行临床分期。病灶颜色可呈红、青、黑、棕、白及灰色等，有时还可见腹膜凹陷或瘢痕形成，形状可表现为点状、结节状、小泡样、息肉样等。亦可见盆腔内粘连及增大的卵巢内膜样囊肿。

4. 免疫学检测　测定抗子宫内膜抗体及抗磷脂抗体，内膜异位症患者血液、宫颈粘液、阴道分泌物和子宫内膜的抗子宫内膜抗体及抗磷脂抗体均升高，是诊断和观察疗效的有效辅助手段。

5. CA125 检测内膜异位症患者 CA125 呈中、高度表达，腹腔液中高于血清中，如 CA125 及抗子宫内膜抗体两者均升高可诊断内膜异位症。

（四）鉴别诊断

1. 子宫肌瘤　以月经多为主，而子宫腺肌病则以进行性加重的痛经为主。子宫肌瘤触诊时往往可能触及多个突起的肿块，子宫肌腺病的子宫增大则较均匀。两者同时存在约占 10%，确诊较难。

2. 附件炎　有炎症感染病史，抗炎治疗有效。内异症以痛经开始，抗炎治疗无效。内异症于骶骨韧带处多有结节，如有固定性包块，B 超可助鉴别。

3. 卵巢恶性肿瘤　无周期性痛经，如有腹痛，往往为持续性。卵巢恶性肿瘤实质性多见，表面凹凸不平，体积较大，生长速度快。难以确诊者可做腹腔镜或手术探查。

4. 直肠癌　多有肠道出血病史，与月经无关，肛门检查，肿瘤固定于肠壁，肠腔狭窄。内异症以痛经为主，肛门检查，肿块与肠壁分开。肠镜有助于鉴别，活检可确诊。

【治疗】

内异症具有细胞增生及浸润的特点，且有很高的复发率和不断发生新病灶的机会，以致成为难治之症。内异症的治疗目的在于去除病灶、减轻症状、促进妊娠（不孕症）、预防复发。根据患者年龄、病情变化、病变部位、浸润深度及对生育需求拟订治疗方案。由于内异症病情复杂，个体差异大，各家报道疗效相距悬殊，故在总的治疗原则下，应强调治疗个体化。

（一）激素治疗

内异症对激素存在着依赖性，在内源性激素周期作用下发展，也可能通过激素作用而抑制。实际中观察到妊娠期、哺乳期内异症的症状缓解，因此，半个多世纪以来，人们应用大剂量雌激素、孕激素或睾丸素，期望通过对下丘脑的反馈作用抑制排卵，因为无排卵性月经往往是不痛的。应用大剂量雌激素，确实有较好疗效的报道，但有严重恶心、呕吐、突破性出血等并发症，使患者难以接受治疗，现已在临床上停止使用。

大剂量的睾丸素，对早期内异症有效，但每月总量不宜超过 300mg，该药不能长期应用，一般只能用 3 ~ 6 个月，否则易出现男性化不良反应。但药物一停止，痛经随之发生，故目前应用者很少。20 世纪 50 年代末开始使用假孕疗法，70 年代应用假绝经疗法，至今仍在沿用。实践证明，假孕疗法的疗效远远不如假绝经疗法。

1. 假孕疗法　大剂量雌激与或孕激素，抑制垂体-卵巢轴功能，造成高激素闭经，与孕期体内激素变化一样，故称假孕疗法。由 Kistner 于 1958 年首先应用于临床，各种口服避孕药均可应用，以诱发闭经，如初期应用Ⅰ号、Ⅱ号避孕药，2 或 3 片，1 次/d，口服，3 ~ 6 个月，多数应用 7 ~ 12 个月，应用 1 年效果不理想者，再继续应用亦无效。此后，人工合成的孕激素很多，既高效，又长效。目前常用的，如左旋 18 甲基炔诺酮 0.5mg 加己炔雌二醇 0.05mg，1 次/d，口服，持续 6 ~ 9 个月，出现突破性出血时增加 1 片，至闭经为止，能诱发闭经即有效。但恶心、呕吐、突破性出血明显，时有水肿、乳房胀痛症状，原有子宫肌瘤者肌瘤明显增大等不良反应较多。为考虑去除雌激素带来的一系列不良反应，采用单一孕激素假孕疗法，通过抑制垂体促性腺激素分泌，人工合成的孕激素与内源性雌激素共同作用，形成高孕激素的闭经。由于高孕激素以及波动着的低雌激素状态，很易发生突破性出血，可加用少量雌激素。常用的孕激素，如醋酸甲孕酮（MPA）40mg/d，或炔诺酮 30mg/d，或醋酸炔诺酮 15mg/d。晚期无生育要求，但有手术禁忌者可用长效醋酸甲孕酮（depot-MPA）100 ~ 200mg。单一孕激素的不良反应较联合用药少，有头痛、不规则出血、体重增加及多汗，停药后会自然恢复。

2. 假绝经疗法

（1）达那唑：是一种合成的 17a 已炔睾丸酮的衍生物，具有轻度睾丸酮效应。在下丘脑 - 垂体水平抑制中期 FSH、LH 峰，亦直接作用于卵巢，卵巢功能受抑制，导致在位与异位内膜萎缩、闭经。达那唑可与多种受体结合，因而具有多方面功能，可直接与子宫内膜的雌激素与孕激素受体结合，抑制内膜细胞的增生。达那唑还具有免疫调节功能，使内异症的免疫抑制与免疫刺激不平衡状态得以改善。20 世纪 70 年代开始应用于临床，常用剂量为 400mg/d，分 2 ~ 4 次口服，月经第 1d 开始，持续 3 ~ 6 个月。如无效，可加至 600

~800mg/d，有效后再减至400mg/d。90%～100%有闭经效果，90%症状消失，70%～90%体征消失，妊娠率为25%～80%，复发率为20%～30%。不良反应为毛发增多、声音低沉、乳房变小、痤疮等男性化反应；潮热、多汗、阴道干燥等卵巢抑制反应；由于水钠潴留所致的体重增加、水肿等；用药期间还可发生肝功能受损，转氨酶升高，严重者出现黄疸。因此，患者有高血压、心、肝、肾疾病患者禁用。

（2）三苯氧胺（他莫西酚 tamoxifen，TAM）：为双苯乙烯衍生物，结构与氯米芬相似，是一种非甾体类的雌激素拮抗剂，可以与雌激素竞争雌激素受体，最大限度地抑制雌激素影响。因此，当长期应用时必须警惕对子宫内膜的雌激素刺激作用，而致子宫内膜增生，甚至癌变，必须严格筛选病例，定期随访。

（3）内美通（三烯高诺酮 gestrinone，R2323，）：为19去甲基睾酮衍生物，能抑制垂体 FSH 与 LH 的分泌，具有较强的抗孕激素能力，有中度抗雌激素作用，促使子宫内膜萎缩，闭经。1982 年 Courtinho 首先报道应用于内异症 20 例，症状缓解率为 95%，妊娠率为66%。用法：2.5mg/d，每周 2 次，口服，6 个月为一疗程。由于用药剂量小，次数也少，不良反应少。常见的不良反应为不规则子宫出血、体重增加、痤疮，潮热等，无需特殊处理，停药后可恢复。

（4）促性腺激素释放激素激动剂（GnRHa）：为下丘脑 GnRH 衍生物，是 20 世纪 80 年代开始治疗内异症的药物，获得较好疗效。其作用机制是应用大量 GnRHa 使垂体细胞呈降调节反应，垂体促性腺激素分泌减少，造成体内低雌激素状态，此外，GnRHa 对卵巢亦有直接抑制作用，最终使子宫内膜萎缩，闭经，达到治疗目的。常用的制剂：

①leuprolide acetate 0.5～1mg/d，皮下注射；

②leuprolide depo 3.75～7.5mg/m，肌肉注射；

③goserelin 3.6mg/m 皮下注射；

④buserelin acetate 200～400μg/d 皮下注射，6 个月为 1 疗程，个别病例可延长至一年。20 世纪 90 年代发现使用 GnRHa 造成体内长期低雌激素状态，引起围绝经期症状及骨质丢失，而致严重骨质疏松症等，由此开始了反向添加治疗法，也就是在使用 GnRHa 的同时，加用小剂量雌激素，既保持了 Gn-RHa 的作用，又对围绝经期症状及骨质疏松症通过小量雌激素的作用获得改善。治疗结束症状完全缓解率 >50%，部分缓解率 >90%，病灶缩小及评分减少约 50%，用药过程中注意定期检测 E_2 水平，以 >20pg/ml 至 <60pg/ml 之间为宜。

（5）米非司酮（mifepriston，RU486）：20 世纪 80 年代由法国生产，为人工合成的 19去甲基睾酮的衍生物，系世界上第一个合成的强效抗孕激素药物，作用于孕酮受体水平，通过与孕激素竞争受体而达到抗孕激素的药理作用，与雌激素受体则无亲和力。近 10 余年主要用于抗早孕、避孕方面，近年来才应用于治疗内异症。由于米非司酮的强效抗孕激素作用，造成子宫内膜萎缩，闭经，症状缓解。常用剂量为 10mg，1/d，口服，3～6 个月，后 3 个月可减半量。国外用到 50mg/d，由于国内用药量小，因而基本上无不良反应，间有子宫出血，对症治疗即可。其疗效与 GnRHa 相似。该药疗效好，不良反应少，且价廉，因而有很好的应用前景。

（二）手术治疗

手术治疗是唯一能根治异位症的手段。有人认为未经手术的治疗有一定盲目性，药物治疗 3 个月无改善者即应手术，长期"试验治疗"不足取。但由于对疾病的病因、病理生理学等方面尚未彻底清楚，因而对其处理存在着不同看法，但手术仍不失为解决内异症疼痛、包块与不孕的重要手段。手术可分保守性手术、半根治手术及根治手术三种。

1. 保守性手术　主要应用于年轻、症状明显、有生育要求者。切除或破坏病灶、甚至进行病变减灭术，分离粘连、重建卵巢及修复盆腔腹膜。近年来，进行的显微外科手术有助于提高妊娠率、减少复发率。保守性手术有下列几种：

（1）腹腔镜手术：是手术治疗的最佳选择。首先在腹腔镜直视下，对内异症明确分期，表浅病灶，可以用电凝、微波、激光处理；分离松解粘连；卵巢巧克力囊肿穿刺、开窗、囊壁剥离；囊肿较大者做卵巢部分切除及电凝残留囊壁，以防复发；如卵巢组织完全破坏，可做卵巢摘除术；严重痛经者，有人主张行骶骨韧带切断，并处理异位病灶；对不孕患者，做输卵管通液，既可诊断又可治疗。

（2）B 超下做卵巢巧克力囊肿穿刺术，可 1 次或多次进行，全部吸出囊腔液，用生理盐水冲洗，注入无水乙醇 5～10ml，固定 10min 后吸出，再用生理盐水清洗、吸出。对手术剥离术后或腹腔镜下穿刺复发病例可用此法。

（3）剖腹保守手术：用于无腹腔镜手术条件，而且粘连严重的患者。在剖腹手术后分离粘连，剥除巧克力囊肿，尽可能保留正常卵巢组织，做输卵管通液术，为妊娠创造条件。

2. 半根治手术　适用于无生育要求的年龄较轻者，病情严重而药物治疗无效者。可采取全子宫及一侧附件切除术，尽可能保留一侧正常的卵巢组织，切除了子宫，去除了具有活力的内异症根源，减少了继续发展的机会。但一侧卵巢存在，仍有可能复发。

3. 根治手术　病情严重，年龄超过 45 岁近绝经期患者，而药物治疗无效者可选择根治手术，行全子宫及双侧附件切除术，达到根治目的。如粘连严重、分离困难，为预防损伤直肠、输尿管及膀胱，可仅做次全子宫及双侧附件切除术，残留的病灶可自行萎缩，复发机会极少，但更年期综合征的机会则很多。

（三）药物与手术联合疗法

应用药物治疗（假孕及假绝经疗法）均有一定治愈率，避免承受手术痛苦，但长期应用不良反应严重，停用短时间即有较高复发率，改善生育作用不肯定，对严重的粘连无效。手术治疗可恢复正常的解剖关系，分离粘连，去除病灶，有利于止痛及增加生育机会。但手术后又可增加粘连机会，且微小病灶不易彻底去除，手术尚有其并发症等，同样会出现不利影响。

通过探索，手术加药物，或应用一阶段药物后再手术，均有其利弊。当前，多数学者主张用腹腔镜手术，术后辅以药物治疗，可获得较为理想的治疗结果。另一部分学者则认为首先用6个月药物，作为试验治疗，如有效可不必手术，如无效可立即手术，药物治疗后，腹腔内环境低雌激素变化，减少盆腔充血，有利于手术进行。且腹腔液量减少，纤维蛋白含量降低，使粘连易分离，并减少术后粘连，提高疗效。药物与手术联合治疗，具有良好的前景，但尚需做更多的积累研究。

（四）放射治疗

用于内异症已有多年历史。放射线主要作用于卵巢，破坏卵巢组织，以消除卵巢激素的影响。使异位子宫内膜萎缩，从而达到治疗目的。由于目前应用药物及手术治疗已取得较好疗效，且方法也不复杂，再加上放射线对异位内膜破坏作用不强，因而放射治疗已很少应用。只有在出现不耐受激素治疗又不适宜手术的情况下用之。采用体外放射治疗。宫内放置镭疗，由于掌握剂量困难，已放弃使用。

（五）中医中药治疗

中医学认为，内异症的发病主要是瘀血阻滞，离经之血积聚日久成癥瘕，气滞血瘀是主要机制。治疗原则是活血化瘀、疏肝理气、软坚散结、调整免疫功能。

（孙秀云）

第十六节　子宫腺肌症

【概述】

当子宫内膜组织腺体和间质向下生长，穿越子宫内膜与肌组织相交的基底部位并浸入肌层，形成子宫腺肌病。

（一）病因

其发病原因可能因分娩，尤其多次分娩或刮宫操作产生子宫内膜的损伤，或与持续高雌激素刺激有关。子宫腺肌症发病率报告不一，约8%～27%，只有切除子宫或剖开子宫从大体和镜检中方可证实。多发生在40岁后有过生育的妇女。可与外在性子宫内膜异位症同时存在。

（二）病理

内膜组织浸入肌层中，如同树根插在子宫肌组织间掺杂增生，周围没有包膜样结构。这种组织对雌激素具有增生反应，但甚少表现为分泌反应。这些病灶中，腺组织可周期性脱落出血，血可顺腺体流入宫腔与月经同排出子宫，也可淤积于不通宫腔的腺体内，形成小的陈旧性血灶或小血泡。病灶多发生于子宫后壁内。如果是散在性的即称腺肌病，但也可比较集中成团，则称腺肌瘤。

【诊断】

（一）临床表现

1. 痛经　一般随病灶的增生长大，痛经是进行性加重。但也偶然有少数患者症状较轻，有时表现为经常性下腹隐痛和性交痛。

2. 月经过多　月经期出血量可进行性增多，有时伴血块。

3. 不孕　病灶小时可能带灶生育，病灶增大时一般不易受孕。

检查时主要体征为子宫增大，可以弥漫性增大，也可有局限性突出。病灶有时有触痛，子宫质样变。

（二）辅助检查

1. 实验室检查　CA_{125}来源于子宫内膜，体外实验发现内膜细胞可以释放CA_{125}，且在子宫内膜的溢出液内有高浓度的CA_{125}，其诊断标准为35u/ml。

2. 影像学检查

（1）B超检查：B超诊断子宫腺肌病的敏感性为63%，特异性为97%。B超的图像特点为：

①子宫是均匀性增大，轮廓尚清晰；

②子宫内膜线可无改变，或稍弯曲；

③子宫切面回声不均，有时可见有大小不等的无回声区。

（2）MRI：常用T_2影像诊断子宫腺肌病，图像表现为在正常的子宫内膜强回声外，环绕一强带信号，>5mm厚度的不均匀的回声带为子宫腺肌病的典型影像，月经前后对比检查，图像发生变化，对诊断有重要意义。病灶内有出血时可见大小不等的强回声信号。MRI可以区别子宫肌瘤和子宫腺肌瘤，并可诊断两者同时并存，对炎症处理方法有较大帮助。

子宫输卵管造影由于子宫腺肌瘤很少引起宫腔变形，故子宫输卵管造影的诊断意义不大。该病变涉及子宫内膜的表面，可见充盈缺损。

【治疗】

1. GnRHa　GnRHa对垂体和卵巢的抑制作用，可使子宫缩小，症状缓解，在停药后症状恢复，子宫重新增大，表明这种治疗需较长时间，但继此而来的骨丢失值得注意。理想的用药方法是合并应用甾体激素的替代疗法，用量应既可预防骨丢失又不致刺激病灶的生长。GnRHa可用于年轻有生育要求的患者和有子宫切除禁忌症者。

2. 丹那唑　达那唑治疗有明显疗效，用丹那唑制成的栓剂含175mg放于子宫内，可使子宫缩小而不影响排卵。作用机制可能与达那唑抑制雌激素分泌，直接作用于内膜细胞以及免疫抑制功能有关。

3. 宫腔镜子宫内膜切除　此法可用于<3mm的轻症患者，但有复发的可能，少见情况下残留的内膜腺体可发生恶变。

4. 手术治疗。

（孙秀云）

第十七节　子宫脱垂

【概述】

子宫因支撑组织受损伤和（或）薄弱而从正常位置沿阴道下降所致不同程度的变位，称子宫脱垂，是一种生殖道伴邻近器官变位的综合病征。多因产伤、过多生育、年老或先天性盆底组织薄弱、松弛及张力下降，以及突然增加腹压、长期咳嗽或蹲式劳动等因素所引起。绝大多数发生于已婚、已产者。

【诊断】

（一）临床表现

1. 症状

（1）下腹及阴部坠胀、腰背酸痛，劳动及站立时加重。

（2）初期自觉阴道有块状物脱出，平卧休息后可自行回复，此后块状物可渐增大，终至不能自行回复，行走不便，不能劳动。

（3）伴膀胱膨出者常有尿频、张力性尿失禁或排尿困难。伴直肠膨出者可有大便困难。

2. 体征

（1）根据子宫下降的程度及检查所见，可将子宫脱垂分为3度：Ⅰ度：宫颈外口位于坐骨棘平面以下至处女膜环以内，或距阴道口4cm以内者；Ⅱ度：部分宫颈至部分宫体脱出至阴道口外；Ⅲ度：整个子宫完全脱出至阴道口外。

（2）Ⅱ及Ⅲ度者宫颈易发生炎症、溃疡或宫颈肥大，粘膜粗糙，分泌物增多。

（3）阴道壁膨出也可分为3度，轻度：阴道壁已达处女膜缘但未凸出阴道口外；中度：部分阴道壁已脱出阴道口外；重度：阴道壁全部膨出于阴道外。

（4）用腹压或蹲位，查明有无膀胱或直肠膨出。

（5）如有尿失禁症状，妇科检查前先检查尿失禁程度，然后再排空膀胱。

（二）鉴别诊断

1. 子宫粘膜下带蒂肌瘤　阴道内可触及宫颈及宫口内的肌瘤蒂部，阴道壁无脱出，脱出物上找不到宫口。

2. 阴道壁囊肿　为有张力的囊性肿块，境界清楚，宫颈可被肿块挤向上方。

3. 子宫内翻　极少见。肿块表面为红色粘膜，易出血，找不到宫口，有时可见两侧输卵管开口。肿块上部常可触及环形的宫颈口边缘。盆腔内空虚，触不到宫体。

4. 直肠或膀胱膨出、膀胱外翻及脱肛在妇科检查中不难鉴别。

（三）子宫脱垂合并妊娠

较为少见，可对妊娠产生不良影啊，但一般妊娠子宫在3~4个月后可升入腹腔。有时可发生排尿困难、嵌顿及流产。可将子宫轻轻推入腹腔后卧床休息，并保持膀胱空虚。

子宫脱垂可因再次分娩而加重。

【防治】

（一）预防

普及防治子宫脱垂的知识。正确掌握接产技术及难产处理，及时修补分娩损伤。注意产褥期卫生，避免产后过早过重的体力劳动，哺乳期以半年为宜，及时治疗能增加腹压的疾病。切实落实计划生育。做好妇女劳动保护。

（二）治疗

1. 配置子宫托　适用于病情较轻、未生育、不宜或不愿手术者。目前常用塑料喇叭型或环状子宫托，有大、中、小3个型号，应选配合适型号，医师应教会放、取方法及注意事项。放托后3个月复查，防止发生并发症。同时可服用中药补中益气丸。

2. 体育疗法　适用于轻症患者，教会患者作缩肛运动，每日2~3次，每次10min，或作仰卧起坐，每日锻炼10min左右。

3. 手术治疗　适用于上述治疗无效者、症状严重者或Ⅱ~Ⅲ度伴有严重膀胱和（或）直肠膨出者。常用术式有以下几种：

①曼彻斯特手术：即宫颈部分截除成形术加主韧带缩短及阴道前后壁修补术，适用于年青或有生育要求者，术后妊娠宜作剖宫产分娩；

②阴道子宫切除及前后壁修补术：适用于年龄较大、病情较严重、伴阴道前后壁膨出及张力性尿失禁者；

③阴道横隔成形术或阴道闭锁术：用于年老体弱无性生活者，临床已很少用；

④阴道前后壁修补术或会阴修补术：仅用于因条件所限不能行以上各种手术者。于术后加用子宫托或其他非手术疗法。

（孙秀云）

第十八节　子宫发育异常

【概述】

由副中肾管产生的器官，以子宫最易发生畸形。副中肾管发生、发育异常越早出现，它所造成的畸形越严重。

（一）发生率

子宫畸形发生率常因地区或医院不同而有所差异，一般为1∶600~1∶1 500。绝大多数的子宫畸形为双角子宫、双输卵管、单子宫颈，约占70%；最危险的子宫畸形是双子宫，其中一侧为残角子宫，约占5%。其之所以严重是因为残角子宫不易被发现，一旦宫外孕破裂，容易导致死亡。

（二）病理类型

1. 先天性无子宫　先天性无子宫极少见。两侧副中肾管向中线横行伸延而会合，如未至中线前停止发育，则无子宫形成。常合并无阴道，但卵巢、输卵管发育可正常。本病患者无月经，第二性征不受影响。妇科检查无阴道可见，或也可有已发育的阴道下部，但顶端呈一盲端。直肠－腹部诊时在相当于子宫颈、子宫体部位，触不到子宫而只扪到腹膜褶或纤维索状物。遗传学上先天性无子宫、阴道是多基因、多因素遗传或者可能是一个隐性状态。

2. 始基子宫 始基子宫又称痕迹子宫，系两侧副中肾管向中线横行伸延会合后不久即停止发育所致，常合并无阴道。子宫很小。仅长 1~3cm，多无宫腔或虽有宫腔而无内膜生长，因此亦无月经来潮。

3. 子宫发育不良 子宫发育不良又称幼稚子宫，系在青春期前的任何时期子宫停止发育而形成各种程度不同的子宫发育不全。患者宫颈相对较长，常呈锥形、外口小，宫体则比正常小，宫颈与宫体比例为1:1或2:1。由于子宫前壁或后壁发育不全相应地使子宫极度前屈或后屈。子宫发育不良可造成痛经、月经过少、闭经或不孕等。直肠－腹部检查可扪及小而活动的子宫。

对颈口小引起痛经者可于经前做扩宫术。闭经或月经过少者仍主张用小剂量雌激素加孕激素序贯用药做人工周期，治疗 3~6 个疗程，以刺激子宫及其内膜生长发育，尽量恢复子宫功能。

4. 双子宫 双子宫两侧副中肾管完全未融合，各自发育，形成两个子宫、子宫颈。阴道也完全分开，左右两侧子宫各有单一的输卵管和卵巢。如果双子宫颈完全分离，称为真双子宫，如果双子宫颈合并，但不沟通，称为假双子宫。大多数患者无任何自觉症状，少部分患者有时一侧子宫出口处闭锁或梗阻，形成经期腹痛和经血潴留，甚至因积血、积液，形成肿块推挤对侧阴道壁而误诊为阴道周围肿瘤，还有患者因婚后不孕不育、性交痛、人工流产、产前检查或分娩时偶然发现。

一般而言，双子宫对受孕能力影响相对较小。但由于此类畸形子宫肌组织不够发达，子宫内膜组织不够健全，子宫血液供应不够充足，神经分布也不完全。因为后两者均系单侧的分布，子宫的功能显然不如正常子宫完善。自然流产率、早产率、胎儿宫内发育迟缓发生率均明显增高；由于宫腔容量相对较小，妊娠晚期异常胎位发生率增加；分娩时未孕侧子宫对妊娠子宫下段形成嵌顿，妨碍胎先露部下降，干扰子宫收缩，易造成滞产，增加手术产率。

5. 双角子宫 双角子宫系两侧副中肾管尾端已大部会合，末端中隔已吸收，故有一个宫颈及一个阴道，但相当于宫底部会合不全，导致子宫两侧各有一角突出。轻者仅表现为宫底向内凹陷，而呈鞍状称鞍状子宫，重者子宫底与子宫体全部裂为两角，形成两个宫腔。如中隔吸收受阻，亦可出现双角子宫、双宫颈、双阴道，阴道之一可闭锁，产生经血潴留，而易误诊为阴道囊肿。

一般无症状，对妊娠影响同双子宫，但更为明显。若双角子宫反复出现流产时，应行子宫整形术。

6. 纵隔子宫 纵隔子宫系两侧副中肾管发育会合后纵隔未被吸收。从宫底至宫颈内口甚至外口的纵隔将宫腔完全隔为两部分者称为完全纵隔,否则为不完全纵隔。子宫外形完全正常。偶然完全纵隔子宫一侧可完全不通导致该侧宫腔积血,而误诊为相应侧附件肿物。

纵隔子宫易发生流产、早产和胎位异常。若胎盘粘连在隔上可致产后胎盘滞留,纵隔子宫外形正常,可经子宫输卵管碘油造影(HSG)或宫腔镜检查诊断。对有反复流产的纵隔子宫患者,可在腹腔镜或 B 超监视下通过宫腔镜切除子宫纵隔,或经腹手术切除。

7. 单角子宫 单角子宫仅有一侧副中肾管发育而形成一侧功能性宫颈、宫体、输卵管,也可形成单角子宫双侧附件。单角子宫的功能可能正常,但妊娠后易发生流产,早产和臀先露,常伴有对侧的肾缺如。

8. 残角子宫 残角子宫,一侧副中肾管发育正常,另一侧在发育过程中发生停滞等异常情况,因而形成不同程度的残角子宫。Buttran 将残角子宫分为三种类型:Ⅰ型:残角子宫腔与正常子宫腔相通,经血外流无阻,除非妊娠很少有症状,有时可导致子宫内膜异位症;Ⅱ型:残角子宫具有功能性子宫内膜,宫腔与外界不通、经血外流受阻,但可经输卵管逆流入腹腔,常导致子宫内膜异位症;Ⅲ型:残角子宫为实性子宫,无功能,常无症状,不必手术切除。多数残角子宫与对侧子宫及宫颈不相通仅由纤维素带相连而易误诊为卵巢肿瘤。若残角子宫内膜有功能,即在青春期出现因经血潴留而引起的进行性痛经,而可能误诊为卵巢囊肿扭转或子宫内膜异位症。部分患者有狭窄管道与对侧子宫相通,如有继发感染可排出脓性分泌物。极少数残角子宫呈实质性,常误诊为浆膜下子宫肌瘤。

虽然残角子宫与发育正常侧子宫多无通道相连,但精子也可经正常侧宫腔和输卵管进入腹腔,并与从任何一侧卵巢中排出的卵子相结合成孕卵,然后经残角子宫侧输卵管进入残角子宫腔,形成残角子宫妊娠。临床上应将残角子宫妊娠与输卵管妊娠相鉴别。当该侧圆韧带位于孕卵外侧方,且直接与孕卵相连时为残角子宫妊娠;当圆韧带位于孕卵的内侧方,且与子宫相连时为输卵管妊娠。残角输卵管妊娠极其罕见,残角子宫妊娠破裂时间较输卵管妊娠为晚,平均在妊娠 20 周左右。妊娠早期 B 超发现,胚胎位于子宫外侧方,临床不能排除残角子宫妊娠时,应及早行剖腹探查术。

【诊断】

(一)临床表现

前已述及,某些子宫畸形不影响生理功能,如无症状可终生未被发现。而部分患者由于生殖系统功能受到不同程度的影响,到了月经初潮、婚后、妊娠期、分娩期出现临床症状或人工流产并发症时才被发现。先天性无子宫患者无月经,因往往同时合并有先天性无阴道,致婚后性交困难。幼稚子宫、残角子宫等可表现为月经过少、痛经、经期不规则。双子宫、双角子宫可表现月经过多及经期延长,患者常有不育,如有妊娠,常有并发症,往往引起流产、早产、胎膜早破、胎位异常,其中臀位横位发生率高。发育畸形之子宫围产病率、新生儿死亡率均增高。

近年来，由于腔道造影、内窥镜、超声、CT、MRI 等诊断技术的广泛应用，发现女性生殖道畸形这类疾患已非少见，上述畸形的诊断并不困难，关键是要考虑这些异常的存在。如患者有原发性闭经、痛经、不孕、习惯性流产、流产不全史、重复胎位不正、难产等病史，家属或姐妹中有子宫畸形史，应考虑到子宫畸形的可能，需做仔细的妇科检查，用探针探测宫腔大小、方向、有无隔的存在，必需时选择下列检查：

（二）辅助检查

1. B 超　其特点是简便、直观、无损伤、可重复多次检查。能清晰显示子宫形态、大小、位置及内部解剖结构。近年逐渐普及的阴道超声，可更清楚地显示子宫内膜、宫颈和子宫底部。如仔细寻找左右子宫的宫内膜线是确定双子宫并与其他肿物鉴别的依据。又如在 B 超影像上，将两侧输卵管开口处（即宫角部）确定为 1 和 2 两个点，子宫底浆膜的中点或宫底的凹点确定为第 3 点。将 1 和 2 点连成一线，当第 3 点在连线之上 <5mm，则该子宫为双子宫或双角子宫；若 >5mm 则为纵隔子宫。在 B 超检查的具体操作中，有时影像不太清楚时，可用 Foley 导管插入宫腔，注入一定生理盐水，充盈宫腔，则可以增强检查的清晰程度，更好地做出判断。有报道，用 B 超诊断子宫畸形，其敏感性一般在43% ～92% 之间，且特异性为98% ～100%。因此，在对纵隔子宫与双子宫或双角子宫的诊断中，应把 B 超检查作为首要的选择方法。但子宫 B 超检查难以了解纵隔子宫、双角子宫、残角子宫与阴道的畸形衔接及子宫腔之间相通的情况。

2. X 线造影　是利用一定的器械将造影剂从子宫内口注入子宫、输卵管的检查方法。能较好地显示子宫内腔的形态、输卵管通畅及异常的子宫通道情况，是诊断先天性子宫畸形最常用、最有效的方法之一，尤其对缺乏现代技术的医院，如 HSG 可测出两个腔的子宫，并了解纵隔的大小和范围。在双角子宫和双子宫，两个半侧腔中间有突起的壁，其间的角度通常 >105 度；而纵隔子宫中间的壁较直，其角度通常 <75 度，据此可做出各自的诊断。但对于残角子宫，若残角子宫腔内造影剂充盈不好，未显影或与主体子宫不相连时，则难以发现，其影像与单角子宫相似，故 HSG 检查不能发现 II 型和 III 型残角子宫，改用盆腔充气造影可以发现。

3. 腹腔镜检查　可以直接观察子宫、卵巢及输卵管的发育情况。通过对腹腔的窥视，对各类生殖器畸形能作全面的了解和评估。如在先天性无阴道患者中，盆腔内的情况不全相同。有的双卵巢、双输卵管完全正常，左右也各有 1 个始基子宫；有的则已有了融合为一的子宫，并位于盆腔中央，发育完好或只是未发育，呈一黄豆大或似一条索状连接两侧附件；有的卵巢虽完好无损，输卵管却未发育；亦有一侧附件缺如者。这说明仅仅靠妇科检查是难以清楚盆腔内部状态的。这些"眼见为实"的窥视，对于制订手术处理方案是有裨益的，并可作为生殖道畸形的常规检查程序。腹腔镜检查亦有不足之处，因为它只能看到盆腔表面的情况，也就是说只有子宫表面的畸形才能够准确地诊断，并不能了解到宫腔内情况。

4. 宫腔镜检查　通常是在不孕症或 HSG 显示异常时施诊，并可证实或发现子宫畸形。有人认为宫腔镜检查是评价子宫异常的金标准。但它不能提供子宫浆膜表面的情况，有时不能对纵隔子宫和双角子宫做出肯定的区别。如果纵隔延伸到宫颈，且宫腔镜仅插入一侧，有时可能误诊为单角子宫。如果宫腔镜和腹腔镜联合运用，即更有利于评价先天性子宫异常，特别是对纵隔子宫和双角子宫的区别。当观察到宫底宽而无缺，则是典型的纵隔子宫。而发现有两个清楚分开的子宫角，宫底上有凹陷，则是双角子宫的征象。所以结合宫腔镜，通过腹腔镜对宫底表面轮廓的评价，对区分纵隔子宫和双角子宫有较大价值，同时亦可弥补宫腔镜检查的不足。

宫腔镜检查的一个很大优点是可以施行某些矫治手术。Dechemey 认为，在宫腔镜下处理纵隔，75% 可获得成功。他在对习惯性流产患者中进行宫腔镜检查时，发现有 15 例子宫纵隔，除 4 例纵隔太大未处理外，余均在镜下作了纵隔切除，无术中及术后并发症。11 例受术者，术后造影宫腔正常，其中有 9 例妊娠至足月。

5. 静脉肾盂造影　生殖系统和泌尿系统的发生都来源于体节外侧的中胚层，中肾管的发育在前，副中肾管的发育在后，中肾管引导副中肾管的发育。动物试验已证实，没有中肾管的存在，中肾细管及副中肾管也不能形成，因此同侧的肾脏及整个副中肾管的器官也全无。所以这两个系统的先天性畸形常常并存，如 70%~90% 单肾合并子宫畸形，而15% 先天性无阴道合并肾脏畸形，因此有必要常规作静脉肾盂造影以排除泌尿系统畸形。

6. 其他　可行染色体核型分析，H-Y 抗原检测，SRY 基因检测，酶、性激素测定及性腺活检等，以明确有无遗传性疾病或性分化异常。

【治疗】

对子宫畸形常用的手术矫治方法有下列 4 种。

（一）子宫吻合术（Strassmann 双子宫的合并术）

适宜于双子宫，纵隔子宫以及双侧子宫角发育相称的双角子宫患者。一般认为，双子宫引起的妊娠失败率远较纵隔子宫和双角子宫为低，已无手术矫形的必要。

1935 年 Luihardt 对于双子宫或纵隔子宫经常习惯性流产或早产患者，试行两例使两个子宫合并为一个子宫的子宫畸形矫正术，获得成功，得到正常足月产。此后 strass.mann 曾做过经阴道切除子宫中隔尝试。其子 Strassmann（1952 年，1957 年）又做了 17 例双子宫的合并术，都是由腹部进行的，结果也很成功。因此，称此种手术为 Strassmann 双子宫的合并术，使许多患习惯性流产的子宫畸形患者，得以受孕至足月而顺利分娩。方法：由一侧子宫顶部内侧距输卵管间质部 0.5cm 处横切，经过子宫侧壁、中间纵隔，至对侧子宫内侧壁，距输卵管间质部 0.5cm 止，横行切开子宫，切除中间纵隔，再以肠线纵行间断分层缝合，尽量不穿透粘膜层。改良方法：从宫底中心凹陷处做"V"形纵行切口，尖端指向宫颈，将宫底及包括纵隔在内的前后壁做楔形切除，然后将切口纵形缝合。需要指出，本术式因子宫有较长的切口，在将来妊娠时，破裂的危险是存在的。有人建议，无论何种手术，术时均宜先将内膜刮去以防发生内膜异位，并延迟月经以利子宫愈合。为防缝合后发生宫腔粘连，缝合时可在宫腔内放置橡皮导尿管，一端由宫颈穿出，术后 3~5d 取出。

第一次行经后重复 HSG，以检查手术效果。

子宫畸形经过整形手术后宫腔成为一较大的整体，有利于胚胎发育，减少流产和早产的发生。据 Musich 等报道，子宫畸形经矫正手术后，可使足月妊娠成功率由 7% 提高到 75%，Dechemey 指出子宫矫形后的成功妊娠率可高达 86%。

（二）子宫纵隔切除术

适宜于完全或部分子宫纵隔者，有 3 种手术途径。

1. 经腹部手术　参见子宫吻合术，切除子宫纵隔后，将切口用肠线纵行缝合，第一层间断缝合子宫肌层，第二层行浆膜内翻缝合，缝合时注意不要影响输卵管的蠕动。若术后妊娠，为保证分娩安全，多在孕 36 周时行择期剖宫产术。

2. 宫腔镜下切除子宫纵隔　手术时间选在卵泡期。用右旋糖酐作为膨宫剂，距输卵管内口 0.5～1cm 处开始，用小剪刀自上而下切去子宫纵隔。必要时可在腹腔镜或 B 超监护下进行，术后宫腔内置入节育环防止粘连。与开腹手术相比，其优势是不言而喻的，唯纵隔太大、底部太宽，有时难以成功切除。

3. 经阴道切除子宫纵隔　在腹腔镜或 B 超监视下，在探针指示下，用长臂小剪刀沿纵隔正中自下而上逆行切除纵隔，直至宫底或纵隔的根部。再用探针于宫底部左右晃动检查有无纵隔残留。术毕宫腔填塞凡士林纱条压迫止血，并于术后 24h 取出。

经阴道手术的可靠性是有争议的，许多作者认为此法不可取。因为肉眼看不见术野，盲目操作的可能性大，并且容易误伤宫壁，子宫腔隙小不易操作，纵隔切除是否满意不能确定，止血困难。

子宫纵隔的纤维肌肉组织中含有较多的胶原，血供不足，内膜发育不全，致使种植于该处的胎盘缺血，引起反复流产和胎儿死亡，纵隔切除后可明显改善生育预后。新近有观点认为，子宫纵隔血管形成不足，致纵隔表面内膜对雌激素反应较差。因此单纯切除纵隔不仅去除了一个不适宜种植的部位，而且可能通过促进子宫基底部相连组织的血管再生改善内膜功能，从而改变不孕结局。

（三）残角子宫切除术

临床上，残角子宫多是由于残角子宫妊娠时被发现，一经确诊，及时切除。在剖宫产或妇科手术时发现残角子宫，亦应切除。若粘连重难以切除时，应将患侧输卵管结扎。

（四）宫腔积血的人工通道术

先天性宫颈闭锁的手术治疗已如前述。部分双子宫、双宫颈患者，一侧宫颈流出道受阻于起自两侧宫颈之间，斜行附着于同侧阴道壁之隔膜，称之为阴道斜隔综合征。结果是受阻侧宫腔积血，继发感染即形成积脓，一般在初潮后不久即出现进行性痛经。由于隔后的阴道子宫腔积血或积脓，妇科检查时在一侧穹隆或阴道侧壁触到囊性肿物，该侧子宫颈暴露不清，其上子宫有时误诊为包块。一经确诊，即行斜隔切开术。手术由阴道进行，先用空针穿刺阴道内囊肿最突出处，抽出暗红色经血后，顺针头纵形切开上至穹隆，下至囊肿下界，然后用 1∶5 000 呋喃西林纱条填塞囊腔及切口，术后 48～72h 取出纱条。若无出血即可安放直径达 20 ~ 30mm 玻璃模具，模具顶端 1/3 必须安放在切口以上，以防切口闭锁。模具每日更换消毒一次，长达 3 ~ 6 个月。由于必须保证模具确实安放在切口之内，患者自己无法更换，可训练家属放置，月经期来院更换。关于患侧子宫去留问题，意见不一。有的学者主张开腹切除患侧子宫，而有的学者则持相反意见。因患者都是未婚或尚未生育者，保留积血侧子宫，有可能提高受孕能力。

（薛艳）

第四章　输卵管与卵巢疾病

第一节　急性输卵管炎与卵巢炎

【概述】

急性输卵管炎与卵巢炎是指输卵管、卵巢发生的急性炎症，是盆腔生殖器官炎症中常见多发的一种。以往我国此病以厌氧菌、需氧菌致病最多。近年来发现淋菌、沙眼衣原体、支原体感染者越来越多。

（一）病因

1. 产后、剖宫产或流产后感染　分娩造成产道损伤或胎盘、胎膜残留；产后宫颈口未很好关闭，流产时组织残留、出血时间过长病原体易乘虚而入，引起急性输卵管炎与卵巢炎。

2. 手术操作术后感染　放置宫内节育器、刮宫术、输卵管通气术、输卵管子宫造影术、宫腔镜检查、腹腔镜绝育、盆腔手术误伤肠管等，由于手术消毒不严或生殖道原有慢性炎症，经手术诱发炎症急性发作并扩散。

3. 经期性交或使用不洁月经垫。

4. 邻近盆腔器官的炎症蔓延，如阑尾炎、腹膜炎炎症蔓延到输卵管卵巢。

5. 慢性炎症急性发作。

6. 全身炎症如败血症和菌血症引起急性输卵管炎与卵巢炎。

7. 淋菌、沙眼衣原体和支原体通过性传染。

（二）病理

急性输卵管炎、卵巢炎主要由化脓菌经宫颈淋巴播散到宫旁结缔组织，首先侵及输卵管浆膜层，然后累及肌层，内膜层可不受累或受累极轻。轻者输卵管充血、肿胀，管腔通畅，重者输卵管变形，脓性渗出物多，并造成周围的粘连。

当炎症沿子宫内膜向上蔓延，引起输卵管内膜炎，上皮成片脱落，引起输卵管粘膜粘连，输卵管闭塞，脓液积聚于管腔内形成积脓。

卵巢的白膜是一个很好的防御屏障。炎症可通过卵巢排卵的破孔侵入卵巢实质形成卵巢脓肿，甚至与输卵管积脓粘连穿通，形成输卵管卵巢脓肿。

【诊断】

（一）临床表现

1. 症状

（1）急性输卵管炎与卵巢炎多发生在月经期前后、产后、流产后、不洁性交后。

（2）发热达 39～40℃。

（3）一侧或双侧下腹部剧痛。

（4）白带增多，呈脓性或血性。

（5）月经不调。表现有月经过多、经期延长、不规则阴道出血。

（6）少数有尿频、尿急、腹胀、腹泻。

2. 体征　急性病容，唇干、脉速，腹部局部肌紧张、压痛。妇科检查子宫颈触痛、举痛，双侧附件部位明显压痛，或增厚或有肿块，均有压痛。

（二）辅助检查

1. 血分析白细胞升高，中性粒细胞数升高。

2. 妊娠实验阴性。

3. 后穹隆穿刺可抽出脓液或渗出液，送细菌培养做药敏试验。

4. B超检查发现输卵管卵巢肿大，或形成边界不清的包块。

【治疗】

（一）支持对症治疗

1. 卧床休息，半卧位以利于盆腔内的渗出物聚积在子宫直肠窝内而使炎症局限。

2. 给予高热量易消化的流质、半流质饮食。

3. 补充液体，纠正酸碱和电解质平衡紊乱。

4. 高热时物理降温。

（二）抗生素治疗

一般是根据病因和发病后使用的抗生素来参考选择用药。在药物敏感试验结果出来以前先使用需氧菌及厌氧菌兼顾的抗生素，常用抗生素同急性盆腔炎抗生素治疗。

（薛艳）

第二节　慢性输卵管炎与卵巢炎

【概述】

慢性输卵管炎与卵巢炎由于急性盆腔炎、输卵管炎未经及时治疗或治疗不彻底，迁延形成。慢性输卵管炎与卵巢炎常引起输卵管阻塞是不孕症的主要原因之一。病理改变如下：

1. 慢性输卵管炎与输卵管积水　大都为双侧性，输卵管肿大，伞端闭锁并与周围组织粘连，有时峡部上皮和纤维组织增生，使输卵管结节状增厚，称为结节性输卵管炎。当伞端和峡部粘连闭锁，输卵管内积脓被吸收，只留下浆液性渗出物充满管腔形成输卵管积水，积水输卵管表面光滑，管壁甚薄，形似腊肠。

2. 输卵管卵巢炎及输卵管卵巢囊肿　当输卵管发炎累及卵巢，与卵巢粘连形成慢性输卵管卵巢炎，仅输卵管伞端与卵巢粘连贯通时，液体渗出聚积形成输卵管卵巢囊肿，或由于输卵管卵巢脓肿的脓液被吸收而形成输卵管卵巢囊肿。轻者输卵管变粗变硬，重者与肠管、盆腔腹膜、网膜粘连，形成炎性包块。

【诊断】

（一）临床表现

1. 症状

（1）曾有急性盆腔炎、急性输卵管炎病史，偶见低热。

（2）下腹疼痛，表现为下腹部不适、发胀、下坠感、腰骶部酸痛、性交痛。劳累后加重。

（3）月经不调，表现为月经过多、过频，不规则阴道出血。

（4）不孕症。

（5）痛经，经前期1周及经期腹痛，月经后消失。

（6）白带增多。

（7）胃肠道功能障碍。

（8）乏力，易疲劳，精神抑郁、失眠等神经精神症状。

2. 体征　妇科检查宫颈附着粘脓性白带，子宫位置欠活动，双侧附件增厚呈条索状或形成炎性包块，不易推动。

（二）辅助检查

1. B超检查可见子宫及附件边界不清，可伴或不伴积液。有时见盆腔粘连形成炎性块物等。

2. 子宫输卵管碘油造影见子宫正常，输卵管通而不畅或不通，有结核时输卵管呈现出串珠状。

3. 宫颈分泌物、输卵管管腔液、后穹隆穿刺液有时能检出淋菌、沙眼衣原体、支原体。

【治疗】

单一疗法效果差，采用综合治疗为宜。

1. 一般治疗　劳逸结合，适当锻炼，加强营养，提高抵抗力。

2. 抗生素治疗　慢性输卵管炎经常有亚急性发作，故抗生素治疗仍是必要的。病程长者选用广谱、新型抗生素，合并甲硝唑应用。也可局部应用抗生素：

①抗生素侧穹隆封闭：采用抗生素加地塞米松联合注入侧穹隆。每日或隔日1次，7~8次为一疗程，必要时下次月经后重复注射，一般需3~4疗程；

②宫腔输卵管内注射抗生素：用庆大霉素8万U、地塞米松5mg、生理盐水10ml混合液，在月经干净后注入宫腔，隔2~3日1次，连续5~6次，持续3~4个周期。除地塞米松外透明质酸酶也可促进粘连和炎症的吸收，1 500U，肌注，隔日1次，共5~10次。还可用α-糜蛋白酶。

3. 治疗下生殖道炎症，特别是宫颈糜烂。

4. 中药治疗　清热利湿、活血化瘀为原则。

5. 物理治疗　能促进局部血液循环，改善组织的营养状态，提高新陈代谢，以利炎症吸收和消退，常用理疗方法见慢性盆腔炎物理治疗。

6. 输卵管疏通术　应用于因慢性输卵管炎引起管腔阻塞或通而不畅者。疏通溶液含新桉叶液 24ml，地塞米松 5mg 和庆大霉素 16 万 U。

7. 手术治疗　炎症反复发作经久不愈者，输卵管积水输卵管卵巢囊肿可考虑手术治疗。手术原则是力求彻底清除病灶，以免遗留导致复发。多行输卵管切除、单侧附件切除或子宫全切加双侧附件切除。小于 45 岁妇女应尽量保留部分卵巢组织，以保留卵巢功能。手术应慎重，避免不必要的广泛剥离以免引起潜在感染灶的扩散。术后使用抗生素，并加用理疗以利炎症的吸收和消散。

8. 几种特殊慢性输卵巢炎治疗

（1）输卵管卵巢结核：见生殖器结核的治疗。

（2）慢性淋菌性输卵管卵巢炎：慢性淋病的治疗单纯药物效果较差，须加用慢性盆腔炎综合治疗。慢性淋菌输卵管卵巢炎属于有合并症的淋病，分为轻症、重症。轻症治疗方法为：

①普鲁卡因青霉素 G480 万 U，肌肉注射，或头孢西丁 2.0g，肌肉注射，或氨苄青霉素 3.5g，口服，或羟氨苄青霉素 3.0g，口服。以上均同时口服丙磺舒 1.0g，其后用强力霉素或美满霉素 1.0g，口服，每日 2 次，共 14～21d，或四环素 0.5g，口服，每日 4 次，共 14～21d；

②氨苄青霉素，或羟氨苄青霉素，或四环素 0.5g，口服每日 4 次，共 14～21d；或美满霉素 0.1g，口服，每日 2 次，共 14～21d；

③头孢三嗪 0.25～0.5g，肌肉注射，每日一次，连用 10d；或头孢噻肟 1.0g，肌肉注射，每日一次，连用 10d；或壮观霉素 2.0g，肌肉注射，每日 2 次，连用 10d；或氟嗪酸 0.2～0.4g，口服，每日 2 次，共 7～10d；或环丙氟哌酸 0.25g，口服，每日 3 次，共 3 次，7～10d。

其后用强力霉素或美满霉素 0.1g，口服，每日 2 次，共 14～21d。重症治疗方法为：

①青霉素 G1 000～2 000 万 U。静脉滴注，每日 1 次；或头孢西丁 2.0g，静脉注射每日 4 次。好转后改为氨苄青霉素 0.5g，静脉注射，每日 4 次，连用 10d；

②四环素 0.5g，静脉注射，每日 4 次。好转后改为 0.5g，静脉注射，每日 4 次。好转后改为 0.59，口服，每日 4 次，连用 10d。以上其后均用强力霉素或美满霉素 0.1g，口服，每日 2 次，共 14～21d。

（3）慢性输卵管炎沙眼衣原体感染：药物治疗，同时治疗配偶。四环素每次 500mg，每日 4 次，共 7～14d；强力霉素首剂 200mg，以后每次 100mg，每日 2 次，共 7d；红霉素 500mg，每日 4 次，共 7d。孕妇及哺乳期妇女首选红霉素治疗，若不能耐受红霉素，可用阿莫西林 0.5g，口服，每日 3 次，共 7d。

（4）慢性输卵管炎与支原体感染：研究发现盆腔炎患者检出的支原体阳性率较正常妇女明显高。支原体感染用药物治疗，常用药物：强力霉素100mg，口服，一日2次，连用7d，首次加倍，也可用阿奇霉素、交沙霉素、利福平治疗。

（薛艳）

第三节　输卵管肿瘤

一、输卵管良性肿瘤

1. 输卵管腺瘤样瘤　是发生在输卵管上相对多见的良性肿瘤，其组织发生尚无定论，有认为来自米勒管上皮残迹，也有认为由间叶组织来源，还有认为由于炎症而来，因80%的患者同时伴有输卵管炎，在炎症愈合过程中输卵管组织纤维化而且腺上皮增生。发生年龄在25~86岁，多发生在30~50岁。肿瘤小的仅在显微镜下可见，大的达6~8cm，多数直径<3cm。通常位于输卵管浆膜下。肿瘤轮廓清楚，与周围组织界限分明，剖面呈均质的灰色或桃红色组织。在临床上多无明显症状，常于其他妇科手术时发现。切除患侧输卵管后预后良好。

2. 输卵管平滑肌瘤　据估计100个子宫平滑肌瘤患者中有1例同时并有输卵管平滑肌瘤。输卵管平滑肌瘤多在输卵管间质部，有发生在输卵管肌层、黏膜下、浆膜下，甚至向阔韧带内生长。多系单发性，也有多发者。肉眼及镜下类似子宫平滑肌瘤，可有玻璃样变、囊性变、红色样变、钙化等。小的输卵管平滑肌瘤多无临床症状，有时造成不孕。若肌瘤较大或发生扭转则产生腹痛等急腹症的症状。在术前难以确诊，往往是在施行盆腹腔手术时发现。行肿瘤切除术或患侧输卵管切除即可。

3. 输卵管乳头状瘤　多发生在生育年龄，常与输卵管炎及输卵管积水并存。通常肿瘤较小，1~2cm。患侧输卵管增粗，管腔扩大，管腔内充满疣状或乳头状突起，呈菜花状。患者常伴有输卵管炎症，表现为下腹痛，阴道排液或分泌物增多。阴道排液为浆液性或浆液血性，感染严重则为脓性。盆腔检查或B超检查时可见附件肿块。术前确诊较困难。最后诊断有赖于病理检查，术中最好行冷冻切片检查以排除恶性。在处理上行患侧输卵管切除即可。输卵管乳头状瘤为良性肿瘤，偶有恶变。若病理检查有恶变倾向则应根据患者年龄及对生育要求适当扩大手术范围。若已有恶变则按输卵管癌的处理原则处理。

4. 输卵管畸胎瘤　输卵管畸胎瘤很少见，基本都是成熟性畸胎瘤，未成熟性畸胎瘤更为罕见，以单侧为多，囊性多于实性。

患侧输卵管肿胀。肿瘤多向腔内生长，少数外突并带蒂。一般位于输卵管的中段或外侧端。与卵巢畸胎瘤相似，内含毛发、骨及脂肪等组织。镜下三个胚层的衍生物皆可见。输卵管畸胎瘤发生于20~60岁。常无症状，有时有腹痛或月经不规则等症状。B超检查有助于诊断，但难与卵巢畸胎瘤区别。成熟性输卵管畸胎瘤的处理主要为手术切除患侧输卵管。若恶变或为未成熟性畸胎瘤可按照卵巢恶性肿瘤处理原则处理。

二、原发性输卵管癌

【概述】

原发于输卵管的恶性肿瘤称为卵管癌，该病是一种少见的女性生殖道恶性肿瘤，约占女性生殖道恶性肿瘤的 1.1% ~2.7% 不等。

（一）病因

其病因迄今尚不清楚。

1. 好发于 40~60 岁绝经前后的妇女，发病率远低于子宫内膜癌，可能与输卵管上皮对性激素敏感性远低于子宫内膜及其他苗勒系统组织有关。

2. 慢性输卵管炎　研究发现均 50% 患者有不育史，单侧输卵管癌患者的对侧输卵管常有炎症性改变。

（二）病理

原发性输卵管癌绝大多数是乳头状腺癌，占 90%，其他的组织类型有透明细胞癌、鳞癌、腺棘癌、腺鳞癌、黏液癌及子宫内膜样癌等。

输卵管癌因肿瘤大小及生长部位不同而在标本巨检上有不同表现。总的呈输卵管增粗、不规则形或纺锤形。输卵管伞端常与周围粘连封闭，因此管腔内常有积液、积血或积脓。早期肿瘤限于黏膜层时仅在手术时见输卵管小结节状增粗，触诊可及柔软结节。

若侵犯肌层则结节或肿块硬度增加。若未侵犯浆膜层则浆膜面光滑。当管腔内充满肿瘤组织输卵管可呈香肠或腊肠形。输卵管剖面见腔内有菜花样组织充塞，有时还可见坏死团块。

（三）组织学分型

分为 3 级：Ⅰ 级：乳头型，肿瘤局限于黏膜，无肌层浸润。肿瘤呈乳头状向腔内突出，乳头被覆柱状立方上皮，复层排列，形态不规则，极性消失，核染色深，有分裂象，常可见到正常黏膜与癌的过渡区；Ⅱ 级：乳头腺泡型，乳头结构仍存在，但细胞分化较差，异形明显并有小腺泡或腺腔形成，常伴有输卵管肌层浸润；Ⅲ 级：腺泡髓样型，细胞分化差，核分裂象多，细胞弥漫生长成片，其间有时可见腺泡结构，肌层浸润明显。这 3 种组织类型为逐渐演变的过程，乳头型往往为较早期病变，恶性程度较低。而乳头腺泡型及腺泡髓样型则往往为较晚期及恶性程度较高者。输卵管癌最多见的部位是输卵管壶腹部，其次为伞端，双侧性占 10% ~26%。

（四）分期

国际妇产科协会（FIGO，1991）：

0 期：原位癌（肿瘤局限于输卵管黏膜）。

Ⅰ$_A$ 期：肿瘤局限于一侧输卵管黏膜下或肌层但未穿破浆膜。

Ⅰ$_B$ 期：肿瘤侵犯两侧输卵管黏膜下或肌层但未穿破浆膜。

Ⅰ$_C$ 期：Ⅰ$_A$ 或 Ⅰ$_B$ 期病变已穿出浆膜，或在腹水或腹腔冲洗液中找到恶性细胞。

Ⅱ$_A$ 期：肿瘤扩展或转移至盆腔腹膜。

Ⅱ_B期：肿瘤扩展或转移至子宫或卵巢。

Ⅱ_C期：Ⅱ_A或Ⅱ_B期病变，肿瘤已穿出输卵管表面或包膜破裂，或在腹水或腹腔冲洗液中找到恶性细胞。

Ⅲ_A期：仅在显微镜下可见肿瘤浸润至上腹腔腹膜、小肠或网膜，腹腔液体阳性。

Ⅲ_B期：肉眼可见肿瘤侵犯上腹腔、小肠或网膜，单个病灶 <2cm，腹膜后淋巴结阴性。

Ⅲ_C期：肉眼可见肿瘤侵犯上腹腔、小肠或网膜，单个病灶 >2cm，腹膜后淋巴结阳性。

Ⅳ期：超出腹腔以外的转移，远处淋巴结阳性，胸腔积液存在时需找到恶性细胞，肝转移需累及实质。

【诊断】

（一）临床表现

典型为三联征，即阴道排液、腹痛、盆腔肿块。输卵管癌早期无症状或因病状体征不典型而延误诊断。

1. 阴道排液　是输卵管癌最常见症状，约 63.5%～71%，排出液体多数为浆液性、淡黄色，有时稍带血性，个别呈恶臭。

2. 腹痛　大约 50% 患者出现患侧腹痛，开始为下腹持续性隐痛，而且逐渐加重，发展为间歇性痉挛性绞痛，排液后可缓解。

3. 盆腔肿块　一般在疾病晚期，癌肿超出患侧输卵管侵犯周围脏器形成癌瘤团块。

4. 不孕　约 1/3～1/2 输卵管癌患者有原发或继发不孕史。

5. 腹水　腹水发生率约占 10%，多发生在晚期病例。

（二）诊断要点

1. 输卵管癌"三联症"　特别是围更年期妇女，具备一个或一个以上症状时必须高度警惕输卵管癌的发生。

2. 阴道脱落细胞检查　40% 可查到腺癌细胞，而排除了子宫内膜癌和宫颈癌。

3. 诊断性刮宫　分段诊刮，刮出组织送病检。

4. 宫腔镜检查　可排除宫腔病变，可经输卵管开口行输卵管粘膜吸液涂片查脱落细胞。

5. B 超或 CT　确定肿块部位，大小性质及与周围组织的关系，注意原发性输卵管癌要与宫颈癌、子宫内膜癌、输卵管积水、子宫粘膜下肌瘤相鉴别。

【治疗】

输卵管的转移途径与卵巢癌基本相同，故输卵管癌应按卵巢癌的治疗方法。其治疗原则是以手术为主的综合治疗。

（一）手术治疗

强调首次手术应尽量彻底。Ⅰ期病例可行全子宫及双侧附件切除术、大网膜切除术。

Ⅱ期及其以上病例应做瘤体减灭手术，大网膜切除术及腹主动脉旁淋巴结和盆腔淋巴结清除术。

（二）化疗

同卵巢癌应用包含顺铂的联合化疗。

（三）放射治疗

术后辅以放疗有助于残余灶缩小，粘连松动，以便争取再次手术。多主张用盆腔及全腹照射。

（四）激素治疗

输卵管与子宫均起源于中肾旁管（米勒管），对卵巢激素有周期性反应，所以可应用抗雌激素药物及长效孕激素治疗。

（薛艳）

第四节　输卵管扭转

【概述】

输卵管沿其纵轴旋转所引起的急性机械性病变，称输卵管扭转。由于罕见而极少引起注意。多见于中年及未婚青年女子，有盆腔炎症史者较易发生。以右侧扭转为多见。可发生于正常输卵管、输卵管积水、部分疝形成、肿瘤感染、异位妊娠、宫内妊娠、输卵管结扎术后等。输卵管扭转后呈青兰色、极度膨胀，可有积水或积血，整个附件可形成血管栓塞及粘连。

【诊断】

（一）临床表现

1. 症状　突然发生下腹部一侧剧痛，一般位于患侧髂窝处，继之有少量阴道出血，常伴恶心、呕吐。但一般无发热、休克等症状。

2. 体征　一般体温脉搏正常，患侧下腹部触痛、肌紧张，有时可扪及块物，阴道、子宫触痛明显，患侧附件扪及肿块并有显著触痛。

（二）辅助检查

阴道后穹窿穿刺抽出浆液性血性液体者，可初步诊断为本病。

（三）鉴别诊断

须注意与下列疾病相鉴别：卵巢肿瘤蒂扭转、输卵管妊娠、输卵管炎、阑尾炎、绞窄性疝等。但本病大多数在术前难以确诊。必要时应行剖腹探查术以确定诊断。

【治疗】

应行患侧输卵管切除术，先钳夹扭转之根部，再松解复原输卵管，以防血栓脱落而导致栓塞，根据病变范围、有无坏死及患者具体情况决定卵巢切除与否。

（薛艳）

第五节　输卵管发育异常

【概述】

输卵管发育异常分类如下：

1. 单侧缺失　为该侧副中肾管未发育所致。

2. 双侧缺失　常见于无子宫或始基子宫。

3. 单侧（偶尔双侧）副输卵管　为输卵管分支，具有伞部，内腔与输卵管相通或中段不通。

4. 输卵管发育不全、闭塞或中段缺失　类似于结扎术后的输卵管。

【诊断】

可导致不孕或输卵管妊娠，临床上罕见，几乎均为手术时偶然发现。

【治疗】

除输卵管部分节段缺失可行整形吻合术外，其他均无法手术。有生育要求者需借助辅助生育技术。

（薛艳）

第六节　卵巢肿瘤

一、卵巢非赘生性囊肿及增生性或瘤样病变

【概述】

这是一类卵巢良性潴留性囊肿或增生性病变，可为生理性，亦可为病理性，但不属真性肿瘤，应注意鉴别。它可发生于任何年龄，以育龄妇女多见。分类如下：

1. 卵巢非赘生性囊肿

（1）卵泡来源的囊性变：囊状卵泡、卵泡囊肿、卵泡血肿。

（2）黄体的囊性变：囊状黄体，黄体囊肿。

（3）白体的囊性变：囊状白体，白体囊肿。

（4）黄素囊肿。

（5）生发上皮包涵囊肿。

2. 卵巢瘤样病变　妊娠黄体瘤。

3. 卵巢增生性病变

（1）双侧多囊卵巢综合征。

（2）卵泡膜细胞增殖症。

（3）卵巢皮质间质增生。

（4）卵巢重度水肿。

【诊断】

（一）病史

少数患者可有停经史、葡萄胎或绒毛膜癌史，或长期大量用促排卵药物史。

（二）临床表现

1. 多囊卵巢综合征患者常有月经失调、不排卵、不孕、毛发增多等（参阅有关章节）。

2. 因某些非赘生性囊肿的内分泌作用，患者可有月经异常或（和）男性化表现。

3. 多数患者常无临床症状，仅在妇科检查或 B 超检查时发现。较大囊肿可出现下腹坠胀或不适感，甚至腰骶部酸痛，性交痛。

4. 妇科检查子宫一侧或双侧肿块，囊性为主，表面光滑，直径通常不超过 6cm 直径。

（三）辅助检查

1. B 超检查提示一侧或双侧卵巢囊性增大。

2. 实验室内分泌测定有助诊断。

3. 腹腔镜检查有助诊断，必要时作活体组织检查以明确诊断。

【治疗】

1. 一般需观察 2 个月后复查，多数可自行消失。当发生扭转、破裂引起急腹症时。需及 诊断，及时处理。若为不完全扭转并有可能自行复位时，可观察或保守治疗。若疼痛不缓解，根据临床表现确诊为完全扭转或已出现腹膜炎症时，应及时手术切除。多数卵巢非赘生性囊肿破裂不需手术，但腹腔内出血多者，应立即剖腹探查，行修补缝合术。

2. 有以下情况者应行剖腹探查：

（1）囊肿超过 6cm 直径。

（2）出现急腹症症状。

（3）抑制性治疗（如避孕药、孕激素等）6 ~ 8 周后，囊肿持续存在。

（4）绝经后妇女。

（5）不能排除阑尾炎、异位妊娠、真性卵巢肿瘤时。

二、原发性卵巢恶性肿瘤

【概述】

起源于卵巢上皮-间质细胞，卵巢性索-间质细胞，原始的生殖细胞及卵巢髓质的恶性肿瘤，统称为原发性卵巢恶性肿瘤。

（一）病因

1. 遗传因素　卵巢癌具有家族聚集性，在卵巢癌患者中，有家族史者占 5% ~ 7%，其中 90% 以上有 1 位一级亲属发病，约有 1% 有家族性卵巢癌综合征（HOCS），HOCS 的易感基因 BRCA1 定位克隆已完成，遗传学分析，BRCA1 携带者在 50 岁时发生乳腺癌和卵巢癌的风险分别为 73% 和 29%，卵巢癌患者具有癌高发倾向，可与乳腺癌、子宫内膜癌或结肠癌同时或相继出现，这种癌聚集性与遗传因素有关，遗传模式为常染色体显性遗传，家族性卵巢癌主要发生于上皮性卵巢癌，尤以浆液性囊腺癌多见。

2. 内分泌因素

（1）月经史：初潮年龄＜12岁，绝经年龄＞52岁，卵巢癌风险发生率等明显增加。

（2）妊娠次数：妊娠不能降低卵巢癌。但发生一次足月妊娠，可使卵巢癌发生率减少2%，流行病学研究发现，不孕症和低产次以及长期服用促排卵药是卵巢癌发生的重要高危因素。

（3）哺乳：根据卵巢癌发生的持续排卵学说，哺乳期不排卵或排卵减少，对卵巢上皮性癌的发生有一定保护作用。

（4）口服避孕药，可使卵巢上皮性癌发病显著减少，停止用药后，这种保护作用可能维持15年之久。

（5）外源性雌激素：绝经后使用雌激素替代治疗的危险性在宫内膜性癌患者中明显上升，有报道醋酸甲羟孕酮使卵巢癌危险发生上升至2.8%，己烯雌酚使危险高达5.4%。

3. 环境因素　在发达的工业化国家中，卵巢癌发病率是发展中国家的3~5倍，发展中国家的居民移居到发达国家后，卵巢癌的发病率也相应增加。在高度工业发达城市及社会经济地位较高妇女，卵巢癌发病率亦增高。这与吸烟、工业粉尘、接触滑石粉等致癌物质相关，滑石粉在"盆腔污染"过程中可能通过细胞脆饮作用进入卵巢上皮细胞中，而导致卵巢上皮，间质功能紊乱，为卵巢癌危险因素之一。

4. 癌基因与抑癌基因　随分子生物学、分子遗传学的飞速发展，人们逐渐认识到肿瘤的发生发展是一个多癌基因激活和（或）抑癌基因失活的多步骤，多因素参与的复杂过程，研究较多的癌基因有 K-ras、c-myc 和 c-erbR-2，抑癌基因有 P53 和 P16。

（二）发病机制

卵巢恶性肿瘤为卵巢的上皮，性索，生殖细胞与髓质在致癌因素，癌基因与抑癌共基因的协同作用下，由卵巢良性肿瘤发展到交界性肿瘤直至进展到恶性肿瘤的连续复杂的病理过程。

（三）病理

在人体肿瘤中，卵巢肿瘤的病理类型最为繁多且复杂，其中上皮性癌占绝大多数85%~90%，平均年龄59岁，其次为卵巢生殖细胞肿瘤，约占卵巢肿瘤的10%~15%。

1. 上皮性肿瘤

（1）浆液性囊腺癌：约占卵巢恶性肿瘤的40%，双侧性占30%~50%，为单房或多房性，部分囊性，部分实性，质脆，常有乳头赘生物位于囊内或融合呈实性结节满布囊内壁，1/3可见砂粒体或钙化，囊液为棕黄色，有时呈血性。囊壁、腺腔、乳头皆衬覆单或复层癌细胞，增生的腺腔可共壁，乳头粗细不等，实性癌巢侵犯间质，核分裂象＞10/10HPFS，囊壁破溃后易种植腹膜及脏器表面，常伴有腹水，预后较差，5年生存率约25%。

（2）粘液性囊腺癌：发生率占卵巢恶性肿瘤3%~10%，绝大多数发生于30~60岁之间，肿瘤较大，多房性占多数，双侧发生率3%～10%，囊实性多见，乳头呈簇状，囊内充盈稀薄或粘稠无色或血性液体，囊壁衬覆单层柱状粘液细胞，腺体折叠形成乳头，或衬覆宫颈管内膜样-肠型上皮，细胞异型明显，可见典型印戒细胞，囊壁破溃粘液流入腹腔可形成广泛种植形成假粘液瘤，5年生存率为40%～64%。

（3）子宫内膜样癌：占卵巢恶性肿瘤的20%左右，高发年龄为40～50岁，约50%为双侧性，约20%同时患有子宫内膜癌。肿瘤多呈囊性，仅少数为实性。肿瘤大小各异，囊内可有乳头，囊内充盈粘液，被覆高柱状癌细胞，呈单层或复层排列，癌细胞不典型明显，10%可见砂粒体，预后较好，5年生存率达40%～55%。

（4）透明细胞癌：占卵巢恶性肿瘤的5%～11%，发病年龄多在40～70岁之间，肿瘤体积较大，24%～40%为双侧性，实性或囊实性，合并子宫内膜异位者约25%～50%，囊内可有多个息肉状突起，囊内充盈水样或粘状物体，肿瘤主要由嗜酸性细胞，透明细胞与鞋钉样细胞组成，细胞排列呈小管小囊型、乳头型、团块型、癌细胞间变轻重不等，钙化灶约为10%～30%，预后较浆液性癌好，但比子宫内膜癌稍差。

2. 生殖细胞肿瘤

（1）无性细胞瘤：好发青少年期，占卵巢恶性肿瘤的3%～5%，绝大多数为单侧性，肿瘤呈圆形或椭圆形，多为实性，质韧或鱼肉样，少数有囊性变，出血坏死，镜下可见三种类型：典型的大瘤细胞型，间变型，伴有合体滋养母细胞型，低度恶性。肿瘤对化疗及放疗皆敏感，预后较好。5年生存率可达90%。

（2）未成熟畸胎瘤：占卵巢成熟性畸胎瘤的2%～5%，多发生于青少年期及生育年龄，呈实性或囊实性，瘤体往往较大，几乎为单侧性，质地软硬不均，软处似鱼肉状，硬处常有骨，软骨，囊内可见粘液，浆液或脂样物，有时可见毛发，多数成分为未成熟的神经脑组织，常且有腹膜种植。预后与病理分级密切相关，肿瘤对化疗较敏感，但复发率和转移率较高，对复发瘤，如采取积极手术治疗可使肿瘤向成熟方向逆转。

（3）内胚窦瘤：占卵巢恶性肿瘤的6%～15%，占卵巢生殖细胞肿瘤的22%，年轻者发病率较高，中数发病年龄为19岁。肿瘤大小差异大，呈圆形或卵圆形，以实性为主质脆，常伴有出血坏死。肿瘤破溃出血可出现发热及剧烈腹痛，为一高度恶性肿瘤，对化疗较敏感，预后有很大改善，5年生存率为24%。

3. 性索-间质细胞瘤　卵巢恶性肿瘤中的5%～10%为性索-间质瘤，其中绝大多数为颗粒细胞瘤。90%的颗粒细胞瘤为单侧，好发于生育年龄或绝经后，在青春期发生的仅占5%，约5%患者可合并子宫内膜癌，肿瘤呈分叶状，实性或囊实性，切面灰白略带黄色，常伴有出血坏死，镜下可见典型的Call-Exner小体，属中、低度恶性，但也有少部分恶性程度很高，具有远期复发的倾向。

4. 转移途径　卵巢恶性肿瘤的转移途径有局部浸润，直接种植，淋巴转移与血行转移，其中以直接播散和淋巴转移为主。

（1）直接播散：卵巢癌最常浸润部位为膀胱、直肠、乙状结肠、回盲部及子宫输卵管等邻近脏器，形成癌灶粘连封闭盆脏。随大网膜膈肌上下运动，腹水中脱落癌细胞形成膈肌下肝脏表面及腹膜脏器浆膜面的广泛种植和转移，大网膜转移率为46.3%，膈肌转移率为15.7%~54.5%，小肠转移率为66%，结肠转移率为78%。

（2）腹膜后淋巴转移：卵巢的淋巴引流很复杂，大部分经骨盆漏斗韧带引流至腹主动脉旁淋巴结，部分经卵巢固有韧带，阔韧带引流到髂组、闭孔淋巴结，既使在早期卵巢癌，也有约10%~20%出现腹膜后淋巴结转移。

（3）血行转移：多发生于Ⅲ~Ⅳ期患者，进入淋巴系统的肿瘤细胞最终可经静脉至动脉，形成全身各部位的转移，其中以肝、肺等处转移较多见。

【诊断】

（一）临床分期

表4-1　卵巢癌的国际FIGO分期法

分期	
Ⅰ期	肿瘤局限于卵巢
	Ⅰa　肿瘤局限于一侧卵巢，无腹水，包膜包完整，表面无肿瘤
	Ⅰb　肿瘤局限于双侧卵巢，无腹水或有腹水但未找到恶性细胞，包膜完整，表面无肿瘤
	Ⅰc　一侧或双侧卵巢的Ⅰa或Ⅰb有表面肿瘤生长；包膜破裂；腹水或腹腔冲洗液可见恶性细胞
Ⅱ期	肿瘤侵及一侧或双侧卵巢，并向盆腔蔓延（或）转移至子宫和（或）输卵管
	Ⅱa　蔓延和（或）转移至子宫和（或）输卵管
	Ⅱb　蔓延至盆腔其他组织
	Ⅱc　不论一侧或双侧卵巢的Ⅱa或Ⅱb有表面肿瘤生长，包膜破裂，腹水或腹腔冲洗液可见恶性细胞
Ⅲ期	肿瘤侵及一侧或双侧卵巢，且盆腔腹膜种植和（或）后腹膜或腹沟淋巴结阳性，肝脏表面转移为Ⅲ期；肿瘤局限在真骨盆，但组织学证实侵及小肠或大网膜
	Ⅲa　肿瘤一般局限在真骨盆未侵及淋巴结，但腹腔膜表面有镜下种植
	Ⅲb　肿瘤侵及一侧或双侧卵巢，腹腔腹膜表面种植范围不超过2cm以下直径，淋巴结阴性
	Ⅲc　肿瘤腹腔膜种植超过2cm直径和（或）后腹膜、腹股沟淋巴结阳性
Ⅳ期	肿瘤侵及一侧或双侧卵巢并有远处转移，如出现胸水经细胞学检查为阳性定为Ⅳ期，肝实质有转移同样列为Ⅳ期

为了更准确地估计预后，对Ⅰa或Ⅰc期的病例应注明肿瘤囊肿壁系自发破裂或在手术中破裂，对阳性细胞学发现也应注明系来自腹腔冲洗液或来自腹水。

（二）临床表现

1. 内分泌紊乱　卵巢性腺间质肿瘤及部分上皮性肿瘤，由于肿瘤细胞，间质组织能合成并分泌雌激素，使患者表现为内分泌障碍，青春期前。出现性早熟，生育年龄妇女月经不调，不规则阴道出血，在绝经后妇女出现阴道出血，在卵泡膜细胞瘤，卵巢支持间质细胞瘤由于雄激素分泌而表现为男性化体征。

2. 腹部包块　良性卵巢肿瘤生长缓慢，早期体积小，多无症状，多在妇科检查时发现。当肿瘤增大超出骨盆腔时，可在下腹部触及一活动无压痛肿物，当肿瘤增大迅速，占据整个腹腔时患者才出现腹胀、尿频、便秘、气促及双下肢水肿等症状。

3. 消化道症状　临床以消化道症状就诊者可占50%，绝经后妇女常可达80%，多由于肿瘤巨大压迫肠道，或因肿瘤侵犯肠道，种植于大网膜膈肌等部位而产生中量以上腹水造成，可表现为腹胀、食欲减退、便血，严重者可发生肠梗阻，常常被误诊为结核性腹膜炎，肝硬化腹水而延误治疗。

4. 恶病质　为恶性肿瘤发展到晚期引起的非特异性消耗性病变，可表现为消瘦、免疫功能低下、多脏器功能衰竭等。

5. 卵巢癌三联征　40岁以上妇女，出现胃肠道症状，卵巢功能障碍。

（三）并发症

1. 蒂扭转　为最常见的并发症，约占卵巢肿瘤的10%，也是常见的妇科急腹症。常发生于蒂长、中等大、重心偏于一侧的肿瘤，多见于皮样囊肿。急性扭转的典型症状是突然发生持续性下腹剧痛，伴恶心、呕吐，甚至休克，妇科检查可触及张力较大之肿瘤，压痛及肌紧张。偶见慢性蒂扭转，症状可不明显。发病后肿瘤易感染或破裂，故一旦确诊即应手术，术时应先钳夹扭转之近心端，以防复位后栓子脱落引起危险。

2. 破裂　约占卵巢肿瘤的3%。可分为外伤性及自发性破裂两种。腹部受撞击、双合诊、穿刺、性交、分娩等可引起外伤性破裂。肿瘤生长过速，尤其恶性肿瘤浸润性生长可致自发性破裂。小囊肿或单纯性浆液性囊腺瘤破裂者可仅感轻度腹痛。大囊肿或成熟性畸胎瘤破裂者，常有剧烈腹痛、恶心、呕吐甚至内出血、腹膜炎及休克。检查腹部压痛、腹肌紧张，可有腹水征，原有肿瘤塌陷或触不到。疑有肿瘤破裂者均应立即剖腹探查，彻底清除囊液，清洗腹腔，并做细胞学检查，切除标本送病理学检查。罕见有破入肠道或膀胱内者，一般因粘连或第1次破裂后与周围器官粘连而于粘连处破入所致。肿瘤内容物可经大便或小便排出。

3. 感染　不多见。多因扭转或破裂后引起，也可因邻近器官感染扩散所致，或经血行或淋巴道感染。临床表现：发热、腹痛、肿块触痛、腹肌紧张、白细胞数升高。有时可误诊为急性盆腔炎或腹膜炎。应行控制感染后再手术切除肿瘤，感染未能于短期内控制者，则及时手术为宜。

4. 恶性变　卵巢赘生性肿瘤均有恶变可能。恶变初期无症状，待患者注意时已非早期。可疑或已恶变的征象有：肿瘤为双侧性，生长迅速，有腹水。如出现血性腹水、消瘦、疼痛者已属晚期。为此应定期进行妇科普查，对确诊的卵巢肿瘤应及早手术。

此外，还可发生肿瘤嵌顿、水肿及出血等并发症。

（四）诊断依据

1. 查体　应认真、仔细、全面。并掌握以下要点：

①全身浅表淋巴结，尤其是左锁骨上、下淋巴结，腋下淋巴结，腹股沟淋巴结应认真触诊；

②胸部理学检查应注意有无肺实质病变，有否胸腔积液；

③仔细检查腹部有无肿块及腹水征，不可忽视叩诊移动性浊音；

④妇科盆腔检查应先排尿排便、必要时导尿后再进行，注意肿块的位置、大小及周界，形状及表面是否光滑，软硬度或囊性与实性，活动度及与周围器官的关系，能否与子宫分开，敏感度或有否触痛等。并应查明子宫后壁、子宫直肠陷凹、阴道直肠膈及宫骶韧带的情况。

2. 辅助检查

（1）影像学检查

1）X 线检查：

①腹部平片检查如发现牙齿、骨组织或钙化灶影像者，提示有囊性畸胎瘤或浆液性囊腺瘤、未成熟畸胎瘤及性腺母细胞瘤之可能；

②静脉肾盂造影可协助鉴别卵巢肿瘤与腹膜后肿瘤；

③胃肠造影有助于排除胃肠道病变、明确肿瘤的位置及其与胃肠道的关系；

④气腹造影、腹膜后充气造影及子宫输卵管碘油造影可协助判断肿瘤的来源及其位置；

⑤淋巴造影可及早判断卵巢恶性肿瘤扩散程度，提高临床分期准确性并有助于制定治疗方案。

2）电子计算机断层扫描摄像（CT）：可检查从肺底到盆底范围内的病变，有助于确定临床分期、发现肿瘤复发灶及进一步证实淋巴造影的结果。

3）超声检查：尤其是 B 型超声仪可探明盆、腹腔肿瘤的位置、大小、形态及性质。可协助判断或提示恶性肿瘤，观察子宫、附件及卵泡情况，诊断卵巢肿瘤合并妊娠，监测治疗中肿瘤及腹水消长情况等。

（2）肿瘤标志物及其他指标的检查

1）免疫学检查：

①癌胚抗原（CEA）虽并非特异性抗原，但约有 58% 的 Ⅲ 期卵巢癌患者 CEA 升高，Ⅳ 期或癌肿很大者升高更明显，粘液性囊腺癌 CEA 水平最高；

②甲胎蛋白（AFP）在内胚窦瘤患者中持续升高，切除肿瘤后迅速下降，复发时又升高。因此，AFP 的连续测定对内胚窦瘤的诊断和治疗监护均有重要意义；

③绒毛膜促性腺激素（hCG）是卵巢癌、绒癌或伴有绒癌成分的生殖细胞肿瘤的很敏感的标志物，非妊娠状态下，hCG 水平升高，表明有滋养叶肿瘤或有异位的能分泌 hCG 的其他肿瘤。β - hCG 可精确反映瘤细胞的量，故可作为观察疗效的指标；

④肿瘤相关抗原（TAA）是存在于恶性肿瘤特别是浆液性和粘液性囊腺癌细胞膜上的一种膜蛋白（卵巢的正常组织及良性肿瘤均为阴性）。如血清上皮性卵巢癌单克隆抗体（CA_{125}）和结肠直肠癌单克隆抗体（CA_{19-9}）已用于诊断和随诊卵巢癌患者。

2）生化学检查：

①胎盘碱性磷酸酶同功酶水平在约 43% 的卵巢癌患者的血清或腹水中升高，超微结构

研究发现，此酶位于癌细胞线粒体周围的间隙中，但尚未肯定它对卵巢癌的临床意义；

②其他生化指标，如乳酸脱氢酶、尿素氮、胆固醇、总蛋白、总胆红素、铁蛋白等，以及血清纤维蛋白降解产物及其他血清酶，在卵巢癌患者的血清或腹水中均升高。

（3）细胞学检查：

①阴道脱落细胞涂片若见到砂粒体和腺癌细胞，可提示卵巢癌可能性，但很少有卵巢癌之细胞脱落入阴道者；

②阴道细胞涂片若为绝经后妇女呈持续高度影响，则提示可能有卵巢功能性肿瘤，如颗粒细胞瘤；

③子宫直肠陷凹穿刺涂片检查找到肯定的恶性细胞者为阳性，找到不肯定的恶性细胞者为可疑，未找到恶性细胞者为阴性，未找到间皮细胞（抽出的液体不属腹腔液）者为不满意，结果中为阳性者提示瘤细胞已沉入腹腔，已非早期病变，此法尚存在早期阳性率低的问题，未被普遍采用；

④肿块及淋巴结穿刺涂片或组织病理学检查，一般用于晚期病变。

（4）腹腔镜检查 对卵巢癌的诊断、临床分期、治疗监护均有重要意义。其主要作用有：

①直视盆腹腔内脏器，确定病变的性质，鉴别卵巢肿瘤与其他病变，如盆腔子宫内膜异位症、有蒂子宫肌瘤、结核性腹膜炎等；

②吸取腹腔液或腹腔冲洗液作细胞学检查；

③可对盆腹腔实质性肿块或腹膜种植结节取样活检；

④可直接观察网膜及腹膜表面、肝及横膈等，以评价卵巢癌的扩散程度，如治疗前经腹腔镜检查的Ⅰ～Ⅱ期卵巢癌患者中，发现膈下转移者占44%。

（5）剖腹探查与腹腔镜检查的作用基本相同，但可以确诊，效果更直接更确切，并可根据探查结果和快速冰冻切片病理学诊断，当即确定手术范围，这是其他诊断方法不能取代的。

（6）染色体检查已发现卵巢浆液性和粘液性囊腺癌的染色体数目增多并伴有结构改变。但尚未明确各类恶性肿瘤的标记染色体。

【治疗】

卵巢恶性肿瘤的治疗应采取以手术为主的综合治疗，在辅助治疗中，化疗是重要的治疗手段，另外还可辅以放射治疗，生物治疗及激素治疗。

（一）治疗原则及方法选择

1. 必须通过手术获得明确的手术分期及组织学分类。

2. 应尽最大努力将肿瘤完全切除达到理想的减瘤术或最小的残余肿瘤。

3. Ⅰa期高分化（G_1）或交界性瘤术后并非必须辅以化疗，但应定期随访。

4. 各期的中低分化癌（G_2、G_3）及Ⅰb期以上者应采用术后化疗。

5. 通常是选择含铂类药物的联合化疗作为一线化疗。

6. 化疗要规范、及时，剂量要足，疗程不少于6～8个。

7. 对年轻，要求保留生育功能的生殖细胞肿瘤者可施行单侧附件切除或减瘤术，术后选用 PVB 或 VAC 联化疗方案。

8. 无性细胞瘤复发或残余病灶局限者可采用术后放疗。

9. 复发的卵巢恶性肿瘤估计可被切除时，可施行再次肿瘤细胞减灭术，若能达到残瘤灶＜2cm，术后配合二线化疗可延长生存期。

10. 复发的卵巢恶性肿瘤对铂类耐药者可选用 Taxol，HMM，IFO 及 TPT 作为二线化疗，若为铂类敏感者可再用以铂类为主的联合化疗。

（二）手术治疗

1. 手术分期及手术步骤：

①手术切口，以纵形切口为宜，切口长度要足够，使能将肿瘤全切除，充分暴露肝区及横膈部位以便切除转移瘤；

②腹水或腹膜冲洗液细胞学检查，如无腹水通常应取四处腹膜冲洗液检查，包括膈面，左结肠沟，右结肠侧窝及盆腔直肠窝；

③认真检查及触摸全部腹膜表面；

④右半横膈面的涂片或活检；

⑤对所有可疑部位活检；

⑥横结肠以下的大网膜切除；

⑦粘连部位的切除或活检；

⑧肉眼无明显种植则应对膀胱反折部，子宫直肠窝，左右结肠侧窝及盆壁腹膜进行多点活检；

⑨盆腔淋巴结及主动脉旁淋巴结、阑尾切除术，随机活检或切除送检；

⑩全子宫双附件切除。

2. 手术原则与范围　卵巢恶性肿瘤的手术应尽量切除肿瘤为原则，不论肿瘤大小及有无腹膜内转移，只要能耐受手术者皆应切除原发病灶及转移瘤，这种手术称为细胞减灭术或减瘤术。手术后残存肿瘤直径≤2cm 者称为理想手术，＞2cm 称为亚理想手术。手术范围应包括全子宫，双附件、大网膜、阑尾切除。若肿瘤已转移到肠管的肌层或粘膜层，可同时行肠切除术以达到理想手术。若病灶广泛无法完全切净，则只能施行较非手术的减瘤术，在能清除全部肿瘤病灶同时，可行盆腔淋巴结及主动脉旁淋巴结活检或清扫术，对于极早期（Ⅰa）卵巢癌，高分化或交界性肿瘤的年轻患者，经过认真全面检查排除其他部位病变者，可施行患侧附件及大网膜切除术，生殖细胞肿瘤对化疗较敏感，患者年龄亦较年轻，即使较晚期者也可采用患侧附件切除或病灶切除术，以保留生殖内分泌功能与生育功能。

3. 早期卵巢恶性肿瘤保留生育功能的条件：

①肿瘤直径＜10cm，经多点活检，证实为Ⅰa期；

②肿瘤细胞分化疗（高分化）或交界性；

③肿瘤包膜完整，与周围无粘连；

④肿瘤壁与输卵管卵巢系膜无浸润；

⑤大网膜及对侧卵巢活检阴性；

⑥盆腔及腹膜其他部位正常；

⑦腹膜腔冲洗液阴性；

⑧有要求生育的年轻妇女；

⑨能坚持密切随访者；

⑩待完成生育功能后决定是否切除对侧卵巢。

4. 二次探查术及其临床价值　患者通过初次手术并足够疗程化疗后，临床影像学检查无病灶发现，CA_{125}无异常，达到临床完全缓解，通过估价疗效及是否存有微小复发灶决定是否需要施二次手术探查，探查结果决定是否停止化疗或更换化疗方案。

二次探查术应与初次手术分期一样，在盆腹腔取多部位冲洗液检查，活检，如查到复发病灶同时再次切除。传统的卵巢恶性肿瘤二次探查术有两种：

①二次剖腹探查术；

②二次腹腔镜探查术，均是指在卵巢癌手术后经过充分化疗（至少6个疗程）且经临床检查无复发现象者进行的第二次探查术，如二次探查术发现仍有肿瘤残留或病理学检查仍有肿瘤存在，则需行二次肿瘤细胞减灭术。赞成二次探查术的学者认为，二次探查术能及时发现仍然存在的病灶，避免过早停用化疗或放疗，使残存的隐匿癌灶发生发展。如二次探查术证明阴性，则可及时停用化疗或放疗，避免化学或放疗的毒性作用，且有资料证明，通过二次探查术能明显提高患者生存率。但另一些学者认为，二次探查阴性后仍可能复发，因此，二次探查术究竟有多大价值，有无必要尚无定论。1994年Creasman等对120例I期或II期的卵巢癌进行二次探查术，发现进行二次探查术约13%患者复发，发现二次探查术的有12%患者复发，二组复发率无统计学差异，但晚期卵巢癌二次探查术阴性的患者复发率高达48.9%。1998年Cadducci报道，二次探查术后行再次肿瘤细胞减灭术的患者不能提高生存率。多变量分析提示，二次探查术后患者的生存率仅与残余肿瘤的大小有关。二次探查术阴性者仍有5年内复发的风险。但从细胞动力学分析，如二次探查手术加肿瘤或细胞减灭术，则可最大限度地减灭肿瘤体积与直径，减轻肿瘤负荷，改善患者的预后。

1997年Williams等对153例晚期卵巢癌行二次探查术时再次行肿瘤细胞减灭术的情况进行回顾性分析，发现二次探查加再次肿瘤细胞减灭术，将目检可见的肿瘤减灭至镜下残留，可使患者死亡危险性减少一半。目前国内尚无有关卵巢癌二次探查的大量且全面的资料分析与总结。

5. 再次肿瘤细胞减灭术　初次肿瘤细胞减灭术辅以化学治疗后，患者可在近期（6个月）及远期（>6个月）出现复发，再次细胞减灭术对复发癌患者预后仍具有积极意义。再次手术不仅可缩小癌灶体积，切除耐药部分，而提高对化疗的敏感性，再次减灭术后残存癌灶为微型者，5 年生存率为 51%，若 >2cm，存活率明显下降低于 10%，再次肿瘤细胞减灭术后仍需坚持化疗，可选用以铂类为主的二线化疗药物。

（三）化学治疗

卵巢癌的化疗应建立在手术彻底切除肿瘤的基础之上，如残留癌灶 <2cm，化疗可能使癌灶完全消退，达到无瘤生存。化疗可使原来不能手术切除的达到理想的减灭术。化学治疗应根据肿瘤的临床与手术分期、肿瘤的病理类型、分化程度、初次手术切除的范围来选择不同的药物组合，在术前和术后定期使用。

1. 适应症：

①估计手术难以大部分切除的晚期卵巢癌可先行术前化疗 1~2 个疗程后再择期手术；

②初次手术肿瘤未能切除，可先行化疗 2~3 个疗程后再手术；

③初次手术无精确手术临床分期，未行大网膜切除、淋巴结清扫者；

④初次手术腹水或冲洗液中查到瘤细胞者；

⑤高危组织类型的浆液性囊腺癌、透明细胞癌，中、低分化腺癌（G_2，G_3）；

⑥初次手术肿瘤腹腔包膜溃破，肿瘤与周围组织粘连者；

⑦初次手术盆腔或主动脉旁淋巴结阳性者；

⑧术后 4 周，CA125 下降 <50% 者。

2. 常用的化疗方案

（1）卵巢上皮性恶性肿瘤

L-PAM（苯丙氨酸氮芥）方案：L-PAM $7mg/m^2$，口服，第 1~5d，每 3~4 周重复。

HMM（六甲密胺）方案：HMM $260mg/m^2$，口服，第 1~14d 或第 1~21d，每 4 周重复。

CAP 方案：CTX $600mg/m^2$，静推，第 1d；ADM $50mg/m^2$，静推，第 1d；DDP，$75mg/m^2$，静滴，第 1d。每 3~4 周重复。

CHAP 方案：CTX $350mg/m^2$，静推，第 1、8d；HMM $150mg/m^2$，口服，第 1~14d；ADM $20mg/m^2$，静推，第 1、8d；DDP60mg/ml，静滴，第 1d。每 3~4 周重复。

Hexa-CAF 方案：HMM 150mg，口服，第 1~14d；CTX 150mg，口服，第 1~14d；MTX $40mg/m^2$，静推，第 1、8d；5-Fu$600mg/m^2$，静滴，第 1、8d。每 3~4 周重复。

TC 方案：Taxol $135mg/m^2$，静滴（3h），第 1d；Carboplatin $300mg/m^2$，静滴，第 1d。每 3~4 周重复。

TP 方案：Taxol $135mg/m^2$，静滴（3h），第 1d；DDP $75mg/m^2$，静滴，第 1d。每 4 周重复。

泰素或铂类方案：紫杉醇 $60~80mg/m^2$/周，加入 NS250 时，静滴（1h），化疗 6 周为 1 疗程，休 2 周。第 1、4 周同时加用 DDP、卡铂或铂尔定。卡铂 $200mg/m^2$，加入 5% 葡萄糖液 500ml，静滴；DDP $70mg/m^2$，加放 NS 500ml，静滴；铂尔定 $300mg/m^2$，加入 5%

葡萄糖液 500ml，静滴。

拓朴替肯＋铂类方案：TPT 1mg/m², 静滴，第 1~5d；DDP 40mg/m², 静滴，第 5~6d，每 4 周重复。

新近临床及药代动力的研究表明，泰素的药代效力模型是非线型模型，药物的血浆浓度不一定与投药剂量相关，泰素的抗肿瘤效果主要取决于化疗的计划和方案，低剂量泰素周疗法，可维持有效的血药浓度，发挥抗肿瘤作用，又不会引起严重的骨髓抑制，患者容易接受并坚持。

（2）生殖细胞性肿瘤

VAC 方案：VCR 1.5mg/m², 静推，第 1d，（最大剂量 2.5mg）；KSM 0.5mg/d，静推，第 1~5d；CTX 5~7mg/（kg·d），静推，第 1~5d。每 3~4 周重复。

VBP 方案：BLM 20mg/m², 静滴，第 2，16d（最大剂量 30U）；VCR 1.5mg/m², 静滴，第 1、2d（最大剂量 2.0mg）；DDP 2.0mg/m², 静滴，第 1~5d。每 3~4 周重复。

BEP 方案：BLM 20mg，静滴，第 2、9、16d（最大剂量 30mg）；VP16 100mg/m², 静推，第 1~5d。DDP 20mg/m², 静推，第 1~5d。每 3~4 周重复，共 3 次。

（3）性索间质细胞瘤：可参照以上的化疗方案。较常用的化疗方案有 PAC 方案、VAC 方案及 VBP 方案。

3. 化疗途径及期限　化疗途径应以全身化疗为主（静脉或口服），也可配合腹腔化疗及动脉插管栓塞化疗。关于化疗的期限，上皮性癌往往需要 6~8 个疗程。生殖细胞性肿瘤则为 3~6 个疗程。疗程的多少还与采用的化疗方案及剂量有关。剂量偏小的则需较多的疗程。

4. 介入性栓塞化疗　超选择性动脉插管栓塞化疗是治疗晚期卵巢癌的又一新途径。

单纯动脉灌注化疗与静脉化疗相比，可使局部组织的抗癌药物浓度提高 2.8 倍，动脉栓塞化疗又比单纯动脉灌注化疗局部组织 AUC 提高 2.36 倍，且能使局部组织保持较长时间的药物高浓度，提高了临床疗效，通常以 ADM 50mg/m²、氮芥（NH₂）5~10mg/m² 加入 5% 葡萄糖液或 0.9% 生理盐水 150~200ml 稀释，动脉灌注适用于初诊冰冻骨盆并大量腹水的晚期卵巢癌患者。

5. 复发或耐药者的二线化疗　应用铂类药物治疗后缓解期超过 6 个月复发者可视为对铂类药物敏感者，可再次使用含铂类药物的联合化疗或用其他二线化疗。若缓解期少于 6 个月则属对铂类耐药者，这类患者再次化疗则应选择 Taxol、IFO 或 HMM 之一的单药化疗或与其他药物的联合化疗。

（四）放射治疗

在卵巢恶性肿瘤中，无性细胞对放疗最敏感，颗粒细胞属中度敏感，而上皮性癌不主张以放疗作为主要辅助治疗手段，但在 I c 期，或伴有大量腹水者经手术仅有细小粟粒样转移灶或肉眼看不到的残留病灶，可辅以放射性核素腹腔内注射以提高疗效，减少复发。

1. 体外照射　由于卵巢恶性肿瘤常有腹腔的转移，所以常采用全腹外照射，肝脏及肾脏挡铅防护。全腹照野的剂量为 2 500 ~ 3 000cGy/4 ~ 5 周，但卵巢肿瘤的主要病变位于盆腔，因此需对盆腔加强照射，剂量应达 4 000 ~ 5 000cGy 放射源要用钴、铯，或直线加速器。

2. 放射性核素　通常要用放射性^{32}P，其半衰期为 14.2d，最大穿透力为 4 ~ 5mm。由于穿透距离较短，故只能用于细小散在的粟粒样病灶。治疗应在手术后 3 ~ 6 周开始，先行单针穿刺滴注生理盐水 400ml，接着一次注入^{32}P15mCi，然后再注入生理盐水 600ml，注射完毕后嘱患者每 15min 更换体位一次，以使^{32}P 在腹腔内均匀分布，对有肠粘连者应禁用放射性核素腹腔注射。

（五）激素治疗

卵巢恶性肿瘤中，上皮性肿瘤组织中 ER，PR 最高，性索间质肿瘤次之，浆液性囊腺癌的 ER，PR 含量低于子宫内膜样癌，但高于其他恶性肿瘤，ER、PR 在粘液性癌较低，在透明细胞癌中更低，卵巢癌的内分泌治疗基础是测定癌组织中 ER、PR 受体浓度，治疗适用为 ER，PR（+），临床期别早，高分化，初次手术较彻底，但有复发转移可能者，仅能作为化疗的辅助治疗及复发癌，耐药病例的姑息治疗。

三、转移性卵巢肿瘤

【概述】

一切从其他器官转移至卵巢的肿瘤统称为转移性卵巢肿瘤。约占卵巢恶性肿瘤的 10% ~ 30%，其原发癌以乳腺癌、胃癌、结肠癌和子宫内膜癌为最多见。

（一）发病机制

由于卵巢为一个具有丰富的淋巴和血运，且具有分泌雌、孕激素及睾酮的潜能而成为一个很容易生长转移瘤的器官，转移出来的肿瘤细胞可通过以下途径波及卵巢。

1. 直接侵犯　位于卵巢附件的盆腔原发性肿瘤，如子宫内膜癌、输卵管癌、回盲部或乙状结肠癌均可通过直接侵犯方式转移至卵巢。

2. 腹水转移　原发于上腹腔的肿瘤，如胃癌，可在肠蠕动和重力作用下通过腹水运送到卵巢。

3. 淋巴转移　卵巢是一个富有网状淋巴管的器官，输卵管系膜血管与卵巢血管有丰富的交通支，它可沿子宫卵巢的血管到腹主动脉和下腔静脉淋巴结，故卵巢转移性肿瘤的特征为：

（1）卵巢转移瘤绝大多数为双侧性。

（2）因转移而增大的卵巢常保持原来形状，肿瘤限局在包膜内生长。

（3）卵巢常双侧转移，外观往往正常，镜下可见淋巴管内瘤栓。

4. 血行转移　这种概率较低、乳腺癌、消化道癌及子宫内膜癌可能通过血运转移至卵巢。

（二）病理

1. 大体

（1）乳腺癌或子宫内膜癌行预防性卵巢切除术者卵巢外观正常，仅能镜检发现转移病灶。

（2）胃肠道癌多数转移双侧卵巢，仍保持卵巢形状，切面常有粘液变区域。

（3）卵巢转移癌伴发腹腔内播散性病灶，约20%伴发胸水或腹水。

2. 镜下检查　卵巢转移癌可有多种类型，如原发癌是乳腺者，转移瘤保持了原发癌的组织特点，有的则主要是未分化间质细胞浸润。如原发来自胃肠道，转移瘤多类似卵巢分泌粘液的原发腺癌，唯其突出特征是可见印戒细胞，即大的囊腔内被覆产生粘液的高柱状上皮，当胞浆内粘液多时，胞核被挤向一侧而贴近细胞膜呈半月形。

【诊断】

（一）临床表现

1. 原发肿瘤史　卵巢转移性肿瘤与早期卵巢癌一样缺乏特异性症状，故术前诊断较困难，在消化道原发癌中约42%在发现卵巢转移前有原发瘤切除史，大约50%～60%的患者并无原发肿瘤病史，有相当比例患者同时发现原发及转移肿瘤，或在发现卵巢转移瘤后才寻找到原发肿瘤。

2. 盆腔包块　约76.2%患者是以发现盆腔包块而就诊。

3. 阴道异常出血　原发于子宫内膜癌转移至卵巢的患者可出现不规则阴道出血。

4. 腹水　腹水在卵巢转移肿瘤中相当常见，估计淋巴引流的障碍和转移瘤的渗出是腹水的主要来源，腹水发生率约为62.5%，绝大多数为草黄色，少数呈血性。

5. 腹痛　可能与转移瘤增长迅速，腹腔内广泛转移，及消化道原发癌发展有关。

（二）诊断依据

同原发性卵巢癌。

【防治】

（一）预防

1. 原发瘤的预防与筛查　胃癌、结肠癌和乳腺癌为转移性卵巢癌的主要来源，预防转移癌，应以提高对原发瘤的早期诊断和治愈率，防止治疗过程中的扩散和治疗后复发。

2. 其他　对40岁以上的消化道癌或乳腺癌者，在切除原发瘤时，应将双侧卵巢切除或放射去势。预防性卵巢切除在提高原发瘤的治愈率上具有重要意义。

（二）治疗

卵巢转移性肿瘤，常因形成盆腹腔的广泛转移而手术无法切净生存率较低，预后比原发性卵巢癌要差。临床收治的多数转移性卵巢癌均系原发灶已经治疗，而后发现卵巢转移癌，或先发现卵巢转移癌后，追踪发现原发灶的，如卵巢转移癌体积大，固定于盆腔，大量腹水恶病质，无法手术可姑息性对症治疗，化疗有一定疗效。

1. 手术治疗　如患者一般情况尚可，应积极争取手术切除，手术有利于确诊卵巢肿瘤是原发还是继发。如为原发癌，患者能得到及时有效的治疗。如为继发癌，切除盆腔转移性肿瘤，可解除压迫症状，抑制腹水产生，通过腹腔和全身化疗延长患者生存期。

（1）手术范围：

①多数转移癌局限于卵巢或盆腔，需行全子宫双附件及大网膜切除术；

②盆腹膜转移灶广泛，应争取作肿瘤细胞减灭术，减小肿瘤体积，增加肿瘤组织对化疗的敏感度；

③患者体质差，有恶病质倾向者，术中且腹腔浆膜层广泛转移，可行单侧或双侧转移灶切除术。

（2）原发癌的处理：多数卵巢转移癌来自胃肠道，如查明原发灶在结肠，应争取与转移癌一并切除，如原发为胃癌，病期尚属早期，转移灶局限于盆腔，患者情况允许，可考虑同时切除原发癌，来自乳房的卵巢转移癌，绝大多数原发灶在转移灶出现前，已手术切除。

2. 化疗 转移性卵巢癌常因腹膜内广泛转移，肿瘤体积大，腹膜腔化疗效果不佳，可选择介入插管化疗，有一定临床疗效。

（陆敏杰）

第五章　盆腔炎与盆腔淤血综合征

第一节　急性盆腔炎

【概述】

急性盆腔炎是指女性上生殖道及其周围组织的急性炎症。

（一）病因

发病的主要原因有不洁性交后上行感染；产后或流产后感染；宫腔内手术操作后感染；经期卫生不良，当机体免疫力低下时，慢性炎症可急性发作。

（二）致病菌

主要致病菌有两个来源：内源性病原体，即阴道内的菌群，包括需氧菌和厌氧菌，混合感染多见。外源性病原体主要为性传播疾病的病原体，包括衣原体、支原体、淋病奈瑟菌、铜绿假单胞菌、结核杆菌等，常同时伴有需氧菌和厌氧菌的感染。病理类型包括：急性子宫内膜炎和急性子宫肌炎，多见于流产、分娩后以及宫腔内的手术后；急性输卵管炎、输卵管积脓和输卵管卵巢脓肿；急性盆腔腹膜炎；急性盆腔结缔组织炎；败血症和脓毒血症；Fiez-Hugh-Curtis 综合征，即肝包膜炎症而无肝实质损害的肝周围炎。

（三）病理

（1）急性子宫内膜炎及急性子宫肌炎。

（2）急性输卵管炎、输卵管积脓、输卵管卵巢脓肿。

（3）急性盆腔结缔组织炎。

（4）急性盆腔腹膜炎。

（5）败血症及脓毒血症。

【诊断】

（一）病史

轻者无症状或症状轻微，常见症状有下腹痛，为持续性、活动或性交后加重，发热，阴道分泌物增多。严重者有寒战、高热、头痛、食欲缺乏。腹膜炎者出现消化道症状，如恶心、呕吐、腹胀、腹泻。肿块位于子宫前方有膀胱刺激症状，如排尿困难、尿频尿痛等，肿块位于子宫后方可有直肠刺激症状。腹膜外病灶可有腹泻、里急后重感和排便困难。月经期可出现经量增多、经期延长。

（二）临床表现

下腹痛伴发热。患者呈急性病容，体温高，心率快，下腹部压痛及反跳痛，肠鸣音减弱或消失。盆腔检查：阴道有大量脓性分泌物，从宫颈口外流，穹窿有明显触痛，宫颈充血、水肿、举痛明显；宫体略大，有压痛，活动受限；可触及输卵管增粗及包块，宫旁一侧或两侧有片状增厚，压痛明显；若有脓肿形成且位置较低时，可扪及后穹窿或侧穹窿有肿块且有波动感。

（三）辅助检查

阴道分泌物生理盐水涂片可见大量白细胞；宫颈分泌物查病原体，可找到支原体、淋病奈瑟菌和衣原体等；血液检查血常规检查白细胞增高，红细胞沉降率升高，C-反应蛋白升高。

（四）诊断要点

1. 基本标准为诊断必需，附加标准可增加诊断的特异性，特异标准基本可诊断：

①宫体压痛；

②附件区压痛；

③宫颈触痛。

2. 附加标准：

①体温超过 38.3℃；

②宫颈或阴道异常黏液脓性分泌物；

③阴道分泌物生理盐水涂片见到白细胞；

④实验室证实的宫颈淋病奈瑟菌或衣原体阳性；

⑤红细胞沉降率升高；

⑥C-反应蛋白升高。

3. 特异标准：

①子宫内膜活检证实子宫内膜炎；

②阴道超声或磁共振检查显示充满液体的增粗输卵管，伴或不伴有盆腔积液，输卵管卵巢肿块；

③腹腔镜检查发现输卵管炎。

（五）鉴别诊断

应注意与急性阑尾炎、异位妊娠、卵巢囊肿扭转或破裂等鉴别。

【治疗】

（一）一般治疗

支持对症疗法：卧床休息、注意营养饮食、物理降温、注意预防和纠正电解质紊乱及酸碱平衡失调等，腹胀严重者行胃肠减压。

（二）药物治疗

主要抗生素治疗，给药途径可口服、肌内注射或静脉滴注，静脉滴注收效快。

（1）静脉用药常用的配伍方案如下：

1）青霉素或红霉素与氨基糖苷类药物配伍或甲硝唑类药物。

2）克林霉素与氨基糖苷类药物。

3）第二代头孢菌素及第三代头孢菌素药物。

4）喹诺酮类药物与甲硝唑。

（2）静脉用药剂量：青霉素800万~1 000万U/d，分2次静脉滴注，或200~400mg/d分次静脉滴注；甲硝唑250~1 000mg/d，分2次静脉滴注；克林霉素600~900mg/d，1次/8~12h，静脉滴注；第二代或第三代头孢类药物2~6g/d，静脉滴注；环丙沙星200mg/d，静脉滴注，1次/12h；氧氟沙星400mg/d，静脉滴注，1次/12h；左氧氟沙星500mg/d，静脉滴注，1次/d。

（3）用药时间：根据病情联合应用抗生素5~10d。

（三）手术治疗

1．手术指征

（1）经药物治疗无效：经药物治疗48~72h，体温持续不降，中毒症状加重或肿块增大者，应及时手术，以免脓肿发生破裂。

（2）输卵管积脓或输卵管卵巢脓肿：经药物治疗肿块仍未消失，但已局限化，即行手术切除，以免日后再次急性发作，终不免手术。

（3）脓肿破裂：需立即剖腹探查：主要用于治疗抗生素控制不满意的输卵管卵巢脓肿或盆腔脓肿。

2．手术方式　可选用经腹手术或腹腔镜手术，手术范围根据病变范围，患者年龄、一般状态等全面考虑。

（四）中药治疗

主要用活血化淤、清热解毒的药物。

（刘新华）

第二节　慢性盆腔炎

【概述】

慢性盆腔炎常因急性盆腔炎未能彻底治疗，或患者体质差病程迁延所致，或无急性炎症过程直接发生慢性炎症。慢性盆腔炎占慢性盆腔痛原因不到50%。其病因同急性盆腔炎。慢性炎症病程达半年，常有腹膜表面与附件的粘连以及输卵管管腔的纤维化改变，可出现输卵管积水和输卵管卵巢囊肿，并有子宫旁组织改变。根据病理改变分为：

1．慢性输卵管炎与输卵管积水　大都为双侧性，输卵管肿大，伞端闭锁并与周围组织粘连，有时峡部上皮和纤维组织增生，使输卵管结节状增厚，称为结节性输卵管炎。当伞端和峡部粘连闭锁，输卵管内积脓被吸收，只留下浆液性渗出物充满管腔形成输卵管积水，积水输卵管表面光滑，管壁甚薄，形似腊肠或烧瓶状。

2. 输卵管卵巢炎及输卵管卵巢囊肿　当输卵管发炎累及卵巢，与卵巢粘连形成慢性输卵管卵巢炎，仅输卵管伞端与卵巢粘连贯通时，液体渗出聚积形成输卵管卵巢囊肿或由于输卵管卵巢脓肿的脓液被吸收而形成输卵管卵巢囊肿。轻者输卵管变粗变硬，重者与肠管、盆腔腹膜、网膜粘连，形成炎性包块。

3. 慢性盆腔结缔组织炎　盆腔结缔组织炎为增厚的纤维组织、变硬的瘢痕组织，与盆壁粘连，子宫被固定，不能活动或活动度受限制，子宫常偏于患侧的盆腔结缔组织。

【诊断】

（一）临床表现

1. 症状

（1）曾有急性盆腔炎史，盆腔炎反复发作史，不孕史等。

（2）全身症状多不明显，可有低热，白带增多，易感疲劳，出现精神不振、失眠等神经衰弱症状。抵抗力差时，易有急性或亚急性发作。

（3）慢性炎症形成的瘢痕粘连以及盆腔充血，可引起下腹坠胀，疼痛及腰骶部酸痛。常在劳累、性交后及月经前后加剧。

（4）月经不调。患者可有月经增多、月经周期不规则、经期延长、痛经。

2. 体征　病变部位压痛、增厚，粘连、包块形成。子宫呈后位，活动受限或粘连固定。输卵管增粗，呈条索状，当形成输卵管积水或输卵管卵巢囊肿可触及盆腔一侧或两侧囊性肿块，活动多受限。形成盆腔结缔组织炎时，子宫一侧或两侧有片状增厚、压痛，宫骶韧带增粗、变硬、有压痛，三合诊增厚的主韧带及骶韧带包绕直肠，呈扇形增厚。

（二）辅助检查

1. 血常规及血沉可能偏高。

2. 宫腔分泌物细菌培养阳性，白细胞计数增高。

3. B超可探及盆腔包块呈不规则囊性或囊实性。

4. 腹腔镜直视下见内生殖器周围粘连，组织增厚，包块形成。

【治疗】

（一）一般治疗

劳逸结合，增加营养，提高机体抵抗力。

（二）药物治疗

1. 西药治疗　在用抗炎药物时，也可同时采用 α - 糜蛋白酶 5mg 或透明质酸酶 1 500U，肌肉注射，隔日 1 次，5～10 次为一疗程，以利粘连和炎症的吸收，个别患者局部或全身出现过敏反应时应停药。在某些情况下，抗生素与皮质激素同时应用，口服地塞米松 0.75mg，每日 3 次，停药时，注意逐渐减量。局部抗生素治疗：抗生素侧穹隆封闭方法：在距宫颈外侧约 1cm 阴道穹隆处进行，与宫颈平行，深约 2～3cm，缓慢注入新鲜配制的青霉素 20 万 U，链霉素 0.25g，0.25%～0.5% 奴佛卡因 10ml 作封闭，每日或隔日注射一次，7~8次为一疗程，一般可用3~4疗程，在每次月经后重复注射，也可加醋酸可的松或强的松联合注射，宫腔内注射抗生素是用橡皮导尿管插入宫腔，注入青霉素80万U、庆大霉素16万U溶液，同时加用透明质酸酶或仅一糜蛋白酶5mg，每次注射量不得超过10ml，缓慢注入，压力不宜过高，注完药后，等待10~20min再抽出橡皮管。每次月经干净后3~4d开始治疗，2~3d注一次，5~6次为一疗程，可连续治疗3~4疗程。根据当地药源也可选用敏感药物进行宫腔注射。

2. 中药治疗

（1）内服药：

①慢性盆腔炎以湿热型居多，治疗法则以清热利湿，活血化瘀为主，方药用丹参18g、赤芍15g、木香12g、桃仁9g、金银花30g、蒲公英30g、茯苓12g、丹皮9g、生地9g，痛重时加延胡索9g；

②有些患者为寒凝气滞型，治则为温经散寒，行气活血，常用桂枝茯苓汤加减或少腹逐瘀汤加减；

③有些患者为气滞血瘀型，治则活血去瘀，行气止痛，兼清热利湿，常用盆炎活血汤、宫外孕方剂加减或丹芍活血行气汤。

（2）外敷药：可用炒大青盐五斤或醋伴坎离砂五斤，布包敷于下腹部热敷。可减轻症状，也可用软坚膏、清洁膏、双柏散外敷，中药藤药外敷。

（3）灌肠：红藤汤保留灌肠，效果显著。方药：红藤、败酱草、蒲公英、鸭跖草、地丁各20~30g，煎汤100ml，用小儿肛管插入直肠内14cm以上，在20min内灌完，以后再卧床休息30min。如能晚上临睡前灌，保留至次晨则更好。有炎性包块者，加三棱、莪术、桃仁各6g，腹痛较重者，加玄胡、香附各12g，腹中冷痛严重者，加附子9g或角桂9g。

（三）物理疗法

温热的良性刺激可促进盆腔局部血液循环，改善组织的营养状态，提高新陈代谢，以利炎症的吸收和消退。常用的有微波、超短波、激光、紫外线照射、离子透入（可加各种中、西药物）、蜡疗等。

中波直流电离子透入法用骶-阴道法或腹骶-阴道法，中波电流用0.6~1A，直流电用10~15mA，每20~30min，每日或隔1次，15~20次为一疗程，用于盆腔粘连，效果较好。

中药丹参直流电导入丹参为活血化瘀药物，具有改善外周循环，促进组织再生，抑制过度增生纤维细胞，而直流电有改善局部血液循环，促进炎性产物吸收，并改变细胞的通透性，这就便于丹参离子导入。将丹参配制成20%丹参液，均匀洒在浸湿的布垫上，正极置于下腹部，阴极用同药置腰骶部，电流量0.05~0.1mA/cm2，20min，每日1次，10~15次为一疗程。

微波治疗是一种高频率电磁波，因机体组织对微波吸收率高，其穿透力较弱，产热均匀，可准确限定治疗部位，操作方便，对慢性炎症用圆形或矩形电极横置于下腹部，距离

10cm，功率 80～100W，每次 5～20min，每日 1 次，10～20 次为一疗程。超短波疗法：用下腹腰骶对置法，或将阴道电极置于阴道内，微热量或温热量，每次 15～20min，每日 1 次，或隔日 1 次，12～15 次为一疗程。

激光治疗有消炎、止痛，以及促进组织修复的作用，氦氖激光治疗机激光管长 100cm，输出功率 25mW，光斑可通过透镜调节成聚焦或散焦，照射前使患者排空尿液，暴露下腹部，激光垂直照射患部，距离 60cm 左右，光斑直径 5cm，光斑中心对准病灶区。于月经第 6d 开始照射，每日 1 次，每次 20min，每疗程 15 次，根据病情需要，于下次月经后再作第二个疗程，可连续照射 3～6 个疗程。显效率达 74%，有效率达 93.7%，病程长于 5 年者，痊愈显效率明显降低。

紫外线疗法用短裤照射法，红斑量为 2～4 个生物剂量，以后每次增加 1/2～1 个生物剂量，隔日 1 次，每疗程 5～6 次。

石蜡疗法用腰—腹法，使用蜡饼或蜡袋置于下腹部及腰骶部，每次 30min 或用蜡栓放置阴道内，隔日 1 次，10～15 次为一疗程。

热水坐浴一般用 1∶5 000 高锰酸钾液或中药洁尔阴坐浴，水温约为 40℃，每日 1 次，5～10 次为 1 疗程，每次 10～20min。

应用理疗治疗慢性盆腔炎性疾病时应注意禁忌症：

①月经期及孕期；

②生殖器官有恶性肿瘤；

③伴有出血；

④内科合并症如心、肝、肾功能不全；

⑤活动性结核；

⑥高热；

⑦过敏性体质等情况时均不做理疗。

（四）手术治疗

存在小的感染灶，引起炎症反复发作或输卵管积水，盆腔脓肿药物治疗不缩小时宜手术治疗。手术范围应以治愈疾病为原则，以免再复发。手术以单侧附件切除术对年龄 45 岁以上无生育要求者可以行子宫全切术加双侧附件切除术。年轻妇女尽量保留卵巢功能。年轻患者迫切希望生育，如单侧或双侧输卵管均不通，根据情况可作输卵管复通术。

1. 腹腔镜治疗慢性盆腔炎 腹腔镜检查前 2～24h 给静脉抗生素，血液中足量的高浓度抗生素预防在手术过程中通过腹腔镜吸收嗜氧及厌氧细菌感染。于手术第 1d 开始，口服强力霉素，连服 10d。

（1）腹腔镜下进行盆腔粘连松解术，包括卵巢、输卵管、子宫粘连分离，急性期因组织水肿、充血、易脆和易撕裂，毛细血管和静脉渗血量很多，止血常常不理想，腹腔镜松解粘连时用水剥离，很少出血。

（2）腹腔镜下进行盆腔脓肿穿刺排脓，腹膜的防御机制是保护宿主不受细菌侵袭，纤维蛋白沉积包围细菌并降低败血症死亡的发生率，但增厚的纤维蛋白沉积变成一道屏障，中性粒细胞原位杀死细菌并形成脓肿，而脓肿壁抑制了抗生素的效力及宿主自然消灭感染的能力。应用腹腔镜引流盆腔脓肿，然后松解全部腹腔粘连，并切除坏死的炎性渗出物，使患者的防御能有效地控制感染。若为急性输卵管卵巢脓肿施行腹腔镜治疗，可保留输卵管卵巢，使以后具有生育的潜力。

（3）腹腔镜下输卵管积水进行输卵管截除术，闭锁输卵管伞端切除术，输卵管卵巢切除术。

腹腔镜的禁忌症：弥漫性腹膜炎；肠梗阻；严重内科疾患或休克状态身体衰弱不能接受手术；凝血机制障碍和血液病。

2. 盆腔炎的介入治疗

（1）选择性输卵管造影和再通术：是确定输卵管是否真正阻塞、阻塞的部位及原因的重要方法，并能同时对阻塞输卵管进行直接的介入放射学再通技术。

适应症：各段输卵管阻塞均可试行选择性输卵管造影、通液；间质部至壶 – 峡交界部阻塞可试行输卵管再通术；常规子宫输卵管造影因宫颈太松而未完成者。

禁忌症：壶腹远端、伞端不宜行再通术，因为导丝不易达该部位，强行再通易致输卵管穿孔，导丝穿破伞端有损伤卵巢导致大出血的危险；子宫角部严重闭塞者、结扎输卵管吻合再通术后阻塞者以及结核性输卵管阻塞者；严重心衰、活动性肺结核、碘过敏者；发热，月经期，生殖器炎症急性发作者。

选择性输卵管造影和再通术有助于对输卵管阻塞的部位，程度和性质的诊断，使部分阻塞的输卵管得以复通，提高通液治疗的疗效，是目前确定输卵管阻塞的性质是膜性粘连、粘液栓阻塞抑或是纤维性阻塞的最简单实用的方法，有助于指导治疗方案的选择。

（2）盆腔脓肿经皮引流术：先用超声和 CT 等导向设备初步进行盆腔脓肿定位，然后进行诊断性抽吸证实，再经皮置入引流管，固定引流管冲洗脓腔，并注入造影剂了解脓腔大小，与周围脏器潜在的交通，保持管道通畅，每日用生理盐水冲洗 2 ~ 3 次，并加入蛋白水解酶制剂和敏感的抗生素，根据情况逐渐减少冲洗次数，直到脓液变清亮，体温正常，则可拔管。

适应症：单发单房脓肿，在盆腔中较高位置；影像诊断提示脓肿壁已形成。

禁忌症：靠近大血管的脓肿；缺乏安全的穿刺和引流途径的脓肿；未完全局限的脓肿，即蜂窝组织炎；多发和多房脓肿为相对禁忌，可采用分次引流法治疗。

当脓腔范围太广，弥漫性微脓肿，不能充分引流的粘稠脓液和引流位置不在脓腔最低处时，盆腔脓肿介入治疗效果不佳，甚至失败，所以要严格掌握适应症、禁忌症和操作程序。

【预后】

慢性盆腔感染反复发作，使生育功能预后越来越差，宫外孕增多。慢性感染、输卵管卵巢脓肿及其他盆腔脓肿的发生率增高。

（刘新华）

第三节　盆腔脓肿

【概述】

盆腔脓肿是急性盆腔炎未得到及时的治疗，化脓而形成的严重后果，也可以是慢性或复发性盆腔炎的一种不常见的并发症。输卵管脓肿可见于急性输卵管炎的初发阶段，但常见于复发性感染叠加在慢性损伤的附件组织上。输卵管卵巢脓肿一般发生在排卵部位，脓肿渗出液的压力可造成脓肿破裂，产生弥漫性腹膜炎，脓肿的缓慢漏出可形成陷窝脓肿。

盆腔脓肿常为多种细菌致病，如与需氧菌、厌氧菌有关，近年来，发现盆腔脓肿通常以厌氧菌为主，特别是类杆菌属和放线菌属，与淋菌关系不大。

【诊断】

（一）临床表现

1．症状

（1）少数输卵管卵巢脓肿无症状。

（2）有盆腔感染史。

（3）高热不退，可达39℃。

（4）脓肿可引起膀胱及直肠刺激症状。

（5）脓肿破裂常伴有败血症和休克，出现发热、寒颤、心动过速、定向力障碍、低血压、少尿。

2．体征

（1）脓肿破裂下腹部肌紧张和反跳痛、肠鸣音减弱或消失。脓肿未破裂时，后穹隆穿刺液呈云雾状；渗漏或破溃的脓肿，其穿刺液为稠厚脓液，脓液做厌氧菌培养可指导用药。

（2）妇科检查发现子宫的一侧或两侧触到包块伴压痛、波动感。

（二）辅助检查

B超可探明未破裂的脓肿，尤其对无症状的脓肿更有价值。

【治疗】

（一）支持治疗

对于未破裂有症状的盆腔脓肿，患者应卧床休息，采取半卧位，以利炎症局限。给予高能量、高蛋白半流质饮食，密切监测生命体征，注意水、电解质平衡，必要时输液、输血，提高机体的免疫力，如有必要时给予胃肠减压。对于已破溃的盆腔脓肿需给氧、补液，监测中心静脉压和尿量。

（二）药物治疗

目前文献多支持药物保守治疗盆腔脓肿可能成功。联合应用抗厌氧菌和抗需氧菌的抗生素，并根据病原体的培养和药物敏感试验结果来纠正用药。具体用药方案有：

1. 青霉素 G2 000～3 000 万 U 静注和氯霉素 4～6g 静注，均为 24 小时一次，使用中注意氯霉素的骨髓抑制作用。

2. 青霉素 2 000～3 000 万 U 和氨苄青霉素 8g 静注或庆大霉素 5mg/kg 静注，24 小时一次；氯林可霉素 900mg 静注，每日 3 次，灭滴灵以 15mg/kg 的负荷量可代替氯林可霉素，7.5mg/kg，每日 4 次。

3. 头孢西丁 8～12g 静注，24 小时一次；庆大霉素或妥布霉素 5mg/kg 静注，每 24 小时一次。

4. 头孢噻肟 6～8g 静注，每 24 小时一次。初治成功则在症状消失后至少继续给予抗生素 10～14d。如服四环素 500mg，每日 4 次或强力霉素 100mg，每日 2 次，直到彻底治愈。

（三）手术治疗

1. 脓肿波及直肠阴道隔且固定于阴道粘膜，是阴道切开引流加脓腔剥离的手术指征。应用 Cook 管充分引流，每 4 小时用生理盐水冲洗 1 次，直至脓腔消失 3 日后拔管。

2. 在更换抗生素治疗后发热持续存在，无脓肿破溃，且未波及直肠阴道隔或输卵管卵巢脓肿，抗生素治疗 2～3 周体积不减小或反而增大，无发热，应经皮引流和冲洗，至无脓液，3 日后拔管；不能经皮或经阴道引流者，最好采用手术脓肿切开引流，以避免剖腹探查。

3. 经足量抗生素治疗 48～72h 后，中毒症状明显或疑有脓肿破裂，应立即剖腹探查。术前首先给予静脉液体和输血以纠正患者的全身衰竭情况。标准治疗是全子宫切除和双侧附件切除。年轻妇女卵巢功能保留取决于卵巢受侵程度。取下腹正中切口，开腹后取脓液做需氧菌和厌氧菌培养，打开膈下、肠管、肝下的小脓腔以利引流，仔细冲洗、吸引，以减少感染播散。脓肿壁常从邻近结构上分离，与肠壁紧密粘连者从脓肿壁内分离，以不使肠管穿破，避免结扎、切断输尿管，以连续锁边形式缝合阴道穹隆边缘，彻底止血，穹隆保持敞开，不必缝合，常规行盆腔引流至脓液消失，经腹壁的充分负压吸引效果最佳且污染最小。

4. 在全身应用抗生素的基础上可以在 B 超监测下行介入穿刺术。

5. 子宫直肠窝积脓时可以行阴道后穹隆切开引流及全身应用抗生素治疗。

【预后】

未破溃的脓肿早期抗生素治疗和引流均有必要，预后良好，再感染率约 10%。一旦脓肿破溃到腹腔，需立即剖腹探查，生殖功能预后较差。联合药物和手术治疗的死亡率低于5%。

（刘新华）

第四节 盆腔淤血综合征

【概述】

盆腔淤血综合征是由于慢性盆腔静脉血液流出盆腔不畅、盆腔静脉充盈、淤血所引起，以广泛性慢性疼痛为特点的症候群。慢性复发性下腹痛、腰痛是妇科最常见的症状。据统计，约有1/4的普通妇科门诊患者是以不同形式的慢性或复发性下腹痛作为主要症状而就医的。多数患者已婚，症状多半在第一次分娩后短时间内开始，最常见于20~40岁妇女。任何使盆腔静脉血流出盆腔不畅的因素均可致盆腔静脉淤血。和男子相比，女性盆腔循环在解剖学、循环动力学和力学方面有很大的不同，是易于形成盆腔淤血的基础。

女性盆腔循环的解剖学特点主要是静脉数量增多和构造薄弱。盆腔静脉较身体其他部位的静脉壁薄，缺乏由筋膜组成的外鞘，没有瓣膜，缺乏弹性，穿行在盆腔疏松的结缔组织之中，因而容易扩张和形成众多弯曲的静脉丛。这些特点使盆腔脏器的静脉系统像一个水网相连的沼泽，能够容纳大量迅速流入的动脉血。在盆腔静脉的这些解剖学特点的基础上，如再有以下相关因素的影响，便促成盆腔淤血综合征，从而表现种种临床征象。相关因素有：

1. 体质因素。

2. 力学因素，如体位、子宫后倾、早婚、早育及孕产频繁、便秘、阔韧带裂伤、输卵管结扎术。

3. 自主神经紊乱。

4. 其他，如子宫肌瘤、慢性盆腔炎、中重度子宫颈糜烂等。

5. 长期忧郁、久病、失眠等精神影响者，及经前期雌孕激素水平波动者，也有类似盆腔淤血症状。

病理变化为外阴常可见静脉显现，有时充盈或曲张，阴道黏膜紫蓝着色，宫颈肥大、水肿、糜烂，宫颈下唇黏膜可紫蓝着色，有时可看到充盈的小静脉，分泌物多。手术所见，绝大多数患者子宫后倾在骶凹内，表现呈紫蓝色淤血状或黄棕色淤血斑及浆膜下水肿，可见到充盈、曲张的子宫静脉，两侧卵巢静脉丛像一堆蚯蚓弯曲在后倾的宫体侧后方，可能一侧较另一侧更重一些，有时像静脉瘤样异常粗大，输卵管系膜内的静脉也较正常明显增粗、充盈，直径可达0.8~1.0cm。卵巢呈囊性肿大，遇有阔韧带裂伤及Ⅲ度子宫后倾者，子宫直肠陷窝内可有30~80ml不等的淡黄色浆液性液体。镜下可见子宫内膜间质水肿。乳房腺体水肿、静脉充盈，导致乳房胀痛。

【诊断】

（一）病史

患者多为育龄妇女，有过2次或2次以上的分娩史、流产史，继某次分娩或流产之后不久，出现上述慢性盆腔疼痛，低位腰痛、性感不快、痛经等症状，但并无分娩或流产后感染史。

1. 下腹部疼痛　多数为慢性耻骨联合上区弥漫性疼痛，或为两侧下腹部疼痛，常常为一侧较重，并同时累及同侧或双侧下肢，尤其是大腿根部或髋部酸痛无力，开始于月经中期。有少数患者表现为急性发作性腹痛，易误诊为急性阑尾炎、卵泡破裂、异位妊娠破裂。

2. 低位腰痛　患者所指的疼痛部位相当于骶臀区域水平，少数在骶骨下半部，常伴有下腹部疼痛症状。经前期、长久站立和性交后加重。

3. 淤血性痛经　几乎半数以上患者有此症状。特点是月经前数天即开始出现下腹痛、腰骶部痛或盆腔内坠胀痛。有的还转变成为痉挛性疼痛。月经来潮前1d或第1d最厉害，于月经第2d以后明显减轻。

4. 性感不快　常诉性交时有不同程度的痛感，多为深部性交痛，有的几乎很难忍受，不但当时疼痛，次日下腹痛、腰痛、白带多等症状都明显加重。

5. 极度疲劳感　患者往往感到整日疲劳。

6. 白带过多　一半以上患者有白带过多，性状多为清晰的黏液，无感染征象。

7. 淤血性乳房痛　70%以上患者伴有此症状。能摸到乳房硬结、并有压痛，多于月经中期以后随上述症状同时出现，于月经前1d或月经来潮第1d达到高潮，月经过后减轻或消失。有的患者其乳房疼痛较盆腔疼痛为重，成为就诊时的主诉。

8. 外阴、阴道肿胀坠痛　本综合征患者常有外阴阴道肿胀坠痛感，或有外阴烧灼、瘙痒感。外阴可见着色，阴唇肿胀肥大，以至某种程度的静脉充盈、怒张或曲张。

9. 膀胱和尿道症状　约1/3患者有经前期明显尿频和尿痛，常被疑为泌尿道感染，但尿常规检查正常。对某些症状严重者进行膀胱镜检查，可发现膀胱三角区静脉充盈、充血和水肿。个别患者因为淤血小静脉破裂导致血尿。

10. 直肠坠痛　部分患者有不同程度的直肠坠感、直肠痛或排便时直肠痛，以经前期较明显，尤以子宫Ⅲ度后倾者较多见。

11. 月经改变　部分患者有月经过多，常因子宫肥大误诊为子宫肌瘤或子宫肥大症。部分患者月经量较以前减少，伴有明显的经前期乳房痛。

12. 自主神经系统的症状　绝大多数患者都有某些自主神经系统症状，其表现和严重程度虽不尽相同，但不外乎以下几个方面：

（1）一般神经系统症状：患者心情烦躁、易激动、好生气、欲哭有泪、情绪低落忧郁、夜梦多、多恶梦、疲劳感及精神体力上的无能感很严重，常有头痛，多为枕后部痛，非一般经前期头痛类型。

（2）心血管方面：可有心悸，心前区闷胀不适。

（3）呼吸系统方面：有气短感，常需大口吸气。

（4）消化系统方面：有呃气、腹胀及排气不畅的感觉。自觉食欲很差，消化不良，但实际上并不少吃，也不消瘦。

（5）其他：全身到处有不可言状的酸痛不适，如肩关节痛、髋关节痛、手指发紧感，不少人还有眼球胀感等。

（二）查体

妇科检查仅见宫颈肥大、紫蓝色，有的有糜烂，子宫后倒于骶骨凹内，触不到子宫内膜异位症所特有的触痛结节及巧克力囊肿，但如突然触动子宫颈或触动后穹隆，就会引起相当严重的盆腔及腰骶部疼痛，宫旁及附件区有明显的压痛及饱满感。如继续慢慢触摸则有软如海绵状的感觉，并没有慢性盆腔炎所常有的增厚及硬的条索状物，也没有腹肌紧张及反跳痛。当企图手法复位子宫时，患者感到疼痛难忍。

常伴有经前期乳房肿痛及某些神经衰弱的症状。

如果具有前述症状，经妇科检查即可做出诊断。必要时可行腹腔镜检查、盆腔静脉造影术辅助诊断，排除盆腔器质性病变。

（三）辅助检查

1. 盆腔静脉造影术　造影时间于月经干净后 3～4d 为宜，不能选在排卵期后。目前国外多采用子宫底部肌层内注射法，绝大多数能显示出子宫轮廓、子宫静脉、卵巢静脉、部分阴道静脉、髂内静脉和髂总静脉，可做为辅助诊断盆腔淤血综合征的方法。

除盆腔淤血症外，某些慢性附件炎、子宫肌瘤、子宫颈糜烂也可出现这些改变，其中以子宫颈糜烂发生造影剂滞留频率最高。故诊断盆腔淤血综合征要以临床症状为主。

2. 腹腔镜检查　排除子宫内膜异位症、慢性附件炎、慢性盆腔炎等器质性病变。

（四）诊断要点与鉴别诊断

盆腔淤血综合征的症状涉及范围极广，而体征上又与某些其他病变混同，因此常造成临床诊断的困难。但如能详细询问病史，注意症状和体征上的差异，除外其他有关疾病，适当应用盆腔静脉造影及腹腔镜检查，即可做出较为可靠的诊断。

盆腔淤血症需要与慢性盆腔炎症鉴别。慢性盆腔炎以腰痛、下腹部坠痛、白带增多为特点，短期内难以治愈。但抗感染治疗常常有效。而盆腔淤血症患者虽曾被诊断为"慢性附件炎"或"慢性盆腔炎"，却很少妨碍怀孕。甚至于人工流产后诊断为慢性附件炎，症状尚未治愈就会再次怀孕。以往按慢性盆腔炎的各种治疗均收效不大。患者自觉有严重妇科病，久治不愈，被妇科医生视为难治之症。

【治疗】

首先应弄清楚有关的病因性因素并判断病情的严重程度。

（一）轻症患者的治疗

不少患者是在产后或流产后不久或偶尔在 1～2 个月经周期内刚出现这方面的症状，多不需要用药物治疗。针对其有关病因给予卫生指导，首先让患者认识本症的性质及有关病因因素，采取改变体位、运动、纠正便秘，避免过度劳累，节制性生活等措施，增进盆腔肌张力及改善盆腔血液循环。宫颈糜烂较重，尤其是裂伤外翻性糜烂者，予以微波、电熨治疗，效果更好。

（二）严重患者的治疗

病程较长，各种非手术疗法久治无效者，首先要让患者对疾病有一个充分的认识，树立患者的信心，积极主动地配合治疗。每日中午、晚上，坚持认真依次先做10min的胸膝卧位，再取侧卧位休息，一般能使严重的盆腔疼痛缓解。根据"通则不痛"的道理，采用活血化淤的治疗原则（如血府逐瘀汤，于月经周期第5d开始，每日一剂，连服12剂为1个疗程）及推拿法，均有一定效果。针灸疗法：患者平卧，暴露下腹部及膝关节以下部位，取穴天枢、关元、子宫穴、下腹部压痛点1~2穴，下肢取血海、阴陵泉、足三里、三阴交。

对有严重乳房肿痛和月经量过多患者，在症状出现前开始服用少量甲睾酮（甲基睾丸素）也有效果。甲睾酮（甲基睾丸素），每次5~10mg，2次/d，每月剂量不可超过300mg。

（三）手术治疗

如侧卧位疗法有效而不能巩固，可考虑手术治疗。在选择手术方法时根据患者年龄，对生育的需求，症状持续时间的长短以及是否伴有器质性病变，酌情选用以下方法：

1. 圆韧带缩短悬吊术 用手术将后倒的子宫维持在前倾位置，多能使肥大的子宫体和子宫颈缩小，盆腔疼痛的症状也可以明显减轻或消失。方法是将圆韧带分为3段，一折三，将3段缝成一条加强的圆韧带，内侧端缝在子宫附着部，外侧端缝在腹股沟内环处，这样可以有效地将子宫纠正为前倾位。尤适用于子宫Ⅲ度后倾者。

2. 阔韧带裂伤修补术 适用于年轻、不再需要生育，有阔韧带裂伤的重度盆腔淤血症患者。医生在术前并不能判断患者有无阔韧带裂伤，只是因子宫Ⅲ度后倾，盆腔疼痛严重，患者年轻，虽不需再生育但也不愿切除子宫，和患者商定行圆韧带悬吊术和输卵管结扎术，开腹时遇阔韧带后叶裂伤，先行修补的组合治疗。

3. 经腹全子宫、双侧附件切除术 适合于40岁以上的重症患者，尤其是合并月经过多或绝经过渡期者，术后雌激素替代治疗。经腹比经阴手术优点多，可将曲张的盆腔静脉特别是子宫静脉和卵巢静脉尽，可能地切除，使阴道残端得到较好的固定。此外，经腹手术不易损伤阔韧带内增多的曲张静脉，出血少，需要保留一侧卵巢的时候可以较好地固定卵巢。

4. 腹腔镜下圆韧带悬吊术 适合于输卵管结扎术后出现的盆腔淤血综合征患者，特别是子宫后位、肥大，不要求再生育又无子宫切除指征、反复保守治疗无效的较年轻患者。腹腔镜下在一侧圆韧带上用7号丝线"8"字缝合1针，将缝线于管鞘内一起拉出腹壁，牵拉缝线，提吊圆韧带于筋膜处，将其缝合于此，同法处理对侧。亦可以附加骶韧带缩短术。术后抗炎治疗至少2周，尽量减少术后初期的腹壁硬结感和异物感。此手术方法简单、创伤小、术后愈合快，手术成功率可达90%。

5. 其他手术 单纯的一侧输卵管卵巢切除或骶前交感神经切除术效果不好，结扎淤血的卵巢静脉尤其不可取。

（刘新华）

第六章　妊娠滋养细胞疾病

第一节　葡　萄　胎

【概述】

（一）定义

葡萄胎为胎盘绒毛形成大小不等的水泡，小的仅可目及，大的直径可达数厘米，相互间有细蒂相连成串，形如葡萄，故名之。葡萄胎又称水泡状胎（HM）

（二）分类

葡萄胎根据临床及病理特点可分为两类

1. 完全性葡萄胎（CHM）　整个子宫腔内充满水泡状组织，无胎儿及其附属物，有滋养细胞增生。

2. 部分性葡萄胎（PHM）　指胎盘绒毛部分有水泡状变化，有胚胎或胎儿（已死或存活），并有滋养细胞增生。

（三）发病率

葡萄胎在欧美各国比较少见，每 2 000～2 500 次妊娠中有一次葡萄胎，而在亚洲，尤其是东南亚各国发生率要比欧美国家高 3～10 倍。1981 年我国 23 省市自治区调查，以千次妊娠计，为 0.81‰，以多次妊娠中一次葡萄胎计，为 1:1238（Song，1981）。发病率最高者为江西、浙江两省，最低者为山西省。

（四）葡萄胎的恶变

葡萄胎是一种良性滋养细胞疾病，其特点为病变局限于子宫腔内，不侵入肌层。但葡萄胎可以转变为侵蚀性葡萄胎或绒癌，称为恶变。葡萄胎恶变后，侵入子宫肌层或发生转移，产生破坏性行为。

1. 葡萄胎恶变率　各国报道不一，美国为 15%～25%，菲律宾为 5%～6%，我国为14.5%。完全性葡萄胎的恶变率为 20% 左右，部分性葡萄胎的恶变率为 1%～10%。

2. 葡萄胎恶变的高危因素　葡萄胎发生恶变的原因至今不明，当存在某些高危因素时，恶变率将明显上升。葡萄胎恶变的高危因素有：

（1）妊娠年龄超过 40 岁，恶变率可达 37%，而 50 岁以上妇女患葡萄胎将有 56% 发展为侵蚀性葡萄胎。

（2）子宫明显大于停经月份，表示滋养细胞增殖十分迅速，其恶变率远高于子宫小于相应妊娠月份的葡萄胎。

（3）咯血、胸片无异常者，可能是绒毛的游走性滋养细胞生理性转移至肺部，局部产生破坏性作用所致。

（4）HCG 异常高，表示滋养细胞异常活跃。

（5）葡萄胎排出物中以小水泡为主，多靠近宫壁，增殖较迅速。

（6）滋养细胞增生程度高，细胞分化差，第二次刮宫后，还有生长活跃的滋养细胞。

（7）葡萄胎清宫术后 HCG 超过 2 月仍不恢复正常者。

（8）重复性葡萄胎患者，恶变机会将增加 3～4 倍。

（9）无条件随访者。

（五）病因与病理

葡萄胎的发病原因至今不明，学说很多，但均无确切证据，且只能解释部分现象。例如：

1. 胚胎早期死亡学说　胚胎在建立血循环以前即发生死亡，而绒毛受母体血液的滋养继续生存。滋养细胞增生活跃，其代谢产物沉积于绒毛间质的结缔组织内，因绒毛无血管，代谢产物不能排泄，致绒毛肿胀成葡萄状，表面的滋养细胞继续增生，并产生大量 HCG。但根据临床资料显示有胎儿与葡萄胎同时存在，表明葡萄胎不一定在胚胎死亡之后才发生。故此学说目前看来不能成立。

2. 第二极体复制学说　初级卵母细胞分裂成大小两个细胞，各含 23 条染色体，大的为次级卵母细胞，小的为第一极体，以后第一极体退化，只剩下次级卵母细胞，再分裂成大小两个细胞，大的为卵母细胞，小的为第二极体。在受精时，第二极体并不退化，而染色体在核内复制。因此有两条细胞线在发展中竞争，若第二极体复制形成的细胞占优势，就发展成为葡萄胎，若两者均占优势，则胚胎与葡萄胎各自发展而同时存在。

3. 营养不良学说　很早就有学者提出东南亚各国葡萄胎的发生率远比欧美国家为高，可能是营养不良所致，特别是食物中缺乏高质量的动物蛋白。后来又有人根据实验动物缺乏叶酸可致胚胎死亡以致吸收，推测母体缺乏叶酸可能与葡萄胎的发生有关。根据流行病学调查，葡萄胎高发于以大米和蔬菜为主的居民中，因食品烹煮过久会破坏和丢失大量蛋白质、维生素和叶酸。另外国外学者也证实滋养细胞肿瘤患者血清中叶酸活力很低。近年来，美国和意大利的研究表明胡萝卜素缺乏与葡萄胎的发生有关。

4. 病毒感染学说　不少作者认为葡萄胎与病毒感染有关。1954 年 R. de Ruyck 曾报道从葡萄胎及绒癌组织中分离出一种滤过性病毒，称之"亲绒毛病毒"，并认为这种病毒是引起滋养细胞疾病的原因。1967 年 Okudaria 等通过电镜发现在滋养细胞肿瘤的标本中有一些细胞浆内的包涵体，类似实验室白血病中见到的病毒颗粒，因此也怀疑滋养细胞疾病由滤过性病毒所引起。还有学者认为滋养细胞疾病与弓形虫、肝炎病毒有关，但均未得到更多学者的支持。1994 年石一复等研究发现葡萄胎和绒癌易检出人乳头状瘤病毒 18 型（HPV－18 型），关于 HPV－18 型在滋养细胞疾病中的作用尚有待进一步研究。

5. 内分泌失调学说　临床资料表明 20 岁以下和 40 岁以上妇女发生葡萄胎的机会相对

为高，这可能与卵巢功能不完全稳定或已逐渐衰退有关。有人在动物实验中证明，怀孕早期切除卵巢可使胎盘产生水泡样变。临床还发现停服避孕药的妇女，若在短期内怀孕流产时，常可见绒毛水泡样变，故认为雌激素不足可能是引起葡萄胎的原因之一。以上结果表明绒毛变性与卵巢内分泌不协调有关。

6. 种族因素学说　有学者研究住在同一地区（气候、地理条件相同）夏威夷岛的不同种族妇女中滋养细胞疾病的发生率，东方人（日本、中国、菲律宾人占该地区人口的49%）最多，占72%，白种人（占该地区人口的30%）占14%，夏威夷人（占该地区人口不到20%）占9%，因而认为滋养细胞疾病确实存在着种族上的倾向性。我国（Song，1987）对全国300万妇女调查发现各民族中葡萄胎发生率似有差别，广西壮族和内蒙古自治区蒙古族葡萄胎发生率较高于汉族。但是因种族关系还是生活环境等因素造成有待进一步确定。

7. 多卵缺损学说　更多的学者认为，葡萄胎的发生与孕卵的异常有关。如上所述小于20岁或大于40岁妇女中葡萄胎发生率较高，该年龄组的妇女还易发生自然流产及胎儿畸形，这可能与孕卵本身缺陷有关。孕卵的异常可能由卵子或精子异常所致，这种孕卵虽能着床，但其胚胎部分没有足够的生活力，而滋养细胞却有过盛的生长力，因而发展为葡萄胎。

8. 细胞遗传异常学说　很多学者在葡萄胎的细胞遗传学方面进行了大量的研究工作，结果发现绝大多数葡萄胎的滋养细胞均为性染色质阳性，虽然染色质的百分率有时比较低，但总是以染色质阳性占优势。

另外，通过细胞遗传学研究证明两类葡萄胎染色体核型有所不同。完全性葡萄胎其核型是父源性的二倍体，其中95%为46，XX，由一个"空卵"（无基因物质卵）与一个单倍体精子（23X）受精，经自身复制而成46，XX，称为"空卵受精"，其少数核型为46，XY，是由两个性染色体不同的精子（23X及23Y）同时与空卵受精，称为"双精子受精"。也有极罕见的多倍体（69，XXY，92，XXXX）完全性葡萄胎。部分性葡萄胎核型常是三倍体，多为69，XXY或69，XXX，是由一个正常卵子与双精子受精或一个正常卵子与一个减数分裂错误的精子（即精子携带46XY）受精所致。少数部分性葡萄胎是正常的二倍体。

（六）病理

1. 巨检　根据巨检可分为完全性葡萄胎及部分性葡萄胎两种。

（1）完全性葡萄胎宫腔全部为大小不等的水泡状物所充填，水泡小的如米粒，大的直径可达1～2cm，灰白色，半透明，水泡间有细蒂相连成串，形状酷似未成熟的葡萄，无胚胎及脐带、羊膜囊等胎儿附属物。

（2）部分性葡萄胎除不等量的水泡状物外，尚可见正常绒毛、胚胎、脐带或羊膜囊等。

2. 镜检　葡萄胎的镜下特点为：

①绒毛间质水肿、空泡变而肿大；

②间质血管稀少或消失；

③滋养细胞有不同程度的增生。

根据滋养细胞增生及分化程度，将葡萄胎分为3级：

Ⅰ级　滋养细胞无或轻度增生，无分化不良或轻度分化不良，大多数绒毛被覆薄层滋养细胞，常为二层，有退化时只剩合体细胞一层，绒毛间可见小片滋养细胞团。滋养细胞核稍大，染色质稍深。

Ⅱ级　滋养细胞中度增生，伴轻度或中度分化不良。绒毛间隙除小片状滋养细胞团外，个别区域可见大片增生的滋养细胞团，核异型明显，有核分裂。

Ⅲ级　滋养细胞高度增生，伴中度或高度分化不良。增生的滋养细胞团面积常超过整个绒毛面积，出现畸形核或瘤巨细胞，核分裂象易见。

从病理组织学方面看，完全性葡萄胎和部分性葡萄胎两者最重要的区分是部分性葡萄胎有功能性循环，即绒毛间质中常可见血管，血管中可见有核细胞。完全性葡萄胎和部分性葡萄胎的区别见表6-1。

表6-1　完全性和部分性葡萄胎的区别

	完全性葡萄胎	部分性葡萄胎
滋养细胞增生	增生明显，分布杂乱	局限性轻度增生
绒毛间质	全部水肿，迅速增大	部分性水肿，缓慢增大
绒毛血管	无功能性血管，无有核红细胞	有功能性血管，可见有核红细胞
胚胎及其附属物	无	有

3. 黄素囊肿　由于滋养细胞增生，产生大量HCG，刺激卵巢颗粒细胞及卵泡膜细胞，使其发生黄素化而形成囊肿。囊肿表面光滑、色黄、壁薄，内衬2~3层黄素细胞，切面多房，囊液清亮。

【诊断】

（一）临床表现

1. 症状

（1）停经后不规则阴道流血：多数患者在停经4~8周（平均12周）后反复阴道流血，开始量少，呈咖啡色粘液或暗红血样，常被误诊为先兆流产，按保胎治疗后，流血仍不能止，量渐增多，且常反复大量流血，出血时间长，量多，常可致患者贫血及继发感染。如发生大出血，处理不及时可导致患者休克，甚至死亡。若在排出血液中见到水泡状物，则可协助诊断。

（2）腹痛：一般不多见，当葡萄胎增长迅速、子宫急速膨大时，可引起下腹胀痛，当葡萄胎将要排出时，出现阵阵下腹痛。如有黄素囊肿扭转时可致急腹痛。

（3）腹部增大：由于绒毛水肿及宫腔积血，多数葡萄胎患者的子宫明显大于相应月份的正常妊娠子宫，往往在停经3个月时，其子宫已有4~5月妊娠大小，故腹部增大十分明显。

（4）妊高症：征象葡萄胎子宫增大迅速者易发生妊高症，一般以妊娠剧吐为最常见，发生较早，持续时间长，且症状严重。此外，还可出现水肿、高血压、蛋白尿等症状，甚至有的发展为子痫、妊高症性心力衰竭。故在妊娠早、中期出现这些症状者，应高度怀疑葡萄胎。

（5）咯血：葡萄胎患者偶尔有咯血或痰中带血现象，胸片常无异常可见，在葡萄胎排出后，症状可自行消失。咯血的原因尚不清楚，可能是绒毛的游走性滋养细胞生理性转移至肺部，局部产生破坏性作用所致。故其后果为：

①可能这些在肺部的滋养细胞被机体的免疫作用消灭，以后再无症状；

②可能以后出现恶变。故葡萄胎患者出现咯血，应严密随访或给予预防性化疗。

2. 体征

（1）产检时，约 2/3 的葡萄胎患者子宫常比相应月份的正常妊娠子宫大，质地极软，尤其子宫下段明显增宽，刺激子宫有收缩感。约 1/3 的患者子宫大小与妊娠月份相符，小于妊娠月份的只占少数，可能因水泡退行性变、停止发展之缘故。

（2）如果子宫已有 4~5 月妊娠大小，但摸不到胎儿部分，听不到胎心或胎动。

（3）在子宫一侧或两侧可摸到黄素囊肿，如果黄素囊肿较小或隐藏在子宫后方则不易摸到。

（二）辅助检查

1. 绒毛膜促性腺激素（HCG）测定　葡萄胎常产生大量 HCG，较相应月份的正常妊娠高，利用这种差别，可作为葡萄胎的辅助诊断之用。HCG 测定的方法很多，最早为生物法测定（国内多用蟾蜍试验），以后逐渐发展为免疫测定（羊红细胞凝集抑制试验，可作半定量测定）、放射免疫（RIA）测定。为了除外 LH 的干扰，1972 年以来又进一步应用 HCG – B 亚单位的放免测定。近年来，更有放射受体测定、单克隆抗体技术、免疫放射分析法（RIMA）、免疫吸附分析法（ELISA）、荧光免疫法（DELFIA 技术）等。不仅使测定方法的敏感度提高，而且更具特异性。目前应用最多的是 β – HCG – RIA 和 HCG – ELISA 法。

2. 超声检查

（1）B 超检查：完全性葡萄胎子宫多大于孕周，宫腔内充满闪亮密集光点及大小不等蜂窝状小暗区，无妊娠囊可见，也无胎儿结构及胎心搏动征，光点为众多的水泡，暗区为退化的组织和血液。部分性葡萄胎子宫增大或无增大，宫腔内有水泡样结构及一部分胎盘组织，甚至见胎儿或羊膜腔。如有黄素囊肿存在，在子宫旁可见增大的无回声区，边界清晰。

（2）超声多普勒检查：正常妊娠最早在孕 6 周时可听到胎心，孕 12 周后阳性率达 100%，而葡萄胎只能听到一些子宫血流杂音。

3. 病理检查　滋养细胞有不同程度的增生，绒毛间质水肿，间质内血管稀少或消失，可以确诊为葡萄胎。

【治疗】

（一）清除宫腔内容物

葡萄胎确诊后应立即吸宫终止。吸宫前建立静脉通道，补液。采用较大口径吸管（如8号），负压53～67kPa（400～500mmHg）。吸宫先自宫腔中央部分开始。吸宫开始后静脉点滴缩宫素。一般应尽量一次吸刮干净，一次吸净者不必常规第二次刮宫。如第二次刮宫有散在而非成片之滋养细胞，并非第三次刮宫指征。判断有否残留根据：

①阴道流血；

②超声检查宫腔有否残留物；

③血 β-HCG 下降情况。

有发热、子宫压痛等感染迹象时，吸宫前后抗炎治疗，并于吸宫时作宫腔培养。

（二）子宫切除术适应症

年龄 >40 岁，无生育要求，而有以下高危因素。

1. 血 β-HCG >10 万 U/L。

2. 子宫明显大于停经月份。

3. 小水泡为主。年龄 >45 岁即使无上述高危因素，亦应考虑子宫切除。手术方式为全子宫切除，保留双侧附件。

（三）黄素囊肿的处理

黄素囊肿可自行消退，一般不需处理。即使并发扭转，也可在 B 超或腹腔镜下穿刺吸液，多可自然复位。若扭转时间较长，血运恢复不良，则剖腹行患侧附件切除术。

（四）预防性化疗

下述病例属于高危患者：

①年龄 >40 岁；

②葡萄胎排出前 HCG 值异常升高；

③滋养细胞高度增生或伴有不典型增生；

④葡萄胎清除后 HCG 曲线不呈进行性下降，降至一定水平后即持续不再下降或始终处于高值；

⑤出现可疑转移灶，无随访条件者。

1. 高危患者应用预防性化疗。

2. 预防性化疗在吸宫前1～3日开始，采用单一药物。

（1）MTX：0.3～0.4mg/kg，静注或，肌注，每日1次，共5d。

（2）更生霉素：8μg/kg，静滴，每日1次，共5d。

如一疗程后 β-HCG 未恢复正常，3 周后重复化疗，直至正常。

（五）治疗后处理

1. 清宫后每周测 β-HCG 直至正常（ <3.1ng/ml）。3 个月内每月一次，以后每2个月

一次，直至1年。1年后每年一次。出现阴道流血或咯血时随时复诊。

2. 葡萄胎中止，血β-HCG恢复正常后再次受孕时间不必受限制（用阴道超声及时诊断宫内孕）。

3. 葡萄胎中止后口服避孕药。

（孙秀云）

第二节　侵蚀性葡萄胎

【概述】

侵蚀性葡萄胎指葡萄胎组织侵入子宫肌层或转移至其他器官，具有恶性肿瘤的行为，故称之。WHO科学小组建议不再用破坏性葡萄胎或恶性葡萄胎，而统一称侵蚀性葡萄胎。

侵蚀性葡萄胎来自良性葡萄胎，多数在葡萄胎清除后6个月内发生。也有报道在葡萄胎排出之前，已有侵蚀子宫肌层或发生转移，这些病例多发生于未及时清宫的晚期葡萄胎，仍属葡萄胎发生恶变。

侵蚀性葡萄胎虽为恶性肿瘤，但恶性程度不高，即使已有远处转移，只要能早期诊断，采用有效的化疗，可达到治愈。近年来，侵蚀性葡萄胎基本无死亡。

（一）病因

良性葡萄胎为什么会发生恶变，迄今原因不明，可能是两方面的原因：一方面是母体免疫力（排斥异体细胞的能力）的降低，另一方面是葡萄胎滋养细胞的侵蚀能力增强。根据葡萄胎恶变因素分析，年龄超过40岁与母体免疫力降低有关，而子宫增大迅速、尿或血HCG滴度高、小葡萄、滋养细胞增生程度高等因素与葡萄胎滋养细胞。

（二）病理

1. 巨检　子宫呈不同程度增大，病灶局部子宫壁增厚，呈息肉状或菜花样突入宫腔。切面示肿瘤已侵入子宫肌层深部达2mm以上乃至浆膜。有时可穿孔或累及盆腔韧带，肿瘤组织呈暗红或红色。常为多发灶，大小不一，直径达数毫米至数厘米，有时可见葡萄状物。少数也可仅为灰白色结节，肿块质脆、易感染、出血、坏死。

2. 镜检　侵蚀性葡萄胎的组织学诊断依据为：

①必须存在绒毛或已退化的绒毛（绒毛鬼影）；

②有子宫肌层的浸润或子宫外的转移。

在组织形态上，根据侵蚀性葡萄胎所具有水泡组织的多少、滋养细胞增生及不典型增生的程度，北京协和医院将其分为3型：

1型　肉眼见大量水泡组织，形似葡萄胎，但已侵入子宫肌层或血窦，很少出血坏死。

2型　肉眼见少量或中量水泡组织，有出血坏死，滋养细胞中度增生，部分细胞分化不良。

3型　肉眼下几乎不见或偶见小的水泡组织，肿瘤几乎全部为坏死组织和血块，镜下偶见绒毛成分，滋养细胞高度增生并分化差，形态上极似绒癌。

侵蚀性葡萄胎极易发生血道转移，当原发灶与转移灶组织形态不一致时，如原发灶为绒癌而转移灶为侵蚀性葡萄胎，或反之，只要任何标本中有绒毛的结构，则可诊断为侵蚀性葡萄胎。

【诊断】

（一）临床表现

1. 症状

（1）阴道流血：葡萄胎清宫后持续不规则阴道流血，或月经恢复正常数月后又再次流血，量可多可少，时有时无。但少数患者无阴道流血，多见于下列情况：

①子宫本身无原发灶；

②病灶在肌层内，宫腔表面有完整的包膜；

③病灶极小；

④病灶之葡萄胎组织已退行性变，如阴道转移结节破溃后大出血。

（2）咳嗽、咯血：葡萄胎清宫后若出现咳嗽、咯血，要警惕肺转移，由于侵蚀性葡萄胎之阴影往往淡而小，以摄胸片为可靠。

（3）腹痛、腹块：侵蚀性葡萄胎子宫增大明显时，可出现腹块。若病灶穿出浆膜面可引起腹腔内出血，患者出现急腹痛甚至休克。若黄素囊肿发生扭转，亦可引起急腹痛。

（4）其他少见症状：侵蚀性葡萄胎脑转移者可出现剧烈头痛，恶心呕吐，部分肢体失灵等，继之失语、失明、抽搐、偏瘫，甚至昏迷；膀胱有侵蚀者可有血尿。

2. 体征

（1）子宫较正常，大而软，部分患者可扪及黄素囊肿，宫旁有转移者，可触及肿块或有增厚感，并有血管搏动感。

（2）阴道或宫颈有转移者，可见紫蓝色结节。

（3）若有子宫穿孔，可有明显腹膜刺激征、移动性浊音及出血性休克等表现。

（二）辅助检查

1. HCG 测定　HCG 测定仍是诊断侵蚀性葡萄胎的主要手段，若葡萄胎清宫术后血HCG 出现以下情况，临床已排除葡萄胎残留或再次妊娠，则应按侵蚀性葡萄胎处理。

（1）平台状超过 3 周。

（2）连续 2 周升高。

（3）排空后 4 周 HCG 水平 >20 000mI U/L。

（4）排空后 8 周 HCG 未达正常值。

在怀疑脑转移时，可作脑脊液和血浆的 HCG 测定。如果脑脊液中 HCG 的浓度约为血中浓度的 1/60，则说明有 HCG 直接分泌入脑脊液，即可诊断为脑转移。

2. X 线胸片可发现肺转移灶，CT 可发现脑转移灶。

3. 诊断性刮宫　若刮不出葡萄胎组织，只有滋养细胞或退变的绒毛及坏死组织，可协助诊断；若刮出少量葡萄胎组织，但术后 HCG 仍持续阳性，阴道流血未停止，则可考虑侵蚀性葡萄胎之诊断。但也有学者认为，单凭刮出的组织，不能了解滋养细胞侵入肌层的情况，且有穿孔、促使肿瘤扩散的危险，故不主张用此法来作辅助诊断。

4. 病理诊断　在侵入子宫肌层或子宫以外的转移灶组织切片中，见到绒毛或绒毛鬼影，可确诊为侵蚀性葡萄胎。

5. 盆腔动脉造影术　可清楚了解病灶部位及侵蚀程度，有利于疾病的早期诊断，但因创伤性及技术难度使其临床应用受到一定限制，且子宫有出血时进行造影易造成感染及栓塞。

通过腹壁下动脉或股深动脉插管，加压快速注入造影剂，立即连续摄片，滋养细胞肿瘤造影的表现为：

①子宫动脉扩张；

②动．静脉瘘；

③血管过多；

④肿瘤湖；

⑤造影剂潴留；

⑥多血管中心无血管区；

⑦卵巢静脉扩张。

6. 声像学检查

（1）B 超：可以早期发现葡萄胎组织侵入子宫肌层程度，协助诊断子宫内滋养细胞肿瘤病灶。宫壁显示局灶性或弥漫性强光点或光团与暗区相间的蜂窝状病灶，应考虑为侵蚀性葡萄胎。

（2）彩色多普勒血流显像（CDFI）：子宫壁上血流异常丰富，血管集中、粗大，呈红蓝相间，五彩缤纷，并有血窦形成，直径 2.4 ~ 6.5mm，CDFI 与盆腔动脉造影的结果符合性好，且无创伤性。

7. 腹腔镜检查　可直接观察滋养细胞肿瘤有否盆、腹腔内转移、肿瘤的大小、累及的部位，必要时可取组织活检。

【治疗】

同绒毛膜癌。

【预后】

一般均能治愈，但个别病例可死于脑转移、肺栓塞或发展为绒癌。

（孙秀云）

第三节　绒毛膜癌

【概述】

绒毛膜癌简称绒癌，是一种高度恶性的滋养细胞肿瘤，有妊娠性绒癌与非妊娠性绒癌之区别。本节讲述的是前者。

妊娠性绒癌继发于正常妊娠或异常妊娠之后，包括足月妊娠（25%）、流产（25%）、宫外孕（5%）、葡萄胎（40%~50%）。妊娠性绒癌患者多为生育年龄妇女，偶见绝经后妇女。

绒癌在60年代以前，死亡率很高。近年来，由于应用化疗，且方法学上和药理学上有了很大的进展，故绒癌的3年治愈率已达80%左右。

（一）病因

绒癌的发生至今原因不明，对其病因的研究已逐步深入，归纳起来有以下几种学说：

1. 病毒感染学说　详见葡萄胎病因4。

2. 遗传学异常学说　从细胞遗传学和分子遗传学的研究表明：绒癌细胞染色体核型、数目和结构异常，癌基因存在于不同物质中，在细胞增殖和分裂过程中被异常激活，可表现为无控制的增殖状态。已发现 c - myc 在葡萄胎和绒癌的合体细胞中有表达。另外，研究还表明，端粒酶 RNA 基因的表达和端粒酶的激活与许多恶性肿瘤的形成和发展密切相关，其在恶性肿瘤的形成和发展中可能起到关键作用，并推测端粒酶的激活使胎盘滋养层细胞永生化或恶性转化而成癌细胞。

3. 免疫功能的研究　国内石一复等（1982年）在有关滋养细胞肿瘤被动血凝（PHA）皮肤测定的报告中指出：葡萄胎 PHA 皮试红斑反应直径为 8.0 ±7.6mm，较良性肿瘤平均红斑反应直径 12.4 ±6.9mm 小，而侵蚀性葡萄胎、绒癌患者红斑反应直径明显为小平均为 3.1 ±3.2mm。PHA 皮肤试验是一种迟发型的超敏反应，它与机体细胞免疫状态是平衡的，恶性滋养细胞肿瘤患者治疗前对 PHA 皮肤无反应或反应甚小，说明恶性滋养细胞肿瘤患者的细胞免疫功能低下。

（二）病理

绒癌的病理特点为增生的滋养细胞大片地侵犯子宫肌层及血窦，并常伴有远处转移。

1. 巨检　绒癌的原发灶多在子宫体，但也有子宫内未发现原发灶而只有转移灶。子宫绒癌者，子宫不规则增大、柔软，表面可见一个或几个紫色结节，剖视可见肿瘤组织呈暗红色，常伴有出血、坏死或感染。肿瘤如突入宫腔，多数肿瘤形态呈结节状，浅表者可为息肉状。宫旁静脉中往往可发现癌栓。卵巢可形成多囊性黄素囊肿。

2. 镜检　组织学上绒癌的诊断归纳如下：

（1）三种滋养细胞（合体滋养细胞、细胞滋养细胞、中间型滋养细胞）恶性增生，可见原有的细胞层次及器官样序列，但排列紊乱，异型明显，均可有核分裂。

（2）缺乏肿瘤伴随的血管和间质，并浸润破坏周围组织致坏死、出血。

（3）连续切片中找不到绒毛及其退变的鬼影结构。

【诊断】

（一）临床表现

1. 症状

（1）阴道流血：在产后、流产后或宫外孕后有不规则的阴道流血，量多少不定。也可表现为一段时间月经正常，以后发生阴道流血。少数患者原发灶已消失而仅有转移灶者，则无阴道流血，甚至出现闭经。葡萄胎清宫1年以上发患者，临床上可诊断为绒癌；半年至1年以内发患者，侵蚀性葡萄胎及绒癌均有可能，需经组织学检查鉴别。

（2）腹痛：癌组织侵及子宫壁或子宫腔积血引起下腹痛，也可因癌组织穿破子宫或脏器转移灶破裂引起腹腔内出血，即出现急腹痛。

（3）下腹包块：子宫明显增大，阔韧带血肿。

（4）转移瘤的症状：肺转移患者多有咳嗽、咯血或反复咯血、胸痛、憋气等症状；阴道转移结节破溃后可引起阴道反复大出血；脑转移者可出现头痛、喷射性呕吐、抽搐、偏瘫、失语甚至昏迷；肝和脾转移者可出现上腹闷胀或黄疸等，破溃时腹腔内出血引起急腹痛；消化道转移者可出现呕吐、吐血及柏油样大便；肾、膀胱转移者可出现血尿等。

2. 体征

（1）子宫增大、质软，附件区可有增厚感或扪及包块。

（2）若宫颈、阴道或外阴等部位有转移灶。可见紫蓝色结节或结节溃破及坏死组织。

（3）盆腔或腹腔有转移时则有相应发现。

（二）辅助检查

1. HCG测定 是诊断绒癌的重要手段，一般而言，流产后需1~2周，β-HCG降至正常，异位妊娠为1周左右，足月妊娠分娩后为2周。若超过上述时间，HCG仍持续高值并上升，结合临床情况，绒癌诊断可成立。葡萄胎清除后1年左右，β-HCG出现高值，且排除妊娠者，应考虑绒癌之可能。

2. X线胸片 最初表现为肺纹理增粗，很快出现小结节状阴影，以后因病灶扩大呈棉球状，甚至为团块状。

3. CT检查 可诊断脑转移。

4. 声像学检查、盆腔动脉造影、腹腔镜检查同侵蚀性葡萄胎。

5. 病理检查 原发灶及转移灶病理切片中均无绒毛结构，可以确诊。

（三）绒癌和侵蚀性葡萄胎的鉴别

表6-2　绒癌与侵蚀性葡萄胎的鉴别

	侵蚀性葡萄胎	绒癌
先行妊娠	葡萄胎	各种妊娠
葡萄胎排出时间	多在6个月以内	常超过1年

	侵蚀性葡萄胎	绒癌
绒毛	有	无
肝、脑转移	少见	较易

【治疗】

目前一般均采用化疗为主、手术为辅的原则，尤其对年轻患者不得已切除子宫，仍可保留卵巢。

（一）化疗

1. 用药原则　低度危险者可用单药治疗，中、高度危险者多用联合化疗，2 个疗程无明显效果者应更换药物。

2. 常用药物　5-氟脲嘧啶（5-Fu）和更生霉素（KSM）疗效好而副反应轻，为首选药物。其他常用的有氨甲喋呤（MTX）、环磷酰胺（CTX）、抗瘤新芥（AT-581）、溶癌呤（AT-1438）、消瘤芥（AT-1258）、阿霉素（ADR）、顺铂（DDP）、足叶乙甙（VP-16-213）、6-巯基嘌呤（6-MP）等。

3. 单药治疗　剂量较多种药物联用时大，如 5-Fu 为 28~30mg/(kg·d)；KSM 为 8μg/(kg·d)。疗程一般 8~10d。

4. 两种药物联合治疗　剂量稍小于单药治疗量，如 5-Fu 减为 26mg 而 KSM 减为 6μg。疗程天数亦相应减少。

5. 多种药物联合治疗　选作用机制不同的多种药物联合应用，以达最佳效果，但剂量更小，疗程更短。例如，MAc 方案：（MTX0.3mg/(kg·d)），肌注，ACT－D10~12μg/(kg·d) 静滴，CTX3mg/(kg·d) 静推，连用 5d 为 1 疗程；MKF 方案：MTX 10mg/d，肌注，KSM 400μg/d 静滴，5-Fu 750~1 000mg/d 静滴，根据体重连用 5~7d 为 1 疗程。

6. 给药途径　在静脉途径全身用药的同时，可根据病变情况和部位酌情增加以下用药途径，以增强局部治疗。肿块较大者可局部加药；股深动脉插管化疗可用于盆腔病灶；鞘内用药或颈内动脉插管可用于脑转移；口服化疗药可用于上消化道或肝转移；肝动脉插管适用于肝转移。

7. 副作用与注意事项　副作用主要是造血功能障碍，其次为消化道反应、脱发、肝损害等。必须注意防止发生败血症。疗程间歇期应积极休整、复原，以及早进行下一疗程。

8. 停药指征与治愈标准　治疗应持续至本病症状消失、hCG 测定 10dl，连续 3 次正常，再巩固 2 个疗程后，方可停药。严密随诊 3 年而无复发者，为治愈。

（二）手术治疗

对以下情况可辅以手术治疗：

①病变限于子宫且化疗无效者；

②病灶位于体表或大出血者；

③顽固性病灶或大病灶估计化疗不能完全消除者。手术时间一般宜在第 1 ~ 3 疗程开始后 1 ~ 2d 进行，术后继续坚持疗程。

手术方式一般有：

①结扎止血术：常用于阴道转移灶大出血；

②病灶切除或挖除术：用于体表或大的转移灶；

③次广泛子宫切除术：可用于子宫病灶较大者或病灶局限于子宫或化疗无效者；

④肺叶切除术：用于肺转移灶。

（三）随诊

近期治愈（症状和病灶消失，hCG 测定连续 3 次正常）后，每月随访 1 次至 6 个月，此后每 6 个月随访 1 次，至少随访并避孕 2 年以上。如随访中血 hCG > 20μg/L，立即再行化疗。

（孙秀云）

第四节　胎盘部位滋养细胞瘤

【概述】

以往曾被称为合体细胞疾病，不典型绒毛膜癌。

【诊断】

（一）病史

均有妊娠生育史。

（二）临床表现

1. 停经史　产后停经数月后出现阴道流血。

2. 阴道流血　表现为不规则阴道流血，或月经量增多。

3. 腹痛　瘤细胞浸润肌层导致子宫穿孔，可有急腹痛。

4. 妇科检查　子宫常增大。

（三）辅助检查

1. 血 β-HCG 测定半数病例可升高，但滴定度增高不显著。

2. B 超见肌层内浸润图象。

3. 病理检查可见胎盘部位滋养细胞大片增生浸润，但无坏死出血。

【治疗】

1. 部分患者刮宫后即治愈，肌层浸润者应做全子宫切除。

2. 化疗不太敏感。

【注意事项】

定期随访，随访内容包括妇科检查、超声检查、血 β-HCG 检测，必要时做胸片检查等，并观察复发及转移，但少见。

（孙秀云）

第七章　妊娠的诊断

第一节　早期妊娠的诊断

【概述】

妊娠全过程为 40 周（280d），分三个时期：妊娠 12 周末以前为早期妊娠，第 13～17 周末为中期妊娠，第 28 周及以后为晚期妊娠。

【诊断】

（一）临床表现

1. 停经　停经是妊娠最早最重要的症状。平时月经周期规则的生育年龄妇女，一旦月经过期 10d 及以上，应首先考虑妊娠可能，月经不调或哺乳期的妇女，月经尚未规律者除外。需要强调的是哺乳期及月经不规则的妇女可无明确停经史。停经虽然是妊娠最早最重要的症状，但停经不一定就是妊娠，应予以鉴别。相反有月经也不一定就不是妊娠，有的妇女妊娠后在应届月经期仍可能来月经，但量少、时间短，一般只来 1 次或 2 次，这样的月经不能作为末次月经计算，这种出血称为孕卵植入性出血，其原因还不十分清楚，可能为孕卵着床的一种生理过程（包蜕膜与壁蜕膜融合过程），也可能为抑制正常月经来潮的作用尚不够完全（胎盘激素对垂体.卵巢轴的反馈作用）。

2. 早孕反应　约有 50% 妇女于停经 6 周左右出现恶心、呕吐、食欲不振、嗜酸性食物、偏食、流涎、乏力、困倦、嗜睡、头晕等，多发生于清晨空腹时，称为早孕反应。发生原因与妊娠后体内绒毛膜促性腺激素（HCG）增多（呕吐最严重的时间，为激素水平在体内最高阶段）、胃酸分泌减少以及胃排空时间延长有关。一般情况下症状轻微，孕妇能耐受，不影响工作及生活，多于妊娠 12 周左右自行消失。重者呕吐频繁，不能进食，尿酮体呈阳性反应，甚至酸中毒，称为妊娠剧吐，需住院治疗。同时应注意是否合并有肝炎或糖尿病。

3. 尿频、便秘　妊娠后子宫增大，若系前位子宫，在盆腔内压迫膀胱引起尿频，后位子宫可引起便秘。当妊娠 12 周后子宫上升至盆腔上方，尿频、便秘症状消失。需注意与膀胱炎引起的尿频、尿急相鉴别。

4. 乳房胀痛　约妊娠 8 周，乳房受雌、孕激素的影响而逐渐增大，孕妇自觉乳房轻微胀痛及乳头疼痛，初孕妇较明显，经产妇经哺乳后反应一般不明显。如为哺乳期妇女则乳汁分泌减少。

5. 阴道分泌物增多　怀孕后孕妇自觉白带增多，为白色粘稠状分泌物，无外阴瘙痒。

需与滴虫性阴道炎和霉菌性阴道炎鉴别。

（二）体格检查

1. 乳房变化　乳房增大，乳头、乳晕着色明显加深，呈深褐色，乳头周围皮脂腺开口隆起形成深褐色小结节，称为蒙氏结节（Montgomery 结节）。

2. 生殖器官检查　妇科检查发现外阴色素沉着，阴道局部静脉瘀血，分泌物增加，阴道壁柔软并呈紫蓝色，宫颈变软、充血呈紫蓝色，腺体肥大，宫颈口大多有粘液栓堵塞，柱状上皮生长超过宫颈外口而在宫颈外口表面呈宫颈糜烂样，肉眼不能区分有无病理状态，必须做细胞涂片及活检才能鉴别。双合诊时，有些妇女在孕 6 周左右，其子宫峡部极软，使宫颈与宫体似不相连，称为黑格征（Hegar's sign）。子宫体增大变软，最初是子宫前后径变宽略饱满，于妊娠 5 ~ 6 周时宫体呈球形，以后逐周增大。孕 8 周时子宫体相当于非孕期子宫的 2 倍，孕 12 周时子宫体相当于非孕期子宫的 3 倍。孕 12 周时子宫体超出骨盆腔，可在耻骨联合上方触及。

（三）辅助检查

利用孕卵着床后滋养细胞分泌绒毛膜促性腺激素（HCG），并经孕妇尿中排出的原理测定孕妇血、尿中 HCG 含量，以诊断早期妊娠。

1. 免疫学试验

（1）酶联免疫实验（ELISA 法）：是目前最常用方法。

1）胶体金早早孕诊断试条：用胶体金交联抗 β - HCG 单克隆抗体与尿液中 HCG 结合，形成双抗体夹心一步法，其优点快速、简便、灵敏、特异、准确、可靠，是目前最理想的早孕诊断方法，灵敏度为 25U/L，准确率为 99.8%，临床符合率为 100%。

方法是取孕妇尿液（如刚怀孕，则用晨尿为最好），将测试条有标志线一端插入装有尿液标本的容器中，约 3s 后取出平放，若 5min 内出现 2 条红色带为阳性，表示怀孕；出现一条红色带为阴性，表示未怀孕。需要注意的是试条插入尿液时插入深度不可超过标志线。

2）HCG 酶标双抗体夹心法：应用单克隆与酶标技术，使双抗体与 HCG 两个位点结合，第一个抗体与 HCG 分子结合后，加入第二个与酶联结的抗 HCG 单克隆抗体，再加入显示底物。如标本有 HCG，酶可以使底物显色而呈阳性。该法灵敏度高，可达 25U/L。特异性强，操作简便，迅速准确，使用时只需 2 滴尿液，15min 可获结果。在受孕后第 7d 可得出明确诊断。有时易与黄体生成素（LH）发生交叉反应，出现假阳性。

（2）放射免疫测定法：利用放射性同位素标记抗原和非标记抗原对特异抗体的竞争结合作用可定量测定血清中 HCG。一般测定抗原为 HCG 的 β 亚型，即 β - HCG，其抗血清含抗 β - HCG 抗体，不与 LH 抗原发生交叉反应。HCG 达 5 ~ 10U/L 以上，即为阳性，其至于受精第 7 ~ 8d，月经尚未来前，已可在血中测出 HCG，灵敏度高，正确率几乎为 100%。

2. 凝集抑制实验　绒毛膜促性腺激素（HCG）为糖蛋白激素，具有抗原性，将其注射在动物体内可以制备抗血清，用抗血清加孕妇尿（尿中有 HCG）则发生抗原抗体反应，再加入吸附了 HCG 的乳胶颗粒或羊红细胞，均不能发生凝集反应，出现此种凝集抑制现象时为阳性反应。有两种方法：

（1）乳胶凝集抑制实验（乳胶实验）：孕妇尿中 HCG 含量明显增多，HCG 为可溶性抗原，与抗 HCG 抗体先作用后，再加入 HCG 致敏的乳胶颗粒，就不出现乳胶凝集，称妊娠试验阳性；反之，非孕妇尿中 HCG 含量甚微，不足以消耗掉抗 HCG 抗体，故抗体与后加入的 HCG 致敏乳胶结合，呈现细小凝集颗粒，为妊娠试验阴性。该方法简单、快速，灵敏度为 5 000U/L，诊断早孕准确率为 94%，假阳性率为 2%，假阴性率为 4%。

（2）羊红细胞凝集抑制实验（凝集抑制实验）：与乳胶凝集实验相同，用吸附绒毛膜促性腺激素的羊红细胞代替乳胶颗粒。将 HCG 吸附在羊红细胞上，则这种抗体与 HCG 致敏的羊红细胞结合而出现羊红细胞凝集现象，若先使 HCG 与抗体结合，然后再加入 HCG 致敏的羊红细胞时，血凝现象即被抑制。孕妇尿中含 HCG，能中和 HCG 抗血清中的抗体，使血凝受到抑制，称妊娠试验阳性，反之，非孕妇尿中 HCG 含量甚微，不足以消耗掉抗 HCG 抗体，故抗体与后加入的 HCG 致敏羊红细胞结合呈现凝集颗粒为妊娠试验阴性。该法多采用半定量，灵敏度为 312U/L，较乳胶试验准确性高，适于较早期诊断，但易和 LH 发生交叉反应出现假阳性。

3. 超声检查

（1）B 超：是诊断宫内早孕的重要手段，阴道超声检查孕 5 周即可见到宫内羊膜囊的圆形光环，腹部 B 超多在 6 周可见到孕囊，长径达 1.5cm 左右，并按 0.5~1cm/周增长，≥8 孕周孕囊≥4.cm。孕 6 周可出现胚芽，孕 7 周可见胎心搏动，孕 8 周时，妊娠囊中的胚芽显示率为 100%。

（2）超声多普勒检查：在孕 7~8 周，超声多普勒可听到有节奏的单一高调胎心音，胎心率大约在 150~160 次/min，可确定为早孕且为活胎。

（3）A 超：早孕时子宫体增大，将子宫体纵、横径及前后径值累加后，如 >20cm 时，对诊断有价值，或者测子宫厚度，如 >7cm，也有诊断意义。在 A 型超声时，正常宫腔仅为一个反射波，早期妊娠时，宫腔波分离为两个高波和出现液平段，液平 >1cm，有时在液平中间有一高波，为无规律性、时而运动、时而静止、时隐时现的胎动反射波。自 B 超广泛应用于临床后，A 超基本已淘汰。

4. 基础体温测定　基础体温双相型，体温升高后，在未使用任何孕激素的情况下，若黄体期体温升高持续超过 3 周，确定为妊娠。

5. 黄体酮试验　采用孕激素撤退引起子宫出血的原理，对停经疑为早孕的妇女，每日，肌注黄体酮 10~20mg，连用 3~5d。如停药后 3~7d 内出现阴道出血，说明该妇女体内有一定的雌激素，注射孕激素后，子宫内膜由增生期转变为分泌期，停药后激素水平下降导致子宫内膜剥脱，可排除妊娠。如停药 7d 以后阴道未出血，则早孕可能性大。此法应排除雌激素过低引起的假阴性。

6. 宫颈粘液检查 宫颈粘液为碱性，pH 值 7～8.5，宫颈粘液的量和质随着雌激素的增多或减少而变化，雌激素作用时，宫颈粘液分泌量增多，含水量增多，排卵期宫颈粘液稀薄、透明，粘液丝可达 7～8cm，孕激素作用时，宫颈粘液分泌量减少，变浑浊、粘稠，粘液丝可下降 1～2cm。早孕时孕激素分泌多，故宫颈粘液量少质稠，涂片干后镜检，全为成行排列的椭圆形，不见羊齿状结晶，早孕可能性大。

7. 阴道脱落细胞检查 于阴道上 1/3 侧壁，用刮片轻轻刮取，涂片固定，用巴氏染色法染色。早孕时，阴道上皮细胞似黄体期，阴道上皮细胞成熟指数（MI）为 0/70/30，伊红细胞指数（EI）下降至 50% 以下。

（四）鉴别诊断

1. 妊娠与子宫肌瘤及卵巢肿瘤的鉴别诊断：见表 7-1。

表 7-1 妊娠与子宫肌瘤和卵巢囊肿的鉴别

	妊娠	子宫肌瘤	卵巢囊肿
症状	有停经史，伴恶心、呕吐、食欲不振、疲乏感等	月经过多、经期延长、经量增多、周期缩短、或不规则阴道出血	无停经史及早孕反应（睾丸细胞瘤除外）
肿块位置	在下腹正中摸到与宫颈相连的增大子宫	肿块在下腹正中触及	多数在下腹一侧或双侧，触诊时质地较子宫软，肿块活动度大，可与子宫分离，推动肿块，宫颈并不随之移动
肿块性质	子宫体积均匀增大，质地软，呈球形，规则	质硬，表面不规则呈结节状，部分突起或凹凸不平	多为囊性或囊实性，囊壁薄，也有实性者
生长速度	子宫增大快，随妊娠月份增大	生长缓慢，短期内无明显增大	生长不如妊娠子宫快
宫颈情况	宫颈呈紫蓝色，质软	宫颈着色不显，质不软	宫颈着色不显，质不软
妊娠试验	阳性	阴性	阴性
B 超检查	早孕时可见胚囊、胚胎，第 6～8 周时可测得胎心	实质性肿块	子宫正常，宫旁有囊性包块，无胎动胎心
多普勒超声波检查	子宫腔内有胎囊及胎心波	子宫影像正常，宫旁有囊肿波型图像，无胎动胎心	子宫影像正常，宫旁有囊肿波型图像，无胎动胎心

2. 妊娠与闭经的鉴别 闭经患者往往有下丘脑、垂体、卵巢、子宫器质性病变的病史，不伴有早孕反应，子宫不增大，质地中，妊娠试验阴性，B 超宫内无胎囊、胚芽、胎心搏动。

3. 妊娠与假孕的鉴别 又称想像妊娠，多见于文化水平低、极度渴望妊娠或极度恐惧妊娠的妇女；有类似妊娠的症状，如闭经、恶心、呕吐、乳房增大、腹部膨隆（主要是脂肪沉积或肠胀气所致），甚至自觉胎动（为主动脉搏动或肠管蠕动）；宫颈不着色，子宫不增大，听不到胎心，触不到胎体，妊娠试验阴性，B超检查无妊娠征象。

4. 妊娠与充盈膀胱相鉴别　尿潴留时膀胱内尿积存，不能排出或不能完全排出，形成下腹部或盆腔正中包块而误认为妊娠子宫，膀胱充盈及尿潴留患者多有妇检前未排尿或产时膀胱受压、盆腔手术牵拉膀胱过度、忍尿、糖尿病或膀胱肿瘤等病史，患者出现尿窘迫感、疼痛难忍、有时点滴溢尿、尿频、尿急及血尿等症状，B超检查肿物内有水样反射波形，导尿后肿物消失。

5. 妊娠腹部膨大与腹水的腹部增大鉴别　腹腔积液超过600ml即可出现移动性浊音，平卧时两侧腹膨隆，不似妊娠子宫向前隆起，此类患者一般无停经史，无典型的早孕反应及妊娠期阴道、宫颈及子宫的变化，无胎心音、胎动及胎儿等征象，妊娠试验均呈阴性反应。

6. 妊娠腹部膨大与肥胖腹部膨大鉴别　肥胖系人体脂肪积聚过多所致。腹部检查，肥胖者的腹壁因脂肪堆积而肥厚，一般无停经史，若伴发其他疾病可导致闭经，但无早孕反应和妊娠体征，妊娠试验均呈阴性反应。

7. 妊娠子宫与宫腔积血的鉴别　阴道或宫颈闭锁，经血不能外流而积聚于宫腔内，称为宫腔积血。患者往往有先天性处女膜闭锁、阴道横隔、闭锁或炎症、刮宫等手术后外阴、宫颈、阴道严重粘连等病史。先天因素导致宫腔积血者，症状主要是原发性闭经，周期性腹痛。炎症或粘连所致宫腔积血者，往往有持续性腹痛，若积血多，有头昏等失血症状。检查子宫增大，表面紧张，有压痛。B超发现囊实性包块，但不见胎囊、胎心、胎体及羊水平段，妊娠试验阴性。

8. 妊娠子宫与肾下垂和异位肾的鉴别　直立位肾脏下降过多称肾下垂，一般均见于右侧，患者有腰痛，劳累时加重，并往往有胃肠系统症状可能是反射性的，亦可能是并存的胃下垂所致。体检在下腹部触及的肿块为钝圆、平滑、坚实、而有弹性，触及时有不适感，两侧均可发生，右侧多见，做肾造影或同位素扫描可诊断。异位肾指不在正常位置的肾脏称异位肾，其停留在盆腔时即成为盆腔包块。肾下垂和异位肾均无闭经和妊娠反应，包块可与子宫分开。包块内无胎囊、胎心搏动。

9. 妊娠子宫与膀胱肿瘤鉴别　膀胱肿瘤的患者早期症状为无痛性血尿，当耻骨联合上触及肿块时，多属晚期，常有膀胱刺激症状。B超检查宫腔内无妊娠囊及胎心搏动。膀胱镜检查和活体组织检查可以确诊。

10. 妊娠子宫与乙状结肠粪块鉴别　乙状结肠干燥时大便干结，在腹部检查中，可以触到粪块，肿块形状不一，可移动，压之变形，无明显压痛，伴有便意与里急后重。直肠检查可明确诊断，彻底排便后肿块消失。

需强调，早期妊娠的诊断只有综合病史、症状、体征及辅助检查综合判断才能确诊。停经可能是月经不调而非妊娠，恶心、呕吐等早孕反应应与肝炎等内科疾病相鉴别。尿妊娠试验虽然是诊断的重要辅助手段，但可以出现假阳性或假阴性，故不能作为唯一的诊断依据。增大的子宫需与子宫肌瘤、卵巢囊肿等相鉴别。虽然 B 超发现胚芽、胎心搏动可确诊宫内妊娠，但目前并不提倡早孕时行 B 超常规检查。多普勒胎心音听诊仪听到胎心可确诊早孕，但需与母亲血管杂音相鉴别。

（孙秀云）

第二节　中晚期妊娠的诊断

（一）病史与症状

1. 停经　生育年龄已婚妇女，平时月经周期规则，一旦月经推迟 10d 或以上，应疑为妊娠。若停经已达 8 周，妊娠的可能性更大。

2. 早孕反应　约半数妇女于停经 6 周左右出现畏寒、头晕、乏力、嗜睡、流涎、食欲缺乏、喜食酸物或厌恶油腻、恶心、晨起呕吐等症状，称早孕反应。早孕反应多于妊娠 12 周左右自行消失。

3. 尿频　于妊娠早期出现尿频，约在妊娠 12 周以后，尿频症状自然消失。

（二）体格检查与体征

1. 乳房的变化　自妊娠 8 周起，受增多的雌激素及孕激素影响，乳腺腺泡及乳腺小叶增生发育，使乳房逐渐增大。哺乳期妇女一旦受孕，乳汁分泌明显减少。检查见乳头及其周围皮肤（乳晕）着色加深，乳晕周围有蒙氏结节显现。

2. 生殖器官的变化　于妊娠 6~8 周行阴道窥器检查，可见阴道壁及宫颈充血，呈紫蓝色。双合诊检查发现宫颈变软，子宫峡部极软，感觉宫颈与宫体似不相连，称黑加征。

（三）辅助检查

1. 超声检查

（1）B 型超声显像法：是检查早期妊娠快速准确的方法。最早在妊娠 5 周时见到妊娠环。若在妊娠环内见到有节律的胎心搏动和胎动，可确诊为早期妊娠、活胎。阴道超声对早孕的诊断较经腹超声提前 1 周左右。

（2）超声多普勒法：在增大的子宫区内，用超声多普勒仪能听到有节律、单一高调的胎心音，胎心率多为 150~160 次/min，可确诊为早期妊娠且为活胎，最早出现在妊娠 7 周时。此外，还可听到脐带血流音。

2. 妊娠试验　孕妇尿液含有 HCG，用免疫学方法（临床多用试纸法）检测，若为阳性，在白色显示区上下呈现两条红色线，表明受检者尿中含 HCG，可协助诊断早期妊娠。

（1）阴性结果的判定：虽然用敏感的 ELISA 或 RIA 法可以在妊娠后 7~9d 即可诊断妊娠，但对预期月经前的阴性结果仍应取慎重态度，最好在 1 周后重复测定，如仍为阴性则妊娠机会很少。如月经推迟 1 个月，仍为阴性者可基本排除。

（2）阳性结果的判定：正常妊娠阳性结果的出现时间与实验系统的灵敏度有关。假阳性结果可见于 HCG 诱发排卵，生殖细胞性恶性肿瘤和异位分泌 HCG 的癌等。此外，还可能是胚胎虽已着床，但在预期月经来潮前已流产。需指出的是：HCG 试验特别是定性试验仅表示有活的滋养叶细胞，但不能区分妊娠是否正常（如异位妊娠或胚胎已死亡而尚未流产等）。

3. 黄体酮试验　利用孕激素在体内突然撤退能引起子宫出血的原理，对月经过期可疑早孕妇女，每日，肌注黄体酮注射液 20mg，连用 3d，停药后 2～7d 内出现阴道流血，可以排除妊娠。若停药后超过 7d 仍未出现阴道流血，则早期妊娠的可能性很大。

4. 宫颈黏液检查　宫颈黏液量少质稠，涂片干燥后光镜下见到排列成行的椭圆体，不见羊齿植物叶状结晶，则早期妊娠的可能性大。

5. 基础体温测定　双相型体温的妇女，高温相持续 18d 不见下降，早期妊娠的可能性大。高温相持续 3 周以上，早孕的可能性更大。基础体温曲线能反映黄体功能，但不能反映胚胎情况。

尽管经产妇自己有时也能做出早期妊娠的诊断，但就诊时停经日数还少，常需根据病史、体征及辅助检查结果综合判断，才能确诊早孕。对临床表现不典型者，应注意与卵巢囊肿、囊性变的子宫肌瘤以及膀胱尿潴留相鉴别。注意不应将妊娠试验阳性作为唯一的诊断依据，也应结合病史、体征以及 B 型超声结果，以免误诊。

（孙秀云）

第八章　正常分娩

第一节　影响分娩的因素

影响分娩的四因素是产力、产道、胎儿及精神心理因素。若各因素均正常并能相互适应，胎儿顺利经阴道自然娩出，为正常分娩。近年来，对精神心理因素在分娩过程中的重视是产科学的一个进步。

一、产力

将胎儿及其附属物从子宫内逼出的力量称产力。产力包括子宫收缩力（简称宫缩）腹肌及膈肌收缩力（统称腹压）和肛提肌收缩力。子宫收缩力是最重要的，在整个产程中始终起主导作用。腹肌、膈肌和肛提肌则在第二产程中起辅助作用。

（一）子宫收缩力

临产后的宫缩能迫使宫颈管变短直至消失，宫口扩张，胎先露部下降和胎盘，胎膜娩出。临产后的正常宫缩特点有：

1. 节律性　宫缩的节律性是临产重要标志。正常宫缩是宫体部不随意、有规律的阵发性收缩伴有疼痛。每次收缩可分为加强期、极期和减弱期。收缩期后有一个间歇期，子宫肌肉松弛，然后再次收缩，如此反复出现。临产开始时，宫缩持续约30s，间歇期5~6min。宫缩随产程进展持续时间逐渐延长，间歇期逐渐缩短。当宫口开全（10cm）后，宫缩持续时间长达60s，间歇期缩短至1~2min。宫缩强度也随产程进展逐渐增加，宫腔内压力于临产初期升高至25~30mHg，于第一产程末可增至40~60mmHg，于第二产程期间可高达100~150mmHg，而间歇期宫腔内压力仅为6~12mmHg。宫缩时子宫肌壁血管及胎盘受压，致使子宫血流量减少。但于间歇期，子宫血流量又恢复，胎盘绒毛间隙的血流量重新充盈。宫缩节律性对胎儿适应分娩有利。

2. 对称性　宫缩起自两侧宫角部，以微波形式均匀协调地向宫底中线集中，左右对称向子宫下段扩散，约在15s内扩展至整个子宫，此为宫缩对称性。

3. 极性　宫缩以宫底部最强、最持久，向下逐渐减弱，宫底部收缩力的强度几乎是子宫下段的2倍，此为宫缩极性。

4. 缩复作用　宫体部平滑肌与其他部位的平滑肌和横纹肌不同，为收缩段。每当宫缩时，宫体部肌纤维缩短变宽，收缩后肌纤维虽又松弛，但不能完全恢复到原来长度，经过反复收缩，肌纤维越来越短，这种现象称缩复作用。缩复作用随产程进展使宫腔内容积逐渐缩小，迫使胎先露部不断下降及宫颈管逐渐短缩直至消失。

（二）腹壁肌及膈肌收缩力

腹壁肌及膈肌收缩力（腹压）是第二产程时娩出胎儿的重要辅助力量。当宫口开全后，胎先露部已降至盆底。每当宫缩时，前羊水囊或胎先露部压迫骨盆底组织及直肠，反射性地引起排便动作，产妇主动屏气，喉头紧闭向下用力，腹壁肌及膈肌强有力的收缩使腹内压增高，促使胎儿娩出。如宫口未开全，而先露部较低，致使产妇过早屏气，非但无助于宫口开大，反使宫颈被挤在先露部和骨盆之间，宫颈血液回流障碍，造成宫颈水肿，致使产程延长。腹压在第三产程还可促使已剥离的胎盘娩出。

（三）肛提肌收缩力

肛提肌收缩力有协助胎先露部在骨盆腔进行内旋转的作用。当胎头枕部露于耻骨弓下时，能协助胎头仰伸及娩出。胎儿娩出后，胎盘降至阴道时，肛提肌收缩力有助于胎盘娩出。

二、产道

产道是胎儿娩出的通道，分为骨产道与软产道两部分。

（一）骨产道

骨产道指真骨盆，是产道的重要部分。骨产道在分娩过程中变化较少，但并非无任何改变。

1. 骨盆各平面及其径线

（1）骨盆入口平面：呈横椭圆形。其前方为耻骨联合上缘，两侧为髂骨缘，至后面的骶岬上缘。共有 4 条径线：

①入口前后径：也称真结合径。耻骨联合上缘中点至骶岬前缘中点的距离，平均值约为 11.0cm，其长短与分娩机制关系密切；

②入口横径：左右髂耻缘间的最大距离，平均值约为 13.0cm；

③入口斜径：左右各一。左骶髂关节至右髂耻隆突间的距离为左斜径，右骶髂关节至左髂耻隆突间的距离为右斜径，平均值约为 12.75cm。

（2）中骨盆平面：为骨盆最小平面，最狭窄，呈前后径长的椭圆形。其前方为耻骨联合下缘，两侧为坐骨棘，后方为骶骨下端。此平面具有产科临床重要性。中骨盆平面有两条径线：

①中骨盆前后径：耻骨联合下缘中点通过两侧坐骨棘连线中点至骶骨下端间的距离，平均值约为 11.5cm；

②中骨盆横径：也称坐骨棘间径。两坐骨棘间的距离，平均值约为 10.0cm，是胎先露部通过中骨盆的重要径线。

（3）骨盆出口平面：由两个在不同平面的三角形所组成。前三角平面顶端为耻骨联合下缘，两侧为耻骨降支；后三角平面顶为骶尾关节，两侧为骶结节韧带。骨盆出口平面有4 条径线：

①出口前后径：耻骨联合下缘至骶尾关节间的距离，平均值约为 11.5cm；

②出口横径：也称坐骨结节间径。两坐骨结节内侧缘的距离，平均值约为9cm，是胎先露部通过骨盆出口的重要径线；

③出口前矢状径：耻骨联合下缘至坐骨结节间径中点间的距离，平均值约为6cm；

④出口后矢状径：骶尾关节至坐骨结节间径中点间的距离，平均值约为8.5cm。若出口横径稍短，而出口后矢状径较长，两径之和＞15cm时，一般大小的妊娠足月胎头可通过后三角区经阴道娩出。

2. 骨盆轴与骨盆倾斜度

（1）骨盆轴：为连接骨盆各平面中点的假想曲线。此轴上段向下向后，中段向下，下段向下向前。分娩时，胎儿沿此轴娩出，助产时也应按骨盆轴方向协助胎儿娩出。

（2）骨盆倾斜度：指妇女直立时，骨盆入口平面与地平面所形成的角度，一般为60°，若倾斜度过大，常影响胎头衔接。

（二）软产道

软产道是由子宫下段、宫颈、阴道及骨盆底软组织构成的弯曲管道。

1. 子宫下段的形成　子宫下段由非孕时长约1cm的子宫峡部形成。子宫峡部于妊娠12周后逐渐扩展成为宫腔的一部分，至妊娠末期逐渐被拉长形成子宫下段。临产后的规律宫缩进一步拉长子宫下段达7～10cm，肌壁变薄成为软产道的一部分。由于子宫肌纤维的缩复作用，子宫上段肌壁越来越厚，子宫下段肌壁被牵拉越来越薄。由于子宫上下段的肌壁厚薄不同，在两者间的子宫内面有一环状隆起，称生理缩复环。正常情况下，此环不易自腹部见到。

2. 宫颈的变化　分娩过程中初产妇和经产妇子宫颈变化的形式不完全相同。初产妇多是宫颈管先消失，宫口后扩张。经产妇多是宫颈管消失与宫口扩张同时进行。子宫颈受子宫体收缩的牵拉和前羊水囊楔形下压的作用，使宫颈向上向外扩张，逐渐与子宫下段连成一体，成为子宫下段的一部分。临产前的宫颈管长2～3cm，初产妇较经产妇稍长。初产妇的宫颈外口仅容一指尖，经产妇能容纳一指。随着产程不断进展，至宫口开全时直径约10cm。

3. 骨盆底、阴道及会阴的变化　前羊水囊及胎先露部先将阴道上部撑开，破膜后胎先露部下降直接压迫骨盆底，使软产道下段形成一个向前弯的长筒，前壁短后壁长，阴道外口开向前上方，阴道黏膜皱襞展平使腔道加宽。肛提肌向下及向两侧扩展，肌束分开，肌纤维拉长，使5cm厚的会阴体变成2～4mm，以利胎儿通过。阴道及骨盆底的结缔组织和肌纤维于妊娠期增生肥大，血管变粗血运丰富。于临产后，会阴体虽能承受一定压力，但分娩时若保护会阴不当，也易造成裂伤。

三、胎儿

胎儿大小、胎位及有无畸形是影响分娩过程的重要因素。但胎儿的大小是与骨盆的大小相对而言的。胎头是胎儿最大、可塑性最小、最难通过骨盆的部分。但过于肥胖的巨大儿，也可能由于皮下脂肪过多而造成难产。

（一）胎儿大小

1. 胎头颅骨　由顶骨、额骨、颞骨各两块及枕骨一块构成。颅骨间缝隙称颅缝，两顶骨间为矢状缝，顶骨与额骨间为冠状缝，枕骨与顶骨间为人字缝，颞骨与顶骨间为颞缝，两额骨间为额缝。两颅缝交界空隙较大处称囟门，位于胎头前方菱形称前囟（大囟门），位于胎头后方三角形称后囟（小囟门）。颅缝与囟门均有软组织覆盖，使骨板有一定活动余地，胎头有一定可塑性。在分娩过程中，通过颅缝轻度重叠使头颅变形，缩小头颅体积，有利于胎头娩出。

2. 胎头径线

（1）双顶径（BPD）：为两顶骨隆突间的距离，是胎头最大横径，临床用 B 型超声测此值判断胎儿大小，妊娠足月时平均值约为 9.3cm。

（2）枕额径：为鼻根至枕骨隆突的距离，胎头以此径衔接，妊娠足月时平均值约为 11.3cm。

（3）枕下前囟径：又称小斜径，为前囟中央至枕骨隆突下方的距离，胎头俯屈后以此径通过产道，妊娠足月时平均值约为 9.3cm。

（4）枕额径：又称大斜径，为颏骨下方中央至后囟顶部的距离，妊娠足月时平均值约为 13.3cm。

（二）胎位

产道为一纵行管道。若为纵产式（头先露或臀先露），胎体纵轴与骨盆轴相一致，容易通过产道。枕先露是胎头先通过产道，较臀先露易娩出，但需触清矢状缝及前后囟，以便确定胎位。矢状缝和囟门是确定胎位的重要标志。头先露时，在分娩过程中颅骨重叠，使胎头变形、周径变小，有利于胎头娩出。臀先露时，胎臀先娩出，较胎头周径小且软，阴道不会充分扩张，当胎头娩出时又无变形机会，便胎头娩出困难。肩先露时，胎体纵轴与骨盆轴垂直，妊娠足月活胎不能通过产道，对母儿威胁极大。

（三）胎儿畸形

胎儿某一部分发育异常，如脑积水、联体儿等，由于胎头或胎体过大，通过产道常发生困难。

四、精神心理因素

分娩虽是生理现象，但分娩对于产妇确实是一种持久而强烈的应激源。分娩应激既可以产生生理上的应激，也可以产生精神心理上的应激。产妇精神心理因素能够影响机体内部的平衡、适应力和健康。产科医生必须认识到影响分娩的因素除了产力、产道、胎儿之外，还有产妇精神心理因素。相当数量的初产妇从亲友处听到有关分娩时的负面诉说，害怕和恐惧分娩、疼痛、出血、发生难产、胎儿性别不理想、胎儿畸形、生命危险，致使临产后情绪紧张，常常处于焦虑、不安和恐惧的精神心理状态。现已证实，产妇的这种情绪改变会使机体产生一系列变化，如心率加快、呼吸急促、肺内气体交换不足，致使子宫缺氧收缩乏力，宫口扩张缓慢。胎先露部下降受阻，产程延长，致使产妇体力消耗过多，同时也促使产妇神经内分泌发生变化，交感神经兴奋，释放儿茶酚胺，血压升高，导致胎儿缺血缺氧，出现胎儿窘迫。

产室的陌生和孤独环境，产房频繁叫嚷的噪音，加之产妇自身的恐惧以及宫缩逐渐变频和增强，均能减少子宫胎盘血流量，极易发生胎儿窘迫。在分娩过程中，产科医生和助产士应该耐心安慰产妇，讲解分娩是生理过程，尽可能消除产妇不应有的焦虑和恐惧心情，告知掌握分娩时必要的呼吸技术和躯体放松的技术，开展家庭式产房，允许丈夫或家人陪伴，以便顺利度过分娩全过程。

（孙秀云）

第二节　正常分娩机制

分娩机制是指胎儿先露部随着骨盆各平面的不同形态，被动地进行一连串适应性转动，以其最小径线通过产道的全过程。临床上枕先露占 95.55% ~ 97.55%，又以枕左前位最多见，故以枕左前位的分娩机制为例详加说明。

1. 衔接　胎头双顶径进入骨盆入口平面，胎头颅骨最低点接近或达到坐骨棘水平，称衔接。胎头以半俯屈状态进入骨盆入口，以枕额径衔接，由于枕额径大于骨盆入口前后径，胎头矢状缝坐落在骨盆入口右斜径上，胎头枕骨在骨盆左前方。经产妇多在分娩开始后胎头衔接，部分初产妇在预产期前 1 ~ 2 周内胎头衔接。胎头衔接表明不存在头盆不称。若初产妇已临产而胎头仍未衔接，应警惕有头盆不称。

2. 下降　胎头沿骨盆轴前进的动作称下降。下降动作贯穿于分娩全过程，与其他动作相伴随。下降动作呈间歇性，宫缩时胎头下降，间歇时胎头又稍退缩。促使胎头下降的因素有：

①宫缩时通过羊水传导，压力经胎轴传至胎头；

②宫缩时宫底直接压迫胎臀；

③胎体伸直伸长；

④腹肌收缩使腹压增加。

初产妇胎头下降速度因宫口扩张缓慢和软组织阻力大较经产妇慢。临床上注意观察胎头下降程度，作为判断产程进展的重要标志之一。胎头在下降过程中，受骨盆底的阻力发生俯屈、内旋转、仰伸、复位及外旋转。

3. 俯屈　当胎头以枕额径进入骨盆腔后，继续下降至骨盆底时，原来处于半俯屈的胎头枕部遇肛提肌阻力，借杠杆作用进一步俯屈，使下颏接近胸部，变胎头衔接时的枕额周径（平均 34.8cm）为枕下前囟周径（平均 32.6cm），以最小径线适应产道，有利于胎头继续下降。

4. 内旋转　胎头到达中骨盆为适应骨盆纵轴而旋转，使其矢状缝与中骨盆及骨盆出口前后径相一致的动作称内旋转。内旋转使胎头适应中骨盆及骨盆出口前后径大于横径的特点，有利于胎头下降。枕先露时，胎头枕部位置最低，到达骨盆底，肛提肌收缩力将胎头枕部推向阻力小、部位宽的前方，枕左前位的胎头向前旋转45°。胎头向前向中线旋转45°时，后囟转至耻骨弓下。胎头于第一产程末完成内旋转动作。

5. 仰伸　完成内旋转后，当胎头下降达阴道外口时，宫缩和腹压继续迫使胎头下降，而肛提肌收缩力又将胎头向前推进。两者的共同作用（合力）使胎头沿骨盆轴下段向下向前的方向转向前，胎头枕骨下部达耻骨联合下缘时，以耻骨弓为支点，使胎头逐渐仰伸，胎头的顶、额、鼻、口、颏相继娩出。当胎头仰伸时，胎儿双肩径沿左斜径入骨盆入口。

6. 复位及外旋转　胎头娩出时，胎儿双肩径沿骨盆入口左斜径下降。胎头娩出后，为使胎头与胎肩恢复正常关系，胎头枕部向左旋转45°称复位。胎肩在盆腔内继续下降，前（右）肩向前向中线旋转45°时，胎儿双肩径转成与骨盆出口前后径相一致的方向，胎头枕部需在外继续向左旋胎头仰伸转45°，以保持胎头与胎肩的垂直关系，称外旋转。

7. 胎儿娩出　胎头完成外旋转后，胎儿前（右）肩在耻骨弓下先娩出，随即后（左）肩从会阴前缘娩出。胎儿双肩娩出后，胎体及胎儿下肢随之取侧位顺利娩出。至此，胎儿娩出过程全部完成。

必须指出，分娩机制各动作虽分别介绍，但却是连续进行的，下降动作始终贯穿于分娩全过程。

（孙秀云）

第三节　分娩三产程

一、第一产程

第一产程是指临产（有规律且逐渐增强的子宫收缩，持续30s或以上，间歇5~6min左右，同时伴有进行性子宫颈管展平，子宫颈口扩张和胎先露部下降）开始到子宫颈口开全的过程，初产妇约需11~12h。从临产到宫颈口扩张3cm为潜伏期，子宫颈口扩张3cm至开全为活跃期。

【诊断】

（一）临床表现

1. 规律阵痛随产程进展而逐渐加强，间隔逐渐缩短，持续时间逐渐增长。

2. 阴道血性分泌物增多，当宫颈口接近开全时胎膜自破，流出羊水。

（二）检查

1. 腹部检查　能扪及间隔时间逐渐缩短，持续时间逐渐增长，质地逐渐增强的规律宫缩。

2. 肛查或阴道检查　子宫颈管逐渐缩短，宫颈口逐渐扩张，胎头逐渐下降。

【治疗】

（一）孕妇卧床指征

孕妇可自由活动，如有下列情况须卧床：

1. 胎膜已破，胎头未入盆或胎位异常者。

2. 阴道流血者。

3. 心脏病心功能Ⅲ级及以上或其他内科合并症者。

4. 血压≥20/13.5kPa（150/100mmHg）者，如妊高症。

5. 孕妇发热或有胎儿窘迫等。

（二）注意孕妇的休息、饮食和排尿情况

1. 潜伏期长，进展慢或产妇疲乏可给予药物休息（如哌替啶100mg＋莨菪碱0.3mg，肌注）。

2. 进食差者给予补液，不能自然排尿者给予导尿。

（三）仔细观察产程

1. 注意观察宫缩强弱，间隔持续时间，一般应连续观察3次宫缩并记录之。

2. 正确记录临产开始时间。

3. 胎膜破裂时即听胎心，记录流出的羊水量及性状。

（四）肛指检查

根据胎产次、宫缩强弱、产程进展情况，适时检查。检查应在宫缩时进行，内容应包括以下各项。

1. 宫颈、扩张情况。

2. 胎膜破否。

3. 胎先露的性质及位置。

4. 中骨盆以下的骨产道情况，如骶骨下段弧度、坐骨棘突出程度、骶棘切迹宽度、尾骨活动度等。

（五）听胎心

一般2小时一次，有高危因素者每小时听一次，注意心率、心律、性质及心音强弱等。

（六）测血压

正常孕妇每4h测一次，产程中血压有增高者，则根据情况监测血压。

（七）胎儿监护

有条件者根据情况进行监护，如宫口扩张到3cm及7～8cm时各作一次，宫口开全后连续监护。

（八）绘记产程图

1. 从正式临产宫口开大2cm开始绘记，标出宫口扩张及胎头下降的平行曲线。

2. 在宫口扩张3cm处取一点到7h后向后推7格的10cm处取一点，两点间连一直线即为警戒线，从警戒线后再向后推 4 格画一平行线即为异常线，两线之间为产程的警戒区。

3. 产程进展如超过异常线，需寻找原因，并做出相应的处理。在宫口扩张为胎头下降曲线的下方，相应的时间内写上记录所检查的胎心、血压、宫缩（间隔、持续时间及强弱），有无特殊情况及处理，并签名。

二、第二产程

第二产程是指从子宫颈口开全到胎儿娩出的间隔。初产妇约需 1～2h，经产妇一般数分钟即可完成，但也有长达 1h 者。

【诊断】

（一）临床表现

1. 宫缩比第一产程增强，每次阵缩可达 1min 以上，间歇期 1～2min。

2. 宫缩时产妇有排便感而下进，会阴部渐膨隆，肛门松弛。

3. 胎头逐渐于宫缩时露出阴道口，露出部分随产程进展不断增大。

（二）肛查或阴道检查

宫颈口开全。

【治疗】

（一）母、婴监测

每 15min 听胎心一次或连续监护胎心，测血压。

（二）准备接产

初产妇宫口开全后，经产妇宫口开 4～5cm 以上，估计 0.5h 左右能分娩的，会阴清洁、消毒、做接产准备。

1. 做好宣教，指导产妇进气。

2. 胎头"着冠"时，开始以右手掌保护会阴，左手轻压胎头枕部，帮助俯屈，使胎头以最小的枕下前囟径娩出，减少会阴撕裂。当胎头仰伸，面部外露时，先挤去鼻腔粘液。

3. 胎头娩出后，面部向下，再挤去鼻、口腔粘液和羊水。

4. 协助胎头外旋转，使胎儿双肩径与出口前后径一致，先前肩娩出再后肩娩出，松开右手协助胎体及下肢娩出，处理好第一口呼吸。新生儿娩出后应即吸拭去皮肤外的羊水使保持干燥，并注意保暖。

5. 接产者以消毒纱布包绕两食指，分开婴儿双眼，以往滴 1% 硝酸银液，现最好用红霉素软膏以预防淋菌性及衣原体新生儿眼炎。

6. 胎儿娩出后 1min，开始有呼吸时，断脐，结扎脐带。

7. 接生时如产包已打开暴露 1h 以上的需更换。

（三）有胎儿窘迫或异常胎位分娩时

需做好新生儿抢救准备。争取有新生儿科医生在旁，便于及时处理。

（四）第二产程延长者

需提前 10min 洗手上台助产，查清头盆情况，估计可阴道分娩的，再切开会阴助产。

三、第三产程

第三产程是指胎儿娩出至胎盘娩出的间隔，约需 5～6min，不超过 30min。

【诊断】

（一）临床表现

1. 阴道口外露的一段脐带自行延长。

2. 阴道少量流血。

（二）检查

1. 子宫体变硬，子宫底升高。

2. 手掌尺侧在耻骨联合上方轻压子宫下段，将子宫上推时，外露脐带不再回缩。

【治疗】

（一）产妇的处理

1. 于胎儿（双胎系第二胎儿）前肩娩出后，立即给产妇，肌注催产素 20U（或催产素 20U 放在 500ml 溶液中静脉滴注），或于胎盘娩出后，肌注麦角新碱 0.2mg（无高血压者）。

2. 胎儿娩出后，接产者立即于产妇臀下放置消毒贮血器，收集阴道流血并测量记录之。

（二）新生儿处理

1. 新生儿评分　出生后 1min 时给予 Apgar 评分，4～7 分为轻度窒息，1～3 分为重度窒息，需紧急抢救。

2. 新生儿断脐后应注意脐带断端有无渗血。

3. 测体重。

4. 盖新生儿的足印于新生儿病史单上，缚手圈，手圈上写明姓名、住院号、床号及性别。注意有无畸形，做好婴儿记录。

5. 高危妊娠产妇需注明情况，胎膜早破者要写明破膜时间。

（三）胎盘处理

1. 胎头娩出后 15min 胎盘未剥离，或等待期间阴道流血 ≥100ml，做人工剥离胎盘，否则等待胎盘自行剥离后协助娩出。

2. 胎盘娩出后记录胎盘大小、重量、是否完整、有无副胎盘、脐带长度、有无单脐动脉。

3. 胎盘胎膜有缺损的，会阴再次消毒，更换消毒手套，伸入宫腔取出残留组织，必要时用钝刮匙刮取之。

（四）产房观察

1. 应在产房观察 2h，了解产后流血量。每 15～30min 观察子宫收缩、子宫底高度、膀胱充盈否、会阴有无血肿等，并记录之。

2. 产后宫缩良好，无宫腔积血，于产后 2h 测量一次血压，计测贮血器中血量后，送休养室。

（孙秀云）

第九章 异常分娩

第一节 产力异常

【总述】

产力是指将胎儿及其附属物从子宫内排出的力量。以子宫收缩力为主，腹肌和肛提肌的收缩力为辅。当子宫收缩丧失节律性、极性和对称性，或强度、频度发生改变，称为产力异常。根据临床表现可分为子宫收缩乏力和子宫收缩过强两大类。

一、子宫收缩乏力

【概述】

子宫收缩乏力分为协调性与不协调性两种。协调性子宫收缩乏力是指子宫收缩虽有节律性、对称性和极性，但稀而无力，每10min宫缩少于2次，宫缩持续时间不足30s。在宫缩高峰时子宫体不隆起和变硬，宫腔内压低于30mmHg，不足以使宫颈以正常速度扩张，子宫壁张力低，以手指压宫底肌壁仍可出现凹陷，故又称低张性子宫收缩乏力。低张性子宫收缩乏力若在产程一开始就出现，称为原发性收缩乏力，若进入活跃期以后才出现则称继发性收缩乏力。

不协调性子宫收缩乏力是指宫缩不是起自两侧子宫角部，宫缩的兴奋点来自子宫的一处或多处，使子宫收缩失去对称性、节律不协调、宫缩的极性倒置，子宫收缩波由下向上扩散，子宫体部收缩强于子宫底部，有时下段收缩更明显，使子宫肌退缩受阻，宫口不开，导致产程停滞，其收缩间歇消失，子宫壁不能完全放松，宫腔压力持续较高，又称高张性子宫收缩乏力。多出现于产程潜伏期，属原发性宫缩乏力。

子宫收缩乏力对母儿有较大影响。由于产程延长，产妇休息不好、进食少、消耗大、易衰竭，产后出血及产褥感染发生率较高，对胎儿危害更大，使胎儿宫内窘迫、新生儿缺氧性颅内出血、宫内感染等发生率增加。

子宫收缩乏力的病因主要有：

1. 精神因素　如产妇对分娩有顾虑，精神过度紧张或受意外打击使大脑皮层功能紊乱，产程中进食过少，体力过度消耗．对疼痛的耐受力弱，亲人不在身旁或亲友探视过于频繁等可引起收缩乏力。

2. 体质与内分泌因素　身体过于肥胖或躯干短小，妊娠末期，体内的雌激素、孕酮、催产素、前列腺素及乙酰胆碱分泌不足或相互不协调，子宫对乙酰胆碱的敏感性降低，血电解质，如钾、钠、钙及镁异常等，均可影响子宫肌兴奋阈，导致收缩乏力。

3. 产道及胎儿因素　头盆不称、胎位异常、子宫畸形、胎先露过高、前羊膜囊压力过高，使先露不能下降至紧贴子宫下段和宫颈，不能刺激子宫阴道神经丛，引起有力的反射性收缩，导致继发性子宫收缩乏力。

4. 子宫因素　子宫壁过度膨胀，使子宫肌纤维失去正常收缩能力，如羊水过多、巨大胎儿、多胎妊娠等，子宫肌瘤及子宫发育不良或畸形，多产妇或有过子宫感染，使子宫肌纤维发生变性等均能引起子宫收缩乏力。

5. 药物所致　临产后不适当地大量使用镇静剂和（或）麻醉药，如吗啡、度冷丁、氯丙嗪、安定、巴比妥、硫酸镁等，可使子宫收缩受到抑制。

【诊断】

1. 协调性子宫收缩乏力　子宫收缩保持正常的节律性、对称性和极性，但收缩力弱，持续时间短，<30s，间歇期长而不规则，宫缩<2 次/10min。当子宫收缩达高峰时，用手指压宫底部肌壁仍可出现凹陷。产程延长或停滞，产妇常无疼痛主诉，胎心变化不大。多出现在宫口开大 4cm 以上时，即活跃期的早期，可致分娩停顿，亦可出现潜伏期，此时需与假临产相区别。

2. 不协调性子宫收缩乏力　子宫收缩失去原有的特性，体部张力可高于底部，宫缩起点不在两子宫角而发生在其他部位，间歇时宫壁仍不放松。宫口不随宫缩而开大，肛查时前羊膜囊不消失。产妇自觉下腹部持续疼痛、拒按、烦躁不安、脱水、电解质紊乱、肠胀气、尿潴留，可有胎儿宫内窘迫。体检特点为：下腹有压痛，胎位不易触清，胎心不规律，宫口扩张缓慢或不扩张，胎先露部下降缓慢或停滞。胎心监护仪上可见一强一弱的成对宫缩或低张过密宫缩。

【治疗】

（一）协调性子宫收缩乏力的治疗

出现在潜伏期的低张型宫缩乏力应先与假临产相区别。在潜伏期时给予度冷丁100mg，肌注等待产妇休息 2~4h，若宫缩消失，即为假临产，否则为低张型宫缩乏力。处理步骤如下：

首先做阴道内诊及 B 超检查，明确骨盆是否正常，胎先露与胎方位情况，估计胎儿大小，全面判断胎儿能否自阴道娩出。若发现头盆不称，估计不能经阴道分娩者，应及时行剖宫产术。若判断无头盆不称和胎位异常，估计可经阴道分娩者，则应考虑加强宫缩的措施。

1. 第一产程

（1）一般处理：消除精神紧张，多休息，鼓励多进食。进食少者可经静脉给予 10%葡萄糖液 500~1 000ml，内加维生素 C 2g。若有酸碱、水电解质平衡紊乱，作对症处理。若产妇过度疲劳，可给予度冷丁 100mg，肌注，或安定 10mg 缓慢静脉注射（5min）。

经过一段时间后，可以使子宫收缩力转强。

（2）加强宫缩可采取的措施有

1）对初产妇，宫颈开大不足 3cm，胎膜未破者可用温肥皂水灌肠以刺激肠蠕动，促使排气排便，反射性激发宫缩。排尿困难者，可导尿排空膀胱，有利于宫缩。

2）针刺合谷、三阴交，有加强宫缩作用。

3）乳房按摩：乳头及乳晕受到外界刺激后，反射性引起脑垂体后叶释放内源性催产素，诱发或加强子宫收缩。可教会孕妇自己用湿热毛巾轻轻按摩乳房，每侧 15min，每次双侧交替 1h。最好使用自动乳房按摩器，有效而简便，有条件时可同时监护胎心和宫缩情况。在行乳房按摩时可能会发生宫缩过强或高张性子宫收缩，但尚未见到有不良后果发生的报道。只要严密观察，注意调节强度，是可以减少或避免这些情况的。

4）人工破膜宫颈扩张 3cm 或 3cm 以上者，无头盆不对称，可行人工破膜，破膜后，胎头下降直接紧贴子宫下段及宫颈，引起反射性子宫收缩。操作要点：

①破膜前严格消毒，行阴道检查，排除头盆不称、胎位不正及脐带先露；

②破膜时间应选在两次宫缩之间，破口不宜过大，使羊水缓慢流出，以免脐带被冲出；

③破膜前后连续监测胎心，注意羊水量及性状，以判断宫内胎儿情况；

④若破膜后胎头未衔接，应取头低臀高位，防脐带脱垂。

并发症及预防：

①防止产程延长及产后出血；

②防止脐带脱垂；

③防止感染；

④破膜后 12～24h 未分娩者应给予抗生素；

⑤防止羊水栓塞。注意动作轻柔，不兼做人工剥膜，不在宫缩时破膜。

5）催产素的应用：小剂量的催产素能使子宫平滑肌张力增高，收缩力加强，收缩频率增加，但仍保持节律性、对称性及极性。若剂量加大，可引起张力持续增加乃至舒张不全导致强直性宫缩。

剂量及方法：将催产素 2.5U 加入 5% 葡萄糖 500ml，使每滴葡萄糖液含催产素 0.33mU，从 8 滴/min，即 2.5mU/min 开始，根据宫缩强弱进行调整，通常不超过 30 滴/min（10mU/min）。用药时先调好葡萄糖滴数，然后再加入催产素。

禁忌症：明显头盆不称；瘢痕子宫；胎儿窘迫或严重胎盘功能低下；重度妊高症症状未稳定者；前置胎盘；血液病；子宫体过度伸张，如巨大胎儿、羊水过多、多胎妊娠等。

停药指征：宫缩持续 1min 以上或胎心率有变化；出现先兆子宫破裂征象；痉挛性宫缩；胎心监测持续异常；过敏反应；血压升高超过正常范围；出现尿少、抽搐、昏迷等水中毒表现。因为外源性催产素在母体血中半衰期短，为 2～3min，一般停药后多可迅速缓解。

6）前列腺素（PG）的应用：地诺前列酮有促进子宫收缩的作用。给药途径为静脉滴注及局部给药（放置于阴道后穹隆）。地诺前列酮 2mg 和碳酸氢钠溶液 1 支加于 10ml 生理盐水中，摇匀成稀释液，加于 5% 葡萄糖液 500ml 中，静脉滴注，滴速为每分钟 1μg，能维持有效宫缩。若30min后宫缩仍不加强，可酌情增加剂量，最大剂量为20μg，副反应为宫缩过强、恶心、呕吐、腹泻、头痛、心率过速、视力模糊及浅静脉炎等，故应慎用。

2. 第二产程　出现宫缩乏力时也应给予催产素静脉滴注。若胎头双顶径已通过坐骨棘平面，可行会阴侧切，胎头吸引或产钳助产；若胎头尚未衔接或伴胎儿窘迫，应行剖宫产术，结束分娩。

3. 第三产程　为预防产后出血，当胎儿前肩娩出时，可给予麦角新碱0.2mg，肌注并同时给予催产素10~20U，肌注或静脉滴注，使宫缩加强，促使胎盘剥离、娩出及子宫血窦关闭。若产程长，破膜时间长，应给予抗生素预防感染。

4. 宫缩乏力性出血　子宫壁过度膨胀，如双胎、巨大儿、羊水过多，应用硫酸镁，合并糖尿病，有感染的孕妇行剖宫产术时易发生宫缩乏力性出血。处理时常用催产素10U、麦角0.2mg宫体注射，静脉20U催产素+5%葡萄糖500ml静滴，边按摩子宫，出血稍有好转时，应立即缝合切口恢复子宫肌层的完整性，有助于子宫收缩力恢复，同时快速补足血容量。宫缩仍不理想时，可选择应用前列腺素PGF2 0.5~1.0mg宫，肌注射，30~60s即可起效。注意不能将PGF2α误入血管内，不仅可导致血压急剧上升，还可导致心、脑血管意外。近年，国产的卡孕栓（15-甲基-PGF2α甲酯）是PGF2α的衍生物，具有较强的平滑肌收缩作用。用法：1mg置舌下含服，或1mg贴敷子宫或阴道壁，以手指压迫5min，15min后可重复给药。各种宫缩剂应用时剂量不宜过大，因子宫肌中宫缩剂的受体量有饱和点，超过饱和点出现快速耐药性，药效减弱。在缺乏上述药物，医疗条件差的情况下，可作宫腔内纱条填塞，该法简单，但填塞时的手法必须正确，不能留有死腔，术后大量应用广谱抗生素，该方法如应用不当，反而易引起感染、出血。上述几种方法仍无效时，则作子宫动脉上行支结扎或髂内动脉结扎，最后在各种方法均无效时，则行子宫切除术。

（二）不协调性宫缩乏力的治疗

不协调性宫缩乏力对催产素反应效果不好，而对人工破膜效果好，其处理原则是镇静、破膜。

1. 首先停止一切刺激，特别是粗暴的阴道操作及宫缩剂的使用。

2. 给予大剂量镇静剂，如度冷丁100mg，肌注或安定10mg，肌注，同时人工破膜以降低宫腔内压，使产妇能安静休息。

3. 进食少者给予10%葡萄糖液500~1 000ml加维生素C 2g静脉滴注，以增加能量，并防止酸中毒。

4. 此类产妇往往在分娩早期出现尿潴留，故应排空膀胱。

5. 通过处理后观察4h左右，大多能使宫缩恢复其原有的特性，产程得以顺利进展。若宫缩仍较弱而成为协调性宫缩乏力，则可排除阻塞性分娩后应用催产素静滴。方法同前。

6. 若处理后宫缩仍不协调或用催产素效果不显著或出现胎儿窘迫，应及时改用剖宫产术。

注意事项：

①产程不宜拖延过久，否则产妇因过度疲劳而致衰竭，并可导致产后出血、产褥感染，胎儿可因缺氧而致窘迫；

②若出现胎儿宫内窘迫，立即手术结束分娩；

③子宫收缩不协调时切忌使用催产素，非但不能解决不协调宫缩，还可诱发胎儿宫内窘迫，增加其脑损伤的发生机会。

【预后】

经正确处理，一般可安全分娩。

二、子宫收缩过强

【概述】

子宫收缩过强分为协调性宫缩过强和不协调性宫缩过强。协调性宫缩过强在分娩阻力不大时可导致急产，若阻力较大，可造成胎儿颅内损伤，并在宫体部出现病理缩复环，甚至进一步导致子宫和产道的裂伤，不协调性宫缩过强又分两种情况：若子宫肌层普遍陷于强收缩状态，称为强直性子宫收缩。若子宫肌壁局部痉挛性收缩，于胎体的某一狭窄部位，如胎腰、胎颈或在胎儿头前形成一狭窄环，称子宫痉挛性狭窄环。

子宫收缩过强的病因有：

1. 子宫肌组织功能异常。

2. 不适当地应用催产素或宫内操作。

3. 分娩发生梗阻。

4. 其他，如胎盘早剥血液浸润子宫肌层，可致强直性子宫收缩。

【诊断】

1. 协调性子宫收缩过强　子宫收缩的节律性、对称性和极性均正常，但强度过大、过频，子宫收缩周期 40~50s/2~3min，羊膜腔内压 >50mmHg（一般为 35~55mmHg）。临床上可见子宫呈强直性收缩，宫缩间歇时间短或无间歇。由于子宫的持续性收缩，触之如木板。宫缩后胎儿缺氧。胎心明显减慢，甚至可引起胎儿宫内死亡。当宫缩过强，分娩阻力又不大时，可使胎儿娩出过速。凡产程在 3 小时内结束者为急产。在过强的宫缩下，如果胎儿下降受阻，子宫体上段加强收缩而下段被动扩张、变薄，致使上段与下段交界处的生理缩复环逐渐上升而超过耻骨联合上 10cm 的水平，严重者可达脐部，下腹部可见一环状凹陷，这就形成了病理性缩复环。产妇常伴有剧烈腹痛，烦躁不安，子宫下段有明显压痛，腹部可触及凹陷的缩复环。病理性缩复环是子宫破裂的先兆，故应作紧急处理。

2. 不协调性子宫收缩过强

（1）强直性子宫收缩：子宫内口以上部分的子宫肌层处于强烈痉挛性收缩状态。临床表现为子宫收缩极为强烈，无完全松弛阶段。产妇烦躁不安、持续性腹痛、拒按。胎位触不清，胎心也听不清。如果胎膜已破，羊水少，子宫紧缩，可致胎死宫内。

（2）子宫痉挛性狭窄环：子宫局部肌肉呈强直性收缩形成环状狭窄，持续不放松缠绕胎体某一部分，如胎颈、胎儿腰部。狭窄环多发生在子宫上下段交界处。

【治疗】

（一）协调性子宫收缩过强的治疗

1. 急产的处理

（1）有急产史的经产妇接近预产期时避免出远门，有条件的应提早入院待产，以防意外。

（2）临产后不宜灌肠，提前作好接产及抢救新生儿的准备。

（3）临产后宜抑制宫缩，勿使胎儿娩出过速，可用乙醚吸入，注意不宜使麻醉太深，以防新生儿窒息，或口服硫酸舒喘灵片 4.8～7.2mg，同时并用气雾吸入。硫酸舒喘灵是 β_2 受体兴奋剂，可使子宫、支气管和血管平滑肌松弛，具有抑制子宫收缩、扩张血管、改善微循环、增加胎盘血流量的作用，并且对胎儿无毒性作用。必要时可用 25% 硫酸镁 20ml 加入 5% 葡萄糖 500ml 静脉滴注，点滴速度视宫缩而调整。

（4）胎头即将娩出前，对初产妇宜及早作会阴切开术，防止会阴撕裂。

（5）胎儿娩出时勿使产妇向下屏气，控制不用腹压。

（6）产后仔细检查宫颈、阴道、外阴，若有损伤，应立即进行缝合修补。

（7）若急产来不及消毒及新生儿坠地者，新生儿应立即，肌注维生素 K，预防颅内出血，并及早，肌注破伤风抗毒素 1 500U。

（8）若属未消毒的接产，应给予抗生素预防感染。

2. 病理缩复环的治疗　立即采取有效措施抑制子宫收缩，同时尽快行剖宫产术结束分娩。这种异常强烈的宫缩很难被常规剂量的镇静剂抑制，剂量过大时又对胎儿不利。常选用如下方法抑制宫缩：

（1）口服硫酸舒喘灵片 4.8～7.2mg，同时并用气雾吸入。

（2）妥布他林（间羟舒喘灵）静脉滴注，亦可用羟苄羟麻黄碱，它们的作用机制和硫酸舒喘灵相同。

（3）硫酸镁加入 25% 葡萄糖液静脉缓慢推注，约 20min 推完，继之以 25% 硫酸镁 40ml 加入 5% 葡萄糖 500ml，以 2g/h 速度静脉滴注。

注意事项：因硫酸镁过量会使呼吸及心肌收缩功能受到抑制，危及生命，故用药前及用药过程中必须注意以下事项：定时检查膝反射，膝反射必须存在；呼吸每分钟不少于 16 次；尿量每 24h 不少于 600ml，每小时不少于 25ml，尿少提示排泄功能受抑制，镁离子易蓄积而发生中毒。治疗时须备钙剂作为解毒剂。当出现镁中毒时，立即静脉注射 10% 葡萄糖酸钙 10ml，钙离子能与镁离子竞争同一受体，阻止镁离子进一步结合，从而防止中毒反应进一步加深。

（4）用乙醚全麻。

（二）不协调性宫缩过强的治疗

1. 强直性子宫收缩的治疗　一旦确诊，立即给予宫缩抑制剂，以制止宫缩，防止子宫破裂。

（1）可用 25％硫酸镁 20ml 加入 5％葡萄糖 20ml，缓慢静脉推注。还可用 1％肾上腺素 1ml 加入 5％葡萄糖 250ml 内静脉滴注，滴注速度不宜超过 5μg/min，苯氧丙酚胺系肾上腺素的衍生物，作用维持时间较长，稀释后静脉滴注，滴速为 0.5μg/分。也可用亚硝酸异戊酯 0.2ml 吸入，或硝酸甘油 0.6mg 舌下含化。

（2）如因胎儿窘迫需急速解除子宫强直性收缩可应用氟烷、乙醚吸入麻醉以停止宫缩。

（3）若经处理仍不能解除强直性子宫收缩，应考虑行剖宫产术。

（4）若属梗阻性原因或子宫肌层血液浸润引起的强直性子宫收缩，应立即行剖宫产术。

2. 子宫痉挛性狭窄环的治疗

（1）应认真寻找导致子宫痉挛性狭窄环的原因，及时给予纠正。停止一切刺激，如禁止阴道内操作，停用催产素等。

（2）胎心无明显变化时可采用期待疗法，给予镇静止痛药物，如度冷丁、吗啡、安定，在产妇充分休息后，环多可自行消失。当子宫收缩恢复正常时，可行阴道助产或等待自然分娩。

（3）如有胎儿窘迫，则可应用宫缩抑制剂，如硫酸舒喘灵 4.8mg，口服，硫酸镁缓慢静注（25％硫酸镁 10ml 加 10％葡萄糖 20ml），亦可用氟烷、乙醚吸入麻醉使环缓解，凡可松解者在宫口开全后可经阴道助产结束分娩。

（4）若经处理痉挛不能放松，宫口未开全、胎先露部高或伴有胎儿窘迫征象应立即行剖宫产术。

（5）若胎儿已死，应一边缓解，一边等待，可以自然分娩。

（刘新华）

第二节　产道异常

产道是胎儿娩出时的通道，分骨产道与软产道两部分。临床上以骨产道异常多见。

一、骨产道异常

【概述】

骨盆一个或几个径线缩短称骨盆狭窄。先天性发育异常及后天疾病所致畸形骨盆均属骨产道异常。基本类型有：

①均小骨盆；

②扁平骨盆；

③漏斗骨盆；

④横径狭窄骨盆；

⑤畸形骨盆。

一般分为三级：

Ⅰ级：临界性狭窄，即径线处临界值，绝大多数病例可自然分娩。

Ⅱ级：相对性狭窄，包括范围较广，须经过一定时间的试产后才能确定是否可能由阴道分娩。

Ⅲ级：绝对狭窄，无阴道分娩可能，必须以剖宫产结束分娩。

【诊断】

1. 询问病史：

①有无影响骨骼发育的疾病及外伤史；

②经产妇应详问既往分娩史。

2. 一般检查 身高 <145cm 者可能有均小骨盆。体态、步态异常应注意有无脊柱畸形和髋关节病变。

3. 腹部检查：

①有无悬垂腹或尖腹；

②有无胎头骑跨。

检查者用手于耻骨联合上方向骨盆方向推压胎头，如胎头低于耻骨联合平面，示头盆相称；胎头与耻骨联合在同一平面，示头盆可能不称；如胎头高于耻骨联合平面，示头盆不称，称胎头跨耻征阳性。初产妇妊娠后期胎位异常或易变，应注意有无骨盆狭窄。

4. 骨盆测量

（1）外测量：测量骨盆入口平面前后径和出口横径，对骨盆大小形态作间接判断。

（2）内测量：外测量疑有狭窄时，行骨盆内测量，较准确地测知骨盆大小。

①骨盆入口狭窄：入口前后径 <10cm；

②中骨盆狭窄：坐骨棘间径 <9.5cm，坐骨切迹 <2 横指，骶凹度浅平，骨盆侧壁明显内聚。中骨盆狭窄常与出口狭窄并存；

③骨盆出口狭窄：出口横径 <8cm，后矢状径 <7cm，二者之和 <15cm。

5. 线摄片骨盆测量 较临床测量更为准确。但因其具放射性损害，仅在非常必要时使用。

6. 临床表现及对母儿影响：

①胎先露部进入骨盆入口受阻可使胎位异常；

②临产后，胎头衔接不良，致宫缩乏力，产程延长，产后出血，易发生胎膜早破，脐带脱垂，产时感染；

③胎先露部下降受阻，形成阻塞性分娩而发生子宫破裂；

④胎头极度变形，引起骨折及颅内出血；

⑤出口狭窄时引起会阴部严重撕裂。

【治疗】

1. 骨盆入口狭窄

（1）除有明显狭窄，不可能阴道分娩外，应予试产。良好宫缩下，试产时间6~8h，如试产中产力较弱，严密监护母儿情况下静滴催产素以加强宫缩。

（2）经试产胎头仍不下降入盆者，或试产过程中出现对母儿不利情况（如胎儿窘迫、宫颈水肿、产妇衰竭等），应停止试产，尽早剖宫产。

（3）骨盆入口平面绝对性狭窄，骶耻外径<16cm；骨盆明显畸形；明显头盆不称或胎先露异常伴骨盆临界性狭窄者，不宜试产，应予近预产期或临产数小时施行选择性剖宫产术。

2. 中骨盆狭窄　中骨盆狭窄将影响胎头在盆腔内旋转，引起持续性枕后位或枕横位。

（1）如宫颈口已开全，胎头双顶径已降至坐骨棘水平或以下时，可用手将胎头转正，多需用胎头吸引术或产钳术助产。

（2）如胎头双顶径仍停留在坐骨棘水平以上，或出现胎儿窘迫时，应行剖宫产术。

3. 骨盆出口狭窄　应于临产前对胎儿大小，头盆关系做出估计，决定能否阴道分娩。不宜试产。中骨盆与出口平面狭窄往往并存。

（1）如出口横径狭窄，但与出口后矢状径之和>15cm，多数可经阴道分娩。

（2）两者之和为13~15cm时，多需胎头吸引器或产钳助产。应做较大的会阴侧切，以免会阴严重撕裂。

（3）两者之和<13cm，足月胎儿不能经阴道分娩，应行剖宫产术。

4. 骨盆畸形和其他异常

（1）佝偻病骨盆：多数除入口平面的前后径明显缩短外，余各平面横径、前后径均增宽，而呈喇叭状，胎头只要能通过骨盆入口平面即无阻碍。偶有出口狭窄。

（2）骨软化性骨盆：各平面均狭窄，多须行剖宫产。

（3）脊柱后凸性骨盆（驼背骨盆）：常为典型漏斗状骨盆。分娩时在骨盆中下部将遇到困难。

（4）骨盆骨折：凡有骨盆骨折史者，应在妊娠后期摄骨盆X线片，明确有无畸形及重度骨痂形成，决定分娩方式。

（5）下肢及髋关节疾患所致骨盆畸形、偏斜骨盆、骨盆肿瘤等临床较少见。

二、软产道异常

软产道包括子宫下段、宫颈、阴道及外阴。软产道异常所致难产较少见，易被忽略。

（一）外阴异常及处理

1. 会阴坚韧　初产妇，尤以高龄初产妇更多见。分娩时应做预防性会阴侧切。

2. 外阴水肿　重症妊娠高血压综合征，心脏病等，在全身性水肿同时，可有重度外阴水肿。可在临产前局部应用50%硫酸镁湿热敷，每日3~4次。若已临产，可在严格消毒下用针多点穿刺皮肤放液，分娩时行会阴切开，产后加强局部护理，严防感染。

3. 外阴瘢痕 瘢痕于妊娠期不软化，应行会阴侧切术。如瘢痕涉及阴道下段，轻者可行双侧会阴切开术，重者以剖宫产术为宜。

（二）阴道异常及处理

1. 阴道横隔 如先露部下降，横隔被撑薄，行 X 形切开。分娩结束时再切除剩余隔，肠线缝合。如横隔坚厚，阻碍先露部下降，行剖宫产。

2. 阴道纵隔 合并双子宫双宫颈者，纵隔被推向对侧，分娩多无阻碍。若为单宫颈，隔薄者自行断裂。厚者阻碍先露部下降，在纵隔中间剪断，肠线缝合。

3. 阴道瘢痕 轻者妊娠后软化，不影响分娩，可做会阴侧切术经阴道分娩。瘢痕广泛，部位高者，应行剖宫产术。

4. 阴道肿瘤 见妊娠合并生殖器官肿瘤

（三）子宫颈异常

1. 子宫颈坚韧 多见于高龄初产妇，或与精神紧张有关，出现宫颈痉挛性收缩而不扩张。可，肌注杜冷丁 1 000mg，或子宫颈两侧注射 1% 奴夫卡因 10ml。短期观察，如宫颈仍不扩张，应行剖宫产术。

2. 子宫颈瘢痕 一般在妊娠后软化，多不影响分娩，但如宫缩强而宫颈扩张阻滞，宜行剖宫产。

3. 子宫颈水肿 多见于胎头位置不正，产妇过早屏气或宫缩不协调而产程延长时。肛查宫颈变厚且硬。处理：

①宫颈两侧注射 1% 奴夫卡因 10ml，嘱产妇勿在宫颈开全前屏气；

②观察 2～3h，若宫颈扩张仍阻滞则行剖宫产术；

③仅宫颈前唇水肿，宫颈已近开全，先露已达 +2 以下时，可于宫缩时轻推宫颈前唇使其越过胎头，常可使胎儿顺利娩出。切不可用暴力，以免致宫颈裂伤。

4. 子宫颈肿瘤 见妊娠合并生殖器官肿瘤。

（四）子宫异常

1. 子宫畸形

（1）双子宫畸形：双子宫之一侧妊娠时，另一侧未孕子宫亦稍增大，但一般不引起产道梗阻，如未孕子宫阻塞产道时需行剖宫产。

（2）双角子宫及子宫纵隔畸形：临床上很难区别这两种畸形。检查时双角子宫的宫底部呈马鞍形，两角较凸起，而纵隔子宫外形正常。二者均可因宫腔形态异常而导致产式或形态异常。临产后如能加强产力，多可以经阴道分娩。若有产式或胎位不正，则行剖宫产术。附着于子宫纵隔处的胎盘部分常不易自然剥离，需行人工剥离。凡怀疑双角子宫及纵隔子宫者，产后应做宫腔探察以明确诊断。

2. 子宫变位

（1）子宫过度前屈：明显的前屈子宫是由于腹直肌分离或腹壁过度松弛造成，或骨盆明显狭窄或脊柱过度前凸有关。分娩时由于子宫轴方向改变，子宫收缩力不能有效地传到宫颈，妨碍胎头衔接及宫颈扩张，因此开口期延长而发生滞产。

治疗：若是由于腹壁松弛引起的，妊娠晚期或分娩期可用腹带包扎腹部纠正轴向，有利于胎头入盆。若因骨盆狭窄引起，则足月时应行剖宫产。

（2）后屈子宫：后屈子宫达孕3月后多能自动纠正位置，若至孕4个月时仍不能自然或手术复位，将造成流产或子宫嵌顿。在极个别情况下，后屈嵌顿子宫内的妊娠可以继续，此时子宫颈外口在耻骨联合之上，子宫底部粘着于盆底，而子宫前后壁为适应胎儿的生长向腹壁伸延，形成"袋状子宫"。临产后子宫收缩力虽能作用于胎儿，但不能使先露部进入宫颈，因此不能自然分娩，产程必然延长，甚至发生子宫破裂，最好的选择是剖宫产。

3. 子宫脱垂　Ⅱ度或Ⅲ度脱垂，尤其是伴有宫颈延长者，在妊娠后宫颈充血、水肿加重，并可因摩擦导致溃疡和继发感染。妊娠3个月以后，子宫体进入腹腔，宫颈略有上升，脱垂程度有所改善，若再有腹压突然增加，引起急性子宫脱出，则流产、早产机会增多。由于子宫颈长期脱出于阴道口外，结缔组织增生，有可能使宫颈不易扩张而需以剖宫产结束分娩。另外，由于宫颈感染、溃疡使产褥感染的发生率增高，所以应该积极抗感染治疗。

4. 子宫肌瘤　子宫肌瘤对分娩的影响取决于肌瘤大小、生长部位及类型。粘膜下肌瘤或壁间肌瘤可使宫腔变形，易引起流产或早产。分娩时，如肌瘤在骨盆入口以上而胎头已入盆，一般不致发生分娩梗阻，可经阴道分娩，肌瘤待产后再处理。生长于子宫颈或子宫下段的肌瘤或嵌顿于盆腔内的浆膜下肌瘤，可导致阻塞性分娩，另外，胎位异常，如横位、臀位等也较常见，这些都是剖宫产的指征。剖宫产术中对肌瘤的处理：建议下列情况可在剖宫产同时做子宫肌瘤剔除术：

①带蒂或大部分突向浆膜下的子宫肌瘤；

②直径<5cm的子宫体部且靠近子宫切口的壁间肌瘤或粘膜下肌瘤。术中不处理肌瘤虽有影响产后子宫缩复，产后出血增多、肌瘤变性之虑，但如处理不当则会导致子宫切除，给产妇带来心理和精神上的痛苦，故需权衡利弊。妊娠期或产褥期若出现肌瘤局部有疼痛、明显压痛且伴有低热和白细胞升高症状，应考虑为肌瘤红色性变。可给予镇静止痛药物保守治疗，多可缓解，若肌瘤继续增大，疼痛加剧，方行手术切除子宫或剔除肌瘤。不论阴式分娩或剖宫产，因子宫肌瘤影响子宫收缩，妨碍胎盘剥离，会引起产后大出血和感染，因此应当作好输血输液准备，应用宫缩剂，可人工剥离胎盘，并给予抗生素治疗。

（五）盆腔肿块

1. 卵巢肿瘤　在剖宫产术前已发现卵巢肿瘤者，可根据症状、体征、辅助检查结果，结合术中所见，初步予以诊断。术前尚未发现，仅在手术中检查发现者，则只能凭术中所见，得出初步结论，必要时作冷冻切片检查，已明确诊断。对于基本确定为良性肿瘤者，可在常规剖宫产、缝合子宫切口后，按常规处理该侧卵巢肿瘤。一般上皮性肿瘤作单侧附件切除或囊肿剥除，卵巢再造术。需注意的是，有时剖宫产术中发现双侧卵巢囊肿灰白色、多房、囊液呈淡黄色，要考虑黄素囊肿的可能性，必要时切除部分组织送病检，如确为黄素囊肿，仅作囊肿穿刺抽出囊液即可。对于妊娠合并恶性卵巢肿瘤者，按卵巢恶性肿瘤的处理原则进行。

2. 盆腔其他包块 若盆腔包块阻碍分娩，应行剖宫产术，手术时应仔细辩明包块性质，一般良性肿瘤应于剖宫产时一并切除。恶性者理应切除肿瘤、子宫及双附件，但如当时不能切除或切除不彻底，则待以后再择期处理。

（刘新华）

第三节 胎位异常

【总述】

除枕前位是正常胎位外，其他胎位均为异常胎位，并可造成难产。胎位异常可分为：
①胎头位置异常，如持续性枕横位、枕后位、面位、高直位等；
②先露部异常，如臀先露、肩先露、复合先露等。

一、持续性枕后位

【概述】

在分娩过程中，胎头以枕后位或枕横位衔接，在下降过程中，良好的产力可使绝大多数胎头向前转135°或90°，转成枕前位而自然分娩。凡正式临产后，经过充分试产，不管分娩以何种方式结束，不论胎头处于骨盆的哪一个平面，只要胎儿枕部仍位于母体骨盆的后方，即为持续性枕后位。持续性枕后位向后旋转45°，以直后位自然娩出，或经徒手旋转至枕横位、枕前位或直前位后自然分娩者也应诊断为持续性枕后位。持续性枕后位分为枕左后位和枕右后位，其发生率因诊断早晚的差异而不同，低者仅0.8%，高者达27%。在分娩早期诊断者，发生率高，在晚期诊断者，发生率偏低。

产生持续性枕后位的原因虽不是十分清楚，但与影响分娩的三大因素，产道、胎儿、产力均有明显相关，且常常是几个因素同时作用

1. 骨盆异常 男型骨盆和类人猿型骨盆的入口平面前半部分较窄，后半部较宽大，较宽的胎头枕部容易取枕后位衔接，而中骨盆及出口狭窄，骨盆呈漏斗形，使枕后位衔接的胎头难以向前旋转，因而产生持续性枕后位。另外，均小骨盆因其各个径线均较小而影响胎头旋转，也易发生持续枕后位。

2. 胎头俯屈不良 以枕后位入盆时，胎背靠近母体脊柱，不利于胎体屈曲，头与胎背不能形成弧线以适应产道弯曲度。胎头俯屈不良又造成胎头以大径线适应产道，导致胎头径线与骨盆不相称，影响胎头下降及内旋转，而产生持续性枕后位。

3. 宫缩乏力 强有力的子宫收缩是先露部下降和旋转的动力。宫缩乏力使胎头下降及旋转的动力不足，胎头易停滞于枕后位。

4. 头盆不称 因胎头过大造成头盆不称，妨碍胎头内旋转。

5. 其他　前壁的子宫肌瘤、胎盘附着于子宫前壁及膀胱充盈等，均可阻碍胎头向前旋转。

【诊断】

（一）临床表现

枕后位常在临产后方衔接，由于枕后位的胎先露部不易紧贴宫颈及子宫下段，常导致协调性子宫收缩乏力，宫口扩张缓慢，产程延长，尤其表现在活跃期的减速期延长。又因胎头枕骨位于骨盆后方可压迫直肠，在子宫颈口尚未开全时，产妇即过早出现排便感，致使产妇过早使用腹压，容易导致宫颈前唇水肿和产妇疲劳。第二产程时由于胎头下降阻力较大，常发生第二产程延长。在阴道口虽已见到胎发，但经多次宫缩时屏气却不见胎头继续顺利下降时，应考虑持续性枕后位。

（二）腹部检查

于前腹壁可摸到胎儿肢体，胎背偏于母体后方。在耻骨联合上方可摸到胎儿下颏及面部。胎心音在母体腹部偏外侧或胎儿肢体侧下方最响亮、清晰。

（三）肛查与腹部联合检查

当宫口开大4~5cm时，肛查如胎头矢状缝在骨盆斜径上，肛查于指上推胎头后，经腹部在耻骨联合上方扪及胎儿颏部时，可诊断为枕后位。若矢状缝在骨盆入口左斜径上，颏在耻骨联合右上方时为枕左后位，反之为枕右后位，若矢状缝与骨盆前后径一致，颏在耻骨联合上方，为枕直后位。

（四）阴道检查

阴道检查是确诊枕后位的重要方法。宫口开大3~4cm时，用二指伸入宫口内，若触之前囟在骨盆右前方，后囟在骨盆左后方，矢状缝在左斜径上则为枕左后位；反之为枕右后位；矢状缝与骨盆前后径一致，前囟在耻骨联合下方为枕直后位。如胎头水肿，颅骨重叠、囟门不清，需借助胎儿耳廓及耳屏位置及方向判定胎位，若耳廓朝向后方，即可诊断为枕后位，此检查需待宫口接近开全时，检查手能进一步伸入时方可实行。

（五）B超检查

根据胎头颜面及枕部的位置，可明确诊断。

【治疗】

持续性枕后位应争取早期诊断，及时处理。首先判明是否有无头盆不称，以决定是否试产，无头盆不称或临界不称可在严密观察产程的条件下试产。试产时应以产程图及头位分娩评分作指导。

（一）预防

在妊娠晚期及临产早期，B超检查为枕后位衔接，让产妇取与胎儿脊柱同侧的侧俯卧位矫正胎方位。

（二）第一产程的处理

1. 潜伏期经B超检查和腹部检查为枕后位，让产妇取与胎儿脊柱同侧的侧俯卧位，矫正胎方位。

2. 在潜伏期采取支持疗法，保证产妇充分的营养、水分和休息，使产妇有良好的产力，必要时补液。活跃期除继续保持良好的产力外，应积极处理，不要等待宫口开大 3 ~ 4cm，可行人工破膜，若产力不足而无头盆不称，静滴 0.5% 催产素纠正产力。产力纠正后胎头阻滞于中骨盆或宫口扩张延缓≤1cm/h 或停滞 2 小时无进展，应行剖宫产结束分娩。

3. 宫口开大 >7cm 后，术者可试徒手将胎头旋转为枕前位待其自然分娩。

（三）第二产程的处理

第二产程停滞或延长应行阴道检查，查清胎头及骨盆情况以选择分娩方式。阴道检查时了解胎头双顶径所在的高度，判定双顶径是否能通过骨盆最窄面，是否有中骨盆出口平面的头盆不称，同时要十分注意颅骨过度重叠（一顶骨翘在另一顶骨 1cm 以上者）和严重水肿（可达 3 ~ 4cm）所造成的胎头很低的假象，尤其是扁平骨盆胎头未入盆，由于颅骨过度重叠和严重水肿可造成胎头在外阴道口显露的假象，以免做出错误的决定，危及母儿。

1. 经过充分试产，胎头不能衔接、胎头衔接但停滞于 +2 或以上不再下降，应行剖宫产。

2. 胎头向后转 45°，呈低直后位并下降到 +3 或 +3 以下，可行产钳助产。上产钳的方法同枕前位，牵拉时应尽量将产柄向上向外提，协助胎头俯屈，避免胎头俯屈不良，胎头通过阴道出口的径线增大而造成软产道的严重损伤。这种低直后位因胎头略仰伸而呈前囟先露，故不宜行胎头吸引器助产，以免吸引器使负压直接作用于前囟而损伤颅内组织，造成新生儿颅内出血。

3. 胎头呈持续性枕后位并可达 +3 或 +3 以下，术者可试徒手旋转胎头至枕前位而使其自然分娩。术者先将胎头略向上推，上推的高度不能高于 0 位，待胎头转正后（枕左后位作反时针方向旋转，枕右后位作顺时针方向旋转），术者的手暂不放松，等一两阵宫缩，胎头明显下降后再抽出手，待其数阵宫缩后自然分娩，若下降至 +3 或 +3 以后无进展，再行产钳助产。牵拉时注意钳柄方向是先持平，略向上牵引，再向上提。

4. 胎头呈持续性枕后位并可达 +3 或 +3 以下，为非前囟先露，徒手旋转失败后可用胎头吸引器助产。将胎头吸引器置于胎儿枕部，边旋转边牵引娩出胎头，所旋转的度数应远远大于需纠正的度数，边旋转边牵引，不必考虑旋转度数，当牵引变得轻松时就只牵引不再旋转。枕左后位作反时针方向旋转，枕右后位作顺时针方向旋转。Rieth—muller 等学者认为，持续性枕后位的阴道助产中胎头吸引器优于产钳，可使胎头在俯屈前旋转，并对母体损伤较小。

二、持续性枕横位

【概述】

凡正式临产，经过充分试产，至分娩结束，不论胎头在哪个平面，只要胎头持续于枕横位，均称为持续性枕横位。在头位难产中，持续性枕横位发生率仅次于持续性枕后位。其手术产率高达90%以上，仅次于持续性枕后位。手术产中阴道助产率明显高于持续性枕后位，而剖宫产率却明显低于持续性枕后位。

与持续性枕后位一样，持续性枕横位的发生也是受多种因素的影响。

1. 骨盆异常　扁平骨盆及男型骨盆易发生持续性枕横位。因为扁平骨盆前后径短小，而男型骨盆的入口平面前部较窄，使入口平面所利用的前后径缩短，胎头易取枕横位入盆，且男型骨盆的中骨盆平面又因横径短小使胎头难转成枕前位。均小骨盆因各径线均短小而骨盆入口横径最长，故胎头常以枕横位入盆，并因骨盆偏小，胎头难以旋转，持续于枕横位。

2. 胎头俯屈不良　胎头俯屈不良增大了胎头通过骨盆的径线，使胎头选择枕横位入盆，而在下降过程中因旋转困难发生持续性枕横位。

3. 宫缩乏力　影响胎头下降及内旋转，导致持续性枕横位。

4. 头盆不称　头盆不称影响胎头枕横位转成枕前位。

【诊断】

1. 腹部检查　胎儿肢体与胎背各占腹前壁的一半。因为耻骨联合上扪及的胎头径线为枕额径，故正常大小的胎儿显得头较大。胎儿额部位于枕部对侧，可扪及。胎心音在胎儿额部的对侧最响亮，较枕前位稍偏腹部的外侧。

2. 肛查　胎头矢状缝在骨盆横径上。

3. 阴道检查　胎头矢状缝在骨盆横径上。产程早期，矢状缝可略偏于耻骨联合（后不均倾），入盆后，矢状缝在正中（均倾），大囟门在骨盆右方，小囟门在骨盆左方为枕左横位，反之为枕右横位。

4. B超检查

【治疗】

凡以枕横位入盆者，明显头盆不称者，行剖宫产结束分娩，余者均应在严密观察产程的情况下试产。

1. 产程早期出现异常，仅入口面狭窄，头盆评分6分者，可短期试产，若能通过入口面，则可自然分娩。

2. 产程进度异常，有头盆不称存在：

①骨盆入口面到出口面前后径一系列狭小的骨盆；

②漏斗型骨盆，胎儿偏大，头盆评分≤6分；

③宫颈不能完全扩张；

④胎头不能衔接者；

⑤胎头以前不均倾势入盆。均应行剖宫产结束分娩。

3. 产程进度异常，无头盆不称存在，若产力欠佳，可静滴0.5%催产素纠正产力，进入活跃期后，行人工破膜术，促进产程进展。宫口开大3～5cm，可试将两指伸入宫腔夹住胎头向前旋转，并配合体位（侧卧位）及助手在腹部推送胎肩至脊前方位。若失败，在宫口开大>7cm后徒手旋转胎头至前位后待其自然分娩，若不能自然分娩可行胎头吸引器或产钳助产。

4. 徒手旋转胎头失败，胎头低横位并嵌于骨盆腔时，应做详细的阴道检查，若中骨盆及出口面前后径<10.5cm，坐骨结节间径加前后径<15cm，出口面头盆评分≤6分，估计胎头双顶径不能通过中骨盆及出口面时，应行剖宫产术，不宜行阴道助产术。

5. 胎头低横位，无头盆不称，可行胎头吸引器助产，胎头吸引器优于产钳，可使胎头旋转并牵引胎头；枕横位时，放置胎头吸引器较容易，对母体损伤较小。

三、胎头高直位

【概述】

胎头的矢状缝落于骨盆入口前后径上时称为胎头高直位。胎儿的枕骨在母体耻骨联合后方，称枕耻位又称高直前位；胎儿枕骨位于骶岬前，称枕骶位又称高直后位。

【诊断】

1. 产程特点：

①胎头不衔接，不下降；

②宫颈扩张缓慢，产程延长。

2. 腹部检查　高直前位，胎头呈正直前位，横径短，感胎头小与胎体不成比例。产妇腹部全为胎背占据，触不到胎肢；高直后位，下腹正中耻骨上可触及胎额，腹部全为胎肢占据。

3. 阴道检查　矢状缝位于骨盆入口的前后径上。由于胎头紧嵌于骨盆入口处，可发生与宫颈扩张大小相符的胎头水肿。

【治疗】

1. 熟悉高直位的临床特征，临产前作腹部检查。对有可疑体征者，严密观察产程进展，产程进展缓慢时，应及时做阴道检查尽早明确诊断。对高直后位，如能在活跃早期宫口开大5cm之前明确诊断，立即采取剖宫产术可明显改善母儿预后。

2. 高直前位　约有50%~70%的病例可由阴道分娩，但胎头采取骨盆入口最小径线直线下降，比枕前位螺旋式下降所需的产力要大，所遇到的阻力亦大，阴道分娩较困难。对骨盆正常，无头盆不称，胎儿不大，产力好者，可予以充分试产机会。严密观察下静脉点滴催产素加强宫缩，使其自然转位，亦可在宫口开全或近开全时徒手转位，若成功则可经阴道分娩，若失败再做剖宫产术。

3. 高直后位　在试产过程中自然转位或徒手转位成功率不高，很难经阴道分娩，故一旦确诊，不论胎儿大小，应即刻行剖宫产术结束分娩。因高直后位导致产程进展至某一阶段而出现的宫缩乏力，不能盲目使用催产素加强产力试产，以免导致母婴的严重后果。

四、胎头不均倾

【概述】

当枕横位遇骨盆入口平面前后径缩短时，胎头以前或后不均倾势入盆，以期缩短胎头入盆的径线。儿头取后不均倾势入盆，多认为是枕横位的正常机转，若取前不均倾势入盆，可导致难产。

【诊断】

1. 产程特点　枕横位者，胎头迟迟不能入盆，活跃期宫颈扩张停滞，产程延长。

2. 腹部及阴道检查　腹部可摸到胎肩在耻骨联合上，胎头似乎已入盆，而阴道检查时抬头紧嵌于盆腔前半部，胎头矢状缝与骨盆横径平行，随产程向骶岬移行。

3. 产后检查　分娩结束时检查胎头水肿部位，有助于诊断。

【治疗】

1. 一旦确诊，应尽快以剖宫产结束分娩。

2. 忽略性前不均倾位的处理　枕左横位时，胎头屈向骨盆右后侧，枕右横位时，胎头屈向骨盆左后侧，剖宫产切开子宫下段时，上肢极易脱出，导致胎头取出困难。术时应置产妇深度垂头仰卧位，术者切开子宫时，助手应用力抵住胎肩，用力将胎肩向子宫底方向推送，使胎头侧屈得到纠正，并要避免胎儿上肢于子宫切口处脱出。娩头时，术者将手伸到骨盆后方找到胎头，可用食指钩住胎儿的口，使之转向前方，以枕后位方式娩出胎头。

3. 胎儿娩出后，检查胎头水肿部位以明确诊断。左枕横位前不均倾，胎头水肿在右顶骨，反之在左顶骨。

4. 预防　凡会引起前不均倾位的因素在临产前或临产早期应尽量去除。悬垂腹或腹壁松弛者，加用腹带纠正胎儿向前倾斜的姿势；骨盆倾斜度大者，产妇取半坐卧位，上身半卧，双下肢抬高伴膝关节屈曲以缩小骨盆倾斜度。

五、面先露

【概述】

面先露是由于胎头极度仰伸，枕骨与背部贴近，颏部远离胸部，胎儿挺胸弯腰，呈 S 型，以面部先露。面先露一般不发生于妊娠期，而是在产程中逐渐演变而成，往往由额先露继续仰伸而形成。根据胎儿颏部与母体骨盆的关系可分为颏左前、颏左横、颏左后、颏右前、颏右横、颏右后六种不同的方位。一般以颏左前及颏右后较多见。

面先露的常见病因有：

1. 胎儿畸形　无脑儿因无颅顶骨，自然形成面先露。胎儿先天性甲状腺肿，颈部囊状水瘤，使胎头无法俯屈，也可形成面先露。

2. 产道异常　骨盆狭窄时，胎头衔接受阻，造成胎头仰伸，当极度仰伸时，即形成面先露。盆腔肿瘤阻塞软产道或软产道坚韧，阻碍胎头俯屈，形成面先露。

3. 腹壁松弛或悬垂腹　此时胎背向前反曲，胎儿颈椎与胸椎仰伸，形成面先露。

4. 脐带绕颈　可影响胎头俯屈，形成面先露。

5. 其他 如前置或低置胎盘，羊水过多等均可影响胎头的俯屈。

【诊断】

1. 腹部检查 由于胎头仰伸胎体直伸，先露部下降缓慢，宫底较高。颏前位时，在母体腹壁可触及胎儿肢体，胎心在胎肢侧清楚。颏后位时，由于胎头仰伸，可在耻骨联合上扪及明显高起的胎头枕部，胎头枕部与胎背之间有明显的凹沟，胎心音较遥远。

2. 肛查 扪及胎先露高低不平，形状不规则，常因胎面部水肿，与胎臀不易鉴别，须行阴道检查，方可确诊。

3. 阴道检查 是确诊面先露最可靠的方法，在宫颈口开大 3～5cm 时即可进行。若胎膜未破，应先人工破膜，破膜后可触到高低不平的面部器官。由于面部受产道的压迫，常常水肿、瘀血、组织变脆，操作需轻柔，如扪及胎儿口、鼻、眼各部，即可确诊面先露，但应与臀先露鉴别。有时可将颧突误认是坐骨结节，胎口误认为是肛门。然而，肛门与坐骨结节在同一水平线，而胎儿口及双颧突形成一个三角形，可以此鉴别面先露与臀先露。

4. B超检查 可明确面先露并探明胎位。

【治疗】

面先露均在临产后发生，事前难于预防，临产后如出现产程异常，应及时做阴道检查，尽早做出诊断。

1. 颏前位 严密观察产程，如无头盆不称，产力良好，可经产道自然分娩。如出现继发性宫缩乏力，第二产程延长，行产钳助产术，会阴切开要足够大。如出现骨盆狭窄、胎头不能衔接或下降、活跃期停滞经积极治疗后仍有滞产倾向时应行剖宫产术。

2. 颏后位 经产妇，胎儿小者有时可自行转成颏前位娩出。初产妇和经产妇胎儿较大者，一经诊断，应停止试产而行剖宫产术。

3. 胎儿死亡者 宫口开全后，经眼眶行穿颅术或毁胎术娩出。

六、额先露

【概述】

胎头以最大的径线枕额径通过产道，额部作为先露的指示点，称为额先露。额先露时，胎头所取的姿势介于俯屈和仰伸之间，是一种暂时性的胎位，胎头可俯屈成为枕先露或仰伸成面先露，持续性额先露颇为少见。额先露多发生于经产妇，对母儿危害很大，需及早识别及处理。

与面先露发生的原因基本相同，凡能影响胎头屈伸的因素，均可致额先露。

【诊断】

1. 临床表现 额先露多于产程中发现，宫缩良好而胎头不能入盆时应想到额先露的可能。

2. 腹部检查 额先露时在母体腹壁容易扪及枕部或颏部，额前位时，于下腹部耻骨联合上方，可触及胎头枕骨隆突与胎背间有一凹沟，但不如面先露明显。

3. 阴道检查 可扪及额骨与额缝，额缝的特点是缝的一端为大囟前门缘，并可扪及冠状缝，沿大囟门向前可触及眼眶及鼻根部。但因额先露面部、额部水肿明显，不易触清。

4. B 超检查

【治疗】

产程出现异常，经阴道检查确诊后，正常足月儿应立即行剖宫产，不再试产。

七、臀先露

【概述】

臀位占足月分娩总数的 3% ~ 4% ，是最常见的异常胎位。因脐带脱垂发生率高及后出胎头困难等，围生儿死亡率明显高于头位。

【临床分类】

1. 单臀位　又称腿直臀位。双髋关节屈曲，双膝关节伸直，先露为胎臀，最多见。

2. 完全臀位　又称混合臀位。双髋关节及膝关节均屈曲，先露为胎臀及双足，较多见。

3. 不完全臀位　又称足位。先露为足或膝，较少见。

【诊断】

1. 腹部检查　子宫呈纵椭圆形，宫底部可触到圆而硬有浮球感的胎头，耻骨联合上方可触到软、宽而不规则的胎臀或肢体。胎心在脐的左上方或右上方最清楚。

2. 肛门检查　能触到软而不规则的胎臀或胎足、胎膝。

3. 阴道检查　肛查不清时，可行阴道检查。如宫颈扩张到 2cm 以上，且胎膜已破，可触及胎臀、外生殖器及肛门。须注意区别：

①胎足与胎手：可从足趾和手指的不同及有无足跟来区别；

②胎口与胎肛：肛门与两侧坐骨结节联成一直线，手指放入肛门时有环状括约肌收缩感，指尖有胎粪。口部与双颧骨成一等腰三角形分布，手指放入口内可触及牙龈，并可扪及下颌骨。

4. 超声及 X 线检查　可确诊胎位，了解胎儿有无畸形，胎头俯屈程度，结合骨盆大小决定分娩方式。

【治疗】

1. 妊娠期　妊娠 28 周前，多能自然转为头先露，30 周后仍为臀位者应予矫正。方法：

①膝胸卧位，每日 2 ~ 3 次，每次 15min。并予艾条灸或激光照至阴穴，每日 1 次；

②外倒转术。

2. 分娩期　应根据不同情况采用不同的分娩方式。

（1）剖宫产：选择性剖宫产的指征是：

①有难产史或婴儿分娩损伤史；

②慢性胎儿窘迫；

③骨盆异常；

④大婴儿，估计胎儿超过 3 500g 或 B 超双顶径 >9.5cm；

⑤不完全臀位；

⑥早产活婴；（对体重过小存活可能性小者仍以阴道分娩为宜）；

⑦胎头过度仰伸；

⑧臀产评分 <5 分。

（2）阴道分娩：

第一产程：

①防止胎膜早破，禁灌肠，少作肛查；

②破膜后，立即听取胎心连续 2 次。如宫口未开全，先露未降入盆腔，产妇不宜直立，防止脐带脱垂；

③观察宫缩，酌情调整；

④宫口未开全，胎足已脱至阴道口，消毒后堵住阴道口，待宫口开全后开始娩出。此间若有胎心变化，根据宫口开大情况酌情处理。

第二产程：按具体情况采用不同助产方法。

①自然分娩；

②臀助产术：胎臀自然娩出至脐部，胎肩及胎头由助产者协助娩出；

③臀牵引术：胎儿全部由助产者牵引娩出。

八、肩先露

【概述】

胎儿纵轴与母体纵轴相垂直，先露部为胎肩，又称肩先露。是对母儿最不利的胎位。破膜后手脱垂形成嵌顿性横位或称忽略性横位，常导致胎儿死亡或子宫破裂。

【诊断】

1. 腹部检查　子宫呈横椭圆形，宫底较低，母体腹部一侧可触及胎头，另侧触到胎臀。耻骨联合上方空虚，胎心于脐周两旁最响亮。根据胎头在母体左或右侧及胎儿肩胛朝向，分为肩左前、肩左后、肩右前、肩右后 4 种胎位。

2. 肛门检查　先露高，不易触及。

3. 阴道检查　未破膜时，不易查清胎位，破膜后，宫口已扩张，可触及胎肩，肋骨等。如胎手脱出，用握手法鉴别，助产者的手只能与胎儿同侧的手合握。

4. 超声诊断　可明确诊断胎位。

【治疗】

1. 孕期管理　加强孕期保健，及时发现纠正胎位，减少甚至消除横位的发生。如转胎失败，提前住院，行选择性剖宫产。

2. 分娩期　根据胎儿大小、能否存活、产次、宫口扩张程度、有无感染及子宫先兆破裂等决定处理方案。原则上以剖宫产为宜。

①初产妇，足月活胎，或经产妇伴有产科指征，行剖宫产；

②子宫先兆破裂或已破裂，无论胎儿存活与否，应立即行剖宫产；

③经产妇足月活胎，胎膜已破，可行剖宫产术。亦可在宫口 >5cm 时，在乙醚麻醉下行内倒转术，转至臀位，宫口开全后行臀牵引术；

④胎儿已死亡，无先兆子宫破裂，宫口开全后全麻下行断头术或碎胎术；

⑤经阴道分娩者常规检查软产道有无裂伤，及时处理。并予抗生素预防感染。

（刘新华）

第十章 病理妊娠

第一节 流 产

【概述】

妊娠于28周前自然终止者称流产。在妊娠12周以前自然终止者称早期流产，在妊娠12周至不足28周自然终止者称晚期流产。

染色体异常的胚胎有50%~60%发生早期流产。母体方面的因素：

①内分泌功能失调：如黄体功能不足、甲状腺功能低下、严重糖尿病未能控制；

②生殖器官异常：子宫畸形、子宫肿瘤、宫颈重度裂伤、宫腔粘连，宫颈内口松弛导致胎膜早破而发生晚期流产；

③全身性感染性疾病：高热细菌毒素或病毒（如单纯疱疹病毒、巨细胞病毒）感染性慢性疾病，如严重贫血或心力衰竭、慢性肾炎或高血压病可引起子宫收缩导致流产；

④创伤刺激：严重休克、子宫创伤、劳累过度、焦虑、恐惧、忧伤等精神创伤亦可引起流产。免疫方面因素：父母的组织相容性抗原（HLA）过分相似、孕期母体封闭抗体不足、抗磷脂抗体产生过多、抗精子抗体的存在等以及母儿血型不合均可引起流产。过量吸烟、酗酒，过量饮咖啡，吸食毒品，也可引起流产。砷、铅、甲醛、苯、氯丁二烯、氧化乙烯等化学物质的过多接触，均可致流产。

发生于孕8周以前的早期流产，多数为胚胎先死亡，妊娠物可以完全排出，出血不多。流产发生于8~12周者，胎盘绒毛发育繁盛已深植蜕膜中，与脱膜层联系较牢固，流产的妊娠物往往不易完整排出，常有部分组织残留子宫腔内影响子宫收缩，致使出血量较多。排出后的妊娠物可分为肉样胎块，结节样胎块，微囊型胎块。晚期流产发生于妊娠12~28周，此时胎盘已完全形成，流产时先出现腹痛，然后排出胎儿、胎盘，其流产过程与足月分娩相似，出血量可多可少。胎盘常可见梗死、胎盘后血肿、胎盘绿染及部分水疱状胎块。

流产的临床类型有先兆流产、难免流产、不全流产、完全流产、稽留流产、习惯性流产。

（一）病因

早期流产在人类及哺乳类动物中均较常见。导致流产发生的原因是多种的，遗传基因不正常或基因受到外界不良因素的影响，使胎儿死亡，继之流产。此外，在胎儿发育过程中因母体的因素异常，如子宫发育不良或畸形、内分泌平衡失调、感染性疾病的破坏等，都可妨碍胎儿继续在子宫内生长发育，结果导致流产，这种因母体因素引起的流产多为晚期流产。

1. 遗传基因缺陷　早期自然流产时，染色体异常的胚胎占 50%～60%。染色体异常包括染色体在有丝分裂或减数分裂时的易位、缺失及倒位等，夫妇中有一人是染色体易位携带者，即可有反复流产发生。导致流产的染色体异常可有下列几种情况：

（1）染色体的数目异常

1）单体缺少 1 条染色体，只有 45 个染色体。

2）三体多 1 条染色体，共 47 条染色体。多 2 条染色体，共 48 条染色体。

3）多倍体染色体多出 1～2 倍，69～92 条。

（2）染色体结构异常：染色体数字可以是 45，46 或 47 条，但有断裂、缺失和易位。染色体异常的胚胎多数都发生流产，极少数胚胎发育成胎儿，甚至出生后可存活，这些胎儿尚包括神经管异常者，如无脑儿、脊椎裂等。由于染色体异常而流产的流产物表现为空孕囊或结构异常的胚胎。染色体异常的胚胎多数结局为流产，极少数可能继续发育成胎儿，但出生后也会发生某些功能异常或合并畸形。若已流产，妊娠产物有时仅为一空囊或已退化的胚胎。

2. 外界不良因素的影响　外界因素影响生殖功能的事实已被医务界所公认。其既可引起妇女的月经失调，又可导致内分泌系统功能异常。严重者甚至可使生殖细胞的基因损害，受孕后则发生流产、死胎、早产、胎儿畸形或胎儿及新生儿恶性肿瘤。

外界环境中的有害物质对胎儿的损害可能是直接作用于胎儿的体细胞，也可能是通过胎儿、胎盘再对胎儿造成损害，如放射性物质、病毒或己烯雌酚等。根据近年来国际上的研究结果，有害物质影响胎儿生长发育者大致有下列几种：

（1）化学物质

1）镉：动物实验证明，动物妊娠后，若给以镉，其后代可发生前肢畸形。苏联于 1970 年曾报道过，当妇女职业上接触过镉，所生婴儿的体重较低。

2）有机汞：妇女接触大剂量的甲基汞、乙基汞及苯酚汞时，可导致其胎儿产生毒性反应或畸形发育，此种物质易聚集在中枢神经系统，特别是大脑中。

3）镍：已证明对动物有害。

4）铅：对人和动物均有害，可以损害性腺功能，破坏胚胎，对胎儿致畸。

5）氯丁二烯：可致胚胎死亡。

6）乙烯基氯：可导致流产与畸形发生率增加。

7）滴滴涕（DDT）：可使自然流产与低体重胎儿的发生率增加。

8）二溴氯丙烷：动物实验表明可使胎儿致畸、致癌。

9）二硫化碳：影响卵巢功能，增加流产率及早产率。

10）麻醉气体：在麻醉气体中，halothane (2-bromo-2-chloro-1，1，1-trifluroethane) 与一氧化氮可能对生殖有不良影响。

11）吸烟：吸烟的害处现已广为宣传，不仅可诱发恶性肿瘤及心血管疾病，并且可影响下一代。孕妇为吸烟嗜好者，其婴儿出生时体重较轻，并且自然流产的发生率及胎儿或新生儿的先天性畸形率较高。

（2）物理因素

1）放射性物质：半个世纪以前制定了第 1 次国际保护标准，现在规定的标准是每年职业性暴露的剂量为 0.05 Sv。放射性物质对生殖的影响曾进行过大量的研究，这些研究说明了放射性物质可增加自然流产、新生儿死亡、畸形特别是小头畸形及先天愚型的发生率。孕妇由于医学诊断与治疗的需要，曾接受过放射性物质时，若发生在妊娠 4~11 周，剂量超过 2.5 Gy，则可能导致胎儿发生中枢神经系统畸形。若发生在 12~19 周，则可能发生智力迟钝，即使是放射诊断，也可能增加下一代发生白血病的危险。

2）噪音与振动：噪音与振动对动物的危害性曾有很多人进行过研究，但噪音与振动对人的生殖有无影响，过去研究得较少。动物实验发现噪声可使胎儿早期流产率及死亡率增加或损害其听觉器官。对妇女的流行病学调查，认为遭受工业噪音及农业噪音较大的妇女其生育能力也受到不良的影响，如不孕、月经失调、自然流产、早产或胎儿畸形等。

3）高温与微波：高温与微波都可能对妊娠有影响，已引起人们的重视。

4）重体力劳动或日夜轮换工作：重体力劳动或日夜轮换工作都可能影响妊娠的维持，导致流产或早产。

（3）己烯雌酚：过去在妇产科临床上曾大量的应用过，近年来，很多学者报道了此药物的危害性，如阴道癌的发生。自然流产也可高达 19%~48%。

3. 免疫因素　妊娠犹如同种异体移植，胚胎与母体间存在复杂而特殊的免疫学关系，这种关系使胚胎不被排斥。若母儿双方免疫不适应，则可引起母体对胚胎的排斥而致流产。有关免疫因素主要有父方的组织相容性抗原、胎儿特异抗原、血型抗原、母体细胞免疫调节失调、孕期母体封闭抗体不足及母体抗父方淋巴细胞的细胞毒抗体不足等。

免疫性原因：除遗传性、内分泌性、感染性和子宫性等因素外，原因不明性流产占 40%~70%。近年来，许多研究发现，原因不明流产多数与免疫因素有关。对孕妇而言，胎儿是一个半非己的同种异体移植物；对胎儿而言，它具有来自父方和母方的基因，胎儿之所以不被排斥，主要依赖母体对胎儿特殊的免疫调节。这种调节可制止或改变对胚胎不利的免疫因素，以达到新的免疫平衡，如若平衡失调即可导致流产。目前和流产较明确的免疫因素有以下几个方面：

（1）组织相容性抗原（HLA）：人的体细胞的第 6 对染色体存在着 HLA 基因，胚胎各个体的染色体都是分别接受父体与母体的一条染色体配对而成，由于亲代染色体中 HLA 的差异，将影响妊娠的成功与失败。在流产组中测定亲代混合淋巴细胞反应，通过观察淋巴细胞膜 HLA 及淋巴细胞激活决定基因上的刺激所致的淋巴细胞转化率，以了解父母双方细胞膜上 HLA 及激活决定基因不同的程度，较强的抗原引起的细胞转化率较高。母体的淋巴细胞转化率越高，越易引起流产；反之，足月妊娠孕妇的淋巴细胞转化率较低。在习惯性流产者检查 MLR，也显示有很高反应，这说明双方存在着组织不相容的问题。习惯性流产者对其丈夫的皮肤移植也更排斥。

（2）滋养层细胞抗原（TA）：胚胎的合体滋养层细胞膜表面无 HIA 却存在大量的 TA，其抗血清能与淋巴细胞发生交叉反应，故称 TA 为滋养层淋巴细胞交叉反应抗原（TLX）。正常妊娠时，伴随合体滋养层细胞的不断脱落入母血，TLX 也进入母体，导致免疫识别和免疫反应，这一过程使胎儿免遭排斥，得以维持妊娠。若 HLA 在夫妇间发生相容，TLX 在滋养叶和母体间也相容，滋养叶失去刺激母体产生保护和封闭抗体的作用而发生排斥作用，导致流产。习惯性流产者往往不产生封闭抗体。近亲结婚者往往由于其胚胎是纯合子，母体不能产生封闭抗体，其流产率往往亦高。所以有些学者认为，妊娠的维持不是由于母体免疫状态处于低反应型，而是由于反应性质的改变。习惯性流产者由于免疫反应性低，不能产生封闭抗体。若要妊娠，则应提高其免疫反应性。

（3）ABO 血型抗原：当母血为 O 型，父血为 A 型或 B 型时，胎儿红细胞带有父方 A 型或 B 型抗原。由于 O 型血浆中先天就存在抗 A、抗 B 抗体，如果这些抗体透过胎盘进入胎儿，产生抗原抗体反应导致流产。而母体非孕期时可通过消化道吸收产生 A 或 B 抗原，故在临床可见到首次妊娠就发生 ABO 血型不合的病例。

（4）封闭因子：正常妊娠时，母血清中存在能抑制免疫识别物与反应的因子，称为封闭抗体（BAB）。胎儿－胎盘单位不被母体排斥，依赖母体产生封闭抗体以及其他免疫抑制物质以阻止有害的母体反应。封闭抗体可抑制夫妇内混合淋巴细胞反应（MLR），抑制母体细胞对滋养层的细胞作用，阻止胚胎滋养层遭受免疫攻击，有助于维持妊娠。目前检测出的封闭抗体包括：抗 HLA—D/DR 抗体、抗 TLX（滋养层及淋巴细胞交叉反应抗原）抗体、抗 FC 受体抗体、抗 HLA—D/DR 受体基因的抗体、非 HLA 冷 B 细胞抗体、微淋巴毒抗体以及抗父亲的补体依赖抗体等。夫妇间 HLA 相似性大（共同抗原比例高），导致母体对胚胎的父系抗原免疫识别功能不全，可能是反复流产（RSA）的原因之一。研究发现，RSA 的妇女与其丈夫共有 HLA - DR 的频率显著高于正常生育夫妇，共有 HLA - A、HLA - B，几率也显著高于正常生育夫妇婚配出现的共同抗原几率。类似现象支持：夫妇间 HLA 相似性大，导致缺乏适宜的同种免疫反应，产生封闭抗体少，造成 RSA。近十多年施行的丈夫或第三者淋巴细胞免疫等主动免疫疗法的有效性也为此提供了佐证。

（5）抗精子抗体（AsAb）：血清 AsAb 和流产有关。精浆或精子对妇女都可作为抗原引起免疫反应，但正常妇女对丈夫精子不产生免疫反应，是和精浆精子内存在强效的免疫抑制有关。若免疫抑制物量不足或缺陷，可使精子受到免疫攻击，提高精子抗原性。国内报道，AsAb 阳性多见于女方，表明女方对男方的精子同种异体免疫及丈夫的自身免疫均与流产有关。天津医学院第二附属医院内分泌门诊对不孕女方或双方检测 AsAb 皆阳性者，采用避孕套避孕 3~6 个月后复查，AsAb 可由阳性转为阴性并获得妊娠。说明宫颈黏液及精浆中的 AsAb 对妊娠干扰大，因此检测宫颈黏液及精浆中的 AsAb 甚为重要。

（6）母体抗父方淋巴细胞的细胞毒抗体缺乏：近来有些学者发现，正常孕妇血清中不仅存有封闭抗体，同时还检测出抗父方细胞毒抗体。它在第 1 次妊娠时产生，当妊娠终止后仍持续存在，而且其水平随着妊娠次数的增加而增高。在习惯性流产患者的血清中多数测不到这种抗体，如果给妇女注射其丈夫的淋巴细胞进行免疫后，则产生抗丈夫的淋巴细胞毒抗体，因而受孕成功，成功率约78%。所以母体出现抗父方的淋巴细胞毒抗体具有保护胎儿不被排斥的作用，对维持妊娠比封闭因子更具有特异性。

（7）细胞免疫的异常：多数研究发现，不明原因反复流产（RSA）患者，外周血中自然杀伤（NK）细胞数目显著高于正常妇女。有人认为蜕膜NK细胞数量增加，毒性增强与流产关系密切。正常妊娠早期，蜕膜的NK细胞毒性是被抑制的，但在RSA患者却增高。Lachapelle等曾对非孕RSA妇女的子宫内膜白细胞免疫表型特征进行测定，发现与外周血T细胞亚群变化相似：CD8$^+$淋巴细胞比例显著下降，CD4$^+$/CD8$^+$比值显著上升，推测可能因为内膜淋巴细胞含有一种在植入期前独特的免疫表型，内膜免疫条件发生了内源性改变，促成RSA。Vassiliadou等研究发现，早期自然流产者，蜕膜的T细胞亚群和比例与正常早孕相似。认为流产者T细胞抗基因型改变，可能是RSA的原因之一。

滋养层抗原刺激淋巴细胞增殖，激活RSA妇女的细胞介质免疫，可产生胚胎毒性因子。来自RSA妇女的，Th淋巴细胞在体外可与滋养层抗原反应，分泌具有抑制滋养层生长及活化NK淋巴细胞作用的IL-2、IL-12、IFN-γ以及TNF-γ等Th1细胞因子（所谓的Th1反应）。而从正常孕妇获得的滋养层提取物质激活的淋巴细胞上清液，既无胚胎毒性，也不含有Th1型的细胞因子，但多数含IL-10、IL-4、IL-6等Th2细胞因子。这些Th2反应的产物可刺激B细胞生长并下调，Th1反应，诱导母体对胎儿同种移植产生免疫耐受，可能是促成成功妊娠滋养层的自然反应。Th2细胞因子和（或）LIF的产生缺陷，可能导致RSA。

滋养层具有特殊的免疫学特性，在整个孕期为胎儿提供特殊的植入保护，合体滋养层和细胞滋养层都不表达典型的Ⅰ或Ⅱ型HIA抗原，但绒毛外细胞滋养层表达非典型Ⅰ类MHC-HLA-G。HLA-G抗原具有限制性分布和非多态性的特点，可降低滋养层对NK细胞介导的溶细胞细胞毒作用的敏感性。HLA-G表达异常或在接触HLA-G时释放细胞因子异常，则会对滋养层生长产生负影响，导致流产。

（8）自身抗体：血清中某些自身抗体阳性率增高，是RSA妇女常见的免疫学异常。血清中多种抗体的增高可能与RSA相关，如抗磷脂抗体、抗甲状腺抗体等。

①抗磷脂抗体（APAs），APAs是针对各种磷脂抗原的抗体的总称。包括抗心磷脂抗体（ACL或ACA）、抗磷脂酰丝氨酸抗体、抗磷脂酰肌醇抗体、抗磷脂酸抗体、抗磷脂酰乙醇抗体、抗磷酸甘油抗体等。磷脂普遍存在于体内，也是胎盘绒毛的必需成分。APAs可干扰胎盘合体滋养层形成，可通过阻碍前列腺环素的产生等途径，导致胎盘内血小板聚集、血栓形成及胎盘栓塞，从而引起流产；

②抗甲状腺抗体，抗甲状腺球蛋白和抗甲状腺过氧化物酶，均称抗甲状腺微粒。有人认为抗甲状腺抗体与流产危险增高相关，可能是通过与激素发生相互作用，广泛激活免疫系统，特别是T细胞，直接或间接导致流产。

4. 生殖器官疾病　孕妇合并生殖器官疾病，如子宫畸形（双角子宫、子宫纵隔、子宫发育不良等）、盆腔肿瘤（子宫肿瘤、卵巢肿瘤等）、子宫颈闭锁不全及宫颈深撕裂等，都可影响胎儿的生长发育而导致流产。

（1）先天性子宫畸形：各种子宫畸形中，不同程度的子宫纵隔占80%，是引起早期流产最常见的子宫畸形，这和纵隔区血管缺乏及子宫内膜发育不良有关。其他畸形还包括单角子宫、双角子宫和双子宫等。双子宫中有1/5发生流产，机制不清楚。在进行手术矫治之前应先查明有无伴有黄体功能不全或其他造成流产的病因，并且除外泌尿系统畸形。

（2）宫腔粘连：手术的创伤，如多次人工流产，过度的刮宫等，宫腔感染，宫内妊娠物的滞留等都可导致宫腔粘连。有报道，453例宫腔粘连患者治疗后的流产率从67%降至26%。

（3）子宫肌瘤：子宫肌瘤的部位、大小、数量与不孕症、反复流产有关。肌瘤引起的梗阻、宫腔变形、内膜充血都不利于胚胎发育而导致流产。

（4）子宫颈内口粘连：有先天性功能不全，因损伤如扩张宫颈或刮宫时造成撕裂所致的继发性功能不全，伴随孕周的增长，羊水量增多，宫腔内的压力不断增高，功能不全的宫颈难于承受，故而多于妊娠中期流产。

（5）子宫颈内膜异位症：也是流产的原因，随着病灶发展导致不孕症。

5. 内分泌疾病　孕妇合并内分泌疾病，如黄体功能不足、甲状腺功能亢进或减退、糖尿病等都可影响蜕膜、胎盘，甚至胎儿的发育，而导致流产。黄体功能不全可以表现为2种情况，一种功能不全表现为子宫内膜发育延迟，另一种表现为黄体期短，少于14 d。由于黄体功能不全往往影响了孕卵的种植，或早期妊娠发生流产。黄体功能不全者常同时伴有其他腺体功能异常，如催乳素过高、甲状腺功能减退、肾上腺分泌的雄激素过多等，因此其他腺体的功能异常也可能是黄体不健的原因。

6. 胎盘内分泌功能不足　妊娠早期时，卵巢的妊娠黄体分泌孕激素外，胎盘滋养细胞亦逐渐产生孕激素。妊娠8周后，胎盘逐渐成为产生孕激素的主要场所。除孕激素外，胎盘还合成其他激素，如β-绒毛膜促性腺激素、胎盘催乳素及雌激素等。早孕时，上述激素值下降，妊娠将难以继续，而致流产。

7. 感染性原因　母亲体质差、营养不良、重度贫血或有周身性疾病时易受病菌感染。母亲有严重的急性传染病直接影响子宫和胎盘功能，使胎儿停止生长发育直至死亡而发生流产。宫腔内的感染可发生在各种类型的流产中，以不全流产和非法堕胎最多见。致病菌可不同程度破坏子宫内膜，若治疗不及时，子宫内膜受损，不利于孕卵种植。

8. 父方因素　过去很少注意这方面的问题，近年来，的研究发现，无症状的菌精症可导致自然流产。10%～15%的男性生殖道内存在着无症状的感染，即精液中含有一定量的细菌，这种感染可以影响受孕的妇女，使胚胎流产。活动的精子可以传送细菌，干扰精卵结合与着床。细菌的种类有：粪链球菌、白色葡萄球菌、大肠杆菌、及厌氧性细菌等。

（二）病理生理

流产发生时的病理生理变化有胎儿与母体两方面的变化，在胎儿方面表现为胎儿死亡，在母体方面则表现为子宫异常或子宫内压力增加。

1. 胎儿死亡　将流产物进行胚胎学及组织学检查，发现流产的胚胎常表现为畸形或胚囊内无胎儿、底蜕膜下出血或胎盘后出血、绒毛变性、白细胞浸润。胚囊自子宫壁分离后，分离处产生出血，分离后的胚囊犹，如宫内异物，刺激子宫收缩，宫颈扩张，因此导致阴道流血及部分妊娠组织排出。在妊娠 6 周左右的早期流产，着床尚不牢固，常是全部的组织物同时排出，孕囊中是空的，没有胎儿。再晚一些时候的流产，则常是部分组织排出，成为不完全流产。有时胚囊被血块包住，胎儿死亡时间较久，形成血性胎块。有的胎儿被挤压，形成压扁胎或薄纸样胎。有时胎儿的软组织被吸收，只剩下骨架，并骨化，钙化的胎儿称为石胎。

2. 子宫的病理生理异常变化　前列腺素水平在流产及分娩时，无论在羊水中、血中及尿中均增高，所以前列腺素是使宫颈软化及扩张的化学物质，并且使子宫肌肉收缩，宫内压力增加，排出胎儿及胎盘等妊娠物。子宫内膜的异常变化也影响了胚胎的着床，这些异常变化包括了甾体激素受体的紊乱或血管供应的减少等。其他异常包括子宫畸形、子宫颈闭锁不全、子宫内膜异位或多次刮宫损伤子宫壁，甚至部分粘连，还有子宫内膜息肉等。

流产过程持续太久，可并发感染及反复流产后的贫血，故必须及早清除子宫内妊娠物。

【诊断】

（一）临床表现

流产有一定的发展过程，有的阶段临床表现并不明显。流产的主要症状为阴道出血与腹痛。根据流产的过程和患者就诊所处的阶段及其他因素，临床上分以下类型：

1. 先兆流产　指妊娠尚留在宫腔内，仅表现为少量阴道出血或轻微地阵发性下腹痛，可伴腹胀，流血系部分绒毛与蜕膜分离、血窦开放所致，出血量较月经量为少、鲜红或仅暗褐色血，腹痛系子宫收缩所致，宫颈无变化，经过休息后，腹痛可缓解，妊娠可继续进行。若腹痛加剧，流血增多，则可转变为难免流产。

2. 难免流产　由先兆流产发展而来，表现为腹痛加剧、坠胀、阴道出血超过月经量。妇检时可见宫颈口已开大 2 ~ 3cm，有时可见脱出胚胎物堵在宫颈口或有羊水流出，宫体大小与妊娠时间一致。

3. 不完全流产　由难免流产发展而来，部分胚胎物已排出，部分滞留于宫腔内，或仍附在子宫壁上，子宫强烈收缩使患者感到阵发性剧烈疼痛，阴道出血较多，甚至发生休克。妇检：宫颈口已开大，有时可见妊娠组织堵于宫颈口，子宫较妊娠时间小。

4. 完全流产　常发生于妊娠 8 周以前，胎盘绒毛与蜕膜的附着尚不牢固，故胎儿及胎盘组织可完全剥离自子宫排出，出血减少或停止，腹痛消失。妇检：宫颈口已缩小关闭，子宫近似正常大小。

5. 过期流产　又称稽留性流产。指胚胎已死亡，但妊娠物长期存留于宫腔中，检查子宫大小与停经月份差两个月以上。近年来，由于诊断技术的发展，超声可及时发现胚胎死亡，不需等待两个月才诊断。故有人提出胚胎死于宫腔内未能及时排出者称为"滞留流产"。也有人提出胚胎死亡超过两周不能自然排出者称为稽留流产。其临床表现为有停经和妊娠反应，子宫随妊娠月份的增加无相应增长，小量反复阴道出血或流水。妇检：宫颈水肿，子宫小于停经时间，子宫缺乏柔韧感，妊娠实验多阴性。

胚胎组织稽留的原因尚不明确，可能与激素水平及子宫敏感度等多种因素有关，临床上也认为与胚胎已死亡仍积极保胎有关，孕激素抑制了子宫收缩，使胚胎稽留，而一般流产在胚胎死亡之后 2~3 周则可排出。

6. 习惯性流产　指连续 3 次或 3 次以上自然流产者，每次流产常发生于同样妊娠月份，流产过程也相同。习惯性流产病因复杂，所以应详细检查流产原因，才能针对治疗，以预防下次流产。除详细询问病史、家族遗传史外，以下单独对习惯性流产的病因诊断、相关检查给予阐述：

（1）夫妇双方的全身系统检查及专科检查，了解全身情况，生殖器发育情况及未发现疾病等。

（2）化验及辅助检查：男方检查精液常规、血型、染色体核型分析等，女方行阴道细胞学检查、宫颈评分、基础体温、血型、染色体、B 超、子宫，输卵管碘油造影检查，了解是否有子宫畸形、纵隔，是否有宫腔粘连或粘膜下肌瘤，以便对症治疗。

（3）进一步检查宫腔镜、腹腔镜可进一步诊断子宫畸形、纵隔宫腔粘连、肌瘤等病因。子宫内膜病理检查可进一步了解黄体功能，同时结合检查空腹血糖、孕酮、LH、FSH、PRL、E_2、T_3、T_4、TSH、17-OH、17-CU 等，必要时行颅脑 CT 检查，以确认是否有内分泌异常。宫腔或宫颈部位的特殊微生物检查，如细胞病毒、弓形体、沙眼衣原体、支原体等，可排除或确定病原体因素所致的习惯性流产。怀疑有 ABO 血型不合者，可进一步检查抗体效价，在妊娠期间断检查抗体效价是否有效、治疗后是否下降。对原因不明者可行相关免疫学检查，如抗磷脂抗体、抗精子抗体的检测，及是否有自身免疫性疾病，用微淋巴细胞毒试验及单向混合淋巴细胞培养及其抑制实验检查是否有免疫异常。

值得一提的是，子宫颈功能不全（子宫内口闭锁不全、子宫颈口松弛症）或宫颈裂伤可致习惯性晚期流产。诊断该型流产主要依据以下几个方面：

①有分娩史，特别是巨大儿、臀位、产钳或粗暴扩宫颈等使子宫颈有损伤史，少数为先天发育异常史，两次以上中孕自然流产史或早产史，易于受孕也易于流产或早产，胎儿均发育正常；

②流产时无明显阵发性疼痛，仅感腰酸或无自觉症状、突然破膜、娩出胎儿较快；

③辅助检查：非妊娠期宫颈内口可容 8 号宫颈扩张器，分泌期子宫碘油造影，宫颈功能不全者，宫颈内口 >15mm，呈烟囱状，而正常仅 2.4~2.9mm，宫颈裂伤者裂伤常达一侧或两侧穹隆部。妊娠期宫颈管短近消失，宫颈内、外口松弛，可容一指，有时可触及或见到膨出的羊膜囊，B 超可显示宫颈括约肌功能减退征象，宫颈缩短，宫颈管扩张，羊膜

囊楔形嵌入颈管，子宫下段伸展、延长并呈轮状收缩的先兆流产早期征象及羊膜囊脱垂入颈管或阴道的即将流产、早产征象。

7. 感染性流产　指流产并有生殖道或腹腔感染，可发生于各个流产阶段。多见于非法堕胎及流血时间较长的不全流产。其临床表现有：全身反应，如体温升高、脉搏加快、出汗，也可畏寒、发抖，可有呕吐、腹泻，或高热骤降，常并发休克、四肢湿冷、体温不升、少尿，下腹痛渐波及两侧，甚至全腹，有时有压痛、反跳痛。妇检：宫颈口开或闭，偶可见血脓性分泌物流出，有或无臭气，宫体增大、有触痛，双侧附件压痛增厚。

（二）辅助检查

关于妊娠与流产的实验室检查方法报道很多。有一部分适用于临床，有一部分技术则费用昂贵，只可用于特殊的病例或科研需要。

1. 激素的测定

（1）绒毛膜促性腺激素：受精卵形成后第 8～9d，即可测出母血中的绒毛膜促性腺激素（HCG），且种植后 HCG 上升很快。主要采用 Lates 玻片实验法和血液凝集试验法。HCG 测定法由于价格昂贵，不宜普遍推广，目前多采用尿 β-HCG 测定，快速、简便、准确率达 95%。

（2）人胎盘泌乳素（HPL）：HPL 妊娠期生理水平可作为胎盘功能的标志之一，孕 6～7 周血中正常含量为：$0.02\mu g/ml$，孕 8～9 周时为 $0.04\mu g/ml$，低水平的 HPL 常是流产的早期异常征象。

（3）17-B-雌二醇：可以预知妊娠是否继续下去。正常月经周期中 17-B-雌二醇水平在排卵前最高，在 LH 高峰时雌二醇下降，黄体期上升至排卵前高峰的 1/2，因为 E2 有溶黄体作用，排卵后 5d，若 E2 增加达 7340pmol/L 时，胎儿则流产。另外，雌三醇及 SP 的测定对诊断是否有流产也有价值。

（4）孕酮：孕酮的分泌量反映黄体或胎盘的功能状态，早孕时孕酮的分泌量报道不一，而孕 13 周以后，母血中孕酮的值迅速增加，孕酮的排出量也随着妊娠时间增长，至36 周，对于先兆流产、习惯性流产的患者，动态观察孕酮，雌二醇的曲线，可以估计妊娠预后，不随妊娠增长则预后不良。

2. 阴道细胞学检查

（1）绒毛合体细胞：绒毛合体细胞在涂片上出现有流产的倾向，有关报道认为，阴道涂片中绒毛合体细胞的存在是由于滋养叶异常使其脱落所致，即使治疗，也不易恢复，流产率为 100%。因此，阴道涂片寻找绒毛合体细胞不但可判断预后，也可提出治疗意见，若发现此类细胞，应尽早终止妊娠，以免孕妇的身体受损及无效用药。

（2）核固缩指数：妊娠期阴道涂片中核固缩指数升高，提示孕激素不足，若是由于卵巢黄体功能不全，子宫内膜和蜕膜发育欠佳，使滋养叶发生缺陷，核固缩指数升高，其黄体素不足可自然恢复或治疗后恢复，预后较好，若是由于滋养叶本身异常，如核大异常，致核固缩指数升高，则流产不可避免，核固缩指数的正常标准为 10%～35%，各家意见不一。

3. 宫颈粘液结晶　雌激素可产生宫颈粘液结晶，有人报道，孕期妇女，宫颈粘液涂片中出现非典型羊齿状结晶或分支繁复的羊齿结晶者，应及时补充孕酮，预防自然流产。

4. 基础体温（BBT）　是监测黄体功能简便、经济、可靠的方法。若体温上升幅度低于0.04℃，且持续时间 < 12d，表示黄体功能不足，警惕有流产的可能；若体温上升能持续14d以上，但出现体温不稳定或下降，则应怀疑有流产倾向；若体温骤降或伴阴道出血，提示流产已发生，应及时就诊。

5. 超声诊断　临床无流产症状时，经超声检查可见枯萎孕卵（胎囊 > 20mm，无卵黄囊或胎囊 > 25mm，无胎芽者），仅见一较大胎囊内为无回声区，临床各型分述如下：

（1）先兆流产：胎囊一侧为无回声区包绕，出血量不多时，清晰可见，出血量较多时，可见胎膜后有无回声区，胎盘与宫壁分离。有时可见胎芽，原始胎儿搏动等。

（2）难免流产：胎囊变形，胎囊下移，或羊水流出，宫口开大，有胚胎组织堵于子宫内口或宫颈管内，若胎膜未破，可在此部位见液性暗区，胎儿多已死亡，未见胎儿搏动。

（3）不全流产：子宫稍大，宫腔内有不规则光团和暗区。

（4）完全流产：子宫正常大小或稍大，宫腔内无妊娠组织，无不规则光团。

（5）稽留流产：子宫小于孕周，未见胎心搏动，或可见枯萎胚囊，宫内回声紊乱，难以分辨胎盘或胎儿结构。

6. 其他检查　孕早期行染色体核型分析，及各类病原体的检查有助于诊断习惯性流产。

【治疗】

流产为妇产科常见病，一旦发生流产症状，应根据流产的类型及时进行恰当的处理。

经过仔细的询问病史和妇产科检查后，医务人员应主动的给予患者极大的同情和安慰。首先应消除其精神上的紧张和思想上的顾虑，使之情绪乐观、起居有序、合理营养等，无论对妊娠的顺利延续或流产后健康的恢复，都可起到良好的作用。

（一）先兆流产

应卧床休息，禁忌性生活，阴道检查操作应轻柔，必要时给予对胎儿危害小的镇静剂。黄体酮每日肌内注射20 mg，具有保胎效果，仅适于黄体功能不足的患者；其次，维生素E及小剂量的甲状腺粉（适用于甲状腺功能减退患者）也可应用；此外，对先兆流产患者的心理治疗也很重要，要使其情绪安定、增强信心。经治疗2周，症状不见缓解或反而加重者，提示可能胚胎发育异常，进行B型超声波检查及β-hcG测定，决定胚胎状况，给予相应处理，包括终止妊娠。

（二）难免流产

一旦确诊，应尽早使胚胎及胎盘组织完全排出。早期流产应及时行负压吸宫术，对妊娠产物进行认真检查，并送病理检查。晚期流产，因子宫较大，吸宫或刮宫有困难者，可用缩宫素10 U加于5%葡萄糖液500 ml，内静脉滴注，促使子宫收缩。当胎儿及胎盘排出后需检查是否完全，必要时刮宫，以清除宫腔内残留的妊娠产物。

手术前后均应给予患者抗生素以预防及治疗感染。若出血过多或出现休克的早期症状则应适量输血。刮宫取得的组织物均应保留并进行病理检查。对曾有感染迹象者，组织物应做细菌培养。流产后，仍继续使用抗生素直到体温正常后 3 d，尽量防止感染波及输卵管。

（三）不全流产

一经确诊，应及时行吸宫术或钳刮术，以清除宫腔内残留组织。流血多有休克者，应同时输血、输液，出血时间较长者，应给予抗生素预防感染。

（四）完全流产

如确系完全流产，一般不需特殊处理。对排出的组织必须检查其胚囊及胚胎组织是否已完全排出，如未见组织物或虽见排出物但不能肯定妊娠物是否已完全排出时，或疑有妊娠物残留时，可行 B 超检查以明确诊断。

（五）习惯性流产

有习惯性流产史的妇女，应在怀孕前进行必要检查，包括卵巢功能检查、夫妇双方染色体检查与血型鉴定及其丈夫的精液检查。女方尚需进行生殖道的详细检查，包括有无子宫肌瘤、宫腔粘连，并做子宫输卵管造影及宫腔镜检查，以确定子宫有无畸形与病变以及检查有无宫颈内口松弛等。查出原因，若能治疗者，应于怀孕前治疗。

原因不明的习惯性流产妇女，当有怀孕征兆时，可按黄体功能不足给以黄体酮治疗，每日 10 ~ 20 mg 肌内注射，或 hCG 3 000 U，隔日肌内注射 1 次。确诊妊娠后继续给药直至妊娠 10 周或超过以往流产月份，并嘱其卧床休息，禁忌性生活，补充维生素 E 及给予心理治疗以解除其精神紧张，并安定其情绪。

宫颈内口松弛者于妊娠前行宫颈内口修补术。若已妊娠，最好于妊娠 14 ~ 16 周行宫颈内口环扎术，术后定期随诊，提前住院，待分娩发动前拆除缝线；若环扎术后有流产征象，治疗失败，应及时拆除缝线以免造成宫颈撕裂。

术前必须仔细检查以确定是否为适合手术的对象，若孕妇已有妊娠高血压综合征或羊水过多的现象，则不宜缝合。还应排除葡萄胎、胎儿畸形或胎儿已死宫内等情况。进行超声波检查较为简便易行。

历年来手术方法有多种：经腹和经阴道宫颈缝扎、修补、电灼等。

宫颈缝合手术时，患者取膀胱截石位，暴露阴道、宫颈。选择操作比较简单的方法，如 Mc—Donald 法或 Cautifaris 法。

（六）流产合并感染的处理

流产合并感染多发生于阴道流血时间长、宫腔内有组织物残留、刮宫时不注意无菌操作、性生活、非法堕胎等之后。感染可局限在宫腔内，也可蔓延至宫旁结缔组织、输卵管、卵巢，甚至腹膜等处。此时除有流产的症状、体征外，常有如体温升高、脉搏增快、白细胞增多、下腹疼痛及压痛、阴道分泌物混浊有臭味等，妇科检查子宫及附件有明显压痛。严重时合并盆腔腹膜炎、弥漫性腹膜炎、败血症、血栓性静脉炎等，甚至发生中毒性休克危及生命。

其处理原则是：如流血不多，可先用抗生素控制感染后再行刮宫，如流血量多或经大量抗生素应用后未能控制感染时，则可一方面静脉给予抗生素，一方面用卵圆钳将宫腔内容物钳出，尽量控制出血，不宜用刮匙搔刮宫腔，以免感染扩散。术后继续应用抗生素，待感染控制后再行刮宫，彻底清除宫腔内残留的组织。

流产合并严重感染发生败血症、血栓性静脉炎、中毒性休克时，应积极纠正休克，控制感染。如子宫严重感染，不易用药物控制者必要时可考虑切除子宫。

（七）稽留流产

稽留流产处理较困难。因胎盘组织有时机化，与子宫壁紧密粘连，造成刮宫困难。稽留时间过长，可能发生凝血功能障碍，导致 DIC，造成严重出血。处理前，应检查血常规、出凝血时间、血小板计数、血纤维蛋白原、凝血酶原时间、凝血块收缩试验及血浆鱼精蛋白副凝试验（3P 试验）等，并做好输血准备。若凝血功能正常，可口服炔雌醇 1 mg 每日 2 次，或口服己烯雌酚 5 mg，每日 3 次，连用 5 d，以提高子宫肌对缩宫素的敏感性。子宫小于 12 孕周者，可行刮宫术，术时注射宫缩剂以减少出血，若胎盘机化并与宫壁粘连较紧，手术应特别小心，防止穿孔，一次不能刮净，可于 5～7 d 后再次刮宫。子宫 >12 孕周者，应静脉滴注缩宫素（5～10 U 加于 5% 葡萄糖液内），也可用前列腺素或依沙吖啶等进行引产，促使胎儿、胎盘排出。若凝血功能障碍，应今早使用肝素、纤维蛋白原及输新鲜血等，待凝血功能好转后，再行引产或刮宫。

（孙秀云）

第二节　异位妊娠

【概述】

受精卵在子宫体腔以外着床称异位妊娠，俗称宫外孕。依受精卵在子宫体腔外种植部位不同分为输卵管妊娠、卵巢妊娠、腹腔妊娠、阔韧带妊娠、宫颈妊娠。异位妊娠是妇产科常见的急腹症，发病率约 1%，是孕产妇的主要死亡原因之一。以输卵管妊娠最常见，占异位妊娠 95%，壶腹部妊娠约占 78%，其次为峡部、伞部，间质部妊娠最少见。

（一）病因

1. 输卵管炎症　是异位妊娠的主要病因。输卵管黏膜炎轻者使黏膜皱襞粘连，管腔变窄，或纤毛功能受损，导致受精卵在输卵管内运行受阻而于该处着床。输卵管周围炎病变主要在输卵管浆膜层或浆肌层，造成输卵管周围粘连使输卵管扭曲，管腔狭窄，蠕动减弱，影响受精卵运行。淋病奈瑟菌及沙眼衣原体所致的输卵管炎累及黏膜。流产和分娩后感染往往引起输卵管周围炎。结节性输卵管峡部炎使输卵管近端肌层肥厚，影响其蠕动功能，导致受精卵运行受阻，容易发生输卵管妊娠。

2. 输卵管手术史　输卵管绝育史及手术史者，输卵管妊娠的发生率为10%～20%。

3. 输卵管发育不良或功能异常　输卵管过长、肌层发育差、黏膜纤毛缺乏、双输卵管、输卵管憩室或有输卵管副伞等，均可造成输卵管妊娠。输卵管功能（包括蠕动、纤毛活动以及上皮细胞分泌）受雌、孕激素调节。若调节失败，可影响受精卵正常运行。

4. 辅助生殖技术　辅助生育技术的应用使输卵管妊娠发生率增加。

5. 避孕失败　宫内节育器避孕失败，发生异位妊娠的机会增大。

6. 其他　子宫肌瘤或卵巢肿瘤压迫输卵管，影响输卵管管腔通畅，使受精卵运行受阻。输卵管子宫内膜异位可增加受精卵着床于输卵管的可能性。

（二）病理

1. 输卵管妊娠的变化与结局

（1）输卵管妊娠流产：多见于妊娠8～12周输卵管壶腹部妊娠。受精卵种植在输卵管黏膜皱襞内，蜕膜形成不完整，发育中的囊胚常向管腔突出，最终突破包膜而出血，囊胚与管壁分离。若整个囊胚剥离落入管腔，刺激输卵管逆蠕动经伞端排出到腹腔，形成输卵管妊娠完全流产，出血一般不多。若囊胚剥离不完整，妊娠产物部分排出到腹腔，部分尚附着在输卵管壁，形成输卵管妊娠不全流产，导致反复出血，形成输卵管血肿或输卵管周围血肿，血液不断流出并积聚在直肠子宫陷窝形成盆腔血肿，量多时甚至流入腹腔。

（2）输卵管妊娠破裂：多见于妊娠6周左右输卵管峡部妊娠。受精卵着床于输卵管黏膜皱襞间，囊胚生长发育时绒毛向管壁方向侵蚀肌层及浆膜，最终穿破浆膜，形成输卵管妊娠破裂，短期内可发生大量腹腔内出血，使患者出现休克。

输卵管间质部妊娠少见，但后果严重，其结局几乎均为输卵管妊娠破裂，常发生于孕12～16周，症状极严重，在短时间内出现低血容量休克症状。

（3）陈旧性宫外孕：是指输卵管妊娠流产或破裂，长期反复内出血形成盆腔血肿不消散，血肿机化变硬并与周围组织粘连。

（4）继发性腹腔妊娠：无论输卵管妊娠流产或破裂，胚胎从输卵管排入腹腔内或阔韧带内，多数死亡，偶尔也有存活者。若存活胚胎的绒毛组织附着于原位或排至腹腔后重新种植而获得营养，可继续生长发育，形成继发性腹腔妊娠。

2. 子宫的变化　输卵管妊娠和正常妊娠一样，合体滋养细胞产生HCG维持黄体生长，使甾体激素分泌增加，致使月经停止来潮，子宫增大变软，子宫内膜出现蜕膜反应。

若胚胎受损或死亡，滋养细胞活力消失，蜕膜自宫壁剥离而发生阴道流血。有时蜕膜可完整剥离，随阴道流血排出三角形蜕膜管型；有时呈碎片排出。排出的组织见不到绒毛，组织学检查无滋养细胞，此时血β-HCG下降。子宫内膜形态学改变呈多样性，若胚胎死亡已久，内膜可呈增生期改变，有时可见AriaS-Stella（A-S）反应，这种子宫内膜过度增生和分泌反应，可能为甾体激素过度刺激所引起。

【诊断】

（一）临床表现

与受精卵着床部位、有无流产或破裂以及出血量多少与时间长短等有关。

典型症状为停经后腹痛与阴道流血。输卵管妊娠未发生流产或破裂时，临床表现不明显，诊断较困难，需采用辅助检查方能确诊。

1. 症状

（1）停经：除输卵管间质部妊娠停经时间较长外，多有6～8周停经史。

（2）腹痛：是输卵管妊娠的主要症状。发生流产或破裂之前，胚胎在输卵管内逐渐增大，常表现为一侧下腹部隐痛或酸胀感。发生输卵管妊娠流产或破裂时，突感一侧下腹部撕裂样疼痛，常伴有恶心、呕吐。若血液局限于病变区，主要表现为下腹部疼痛，当血液积聚于直肠子宫陷凹时，可出现肛门坠胀感。血液由下腹部流向全腹，疼痛可向全腹部扩散，血液刺激膈肌引起肩胛部放射性疼痛及胸部疼痛。

（3）阴道流血：胚胎死亡后，常有不规则阴道流血，量少呈点滴状，一般不超过月经量，系子宫蜕膜剥离所致。

（4）晕厥与休克：腹腔内出血及剧烈腹痛，轻者出现晕厥，重者出现失血性休克，与阴道流血量不成正比。

（5）腹部包块：形成血肿时间较久，血液凝固并与周围组织或器官（如子宫、输卵管、卵巢、肠管或大网膜等）发生粘连形成包块。

2. 体征　呈贫血貌。可出现面色苍白、脉搏快而细弱、血压下降等休克表现。下腹有明显压痛及反跳痛，尤以患侧为着，但腹肌紧张轻微。出血较多时，叩诊有移动性浊音。有时下腹可触及包块，反复出血并积聚，包块可不断增大变硬。盆腔检查：子宫略大较软，可触及胀大的输卵管及轻度压痛。输卵管妊娠流产或破裂，阴道后穹隆饱满，宫颈举痛或摇摆痛，为输卵管妊娠的体征之一。内出血多时，检查子宫有漂浮感。子宫一侧或其后方可触及肿块，其大小、形状、质地常有变化，边界多不清楚，触痛明显。病变持续较久时，肿块机化变硬，边界亦渐清楚。

（二）辅助检查

1. 血β－hCG测定　是早期诊断异位妊娠的重要方法。异位妊娠时体内hCG水平较宫内妊娠低，需测血β－hCG定量，对保守治疗的效果评价也具有重要意义。

2. 超声诊断　有助于诊断异位妊娠。阴道超声检查准确性高。其声像特点：宫腔内空虚，宫旁出现低回声区，其内探及胚芽及原始心管搏动，可确诊异位妊娠。宫内有时可见到假妊娠囊（蜕膜管型与血液形成），有时被误诊为宫内妊娠。若能将血β-hCG测定与B型超声相配合，对确诊帮助很大。当血β-hCG≥18KU/L时，阴道超声可看到妊娠囊，若未见宫内妊娠囊，应高度怀疑异位妊娠。

3. 阴道后穹隆穿刺　是一种简单可靠的诊断方法，适用于疑有腹腔内出血的患者。抽出不凝血液，说明有血腹症存在。陈旧性宫外孕时，可抽出小块或不凝固的陈旧血液。穿刺针误入静脉，血液较红，放置10min凝结。

4. 腹腔镜检查　目前腹腔镜检查视为异位妊娠诊断的金标准，既可确诊又有治疗作用。适用于原因不明的急腹症鉴别及输卵管妊娠尚未破裂或流产的早期。腹腔镜下可见一侧输卵管肿大，表面紫蓝色，腹腔内无血液或有少量血液。

5. 子宫内膜病理检查　诊刮仅适用于阴道流血较多的患者，目的用于排除同时合并宫内妊娠流产。将宫腔排出物或刮出物做病理检查。

（三）鉴别诊断

输卵管妊娠应与流产、急性输卵管炎、急性阑尾炎、黄体破裂及卵巢囊肿蒂扭转鉴别。

【治疗】

异位妊娠的治疗包括期待疗法、药物疗法和手术治疗。

（一）期待疗法

适用于：

①疼痛轻微，出血少者；

②随诊可靠者；

③无输卵管妊娠破裂证据者；

④血 β-hCG ＜1 000U/L 且继续下降者；

⑤输卵管妊娠包块直径 ＜3cm 或未探及者；

⑥无腹腔内出血者。

在观察中发现患者血 β-hCG 水平下降不明显或又升高，或出现内出血征象，均应及时改为药物治疗或手术治疗。

（二）化学药物治疗

适用于：

①无药物治疗禁忌症者；

②输卵管妊娠未发生破裂或流产者；

③输卵管妊娠包块直径≤4cm 者；

④血 β-hCG ＜2 000U/L；

⑤无明显内出血者。

多全身用药，也可采用局部用药。全身用药常用甲氨蝶呤，剂量为 0.4mg/（kg·d），肌注，5d 为一疗程。单次剂量，肌注常用 1mg/kg 或 50mg/m² 计算，在治疗第 4 日和第 7d 测血清 β-hCG，若治疗后 4～7d 血 β-hCG 下降 ＜15％，应重复剂量治疗，然后每周重复测血清 β-hCG，直至血 β－hCG 降至 5U/L，一般需 3～4 周。甲氨蝶呤治疗期间，B 型超声和 β-hCG 严密监护，并注意药物毒副反应。若病情无改善，甚至发生急性腹痛或输卵管破裂症状，则应立即进行手术治疗。局部用药可在 B 型超声引导下穿刺或在腹腔镜下将甲氨蝶呤直接注入输卵管的妊娠囊内。

（三）手术治疗

分为保守手术和根治手术。保守手术为保留患侧输卵管；根治手术为切除患侧输卵管。手术治疗适用于：

①生命体征不稳定或有腹腔内出血征象者；

②诊断不明确者；

③异位妊娠有进展者（如血 β-hCG 处于高水平，附件区大包块等）；

④随诊不可靠者；

⑤期待疗法或药物治疗禁忌症者。

1. 保守手术　适用于有生育要求的年轻妇女，特别是对侧输卵管已切除或有明显病变者。伞部妊娠行挤压将妊娠产物挤出；壶腹部妊娠行输卵管切开取出胚胎再缝合；峡部妊娠行病变节段切除及端端吻合。输卵管妊娠行保守手术后，残余滋养细胞继续生长，再次发生出血，引起腹痛等，称持续性异位妊娠。术后应密切监测血 β-hCG 水平，若术后血 β-hCG 升高或术后 2 周血 β-hCG 下降 <10%，均诊断持续性异位妊娠，及时用甲氨蝶呤治疗常获治愈。

2. 根治手术　适用于无生育要求的输卵管妊娠内出血并发休克的急症患者。输卵管间质部妊娠，应争取在破裂前手术，以避免可能威胁生命的大量出血。手术应做子宫角部楔形切除及患侧输卵管切除，必要时切除子宫。

3. 腹腔镜手术　可在腹腔镜直视下穿刺输卵管内的妊娠囊，吸出部分囊液后将甲氨蝶呤 50mg 注入。也可在腹腔镜下切开输卵管吸出胚胎后注入甲氨蝶呤或行输卵管切除术。

（孙秀云）

第三节　妊娠高血压综合征

【概述】

妊娠高血压综合征（PIH，简称妊高症）是妊娠期所特有的疾病。本病的发生率，据国外资料，20 世纪 50 年代后期为 27.5%，70 年代为 28.1%。国内 1984 年至 1986 年全国妊高症科研协作组对 230 余万人群中的 4.8 万余孕妇进行调查，其中发生妊高症者 5 045 例，发生率为 10.32%，城市发病率高于农村。1988 年我国 25 个省市的流行病学调查，约 9.4% 孕妇发生不同程度的妊高症。本病发生于妊娠 20 周以后，临床表现为高血压、蛋白尿、浮肿，严重时出现抽搐、昏迷，甚至母婴死亡。迄今为止，仍为孕产妇及围生儿死亡的重要原因。

（一）病因

1. 免疫学说。

2. 子宫—胎盘缺血学说。

3. 妊高症与内皮素。

4. 一氧化氮与妊高症。

5. 凝血系统与纤溶系统失调学说。

6. 缺钙与妊高症。

7. 其他如前列腺素学说及氧自由基学说等。

（二）高危因素

初产妇、孕妇年龄 <18 岁或 >40 岁，多胎妊娠、妊娠期高血压病史及家族史、慢性高血压、慢性肾炎、糖尿病、抗磷脂综合征、血管紧张素基因 T_{235} 阳性、体形矮胖即体重指数 >0.24 者，营养不良、低社会经济状况、精神过度紧张或受刺激致中枢神经功能紊乱，环境因素，如寒冷季节或气温变化大，特别是气压高时，均与妊娠期高血压疾病发病风险增加密切相关。

（三）病理生理

变化为全身小血管痉挛，凝血系统被激活导致各系统、各脏器灌注减少而引起的特有并发症。

主要脏器病理组织学变化：

1. 脑　脑部小动脉痉挛引起脑组织缺血、水肿。

2. 心　冠状小动脉痉挛引起心肌缺血、点状出血。

3. 肾　肾小球可能有梗死，肾小球前小动脉极度狭窄。

4. 肝　肝内小动脉痉挛持续过久，肝细胞缺血，发生不同程度坏死。

5. 胎盘　血管管腔狭窄，影响母体血流对胎儿的供应，损害胎盘功能，导致胎儿宫内发育迟缓。

【诊断】

（一）临床表现

1. 轻度妊高症　主要临床表现为血压轻度升高，可伴轻微蛋白尿和（或）水肿。

（1）高血压：孕妇在妊娠 20 周前，血压（即基础血压）不高，而至妊娠 20 周后血压开始升高至 140/90 mmHg，或收缩压超过原基础血压 30 mmHg，舒张压超过原基础血压 15 mmHg。

（2）蛋白尿：蛋白尿的出现略迟于血压升高，量微小（<0.5 g/24 h），开始时可无。

（3）水肿：最初表现为体重异常增加（隐性水肿），每周超过 0.5 kg。若体内积液过多，则导致临床可见的水肿。水肿多由踝部开始，渐延至小腿、大腿、外阴部、腹部，按之凹陷，称凹陷性水肿。

2. 中度妊高症　血压 ≥150/100 mmHg，但不超过 160/110 mmHg；尿蛋白（＋）表明 24 h 尿液中蛋白量 ≥0.5 g；无自觉症状或有轻度头晕。

3. 重度妊高症　病情进一步发展，血压高达 160/110 mmHg 或更高；24 h 尿液中蛋白量 ≥5 g；并有一系列自觉症状出现。可分为先兆子痫和子痫。

（1）先兆子痫：在高血压及蛋白尿等的基础上，患者出现头痛、眼花、恶心、胃区疼痛、呕吐等症状。预示将发生抽搐，故称先兆子痫。

（2）子痫：在先兆子痫的基础上进而有抽搐发生，或伴昏迷，称子痫。少数病例病情进展迅速，先兆子痫征象不明显而骤然发生抽搐。子痫典型发作过程为先表现眼球固定，瞳孔散大，瞬即头扭向一侧，牙关紧闭，继而口角及面部肌颤动，数秒钟后发展为全身及四肢僵直，双手紧握，双臂屈曲，迅速发生强烈抽动。抽搐时呼吸暂停，面色青紫。抽搐持续 1 min 左右强度减弱，全身肌肉松弛，随即深长呼吸，发出鼾声而恢复呼吸。抽搐发作前及抽搐期间，患者神志丧失。抽搐次数少及间隔长者，抽搐后短期即可苏醒；抽搐频繁持续时间较长者，往往陷入深度昏迷。在抽搐过程中易发生种种创伤，如唇舌咬伤、摔伤，甚至骨折，昏迷中呕吐可造成窒息或吸入性肺炎。

子痫多发生于妊娠晚期或临产前，称产前子痫；少数发生于分娩过程中，称产时子痫；个别发生于产后 24 h 内，称产后子痫。

（二）辅助检查

1. 血液检查　血红蛋白 > 150g/L，红细胞计数 > 5.5 × 10^{12}/L、红细胞比容 ≥ 0.35，全血黏度 > 3.6，血浆黏度 > 1.6 时，提示血液浓缩。重度子痫前期可见血小板下降。

2. 肝肾功能测定　ALP 及 ASP > 60U 提示肝细胞功能受损。出现以低白蛋白为主的低蛋白血症，白/球蛋白比值倒置。血清肌酐 > 106μmol/L、尿素氮 > 7.15mmol/L、尿酸 > 428μmol/L 均提示肾功能受损，尿酸在慢性高血压患者中升高不明显，可用于子痫前期与慢性高血压的鉴别诊断。

3. 电解质与二氧化碳结合力测定　及早发现电解质紊乱及酸中毒并及时纠正。特别注意酸中毒、低钠血症、高钾血症。

4. 凝血功能测定　凝血酶原时间比对照组延长或缩短 3s 以上或呈动态变化；血浆纤维蛋白原 < 1.5g/L 或进行性下降，血小板计数 < 100 × 10^9/L 或进行性下降，3P 实验阳性。同时具有上述 3 项及以上者提示凝血功能障碍。

5. 尿液检查　当尿比重 ≥ 1.025 时说明尿液浓缩；尿蛋白（＋）或尿蛋白含量 ≥ 300mg/24h 时应视为病理状态；当尿蛋白（＋＋＋）或尿蛋白含量 ≥ 5g/24h 时提示病情严重。

6. 眼底检查　视网膜小动脉的痉挛程度反映全身小血管痉挛的程度，可反映本病的严重程度。通常眼底检查可见视网膜小动脉与静脉比例由正常的 2:3 变为 1:2 或 1:3。视网膜可有水肿、渗出、出血、剥离。患者可出现视力模糊或失明。

7. 其他　心电图、超声心动图、胎盘功能、胎儿成熟度等测定。

（三）诊断要点

1. 病史　了解患者有无本病的高危因素、孕前有无高血压病史及妊娠 20 周前有无高血压、蛋白尿等征象。

2. 临床症状　本病表现为高血压、蛋白尿及水肿等症状，严重时出现抽搐、昏迷、各脏器功能衰竭。

3. 辅助检查　了解各脏器受损情况、血液有无浓缩、有无凝血功能异常。根据以上要点可以对妊娠期高血压疾病做出诊断并进行分类。

【治疗】

妊高症的现代治疗目标之一是降低婴儿病率及病死率，避免新生儿出现严重的后遗症。全部妊高症患者中小于胎龄儿发生率为12.66%，重度妊高症更易发生小于胎龄儿，新生儿窒息和围生儿死亡率均明显高于轻、中度妊高症患者。山东大学齐鲁医院对妊高症患者的新生儿及正常新生儿各156例随访1~5年发现，妊高症患者的新生儿在智力及身体发育方面与正常新生儿存在差异，但随年龄增长有改善趋势，强调科学育儿、早期干预与积极训练，可望改善妊高症患者的新生儿预后。

治疗原则：解痉、镇静、降压、适时终止妊娠，有指征者扩容和利尿，监测及促进胎儿生长发育。防止子痫发生，降低母婴并发症，降低围生儿死亡率。

（一）轻度妊高症

应酌情增加产前检查次数，密切注意病情变化，防止子痫发生。

1. 休息　适当减轻工作，保证充分睡眠。在家休息，必要时住院治疗。

2. 左侧卧位

（1）休息及睡眠时取左侧卧位。左侧卧位可减轻右旋的子宫对腹主动脉和下腔静脉的压力，增加回心血量，可维持正常的子宫动脉灌注量，以保证胎盘血流量。

（2）使下腔静脉受压减轻，回心血量增加，从而使肾血流增加；脑血流改善后脑水肿能渐消退，有利于防止抽搐。

（3）钠排出量增加，可达到利尿作用。

（4）盘血流灌注改善，则胎儿宫内缺氧改善、好转，可使治疗取得更好的效果。

3. 饮食管理　应注意摄入足够的蛋白质、维生素，补充铁和钙剂，控制钠的过度摄入，但不必严格限制，长期低盐饮食的缺点为：

（1）钙离子降低情况下，肾素分泌增多，从而使血管紧张素Ⅱ增多，反可导致血压升高。

（2）可致电解质紊乱，甚至出现低钠血症。

（3）血钠降低可使硫酸脱氢表雄酮的胎盘廓清率下降，提示胎盘灌注量有影响。

（4）血容量下降，易致产后循环衰竭。

此外，低盐饮食影响食欲，减少蛋白质的摄入，对母儿均不利。全身浮肿者应限制食盐。

4. 临床护理

（1）对所有住院患者均需给予精神安慰，消除患者对疾病的种种疑虑，安心接受治疗。

（2）测定血压需固定时间并固定部位（即测左臂时，以后每日均测其左臂的血压），以免发生误差。

（3）精确记录尿量。

（4）定时吸氧、听取胎心音及记录胎动，加强监护。

5. 药物　药物治疗并不重要。为保证休息与睡眠，可给镇静剂苯巴比妥0.03mg，或地西泮2.5 mg，每日3次，口服。

轻度妊高症患者经上述处理，病情多可缓解，但亦有少数病例，病情继续发展。

（二）中、重度妊高症

一经确诊，应住院治疗，积极处理，除左侧卧位、平衡膳食、临床护理同上外，还应防止子痫及并发症的发生。治疗原则为解痉、降压、镇静、合理扩容及必要时利尿，适时终止妊娠。

1. 解痉药物　硫酸镁有预防和控制子痫发作的作用，仍为重度患者的首选药物。镁离子能抑制运动神经末梢对乙酰胆碱的释放，阻断神经和肌肉间的传导，从而使骨骼肌松弛，故能有效地预防和控制子痫发作；镁离子可使血管内皮合成前列环素增多，血管扩张，痉挛解除，血压下降；镁依赖的三磷酸腺苷酶恢复功能有利于钠泵的运转，达到消除水肿、降低中枢神经细胞兴奋性、制止抽搐的目的；镁离子可提高孕妇和胎儿血红蛋白对氧的亲和力，改善氧的代谢，并对子宫内血管平滑肌具有直接解痉作用，使血管内阻力下降；同时还可降低子宫肌纤维的张力，使子宫肌作用于子宫血管的阻力（即外周阻力）降低，因而可使子宫－胎盘血流量增加，胎盘功能改善。临床应用硫酸镁治疗，对宫缩和胎儿均无不良影响。

（1）用药方法：硫酸镁可采用肌内注射或静脉给药。25% 硫酸镁 20ml 加 2% 利多卡因 2 ml，臀肌内深部注射，每 6 小时 1 次。缺点是血中浓度不稳定，并有局部明显疼痛，常不易为患者接受。静脉给药：首次负荷剂量 25% 硫酸镁 20ml 加于 25% 葡萄糖液 20ml，缓慢静脉注入（不少于 10 min），继以 25% 硫酸镁 60 ml 加于 10% 葡萄液 1 000 ml，静脉滴注，滴速以每小时 1 g 为宜，最快不超过 2 g。每日用量 15～20 g。在监测镁离子的情况下，硫酸镁可用至 30 g/24 h。用药前及用药过程中监测膝反射（膝腱反射必须存在）、呼吸（≥16 次/min）、尿量（≥25 mL/h，7 600 mL/24 h）。

（2）毒性反应：正常孕妇血清镁离子浓度为 0.75～1 mmol/L，治疗有效血镁浓度为 1.7～3 mmol/L，若高于 3 mmol/L 即可发生中毒症状。硫酸镁过量会使呼吸及心肌收缩功能受到抑制，危及生命。中毒现象首先为膝反射消失，随着血镁浓度增加可出现全身肌张力减退及呼吸抑制，严重者心跳可突然停止。

（3）注意事项：用药前及用药过程中均应注意以下事项：

①定时检查膝反射，注意膝反射减弱或消失，当膝反射消失则血清镁已达到 4 mmol/L，它发生在呼吸抑制之前，故在肌内注射或静脉滴注之前及静脉滴注的过程中，均需定时进行膝反射检查，以便及时停药；

②注意准确记录尿量，如 24 h 尿量少于 600 ml 或每小时低于 25ml，均提示肾功能受损，应限制或停止使用硫酸镁，否则镁离子易蓄积而发生中毒；

③有心肌炎病史或心电图示有心肌损害等情况的患者，如应用硫酸镁则必须特别注意心律和心率，大剂量使用硫酸镁可使心律失常，当血清镁为 5 mmol/L 时，可使心脏完全性阻滞，镁中毒的特点是心跳突然停止及呼吸麻痹，如用大剂量硫酸镁，必须定时测定血清镁离子监护；

④连续静脉滴注硫酸镁时，患者常感胎动减弱，遇有这种现象当停药 1 ~ 2 d 并进行观察，如属硫酸镁所致，则在停药后胎动可恢复；反之，则应考虑为胎儿 - 胎盘功能不全所致宫内缺氧的表现。

治疗时须备钙剂作为解毒剂。当出现镁中毒时，立即静脉注射 10% 葡萄糖酸钙 10 ml。钙离子能与镁离子争夺神经细胞上的同一受体，阻止镁离子继续结合，从而防止中毒反应进一步加重。

2. 镇静药物

（1）地西泮：具有镇静、抗惊厥、催眠和肌松弛等作用。一般口服剂量为 5 mg，每日 3 次，或 10 mg 肌内注射。对重症患者采用 10 mg 静脉注射（必须在 2 min 以上），必要时可重复一次，抽搐过程中不可使用。

（2）冬眠药物：冬眠药物对神经系统有广泛抑制作用，有利于控制子痫抽搐。此外，还有解痉降低血压的作用。由于使用中可能使血压急速下降，使肾与子宫胎盘血流量不足，对胎儿不利，且药物对肝有一定损害。因此，现已较少应用，但对硫酸镁治疗效果不佳者仍可应用。

常用冬眠 1 号合剂（哌替啶 100 mg，氯丙嗪 50 mg，异丙嗪 50 mg）1/3 ~ 1/2 量肌内注射或静脉注射，也可做静脉滴注。紧急情况下，1/3 量加于 25% 葡萄糖液 20 ml 缓慢静脉推注（不少于 5 min），余 2/3 量加于 10% 葡萄糖液 250 ml，静脉滴注。

3. 降压药物　降压药物仅适用于血压过高，特别是舒张压高的患者。适用于重度妊高症血压 ≥110 mmHg（1 mmHg = 0.133 kPa），或平均动脉压 ≥140 mmHg。选用的药物以不影响心搏出量、肾血流量及子宫胎盘灌注量为宜。

（1）肼屈嗪：为周围血管扩张剂，能扩张周围小动脉，使外周阻力降低，从而降低血压，并能增加心排出量、肾血流量及子宫、胎盘血流量。降压作用快，舒张压下降较显著。副作用为头痛、皮肤潮红、心率加快、恶心等。常用剂量为 10 ~ 20 mg，每日 2 ~ 3 次口服，或 5 ~ 10 mg 加入 5% 葡萄糖液 20 ml 中，缓慢静脉注射，继之以 10 ~ 20 mg 加入 5% 葡萄糖液 250 ml 中静脉滴注。用药至维持舒张压在 90 ~ 100 mmHg 为宜。有妊高症心脏病心力衰竭者，不宜应用此药。

（2）巯甲丙脯酸（captopri，卡托普利）：为竞争性血管紧张素转换酶抑制剂，其降压机制有 2 种：一是使 A I 不能转化为 A II，结果 PRA 增高，醛固酮分泌减少，血管阻力降低；其二是干扰。BK 的降解，也可直接作用于周围血管，降低阻力，达到降压作用。卡托普利毒性小，无致畸作用，但有一定的副作用，可能会影响胎儿肾素 - 血管紧张素系统调节，尚无定论。有学者报道，可能影响胎儿的肾血流。降压效果良好，但可降低胎盘灌注量，应慎用。剂量为 12.5 ~ 25 mg，口服，每日 3 次。

（3）钙通道阻滞剂：钙拮抗剂可分为两大类，其一是钙效应的直接拮抗剂，如硫酸镁；其二是影响钙离子运转的药物，如钙通道阻滞剂、钙外流促进剂以及影响钙离子在细胞内运转和结合的药物等。近年来，应用二氢吡啶类钙通道阻滞剂治疗妊高症获得了良好效果，不仅降压速度快且作用时间长、给药途径方便，而且还有预防早产和胎儿宫内发育迟缓的作用。Lunell 等采用伊拉地平治疗妊高症，结果提示，在降低患者血压的同时并不影响子宫、胎盘的血流，对胎儿无副作用。Sibai 等应用硝苯吡啶治疗妊高症，虽然血压降低，但并未能改善围生儿的预后。Ebeigbe 等认为，妊高症外周血管敏感性增高，至少部分是由于动脉平滑肌细胞膜电位依赖性钙通道活性增高所致，应用钙离子通道阻滞剂治疗符合其病理生理变化。硝苯地平：为钙离子拮抗剂，抑制钙离子内流，能松弛血管平滑肌，扩张冠状动脉及全身周围小动脉，降低外周血管阻力，使血压下降。剂量为 10 mg，口服，每日 4 次，24 h 量不超过 60 mg。急用时咬碎含舌下，见效快。用药期间注意监测胎儿宫内情况。

（4）甲基多巴：为中枢性降压药，兴奋血管运动中枢的 α 受体，从而抑制外周交感神经，使血压下降，妊娠期使用效果良好。用法：250～500 mg 加于 10% 葡萄糖液 500 ml 内，静脉滴注，每日 1 次。

（5）拉贝洛尔（labetalol，柳氨苄心定）：为水杨酸氨衍生物，是肾上腺素能 α、β 受体阻断剂，对 α、β 受体均有抑制作用，并能直接作用于血管降低血压，对孕妇及胎儿心率无影响。副作用为头痛及颜面潮红。开始剂量 100 mg，每日 2～3 次，必要时增加至 200 mg，每日 3～4 次或 100 mg 加入 5% 葡萄糖液 500 ml 中静脉滴注，20～40 滴/min，根据血压调整滴速，血压稳定后可改为口服，100 mg，每日 2 次。

（6）硝普钠：为强有力的速效血管扩张剂，扩张周围血管使血压下降。由于药物能迅速透过胎盘进入胎儿体内，并保持较高浓度，其代谢产物（氰化物）对胎儿、婴儿具有毒性作用。因此，不宜于妊娠期应用。分娩期或产后血压过高，应用其他降压药效果不佳时，方考虑使用。用法为 50 mg 加入 10% 葡萄糖液 1 000 ml 中，静脉滴注，从 6 滴/min 开始，严密监测血压，每 5 min 增加 2 滴，至出现效果后维持，24 h 总量不超过 100 mg，用药不宜超过 72 h。注意配制后即刻使用，滴注时要避光。仅适用于快速、短期降压。用药期间，应严密监测血压及心率。

（7）酚妥拉明（立其丁）：50 mg 日服 4 次，逐渐增加剂量达 75～20 mg，日服 4 次仍无效，应停用或 10～20 mg 溶于 5% 葡萄糖液 250 ml 中，静脉滴注，严密监测血压变化，血容量不足时应纠正后使用。

（8）山莨菪碱（654－2）：10～20 mg 日服 3 次，或 10 mg 肌内注射，每日 2 次，也可用 10～20 mg 溶于 5% 葡萄糖液 500 ml 中，静脉滴注，根据血压、心率调整滴速，青光眼者禁用。

4. 扩容治疗　合理扩容可改善重要器官的血液灌注，纠正组织缺氧，改善病情。扩容治疗的指征是血液浓缩。具体指标为：血细胞比容≥0.35，全血黏度比值≥3.6，血浆黏度比值≥1.6 及尿比重＞1.020 等。禁忌症为心血管负担过重、肺水肿表现、全身性水肿、肾功能不全及未达上述扩容指征的具体指标者。常用扩容剂有人白蛋白、血浆、全血、右旋糖酐及平衡液等。扩容剂可根据是否有低蛋白血症、贫血及电解质紊乱加以选择。扩容应在解痉的基础上进行。扩容治疗时，应严密观察脉搏、呼吸、血压及尿量，防止肺水肿和心力衰竭的发生。

有以下情况者应禁用：

①心率 > 100 次/min；

②肺水肿、心功能衰竭；

③肾功能不全。

低分子右旋醣酐 500 ml 加 5% 葡萄糖液 500 ml，为 1 个扩容单位。

根据病情可静脉应用胶体溶液：白蛋白、血浆、全血及平衡液。

5. 妊高症血液流变学异常治疗

（1）血液浓缩与血液黏滞：以解痉扩容为主，硫酸镁可防治子痫并扩容、降低血液黏滞性。常用的治疗方案为低分子右旋糖酐 500 ml 扩容至 950 ml（每克右旋糖酐可吸水 15 ml），并可覆盖血管内皮包裹血小板外膜，减少血小板黏附和聚集，增加红细胞变形能力，另加等张葡萄液 500 ml 延长扩容时间，其中各加硫酸镁 7.5 g，滴速 < 2 g/h。

（2）补充血容量：复方乳酸钠液优于葡萄糖液，前者含有电解质和 11.2% 乳酸钠液，一般非急性失血和贫血，无需补充全血特别是库存枸橼酸血（在血液中可形成白细胞及血小板聚集体）。

（3）抗血小板聚集：小剂量肝素和阿司匹林可以应用，但对小剂量肝素的应用，有不同意见，有人认为，肝素与血小板结合抑制其作用，有出血的副作用。国外有应用低相对分子质量肝素的报道，可减少出血的副作用。

6. 利尿药物　近来认为，利尿剂的应用可加重血液浓缩和电解质紊乱，不能缓解病情，有时甚至使病情加重。因此，利尿剂的使用仅限于全身性水肿、急性心力衰竭、肺水肿、脑水肿、血容量过高且伴有潜在肺水肿者。

（1）速尿：其利尿作用快且较强，对脑水肿、无尿或少尿患者效果显著，与洋地黄类药物合并应用对控制妊高症引起的心力衰竭与肺水肿效果良好。常用剂量为 20～40 mg，肌内注射或溶于 5% 葡萄糖液 20～40 ml，中缓慢静脉注射（5 min 以上）。适用于肺水肿、心功能衰竭。该药有较强的排钠、钾作用，易导致电解质紊乱与低氯血症和低钾血症，应加以注意。

（2）甘露醇：为渗透性利尿剂。注入体内后由肾小球滤过，极少由肾小管再吸收，排出时带出大量水分并同时丢失大量钠离子而出现低钠血症。重症患者若有肾功能不全，出现少尿、无尿，或需降低颅内压时，应用甘露醇可取得一定效果。常用剂量为 20% 甘露醇 250 ml，快速静脉滴注，一般应在 15～20 min 内滴注完。仅适用于脑水肿。妊高症心力衰竭、肺水肿者禁用。

（3）强利尿心钠素：该药是人工合成的心钠素衍化物，由于其分子结构中的第 5 和 23 位氨基酸进行置换后利尿活性增强而得名（相对分子质量为 3 000）。心钠素为心肌细胞分泌的活性物质，它的降压利尿主要作用为：

①增加肾血流量，提高肾小球滤过率，使致密斑负荷增加，从而抑制肾素的释放；

②降低血管紧张素受体的亲和力，并可抑制磷酸肌醇系统的作用，故可对抗 A II 的缩血管作用。

因此，它具有强大的利钠、利尿及扩张血管活性，并可拮抗循环中的 RAA 系统的作用。经临床应用人心钠素Ⅲ（haANPⅢ）治疗妊高症心力衰竭，可使心力衰竭获得控制，血压下降、水肿消退、蛋白尿转阴。

7. 慢性 DIC 的治疗

（1）正确处理血液高凝：血液高凝常为 DIC 的诱因，妊高症时因纤维蛋白原等增加，多呈高凝状态，此时不可乱用利尿剂，因液体丢失可促进血细胞比容升高，加剧高凝状态进而诱发 DIC，故除非有全身严重性水肿或肺水肿，一般应禁忌使用。

（2）肝素合剂抗凝治疗：据刘棣临报道，对伴血液高凝的妊高症，可用低分子右旋糖酐 500ml，加肝素 12.5 ~ 25 mg、丹参 15 g 及能量合剂 ATP、辅酶 A 等静脉滴注，于 5 h 内滴完，7 ~ 10 d 为 1 个疗程。还有人采用 10% 葡萄糖 500 ml，内加 25% 硫酸镁 40ml 及肝素 25 ~ 50mg，静脉滴注，维持 6 h，3 d 为 1 个疗程。2 种方法用药后均收到显著效果，表现为头痛等自觉症状消失，效果稳定，血小板计数上升，反映胎儿储备功能的胎心、胎动情况好转。

（3）抗凝血酶Ⅲ治疗：重度妊高症时 ATⅢ下降，如 ATⅢ：C 下降至 70% 以下则有出现血栓的危险，一般可静脉滴注 ATⅢ 1 000 ~ 3 000 U，使血中 ATⅢ：C 上升至 130% ~ 140%，如同时并用小剂量肝素可提高抗凝效果。

（4）青心酮：青心酮对血小板二相聚集有强烈的抑制作用，并能调整 PGI2 和 TxA2 的平衡，对血管起扩张作用，可用于治疗重度妊高症伴有慢性 DIC 致 IUGR 病例。据孙莹璞报道，每日用青心酮 200 ~ 240 mg 加入 5% 葡萄糖 1 000 ml，静脉滴注 3 ~ 5 d 后即可收到抑制血小板聚集的显著效果。

8. 适时终止妊娠　妊高症患者经治疗后，适时终止妊娠是极为重要的措施之一。

（1）终止妊娠的指征：

①先兆子痫孕妇经积极治疗 24 ~ 48 h 无明显好转者；

②先兆子痫孕妇，胎龄已超过 36 周，经治疗好转者；

③先兆子痫孕妇，胎龄不足 36 周，胎盘功能检查提示胎盘功能减退，而胎儿成熟度检查提示胎儿已成熟者；

④子痫控制后 6 ~ 12 h 的孕妇。

（2）终止妊娠时间（根据病情及疗效）：

①轻度妊高症：不超过预产期；

②中度妊高症：妊娠 37 周左右；

③重度妊高症：妊娠 34 周，多数在妊娠 35 周左右。病情重，出现母、胎并发症，控制病情后及时终止妊娠（注意促胎肺成熟）。

（3）终止妊娠的方式：

①阴道分娩：适用于病情稳定，宫颈成熟估计引产能够成功或已临产，又不存在产科指征者，可以阴道分娩。应对产妇及胎儿进行严密监护。分娩时，第一产程严密观察产程进展，保持产妇安静。适当缩短第二产程，会阴侧切和（或）胎头吸引、低位产钳助娩。第三产程注意胎盘和胎膜及时完整娩出，防止产后出血。24 h 内预防子痫及产后循环衰竭；

②剖宫产：适用于有产科指征者，宫颈条件不成熟，不能在短期经阴道分娩者，引产失败者，胎盘功能明显减退，或已有胎儿窘迫征象者，或病情重不具备阴道分娩条件者。

产后 24 h 直至 5 d 以内仍有发生子痫的可能。尽管随时间推移，发生子痫的可能性减少，但仍不应忽视观察及预防。

9. 子痫的处理　子痫为重度妊高症最严重阶段，一旦发生抽搐，母儿死亡率均明显增高。因此，除上述治疗外，尚应重视下列情况。

（1）控制抽搐：一旦抽搐发作，应尽快控制。药物首选硫酸镁，必要时加用强有力的镇静药物。若血压过高应加用降压药物，静脉滴注。降低颅内压时，给予 20% 甘露醇 250 ml 快速静脉滴注，出现肺水肿时则用速尿 20～40 mg，静脉注射。使用抗生素预防感染。

（2）护理：子痫患者的护理与治疗同样重要。患者应安置于单人暗室，保持室内空气流通，避免一切外来的声、光刺激，绝对安静。一切治疗与护理操作尽量轻柔，相对集中，避免干扰。严密监测血压、脉搏、呼吸、体温及尿量（留置导尿管），记录液体出入量。防止受伤十分重要，必须专人护理，加用床护栏以防患者从床上跌落。若有假牙应取出，并于上下臼齿之间放置一缠以纱布的压舌板，以防咬伤唇舌。

（3）严密观察病情：及时进行必要的血、尿化验与特殊检查。及早发现及与处理脑出血、肺水肿、急性肾功能衰竭等并发症。

（孙秀云）

第四节　妊娠剧吐

【概述】

妊娠剧吐是指少数孕妇在早孕时，早孕反应严重，频繁呕吐，不能进食，导致水电解质紊乱，以致影响身体健康，甚至威胁生命者，称为妊娠剧吐，其发病率约为 0.3%～0.4%。近代医学进展已做到早期诊断和治疗，绝大多数经适当治疗，可阻止病情变化，严重者不多见，很少因严重妊娠剧吐需终止妊娠。

病因迄今不明，但妊娠剧吐的发生可能与以下因素有关。

（一）精神心理因素

精神心理因素在妊娠剧吐的发生和发展中起一定作用，不可忽视。临床上发生妊娠剧吐者，年龄较轻，不成熟、依赖性较强，常伴有其他功能紊乱，如痛经史、性感缺乏、不孕、自然妊娠的妇女。流产史、或者在妊娠问题上与丈夫、父母有一定程度的矛盾心理的孕妇，特别是不想接受这一次妊娠者。

（二）内分泌因素

1. 血中 HCG 水平增高　目前认为，妊娠剧吐与血中绒毛膜促性腺激素（HCG）水平急剧上升有关，因早孕反应发展的过程恰与孕妇血 HCG 水平上升和下降的时间吻合。葡萄胎或多胎妊娠的孕妇，血中 HCG 水平显著升高，其早孕反应亦较重，甚至发生妊娠剧吐。但反应的严重程度，个体差异很大，不一定和 HCG 含量成正比。

2. 甲状腺激素　很多研究证实，妊娠剧吐患者有甲状腺功能的改变。妊娠剧吐的患者，有高甲状腺素血症，而且妊娠剧吐的严重程度与游离 T4 和 TSH 明显相关。但目前对妊娠剧吐孕妇甲状腺研究结果并不明确。

3. 促肾上腺素皮质激素（ACTH）或肾上腺皮质激素　正常妊娠早孕时有肾上腺的增生及糖类皮质激素分泌增加，临床观察，Addison 患者中及肾上腺的实验动物中晨吐者较常见，临床应用肾上腺皮质激素或 ACTH 治疗妊娠剧吐也获较好疗效，因此提示，原发性或继发性肾上腺皮质功能低下与妊娠剧吐有关。

以上各种激素虽然临床观察及化验检查测定说明它们与妊娠剧吐有一定关系，但血中浓度或尿中排出量相似者发病情况不同，故说明决定发病因素尚有其他因素参与。

（三）神经因素

妊娠剧吐的神经因素可能与以下因素有关

1. 妊娠早期大脑皮层的皮质下中枢的兴奋和抑制过程失衡，大脑皮层的兴奋性的升高而皮质下中枢的抑制性降低，从而使丘脑下部的各种植物神经过敏活动紊乱，引起妊娠剧吐。

2. 妊娠后子宫随妊娠月份增大，子宫内感受器受刺激，传导到大脑中枢，引起反射性反应，产生恶心、呕吐。

（四）其他因素

1. 维生素缺乏　有关学者认为，维生素 B 缺乏可导致妊娠剧吐，特别是维生素 B6 缺乏。

2. 过敏因素　Hafbauce 报告妊娠反应严重者，血中组织胺浓度增高，抗组胺治疗效果满意。但目前不能确定过敏反应为妊娠剧吐的根本原因。

【诊断】

主要以妊娠剧吐引起的脱水，血容量不足，血浓缩，电解质失衡，代谢紊乱，心脑肝肾等重要脏器生理变化，及其程度和辅助检查进行诊断。

（一）临床表现

1. 妊娠剧吐多见于年轻初孕妇，可在停经后出现，多在停经 40d 后出现。初为一般早孕反应，但随着妊娠逐渐加重，至停经 8 周左右发展为妊娠剧吐，表现为呕吐频繁、不能进食、进食即吐，呕吐物中有胆汁或咖啡样分泌物。严重呕吐和长期饥饿引起失水和电解质紊乱，电解质紊乱表现为：因持续严重呕吐不能进食，使氢、钠、钾离子大量丢失，出现低钾血症；肾损害和酸中毒，使细胞内的钾离子较多地向细胞外转移而出现高钾血症，临床上以低钾血症多见。

2. 机体动用脂肪组织供给能量，致使脂肪代谢的中间产物-酮体聚积，引起代谢性酸中毒。患者体重下降，消瘦明显，皮肤、粘膜干燥，皮肤失去弹性，呼吸呈醋酮味。

3. 严重者脉速、体温上升，血压下降。因长期不能进食，糖原消耗缺乏，使肝实质受损，肝细胞脂肪变性坏死。持续脱水，血液浓缩，肾血流量不足，血管痉挛，肾小球血流量减少，血管通透性增高，大量蛋白质丢失，肾功能障碍，导致肝功能异常出现黄疸，肾功能损害，尿中出现蛋白及管型等。病情继续发展，患者最后出现意识模糊及昏迷状态。严重者可出现视神经炎及视网膜出血。

（二）辅助检查

1. 尿液检查

（1）尿常规试验：妊娠剧吐患者尿比重增加。出现代谢性酸中毒时，尿酮体阳性。故每日记尿量，测比重，查酮体及尿三胆试验。

（2）尿 HCG 试验：阳性。

2. 血检查

（1）血液分析：判定有无血液浓缩，脱水。因妊娠剧吐致脱水明显，血液浓缩，红细胞计数增多，红细胞压积上升，血红蛋白值升高。

（2）生化全套检查：通过对二氧化碳结合力、钾、钠、氯、以及尿素氮、尿酮体、肌酐及胆红素等肝肾功能检查，妊娠剧吐由于长期饥饿可引起代谢性酸中毒，血酮体阳性，二氧化碳结合力降低。此项检查判定和了解有无肝肾功能损害、电解质紊乱、酸碱失衡。

3. 眼底检查　妊娠剧吐严重者可出现视神经炎及视网膜出血，因此必要时需做此检查。

4. 心电图检查　以发现有无高、低血钾所致心律变化及心肌损害。

（三）鉴别诊断

1. 急性胃肠炎　本病无停经史，有饮食不洁史。与妊娠剧吐相似，也有恶心、呕吐症状，伴有上腹部或全腹部阵痛及腹泻，甚至脱水，但血压下降与妊娠无关。粪便检查有白细胞及脓细胞。经抗炎后，症状迅速消失。

2. 急性病毒性肝炎　严重妊娠剧吐可出现黄疸，肝功能损害，应与本病相鉴别。但此病与妊娠无关，有肝炎接触史。本病呕吐不如妊娠剧吐严重，除恶心、呕吐全身乏力外，常伴有肝区疼痛。除肝功能谷丙转氨酶明显升高，血清学抗体检查常呈阳性。

其他尚与神经官能症性呕吐、溃疡病、胆囊炎、颅内病变、尿毒症相鉴别。另外胃癌、胰腺癌等恶性肿瘤妊娠期罕见并发症，虽属罕见，但一旦漏诊，可以贻误病情，危及患者性命，亦应在考虑之列。

（四）妊娠剧吐的并发症诊断

1. 妊娠期韦尼克脑病　Wemicke 脑病是指因体内维生素 B_1 缺乏所引起的一系列神经

精神症状，而妊娠剧吐时，不仅电解质紊乱、酸中毒，同时伴有维生素 B_1 的严重缺乏，诱发妊娠期 Wemicke 脑病。因维生素 B_1 参与糖代谢过程，在氧化过程中起重要催化作用，缺乏维生素 B_1 时，丙酮酸难以进入三羟酸循环，神经及肌肉所需供应受阻，导致中脑和大脑导水管周围灰质出现点状出血，细胞坏死和胶质增生。小脑、丘脑背核、下丘脑和乳头体点状出血和坏死，妊娠期 Wemicke 脑病病死率较高，治疗患者有 10% 的死亡率，未治疗者，死亡率高达 50%。妊娠期 Wemicke 脑病有妊娠剧吐的临床表现，但有遗忘、定向力障碍及对遗忘事情虚构表现。病情严重时，中脑网状结构受损，可出现意识模糊、谵妄、或昏迷，如病变损及红核或其联系的纤维，可出现震颤、强直及共济失调。另外，可伴有维生素 B1 缺乏引起的症状，如多发性神经炎等。妊娠剧吐患者在治疗过程出现精神神经症状，提示并发 Wemicke 脑病应及时终止妊娠。Wemicke 脑病主要是预防为主，及时合理治疗妊娠剧吐甚为重要。妊娠期 Wemicke 脑病一般无后遗症，再次妊娠一般不会重复发生。

2. 妊娠剧吐并发暂时性甲亢　简称暂时性甲亢。其基本病因是甲状腺激素过多，高甲状腺素血症所致。发病机制目前尚不清楚，可能与以下病因有关：

（1）Brober 等发现妊娠剧吐孕妇血清中绒毛膜促性腺激素（HCG）较高，随妊娠月份增高，因而认为，循环中甲状腺激素增高是由于 HCG 或胎盘产生一种甲状腺刺激物作用于甲状腺的结果。

（2）血浆蛋白结合碘（PBI）的增高减弱了对 T3 的抑制。

（3）少数妊娠剧吐孕妇可能有潜在的甲状腺疾病，因 HCG 和 TSH 有相同的亚基，在剧吐与脱水后，HCG 水平的提高刺激了甲状腺功能引起暂时性甲状腺功能紊乱。

妊娠剧吐孕妇并发甲亢者，有妊娠剧吐的病史，并伴有心悸、气短、神经质和多汗症状。妊娠剧吐者血清游离 T4（FT4）明显升高，对暂时性甲亢有重要诊断价值，此外，FT_4 指数增高及血红细胞锌含量的降低有助于诊断。

3. 食管与胃交界处粘膜裂伤出血（Mamory—Weiss 综合征）　妊娠剧吐后，有胸痛、呕血时，应考虑剧吐后食管与胃交界处粘膜裂伤出血。

4. 胃液吸入综合征　当剧吐后有青紫窒息时，应考虑胃液吸入综合征。

【治疗】

1. 住院治疗　妊娠剧吐患者需住院治疗，住院治疗原则为严格卧床休息，禁食，记出入量，纠正脱水，酸中毒及电解质紊乱，补充营养，中西医结合，防治并发症。

2. 用镇静剂可兼顾止吐及镇静的效果。可用冬眠灵注射液，每日用 25mg，用 1～2d。

3. 补液治疗　每日给予葡萄糖液及葡萄糖盐水、生理盐水、平衡液共 3 000ml 左右。并补充各种电解质、维生素特别是维生素 $B_6$100mg、维生素 C2～3g 及维生素 B_1。

依脱水程度，来估计液体量。

（1）轻度脱水者，应输入液量等于体重的 4%，即每公斤体重 40ml。

（2）中度脱水者，应输入液量等于体重的 6%，即每公斤体重 60ml。

（3）重度脱水者，应输入液量等于体重的8%，即每公斤体重80ml。

4. 纠正电解质紊乱　补液同时需要补钾，日常剂量为3～4g。严重低钾时补充6～8g，注意补钾时需根据临床表现。尿量多少、血清钾测定、心电图结果，调整补钾量。

5. 纠正代谢性酸中毒　应根据血二氧化碳值，纠正酸中毒。一般选择碳酸氢钠溶液或乳酸钠，常用量为125～250ml，严重病例应根据二氧化碳结合力化验值（mmoL/L）下列公式计算：

5%碳酸氢钠（ml）＝（23－x）×kg（体重）×0.5

1/6乳酸钠（ml）＝（23－x）×kg（体重）×1.8

一般初次剂量补充总量的1/3，待复查二氧化碳结合力，再决定是否继续补充。

治疗期间，每日尿量至少应有1 000ml。一般经治疗1～2d后，病情能有好转，有满意效果。呕吐停止后，从第3～4d，可进食少量刺激性小的可口食物，少食多餐。2～3小时一次，随病情的好转而逐渐增加进食量，7～8d患者可逐渐恢复正常，吃正常量的食物。

6. 肝泰乐（葡萄糖醛酸内酯）　据报道治疗妊娠剧吐有一定的效果。葡萄糖醛酸内酯500mg＋10%葡萄糖液40ml，静脉推注，每日2次，7d为一疗程。

7. 中医治疗　中医主要采用和胃降逆，平肝和中的治则，基本方为：代赭石10～20g，绿梅花5g，苏梗10g，苏连3g，吴萸1g，姜半夏、姜竹茹、陈皮各6g。痰浊阻滞加茯苓、炙枇杷叶、谷麦芽；脾胃气虚者加党参、白术、淮山、炙草；阴液不足者加入参、麦冬、石斛、枸杞子等。每日一剂，少量顿服，10d为一疗程。

8. 穴位注射＋针刺取穴治疗　据报道用此种方法治疗妊娠剧吐总有效率达97%。穴位注射和针刺隔日交替使用，6d为一疗程。具体方法为：穴位注射为维生素B₁ 100mg，注射于双侧足三里，每穴50mg；维生素B6注射于双侧内关穴，每穴25mg；得气后回抽无回血即缓慢注入。针刺取穴为：中脘、内关，针刺得气后留针15～20min。

9. 终止妊娠　经以上治疗，病情仍不改善，临床表现为：

（1）持续重度肝、肾功能受损，临床有黄疸及（或）蛋白尿者。

（2）有多发性神经炎及中枢颅神经病变经治疗不好转者。

（3）体温持续＞38℃，卧床休息时心率＞120次/min者。

（4）有颅内或眼底出血者治疗后不好转者。

若出现以上症状时，应终止妊娠，终止妊娠后病情迅速好转。

10. 妊娠期Wemicke脑病治疗　妊娠期Wemicke脑病病死率较高，常死于肺水肿及呼吸肌麻痹。妊娠剧吐的孕妇在治疗过程中出现精神症状，提示并发Wemicke脑病，应考虑及时终止妊娠，同时继续补充大量维生素B及B族维生素。为预防Wemicke脑病的发生，以及时合理治疗妊娠剧吐甚为重要。但目前尚无重大突破，主要是对症治疗。

11. 妊娠剧吐并发暂时性甲亢治疗　妊娠剧吐并发暂时性甲亢一般不需抗甲状腺药治疗，高甲状腺素血症及TSH可自行下降至正常水平。对个别妊娠剧吐甲亢反复发作者，为防止甲亢危象导致流产甚至引起孕妇死亡，可给予短期抗甲状腺药物治疗。甲亢平片5mg口服，每日3次，一般用药后2周即可纠正高甲状腺素血症。此药对孕妇及新生儿均无不良影响。对β受体阻滞剂心得安则应慎用，因其有可能导致小胎盘、胎儿宫内发育迟缓（IUGR）、低血糖和新生儿窒息等不良反应。

（孙秀云）

第五节　早　产

【概述】

早产指孕期满28周至37足周前（196～258d）结束者。此时出生的新生儿体重在2 500g以下，身体各器官未成熟者称早产儿。

（一）病因

1. 孕妇方面　孕妇合并急性或慢性疾病，如病毒性肝炎、急性肾盂肾炎、急性阑尾炎、严重贫血、慢性肾炎、心脏病、性传播疾病及重度营养不良等。子宫畸形包括双子宫、双角子宫及纵隔子宫等；宫颈内口松弛与子宫肌瘤等。医源性因素：孕妇患有妊高症等产科疾病，以及合并有内、外科疾病，因病情需要，必须提前终止妊娠者。

2. 胎儿、胎盘因素　双胎、羊水过多、胎膜早破、宫内感染、胎盘功能不全、母儿血型不合、前置胎盘及胎盘早剥等。

（二）危险因素

造成早产的危险因素有：

①孕妇以往出现过诱发性流产（早期妊娠中出现两次或更多次流产，或中期妊娠至少出现或一次流产者）；

②经济生活贫困；

③吸烟；

④孕妇以往有过早产病史者；

⑤大出血；

⑥孕妇严重营养不良；

⑦子宫畸形；

⑧孕妇年龄过高或过低；

⑨孕妇曾有过子宫颈手术史；

⑩孕妇泌尿系感染；

⑪孕妇患阴道炎；

⑫胎儿先天畸形；

⑬胎儿绒毛膜羊膜炎；

⑭羊水过多；

⑮胎膜早破；

⑯严重的全身性感染；

⑰胎盘早剥；

⑱多胎妊娠；

⑲死胎；

⑳前置胎盘；

㉑轻度不规则宫缩。

【诊断】

（一）临床表现

患者有腰酸下垂感，伴阵发性子宫收缩，一般至少10min一次，持续30s。此种情况持续60min以上，肛查无子宫颈缩短或扩张，或扩张＜2em胎膜完整者可诊断为先兆早产。如子宫收缩间隔5～6min，持续30s以上，伴有子宫颈管缩短及宫口扩张≥2cm者，可诊断为早产临产。

早产胎膜早破的发生较足月产多，如规则宫缩不断加强，子宫颈口扩张至4cm或胎膜已破者早产多不可避免。诊断早产一般并不困难，但在临产早期要与妊娠晚期出现的生理性子宫收缩相区别。后者往往表现为持续短暂而间歇不规则之宫缩，宫缩强度弱且不逐渐加强，经休息可减弱，用镇静剂可消失，患者无痛感，仅有下腹轻微不适。但必须严密观察，以防病情继续发展为真临产而被忽略，终至早产。

（二）诊断要点

1. 对既往有不明原因早产史的妊娠妇女和有先兆早产征象的妊娠妇女，测定血清NO水平可以作为早产的一项临床预测指标，连续动态测定血清NO水平，如NO浓度逐渐降低，则需高度警惕。

2. 对于感染有关的早产妊娠妇女，其宫颈分泌物的白细胞介素－1（IL－IB），白细胞介素－6（IL－6）含量均升高。

3. 胎儿纤维结合素（fFN）IM测定：当发生宫缩后，为明确是否有先兆早产，可取宫颈或阴道粘液测定fFN，如fFN＞50ng/ml为阳性，如有宫缩而fFN试验为阳性，则83%发展成早产，而阴性者仅19%发展成早产。

【治疗】

（一）迅速全面评估母儿情况，决定能否积极保胎

当有下列情况时，可听其自然：

1. 母体有不宜继续妊娠的并发症，如较重的妊娠高血压综合征、心脏病、胎盘早剥、绒毛膜羊膜炎等，尤其是估计胎儿娩出后可以存活时。

2. 胎儿有持续宫内窘迫表现，或严重畸形，或宫内发育迟缓时，往往娩出后反而生存机会较大。

3. 宫口已开大≥4cm，或胎膜已破者。

若无以上情况，则早产应给予积极治疗。因早产儿生活力弱，约有15%于新生儿期死亡，即使存活，其中亦有5%～8%有智力障碍或神经系统后遗症，故应积极保胎，尽量延长孕龄。

（二）保胎治疗

凡具备以下条件者应给予继续妊娠，保胎治疗：

①胎儿存活；

②胎儿无宫内窘迫表现，即胎心、胎动正常；

③估计胎儿出生后新生儿生活能力低，易并发肺部疾病，如RDS（呼吸窘迫综合征）、肺炎等；

④胎膜未破裂；

⑤宫颈口扩张＜4cm；

⑥虽伴有内、外科合并症或产科并发症，但病情轻，并不加重母亲病情，亦不影响胎儿生存者。

1993年copper等报道，对一组孕25周发生晚期先兆流产患者积极治疗，延长妊娠期仅2d，但新生儿存活率的可能性将增加10倍。由此可见，对于先兆早产，积极治疗十分重要，特别对孕龄小的早产尤为重要。治疗早产的首要任务是抑制宫缩延长孕期，早产的具体治疗方法如下：

1. 卧床休息，以左侧卧位为主。若先露部已入盆者，可采取头低脚高位或臀部抬高，以期已入盆的先露部离开骨盆，减少对宫颈的刺激，避免早产。

2. 避免刺激及干扰，尽量不做或少做阴道、肛门及腹部检查，必要时动作应轻柔。禁止性生活。

3. 药物抑制宫缩

（1）β_2肾上腺素能受体兴奋剂 1948年Ahlquist证明了子宫内有两种不同的肾上腺素能受体，一种是α型肾上腺素能受体，另一种则是β型肾上腺素能受体，刺激前者引起子宫收缩，刺激后者则引起子宫平滑肌舒张。

1967年Lands进一步又将β型受体再分为β1型和β2型两种。β1型受体可使心脏收缩力增强，导致心率加快，并可促进脂肪分解代谢，而β2型受体则可松弛子宫、支气管及小动脉的平滑肌。但目前尚无绝对的β1型和β2型的兴奋剂，常为一种药物主要作用于一种受体，而同时对另一种受体也有一定程度的作用。所以，绝大多数特意制作的β2型受体兴奋剂仍有很少的兴奋β1型受体的作用。

β_2型肾上腺素能受体兴奋剂的药理作用：子宫收缩的发生是由于肌细胞内的肌球蛋白及肌动蛋白相互作用的结果，这种作用是通过对肌球蛋白轻链酶的磷酸化或去磷酸化进行的。而磷酸化则依赖于肌球蛋白轻链磷酸化酶，可将肌球蛋白轻链上的磷酸基团移去后，子宫平滑肌则发生松弛，而达到抑制子宫收缩的作用。但子宫收缩的活动除了与肌球蛋白轻链磷酸根转移酶和磷酸化酶的比例有关外，肌球蛋白轻链磷酸根转移酶的活性又与钙调节蛋白结合的自由钙离子（Ca^{2+}）有关。因此使子宫松弛要通过两个途径，一是细胞内自由 Ca^{2+} 减少，依赖 cAMP 的蛋白质磷酸根转移酶的激活导致蛋白质的磷酸化，同时启动钠泵，Na^+ 泵出细胞，K^+ 则进入细胞内（这也部分解释了在使用 β2 型肾上腺素能受体兴奋剂后，血钾降低），Na^+ 呈梯度增加，加速 Na^+/Ca^{2+} 交换率，导致 Ca^{2+} 从细胞浆外流，以及肌质网内 Ca^{2+} 的增加。另一途径是直接抑制肌球蛋白轻链磷酸根转移酶的活化导致环腺苷酸酶介导的磷酸化，这是由于当 B 型肾上腺素能受体兴奋剂与肌细胞膜外表面的 β 型肾上腺素能受体互相作用后，激活位于细胞膜内面的腺苷环化酶，而腺苷环化酶又激动三磷酸腺苷（ATP）转变成环腺苷酸（cAMP），cAMP 的浓度增加，启动蛋白质磷酸根转移酶的活化并导致了特异的膜蛋白的磷酸化作用。

该类药可激动子宫平滑肌中的 β2 受体，抑制子宫平滑肌收缩而延长妊娠期。但由于它亦有扩张血管作用，因而使用后心血管副反应较明显，可使母儿的心率加快、收缩压升高、舒张压下降。当孕妇心率达 150 次/min 或胎心率达 200 次/min 或收缩压达 180mmHg，舒张压仅 40mmHg 时，必须停用。其他副反应尚包括呼吸困难，低血钾、高血糖及乳酸性酸中毒。故禁用于心脏病、甲亢、高血压控制不良、糖尿病控制差、肺动脉高压等症，慢性肝肾疾患以及必须应用肾上腺皮质激素或交感兴奋药（如支气管哮喘）的患者。应用时应严密观察患者情况，包括较轻的副反应，如头痛，发热，颤抖及幻觉等。

第一代 β2 肾上腺素能受体兴奋剂（如异克舒令硫酸奥西那林）虽有一定的效果，但都对心血管有一定的副作用。因此，近年来又研制第二代 β2 型肾上腺素能受体兴奋剂，并用于临床。下面分别作介绍：

1）硫酸舒喘灵（沙丁胺醇）：25mg 加入 250ml 5% 葡萄糖液中，滴速 5μg/min，然后成倍增加至 40～50μg/min。宫缩消失后改为口服，2.4～4.8mg，每 4～6 小时一次，继续用 2～3d 停药。

2）盐酸苄羟麻黄碱（利托君）：应先静滴平衡液，取左侧卧位以保证有足够的回心血量。用药期间应记出入量及每日测体重，记录血压、脉搏、胎心率及宫缩。首先用生理盐水或 5% 葡萄糖 250～500ml，稀释 25mg，使每毫升中含 0.05～0.1mg，滴速为 0.05～0.35mg/min，应从最小剂量开始，如无效或效果差，可 10～30min 增加 0.1mg，直至宫缩被有效抑制后，继续静滴 6～24h。但如孕妇心率达 130 次/min，或收缩压下降至 90mmHg，则不宜再加大剂量，且静滴最大速度不应 >0.35mg/min，24h 内液体量不应 >2 500ml。在静滴停止前半小时开始肌肉或皮下注射 5～10mg，每 3 小时 1 次，24h 后改口服 10～20mg，每 2～6 小时一次，直至孕 36～37 周。在改为口服 24h 后，孕妇可开始缓慢下地活动，但仍以卧床休息为主。如宫缩不再变频，可出院继续在家服药。据统计，在美国有 1/3 早产患者经用利托君，约有 10%～15% 孕妇发生震颤、恶心、呕吐、头痛及红斑，5% 孕妇有紧张不安、无力、焦虑，约有 1% 孕妇有胸痛、心律不齐及血糖升高。应用 β2 型肾上腺素能兴奋剂的严重并发症是肺水肿，特别是长期大量补液，多胎妊娠同时用皮质类激素时容易发生，应予以警惕。

3）间羟舒喘宁（叔丁喘宁或称特布他林）：有人认为其副反应在同类药中较轻。可以10~80μg/min速度静滴，宫缩抑制后12h内改为每2~4h皮下注射2.5~5mg，继以口服维持量5mg，每4~6小时一次。情况稳定后亦可在家服药至孕36周后。

（2）硫酸镁：通过中枢抑制，减少乙酰胆碱释放及运动神经板对它的敏感性，并通过减少细胞内的游离钙而直接抑制子宫平滑肌。一般采用25%硫酸镁16ml加入25%葡萄糖20ml中，在5min内缓慢静脉推注，然后用25%硫酸镁60ml加入5%葡萄糖液1 000ml中，以每小时29速度静脉滴注，直至宫缩停止。用药过程中应注意呼吸、膝腱反射、血压及尿量等。

（3）前列腺素抑制剂：通过抑制前列腺素合成酶，减少前列腺素的合成或抑制前列腺素的释放以抑制宫缩。常用药物有消炎痛，阿司匹林及保泰松等。但由于可使胎儿动脉导管早闭致胎死宫内，故目前已不用。1988年有学者报道，消炎痛有减少胎儿尿量而使羊水减少的作用，虽然其机制尚不清楚，但可以考虑消炎痛用于羊水过多或因羊水过多而引起的先兆早产。具体用法为：消炎痛片50mg，每8h口服一次，24h后改为25mg，每6小时口服一次，并用B型超声监测羊水量是否减少。

（4）镇静药及麻醉药：作用不肯定或极短暂，而且明显抑制新生儿呼吸，故也不用。

（三）预防早产儿并发症

1. 肺透明膜病或新生儿特发性呼吸窘迫综合征　对估计早产不可避免的孕妇，可给予地塞米松5mg肌肉注射，每日3次或10mg，静脉滴注，每日1次，连用3d，或羊膜腔内注射8~10mg。

2. 颅内出血　产前给孕妇，肌注维生素K1 10mg，每日1次，连用3d，预防早产儿颅内出血。

（四）分娩处理

1. 产程中应持续吸氧并行胎儿监护，如有晚期减速，重度变异减速或基线可变性减低，则应及早结束分娩。

2. 阴道分娩时应常规做会阴切开、以减少骨盆底阻力所致的新生儿颅内出血。

3. 产程中不应使用，可使新生儿呼吸中枢抑制的药物如吗啡、度冷丁等。

4. 臀位足先露时阴道分娩新生儿死亡率明显高于剖宫产儿，故以剖宫产术分娩为宜。术前行B超排除胎儿畸形。

5. 胎儿娩出前，应提高产房室温，预温暖箱，娩出后，应按高危儿给予重点护理或转新生儿科治疗。

（薛艳）

第六节　过期妊娠

【概述】

月经正常的妇女自末次月经算起妊娠达到或超过 42 周（≥294d）称过期妊娠。其胎儿围生病率和死亡率增高，并随孕期延长而加剧，属高危妊娠，是产科的重要问题。对孕妇的影响较轻，主要使剖宫产率显著增加，如并发羊水过少时，宫缩乏力，滞产和剖宫产率上升，产后出血率增加。对胎儿的影响为：多数过期妊娠的胎盘功能并无障碍，胎儿体重继续增加，颅骨钙化明显，成为巨胎，造成分娩困难。部分过期妊娠的胎儿因胎盘功能减退，即胎盘小叶水肿、萎缩、钙化、梗死、重量减轻，使胎儿生存力明显下降，体重小于足月胎龄儿，宫内生长迟缓的发生率较足月妊娠增高，胎儿窘迫、窒息、死产也较足月妊娠大为增加。

此外，过熟综合征及羊水过少均严重威胁胎儿及新生儿生命。还应重视的是，有报告无脑儿及脑畸形发生率为足月产儿的 8 倍。

【病因】

由于分娩动因尚不清楚，故妊娠过期的原因亦不清楚，多认为与胎儿肾上腺皮质功能有关。亦有研究表明，过期妊娠的发生与体内过氧化物有关，其胎盘老化、功能减退的病理生理变化以及胎儿的监护低评分与氧自由基过多及其清除物减少明显相关。下列情况容易导致过期妊娠：

1. 无脑儿畸形不合并羊水过多时，由于胎儿无下丘脑，使垂体－肾上腺轴发育不良，由胎儿肾上腺皮质产生的肾上腺皮质激素及雌三醇的前身物质 16α 羟基硫酸脱氢表雄酮缺乏，及小而不规则的胎头，不足以刺激子宫下段引起宫缩，孕周可长达 45 周。

2. 胎盘缺乏硫酸酯酶是一种罕见的 X 性连锁遗传病，即伴性隐性遗传病，均见于怀男胎病例。1980 年 Ryan 报道了本病，认为虽然胎儿肾上腺产生了足量的 16－α－OH－DHEAS（脱氢表雄酮），但由于缺乏胎盘硫酸酯酶，无法将这种活性较弱的脱氢表雄酮转变成雌二醇及雌三醇，即由于胎儿胎盘单位不能合成或合成雌激素不足的缘故，以致发生过期妊娠。若给孕妇注射硫酸脱氢表雄酮后，血浆雌激素值未见升高，即可诊断。

3. 同一妇女往往出现多次过期妊娠或见于某一家族，提示这种倾向可能与遗传有关。

4. 内源性前列腺素和雌二醇分泌不足而孕酮水平增高。

5. 头盆不称　过期妊娠中，部分胎儿较大（属生理性过期妊娠），胎头迟迟未能入盆，宫颈未受到应有的刺激使产程的启动推迟，这是较常见的原因。

【诊断】

1. 确定孕龄　可参照月经史、基础体温、探亲日期、早孕反应、早孕期检查子宫大小、妊娠试验阳性出现日期、初感胎动日期、首次听到胎心音日期、B 超检查及系统产科检查等加以推定。其中早孕期妇科检查至为重要，不可忽略。

2. 胎儿－胎盘功能的监护

（1）胎动计数：12h 内胎动累计数如 <30 次，或逐日下降超过 50% 而不能恢复或突然下降超过 50% 者，提示胎儿缺氧。

（2）胎心监护仪监测：行无负荷试验（NST）及宫缩负荷试验（CST），每周作 NST2 次，如 NST 有反应（阳性）者胎儿无缺氧，NST 无反应（阴性）者需作 CST，出现胎心率迟发减速者（阳性）示胎儿有缺氧。

（3）超声生物物理相检测：每周 2 次超声观察胎动、肌张力、胎儿呼吸运动及羊水量是否正常。但一般可以羊水量为唯一指标，羊水最大暗区为 3～5cm，相当于正常足月妊娠羊水量的 800ml 左右，如 <2cm，胎儿危险性增加。

（4）尿雌三醇（E3）测定：孕 38～40 周连续测定，1～2 次/周。如突然下降≥60% 或 E3 值 <12mg/24h 尿，提示胎盘功能不全，胎儿缺氧。

（5）羊膜镜或直接观察羊水：当羊水中有胎粪污染提示胎盘功能减退，胎儿缺氧。

（6）胎儿血气分析：临产破膜后行胎儿头皮血气分析，pH 值在 7.20～7.25 时提示有潜在缺氧危险。如 pH <7.20 提示胎儿窘迫严重。

【治疗】

若妊娠确已过期，应立即终止，不宜等待胎盘功能衰老征象出现。分娩方式应结合胎盘功能状况、有无胎儿窘迫及产科情况决定。

如有胎盘功能减退或胎儿宫内窘迫，或有其他内外科疾患指征应紧急行剖宫产术，否则可以引产。宫颈已成熟者，B 超提示羊水平段 >3.0cm。内无细密光点（无污染），胎盘呈Ⅲ级回声、无老化征象，应人工破膜。

如破膜时羊水多而清，说明系生理性过期妊娠，可在严密监护下经阴道分娩。宫颈未成熟者可用催产素、前列腺素、硫酸普拉酮钠，松弛素等促宫颈成熟的方法引产。产程中应充分供氧，可静滴葡萄糖及维生素 c 改善胎儿情况，密切监测胎动及胎心音，及时发现问题，必要时行剖宫产术以挽救胎儿生命。剖宫产指征有：

1. 引产失败；

2. 产程长，胎先露部下降不满意；

3. 产程中出现胎儿窘迫征象；

4. 头盆不称，巨大儿，臀位伴骨盆轻度狭窄；

5. 高龄初产妇；

6. 破膜后羊水少，粘稠、粪染。

7. 合并脐带缠绕，尤其是绕颈 2 周或 3 周，如脐带绕颈仅 1 周，但又并绕身上或肢体者。

B 超在胎儿后颈部纵切面图上显示脐带缠绕的声像图特征如下：

①脐带绕颈 1 周时呈"u"形征；

②脐带绕颈 2 周时呈"w"形征；

③脐带绕颈 3 周或 3 周以上时呈"杯底征"

脐带绕躯干或四肢的周数，B 超声像图特征同颈部特征。

分娩时应做好新生儿窒息的抢救准备工作，尽量预防胎粪吸入性肺炎。巨大儿助产者应注意避免产伤。新生儿娩出后要采取措施预防颅内出血。

（薛艳）

第七节　多胎妊娠

【概述】

多胎妊娠指一次妊娠同时有两个或两个以上胎儿的妊娠，最常见的是双胎妊娠，三胎少见，四胎及四胎以上罕见。其发生与遗传因素、高龄妊娠、多次妊娠、促排卵药物与辅助生殖技术的临床应用密切相关。20 世纪 70 年代以来由于诱发排卵药物的应用和滥用及助孕技术的发展与推广，多胎妊娠的发生率骤然增加。据美国卫生实验中心最新披露，白人妇女多胎妊娠婴儿出生率由 27/10 万增至 62/10 万，增加了 113%。Ron-ET 报道在 25 例多胎分娩中，28% 为自然受孕，72% 为应用促排卵药物的结果。多胎妊娠的孕产妇、胎儿及新生儿的患病率、死亡率均较高，属高危妊娠，在病理产科中地位越来越受到重视。下面就多胎妊娠的有关问题进行探讨。

（一）分类

1. 双卵双胎　约占双胎的 70%。由两个卵子（可来自同一卵巢或双侧卵巢的两个成熟卵泡，也可由同一成熟卵泡排出）分别受精形成。其发生与种族、遗传、胎次及促排卵药物的应用有关。两个受精卵在子宫的不同部位着床，形成各自的胎盘和绒毛膜、羊膜，建立各自独立的血液循环。两个胎盘如靠近也可相互融合，但血液循环并不相通。两个胎囊间的中隔由两层绒毛膜和羊膜组成。两胎儿性别可相同或不同，血型可相同或不同。容貌如一般兄弟姐妹一样，称异卵双胎或同胞性双胎。

2. 单卵双胎　约占双胎的 30%，由一个受精卵分裂而成。其发生与种族、遗传、胎次、年龄及促排卵药物的应用无关。两胎儿基因相同，故性别、血型相同，容貌相似，称同卵双胎或同胚胎性双胎。单卵双胎的胎盘和胎膜根据受精卵复制的时间不同而不同。

（1）在桑葚期前（受精后 3d 内）复制分裂成两个独立的胚胎者，形成两个独立的胎盘，两胎儿有各自的羊膜和绒毛膜，与双卵双胎完全相同，常被误认为双卵双胎。区分应进一步检查胎儿性别、血型、指纹等。此类情况约占单卵双胎的 1/3。

（2）在囊胚期，内细胞团与滋养层明显分化后（受精后 4~7d）分裂成两胚胎者，单囊胚着床，形成单胎盘和单绒毛膜，但各胚胎有各自的羊膜囊。因此两胎儿共用一胎盘和绒毛膜，两胎囊间仅隔两层羊膜，两胎儿血液循环相通。此情况占单卵双胎的 2/3。

（3）在羊膜分化后而胚胎始基出现之前（受精 8~12d）形成独立胚胎者，两胎儿共用一个胎盘，处于同一羊膜腔内（一层绒毛膜和一层羊膜），血循环相通。此情况不足

1%。

（4）在胚胎始基出现后（13～14d）分裂者，胚盘不完全分裂而形成各种联体双胎（如骶骨联体，胸部、头部或腹部相连），极少见。

3. 三胎以上多胎分类 三胎最常见是3个卵受精而成，每个胎儿有各自的胎盘和胎膜，血液循环独立。偶有单卵双胎和另1个单卵单胎，或两个单卵双胎中有1个胎儿早期被淘汰。单卵三极罕见。四胎和更高的多胎妊娠可以由单个卵子或多个卵子受精后的不同联合和重复分裂而成。由1个受精卵分裂成4个以上胚胎的称一卵多胎。

（二）并发症

1. 贫血 多胎孕妇血容量增加较单胎时更多，且多个胎儿生长也需要大量蛋白质、维生素、钙、铁等微量元素，加之叶酸吸收利用能力减退，因此多胎妊娠往往伴发缺铁性贫血和巨细胞性贫血。双胎妊娠孕妇发生贫血的约为40%～70%。

2. 妊高症 多胎妊娠并发妊高症不仅常见，而且以重度者居多，比单胎发生更早，更具有突发性，更易发展为子痫，可能与子宫过度膨胀、子宫胎盘循环受阻、胎盘缺血缺氧有关。据报道，妊高症在双胎、三胎及四胎中发生率分别为17%、39%及50%。其先兆子痫的发生率是单胎妊娠的3～5倍，重要性仅次于早产。

3. 早产 早产及其所致未成熟儿是多胎妊娠的主要问题。多胎妊娠常发生早产。双胎妊娠的平均日期为260d，比单胎妊娠短20d左右，很少有达到或超过预产期而不分娩的。文献报道双胎早产率为48%。早产原因主要是子宫过度膨大、伸展所引起。单卵双胎合并羊水过多时，更易发生早产。也有许多是自然发生的。

4. 羊水过多 双胎妊娠羊水过多发生率约为10%，主要发生于单卵单绒毛膜双胎妊娠，有时会发生急性羊水过多。若急性羊水过多发生在胎儿可存活之前，保住胎儿非常困难。其发生原因可能与两个胎儿-胎盘血液循环的相互交通有关，因此它往往是严重双胎输血综合征的早期表现，系双胎之一的受血儿血容量过多，肾脏血液灌流量及肾小球滤过率增加，尿量增多所致。而另一胎儿，即供血儿则常为羊水过少。

5. 产程延长、产后出血及产褥感染 多胎妊娠易并发产程延长和产后出血。这与子宫平滑肌纤维持续过度伸张，失去其正常收缩及缩复功能，造成宫缩乏力有关。也与妊高症子宫纤维缺血缺氧性病变和前置胎盘子宫下段剥离面相应增大等因素有关。多胎妊娠的并发症多、抵抗力差、分娩时往往经阴道助产，因此易发生产褥感染。

6. 流产 约20%的双胎于14周前发生流产，以单卵双胎更为多见，可能与胚胎畸形、胎盘发育异常、胎盘血循环障碍、宫腔容积相对狭窄等有关。孕早期一胎流产、单卵双胎死于的子宫内的发生率3倍于双卵双胎，有的死亡后而另一胎仍继续发育；如发生在早期，死胎可全部吸收。在妊娠3～4个月以后死亡的胎儿由于躯干尚未完全骨化，组织中水分和羊水渐被吸收，最后为活胎的压力压缩变平，形成纸样胎儿，随同另一胎儿分娩时一并排出，称为"消匿双胎"，对母胎均无不良后果。有报道，双胎妊娠中约1/3能成为单胎妊娠。

7. 胎位异常、胎膜早破及脐带脱垂　双胎妊娠常伴胎位异常，可能胎儿一般较小，先露固定较晚所致。一头一臀、双臀或横位者约为55%。当第1个胎儿娩出后，子宫空间较大，第2个胎儿活动范围加大，易转为横位。由于子宫过度膨大，胎位异常较多，胎膜早破较为常见。研究表明，单卵双胎的胎膜早破发生率是双卵双胎的2倍。由于胎位异常、胎膜早破而致脐带脱垂的发生率也为单胎妊娠的5倍。

8. 胎儿畸形、胎儿宫内发育迟缓及胎死宫内　双胎妊娠胎儿畸形率比单胎高2倍，而单卵双胎畸形又较双卵双胎高2倍。畸形的种类可有联体双胎、无心儿、胎中胎及机械因素（压迫等）造成的胎儿局部畸形（如畸形手足），其他先天畸形还有无脑儿、脑积水、小头畸形、肠管或肢体断裂等。

由于对胎内胎认识不足，临床常误诊为畸胎瘤。其实胎内胎就是单卵双胎，在内细胞群分裂时不对称，有大有小，小的一团内细胞群发育不好，在发育时与正常发育胚胎的卵黄静脉吻合，渐渐被包入其体内而成胎内胎，亦称包入性寄生胎。应与畸胎瘤相鉴别，因两者的手术要求截然不同，胎内胎手术只需要切开包囊、取出变形胎儿即可，不需要将其全部连同包囊进行彻底剥离，这样可大大缩短手术时间，减少出血量，避免其他并发症的发生。鉴别要点如下：多数胎内胎位于宿主孪生儿的上腹部腹膜后间隙这一特定位置上，外表面有一结缔组织包囊包裹胎体，囊内可能有少许液体。常有一蒂瓣与包囊壁连接，蒂瓣上带有血管。无蒂瓣者则躯体的某一部分与囊壁粘连，从囊壁吸取营养。胎体发育程度相差很大。有的外形近似胎儿，有的则外表不清晰，但几乎都有脊柱骨存在，其他骨骼，如四肢骨骼、骨盆骨骼、肋骨等常发育不全。内脏更是发育不全，心、肝、肺等器官不易见到。随着宿主的成长而缓慢增长，因而其体积不会很大。

胎儿宫内发育迟缓常发生于30孕周后，发生率约为12%～34%。其发生率的高低和发育迟缓程度随孕周的增加而更趋明显。在单卵双胎中更为常见。而胎死宫内的发生率约为0.5%～6.8%，也常见于单卵双胎。这主要与单卵双胎共用一个胎盘并因胎盘间动脉—静脉吻合而引起的严重的双胎输血综合征有关。另外，多胎妊娠越近预产期，胎盘功能越低，胎儿窘迫和死亡的发生率越高。

9. 双胎输血综合征　在单卵双胎中，两个胎儿的血液循环如发生动静脉吻合，可导致胎儿间血液的混合，双胎儿间血液发生转移，称为双胎输血综合征。仅发生在单绒毛膜双胎中，发生率为5.5%～15%。这类双胎仅有一个胎盘，胎盘血管相互吻合，如在胎盘深处发生动静脉吻合，且吻合支循环占优势，及至妊娠晚期，由于两个胎儿的心排血压力强弱不同或所处位置有显著的高低差异，形成血液动力学上的压力差，就造成宫内一胎儿血液经过胎盘血管吻合支输向另一胎儿，结果受血儿呈高血容量、红细胞增多、血粘度升高、高血压、心脏肥大及羊水过多，体重亦显著高于另一胎儿；供血儿则发生血容量过少、贫血、脱水、心脏小，导致宫内发育迟缓（IUGR），体重严重不足，情况严重者可导致胎儿死亡。

在临产过程及第一胎儿娩出后，亦可能发生急性双胎输血综合征。即当第一胎儿通过产道受到挤压时，动脉压升高，大量血液通过吻合支迅速输给在宫腔内的胎儿；或第一个胎儿娩出，结扎脐带前发生呼吸，肺内出现负压，宫内胎儿的血压立即高于第一胎儿，血液大量迅速流向第一胎儿，均可由于充血性心力衰竭、肺水肿而致死亡。

可通过 B 超检查及时发现这一严重危及胎儿生命的并发症，在孕期及早做出诊断：

（1）同性胎儿，两者大小差异显著，双顶径差异≥5mm，头围相差≥5%，腹围相差≥20mm。

（2）两羊膜囊大小相差显著，小胎儿羊水过少，大胎儿羊水过多，膀胱充盈。

（3）两脐带直径大小有差异。

（4）与脐带连接的胎盘小叶大小有差异。

（5）一胎儿有水肿。

上述 5 项中有 2 项符合者可考虑为双胎输血综合征可能。

新生儿的诊断标准则为：

①单卵双胎；

②体重相差至少在 20% 或≥300g；

③血红蛋白值相差在 50g/L 以上。

10. 胎盘异常及其他并发症　多胎妊娠胎盘较大，易扩展到子宫下段而形成前置胎盘。第一胎儿娩出后，宫腔容积迅速减小，以致胎盘附着面积缩小，可致胎盘早剥。帆状胎盘的发生率明显增加，可影响胎儿供血，且由于胎盘血管前置，破膜时可随之撕裂，引起胎儿失血过多。另外多胎妊娠妇女的心理压力也可以给孕妇本人和家庭带来一些不良影响。

11. 围生儿死亡率和新生儿发病率增加　由于早产和 IUGR，使分娩的不成熟儿增多。胎位异常及手术产增多，使胎儿产伤和窒息率增高。如第一个胎儿 Apgar 评分低，第 2 个胎儿评分常常也低，且预后比第一个胎儿更差。双胎胎儿的肺透明膜病变发生率为 8.5%，缺氧性脑病如脑瘫的发生率也高于单胎。

【诊断】

（一）临床诊断

1. 病史　家族中有多胎妊娠史，以及此次受孕前，曾使用过促排卵药物，或使用现代助孕技术。

2. 临床表现　一般早孕反应重，妊娠 10 周以后，子宫增大比单胎妊娠明显，尤其 24 周后更为迅速，子宫增大与妊娠月份不符，体重增加过快、过多。妊娠晚期，由于膈肌升高压迫心肺，造成呼吸困难，子宫膨胀过度，使腹部坠胀感明显。静脉回流受阻，下肢浮肿及静脉曲张等压迫症状。

3. 产前检查　子宫增大比同期妊娠大，羊水量亦往往较多。中、晚期妊娠腹部可触及多个小胎体和两个胎头、或 3 个以上的胎体。当触及一胎头时，与子宫大小不成比例。腹部听诊胎心可听到两个频率不同的胎心音，两胎心音相差 10 次以上或两胎心心率相差不到 10 次，但在两个胎心音之间隔着一无音区。

双胎胎儿宫内窘迫的诊断方法：诊断胎儿宫内窘迫的方法分为生化与生物物理两类方法，临床常用的方法有下列几种：

（1）胎动计数：samueloff 和 sadovsky 认为双胎从妊娠中期末胎动明显增多，以后的胎动计数每周下降曲线与单胎每周胎动下降曲线平行。然而在双胎胎动计数中，难以区分哪一个胎儿活动在减少或消失，而且双胎胎动计数同单胎胎动计数一样，为诊断胎儿宫内窘迫的一项初筛方法，因此一旦胎动计数明显减少，须结合临床情况，配合其他检查方法。

（2）NST：为监测胎儿宫内窘迫的一项基本方法，双胎监测时应同时分别记录各自胎心率曲线。双胎常因孕龄偏小，胎儿中神经活动和心脏不够成熟，表现为基线率偏快，或心率增速难以达标，故容易出现无反应型。NST 反应型提示胎儿情况良好，有较高的阴性预报价值。NST 无反应型提示产时胎儿宫内窘迫、围生期窒息、IUGR 等机会增加，但其阳性预报价值较低。对 NST40min 无反应型，应做 CST。

（3）CST：Knuppel 认为，为了降低围生儿死亡率，应从 31～32 周起，开始做 NST，NST 无反应型，应做 CST。但有作者认为，CST 可诱发宫缩，引起早产。由于双胎胎儿宫内窘迫机会多，更应根据条件，分别对胎儿进行 CST 监测。

（4）胎动时胎心率增速数和胎动总数的比例：和单胎一样，这个比例是随孕周的增加而增大，直至足月。统计表明：在单胎和双胎两组中，每 20min 增速次数相当接近，而且都随着孕周而增加。

（5）胎儿生物物理相评分（BPS）：是综合胎儿监护及 B 超所示某些生理活动，以判断胎儿有无急性或慢性缺氧的一种监护方法，可供临床参考。Lodeiro 报道的 BST 评分方法为：根据 NST、FBN、FM、FT、AFV 和胎盘分级定义 6 项指标，每项评 2、1、0 分，总共 12 分。≤7 分者 4h 复查，≥8 分者为正常，处理原则为：孕晚期，胎肺成熟者，NST 持续无反应型，加上一个或两个胎儿缺乏 FBM 者，则急诊分娩。

（6）超声多普勒脐血流速：脐动脉血流速反映胎盘血管的阻力，提示胎盘情况，能较早监测胎儿宫内窘迫。S/D 值（收缩期和舒张期峰的比值），在 30 周以前，可 >3，如在 30 周以后 S/D 仍 >3 者，表示胎盘阻力异常。

4. 双胎输血综合征　发生于单卵，主要是单卵单绒毛膜双胎妊娠严重并发症，偶见于双绒毛膜、双羊膜的单卵双胎。由于胎盘血管吻合，两个胎儿的血循环沟通，发生血液转输，且血液分流不平衡，导致一胎儿呈多血状态，另一胎儿呈贫血状态的一组综合征。胎盘血管的吻合有三种，动脉－动脉、静脉－静脉、动脉－静脉。前两种吻合大多在胎盘浅表边缘部分，第三种吻合则大多发生在胎盘深处，经绒毛小叶微血管沟通。在单卵单绒毛膜双胎中，胎盘有血管吻合者达85%～100%。最常见为动脉间的吻合，静脉间吻合则少见，这两种吻合支的两侧血压相等，血液分布均衡，一般情况下，对胎儿影响不大，不出现双胎输血综合征。而动脉－静脉血管吻合，存在着血压差，造成动脉侧为供血者，静脉侧为受血者。受血儿可发生多血症，血液粘度升高，高血压、心脏肥大、巨大儿、水肿儿、羊水过多。供血儿则可发生贫血，血量过少，生长迟缓，甚至宫内死亡，死胎稽留时间过久，受另一胎儿挤压，则可变成"纸样胎儿"。

双胎输血综合征的临床表现有急性与慢性两种。急性双胎输血综合征常发生在临产后及分娩过程中，当第一个胎儿经产道时受挤压，循环动脉压增高，血液通过动脉间或静脉间吻合支迅速转输给第二个胎儿，或在第一个胎儿娩出后，脐带结扎前发生呼吸，肺内出现负压，宫内第二胎儿的血压立即高于娩出的第一胎儿，以致血液大量涌向娩出的胎儿，均可发生急性双胎输血综合征。因此在双胎分娩过程中，第一胎儿娩出后立即在近胎盘侧夹紧脐带极为重要。临床上最为重要的是慢性双胎输血综合征，这是经胎盘深部的动静脉吻合支缓慢转输所造成。重型者多发生在孕中期（16~21孕周）。发生在妊娠晚期的轻型者预后较好，只是表现为出生后体重及血红蛋白的差异。双胎输血综合征可分为产前诊断和产后诊断。产前诊断主要依靠临床体征及症状，尤其是超声诊断。产后诊断主要为：

①两新生儿体重相差至少20%；

②两新生儿血红蛋白值相差至少50g/L；

③受血胎儿呈水肿胎儿；

④胎盘证实为单卵绒毛膜胎盘。

（二）辅助诊断

1. B超检查　超声检查不仅能早期诊断多胎妊娠，而且对胎儿的生长监测及畸形的检查起重要作用，有利于提高多胎妊娠的围产监护质量。

（1）早期的多胎妊娠诊断：常规经腹超声显像最早于6周，可发现有两个或两个以上胚囊，妊娠7周末以后，在胚芽内可出现胎芽及胎心搏动。

（2）中、晚期妊娠的诊断：用实时超声仪对中、晚期双胎妊娠及多胎的确诊率为100%，中、晚期妊娠时在同一幅声像图上显示出多个胎头或多个胎儿躯干，连续扫查可观察到多个完整的胎儿声像图，显示清晰的躯体、四肢以及各自的胎心与搏动频率。与单胎妊娠相同，可通过胎儿的双顶径、头周径、腹径、腹周径以及股骨长径等参数来评估他们的生长状况。计算单项参数之间的比值，如胎头指数、头腹周径之比、股骨与腹周径之比，可早期发现胎儿生长迟缓。

（3）B超可对双胎与多胎妊娠畸形做出诊断，且可与单胎合并羊水过多、巨大儿、妊娠合并子宫肌瘤或卵巢肿瘤相鉴别。

（4）孕期超声诊断，下列5项指标中出现2项者可辅助诊断双胎输血综合征。

①同性别胎儿，其大小差异明显，至少相差1.5周，或BPD（双顶径）相差>5mm，头围差>5%，腹围差>20mm，胎儿紧贴宫壁或胎盘；

②两羊膜囊大小明显差异，小胎儿呈羊水过少，不见膀胱，大胎儿羊水过多，膀胱充盈；

③两脐带直径及血管数有差异；

④与脐带连接的胎盘小叶大小有差异；

⑤一胎儿水肿。

2. X线检查 孕20周以后，腹部X线摄片可显示胎儿的骨骼，但X线对胎儿有害，现一般不采用，而以B超代替。

（三）鉴别诊断

多胎妊娠需要与下列疾病相鉴别：

1. 单胎妊娠的巨大胎儿 胎儿可比闭经日期大，但仅能触到1个胎儿，听到1个胎儿胎心。

2. 羊水过多 任何单胎或多胎妊娠都可以伴有羊水过多，单纯的羊水过多发生在28孕周以后，子宫在短期内急剧增大。孕妇憋气，腹胀痛，不能平卧。检查时，壁紧张，胎位不清，胎心遥远。可以利用超声波图像检查加以鉴别。

3. 妊娠合并子宫肌瘤 子宫肌瘤合并妊娠时，一般子宫较单胎妊娠大，但形状不规则且硬度不均匀。B型超声波检查可以明确诊断。

4. 妊娠合并卵巢肿瘤 卵巢肿瘤通常是单发的、孤立的，软硬度不一，活动度不一。一般较难诊断，通过B型超声波可与多胎妊娠相鉴别。

5. 葡萄胎 多胎妊娠早期时，子宫增大明显，母血清HCG水平增高，易与葡萄胎混淆。多胎妊娠在第12孕周以后，母血清HCG明显减少，而葡萄胎反而升高。妊娠第18周以后，孕妇多可以自觉胎动，多普勒可闻及胎心，但葡萄胎患者无胎动感，不能用多普勒听到胎心（除极少数葡萄胎合并正常胎儿外），超声图像能很快地将两者区分开。

6. 膀胱尿潴留 膀胱充盈或膀胱尿潴留均可以使单胎妊娠的子宫底升高，可以令孕妇大、小便后再检查，很容易与多胎妊娠区别。

【治疗】

多胎妊娠管理原则是尽可能延长存胎孕周，预防母体严重并发症，在胎儿成熟至有母体外生存可能时，采用安全的分娩方式终止妊娠。

（一）妊娠早期的管理

妊娠早期可对3胎及3胎以上妊娠行多胎妊娠减胎术（MFPR），以便有效而安全地控制胚胎和分娩数目，提高存活儿的成熟和质量，减少多胎妊娠对母婴的损害。

早期进行MFPR起始于20世纪80年代，Farquhurson等在1985年成功的对16例孕8~11周多胎妊娠进行了MFPR。目前的MFPR主要是将3胎及3胎以上妊娠减为双胎妊娠。其方法有经腹和经阴道两种途径，后者又有经子宫壁穿刺与经宫颈抽吸两种方法。

1. 经腹穿刺减胎术 一般在孕9~13周时进行，尤以10~11孕周时进行更好。在B超介导下用16号带针芯的腰穿针对欲行终止妊娠的胚胎穿刺。刺入胚胎心管部位后注射10%氯化钾1~2ml；或5%高渗盐水5~10ml，以心管停搏60s为准。

2. 经阴道减胎术 此方法可在妊娠6~8周进行，较腹部途径早2~4周。

（1）经阴道宫壁穿刺减胎术：此方法是在B超引导下经阴道侧后穹窿部进针，穿刺所灭胚胎，用药方法同经腹减胎术。

（2）经宫颈管抽吸减胎术：用直径 3mm 的吸管经宫颈管插入子宫腔，利用负压抽吸所要消减的胎儿组织及妊娠囊内的羊水，达到减胎目的。

每次手术以消减 1~2 个胚胎为好，对于剩余胚胎或本次手术失败者，可间隔 1 周后再行减灭。

对于减灭胚胎的选择，目前有多种观点：有人认为，选择靠近宫口的胚胎予以减灭，因位于这一位置的胚胎日后发生宫内发育迟缓的机会增加，并有出现前置胎盘的可能。也有认为不该选择这一位置的胚胎，因其死亡数周后会出现破膜，继发羊膜炎，而上行感染其他胎儿。笔者认为，原则上选择易于穿刺、对邻近孕囊干扰最少的胚胎或发育不良的胚胎。如经腹穿刺则消减距腹壁最近的胚囊，经阴道穿刺则选最靠近阴道壁的胚胎为消减对象。

在行 MFPR 之前必需在 B 超下仔细检查各孕囊及其膜隔组合情况。只有双卵双胎方可选择性减胎。如为单卵双胎，向一个胚胎所注射的药物可经胎盘循环进入另一胚胎，可致其在短期内死亡。

MFPR 可致完全流产，其发生率为 10.9%，多发生在中孕期，机制尚未完全清楚。但总的来说，MFPR 是一种比较安全、有效地改善多胎妊娠预后的方法。

（二）妊娠中晚期的管理

1. 孕期保健 一旦确诊双胎，应考虑增加营养补充铁剂、叶酸及微量元素。尤其在孕 20 周后更需加大剂量，以预防贫血和妊高症。必要时可肌注右旋糖酐铁，同时服用钙片及葡萄糖酸锌等，对胎儿生长发育更有好处。

避免重体力劳动，中午休息时间适当延长，妊娠 30 周后须多卧床休息，妊娠最后 3 个月避免房事。

定期行产前检查，密切注意有无妊高症的早期症状，便于及早发现及时处理。并定期用 B 超及胎心监护仪监测每个胎儿情况。

2. 预防早产 如何延长双胎的孕周，降低双胎的早产发病率是双胎孕期管理的一个重点。如有条件，可在孕 24~30 周入院监护。以降低早产率，改善胎儿预后，降低母儿的高危性。如无其他异常情况，可于孕 35 周出院，回家监护。即使以后提早分娩，胎儿亦可得以存活。

要注意预防早产的发生。应根据产科病史、先兆症状以及实验室检查和 B 超检查进行预测，或在妊娠晚期每次产前检查时，做肛诊，如发现宫颈消失或已开始扩张，则立即收住院，进行防治早产处理，这是防止早产的重要措施之一。如发生先兆早产则应用宫缩抑制剂治疗，同时积极促胎肺成熟，必要时结束妊娠。

3. 双胎引产 有人曾在双胎妊娠最后 8 周应用放射性核素探查双胎胎盘功能发现，随着妊娠进展，越近预产期，胎盘功能越低落，双胎妊娠的足月应为孕 38 周，为了避免胎盘功能不全导致胎儿窘迫，双胎妊娠足月仍不临产者应及时为之引产。因此，凡孕妇感觉腹部过度膨胀，呼吸困难，严重不适或已到预产期而尚未临产者，为避免胎儿宫内窘迫，可在孕 38 ~ 40 周予以引产。如先露头已入盆，可行人工破膜，羊水溢出，减轻子宫肌的过度紧张后，即可发动有效宫缩。破膜后 12h 仍无宫缩，可应用缩宫素静脉滴注。

多胎之一胎死宫内时，应根据孕周决定具体处理方案，早孕期无需特殊处理，妊娠晚期发生者，胎儿较大，胎死宫内达 4 周以上时，DIC 发生率增加，另一存活胎儿有 20% 左右出生后可有神经系统及肾损害，故应及时促胎肺成熟，终止妊娠。

发现联体畸形时，应在妊娠 26 周前行引产术，26 周后应选用剖宫取胎。

（三）分娩期的处理

1. 分娩方式的选择　多胎妊娠围生儿死亡率高的主要原因是孕期并发症及分娩期处理不当。因此降低多胎围生儿死亡率除加强围产期监护外，准确选择分娩方式也是关键。一般认为双胎妊娠多能经阴道分娩。严密观察产程进展及胎心变化，并做好输血、输液及抢救新生儿准备，耐心等待自然分娩。有人认为，除非出现双胎的双头在骨盆内互相碰撞阻碍分娩或胎头交锁等需剖宫产外，双胎本身并非剖宫产指征。

但近年来的调查显示，臀牵引术尤其是内倒转后臀牵引助产，围生儿死亡率明显提高。故有人指出，为有效降低围生儿病死率及孕产期并发症，对双胎妊娠应放宽剖宫产指征，对臀先露的双胎产妇宜选用剖宫产，对三胎及三胎以上一律采用剖宫产。Cetrulo 甚至认为除头或头先露外，为避免臀牵引带来的危险，无论是第一婴臀位或第二婴臀位均应施行剖宫产。第 1 胎儿如为横位必须剖宫取胎。

一般来说，单胎在孕 38 周胎儿成熟，双胎 36 周，三胎 34 周，四胎 32 周胎儿基本成熟，故在此孕周前后应结合孕妇情况及胎儿情况考虑终止妊娠。

2. 阴道分娩的处理　双胎妊娠应实行计划分娩。在有准备的情况下主动诱发宫缩，使其在白天分娩。可选用人工破膜或静滴缩宫素（催产素）引产。用缩宫素 2.5U 加入 5% 葡萄糖液 500ml 中，以 8 ~ 10 滴/min 的速度静滴，视子宫收缩情况调整滴速。

在产程中应注意子宫收缩情况及胎心变化。若发现宫缩乏力或产程延长，可应用缩宫素加强宫缩，方法同缩宫素引产。若仍有宫缩乏力，或产程进展缓慢，或胎儿宫内窘迫，或先兆子宫破裂，应以剖宫产结束分娩。

宫口开全后应常规行会阴侧切术。应在第 1 个胎儿娩出、出现呼吸前，立即断脐，胎盘侧脐带端必须夹紧并做显著标记。同时立即查明第 2 个胎儿的先露；检测胎心变化，排除胎膜破裂或脐带脱垂；注意有无阴道流血，防止胎盘早剥。此时助手应在腹部用手固定第 2 个胎儿，使其保持纵产式。俩胎儿娩出间隔以 5 ~ 15min 为宜，过早干预第 2 胎儿娩出，易增加胎儿损伤以及使宫腔内压降低过快，而使产妇发生心衰。间隔过长，可因宫颈缩复而影响第 2 胎儿娩出。若第 1 胎儿娩出 15min 仍无宫缩，可行人工破膜或静滴缩宫素促进宫缩。若发现脐带脱垂或胎盘早剥，应使用产钳或臀牵引术娩出第 2 胎儿。若胎头高浮，可及时行内倒转术及臀牵引术。若第 2 胎儿为横位，可先行外倒转术使成为头位或臀位，如不成功则行内倒转术及臀牵引术。

为预防产后出血，在第 2 胎儿前肩娩出后，静推麦角新碱 0.2mg，并，肌注缩宫素

10U，但在此之前，严禁用麦角新碱。胎儿娩出后，产妇腹部需压一重250~500g沙袋。对三胎或三胎以上产妇腹部所压沙袋的重量可加至500~1 000g，并逐渐向下腹部移动，同时用腹带包扎，以防止腹压骤然下降引起休克。产后2h血压及心率平稳后，可逐渐减轻沙袋重量。

第2胎儿娩出后，立即加速缩宫素滴速，并密切观察宫底高度，一旦出现胎盘剥离体征，即可轻轻按压宫底，逼出胎盘。胎盘娩出后，可增加缩宫素10~20U于原静滴液体内持续缓滴，并经常按摩宫底，观察宫缩情况（至少2h），以防止产后出血。如胎儿娩出10~15min，胎盘仍无剥离征兆，则不宜等待，及时进行人工徒手剥离，以减少产后出血，并给予抗菌药物，控制感染。

应仔细检查娩出的胎盘、胎膜是否完整，并观察胎盘及胎膜的组成情况，以判断单卵双胎或双卵双胎。

3. 特殊情况的处理

（1）脐带脱垂：第1胎儿娩出后，发现第2胎儿脐带脱垂，如系头先露，胎头已衔接，则行产钳或胎头负压吸引术，迅速娩出胎儿。如胎头浮动或其他胎位，应立即行内倒转术及臀牵引术，不宜做脐带还纳手术，以免延误胎儿娩出。

（2）胎盘早期剥离：由于第1胎儿娩出后，子宫突然缩小，极易引起胎盘早剥。如有血液自子宫流出，而第2胎儿的胎心率无变化，则胎盘剥离与宫内胎儿无关，除密切注意胎心变化外，无需特殊处理。如有胎盘早剥征兆伴胎心改变，则两个胎儿的胎盘相连，等于发生严重胎盘早期剥离，对母婴危害极大，须根据胎先露情况按上述分娩期处理原则迅速娩出胎儿。第1胎儿娩出后，其胎盘很少在第2胎儿娩出前排出。如排出，而第2胎儿胎心无改变，证明此胎盘与第2胎儿的胎盘无关联。

（四）产后处理

由于双胎妊娠并发症发生率高、产后出血多，因此，产后护理须加强，并针对孕、产期并发症及分娩情况给以适当处理。产后易发生尿潴留，应督促产妇多饮水，产后2h后协助产妇下床自行排尿。

（薛艳）

第八节　胎膜早破

【概述】

胎膜破裂发生于产程正式开始前称为胎膜早破。易导致宫内感染、胎儿窘迫。胎膜早破除发生于足月妊娠外，常并发于早产、双胎或多胎、羊水过多等产科疾病。

细菌感染是其最重要的原因，70%胎膜早破者有绒毛膜羊膜炎，另外与宫内压力增加、双胎、多胎妊娠及羊水过多有关。胎膜本身病变、子宫颈内口关闭不全及羊膜穿刺不当、人工破膜、性生活频繁等也有关。

【诊断】

（一）临床表现

1. 症状　孕妇突然感觉阴道有一阵水样液流出，以后有间断或持续少量的阴道流液。

2. 体征　消毒外阴做阴道检查，轻推胎头可见液体流出。

（二）辅助检查

1. 阴道流液测 pH 升高至 7～7.5。

2. 阴道液找羊齿植物叶状结晶，用消毒吸管吸取阴道液，滴于玻片上，干燥后可见羊齿植物叶状结晶。

3. 吸取的阴道液，经用 0.5% 尼罗蓝（Nile blue）染色，在显微镜下找到毳毛橘黄细胞证实为羊水，证实胎膜已破。

（三）绒毛膜羊膜炎

胎膜早破后，如患者出现发热、子宫压痛及周围血白细胞计数升高 2/3 者，应疑有宫内感染，即绒毛膜羊膜炎。

（四）并发羊水过少

胎膜破裂时间较久者，羊水流出较多，可借 B 超测羊水指数，是否并发羊水过少；若有，临产后应做胎心监护，观察是否有因脐带受压所致的胎心率改变。

【治疗】

1. 绝对卧床休息　如先露高浮，应抬高床脚 30°，防止脐带脱垂（头位先露已固定，一切正常者，可下地活动）。不予灌肠，应入院治疗。

2. 勤听胎心音，破膜时连续听取胎心音 2～3 次，如有异常，应及时报告医师，每日测体温及脉搏 4 次，注意感染迹象，减少肛查。

3. 孕 36 周以内，以超声观察胎儿成熟度。母体体温正常、无感染征象者可等待自然分娩。如羊水泡沫试验等指示胎肺未成熟，应给予地塞米松 4mg，2 次/d。

4. 孕 37 周后，破膜超过 12h，尚未自然临产，骨盆及胎位无异常者，可静滴催产素引产。

5. 有感染征象时，破膜 12h 未临产者，可给予抗生素预防感染。出现感染征象应及时引产，终止妊娠，同时给予大剂量广谱抗生素。宫颈未成熟，估计短时间不能由阴道分娩者，可行腹膜外剖宫产术。如感染严重致宫缩不良时，行剖宫产及子宫次全切除术。

（薛艳）

第九节　前置胎盘

【概述】

前置胎盘指胎盘覆盖于子宫下段或子宫内口处，是产前出血的主要原因。按胎盘边缘与子宫颈内口的关系，分为三型。

①完全性前置胎盘（中央性前置胎盘）：子宫颈内口完全为胎盘组织覆盖；

②部分性前置胎盘：子宫颈内口部分为胎盘组织覆盖；

③边缘性前置胎盘：胎盘主要附着于子宫下段，其下缘虽已靠近子宫颈内口，但不覆盖内口。

此外，如胎盘下缘附着于子宫下段，其与宫颈内口相距在7cm以内，称为胎盘低置。前置胎盘的主要危险是孕晚期阴道出血及早产，有时出血量极多，可危及孕妇及胎儿生命。

（一）病因

确切病因尚不清楚，但认为子宫内膜退化、受精卵发育迟缓、胎盘发育异常等为发病基础。而导致上述情况可能与以下因素有关：

1. 人工流产　有关报道认为，前置胎盘的发生与人工流产、流产、引产刮宫有关。因无论刮匙清宫或人流吸引均可损伤子宫内膜，引起内膜瘢痕形成，再受孕时蜕膜发育不良，使孕卵种植下移。或因内膜血供不足为获得更多血供及营养，胎盘面积增大，因而导致前置胎盘。

2. 剖宫产　国内外均有报道，有剖宫产史的前置胎盘发生率明显增高。前次为古典式或下段直切口的剖宫产，宫体或下段纵向有瘢痕形成，局部蜕膜血供差，再孕时前置胎盘发生率高，胎盘植入机会也大。

3. 胎盘异常　前置胎盘于胎盘娩出后检查胎盘可能发现有胎盘异常者，如副叶胎盘、膜状胎盘等。也有因胎盘过大，宫内种植面增加，使其下缘延至子宫下段，最常见的如双胎妊娠合并前置胎盘等。而且胎盘异常过大亦为前置胎盘常见原因之一。

4. 吸烟及毒品影响子宫胎盘血供　国外有吸烟及嗜可卡因诱发前置胎盘的报道。吸烟孕妇的胎盘面积增大、重量增加。因为尼古丁可促使肾上腺皮质释放肾上腺素，使血管收缩影响子宫胎盘血流量，因此胎盘为获取较多氧供而扩大面积，即有可能覆盖子宫颈内口。

（二）病理分类

根据胎盘与宫颈内口的关系分为三种类型：

1. 完全性前置胎盘　又称中央性前置胎盘，胎盘完全覆盖宫颈内口。

2. 部分性前置胎盘　胎盘覆盖一部分宫颈内口

3. 边缘性前置胎盘　胎盘附着于子宫下段，边缘到达宫颈内口，未覆盖宫颈内口。

胎盘下缘与宫颈内口的关系，随着妊娠时间增长，宫颈管的消失，宫口扩张，且由宫颈向宫体方向移动，前置胎盘类型可因诊断时期不同而改变。目前临床上均依据处理前最后一次检查来决定其分类。

【诊断】

（一）临床表现

妊娠晚期或临产时，发生无诱因的无痛性阴道流血是前置胎盘的主要症状。有报道无痛性阴道流血占93%～95%，5%～7%的患者没有阴道流血。往往是剖宫产时或B超检查时被发现。子宫峡部自妊娠 12 周后，逐渐扩展成为子宫腔的下部，至妊娠晚期，逐渐被拉长而形成子宫下段。子宫下段进一步伸展牵拉子宫颈内口，使子宫颈管逐渐变短。临产后的规律宫缩使子宫颈管消失而成为子宫下段的一部分，子宫颈外口逐渐扩张。由于附着在于子宫下段、子宫颈内口的胎盘前置部分不能相应地伸展，以致与其附着处的子宫壁发生错位而剥离，血窦破裂出血。初次出血时，出血量一般不多，且常在胎盘剥离处血液凝固后，自然停止。有时，初次出血发生在睡梦中，等待苏醒时，惊觉已卧于血泊之中。有时，初次即发生致命性大出血。阴道流血发生时间的早晚、发生的次数、出血量的多少一般与前置胎盘的类型有关，但偶亦有例外。完全性前置胎盘初次出血的时间早，约孕 28 周左右，多发生在孕 32～34 周，反复出血的次数多，出血量也较多，且一次比一次严重。边缘性前置胎盘初次出血较晚，往往在妊娠末期，约孕 37～40 周或临产后，出血量也较少。部分性前置胎盘的初次出血时间约在孕 34～36 周，出血量则介于两者之间。边缘性或部分性前置胎盘患者，若胎膜自破而胎先露能迅速下降压迫胎盘，阴道流血可就此停止。出血量多或反复出血可致贫血，贫血程度与阴道出血量成正比。有时，一次大量出血即可使孕妇陷入休克状态，致胎儿出现缺氧、窘迫，甚至死亡。

曾有学者报道，前置胎盘的出血机制是由于胎盘循环中压力不均所造成的。中央性前置胎盘覆盖子宫颈内口的部分胎盘是压力真空地带，为压力区。此区缺乏正常的子宫胎盘循环的血液供应，绒毛组织缺氧坏死，血管断裂出血，此时由于凝血活酶的释放，形成血块而止血，在妊娠后期，生理性宫缩增加，子宫下段向上伸展，胎盘与子宫壁分离，引起胎盘错位性出血，使原有的凝血块被牵拉而脱落，而且又有新血管断裂出血，子宫内口及子宫下段缺乏良好的抗力参与止血，故流血量增加，多于上次出血量，这样反复多次出血后，胎盘的分离面积扩大而最终出现大量出血。部分性和边缘性或低置性前置胎盘的出血量明显少于中央性前置胎盘，而且中央性前置胎盘反复多次出血，常可一次比一次出血量多，但初次出血往往不多，如不进行阴道检查等干扰，出血可自止，有时出血量很少，故常未能引起孕妇的注意，直至大量出血才就诊。中央性前置胎盘出血亦可呈持续少量出血，阵发性增多常常导致孕妇贫血而影响胎儿发育，故不能因每日出血量少或中等量出血而被忽视，应积极申请 B 超检查，尽早确诊以利治疗并保障患者的生命安全。

由于子宫下段的蜕膜发育不良，前置胎盘可合并植入性胎盘，因而在子宫下段形成过程中及临产后不发生子宫出血。却在胎儿娩出后导致产后出血。

体征：孕妇一般情况与出血量呈正比。大量出血时，可有面色苍白、脉搏微弱、血压下降甚至休克现象。腹部检查，子宫大小与妊娠月份相符，腹软且无压痛，胎位清楚，由于胎盘占据子宫下段，故而胎先露大多高浮且 15% 左右并发胎位异常，以臀位居多。有时可在耻骨联合上方闻及胎盘杂音。临产时检查，宫缩阵发性，间歇期子宫可完全松弛。

（二）诊断要点

可借助下列检查进行诊断

1. 详细询问病史及临床表现。

2. 阴道检查

（1）应在鉴别前置胎盘与宫颈、阴道的病理改变所致的出血及决定分娩方式时使用。一般只做阴道窥诊及阴道穹窿部扪诊，不应行颈管内指诊。同时检查前必须做好输液、输血及手术的急救准备。

（2）检查方法：严格消毒外阴后，先用窥器（最好用双叶阴道拉钩），暴露阴道和宫颈，检查有无出血灶，再用一手示、中指触摸阴道穹窿部，检查手指与胎先露间有无厚而软的胎盘组织。切忌用手伸入颈管内触动胎盘，以免引起大出血。

3. B超检查　超声显像可用作胎盘的准确定位，其准确率高达95%~98%。目前B超检查已基本上取代了以往所有的检查方法。因胎盘边缘与子宫颈内口的相互关系随着妊娠时间的增长、子宫颈管的消失和子宫颈口的逐渐扩大而不断改变。因此在确诊时间上应注意。妊娠34周前一般不作前置胎盘的诊断。而且，目前均以处置前的最后一次检查来决定其分类。B超诊断的类型同前。

4. 产后检查胎盘及胎膜　胎盘娩出后应仔细检查胎盘边缘有无积血块及其与胎膜破口距离，若<7cm即可进一步确诊为前置胎盘。

近年来，为了更明确诊断，还应用了磁共振进行诊断。其特点是可得到立体观察，对产妇胎儿无损伤，准确率高，但较昂贵。

【治疗】

前置胎盘的临床表现变化多端，结局难以从产前情况预计。处理原则是补血与止血，处理方案则根据失血量、妊娠周数、产次、胎位、胎儿存活、临产与否等决定。

（一）期待疗法

意指在保证孕母安全的前提下，积极治疗，等待胎儿生长，以期延长胎龄，提高围产儿存活率。适用于妊娠<36周、胎儿估计体重<2 300g阴道出血不多、一般情况良好且无需紧急分娩的孕妇。但国外有报道，约70%的出血超过500ml的病例经过期待疗法取得较好的效果，所以对中、重度出血的患者也不排除用期待疗法。虽然国外近年重提前置胎盘无论类型、有无出血，门诊处理同样安全的观点，国内仍然普遍主张住院观察并采取以下措施。

1. 绝对卧床休息　左侧卧位以减轻下腔静脉受压，增加回心血量；纠正妊娠子宫的右旋，以利子宫胎盘血液循环，提高灌注量，增加胎儿的氧供和营养。密切注意阴道流血，保留24h会阴垫，以观察每日出血量。密切注意宫缩情况。禁止肛查、灌肠、排便不畅或便秘者，予以润肠通便药，如液状石蜡、开塞露，禁止用力屏气。常规血、尿化验，血小板计数，测出凝血时间，备血。

2. 纠正贫血　患者血红蛋白下降至80g/L以下，或红细胞压积低于30%，或心率>110次/min，或收缩压下降2.0~2.67kPa（15~20mmHg），应输血以维持正常血容量，改善胎儿宫内环境。定时间断吸氧，每日3次，每次1h，以提高胎儿血氧供应。

3. 监护胎儿情况，包括胎心率、胎动计数定期系统地进行尿E3测定和生物物理评分及无应激试验（NST）。

4. 抑制宫缩　在等待过程中，如出现宫缩，为了防止胎盘进一步剥离，使胎儿能在宫内继续生长或使胎儿肺成熟，为治疗创造条件，争取至少延长妊娠24～72h，可酌情选用宫缩抑制剂。

（1）硫酸镁：镁离子直接作用于子宫平滑肌细胞，拮抗钙离子的促子宫收缩效应，从而可抑制子宫收缩。常用剂量为25%硫酸镁60ml加入5%葡萄糖液1 000ml中，以每小时1～1.5g的速度，做静脉滴注，直至宫缩停止。用药过程中注意呼吸（每分钟不少于16次）、尿量（每小时不少于25ml），定时检查膝腱反射存在与否。

（2）β₂肾上腺素能受体兴奋剂：通过与子宫平滑肌细胞膜上的β2受体结合，激活腺苷环化酶，使肌细胞中的环磷酸腺苷（c－AMP）含量增加，抑制肌质网释放钙，细胞质内钙含量减少，使平滑肌松弛而抑制子宫收缩。该类药物副作用较多，可使母儿心率增快、孕妇血压下降、恶心、呕吐、头昏、出汗等，用药过程中应密切观察。常用硫酸舒喘灵，首次4.8mg口服，如无副反应，半小时后再给予2.4mg，8h后再给予2.4mg，可重复使用直至宫缩停止。该药心血管副作用小而抑制子宫收缩的效果好。亦可用羟苄羟麻黄碱，1. 50mg溶于5%葡萄糖液500ml中，稀释成0.3mg/ml溶液，以每分钟0.15～0.35mg滴速作静脉滴注。待宫缩抑制后，至少持续滴注12h，再改为口服10 mg，每日4次。

（3）钙拮抗剂：心痛定10mg口服，一日3次，舌下含服作用较快。可抑制子宫肌肉收缩。

（4）促胎肺成熟：若妊娠＜34周，根据临床表现，估计近日即需终止妊娠，可静注地塞米松5～10mg/次，每日2次，连用2～3d；或给予倍他米松2.5～5 mg/d口服，连服2～3d，以降低新生儿呼吸窘迫综合征的发生率。如情况紧急，时间仓促，可宫腔注射地塞米松10mg。

（5）宫颈环扎术：作用机制是阻止子宫下段形成过程中引起前置部分的胎盘剥离以达到防止出血的目的，但报道的例数不多，难于评价该手术的利弊。

（6）其他：期待过程中，B型超声检查系列随访胎盘位置是否迁移，与子宫颈内口的关系有无改变。测量胎头双顶径，结合孕周和羊水测定胎肺成熟程度并促使胎肺成熟，一旦胎肺成熟，即应考虑终止妊娠。

5. 终止妊娠　如保守治疗成功，应考虑适时分娩。与自然临产、大出血时紧急终止妊娠相比，适时分娩的围生儿死亡率和发病率明显降低。原则上，完全性前置胎盘应在妊娠达34～35周、估计胎儿体重＞1 500g时；有报道胎儿出生体重＜1 500g者，围生儿死亡率为62.5%，超过1 500g者为4.6%。边缘性胎盘可在妊娠37周时，考虑终止妊娠。至于部分性前置胎盘则根据胎盘遮盖子宫颈内面积的大小，适时分娩。妊娠合并各种类型的前置胎盘的平均分娩时间约在孕35周以后自然发动宫缩，据统计，此时胎儿尤其是胎肺已成熟，出生体重多＞1 500g，终止妊娠的时间可在37周以内。若就诊时，阴道出血多，孕妇已有休克现象，或在等待观察期间发生大量流血或反复流血，应以孕妇生命安全为重，不考虑胎龄，果断终止妊娠。

（1）剖宫产：由于剖宫产可在短时间内娩出胎儿并减少对胎儿的创伤；可防止宫颈撕裂；并可在直视下处理胎盘，达到迅速止血的目的，对母儿均较安全，故而已成为目前处理前置胎盘的急救措施与适时分娩的主要手段。完全性前置胎盘必须剖宫产，至于部分性或边缘性前置胎盘出血量较多，估计短时间内不能分娩者，近年亦倾向于行剖宫产解决。

1）切口选择：前置胎盘为腹膜外剖宫产术的禁忌症，腹膜内剖宫产术，不外乎古典式剖宫产术与子宫下段剖宫产术两种，原则上应尽量避免切断胎盘，否则增加孕妇和胎儿失血。一般认为前壁胎盘，尤其胎盘主体位于子宫前壁下段时，应做古典式剖宫产术，纵行切开子宫体；后壁胎盘或前侧壁胎盘，则可行子宫下段剖宫产术。然而，对于前壁胎盘，剖宫产术式的选择尚存在异议。鉴于子宫体肌壁厚，切口出血多，子宫体切口位置高，距离子宫下段的胎盘剥离面远，视野暴露不佳，局部止血困难，目前临床很少采用古典式剖宫产术。此外，在子宫下段切口的选择方面亦存在争论。有些学者主张行纵切口，因为前置胎盘孕妇大多在妊娠 37 周之前终止妊娠，孕周越小，子宫下段越窄而短，而且局部组织水肿，充血，横切口易于撕裂，损伤子宫血管，纵切子宫下段则留有向宫体延伸的余地。多数学者则认为，胎盘附着在子宫下段时，往往将子宫下段撑宽，而且胎龄小，胎儿相应亦小，通过子宫下段横切口娩出胎儿一般并不困难。子宫下段纵切口如向下撕裂有损伤膀胱的可能，若向上延伸至子宫体，切口上下段的宫壁厚薄不一，在子宫缩复过程中又处于不同状态，不利于切口愈合，故强调以采取横切为上策。以上观点见解各异，均来自临床实践的经验总结，不容偏废。

关于剖宫产时，子宫切口的选择，宜个别病例个别对待。除了参考剖宫产前的 B 型超声胎盘定位结论之外，剖腹后所见有助于决定子宫切口部位：

①衡量子宫下段的宽度与长度，横或纵切。能否达到 10cm 长的要求；

②观察子宫下段的血管分布情况。胎盘附着在子宫下段后壁时，其前壁通常无异常征象。胎盘附着在前壁左侧或右侧时，附着侧的子宫下段前壁血管丰富、充盈。要是胎盘附着在正前壁，子宫下段前壁两侧血管全部怒张趋向中央；

③触摸子宫下段与胎先露之间是否有海绵样较厚组织夹杂，如有，辨别其偏向左侧还是右侧，其上界是否清楚。对后壁前置胎盘，取子宫下段横切口。倘若胎盘主体在子宫下段前壁，上界清楚，为避开胎盘，可选择子宫体切口；也可在胎盘上界附近做子宫下段横切口。准备推开胎盘边缘、破膜，取出胎儿。要是胎盘上界不清，估计附着在宫体的下段前壁，选择子宫下段纵切口比较安全，可避免切口撕裂累及一侧或双侧子宫动脉上行支，需要时向上延长切口；或做子宫下段横切口，将胎盘"开窗"，迅速切断胎盘，边用无齿卵圆钳夹在切缘控制出血，迅速破膜，娩出胎儿。如果胎盘位于子宫下段前壁右侧，从左向右横行切开子宫下段。位于左侧，则从右向左横行切开子宫下段，暴露胎膜。继而分离胎盘，向对侧延长切口，破膜，取出胎儿。胎儿娩出后，立即注射催产素 10～20U 及麦角新碱 0.2～0.4mg 注入子宫肌层以增加子宫收缩，并徒手剥离胎盘。在此过程中，如发现

合并植入性胎盘，不可强行剥离，必须立即行全子宫切除术以免胎盘剥离面大量出血，无法控制。

2）止血方法：人工剥离胎盘后，往往子宫体收缩良好而子宫体下段的胎盘剥离面血流如注。子宫下段胎盘剥离面出血，非宫缩剂所能解决（包括前列腺素在内），可采用下列方法：

①热盐水纱布垫压迫；

②用肠线或人工合成线8字缝扎开放的血窦；

③纱布条填塞宫腔。自宫底向下，依次紧紧填塞至子宫下段，观察一段时间，如不再出血，缝合子宫切口；

④用7号丝线结扎双侧髂内动脉。子宫下段接受宫颈动脉（子宫动脉下行支）及阴道动脉血液供应，因此，结扎子宫动脉上行支无多大效果，唯有结扎髂内动脉才有可能达到控制胎盘剥离面出血的目的。用肠线8字缝合阔韧带相当于宫颈宫体交界处子宫动脉，也可减少子宫出血，取得较好效果，但要注意防止损伤输尿管；

⑤在胎盘剥离面的蜕膜下注射加压素，将1ml加压素（51u）用0.9%氯化钠10ml稀释后，多点注射，每点注射1ml稀释液，有望促使局部血管收缩而止血；

⑥切除子宫。采取以上各项措施均无效，胎盘剥离面仍然出血不止，惟有立即施行子宫全切除术，切不可为保留子宫、保留生育能力，犹豫不决而贻误时机。

（2）阴道分娩：确诊为边缘性前置胎盘，出血少，产妇一般情况好，枕先露；部分性前置胎盘，子宫颈口已扩张，估计短时间内可结束分娩者，可予试产。在输液、输血条件下，人工破膜。破膜后羊水流出，胎头下降可压迫胎盘前置部分而止血，并促进子宫收缩而加速产程，现已不主张破膜后头皮钳牵引或牵足压迫胎盘止血，此法易引起宫颈撕伤、出血。且前置胎盘出血时一部分胎盘已剥离，氧的供给减少，压迫胎盘可加重循环障碍和胎儿缺氧，死亡率高。胎儿娩出后，由于胎盘往往不易自行剥离或剥离不全而出血不止，故以人工剥离为宜。操作一定要轻柔，慎防损伤子宫下段，并警惕合并粘连胎盘或植入性胎盘的可能。产后除仔细检查胎盘之外，应逐一探查阴道穹隆、宫颈、子宫下段等处有无裂伤。经阴道分娩而发生产后出血，胎盘剥离面的止血方法同剖宫产时。中央性和部分性前置胎盘原则上不能从阴道分娩。

若人工破膜后，胎头下降不理想，仍有出血；或产程进展不顺利，应立即改行剖宫产术。

（3）紧急转送：如患者阴道大量流血而无条件处理，应予以静脉输液或输血，并在外阴消毒后，用无菌纱条填塞阴道以暂时压迫止血，迅速护送转院处理

（4）产褥期应继续纠正贫血，预防感染。

总之，随着围生医学的发展，宫内、宫外监测胎儿手段的日趋完善，经过足量输血，使用宫缩抑制的积极期待治疗，合理放宽剖宫产指征，适时计划分娩及高危儿在新生儿早期的重点监护，使前置胎盘围生儿的死亡率大幅度降低。但是本病对母子的生命威胁仍然

很大，应该大力加强围生期保健及高危人的监护。

（薛艳）

第十节　胎盘早期剥离

【概述】

妊娠 20 周后或分娩期，正常位置的胎盘在胎儿娩出前部分或全部从子宫壁剥离，称为胎盘早剥。为妊娠晚期严重并发症，常并发凝血功能障碍、产后出血、急性肾功能衰竭。起病急，进展快，胎盘剥离面积 >1/3 时，常致胎儿死亡，诊治不及时，可威胁母儿生命。

【病因】

胎盘早剥的真正原因尚未阐明，其发生可能与以下因素有关

1. 母体高血压或血管病变　半数以上的重型胎盘早期剥离病例与母体高血压有关。妊娠高血压综合征时，底蜕膜层的螺旋小动脉常发生急性动脉粥样硬化，引起其远端的血管缺血坏死，以致破裂而出血，血液流至底蜕膜层形成血肿，导致胎盘自子宫壁剥离。故重度妊高症患者易发生胎盘早剥。

2. 仰卧位　妊娠晚期或临产后产妇取仰卧位，增大的子宫压迫下腔静脉，回心血量减少，子宫静脉瘀血，静脉压升高，导致蜕膜层静脉瘀血或破裂，从而引起胎盘早剥。

3. 叶酸缺乏　有人认为，叶酸缺乏可导致胎盘早剥，并有 18% 的患者在下次妊娠时可重复发生胎盘早剥。但未能进一步得到他人的证实。

4. 机械性因素　腹部直接受撞击或摔倒等外伤；行外倒转术矫正胎位时手法过于粗暴；脐带过短或绕颈致脐带相对过短，在分娩过程中胎头下降，过度牵拉脐带等均可能促使胎盘早剥。此外，双胎妊娠的第一个胎儿娩出过快，或羊水过多破膜时羊水骤然流出，子宫腔内压急剧下降，子宫突然收缩，可使胎盘从子宫壁剥离。

5. 复发　既往有胎盘早剥史，发生 1 次胎盘早剥，复发的可能性是 10%～17%，发生 2 次胎盘早剥，复发的可能性是 20%。

6. 高危妊娠　高龄、多产、多胎、羊水过多、子宫畸形、子宫肿瘤、吸烟、饮酒等均易发生胎盘早剥。

【临床表现】

1. 轻型　常为显性型或混合型。

（1）有少量阴道出血，有腹痛，但轻微。

（2）血压无改变，腹部检查无明显异常，胎心率正常。

（3）产后可见胎盘母体面前凝血块压迫。

2. 重型　常见于隐性型。

（1）病起突然，腹痛明显。

（2）恶心、呕吐、面色苍白、脉细速而呈休克状态。

（3）阴道出血少或无出血，外出血与休克不成比例。

（4）腹部检查：腹部呈板样强直，子宫强直性收缩，有压痛，胎位扪不清，胎心亦听不清。

（5）若行破膜可见羊水呈血性，少数患者尿少或尿闭，或有凝血功能障碍表现。

【诊断】

1. B 型超声波检查　根据胎盘早剥的病理变化，出血类型和出血时间的长短，结合临床表现，超声对重型患者诊断不难，对轻型者则较困难。其声像图表现如下：

（1）隐性出血：其声像图表现为在胎盘与子宫肌层之间显示出一轮廓不清，边缘不整的液性暗区。如出血时间长，胎盘后的液性暗区变为低回声或强回声，形态不规则。

（2）显性出血：声像图上显示，胎盘与宫壁之间形成薄而连续的长条形液性暗区，而显示不出胎盘后血肿的声像图。常与胎盘静脉窦的回声相混淆。

（3）混合性出血：声像图上既有隐性出血（胎盘血肿）的特征，又有显性出血（长条形液性暗区）的特征。但后一种特征往往显示不清。

（4）胎儿、胎心、胎动异常：重型胎盘早剥者，因胎儿严重缺氧，多数有严重的宫内窒息而死亡。故声像图表现为胎心、胎动消失，胎儿体内回声明显增强。轻型胎盘早剥则胎心、胎动可正常，胎心增快说明有胎儿宫内窘迫。

（5）严重的胎盘早剥：胎盘后出血越积越多，血液不仅可渗入子宫肌层，使肌纤维分裂及坏死，造成子宫胎盘卒中，血液还可渗入腹腔内，因此声像图上显示子宫肌层内光点增加，且分布不均，同时在腹腔内可见液性暗区。

观察胎盘早剥的声像图时，一般在出血后几天内，血肿的回声暗区有增大倾向，随后逐渐缩小，并可见到内部回声渐增多。总之，正常位置胎盘早剥的声像图根据出血时间、速度、出血量的不同，表现也不一样，因此，需要结合临床进行诊断。若声像图上未能发现胎盘剥离征象时，也不能完全否定胎盘早剥，尤其是位于子宫后壁的胎盘发生早期剥离时，要参考患者的症状体征，必要时进行超声随诊，以确定诊断。

2. 化验室检查

（1）动态观察血红蛋白及红细胞计数变化，以了解失血情况。

（2）做凝血功能实验（包括血小板记数，全血凝块观察及溶解试验）及肾功能检查（包括血尿素氮，肌酐，尿酸等），以警惕可能伴发的 DLC 情况及其恶化程度。

3. 胎盘镜下病理诊断

（1）出血发生在底蜕膜，胎盘螺旋小动脉水肿、变性、坏死、出血。体细胞增多，这是绒毛对缺血缺氧的一种代偿性反应。

（2）绒毛滋养层基底层增厚。

（3）绒毛纤维素性坏死。早剥发生与血肿形成时间越长，程度越重。

（4）绒毛断面无血运。

（5）绒毛间质纤维化。

（6）绒毛干动静脉内膜炎。

（7）胎盘毛细血管瘤。

这些镜下改变说明了发生在胎盘早剥前的病理基础，即胎盘结构已具备某些组织学特征，一旦存在发病诱因即可能发生早剥。

【治疗】

1. 症状轻、体征不明显者　应即收入院，观察腹痛、阴道出血量、血压、脉搏。并记录宫高及腹围变化。前置胎盘未除外者禁止肛诊，有妊高症者应积极治疗，并暂禁食。

2. 症状重、体征明显者　应积极补充血容量，纠正休克，输新鲜血，给予吸氧，给予哌替啶100mg，肌注。应争取在发病6h内终止妊娠，以减少合并症。对已有休克症状者宜在积极抢救休克的同时行剖宫产。若术中发现子宫胎盘卒中现象，应做子宫次全切除术。

3. 症状轻、已临产者　对宫缩强、病情平稳、估计短时间可阴道分娩的经产妇和宫口已开大的初产妇，可在输液、输血情况下立即人工破膜，使羊水徐缓流出，缩减子宫容积，并加腹带包扎。可静滴催产素以缩短产程。还应严密观察生命体征、宫体压痛、阴道出血、及胎心音变化，如6h内无进展，应改行剖宫产。胎儿经阴道娩出后应即人工剥离胎盘，按摩子宫，应用宫缩剂，预防产后出血。注意宫缩及有无出血倾向。

4. 产后处理　重点观察产后出血量、血液凝固情况及尿量。如发现大量出血，考虑为DIC时，应输新鲜血并给予肝素治疗。如有妊高症时，须继续观察血压及自觉症状，给予相应处理。产后应纠正贫血，用抗生素预防感染。还应注意发现及妥善处理并发症。

（薛艳）

第十一节　羊水过多

【概述】

妊娠期间羊水量超过2 000ml称羊水过多。多数孕妇羊水增多较慢，在长时间内形成，称为慢性羊水过多。少数孕妇在数日内急剧增多，称为急性羊水过多。羊水过多发病率为0.5%～1.5%。羊水过多病因尚不清楚，临床见于以下情况：

1. 孕妇患病　如糖尿病、ABO或Rh血型不合、妊娠期高血压疾病、急性肝炎、孕妇贫血。妊娠期糖尿病时胎儿血糖也增高，胎儿多尿而排入羊水中。羊水过多合并糖尿患者占10%～20%；母儿血型不合时，胎儿贫血、水肿、尿量增加，加上胎盘增大，均可能是导致羊水过多的原因。

2. 胎儿畸形　18%～40%羊水过多的孕妇合并胎儿畸形，以中枢神经系统和消化系统畸形最为常见。其中50%合并为神经管缺陷，多为无脑儿和脊柱裂。食管或小肠高位闭锁、肺发育不全、腹壁缺损等，部分羊水过多患者伴有胎儿染色体异常。

3. 多胎妊娠及巨大儿　多胎妊娠羊水过多的发生率为单胎的 10 倍，以单卵双胎多见，特别见于双胎输血综合征。

4. 胎盘脐带病变。

5. 特发性羊水过多　约占 30%，原因不明，未见孕妇及胎儿或胎盘异常。

【诊断】

（一）病史

孕妇常合并糖尿病、妊娠期高血压病、急性肝炎及严重贫血。

（二）临床表现

1. 急性羊水过多　多发生在 20~24 周，羊水急性增多产生一系列压迫症状，如呼吸困难、发绀。不能平卧仅端坐，表情痛苦，个别孕妇少尿甚至无尿。查体时可见，腹壁张力大，有触痛，皮肤变薄，皮下静脉清晰可见。扪不到胎儿，听不到胎心。

2. 慢性羊水过多　常发生在妊娠晚期，由于羊水逐渐增加，压迫症状较轻，有时患者无感觉，产前检查时发现腹部膨隆，宫高及腹围大于同期孕周，妊娠图宫高曲线超出正常百分位数，腹壁皮肤发亮，变薄，触诊时感到皮肤张力大，有液体震颤感，胎位不清，胎心遥远或不清，有时扪及胎儿部分有沉浮胎动感。

（三）辅助检查

1. B 型超声检查　是羊水过多的重要辅助检查方法，而且可以发现胎儿畸形。

①羊水最大暗区垂直深度测定（AFV）>8cm；

②羊水指数（AFI）>20cm，可诊断羊水过多。

2. 羊膜腔造影　了解胎儿有无消化道畸形，药物 76% 泛影葡胺。因造影剂对胎儿有一定损害且能引起早产和宫内感染，故应慎用。

3. 甲胎蛋白（AFP）测定　羊水 AFP 平均值超过正常妊娠平均值 3 个标准差以上，母血清 AFP 平均值超过正常妊娠平均值两个标准差以上，有助于诊断胎儿神经管缺损。

（四）诊断要点

仔细询问孕妇有无糖尿病等病史及胸闷、憋气、不能平卧等自觉症状，认真查体，子宫大于妊娠周数，腹壁及子宫壁紧张，胎体及胎心不清，根据以上情况初步判断是否有羊水过多。结合 B 型超声检查若 AFV >8cm，AFI >20cm 即可明确诊断。行 B 超检查时应注意排除胎儿畸形。

（五）鉴别诊断

1. 葡萄胎　大多数孕妇有停经、腹痛及阴道流血史，妊娠呕吐出现早且严重，查体时子宫体积大于停经月份，变软，不能触及胎体，不能听到胎心，无胎动。血清 HCG 滴度通常高于相应孕周的正常妊娠值，B 超可以明确诊断。

2. 双胎妊娠　子宫大于相应孕周的正常单胎妊娠，查体可闻及两个胎心音，B 超可以明确诊断。

【治疗】

处理主要取决于胎儿有无畸形和孕妇自觉症状的严重程度。

（一）一般治疗及药物治疗

孕妇自觉症状严重且无法忍受应当治疗。

1. 放羊水　胎龄＜37周，应穿刺放羊水。B超定位或监测下，15～18号穿刺针，缓慢放羊水500ml/h，一次放羊水的量不超过1500ml，3～4周可重复。

2. 前列腺素合成酶抑制剂　吲哚美辛（消炎痛），用量2.2～2.4mg/kg。口服3次/d，1周为1个疗程，B超监测羊水，必要时可重复用药，不宜长期用药。

3. 病因治疗　积极治疗糖尿病等合并症。

（二）确诊胎儿畸形，处理原则为及时终止妊娠

1. 孕妇无压迫症状，一般情况好，可经腹羊膜腔穿刺放出适当的羊水后，注入雷夫诺尔50～100mg引产。

2. 人工破膜引产，采用高位破膜，缓慢放羊水，破膜后12～24h无宫缩，可用缩宫素、前列腺素引产。

（三）正常胎儿

根据胎龄及孕妇的症状决定处理意见。

1. 症状轻，可继续妊娠，卧床休息，低盐饮食，观察羊水的变化。

2. 妊娠已足月，可行人工破膜，终止妊娠。

（四）快速处理

当孕妇胸闷、憋气、不能平卧，自觉症状明显时，若未足月，可以适当地放羊水，以缓解症状，继续妊娠。若已足月，宜人工破膜，终止妊娠。

（薛艳）

第十二节　羊水过少

【概述】

羊水过少可发生在妊娠各期，但以妊娠晚期为常见。妊娠晚期羊水量＜300ml者，称羊水过少。随着B型超声的广泛应用，羊水过少的检出率增高，近年报告发病率为0.4%～4%。羊水过少约1/3有胎儿畸形。羊水过少容易发生胎儿窘迫及新生儿窒息，围生儿的发病率及病死率明显升高。若羊水量＜50ml，胎儿窘迫发生率达50%，围生儿病死率可达88%，是正常妊娠围生儿的13～47倍。羊水过少易发生产程异常。剖宫产率增加。所以近年来，羊水过少被人们高度重视。羊水过少病因不明，临床多见以下原因：

1. 胎儿畸形　以泌尿系畸形为主，先天性肾缺如、肾发育不全、尿道狭窄。

2. 胎盘功能异常　过期妊娠，胎儿生长受限，妊娠期高血压疾病。

3. 羊膜病变。

4. 母体因素 脱水、长时间服吲哚美辛。

很多临床实验证明，胎儿早期缺氧时血流重新分布，肾血流量明显减少，导致胎儿尿量减少。羊水过少可以看作是胎儿缺氧的早期表现，羊水过少还与母体的血容量有关。

【诊断】

（一）病史

孕妇是否有妊娠期高血压疾病、过期妊娠或服药史，于胎动时感腹痛。

（二）临床表现

孕妇于胎动时常感腹痛，检查发现腹围、宫高均较同期妊娠者小，子宫敏感性高，轻微刺激即可引起宫缩，临产后阵痛剧烈，宫缩多不协调，宫口扩张缓慢，产程延长。若羊水过少发生在妊娠早期，胎膜可与胎体粘连，造成胎儿畸形，甚至肢体短缺。若发生在妊娠中晚期，易引起肌肉骨骼畸形。还可致肺发育不全，易发生胎儿宫内窘迫与新生儿窒息，增加围生儿病死率。

（三）查体

宫高、腹围比同期正常妊娠小，子宫敏感性高，轻微刺激即可引起宫缩，臀先露多见。临产后阵痛剧烈，宫缩多不协调，宫口扩张缓慢，产程延长，部分孕妇可有胎心的变化。

（四）辅助检查

1. B型超声 妊娠24～40周，羊水最大暗区垂直深度测定法（AFV），最大羊水池≤2cm为羊水过少，≤1cm为严重羊水过少。羊水指数法（AFI）≤8cm为羊水过少的临界值，≤5cm作为诊断羊水过少的绝对值。除羊水池外，超声还可以发现胎儿的畸形，羊水和胎儿交界不清，胎儿肢体挤压卷曲，胎盘胎儿面与肢体明显接触等。

2. 羊水直接测量 破膜时羊水＜300ml即可诊断。该法最大的缺点是不能早期诊断。

3. 胎心连续监护，子宫收缩时，可出现晚期减速。

（五）诊断要点

根据孕妇胎动时感腹痛的症状及查体时宫高、腹围增长较慢的情况，初步判断是否有羊水过少。根据B超可以明确诊断。

（六）鉴别诊断

胎儿生长受限，孕妇体重不增或增长缓慢，查体时宫高、腹围均小于同期正常妊娠，但B型超声提示羊水指数正常，可与羊水过少鉴别。

【治疗】

（一）一般治疗及药物治疗

1. 终止妊娠 羊水过少是胎儿危险的重要信号。若妊娠已足月，应尽快行人工破膜，观察羊水的情况，若羊水少且黏稠，有严重的胎粪污染，同时出现其他胎儿窘迫的表现，估计短时间不能结束分娩，在除外胎儿畸形后，应选择剖宫产结束分娩，可明显降低围生儿病死率。

2. 保守期待 若妊娠未足月，且未发现有胎儿畸形，可行保守期待。妊娠＜37周，胎动、胎心正常，NST 反应型，可以继续观察，每 3~7d 复查 B 超及 NST，注意羊水量的变化。妊娠 37 周应考虑终止妊娠。

（二）快速处理

足月妊娠发生羊水过少，应尽快终止妊娠，若合并胎儿窘迫，排除胎儿明显畸形后，应立即剖宫产。

（薛艳）

第十一章 妊娠合并症

第一节 妊娠合并心脏病

【概述】

心脏病本身就是一种严重疾病，再加上妊娠的额外负担，使这类患者更具危险，因而心脏病合并妊娠一直是威胁母婴安全的重要原因之一。既往以风湿性心脏病最常见，近年来，由于对风湿热的彻底诊治，妊娠合并风湿性心脏病已退居第2位。同时由于对先天性心脏病诊治技术的提高，先心病女性存活并生存到生育期的机会大大提高，目前妊娠合并先心病已跃居首位，占35%～50%。妊高症心脏病、围生期心肌病、心肌炎、心律失常等也占一定比例，高血压性心脏病、甲亢性心脏病等少见。

【诊断】

（一）病史

1. 曾患心脏病，并经检查和治疗。

2. 询问有无心衰发作史，发作时有无诱因。

3. 了解孕期劳累后有无心悸、气急、紫绀及能否平卧。

4. 了解能否胜任家务劳动或工作。

5. 近2周服过洋地黄类制剂者，询问用法、剂量及停药情况。

（二）临床表现

1. 视诊 注意有无紫绀、呼吸困难、颈静脉怒张、浮肿、贫血。

2. 心肺听诊 注意心脏有无扩大，杂音部位、性质、程度、心率，心律；肺部有无啰音。

3. 腹部 有无腹水、肝肿大。

（三）辅助检查

1. 血常规 妊娠早、晚期及住院时各1次。

2. 胸部X线检查 妊娠期必要时摄片。

3. 心电图 常规检查。

4. 超声心动图检查。

5. 心脏 Holter 检查。

（四）心功能分类

以孕妇日常体力活动耐受为依据。

Ⅰ级：对一般体力活动不受限制，不产生任何不适。

Ⅱ级：对一般体力活动略受限制，休息时无不适，日常活动感疲劳、心悸、气急。

Ⅲ级：对一般体力活动明显受限制，休息时虽无不适，但稍事活动即感疲劳、心悸、气急或有早期心力衰竭现象。过去有心衰史者。

Ⅳ级：任何轻微活动即感到不适，休息时仍有心悸、气急，有明显心力衰竭现象。

（五）心力衰竭诊断

1. 早期表现

（1）轻微活动即有胸闷、气急和心悸。

（2）休息时心率 >100 次/min，呼吸 >20 次/min。

（3）夜间常因胸闷不能平卧，需坐起或到窗前呼吸新鲜空气才能缓解。

（4）肺底部有持续性少量粗啰音。

2. 心衰表现

（1）端坐呼吸或需两腿下垂于床边。

（2）气急、紫绀、咳嗽、咯血或血性泡沫痰。

（3）颈静脉怒张，肝肿大，肝颈静脉回流阳性。

（4）肺底部有持续性湿啰音。

【治疗】

（一）终止妊娠指征

有下列情况之一者，应终止妊娠。

1. 心功能Ⅲ级或Ⅲ级以上者。

2. 有心力衰竭史者。

3. 明显紫绀性先心和肺高压者。特别自右向左分流的先心，未经心脏矫正术者。

4. 心脏明显扩大，曾有脑栓塞而恢复不全者。

5. 房颤、严重主动脉瓣闭锁不全或风湿活动者。

（二）终止妊娠方法

妊娠 3 个月以内可做人工流产术，妊娠 5 个月以上者需慎重考虑，有心力衰竭者，必须在心衰控制后再行终止妊娠。

（三）妊娠期处理

产前检查，自妊娠 12 周后每 2 周 1 次，20 周起每周 1 次，严密观察心脏功能，应及早发现早期心衰及时处理，并注意以下情况。

1. 充分休息，限制体力活动，避免劳累和情绪波动。

2. 限制钠盐摄入，预防水肿。

3. 防治贫血、上呼吸道感染及便秘。

4. 预产期前 2 周入院待产。

5. 心脏功能Ⅲ～Ⅳ级者，立即住院治疗。

6. 如需输血宜多次少量，200ml/d。补液量限制在 500～1 000ml/24h，滴速 10～15

滴/min，或按病情酌情处理。

（四）待产及临产时处理

1. 待产时处理

（1）卧床休息，间断吸氧，进少盐饮食。

（2）测体温、脉搏及呼吸，每2小时一次。

（3）血、尿常规，EKG，必要时作血 Na^+、K^+、Cl^- 测定及血气分析。

（4）水肿明显者，可用呋噻米（速尿）20～40mg，静注或，肌注。

（5）适量镇静剂应用，如地西泮（安定）2.5mg，每日3次，口服。

（6）纠正贫血，少量多次缓慢输少浆血，滴速＜16/min 滴。

2. 临产时处理心功能Ⅰ～Ⅱ级可经阴道分娩

（1）第一产程处理：

①注意饮食摄入量，保证必要休息，适当使用哌替定（度冷丁）、异丙嗪（非那根）等，使患者安静；

②半卧位，吸氧，测体温、脉搏、呼吸及血压，每4小时/次，必要时每1～2小时1次；

③抗生素预防感染；

④心率＞120次/min，呼吸＞28次/min，可用西地兰0.2～0.4mg＋25%葡萄糖溶液20ml，缓慢静注。

（2）第二产程处理：缩短第二产程，防止产妇用力摒气，可行产钳助产。

（3）第三产程处理：

①预防产后出血，胎盘娩出后以按摩子宫为主，如出血较多，可，肌注或宫底注射催产素5～10U 或 $PGF_{2\alpha}$ 0.5ml，促使子宫收缩，防止产后出血；

②产后立即用哌替定50～75mg，肌注（肺心、紫绀者禁用），或地西泮10mg，肌注使产妇安静休息；

③腹部置沙袋，防止腹压突然下降、内脏血管充血而发生心衰；

④在产房观察4h，待病情稳定后送休养室。

（五）产褥期处理

1. 产后7d内尤其在24h内，要严密观察呼吸、脉搏，每4小时一次；心功能Ⅲ～Ⅳ级者，每2小时1次。严密注意心衰症状，最好采用心电监护仪监护心率、血压。

2. 产后24h内绝对卧床休息，以后继续休息，根据心功能情况，产后至少于2周后方可出院。

3. 抗生素宜用大剂量，主要为青霉素，以预防感染。

4. 心功能Ⅲ～Ⅳ级者，不宜哺乳。

（六）剖宫产问题

1. 心功能Ⅰ～Ⅱ级有产科指征、或曾行复杂心脏畸形矫正术，或心功能Ⅲ～Ⅳ级者，应行剖宫产分娩。

2. 取连续硬膜外麻醉，麻醉不宜过深。

3. 胎儿娩出后立即于腹部放置沙袋以维持腹压。

4. 输液量严加控制在 500ml 左右，并注意输液速度，及时适当应用强心苷类药物。

5. 术中和术后密切监护心率、血压和呼吸。

6. 术中禁用麦角新碱；催产素 5~10U 注宫肌，尽量不作静脉滴注；必要时可采用小量前列腺素 $F_{2\alpha}$ 宫，肌注射。

7. 尽量缩短手术时间。

（七）急性心衰处理

1. 半卧位吸氧。

2. 镇静剂　吗啡 8~10mg，肌注，或哌替定 50~70mg，肌注。

3. 洋地黄药物　对心瓣膜病、先心、高血压心脏病引起的充血性心脏病疗效较好。阵发性室上性心动过速和快速型心房颤动或搏动并发心衰时有明显效果，而高排型心衰、肺心病、活动性心肌炎、严重心肌劳损等疗效差。

4. 低排高阻性心衰　予以强心利尿，多采用快速洋地黄，如西地兰 0.2~0.4mg，于 25% 葡萄糖溶液缓慢静注，1~2h 后可再给 1 次，注意总量勿超过 0.8~1.0mg，因心衰者易发生洋地黄中毒。然后改为口服药维持，同时给快速利尿剂呋塞米 40mg 静注。对合并肺水肿者，更为需要。

5. 慢性心衰　地高辛 0.25mg，每日 1 次，6~7d，心率 <70 次/min，不用洋地黄。

【预后】

心脏病孕妇和胎儿预后的好坏与下列因素有关：

（一）心脏代偿功能

心脏病患者孕产期的临床过程与心脏代偿功能状态有密切关系。心功能Ⅰ、Ⅱ级者大多无并发症，死亡率极低；心功能Ⅲ、Ⅳ级者并发症增多，死亡率也升高。因此，必须注意心脏病孕妇的心脏功能状态，根据具体情况，制定具体医疗措施。产前检查频率应根据妊娠进展及心功能状态而不同，分别为 1 周到 1 个月。每次复诊均应仔细检查心功能情况，包括心率、心律及心电图与产科情况。胎儿生长发育情况则依据孕妇腹围、宫底高度及 B 超扫描进行估计。孕 34 周后，每 2 周行胎心心电监护 1 次，36 周后每周 1 次。

心功能状态可因生活与工作安排不好、精神紧张、发生其他合并症及孕产期处理不当等而发生变化，Ⅰ、Ⅱ级者可发展为Ⅲ、Ⅳ级，甚至死亡；反之，心功能Ⅲ、Ⅳ级者，如能与医务人员密切配合，严格遵照生活及医疗规定，精神愉快，常可顺利度过孕产期。

（二）孕妇年龄、胎次及心衰史

风心病为进行性，与年龄呈正比，年龄越大，心衰机会越多。因此，年龄是促使心衰的重要因素之一，年龄在 35 岁以上者发生心衰较多。

因多次妊娠心脏代偿功能渐趋恶化，容易发生心衰，但就其危险性，初产妇要大于经产妇，死亡率初产妇相对高于经产妇。有过心衰史者（不包括急性风湿病时发生的心衰），再次妊娠多半再发生心衰，且前一次提前和严重。心功能越坏，心衰及死亡机会越大。

先心病妇女能否妊娠取决于先心病的类型、有否进行过矫正手术及术后心功能分级。目前育龄妇女先心病未经手术治疗者多为轻度畸形或无法矫正的重度畸形，后者显然不宜妊娠，一旦妊娠宜建议进行疗病性人工流产。

（三）有无其他合并症或并发症

妊娠期合并其他疾病或出现并发症都可加重心脏负担，而促使心衰发生，造成心脏病孕产妇的严重危害。因此，在妊娠期应重视合并症及并发症的防治。主要的合并症和并发症有：

1. 贫血　动脉血含氧量减少，导致组织缺氧，组织内 CO_2、乳酸及其他酸性代谢物质积聚，引起血管扩张，血流量增加，心脏负担倍增，易诱发心衰。一般血红蛋白下降至 70g/L 时，有器质性病变的心脏将难以代偿。因此，在妊娠期应积极治疗贫血，对防止心脏病孕妇并发心衰有重要意义。

2. 感染　急性感染，尤其上呼吸道感染，常可引起支气管炎及肺炎，而后者是孕期严重心衰的最主要的促发因素。感染也可引起心瓣膜病患者并发细菌性心内膜炎，且常为致死原因。对心脏病孕妇，应特别强调无菌操作，严防感染的发生。有感染可疑时，应及早给予治疗。孕妇易发生泌尿道感染，对心脏病孕妇应做常规尿培养，以便及早发现无症状性细菌尿。

3. 心律不齐　凡有器质性心脏病存在，都有发生心律不齐的倾向，在妊娠期更易发生心房纤颤、心房扑动及阵发性心动过速，尤其二尖瓣狭窄孕妇易发生慢性心房纤颤，在临产期强烈的应激状态下，还可发生急性心房纤颤。由于心房活动的不协调，辅助心室充盈作用降低，心排出量下降，造成循环障碍，易致心衰形成，预后不良。

4. 子痫前期　心脏病孕妇有发生妊高症的倾向，发生率约为20%，即使轻度高血压或病理性水、钠潴留，为维持心排出量，必须加强心脏工作，以克服增加的后负荷，由于心脏负担加重，易诱发心衰。这类患者应及时住院，控制血压及体重增加。

5. 低血压　低血压可导致房、室间隔缺损或动脉导管未闭的先心病孕妇血液自右向左分流或自肺动脉向主动脉分流而加重心脏的负荷，故必须尽可能防止低血压的发生，一旦出现，则必须进行强有力的治疗，才能予以纠正。

（陆敏杰）

第二节　妊娠合并病毒性肝炎

【概述】

病毒性肝炎是严重危害人类健康的传染病，当前已明确的病原主要包括甲型（HAV）、乙型（HBV）、丙型（HCV）、丁型（HDV）及戊型（HEV）5 种病毒。以乙型肝炎为最常见，孕妇在妊娠任何时期均可被感染。孕妇肝炎的发生率约为非孕妇的6倍，而暴发性肝炎为非孕妇的66倍。据国外报道，发病率为0.025%~1.6%，急性病毒性肝炎可发生在妊娠各期，一般认为，妊娠中期合并肝炎的发病率比早孕时高，且病情亦较重，甚至造成母儿死亡，故妊娠合并病毒性肝炎是我国孕产妇主要发病和死亡原因之一，占孕产妇间接死因的第二位，仅次于妊娠合并心脏病。

【发病机制】

目前已明确乙肝病毒（HBV）对肝细胞的损伤主要是由免疫反应引起的。HBV感染机体后，侵入到肝细胞内，致使肝细胞膜的某些成分发生改变，激发机体对自身的肝细胞发生免疫反应。因此，肝细胞浆膜抗原成分可能是肝脏损伤反应的主要靶抗原。机体抗病毒的免疫应答反应在清除HBV的同时，可使肝细胞受损。

乙肝引起的机体免疫反应主要由T细胞介导，同时也有其他免疫活性细胞的协同作用。多数新生儿由于机体的免疫功能尚未成熟，不能与病毒抗原发生反应，处于耐受状态，便成为HBV携带者，其HBV的阴转率很低。如患者的免疫调节功能紊乱，机体不能产生充足的具有保护作用的抗体，病毒和引起肝细胞损伤的免疫反应持续存在，致使疾病迁延不愈，发展为慢性肝炎。如机体对受染肝细胞产生过强的免疫应答反应，引起大量肝细胞坏死，肝功能严重受损，乃发展成重症肝炎。在严重的肝损害病例中，可见病变累及没有被病毒侵犯的肝细胞，说明自身免疫反应在乙肝的发病机制中有重要意义。尽管目前还没有治疗乙肝的特效药，但已重视应用免疫调节治疗，促进患者免疫功能的恢复，减轻机体免疫反应所造成的肝细胞损伤，加强清除体内HBV的能力，提高乙肝的治愈率。

【诊断】

（一）病史

有与病毒性肝炎患者密切接触史，或有输血、注射血制品等病史。

（二）临床表现

出现不能用妊娠反应或其他原因解释的消化系统症状，如食欲减退、恶心、呕吐、腹胀、肝区痛及乏力等。部分患者有畏寒、发热、黄疸及皮肤一过性瘙痒。妊娠早、中期可触及肝肿大，肝区有触痛或叩击痛，妊娠晚期因子宫底升高，肝触诊较困难。

（三）诊断要点

妊娠期诊断病毒性肝炎比非孕期困难，尤其在妊娠晚期，因可伴有其他因素引起的肝功能异常，故不能单凭SGPT升高做出诊断，而应根据流行病学详细询问病史，结合临床症状、体征及实验室检查进行综合判断。

1. 妊娠合并重型肝炎的诊断要点

（1）黄疸迅速加深，血清胆红素>171μmol/L（10mg/dl以上）。

（2）肝进行性缩小，有肝臭气味。

（3）中毒性鼓肠，出现腹水，出现严重的消化道症状（食欲不振、频繁呕吐）。

（4）迅速出现精神、神经症状（嗜睡、烦躁不安、神志不清、昏迷），即肝性脑病表现。

（5）肝功能严重损害，凝血酶原时间延长，全身有出血倾向，酶－胆分离、白/球蛋白比例倒置。

（6）急性肾功能衰竭，即所谓肝－肾综合征。

2. 肝炎病毒抗原抗体系统的临床意义

（1）抗 HAV－IgM 阳性，提示 HAV 急性感染。

（2）抗 HAV－IgG 阳性，提示 HAV 感染后长期或终生存在。

（3）HBsAg 阳性，提示目前感染 HBV，见于乙型肝炎患者或有病毒携带者。

（4）抗 HBs 阳性，提示过去曾感染过 HBV。

（5）抗 HBc－IgM 阳性，提示患者体内乙型肝炎病毒正在进行复制、增殖，处于 HBV 期。

（6）HBeAg 阳性，提示大量乙型肝炎病毒存在于血液中，传染性较强，转为慢性肝炎者较多。

（7）抗 HBe 阳性，提示 HBV 感染恢复期，传染性较低。

（四）辅助检查

1. 血清病原学检测　如乙型肝炎病毒的两对半检查（即乙型肝炎表面抗原、乙型肝炎表面抗体、核心抗体、e 抗原及 e 抗体）及甲型肝炎、丙型肝炎病毒抗体的检查等。

2. 血清酶测定　血清酶的种类繁多，主要检查反映肝实质损害的酶类。

①丙氨酸氨基转移酶（ALT）：灵敏，应用广泛，虽然其特异性不强，但如能除外其他引起升高的因素，特别是当数值很高（大于正常值 10 倍以上），持续时间较长时，对肝炎的诊断价值很大；

②天门冬氨酸氨基转移酶（AST）：有两种，一种是位于细胞质的 ASTs，另一种是存在于肝细胞线粒体中的 ASTm，重症肝炎时以 ASTm 增加为主。由于 ASTm 的半衰期短于 ASTs，故恢复也较早，急性肝炎中 ASTm 持续升高时，病变为慢性可能。慢性肝炎中 ASTm 持续增多者，应考虑为慢性活动性肝炎；

③谷胱甘肽－s－转移酶（GsT）：在重症肝炎时升高最早，有助于早期诊断；

④果糖 1，6－二磷酸酶：是糖原合成酶之一，各型慢性肝炎血清含量明显升高。

3. 其他

（1）凝血酶原时间及其活动度：测定可用于判定重症肝炎，如注射维生素 K 后仍明显异常，常表示肝细胞组织严重受损，预后不良。

（2）胆固醇、胆固醇酯：明显降低，亦常提示预后不良。

（3）血氨：测定有助于肝性脑病的诊断。

凡急性发病，具有上述不同程度的肝炎症状、体征及化验检查的异常结果，又排除其他原因引起，则可确定诊断。

（五）鉴别诊断

1. 妊娠剧吐引起的肝损害　妊娠剧吐多见于第一胎孕妇，起初表现为一般早孕反应，但逐日加重，至停经 8 周左右发展为妊娠剧吐。由于反复呕吐和长期饥饿，引起失水、电解质紊乱和代谢性酸中毒，严重者脉搏增速，体温上升，血容量减少，甚至肝、肾功能受损，出现黄疸，血胆红素和转氨酶增高（SB < 68.4μmol/L，ALT 轻度升高），尿中出现酮体、蛋白和管型。但在补足水分，纠正酸碱失衡及电解质紊乱后，病情迅速好转，肝功能可完全复原。目前此症已少见，有时与无黄疸型肝炎可相互混淆，肝炎病毒抗原系统血清学标志可协助鉴别。

2. 妊高症引起的肝损害　妊高症时肝小动脉痉挛致肝脏供血障碍可引起肝损害，文献报道其发生率为 3% ~ 4.6%。此类患者在肝损前已有浮肿、高血压、蛋白尿和肾功能损害，血清中 ALT、AST、AKP、BIL 轻度或中度升高，胃肠道症状不明显，肝脏可轻度增大及压痛，也可出现腹水，但消化道症状不明显，一旦妊娠结束，可迅速恢复。HELLP 综合征是妊高症肝损害的一种严重并发症，表现为溶血、肝酶升高及血小板减少三大特征。临床典型表现为乏力、右上腹疼痛不适，近期出现黄疸、视力模糊，有时并发子痫抽搐，牙龈出血和右上腹严重疼痛，也有呕吐或上消化道出血或便血者。故凡是妊高症患者，均应常规检查血小板及肝功能，以助于早期诊断与治疗。注意：妊娠期肝炎常合并妊高症，所以在妊娠高血压综合征引起肝损害时，常规排除妊娠期肝炎的可能，反之亦然。

3. 妊娠肝内胆汁瘀积症（ICP）　又称特发性妊娠黄疸，发生率仅次于病毒性肝炎，占妊娠期黄疸的 1/5，由于肝小叶中央区毛细胆管内胆汁瘀积引起发病。临床主要表现是出现全身瘙痒，随后发生黄疸，产后迅速消退，再次妊娠复发。胎盘组织也有胆汁沉积，引起胎盘血流灌注不足，胎儿缺氧，围生儿死亡率增高。常有家族史或口服避孕药后发生上述症状的病史。患本病一般状况好，无肝炎症状，血清直接胆红素升高，但不超过 102.6μmol/L（6mg/dl），呈阻塞性黄疸表现。SGFT 正常或轻度升高，血清胆酸明显升高，且较症状出现早。

4. 妊娠急性脂肪肝　本病少见，发病率约 1/10 000，病因不明。母婴死亡率均高，约为 85%，多发生于妊娠 36 ~ 40 周，以初产妇及妊高症者居多。临床特点是病情急骤发展，剧烈呕吐、上腹部疼痛、黄疸迅速加深，可并发 DIC 和肝肾功能衰竭，虽有明显黄疸，但尿胆红素多为阴性，可能与急性脂肪肝为多系统损害、肾小球基底膜增厚、胆红素不能滤过有关。超声示强回声的"明亮肝"，灵敏度达 95%；CT 见大片密度减低区；在凝血酶原时间尚正常时作肝活检可确诊，肝小叶中心肝细胞急性脂肪变性与急性重症肝炎时肝细胞广泛性坏死截然不同。

5. 妊娠期药物性肝损害　孕妇因服药发生肝损害或（和）黄疸病例较非妊娠期多，可能与雌激素影响胆红素排泄有关。有应用损害肝细胞药物（氯丙嗪、巴比妥、三氯乙烯、红霉素、异烟肼、利福平等）史，无肝炎接触史，无肝炎典型症状。起病较重，主要表现为黄疸及 SGPT 升高，有时有皮疹、皮肤瘙痒，嗜酸粒细胞增高，停药后多可恢复。必须注意的是妊娠期使用四环素（日使用量 >2g）数日，可引起急性脂肪肝、肝肾功能衰竭，有时伴胰腺炎，严重消化道出血、休克、昏迷、死亡等。

【治疗】

（一）慢性肝炎

治疗原则是：首先明确和严格区分乙肝病毒携带者与乙肝患者。无症状的乙肝病毒携带者一般可不用治疗，只需随访复查、注意饮食起居、体育休闲。发病状态的乙肝患者，应根据病情、疾病所处的阶段进行治疗。用药宜少而精，尽量少样，非必须使用的药物坚决不用，如果盲目使用某些非特效药物，不但对肝脏无益，还会带来不利影响。

1. 注意休息及适当营养，宜低脂肪、低蛋白、高碳水化合物、清淡饮食，保证有足够的热量供应，但应避免体重增加过多，以免继发脂肪肝。

2. 护肝药物　给予大量维生素 B_1、B_6、C、K、葡萄糖及一些保护肝细胞药物，如：

（1）水飞蓟素（益肝灵、利肝隆）：它的抗肝细胞损伤的作用机制可能是保护肝细胞膜的稳定性，刺激肝蛋白质的合成，从而有利于肝细胞的修复和再生。它的毒性很低，对消化道症状如食欲不振、厌油腻以及神经系统症状如失眠多梦等有一定改善效果；对血清转氨酶、胆红素及血清蛋白电泳图谱也有改善作用。用法：2 片（70mg）/次，3 次/d。疗程 1 个月，甚至 1 年以上。

（2）齐墩果酸：可减轻肝细胞坏死及炎性反应，明显降低升高的转氨酶的血清浓度，促进肝细胞再生，因而在治疗慢迁肝时，对其症状、体征和肝功能均有明显的改善作用，此外尚有纠正蛋白代谢障碍的作用。口服 50mg，4 次/d。

（3）ALT、AST 增高者可应用山豆根注射液（肝炎灵注射液），2ml（含总生物碱35mg），1 或 2 次/d，肌注，因其对肝细胞有明显的修复作用，降酶效果迅速，一般在 2～4 周转氨酶即可恢复正常，对 HBsAg、HBeAg 亦有一定的转阴作用。

（4）微量元素的补充：由于慢性肝炎的肝脏对微量元素的调节和代谢发生明显异常，患者常有铁、锌、镁、维生素 A 含量缺乏，可给予口服施尔康等。上述几种营养素在动物肝脏、蛋类中含量都很丰富。乳类、绿叶蔬菜含镁、维生素 A 丰富，牡蛎、黄豆等含锌丰富。此外，患者还要注意少食多餐，细嚼慢咽，饭前不要喝水太多，但可吃点水果，以去除嘴里的异味。

（5）中药治疗：如仅有单项转氨酶偏高（正常值的 1 倍或数倍左右），且无临床症状者只能说明肝细胞质膜对酶的通透性有所改变，不能作为肝细胞炎症、坏死的证据，可认为是处于潜在性感染状态，可仅给予具有确切疗效的中药五味子和三七等制剂进行治疗即可。

3. 抗病毒治疗　首先要强调：慢性乙肝患者是否需要抗病毒治疗，必须要明确 HBV 是否在体内仍在活跃地进行复制。即患者的乙肝病毒标志物"两对半"结果为：大三阳（HBsAg、HBeAg、抗-HBc 均阳性）、HBV-DNA 为阳性；或小三阳（HBsAg、抗-HBc、抗-HBe 三者阳性）且 HBV-DNA 亦为阳性者，这两种情况说明 HBV 呈复制状态，宜给予抗病毒治疗。但是在目前对慢性肝炎尚无满意的治疗方法的情况下，应采用抗病毒与免疫调节、改善肝功能等综合治疗方法。

其次还要了解，我国目前所有临床应用的抗病毒药物，只能抑制病毒复制，而HBV还能持久存在，不能被人体的免疫功能和治疗药物清除，无法达到根治目的。因此，抗HBV治疗结果只能抑制病毒复制而使复制指标阴转（HBeAg及HBV-DNA转阴），任何治疗措施无法使HBsAg阴转。即HBsAg携带者不需要进行抗病毒治疗，这时应用抗病毒治疗不但没有疗效，而且反而有害，只需随访复查，注意饮食起居，体育锻炼及很好休息。抗病毒治疗效果，在一般情况下，转氨酶异常、病毒定量少者其疗效要好于肝功能正常、病毒定量高者。

临床应用抗病毒治疗的指征是：HBeAg阳性、HBV-DNA阳性、ALT高于正常、胆红素低于50μmol/L的慢性肝炎患者。常用的抗HBV的药物有：

（1）拉米呋啶（贺普丁）：它是新一代核苷类抗病毒药物（口服剂为2'3'-双脱氧核苷酸），系核苷逆转录酶抑制剂，可抑制机体内乙肝病毒的复制和终止甚至逆转与乙肝病毒有关的肝脏的损害，口服，100mg/d，可使52%乙肝病例组织学明显改善，患者的健康状况得到根本改善，但合并丙肝、丁肝感染者拉米呋啶疗效不佳。妊娠、哺乳妇女则属于禁用之列。

（2）病毒唑（利巴韦林、三氮唑核苷）：是一种广谱抗病毒药，对很多病毒均有较强的抑制作用。最重要的是几乎所有种类动物试验均证明它有致畸作用甚至导致胚胎死亡，且在体内停留时间长，孕前亦须禁服，是公认的孕前、孕期禁用的药物。

（3）单磷酸阿糖腺苷（Vira-A）：是近年全国著名肝炎专家一致推荐的治疗慢性乙肝的抗HBV药物，它是一种广谱的抗病毒药物，可抑制多聚酶的活性，也可影响病毒DNA编码而抑制病毒复制。但对孕妇不适用。

（4）苦参素注射液（博尔泰力）：是从野生植物苦豆子中提取出来的，有效成分为氧化苦参碱，系我国自主开发的治疗慢性乙肝新药。具有明确的抗乙肝病毒及抗纤维化的双重作用，即有抑制乙肝病毒复制、减轻肝脏炎症活动度和阻断肝内胶原合成及抗纤维作用。初步临床试验，对用药3个月后的乙肝患者HBeAg和HBV-DNA阴转率分别为44.4%和45.3%，并可消除黄疸、改善肝功及较显著地降低血清转氨酶的作用，尚未发现明显的不良反应。目前正在进一步临床验证。

4. 免疫调节剂　肝细胞内的HBV能否清除主要取决于机体的免疫清除能力，因此在应用拉米呋啶治疗的同时，可联合应用免疫调节剂，增强机体的免疫清除功能。

（1）左旋咪唑：具有非特异性提高机体细胞免疫功能，并促进脾脏抗体形成的作用，使抗体含量上升，从而使机体免疫功能正常化。左旋咪唑涂布剂就是一种新剂型的非特异性免疫调节剂，成人每周涂药3次、每次用药液5ml，涂双腿及双臂内侧皮肤表面，药液面积越大越利于吸收，浴后涂药，24h内局部用药处不能擦洗。已证实，左旋咪唑涂布剂与拉米呋啶联合应用在恢复患者免疫功能的同时还有可能减少病毒的变异和耐药的发生。目前常与常规保肝药联合应用，以治疗转氨酶轻、中度异常、无黄胆型、水平传播受染、发现慢性肝炎时间较短等患者。也有与HBIg合用于孕妇以阻断宫内感染。

（2）免疫核糖核酸：抗乙肝免疫 RNA 注射液 4mg，肌注，1 次/d，1 个月后改 1 次/2d，3 个月为 1 疗程。它能使未致敏的淋巴细胞转变为免疫活性细胞，并具有促进巨噬细胞吞噬病毒的功能。

（3）胸腺肽：是从小牛胸腺中提取的多种多肽的混合物，具有使 T-淋巴细胞分化、增殖、提高细胞免疫功能，激活 NK 细胞活性及促进与免疫功能相关的细胞因子白介素-2、干扰素等的产生。用法：2～10mg，1 次/1～2d，肌肉注射。一般无明显不良反应，少数有发热、皮疹。

（4）干扰素：在国际上，干扰素是被公认治疗慢性肝炎的有效药物，但使用干扰素有一定的适应症，即治疗前 ALT 高值（超过正常值 1.5～4.5 倍），肝脏病变有活动，血清胆红素（BIL）低水平，HBV-DNA 低水平，并且是水平感染者。如血清 ALT≤80，用干扰素治疗均无疗效。剂量：500 万 U，3 次/周，用 16 周。一疗程在适应症合适的前提下，约 40% 患者的主要肝炎病毒指标可转阴，但其复发率为 20%～40%，需再重复治疗。如果是母婴、父婴垂直传播者，无症状，仅为乙肝病毒传播者，中、晚期肝硬化患者，高黄疸患者，伴有自身免疫病变者则不适于使用干扰素，若勉强使用，不仅疗效甚微，而且会产生不良反应。我国 60%～80% 的乙肝患者属于垂直传播，这一特点，决定了我国大多数患者不适用干扰素。如在治疗后 2 个月里定期观察 ALT、HBeAg、HBV-DNA 的定量变化情况，如 ALT、HBeAg、HBV-DNA 的定量数值变化不大，完成疗程也难以奏效，应改用其他方法。

临床研究表明，干扰素联合其他药物可明显提高疗效，如与阿糖腺苷、无环鸟苷或中药小柴胡汤、桂枝茯苓丸联合使用效果会更好。可是对丙肝，干扰素则被公认是目前唯一有效的治疗药物，可清除体内的丙肝病毒及抑制其复制，血清 ALT 可恢复正常，并可防止 1/3 急性丙肝向慢性化发展。

5. 中药治疗　应用具有疏肝解郁、活血化瘀、清热利湿的中药方剂可以获得缓解症状、降低转氨酶、减轻肝细胞损害为主的保肝功效，主要有茵陈蒿汤，以清热利湿、消退黄疸，丹栀逍遥散以疏肝健脾，桃红四物汤，以疏肝利气、活血化瘀。其它如中药女贞子、丝瓜络、夏枯草、败酱草等的主要成分都含有齐墩果酸，对肝细胞变性坏死有治疗作用，可明显降低血清转氨酶的浓度，且毒性小，可广泛用于治疗肝炎。

（二）急性重症肝炎

1. 一般处理　绝对卧床，持续给氧，低脂肪、低蛋白（每日低于 0.5g/kg）、高糖流质或半流质饮食，昏迷者禁蛋白，鼻饲及留置尿管。

2. 护肝治疗

（1）维生素 C 3g、维生素 K_1 40mg 加入 5%～10% 葡萄糖液，静滴，1 次/d。

（2）ALT 较高者可用 10% 门冬酸钾镁 40ml 加入 10% 葡萄糖液 250ml，静脉缓滴，1 次/d，可促进肝细胞再生、黄疸消退、降低高胆红素血症。

（3）或应用胰高糖素/胰岛素疗法：胰高糖素 1～2mg、胰岛素 10U 加入 10% 葡萄糖液500ml，静滴，2周为一疗程，有防止肝细胞坏死和促进肝细胞新生作用。

3. 防治肝昏迷

（1）减少肠道内氨等毒性产物：限制蛋白饮食，可用生理盐水或偏酸液体高位、低压灌肠，使肠道 pH 在 5～6 以下，以利血氨逸入肠腔，形成胺盐而排出体外。

（2）降血氨：降血氨常用：

①乙酰谷氨酰胺 0.6g 加入葡萄糖液内静滴，1 次/d；

②选用谷氨酸钾 23～46g 加入葡萄糖液静滴；

③门冬氨酸钾镁能促进氨和二氧化碳代谢，并补充钾、镁离子，有利于恢复肝细胞功能，20ml 加 10% 葡萄糖液 250ml 静滴，2 次/d。但肾功能不全或高血钾者禁用。

（3）氨基酸治疗：

①支链氨基酸 3H 注射液 250～500ml，缓慢静滴，1 次/d，以调节体内氨基酸失衡状态，促使昏迷苏醒，有利肝病恢复，并为机体提供能源，促进蛋白合成；

②亦可应用六合氨基酸注射液（肝醒灵注射液）250～500ml 与等量 10% 葡萄糖液稀释后，缓慢静滴，1 次/d。该注射液 6 种氨基酸中，有 3 种支链氨基酸，可调节肝病患者氨基酸代谢紊乱及支链与芳香氨基酸比例失调引起的假性神经递质所致的肝性脑病。

（4）高压氧：近年，有推荐应用高压氧 20 个大气压治疗肝昏迷者，有助于消退肝性脑病的症状。

4. 重症肝炎急救处理

（1）在上述护肝基础上，输新鲜血 600～800ml，增加凝血因子；输入体白蛋白或血浆以防治肝细胞坏死和降低脑水肿发生。

（2）无论有无感染征象均给予对肝肾功能影响小的广谱抗生素，如氨苄西林 6～8g/d。

（3）DIC 并发症常在无产兆或分娩 24h 后发生，应在严密监护下使用小剂量肝素，首次剂量为 25mg，静滴 30～60min，同时输新鲜血，然后根据病情调整用量。如已临产或分娩结束 24h 之内发生者，不宜使用肝素，以免引起致命出血，需按以输新鲜血液为主的补充疗法进行抢救。一旦出现急性肾衰，需及时给予血液透析。

（三）产科处理

加强对母胎的监护和营养，一般轻症不必终止妊娠，特别是已属中期妊娠者。若孕妇病情恶化，估计不能承担妊娠，应积极终止妊娠，终止方式依母胎情况而定。妊娠合并重症肝炎经积极支持疗法急救处理 24h 后，尽快结束分娩。除宫颈成熟、胎儿较小、估计产程进展顺利者外，均宜果断采取局麻或硬膜外麻醉（有出血倾向者禁忌），行剖宫产术。胎儿娩出后立即应用宫缩剂防止产后出血。注意留脐带血做肝功和 HBV 标志物测定。术后仍应加强支持疗法，尤其是补充人体白蛋白，既有利于防止肝细胞坏死，又有益于伤口愈合。并继续应用广谱抗生素抗感染。

阴道分娩者，宜在分娩前数日，肌注维生素 K 每日 20～40mg。临产开始即备好新鲜血，做好抢救休克和新生儿窒息的准备。产程中要注意防止滞产，尽量缩短第 2 产程，产程过长可导致肝损害加剧，致 DIC 及肝肾综合征出现。

（陆敏杰）

第三节　妊娠合并糖尿病

【概述】

糖尿病（DM）是一种多基因遗传疾病，合并内分泌代谢紊乱且有家族遗传倾向。其特征是糖类、脂肪、酮体及蛋白质代谢的异常。这些异常系由胰岛素（INS）分泌异常或功能不全和（或）组织对抗 INS 所致，这一相对与绝对 INS 不足或所致空腹及餐后呈现高血糖、高脂肪及高氨基酸血症，在妊娠期间将会进一步加剧并致孕妇和胎儿各类并发症产生。近年来，妊娠合并糖尿病的发生率呈增高趋势，为 1.0% ~ 13.8%。虽据估计，孕妇有 0.2% ~ 0.3% 的孕前已患 DM。故多数研究已集中于妊娠期糖尿病（GDM）及妊娠合并胰岛素依赖性糖尿病（IDDM）的代谢改变。妊娠合并糖尿病属高危妊娠，对母儿均有较大危害。自胰岛素应用于临床以来，糖尿病孕产妇及其围生儿死亡率均显著下降。孕妇糖尿病的临床过程较复杂，至今母婴死亡率仍较高，必须引起重视。

（一）糖尿病对孕产妇的影响

近年来，经过努力妊娠合并糖尿病孕产妇病死率明显降低，已接近非糖尿病孕产妇病死率，但糖尿病孕产妇的并发症仍较高。

1. 流产和早产　自然流产主要多见于漏诊糖尿病或显性糖尿病且病情严重，妊娠前未将血糖控制在正常情况下，同时孕早期血糖过高常使胚胎发育受累，最终导致胚胎死亡而流产。自然流产的发生多与受孕前后血糖水平相关，而与流产时血糖水平关系不大。Rosenn 曾指出，早孕期糖化血红蛋白（HbAlc）>8% 或平均空腹血糖 >6.6 mmol/L 自然流产率增加。如果孕前开始血糖控制则自然流产可显著减少，所以糖尿病患者在血糖控制后妊娠流产率将有明显降低。

妊娠合并糖尿病的早产率明显高于非糖尿病孕产妇，其中羊水过多是主要原因之一，同时大部分早产为医源性所致，如并发妊娠高血压综合征、宫内缺氧以及其他严重合并症时需终止妊娠者。

2. 妊娠高血压综合征　糖尿病患者多有小血管内皮细胞增厚及管腔变窄，易并发妊娠高血压综合征，其发病率较非糖尿病孕妇高 4 ~ 8 倍。子痫、胎盘早剥、脑血管意外发生率也增高。合并妊娠高血压综合征的发病率的高低与糖尿病分级密切相关。尤其是在伴发肾血管病变时，妊娠高血压综合征的发病率可高达 50% 以上，这主要与孕期血糖水平有关。糖尿病孕产妇一旦合并妊娠高血压综合征，其孕产妇和围生儿的预后较差。

3. 感染　糖尿病时，白细胞有多种功能缺陷，趋化性、吞噬作用、杀菌作用均显著降低。

糖尿病孕妇极易在妊娠期及分娩期发生泌尿生殖系统感染，尤其是孕期无症状菌尿发病率升高，文献报道为 18.2%。无症状菌尿若不能得到及时治疗，一部分可发展为肾盂肾炎。妊娠期肾盂肾炎的发病率为非糖尿病孕产妇的 5 倍。Piper 研究证明，妊娠合并糖尿病并不改变 B 族链球菌围生期感染率。因此，对妊娠糖尿病孕妇在 B 族链球菌的筛查及预防方面应给予非糖尿病的孕妇相同处理。糖尿病患者一旦并发感染极易导致胰岛素抵抗，迅速引起酮症酸中毒，对母儿产生影响，故妊娠合并糖尿病时应积极的预防感染。

4. 羊水过多　羊水过多发病率较非糖尿病孕妇增加 10 倍，原因不明，可能与羊水中含糖量过高，刺激羊膜分泌增加有关。羊水过多使胎膜早破及早产发病率增高，孕期严格控制血糖，可能会减少羊水过多的发生率。

5. 手术产和产伤　由于妊娠合并糖尿病巨大胎儿的发生率增加而导致头盆不称增加。易致胎儿性难产及软产道损伤。由于巨大胎儿或某些胎儿紧急情况，手术产率较高。由于胰岛素缺乏，葡萄糖利用不足，能量不够，使子宫收缩乏力，常发生产程延长及产后出血。

6. 酮症酸中毒　酮症酸中毒是妊娠合并糖尿病的一种最严重合并症。当代谢紊乱发展到脂肪分解加速，血清酮体积聚超过正常水平时称酮血症。酮酸积聚而引发代谢性酸中毒时称酮症酸中毒，加之孕产妇体内代谢变化的特点使糖尿病孕产妇更易并发酮症酸中毒。酮症酸中毒可因脱水导致低血容量、酸中毒及电解质紊乱，严重者可诱导昏迷甚至死亡，是孕产妇死亡的主要原因之一。并可对胎儿产生严重影响，故应积极防治，早期诊断处理可减少对母儿的危害。

（二）糖尿病对胎儿及新生儿的影响

1. 巨大胎儿　妊娠合并糖尿病巨大胎儿的发生率明显增高，可达 25%～40%。由于孕妇血糖高，通过胎盘转运，而胰岛素不能通过胎盘，使胎儿长期处于高血糖状态，刺激胎儿胰岛 B 细胞增生，产生大量胰岛素，活化氨基酸转移系统，促进蛋白、脂肪合成和抑制脂肪分解作用，使胎儿巨大。最常见为显性糖尿病无血管病变以及妊娠期糖尿患者。糖尿病合并超体重者的巨大胎儿也明显增多。而当糖尿病并发肾脏以及视网膜病变者则很少有巨大胎儿发生，但常并发胎儿宫内生长迟缓（IUGR）。巨大胎儿与妊娠中、晚期血糖水平呈正相关。羊水中胰岛素质量浓度比羊水中葡萄糖质量浓度对预测巨大胎儿是更为敏感的指标。如果在妊娠 32～36 周前将血糖控制在正常范围，可使巨大胎儿发生率下降。

2. 胎儿畸形　妊娠合并显性糖尿病时胎儿畸形发生率明显升高，胎儿严重畸形约为正常妊娠的 7～10 倍，尤以中心血管及神经系统畸形最常见，且对胎儿的影响最为严重，发生机制不清，可能与早孕时的高血糖有关，也可能与治疗糖尿病药物有关。一般显性糖尿病在孕前将血糖控制正常后妊娠，维持早孕期血糖在正常范围，先天畸形率明显下降。

3. 围生儿病死率　妊娠合并糖尿病造成围生儿死亡的主要原因，是孕产妇高血糖本身可降低胎盘对胎儿血氧供给，并且胎儿高血糖及高胰岛素血症使机体耗氧量增多，导致胎儿宫内缺氧，严重时发生胎死宫内。有学者报道，控制血糖可明显降低围生儿病死率及新生儿病率。另外，糖尿病患者胎儿延迟发育成熟，新生儿呼吸窘迫综合征（RDS）增加也是导致围生儿死亡的原因之一，但孕妇血糖控制在正常范围内胎死宫内的发生率可降低至正常妊娠水平。新生儿畸形仍是目前造成显性糖尿病患者围生儿死亡的主要原因之一。

4. 新生儿合并症　妊娠合并糖尿病的新生儿可因胎儿高胰岛素血症的存在而出现一系列的合并症，即使是正常新生儿也应按早产儿处理。胎儿高胰岛素血症可以促进胎儿红细胞摄取氨基酸，加快组织蛋白合成而降低脂肪分解，使脂肪及糖原在胎儿各组织中沉积增加，导致巨大胎儿形成。在胎儿机体代谢增加的同时，机体耗氧量加大，常致胎儿宫内慢性缺氧、酸中毒。若糖尿病再伴有血管病变或合并妊娠高血压综合征、酮症酸中毒时，可进一步加重胎儿宫内缺氧、酸中毒。另外，胎儿慢性缺氧后可导致新生儿红细胞增多症的发生，同时高胰岛素血症具有拮抗糖皮质激素在孕期促进胎肺Ⅱ型细胞表面活性物质合成及诱导释放的作用，使胎肺表面活性物质产生分泌减少，导致胎儿肺成熟延迟，故新生儿呼吸窘迫综合征发生增加。此外，新生儿在脱离母体高血糖环境后，由于胎儿高胰岛素血症存在，若不及时补充糖，则易发生新生儿低血糖，严重时危及新生儿生命。所以，妊娠合并糖尿病时，新生儿合并症极常见，而且均与胎儿高胰岛素血症有关，故积极控制孕产妇高血糖，减少胎儿发生高胰岛素血症，对降低围生儿病率有密切关系。孕期血糖控制在正常范围可以明显降低新生儿一系列并发症，防止巨大胎儿出现。

【诊断】

糖尿病合并妊娠者，妊娠前糖尿病已确诊，所以孕期比较容易诊断。GDM 孕妇通常无明显自觉症状，大多数空腹血糖也正常。因此，孕期仅依靠常规空腹血糖检查容易造成GDM 漏诊而延误治疗。第三届国际 GDM 会议和美国糖尿病学会建议所有非糖尿病孕妇做50 g 葡萄糖负荷试验（简称 50 g 糖筛查），异常者再行葡萄糖耐量试验（OGTT），以便及时做出 GDM 的诊断。

（一）GDM 的筛查

GDM 筛查时间、办法及标准尚未完全统一。目前最常采用的筛查方法为 50 g 葡萄糖负荷试验，该方法是由 Sullivan O 于 1964 年提出，起初主要是对有糖尿病高危因素孕妇进行上述检查，经过临床实践观察发现仅对有糖尿病高危因素人群进行筛查，GDM 漏诊率高达 37% ~50%，国内外多数学者主张，对所有非糖尿病孕妇进行 50 g 糖筛查。糖尿病高危因素如下：糖尿病家族史、反复孕期糖尿阳性；年龄 >30 岁；肥胖；反复患霉菌性阴道炎；巨大胎儿分娩史；无原因反复自然流产史；死胎、死产及足月新生儿 RDS 分娩史；胎儿畸形史；本次妊娠胎儿偏大或羊水过多等。近年来一些学者研究表明，孕妇年龄在 20岁以下，无上述任何糖尿病高危因素存在时，发生 GDM 的可能性极小，可不行孕期糖尿病的筛查。1998 年第四届国际妊娠期糖尿病会议采纳了上述建议。

1. 50 g 糖筛查试验时间　由于孕期内分泌的变化所导致的机体胰岛素抵抗状态和糖代谢紊乱在中孕晚期或晚孕早期呈现出明显变化，孕 32 ~34 周达高峰，所以孕期常规 GDM筛查时间定为妊娠 24 ~28 周，此阶段血糖筛查异常，及时做出 GDM 的诊断有利于临床及早处理。如果该次筛查正常但又有糖尿病高危因素存在，应该在妊娠32～34周再复查。对具有多饮、多食、多尿者以及早孕期空腹尿糖反复阳性等糖尿病高危因素者，应在首次孕期检查时进行血糖筛查，以便及早诊断出孕前漏诊的糖尿病患者。

2. 糖筛查试验的方法　随机口服50 g葡萄糖（将50 g葡萄糖溶于200 ml水中，一次服下），服糖后1 h取静脉血查血糖。血糖值≥7.8 mmol/L为异常，应进一步行75 g葡萄糖耐量试验（OGTF）。Coustan等报道，以7.8 mmol/L作为异常，该筛查方法敏感度为90%，漏诊率仅为10%，如果将异常值的标准降至7.2 mmol/L，敏感性达100%，但特异性较差，需要行OGTT的孕妇由14%增加至23%。国内有学者对1 257例孕妇进行50 g葡萄糖负荷试验结果表明，血糖值在7.20～7.79 mmol/L之间者，应结合有无GDM高危因素考虑是否需做OGTT。尽管国外学者推荐，糖筛查当进食后和空腹均可，为避免早餐和50 g葡萄糖同时服用而影响筛查结果，目前以空腹状态下服用50 g葡萄糖较多，或者早餐仅含少量糖类。总之，对所有非糖尿病孕妇应用50 g葡萄糖负荷试验作为筛选GDM的方法，具有简单易行、敏感性及特异性高等优点，值得推广。

50 g葡萄糖负荷试验血糖≥11.1 mmol/L的孕妇，患有GDM的可能性极大。这部分孕妇应首先检查空腹血糖，空腹血糖正常者再行OGTT。空腹血糖异常者，不应再做OGTT。

（二）葡萄糖耐量试验

1. 葡萄糖耐量试验方法　糖筛查异常但血糖＜11.2 mmol/L的孕妇或者糖筛查血糖≥11.2 mmol/L，而空腹血糖正常者应尽早做OGTT，以便及早确诊GDM。OGTT前3 d正常饮食，每日糖类在150～200 g以上，禁食8～14 h后查空腹血糖，然后服75 g或者100 g葡萄糖（将葡萄糖溶于400 ml水中，5 min内服完），自开始服糖水计时1、2、3 h分别采取静脉血，查血浆葡萄糖值。如长时间应用肾上腺素受体兴奋剂对血糖有一定影响，所以在做血糖筛查及OGTT之前应停药。

OGTT采用的葡萄糖负荷量及诊断标准国际上不太统一。美国多采用100 g葡萄糖作为负荷量但胃肠反应较重，多数人口服后会出现呕吐现象。国内研究表明，非孕期100 g与75 g葡萄糖负荷量下的血浆葡萄糖水平无明显差别。为减轻胃肠道对大量糖负荷的不适反应，保证糖的全部摄入和吸收，目前国内大多数医院采用75 g葡萄糖耐量试验。

2. OGTT诊断标准　世界各国采用的OGTT诊断标准不统一，包括美国国家糖尿病资料小组的标准（空腹及服糖后1、2、3 h血糖分别为5.8、10.6、8.5、7.8 mmol/L）。通过对按NDDG及Carpenter and Coustan 2种诊断标准分别诊断出的GDM患者进行产后长期随访，发现后者标准虽低，但2个标准诊断出的GDM人群将来发生显性糖尿病的几率相近，认为该标准具有一定诊断价值。第四届国际GDM会议推荐采用此标准代替常用的NDDG标准，目前尚存在一些争议。欧洲国家多采用WHO制定的非孕期糖尿病标准，空腹和服用75 g葡萄糖后2 h血糖分别为7.0、11.2 mmol/L。

【治疗】

（一）孕早期

对伴有高血压、心电图示冠状动脉硬化、肾功能减退或有增生性视网膜病变者，则应考虑终止妊娠，并落实绝育措施为妥。

（二）妊娠中、晚期

1. 孕期高危门诊　对允许继续妊娠的糖尿病患者应在高危门诊检查与随访。孕 28 周前，每月检查 1 次，孕 28 周后，每 2 周检查 1 次，必要时应与内分泌科医师共同处理与随访孕妇。门诊检查中每次均应做尿糖、尿酮体、尿蛋白以及血压与体重的测定，尤应注意尿酮体的测定。正常人脂肪代谢处于动态转化过程和平衡状态中，当摄入的脂肪于肠道消化吸收后经血循环、淋巴、肝脏及脂肪组织，又经 β 氧化分解为乙酰辅酶 A，大部分与糖代谢中形成的草酰乙酸结合，经三羧酸循环氧化为能量及 CO_2 和 H_2O；部分贮存为脂肪；部分经肝脏转化为酮体经血循环转运至肌肉尤其是心肌和肾脏等组织而氧化。故正常人血循环中仅有微量酮体，但随时被氧化而不积聚为酮血症，更无酮症酸中毒与酮尿（除非于饥饿等情况下）。糖尿病严重而又未经适当控制时，脂肪代谢紊乱，其中间分解产物未能充分氧化而转化为大量酮体。当酮体生成过多过速，氧化利用减慢（由于胰岛素不足）时则聚而为酮血症和酮尿。而酮体能透入胎盘，影响胎儿的神经系统发育，同时也说明糖尿病病情严重，而需住院治疗。

2. 高危病房　糖尿病孕妇一般在孕 34～36 周住院，病情严重者更应提前住院治疗。

3. 饮食控制　饮食控制是糖尿病治疗基础，每日热量为 150 kJ/kg，其中糖类 40%～50%，每日约 250 g，蛋白质 12%～20%，每千克体重 0.5～2.0 g。脂肪 30%～35%，并应补充维生素、钙及铁剂，适当限制食盐的摄入量。

为了避免空腹时加速饥饿的状态，应尽可能使血糖水平保持相对稳定，最好全天食物分为 4～6 次进餐，晚上临睡前必须进食 1 次，以避免午夜或清晨时出现低血糖。如经饮食控制后血糖能维持在满意水平，每次正餐前的血浆葡萄糖水平为 5.6 mmol/L（100 mg/dl），最多不超过 6.7 mmol/L（120 mg/dl）；餐后水平为 7.2 mmol/L（130 mg/dl），最多不超过 9.6 mmoL/L（170 mg/dl），若控制饮食能达到上述血糖水平而孕妇又无饥饿感为理想，否则需增加药物治疗。

4. 药物治疗　不用磺脲类降糖药，因其能通过胎盘，引起胎儿胰岛素分泌过多，导致胎儿低血糖死亡或引起畸形。通常应用胰岛素，剂量应根据血糖值确定。血糖控制标准：0 点和三餐前血糖值 ≤5.6 mmol/L（100 mg/dl），三餐后 1h≤7.8 mmol/L（140 mg/dl）、餐后 2 h≤6.7 mmol/L（120 mg/dl）。应用胰岛素治疗应注意防止低血糖或酮症酸中毒。一般孕期胰岛素的需要量约为非孕时的 1 倍，但个体差异很大，因此每个人恰当的剂量须通过实践摸索。初次剂量可根据血糖水平试用，如血糖在 8.3～13.8 mmol/L（150～250 mg/dl）之间，每次可用正规胰岛素 4～10 U；血糖在 13.8 mmol/L 以上，每次可用 10～20 U。餐前半小时注射，每日 3～4 次，以后视餐前尿糖反应增减。

调节剂量时要注意防止发生低血糖或酮症酸中毒。

关于酮症酸中毒，过去用大剂量胰岛素间歇治疗，取得了肯定的疗效，但有迟发性低血糖、低血钾、渗透压失衡继发脑水肿、脑疝等危险。现多采用小剂量治疗法，首次剂量按 0.1 U/（kg·h）静脉滴注，直到酸中毒纠正（血 pH ＞7.34，尿酮转阴），然后改为皮下注射治疗。若小剂量治疗 2 h 血糖无改变，则增大剂量治疗。

（三）晚期妊娠时对胎儿的监护

妊娠晚期仔细估计胎儿健康情况，可以预防胎死宫内，以下方法可参考使用：

①定期监测胎动次数，每次 1 h，如果少于 3 次，提示胎儿宫内缺氧；

②每周测定尿雌三醇 1 次，如果雌三醇值 ＜10 mg/24 h，提示胎儿—胎盘单位功能不良；

③每周进行 1 次无负荷试验，方法简便易行，有参考价值；

④B 型超声波测量胎儿双顶径以估计胎儿成熟度；

⑤有条件时可测定血清胎盘催乳素，每周 1 次。妊娠 35 周以后不应 ＜6μg/ml；

⑥在临产过程中可用腹壁外电子监护仪进行监护，如有迟发性胎心减慢，提示胎儿缺氧。

根据上述各项检查，对胎儿情况有所估计，以便决定选择终止妊娠时间。

（四）分娩时间的选择

新生儿体重在 2 000 g 以内，或胎龄不足 35 周，则新生儿的死亡率很高，而 36 周以后则宫内死亡的发生率逐渐增加，故选择分娩时间很重要。糖尿病孕妇应在妊娠 35 周左右住院，在严密的监护下待产，根据胎儿大小、胎龄、肺成熟度、胎盘功能等综合考虑终止妊娠时间，一般以 37 周左右为宜。如果在待产过程中有任何提示胎盘功能不良或胎儿处境危险的信号时，应立即终止妊娠。

（五）分娩方式的选择

有巨大胎儿、胎盘功能不良、糖尿病病情较重、胎位不正或其他产科指征者，应考虑剖宫产。即使阴道分娩，产程中也要严密注意胎儿变化，如有胎儿窘迫或产程进展缓慢，也应考虑剖宫产。剖宫前 3 h 停止应用胰岛素，以免婴儿发生低血糖症。

（六）终止妊娠过程中注意事项

1. 促胎肺成熟　不论引产或剖宫产，在术前静脉给予地塞米松 5 mg，每 8 小时 1 次，共 2 d，以促进肺泡表面活性物质的产生，减少新生儿呼吸窘迫综合征的发生。

2. 控制血糖　血糖应控制在接近正常水平，代谢紊乱基本纠正，尿酮阴性，无低血钾，无脱水现象。

3. 产程血糖监测　在分娩或剖宫产过程中，血糖波动较大，为了能较精确的调节血糖，可按每 4 g 糖加 1U 胰岛素比例给予补液，并定时查尿糖、尿酮、血糖，勿使血糖低于 5.5 mmol/L（100 mg/dl），以免发生低血糖症。

4. 麻醉选择　麻醉的选择视糖尿病的程度而异，能用饮食控制的糖尿病患者，其麻醉方式同一般孕妇。但对依赖胰岛素的糖尿病患者，可采用持续硬脊膜外阻滞，影响较小。此外，硫喷妥钠、氧化亚氮、三氯乙烯对血糖的影响亦较小，亦可应用。乙醚麻醉有促使糖原分解、抵制肾功能、加重高血糖及酸中毒的缺点，不宜采用。也可用局部浸润麻醉，但麻醉剂中不宜加肾上腺素。

5. 分娩后胰岛素用量　分娩后由于胎盘排出，抗胰岛素的激素迅速下降，故产后24 h内，胰岛素的用量约为原用量的一半，第2d以后约为原用量的2/3。分娩后要继续注意电解质的平衡，应用抗生素预防创口感染，拆线时间可适当延长。

（七）新生儿监护与处理

1. 一般护理　糖尿病产妇的新生儿抵抗力弱，无论其体重大小，均应加强护理。保持室温24～26℃，晨间护理提高至27～28℃。相对湿度应保持在55%～65%。必要吸氧时氧浓度以30%～40%为宜，以免浓度过高或持续时间过久导致眼晶体后纤维组织增生及加速红细胞破坏，加重黄疸。为了预防感染，应加强室内用具的清洁、消毒、隔离，严格执行无菌操作。

由于低血糖和黄疸等并发症，新生儿常放在监护室里观察治疗。为了帮助建立母婴关系，护士应让母亲多接触孩子，并把婴儿的情况准确地告诉母亲。

2. 查体和实验室检查　对新生儿应进行全面仔细查体，及时发现异常。详细记录产妇的糖尿病类型和分级、分娩方式以及脐带血实验检查结果，包括血红蛋白、血细胞比容、血糖、血钙、胆红素、血气分析等。

3. 预防低血糖症　新生儿娩出后30 min开始定期滴服25%，葡萄糖液，多数新生儿出生后6 h内血糖恢复正常值，若出生时一般状态较差，则应根据血糖水平，给予25%葡萄糖液40ml，静脉滴注。严密观察新生儿有无倦怠、震颤、呼吸暂停、发绀、尖叫、眼球旋转、体温不稳定、肌张力改变等现象。上述情况提示低血糖已存在一段时间，应及时静脉滴注葡萄糖液。

通常在出生后1～2 h之间血糖值降到最低点，出生后2～4 h即稳定在一定水平，此后逐渐增高。若低血糖持续时间延长或恢复缓慢，有引起婴儿脑细胞损害可能。因此，监测血糖值极为重要，尤其是出生后6 h一定要复查血糖。

有学者提出，新生儿出生后经脐动脉注射地塞米松2 mg（每千克体重0.5 mg），静脉滴注10%葡萄糖40 ml加入地塞米松2 mg，有预防低血糖及增强抵抗力的作用，但肾上腺素会引起胰岛素的反跳作用，用时应加以注意。

4. 维持水和电解质平衡　对新生儿应常规记录出入量，按需要及时补液，总液量每日每千克体重60～80 ml。

出生后24 h内应特别警惕低血钙现象，如惊叫、不安、震颤、屏气、喉痉挛以至惊厥等。治疗包括口服或静脉滴注葡萄糖酸钙液。

5. 防治新生儿特发性呼吸窘迫综合征　新生儿呼吸窘迫综合征（IRDS）多在出生后6 h内出现呼吸困难和皮肤青紫，但也有出生后即有窒息和皮肤青紫者。开始呼吸变快，>60/min，呼吸困难和皮服青紫进行性加重，伴呼气性呻吟，以后面色由青紫转为灰白。严重呼吸困难时呈现"三凹症"阳性，两肺呼吸音减弱，吸气时可听到细小湿啰音，心音逐渐减弱。一般在出生后12 h内严密观察新生儿的呼吸状态尤为重要。糖尿病孕妇早产时，应用地塞米松或倍他米松肌内注射或静脉滴注，有预防 IRDS 的作用。

一旦发生 IRDS，应早期采用紧急综合措施进行抢救，包括保暖、给氧、纠正电解质紊乱和酸中毒。有脑水肿者可应用20%甘露醇，每千克体重5~10ml，静脉快速滴注。有条件者尚可将表面活性物质经气管插管滴入气管内。为改善细胞内代谢，可给予细胞色素 c、辅酶 A、三磷酸腺苷、维生素 B6 静脉滴注，并给予抗生素预防感染。

6. 防治高胆红素血症　糖尿病产妇的新生儿由于症状性高红细胞血症以及早产和可能有创伤的分娩，故其生理性黄疸发生率比非糖尿病产妇的新生儿高，应经常检查黄疸消退情况，结合血清胆红素浓度给予及时治疗，避免核黄疸发生。

（八）妊娠合并糖尿病急性并发症的诊断与处理

1. 酮症酸中毒

（1）妊娠合并糖尿病酮症酸中毒：妊娠合并糖尿病酮症酸中毒（DKA）是一种可危及母亲及胎儿生命的急性综合征。由于孕妇代谢变化特点，在妊娠合并糖尿病孕妇中发病率可达3%~22%。妊娠糖尿病并发酮症的主要原因在于高血糖及胰岛素相对或绝对缺乏，导致体内血糖不能被利用，体内脂肪分解增加，酮体产生增多。而其他诱发因素尚有：

①医生及孕妇对糖尿病，尤其是对妊娠期糖尿病认识不足；

②对妊娠期体内胰岛素的需要量认识不足，未能及时调整用药量；

③妊娠期生理性缓冲系统代偿功能下降；

④并发妊娠高血压综合征时可诱发 DKA；

⑤糖尿病孕妇易合并感染，此时对胰岛素的需要量明显增加而未予补足；

⑥使用肾上腺皮质激素及 B 受体兴奋剂；

⑦临产后食物摄入不足或手术刺激。

这些诱发因素多数由于产科医师在处理中不慎所致，也正是由于这些处理中的不及时或不妥当，导致了高达35%的围生儿病死率。

（2）诊断

1）临床表现：妊娠期 DKA 临床表现的特殊性是血糖升高不显著即可发生 DKA。临床上除出现诱发疾病引起的症状外，在酮症酸中毒的代偿期，常仅有口渴、多饮、多尿、疲倦等糖尿病症状加重。如不及时治疗，病情迅速恶化，表现为食欲减退、恶心、呕吐、极度口渴、尿量显著增多，常伴有头痛、烦躁、嗜睡等症状，呼吸深快，呼气中含有丙酮，如烂苹果气味。后期患者严重失水，尿量减少，皮肤黏膜干燥，眼球下陷，声音嘶哑，脉细速，血压下降，四肢厥冷，晚期各种反射消失，陷入昏迷。

2）实验室检查：白细胞升高，血红蛋白升高，红细胞体积增大，血糖多数在16.7~33.3 mmoL/L（300~600 mg/dl），血酮体增高，重症患者超过4.8 mmol/L（50 mg/dl）。CO_2 分压降低，血钠、血氯降低，血钾初期偏低或正常，后期偏高。尿糖和尿酮阳性或强阳性，可有蛋白尿和管型尿。

（3）处理

1）DKA的治疗：对DKA的治疗，主要为4个方面的处理：

①根据失水程度补液；

②速效胰岛素治疗；

③纠正电解质和酸碱平衡失调；

④处理诱发因素和并发症。

具体方法与内科治疗相同。

2）产科处理：迅速有效地纠正母体，DKA为抢救产妇生命和避免胎儿窘迫的首要措施。可嘱产妇左侧卧位，并给予面罩吸氧，此方法可升高胎儿血氧分压，有预防或治疗胎儿缺氧作用。连续胎儿监护以了解胎儿在宫内情况。待DKA纠正后，胎儿成熟或孕周已达36周以上者，宜行剖宫产结束分娩。对于胎儿不成熟者在DKA纠正后是否终止妊娠，意见尚不统一。

2. 乳酸性酸中毒

（1）病因：乳酸性酸中毒（LA）是因不同原因引起的血乳酸持久增高（＞5 mmol/L）和pH降低（＜7.35）的异常生化改变所致的综合征。妊娠合并乳酸性酸中毒在临床上较少见，但该病后果严重，病死率高，故对该病要有清楚的认识。

乳酸性酸中毒最常见病因与降糖灵用量和患者选择不当有关。其次DKA可引起血乳酸增高，也与糖尿病慢性血管合并症引起组织缺氧有关。

（2）诊断

1）临床表现：LA无特殊的临床表现，凡有糖尿病患者出现疲劳、乏力、恶心、呕吐、腹泻和上腹部疼痛、意识障碍等症状，特别是有慢性缺氧性疾病和肝、肾功能障碍及用降糖灵药物者，均怀疑有LA存在的可能性。

2）实验室检查：静脉血乳酸＞5 mmol/L，血碳酸氢钠＜20 mmoL/L，阴离子＞18 mmol/L，血pH＜7.35，L/P＞13即可确诊。

（3）处理

1）LA治疗：LA的病死率很高，故对危重患者应争分夺秒。维持充足的心排血量和微循环灌注是治疗任何原因LA的基础，故应在监护下大量补充生理盐水，必要时输适量的新鲜血或血浆，同时行补碱纠酸。

2）产科处理：妊娠合并LA的报道罕见，对该病的产科处理尚无公认的模式。有作者认为，糖尿病孕妇不宜应用口服降糖药物，一旦确诊乳酸性酸中毒后，应积极处理，待病情控制后考虑终止妊娠。

3. 高渗性昏迷　糖尿病高渗性昏迷是糖尿病较少见的严重并发症，而妊娠合并糖尿病高渗性昏迷在临床上更为罕见。其临床特点是高血糖、血浆渗透压升高、严重失水和中枢神经系统症状，无明显酮症及代谢性酸中毒。该病的病死率极高，国外报道为15%～20%，国内报道为50%～69.2%。约2/3患者发病前无糖尿病史或不知有糖尿病。本病多有一定的诱因，常见的有感染、外伤或进食大量含糖饮料等。

（1）诊断

1）临床表现：本病起病缓慢，前驱期表现为糖尿病症状，如口渴、多尿、倦怠、无力等症状的加重。如前驱期得不到及时治疗，则病情继续发展，患者主要表现为严重的脱水和神经系统两种症状和体征。脱水表现为患者唇舌干燥、眼窝塌陷、皮肤失去弹性、血压降低、心跳加速。神经系统表现为不同程度的意识障碍，从意识模糊、嗜睡直至昏迷，并可以有一过性偏瘫。患者有时会因为神经症状而前来就诊，常被临床医师所误诊。

2）实验室检查：糖尿病高渗性昏迷实验室诊断指标：

①血糖 > 33.3 mmol/L；

②有效血浆渗透浓度 > 320 mmol/L；

③尿糖强阳性，尿酮体阴性或弱阳性。

（2）处理

1）糖尿病高渗性昏迷的治疗：本病的基本治疗措施为补液、纠正电解质平衡失调、胰岛素及治疗基础疾病和诱发疾病。具体治疗与内科治疗相同。对于本病合并严重妊娠高血压综合征病例有报道不采用常规的补液，而用小剂量胰岛素治疗能有效降低高血糖，避免低血糖和低钾发生。

2）产科处理：妊娠合并高渗性昏迷的病例罕见，一般孕期发生该病，多数胎死宫内，并能自发临产经阴道分娩。应预防产后出血，并应用广谱抗生素预防感染。

4．低血糖昏迷

（1）诊断

1）临床表现：典型的低血糖（急性低血糖）主要表现有饥饿感、头昏、乏力、心悸、出汗，严重者可有头痛、眼花、惊厥、昏迷等。不典型者（慢性低血糖）症状不明显，但其首发症状可能为意识障碍，易造成误诊。

2）实验室检查：即刻测血糖 < 2.5 mmol/L，但须注意有时短时间内血糖下降过快，也会出现低血糖症状。

（2）处理

1）低血糖昏迷的处理：当患者出现大脑功能障碍或低血糖昏迷时，须立即给予50%葡萄糖液40～100 ml，静脉注射，同时用胰高血糖素0.5～1 mg 肌内注射或静脉注射，继之以10%葡萄糖液，静脉滴注。顽固性病例可加用肾上腺皮质激素。具体措施与内科处理相同。

2）产科处理：对于糖尿病孕妇须积极预防本病发生。具体措施为：

①妊娠期定期高危门诊随访，用胰岛素者定期监护剂量；

②随妊娠进展，胰岛素需要量增加，但临产前可急速下降，须及时调整剂量，使血糖控制在5.6 mmol/L 左右；

③产后24 h 内胰岛素的用量约为原用量的一半，第2d 以后约为原用量的2/3。

（陆敏杰）

第四节　妊娠合并贫血

【总述】

妊娠合并贫血是妊娠期最常见的合并症。由于妊娠期血容量增加，且血浆增加多于红细胞增加，血液稀释是主要原因。目前国内确定妊娠合并贫血的标准为红细胞计数 $< 3.5 \times 10^{12}/L$、血红蛋白 $< 100g/L$、血细胞比容 < 0.30。最近 WHO 资料表明，50% 以上孕妇合并贫血，以缺铁性贫血最常见，巨幼红细胞性贫血较少见，再生障碍性贫血更少见。

一、缺铁性贫血

【概述】

由于胎儿生长发育及妊娠期血容量增加对铁的需要量增加，尤其在妊娠后半期，孕妇对铁摄取不足或吸收不良，发生缺铁性贫血，严重贫血易造成围生儿及孕产妇的死亡，应予以高度重视。

【对孕妇及胎儿的影响】

1. 对孕妇的影响　轻度贫血影响不大，重度贫血（红细胞计数 $1.5 \times 10^{12}/L$、血红蛋白 $50g/L$、血细胞比容 0.13）时，心肌缺氧导致贫血性心脏病；胎盘缺氧易发生妊高症或妊高症性心脏病；严重贫血对失血耐受性降低，易发生失血性休克；由于贫血降低产妇抵抗力，易并发产褥感染，危及生命。

2. 对胎儿的影响　孕妇骨髓和胎儿是铁的主要受体组织，在竞争摄取孕妇血清铁的过程中，胎儿组织占优势，而铁通过胎盘又是单向运输，不能由胎儿向孕妇方向逆向转运。因此，一般情况下，胎儿缺铁程度不会太严重。但当孕妇患重症贫血（$Hb < 60g/L$）时，会因胎盘供氧和营养不足，引起胎儿发育迟缓、胎儿窘迫、早产或死胎。

【诊断】

（一）临床表现

主要取决于体内缺铁的程度。在隐性缺铁阶段，骨髓内贮存铁减少，但机体尚有足够的贮存铁供应骨髓造血，因此，临床上可无任何贫血的表现。随着缺铁的加重，进入早期缺铁性贫血阶段，此时贮存铁已耗尽，血清铁开始下降，红细胞数量和血红蛋白亦减少，骨髓幼红细胞可利用的铁减少。因此出现红细胞性贫血，临床上可有轻度贫血的症状，如皮肤、口唇黏膜和睑结膜稍苍白。当发生中度缺铁时，骨髓幼红细胞可利用的铁完全缺乏，各种细胞内含铁酶类亦渐缺乏，骨髓造血发生明显障碍，骨髓中红细胞系均呈代偿性增生，出现小细胞低色素性贫血，血清铁显著下降，临床上出现明显的贫血症状，如全身无力、面色苍白、头晕眼花、重度妊娠水肿、活动后心悸气短，甚至可发生贫血性心脏病和充血性心力衰竭。可因细胞含铁酶类减少，而发生一系列症状，如胃肠功能低下、胃酸分泌不足或肠道吸收障碍，出现指（趾）甲扁平、脆薄易裂或反甲、皮肤变得干燥、毛发失去光泽且易脱落，孕妇显得苍老憔悴，无力懒动。由于胎儿具有自我调节和通过胎盘从母体主动摄取铁的能力，故胎儿铁的营养状况维持相对稳定状态，一般无缺铁或贫血的发生。

（二）一般检查

1. 血象　血红蛋白 < 100g/L，血涂片典型小细胞低色素性贫血，红细胞平均容积（MCV） < $80\mu m^3$，红细胞平均血红蛋白含量（MCH） < 28pg，红细胞平均血红蛋白浓度（MCHC） < 30%，网织红细胞正常或减少，白细胞和血小板一般无特殊变化。

2. 骨髓象　红细胞系统增生活跃，以中、晚幼细胞增生为主，可见红细胞分裂象，无可染色铁，各期幼红细胞体积较小，胞浆少，染色较正常深，偏蓝或呈嗜多色性。边缘不规则，核小而致密，粒细胞及巨核细胞系统多无明显变化。

3. 血清铁 < $10.74\mu mol/L$，总铁结合力 > $53.7\mu mol/L$，铁饱和度明显减低到10% ~ 15%，当血红蛋白降低不明显时，血清铁降低为缺铁性贫血的早期重要表现。

4. 胃液分析　必要时可进行，常见胃酸减少或缺乏。

（三）实验室检查

实验室检查在贫血的诊断中有决定性的意义。

1. 外周血细胞分析为小红细胞低血红蛋白性贫血。必备条件是红细胞计数 < 3.5 × 10^{12}/L、血红蛋白 < 100g/L、血细胞比容 < 0.30，而白细胞计数及血小板计数均在正常范围。

2. 血清铁浓度能灵敏反映缺铁状况，正常成年妇女血清铁为 7 ~ 27$\mu mol/L$，若孕妇血清铁 < 6.5$\mu mol/L$（35$\mu g/dl$），可诊断为缺铁性贫血。

3. 诊断困难时应做骨髓穿刺，骨髓象为红细胞系统增生，中幼红细胞增多，晚幼红细胞相对减少，铁颗粒减少。

二、巨幼红细胞性贫血

【概述】

巨幼红细胞性贫血并不少见，叶酸缺乏为主要原因。国外报道其发病率为0.5% ~ 2.6%，国内报道为0.7%。缺铁性贫血与叶酸缺乏性贫血可以共存。因此鉴别引起贫血症根本原因，给予合适的治疗方法是非常重要的。叶酸和维生素 B_{12} 的代谢密切相关，因为维生素 B_{12} 在叶酸代谢中是必需的。叶酸与维生素 B_{12} 一起用以合成肌体必需的 DNA，DNA的缺乏导致红细胞分裂困难或不能分裂，从而细胞体积增大、产生大红细胞贫血。如果缺少维生素 B_{12} 则叶酸盐就停留在 N5-甲基四氢叶酸阶段，无法再循环回复到叶酸盐库中，从而导致了细胞的叶酸缺乏。较低的血红细胞叶酸水平提示维生素 B_{12} 的缺乏。缺乏维生素 B_{12} 可引起巨幼红细胞性贫血，血液和骨髓中的红细胞发生形态巨大、畸形和功能异常等改变。并不是所有巨红细胞性贫血患者维生素 B_{12} 都缺乏；反之，维生素 B_{12} 缺乏不一定都会引起巨红细胞贫血。尽管有些复杂，通常血清 B_{12} 缺乏主要起因是恶性贫血，此病导致 B_{12} 吸收极差，从而血中 B_{12} 降低。

【对孕妇及胎儿的影响】

①严重贫血时，对孕妇影响主要有贫血性心脏病、妊高症、胎盘早剥、早产、产褥感

染等的发病率明显增多；

②对胎儿影响主要有畸形胎儿（以神经管缺损最常见）、胎儿宫内发育迟缓、死胎等。

【概述】

（一）临床表现

1. 贫血　多为中度或重度，30岁左右发病率较高，常在妊娠中、后期发病。临床症状随贫血程度加重而加重，表现为软弱无力、头晕、眼花、表情淡漠、皮肤黏膜苍白、干燥、水肿、低热，活动后心悸气短，甚至可发生心力衰竭。

2. 消化道症状　食欲不振、恶心、呕吐、腹泻、腹胀等消化不良症状，严重者可见急性舌炎，舌部有烧痛感，味觉异常，尤其在进食时可有舌尖和舌边缘疼痛明显，整个舌面呈鲜红色，即所谓"牛肉样舌"，有时可有小的溃疡。病情迁延者可见舌乳头萎缩，舌面光滑，呈现所谓"镜面舌"。

3. 周围神经炎症状　因维生素 B_{12} 缺乏而发生，表现为乏力、手足麻木、感觉障碍、行走困难等周围神经炎及亚急性或慢性脊髓后束、侧束联合病变等神经系统症状，有的患者可有精神症状，如妄想、忧郁等。

4. 妊娠期重症患者可引起流产、早产、胎儿宫内发育不良或死胎，有明显的出血和感染的倾向，胎儿的神经管畸形发生率明显增加。

（二）一般检查

1. 外周血象　红细胞呈大细胞性贫血，红细胞体积 $>95\mu m^3$，平均血红蛋白含量 $>32pg$，红细胞直径曲线高峰后移，红细胞大小不均及异形红细胞，网织红细胞大多减少。白细胞轻度或中度减少，中性粒细胞分叶过多，出现 $5\sim6$ 叶可占 $15\%\sim20\%$，粒细胞体积增大，核肿胀。血小板通常减少，可见Ⅱ型血小板。

2. 骨髓象　红细胞系呈巨幼红细胞增生，不同成熟期的巨幼红细胞可占骨髓有核细胞的 $0.3\sim0.5$，核染色质呈网状或筛状、微粒样，常可见核分裂，幼红细胞较多，血红蛋白合成加快，胞浆比较成熟而核发育较慢，呈现核与浆发育不平衡状态。贫血越严重，巨幼红细胞越多。粒细胞系主要是中幼粒细胞以下的晚幼和杆状核粒细胞的胞体增大，核形肿胀，染色质疏松，可有畸形分叶核，粒细胞分叶过多。有时可见6个或10个以上的分叶。巨核细胞系可见形态多增大，亦可正常。核分叶过多，常有断裂，胞浆内颗粒减少。

3. 血清叶酸值 $<6.8mmol/L$（$3\mu g/L$）、红细胞叶酸值 $<227mmol/L$（$100\mu g/L$）提示叶酸缺乏。

4. 若叶酸值正常应测孕妇血清维生素 B_{12} 值，若 $<90pg/ml$，提示维生素 B_{12} 缺乏。

三、再生障碍性贫血

【概述】

妊娠合并再生障碍性贫血（简称再障）少见，发病率为 $0.5‰\sim1‰$。再障是因骨髓造血组织明显减少，导致造血功能衰竭，引起外周血象全血细胞（红细胞、白细胞、血小板）减少所发生的贫血。

【再障与妊娠的相互影响】

目前认为，妊娠不是再障的原因，但妊娠可能使病情加剧。孕妇血液相对稀释，使贫血加重，易发生贫血性心脏病，甚至造成心力衰竭。由于血小板数量减少和质的异常，以及血管壁脆性及通透性增加，可引起鼻、胃肠道等黏膜出血。由于周围血中粒细胞、单核细胞及丙种球蛋白减少，淋巴组织萎缩，使患者防御功能低下，易引起感染。再障孕妇易发生妊高症，使病情进一步加重。分娩后宫腔内胎盘剥离创面易发生感染，甚至引起败血症。再障孕产妇多死于颅内出血、心力衰竭及严重的呼吸道、泌尿道感染或败血症。

一般认为，孕期血红蛋白 >60g/L 时对胎儿影响不大。分娩后能存活的新生儿，一般血象正常，极少发生再障。血红蛋白 ≤60g/L 者可导致流产、早产、胎儿宫内发育迟缓、死胎及死产。

【诊断】

再生障碍性贫血的实验室检查，除了外周血象红细胞、白细胞、血小板均减少，确定诊断依靠骨髓检查。

（陆敏杰）

第五节　妊娠合并甲状腺功能亢进

【概述】

甲状腺功能亢进（简称甲亢）在生育妇女中发病率约为 0.5%，妊娠合并甲亢的发病率为 0.02%~0.20%。一旦妊娠分娩时出现甲状腺危象，可危及孕产妇生命。

（一）发病原因

妊娠期引起甲亢的最常见的原因为毒性弥漫性甲状腺肿，大约占甲亢的 85%，其次为毒性结节性甲状腺肿，约占 10%，功能自主性甲状腺腺瘤及亚急性甲状腺炎较少见。滋养细胞疾病引起的绒毛膜促性腺激素（hCG）异常升高，导致的甲亢也较常见。据估计，患者中有 20% 合并甲亢。另外，严重的妊娠剧吐可引起甲状腺激素水平上升，但临床上很少出现甲亢症状，随着呕吐症状的缓解，甲状腺激素水平可自然降至正常，通常不影响胎儿发育。妊娠剧吐是妊娠期刺激甲状腺的一个常见原因。

（二）妊娠对甲亢的影响

妊娠时雌激素水平上升，刺激甲状腺激素结合球蛋白（TBG）增加。TBG 在妊娠早期就显著升高，导致总三碘甲腺原氨酸（TT$_3$）、总甲状腺素（TT$_4$）水平升高而游离三碘甲腺原氨酸（FT$_3$）、游离甲状腺素（FT$_4$）水平在正常范围，FT3 及 FT4 均具有生物活性。胎盘分泌的 hCG 与促甲状腺激素（TSH）结构相似，二者有相同的 α 链，而 β 链不同。hCG 具有 TSH 生物活性，因此 hCG 作用于 TSH 受体，刺激甲状腺使 FT4 轻度上升，TSH 轻度下降。在孕早期，TSH 在低限或低于正常值的 15%，孕中期恢复正常。妇女在正常妊娠期间，机体有免疫抑制现象，原有自身免疫性疾病可能自然缓解，在分娩以后可出现反跳。故妊娠时自身免疫性甲亢症状有所缓解。孕期毒性弥漫性甲状腺肿的特点是孕期好转，产后复发。原因可能为：

①孕早期 HCG 上升，导致甲状腺刺激抗体（TsAb）滴度下降，而甲状腺刺激阻断抗体（TsBAb）升高，FT_4 下降，故孕期毒性弥漫性甲状腺肿临床症状减轻；

②与淋巴免疫系统在孕期改变有关。毒性弥漫性甲状腺肿孕妇血中 TsAb 可通过胎盘，导致新生儿甲亢。孕期碘的摄入应适量，虽然孕期碘的需要相对增加，适当补碘可以预防甲状腺肿，但过量的摄入碘可导致甲亢。因为甲状腺内过量的碘摄入，可使碘的自身反馈调节功能下降，甲状腺内大剂量的碘，不能反馈抑制碘的进一步摄入，使甲状腺产生过量的甲状腺激素，引起甲亢。此外多数学者认为，妊娠可加重心脏负担，能使甲亢患者原有的心血管系统症状加重，甚至出现心力衰竭和甲状腺危象。这可能与妊娠后孕妇腺垂体促甲状腺激素、胎盘分泌的促甲状腺激素释放激素（TRH）和绒毛膜促性腺激素的共同作用，使甲状腺激素合成和分泌增加有关。

（三）甲亢对孕妇及胎儿的影响

抗甲状腺抗体及 TSH 受体免疫球蛋白可以通过胎盘，引起胎儿甲亢。胎儿甲亢的最早征象是心动过速（胎心率 > 160 次），如果母体甲亢未予以纠正，将影响胎儿生长及心血管功能。故甲亢的早期诊断、早期治疗，可防止胎儿甲状腺增生，减少胎儿甲状腺肿的发生。若妊娠中期仍未很好的控制甲亢，则可由于甲状腺激素分泌过多，抑制腺垂体分泌促性腺激素的作用，以及影响三羧酸循环的氧化磷酸化途径，能量不能以 ATP 形式储存而耗尽则可能出现胎儿及母体的并发症。胎儿的并发症主要为：甲亢、胎儿生长发育迟缓、小于胎龄儿、早产、死胎、先天畸形、流产、颅缝闭合过早等。其中，引起小于胎龄儿的 4 个因素有：

①孕妇甲亢持续 ≥30 周；

②毒性弥漫性甲状腺肿病史 ≥10 年；

③毒性弥漫性甲状腺肿在 20 岁以前发病；

④分娩时孕妇 TSH 受体抗体水平 ≥30%。

对于甲亢患者的药物治疗应予以监测，因孕产妇服用硫脲类药物可通过胎盘进入胎儿体内，甲巯咪唑较丙基硫氧嘧啶通透性更大，若用药过量，则可引起胎儿甲状腺激素合成障碍，引起胎儿甲状腺功能减退、甲状腺肿及畸形。甲亢患者最好是在甲状腺功能控制于正常水平之后再妊娠。

【诊断】

（一）临床表现

甲亢的症状可以出现在妊娠的任何阶段。起病多缓慢，常不能确定时日，少数在精神刺激或感染等应激后急性起病。临床表现轻重不一，常有 T_3、T_4 增高与高代谢率症（如怕热、皮肤湿润、面部潮红、心悸、胃纳亢进、乏力、消瘦）、神经系统症状（急躁、情绪易激动、手伸出震颤）、甲状腺肿大、突眼症等，这些症状出现先后与程度可不平行。

有时仅有高代谢率症，易与神经官能症相混；有时以多种特殊表现出现，有腹泻、心律不齐、心脏扩大、恶病质、突眼等症候群。甲状腺危象是本病恶化时的严重症状，多发生于手术、妊娠分娩、感染以及各种应激时，孕产妇死亡率较高，必须紧急处理。甲状腺危象表现为高热（>39℃），心率>140次/min，甚至>160次/min，脉压增大。常因心房颤动或心房扑动而病情危重。焦虑、烦躁、大汗淋漓、恶心、厌食、呕吐、腹泻，大量失水引起虚脱、休克甚至昏迷。有时伴有心力衰竭或肺水肿，偶有黄疸。血白细胞及游离 T_3、T_4 增高。

（二）诊断要点

正常妊娠时，由于垂体前叶生理性肥大和胎盘激素的分泌，有高代谢症候群表现，且由于妊娠期雌激素水平增高，肝脏产生甲状腺激素结合球蛋白增高，血清、TT_4 及 TT_3 也增高，故妊娠伴甲亢的诊断标准较非孕时标准有所提高。近10余年来，随着放射性同位素的广泛应用，可以在体外测定血清中甲状腺的含量，用来了解甲状腺功能状态，如 TT_3、TT_4 及 ^{125}碘 – 三碘甲腺原氨酸（^{125}I – T_3）树脂吸收性试验等，由于这些试验在体外进行，对人体并无辐射影响，而且准确性高，更适用于孕妇、哺乳期妇女及儿童。

有神经系统症状、高代谢率症、甲状腺对称性弥漫性肿大以及突眼等表现。

（三）实验室检查

妊娠期引起甲状腺及其功能的一系列改变，常与甲亢症状、体征混淆，需经实验室检查才能确诊。

【治疗】

处理原则是既要控制甲亢发展，又要确保胎儿的正常发育，通过治疗安度妊娠及分娩。甲亢不是终止妊娠的适应症，除非伴甲亢性心脏病以及高血压等重症病例，才考虑终止妊娠。分娩前应以药物控制甲亢。若胎儿已成熟，在基本控制甲亢的基础上行择期剖宫产，选用硬脊膜外持续麻醉并给予镇静剂，以防术中诱发甲状腺危象。

（一）中期妊娠的处理

中期妊娠于孕12~14周后，胎儿甲状腺已有摄碘和合成激素的功能，也能对促甲状腺激素起反应，故妊娠期严禁用 ^{131}碘或 ^{125}碘进行诊断或治疗。用 ^{131}碘治疗的患者，应为停止治疗半年后妊娠。

（二）严格掌握抗甲状腺激素药物的剂量

以基础代谢率、心率、主客观症状和体征以及游离 T3、T4 为观察指标，以纠正心悸、手指震颤、多汗为目的。一般为非孕期的半量，病情减轻或稳定后应减量，不可骤然停药。轻症时只要注意休息和使用镇静剂，如果入睡时心率在80次/min以下，一般不需用抗甲状腺药物。

（三）妊娠合并甲亢的药物治疗

美国仅限于用丙基硫氧嘧啶（PTU）和他巴唑（MMI），欧洲多用甲亢平，我国首选PTU。丙硫氧嘧啶能阻止甲状腺激素合成并阻断 T_4 转变为 T_3，用最短的时间使高代谢状态转为正常，防止孕妇并发症的发生。PTU 通过胎盘极少，使胎儿发育正常而无智力缺陷，并通过抑制碘的合成及酪氨酸的碘化，从而使甲状腺激素的合成及释放减少。用丙基硫氧嘧啶的目的是将孕妇甲状腺激素控制在正常高值或轻度甲亢水平，以防胎儿发生甲状腺功能减退，又不会引起孕妇甲状腺危象。应根据血游离 T_3、游离 T_4 调整至最低有效剂量。

临床上用这 2 种药物治疗均需 3~8 周，才能使实验室结果恢复正常。二者的副作用（皮疹、发热、恶心、瘙痒等）大致相仿，发生率为 5%，细胞缺乏症是药物最严重的并发症，发生率为 1:300。

（四）药物对胎儿影响

注意治疗甲亢的药物都能通过胎盘进入胎儿血液循环，孕妇如服用过量可造成胎儿的甲状腺功能减退，影响胎儿的脑与骨发育。故孕妇服用抗甲状腺药物剂量宜小。有人主张丙基硫氧嘧啶的用量为 300 mg/d，症状控制后逐渐调节至最低有效剂量维持之，则胎儿很少发生甲状腺肿。

（五）妊娠期甲亢手术治疗指征

药物治疗不能控制甲亢症状或疑有癌变者。手术时间原则上应在妊娠 16~20 周施行。

（六）产科处理

1. 妊娠期　增加产前检查次数，加强对孕妇及胎儿监护，妊娠 36 周时提前住院待产，并请内科医师协助治疗。

2. 分娩期　尽量经阴道分娩，临产后给予精神安慰，减轻疼痛适当应用镇静镇痛药物，（地西泮 10 mg 肌内注射），吸氧，注意能量补充，缩短第二产程。病情重者行手术助产。若有产科指征，应行剖宫产。无论经阴道还是剖宫产均应预防感染，预防发生并发症，注意产后出血及甲状腺危象。产后需继续服用抗甲亢药物者不宜哺乳，因药物能通过乳汁影响新生儿甲状腺功能。分娩前及分娩后都应注意避免发生甲状腺危象，因某些诱因，如精神刺激、分娩、手术、产后感染等都可导致甲状腺激素突然大量释放，使症状急剧恶化而致甲状腺危象。一旦出现甲状腺危象则孕妇的死亡率急剧上升。

（七）甲状腺危象

1. 甲状腺危象的诊断依据：

①甲亢的临床表现加重；

②心率超过 140~160/min；

③体温超过 39℃以上；

④伴有烦躁不安、谵妄、嗜睡、昏迷等精神症状及气急等。

早期诊断和早期治疗对减少甲状腺危象患者死亡是十分重要的。

2. 甲状腺危象的抢救措施：

①高热用物理及药物降温，必要时人工冬眠；

②碘化钠溶液 0.5~1.0g 加于 10% 葡萄糖液 500ml，静脉滴注，或复方碘溶液 3 ml 口

服，以后改为 2ml 口服，每小时 1 次，以抑制甲状腺激素向血中释放；

③丙硫氧嘧啶服用剂量加倍，以阻断甲状腺激素的合成，一旦症状缓解应及时减量；

④普萘洛尔 10 ~ 20mg，每日 3 次口服，以控制心率；

⑤纠正水、电解质紊乱及酸碱平衡失调；

⑥地塞米松 10 ~ 30mg，静脉滴注；

⑦氧气吸入，补充营养（维生素等）；

⑧分娩前发患者，待病情稳定后 2 ~ 4 h 结束分娩，以剖宫产为宜。

术后给予大剂量广谱抗生素控制感染。

（陆敏杰）

第六节　妊娠合并急性阑尾炎

【概述】

妊娠合并阑尾炎的发病率为 0.02% ~ 0.1%，妊娠并不诱发阑尾炎，妊娠期阑尾炎的发生率亦不高于非孕期。但阑尾炎穿孔、破裂的发生率却多于非孕期的 1.5 ~ 3.5 倍。妊娠期消化道的移位及其他妊娠期改变，致使妊娠期阑尾炎的临床表现与非孕期的很不相同，常使诊断发生困难。因而及早正确地诊断妊娠期急性阑尾炎，对降低孕产妇并发症的发生率和病死率有重要意义。

（一）病因

1. 阑尾腔梗阻　阑尾腔梗阻或阻塞，致内容物滞留，引起炎症发生。常见的原因如粪石阻塞；妊娠期增大的子宫使阑尾移位发生扭曲，或使管腔狭窄等。

2. 细菌感染　细菌可经受损的阑尾腔粘膜直接侵入，可由其他感染部位经血运传入，也可继发于临近脏器的感染。

3. 胃肠功能失调　由于神经反射的作用，胃肠功能失调可致阑尾的痉挛或损害，而引起急性炎症。

4. 慢性阑尾炎复发。

（二）发病机制

1. 随着妊娠子宫逐渐增大，阑尾位置也因子宫的推挤而日渐有所改变。约在妊娠 3 个月，阑尾根部在髂嵴下两横指，5 个月后相当于髂嵴高度，孕 8 个月底到达最高度，位于髂嵴上方 3 ~ 4cm，分娩后 10d 开始复位。在上移同时，阑尾逆时针方向旋转，其长轴从原来指向内下方变成水平位，尖端指向脐部。最后有 60% 的阑尾呈垂直位，尖端向上，部分为增大的子宫所覆盖。如盲肠位置固定，则妊娠期阑尾位置并不变动。这种部位上的变动对妊娠期急性阑尾炎的诊断和预后有一定重要性。

2. 妊娠早期阑尾炎的症状和体征可与非妊娠期阑尾炎临床表现一样，但是，恶心、呕吐、腹痛等表现常可能被误认为是妊娠反应或先兆流产。妊娠中期因子宫胀大，随阑尾的位移压痛点也发生变化，腹部体征可不明显。

3. 妊娠期阑尾炎穿孔及继发弥漫性腹膜炎不仅较非孕期多，且发生亦特早。其原因是：在妊娠期肾上腺皮质激素增高等影响下，组织蛋白溶解功能提早并加强，毛细血管壁渗透性增高，致使局部防御及自行局限过程不能建立，炎症迅速扩散。此外，大网膜及肠襟被增大的子宫推挤而移位，不能发挥非孕时的局部防御性反应，将病变阑尾包裹使感染局限。又由于妊娠期盆腔充血及子宫收缩、阑尾位置经常变动，所以感染不易局限，而在分娩或早产后，子宫体迅速缩小，亦可使已局限的感染重新扩散。如果不能及时救治，炎症迅速发展，波及全腹，形成弥漫性腹膜炎，严重者可致脓毒血症，麻痹性肠梗阻，菌栓可致门静脉炎或多发性肝脓肿等，危及母儿生命。

【诊断】

（一）病史

可有慢性阑尾炎病史。

（二）临床表现

1. 脐周和小腹疼痛，继而转移至右下腹。

2. 恶心呕吐、发热。

3. 右下腹压痛、反跳痛。

4. 肛查时直肠右前壁触痛。

5. 两侧腰部压痛。

（三）辅助检查

1. 血白细胞 $>15 \times 10^9/L$，若达 $20 \times 10^9/L$ 可能形成脓肿。

2. 腰大肌试验阳性。

（四）妊娠期阑尾炎的特点

1. 阑尾位置的改变　妊娠中、晚期时因阑尾发炎引起的腹部疼痛区域和压痛点常不在右下腹部，而随着子宫的长大，阑尾位置可相应地移到右上腹部和其他区域。

2. 腹部体征不典型　因腹壁松弛，如阑尾移位到子宫右后方，使腹壁压痛及肌紧张不明显，而有明显的后腰部压痛，可误诊为右侧急性肾盂肾炎，或肾结石，或卵巢囊肿扭转等。

3. 病情发展快　妊娠期盆腔器官充血，阑尾也充血，故炎症发展迅速，容易发生坏死和穿孔。

4. 感染易波及子宫浆膜　妊娠子宫不断长大，将大网膜和小肠推向一侧，妨碍了炎症灶的局限化，或使已被包围的炎症病灶扩散，易形成弥漫性腹膜炎，感染易波及子宫浆膜层。

5. 产后子宫缩复，腹部压痛点约于产后 10d 恢复到非妊娠时的麦氏点。

【治疗】

1. 急性发作者　不论妊娠何期，均应手术切除阑尾。

2. 症状及体征不典型　但高度可疑急性阑尾炎者，亦是剖腹探查的指征。

3. 阑尾切除术时，尽量不同时行剖宫产术，以免感染扩大。

4. 术时动作轻柔，术后应予镇静剂及安胎治疗。

5. 妊娠足月合并阑尾炎时，因产科原因需剖宫产者则可先行剖宫产，最好行腹膜外剖宫产，再行阑尾切除。术中做细菌培养加药物敏感试验。

（陆敏杰）

第七节　妊娠合并急性肾功能衰竭

【概述】

急性肾功能衰竭（简称急性肾衰，ARF）是各种原因引起的肾功能急剧减退，早期常有少尿或无尿，并迅速出现氮质血症及水、电解质和酸碱失衡的一类综合征。可发生于妊娠期或非妊娠期，通常发生于肾脏健康的人，当然也可见于有肾脏疾患者。

（一）发生率

近年来，由于围产保健工作逐渐完善，产科严重并发症的发生率有明显下降趋势，以及产科处理水平的提高，使急性肾衰在孕妇并发症中相对少见，其发生率约为 0.5% ~ 0.2%。在整个妊娠期至产后 1 个月均可发生，妊娠初 3 个月和末 3 个月尤其常见。在妊娠早、中期，常由败血性流产及妊娠剧吐所致。在妊娠后期常由妊娠高血压综合征、胎盘早期剥离、羊水栓塞及大出血等所致。

（二）病因

1. 循环血容量真正减少

（1）各种产科原因引起的大量失血、失液：如包括胎盘早剥、前置胎盘、胎盘滞留、宫缩乏力、子宫破裂、软产道损伤和各种产科原因引起的弥漫性血管内凝血，妊娠剧吐失液等。

（2）有效循环血容量减少：如感染性休克（包括感染性流产、严重产褥期感染、子宫破裂感染及临产时羊膜腔感染等），引起血容量不足，肾脏血流灌注减少，肾小球滤过率下降，导致肾血流量急剧降低及肾功能障碍。

（3）末梢血管过度扩张：如过量使用降压药及感染性休克。

（4）心搏出量减少：如急性心肌梗塞及严重心律失常等。

2. 尿路急性梗阻或压迫

（1）尿路急性梗阻：常见病因有尿路结石、磺胺结晶、尿酸结晶等。

（2）尿路慢性进行性压迫：膀胱、腹腔或腹膜后肿瘤阻塞，或压迫尿路。妊娠期肾盂、肾盏及输尿管扩张，尤其是右侧输尿管在骨盆入口处，易受右旋的膨大子宫压迫，扩张更明显，因此妊娠期尿路结石引起梗阻的机会相对少些。

3. 肾毒性因子增加　缺血的妊娠子宫释放大量肾素样物质，缺血胎盘合成前列腺素 E 和 A 减少，不能拮抗血管紧张素，因此导致肾素－血管紧张素－醛固酮系统的改变，引起血管痉挛、血压升高、肾血流量及滤过率减少，进而产生了肾小管毛细血管壁和内皮细胞损伤。肾小球毛细血管内皮细胞及系膜细胞高度肿胀，毛细血管腔狭窄，肾小球缺血，有时尚可见纤维素血栓形成。

4. 产后特发性急性肾功能衰竭的发生可能与下列因素有关

（1）感染因素：有报告从患者血液中分离出树状病毒和立克次体，在典型病例中，日益证明由细菌毒素所致的血管损害。也有在患者粪便中分离出不同血清型的大肠杆菌外毒素。因此认为本病与病毒、细菌、立克次体感染有关。

（2）遗传因素：一些研究证实，本病有家族发病史。Hogewind 报道，在一个家族中有两代人患本病，3 人为产后发病，1 人为孕晚期发病，另 1 发患者为 5 岁女孩，因此认为与遗传因素有关。

（3）子宫收缩剂的应用：子宫与肾脏在神经或血管分布方面均有密切关系。强直性子宫收缩可引起肾小动脉痉挛，血管内皮损伤，加之子宫收缩时可将胎盘组织内丰富的凝血活酶挤入血循环，促使血管内凝血及微血栓形成，肾皮质缺血坏死造成急性肾功能衰竭。产后大剂量催产素及麦角制剂的应用均可发生子宫强直性收缩而诱发本病。

（4）免疫因素：分娩时，尤其是产后出血性休克的意外刺激，使原有的免疫系统紊乱。如原无抗原性的红细胞获得抗原性，致使机体产生新的抗体，而形成抗原抗体复合物，此种抗原抗体反应激活补体，使红细胞溶解，肾小动脉内皮损伤，促进血管内凝血及微血栓形成，最终导致急性肾衰。此外有报告，口服避孕药后也可患病。

【诊断】

（一）肾性急性肾功能衰竭的临床表现

产科原因引起的肾性急性肾功能衰竭以急性肾小管坏死（ATN）最常见。ATN 具有典型的临床过程，一般都经过少尿期、多尿期和恢复期 3 个阶段。

1. 少尿期　一般持续 1~2 周，若超过 2~3 周，则应考虑肾皮质坏死、肾小球肾炎、血管炎等的可能性，此时应经肾活检进一步诊断。少尿期长短对预后有意义，少尿期越长，并发症越多，死亡率越高。少尿期的临床表现主要见下述：

（1）尿改变：

①尿量：尿量突然减少，常于 3~5d 减到最少尿量；

②尿比重：尿比重降低；

③尿蛋白："＋"~"＋＋"；

④尿沉渣：可见红、白细胞或管型，找到上皮细胞或上皮细胞碎片管型更有诊断意义。

（2）高血钾：原因肾脏功能障碍，K^+ 排不出；组织分解增加，释出 K^+ 增多；酸中毒时 K^+ 从细胞内移出细胞外；饮食控制不当，摄入过多的 K^+ 等所致。一般情况下血 K^+ 每日增高 0.3~0.5mmol/L，严重者每日可增高 1mmol/L，K^+ 逐日增高是患者在第 1 周内死亡的主要原因。

表现：烦躁、神志恍惚、口唇及四肢麻木、腱反射消失、呼吸困难、肠麻痹、血压下降；心动过缓、心律不齐、传导阻滞乃至心搏骤停。临床症状出现前可先有心电图改变，因此心电监测很重要。

（3）低钠血症：稀释性低血钠症和缺钠性低血钠症两类型。

稀释性低血钠者：体内总钠量正常，是因体内水过多（如输入过多的不含 Na^+ 液体），或体内 Na^+ 分布异常（如代谢性酸中毒时，Na^+ 从细胞外移入细胞内）所致；其临床特点为体重增加，皮肤不坡缩，血压正常，血液稀释，重者可发生惊厥和昏迷。

缺钠性低血钠者：体内总钠量减少，是由于妊娠剧吐或各种原因引起严重腹泻丢失钠过多所致；其临床特点为恶心、呕吐、厌食、体重减轻、血压降低、脱水貌、痛性痉挛及血液浓缩等。

（4）水过多：肾脏失去排水能力和人液量过多所致，主要表现为水肿及血压升高、心力衰竭、肺水肿，甚至脑水肿。

（5）代谢性酸中毒：主要原因是酸性代谢产物排不出去及肾小管产氨、泌 H^+ 功能丧失，一般少尿期第 3~4d 便可出现代谢性酸中毒。酸中毒影响神经系统，出现软弱无力、嗜睡及昏迷；影响心脏，致使心律失常，心肌收缩力减弱，血压下降；血液 pH 降低，出现换气过度、胸闷及 Kussmaul 大呼吸等。

（6）尿毒症：少尿期血肌酐每日上升 44~88μmol/L，BuN 每日上升 3.5~7mmol/L，因此少尿 3~5d 便可出现尿毒症，若 BUN 每日上升 >8.8~10.7mmol/L 则为高代谢状态。其原因常为合并消化道出血、感染、组织创伤等所致。尿毒症可引起各个器官系统的症状，但最常见或较早出现的是食欲减退、恶心、呕吐、嗜睡或烦躁不安，皮肤瘙痒及呼吸带有尿味，并发消化道出血也很常见，发生率可高达 10%~40%。合并消化道出血可使病情加重，死亡率增加，因为出血后 BUN 进一步升高及肾血流量更加减少。

（7）合并感染：肾功能不全易并发感染，可能与机体抵抗力降低、细胞免疫功能受损及网状内皮系统吞噬功能低下有关。常见的感染部位有呼吸道、尿道及伤口等。

（8）贫血与出血倾向：贫血在发病初期进展较快，其程度与氮质血症相关。原因可能是失血或溶血；肾脏促红细胞生成素缺乏；内环境紊乱，抑制红细胞生成，以及血清铁的利用率降低等造成。出血倾向表现为鼻出血、皮下淤斑、注射部位血肿，甚至消化道出血，与血小板数量下降及功能缺陷、毛细血管脆性增加及凝血酶原生成受到抑制等有关。

2. 多尿期　多尿期开始尿量常逐日成倍增加，当尿量超过 1 500ml/d，即进人多尿期。多尿期每日尿量多在 2 000ml 以上，最高可达 6 000ml，一般持续 7~14d。多尿期开始，意味着肾血流量和肾小球滤过率增加。初时，尿液基本上是从肾小球滤出来的原尿；随着肾小管功能的恢复，水分及 Na^+ 重吸收逐渐增加，血生化逐渐恢复正常。

（1）多尿期多尿的原因：少尿期积蓄的尿素等引起渗透性利尿；肾小管重吸收功能不全；少尿期积蓄的水肿液；不适当的补液。

（2）多尿期应注意的问题：多尿期开始后，随着尿量增加，水肿消退，血压恢复正常，患者自觉症状日益好转，但此期并不意味着问题都已解决，仍应密切注意以下三个问题：

①多尿 4~5d 后由于大量的水、钠及钾的排出，患者可发生脱水、低血钠及低血钾，血清钾 <3mmol/L 时，可出现四肢麻木、肌无力，甚至轻瘫；

②多尿期机体抵抗力极低，易发生感染；

③多尿后期即使血清尿素氮及肌酐降至正常，肾小球滤过率仍然在正常数值的 50% 以下，肾小管功能可能更差些，因此用药剂量仍应按肾功能不全来计算。

3. 恢复期　尿量恢复正常，但肾功能仍有不同程度的损害。虽然患者精神及食欲明显好转，但由于大量消耗，患者虚弱无力、消瘦、营养不良及贫血，一般需经 2~3 个月才能康复。少数 ATN 患者，肾功能永久性损害，甚至发展为慢性肾功能衰竭。

（二）肾前性急性肾功能衰竭的临床表现

1. 症状　尿少，包括少尿（每日尿量少于 400ml）、无尿（每日尿量少于 100ml）。

2. 血容量不足的体征　如立位时血压降低及心率增快、皮肤出现脱水征、中心静脉压下降等。

3. 化验　血尿素氮、肌酐升高，CO_2 结合力降低。

4. 尿特征　高比重（1.020）、高渗透压（>800mOsm/L）、低钠（<20mmol/L），尿沉渣镜检基本正常。

（三）肾后性急性肾功能衰竭的临床表现

1. 常有肾绞痛史；

2. 突然无尿或无尿与多尿交替；

3. 化验：血尿素氮（BuN mg/dl）/血肌酐（Cr mg/dl）>20:1，正常为 <10~15:1。

4. 尿检查无固定的特征　急性梗阻最初几小时尿改变与肾前性急性肾功能衰竭相似，即高比重及低钠；数天后可与急性肾小管坏死的尿改变相似，即尿比重低，尿钠升高；尿沉渣检查有时可找到引起梗阻的物质，如磺胺结晶等。

5. 导尿、B 超、腹平片等检查，可证实尿路梗阻的存在和可能找到梗阻的原因。

【治疗】

（一）一般治疗

1. 严密监护生命体征、血容量及尿量　进行中心静脉压测定可以精确地了解血容量情况，血气测定有助于了解酸碱平衡的变化，保留尿管可以及时观察到每小时的尿量。

2. 积极治疗原发病　如控制高血压、抗感染治疗等。肾功能不全者行抗炎治疗，应选用青霉素类、红霉素、氯霉素、林可霉素及某些头孢菌素类等对肾脏毒性小或无毒的药物。另外，青霉素或头孢菌素主要经肾脏排泄，肾功能不全时，排泄率降低，药物在血中半衰期延长，应适当减少用量及延长用药间隔时间。

（二）少尿期的治疗

1. 维持体液平衡　这是少尿期治疗的重要环节之一，应以"量出为入，调整平衡"

的处理原则为妥。在一般的情况下，每日人液量应等于前一日尿量加500ml。如有发热，每升高1℃，每日增加液量60~80ml。因为水过多可导致急性肺水肿甚至引起死亡，而水过少必然进一步激活肾素血管紧张素系统，使少尿期延长。

判断补液量是否恰当的参考指标：

（1）体重：由于急性肾功能衰竭处于高分解代谢状态，每日体重应减少0.2~0.5kg。若每日体重不减少，甚至增加，表示补液过量。若每日体重减少超过1kg，表示补液量不足。

（2）每日测血Na^+：如无特殊失钠原因，血钠迅速降低，表示补液过量。若血钠超过145mmol/L，表示补液量不足。

（3）体检：有无皮下水肿、血压升高、颈静脉怒张、肺湿性啰音等，有则表示水过量。

2. 维持电解质平衡　在少尿期，电解质紊乱主要是高血钾、低血钠、低血钙和高血磷。

（1）高血钾：重在预防，包括控制感染，纠正酸中毒，及时清创，早期发现和处理消化道出血，供给足够热量，不用或少用含钾高的药物和食物，不输库存血等。治疗包括：用10%葡萄糖酸钙溶液10~20ml，静脉注射，高钾心脏毒性时首选；5%碳酸氢钠100ml静滴；正规胰岛素10U加入50%葡萄糖溶液50ml中，静脉注射；降钾树脂口服等；当血钾>6.5mmol/L，应积极准备透析治疗。

（2）低血钠：少尿期的低血钠多由血液稀释所致，提示体液过多，因此适当限制入水量即可纠正，无需补钠。只有在缺钠性低血钠症，而血钠低于120mmol/L，或同时伴有高血钾及代谢性酸中毒时才考虑补钠。补钠量（mmol）=〔132－测得的血清钠（mmol/L）〕×体重（kg）×0.6。一般可用3%~10% NaCl溶液静脉注射，伴有代谢性酸中毒者可补给碳酸氢钠。通常先补充缺钠量的1/3，以后再根据血钠上升情况逐步再补充。

（3）低血钙和高血磷：低血钙为自限性过程，一般无需补充。如有抽搐或伴有高血钾时可用10%葡萄糖酸钙10~20ml，静注。高磷应以预防为主，如供给足够热量、减少蛋白质分解、避免高磷饮食等。必要时可口服磷结合剂如碳酸钙39，每日3次，或氢氧化铝凝胶10ml，每日3次。

3. 纠正代谢性酸中毒　轻度代谢性酸中毒不需纠正；CO_2结合力<17mmol/L可给予碳酸氢钠0.5~1g，每日3次，口服；CO_2结合力<13mmol/L，可适当从静脉补碱。

补碱不能过快和过量，否则会造成：

（1）血钙离子化程度降低，引起手足抽搐甚至心跳骤停；过量补碱会直接加重心脏负担，也要引起低血钾诱发心律失常；

（2）血pH升高，血红蛋白氧亲和力增加，组织缺氧加重；

（3）CO_2易于透入细胞内造成酸中毒而使心肌细胞和脑细胞功能损害。

4. 防治感染　急性肾衰死亡病例中，1/3死于感染。预防感染非常重要，如不插尿管、注意口腔、皮肤清洁等。但不主张预防性使用抗生素,对感染必须早诊断早治疗。急性肾功能衰竭并发感染,经常不发热,白细胞也可不升高,但末梢血白细胞常出现中毒颗粒。当临床上遇到不能解释的心动过速、低血压和呼吸困难时要警惕发生感染的可能。治疗应选用对肾无损害的抗菌药物,抗生素用量则按照肾功能不全程度进行计算。

5. 营养疗法　给予高热量、优质蛋白饮食。其中蛋白质含量,不透析者为 0.5g/kg·d,透析者为 1 g/(kg·d),不能进食者给予静脉滴注高营养液。

6. 透析疗法

(1) 分类:预防性透析及治疗性透析,前者是指在尚未发生明显的电解质紊乱及尿毒症前施行,适用于胎儿尚未成熟,需要延长妊娠期者。后者用于保守治疗效果欠佳的重症患者,通过透析纠正高钾血症、高钠血症、体液超负荷、严重酸中毒或氮质血症,从而降低孕产妇死亡率;腹膜透析及血液透析两种:前者因有妊娠子宫而常不用;后者应用肝素抗凝时,应将凝血时间控制在 2min 内。

(2) 透析治疗指征有:已有较明显的尿毒症症状;有较明显的水钠潴留;高代谢型患者(BUN 每日上升 > 8.8mmol/L);血 BUN > 28.8mmol/L,血 Cr > 528umol/L;血 K^+ > 6.5mmol/L。符合上述任何一条均可进行透析治疗。透析方式的选择是血液透析还是腹膜透析,应根据患者当时的具体情况而定。

国内有报道,在行血液透析同时,配合山莨菪碱的应用获得较好效果,血液透析可引起血中孕酮浓度降低,故可引起早产。近年,强调早期预防性透析和每日透析,认为这样可以缩短病程和降低死亡率。

(三) 多尿期的治疗

1. 饮食可逐渐增加蛋白质。

2. 当尿量增至 2 500ml/d 或以上时,每日人液量应改为尿量的 2/3。若尿量持续在 3 000 ~ 4 000ml/d 以上,7 ~ 14d 不见减少者,可使用双氢克尿塞或安妥明使尿量减少,以免加重水电解质紊乱。

3. 持续监测血电解质浓度　尿量超过 2 000ml/d,必要时应适当补钾。

4. 多尿期开始后,BuN、血肌酐逐渐下降,当接近正常或暂停腹透 1 ~ 2d 后,若 BuN、血 Cr 不再上升,即可考虑拔管停止透析。

(四) 恢复期的治疗

恢复期的肾功能未完全恢复正常,许多药物排泄仍有障碍,因此用药剂量仍应注意,以免引起毒性反应。应用中药调理,可促进患者康复,辨证论治着重于脾和肾。

(五) 产科发生急性肾功能衰竭

常因产科严重并发症引起,故及时终止妊娠,去除病因甚为重要。常需用剖宫产分娩,产后仍严密监测肾功能,进行综合治疗。

(六) 其他

国内外报道,配合血浆置换、静脉滴注前列环素或抗凝血酶Ⅲ浓缩物以及抗毒药物等治疗特发性产后急性肾功能衰竭获得一定疗效，但尚需临床进一步的验证。

（赵黎明）

第八节　妊娠合并肝内胆汁郁积症

【概述】

妊娠肝内胆汁淤积症（ICP）是妊娠期特有疾病。表现为妊娠中、晚期出现瘙痒、黄疸，具有妊娠复发倾向及家族发生倾向，发生率为2%~3%。雌激素增加可能是ICP的发病原因。由于可导致胎盘血灌注不足并影响孕母肝脏合成凝血因子，常发生早产、胎儿窘迫、死胎、产后出血等。

【诊断】

（一）病史

妊娠或服用避孕药后出现黄疸、瘙痒病史或孕妇的母亲、姐妹妊娠后有同样病史。

（二）临床表现

1. 瘙痒常为首发症状，多于孕28~30周出现，以躯干、四肢为主，严重者涉及全身，皮肤多有抓痕。

2. 黄疸于瘙痒后1~2周出现，半数为轻度。

3. 可伴有恶心、纳差、腹泻，一般不严重。

4. 瘙痒及黄疸多在分娩后1~2周消退。

（三）辅助检查

1. 肝功能测定　ALT及AST轻度增高或正常，约2/3患者胆红素轻度升高，罕有 > 85.5μmol/L（5mg/dl），ALP普遍升高，其它项目无明显异常。

2. 血清结合胆酸测定　灵敏性最高，是早期诊断的可靠指标。血中胆酸水平与胎儿窘迫率呈正比，可用以判断胎儿预后。

（四）鉴别诊断

应与病毒性肝炎鉴别。

【治疗】

（一）一般治疗

无特效药物，主要为综合处理。

1. 吸氧。

2. 止痒　鲁米那与消胆胺联用对止痒有一定效果。消胆胺剂量为4g，每日2~3次。

3. 护肝　给予足量的维生素C、B，能量合剂等护肝。

4. 疏通胎盘循环　低分子右旋糖酐500ml加入丹参5支静滴，1次/d，7~10d为一疗程。

（二）产科处理

1. 胎儿监护　ICP 处理的重点是胎儿监护，预防早产。妊娠 35 周前每周行无负荷试验（NST）检查 1 次，妊娠 35 周住院严密监护胎儿，每日行 NSTl 次直至分娩，同时监测胆酸动态变化。

2. 及时终止妊娠　胎儿监护异常经处理无效；伴有其它妊娠合并症如妊高症；有死胎、新生儿死亡史者应适时终止妊娠。由于胎儿死亡多发生在妊娠 38 周后，突然而无先兆，所以妊娠期以不超过 38 周为妥。适当放宽剖宫产指征，有助于降低围生儿死亡率及发病率。

3. 预防产后出血　临近分娩期给予维生素 K1 预防产后出血。

（赵黎明）

第九节　妊娠合并肠梗阻

【概述】

肠梗阻是指肠腔内容物正常运行因某种原因受阻，以致发生部分或完全不能通过，导致全身性生理紊乱。是普通外科常见急腹症之一，发生率高，除见于平时的急症外，也常见于手术后尚未出院，甚至手术若干年后。孕期较罕见，但如处理不及时，后果极为严重。

【病因】

1. 机械性肠梗阻　妊娠期增大的子宫推挤肠袢，如以往有手术后粘连，则可受压或扭转而形成梗阻；或因肠系膜过短或过长，或先天性肠系膜根部距离过短，受子宫的推挤可使小肠顺时钟方向扭转，故一般机械性肠梗阻发生于孕 4~5 个月子宫体升入腹腔之后或孕 8~9 个月胎头降入盆腔之后，产褥期子宫突然缩小，肠袢急剧移位也可引起扭转。肠扭转部位也好发生于粘连部，因此，以往有腹部手术史（有人统计占全部孕期肠梗阻患者的 61%，尤以阑尾手术为多见，宫外孕手术后粘连再次妊娠亦可发生），或炎症史具有很大的诊断意义。肠套叠常由肠肿瘤或 Meckel 憩室所致。肠扭转常见部位为乙状结肠，约占 1/2，结肠及小肠各占 1/4。

2. 动力性肠梗阻　麻痹性者因交感神经兴奋使肠壁肌肉暂时抑制，多见于全身水电解质紊乱和腹膜炎。痉挛性者为肠壁肌肉暂时性收缩，常由肠道炎症或神经功能紊乱引起。

3. 血运性肠梗阻　较少见，有肠系膜血管发生栓塞或血栓形成，致肠管血运障碍，蠕动功能丧失而引起。

【诊断】

（一）临床表现

1. 症状

（1）腹痛：机械性梗阻时，梗阻以上部位肠管蠕动增强，引起阵发性绞痛，一般在中腹部，也可偏于梗阻部位一侧，常伴有肠鸣音亢进。

（2）呕吐：呕吐物为发病前所进饮食。因梗阻部位的高低而表现不同。高位肠梗阻时，呕吐出现早而频繁，呕吐物为胃或十二指肠内容物；低位梗阻时，呕吐出现迟且次数少。排便和排气不一定完全消失。

（3）腹胀：出现较晚，也与梗阻部位有关。高位梗阻腹胀多不明显，低位梗阻或麻痹性梗阻腹胀较重，呈全腹弥漫性腹胀。

（4）排便、排气障碍：高位梗阻早期可有排气及少量排便，完全性肠梗阻者则多不排气、排便。

2. 体征　多为腹胀、腹部压痛。肠胀气，尤其乙状结肠扭转，常明显而迅速。肠鸣音根据病变部位及发病时间，可能亢进，或为高调的金属或"叮铃"音，以后逐渐减轻而消失。此外，脉率进行性加速，渐渐出现休克前兆，白细胞数逐渐增高，则应高度警惕有肠绞窄的可能。

（二）辅助检查

1. 实验室检查　脱水、血液浓缩之后常有血细胞计数、血红蛋白、红细胞压积增高，血钾、钠、氯浓度下降。

2. B超检查　可给诊断极大帮助，如首次检查不明确，需在6h后复查。急性小肠梗阻常要经过6h，肠内才会积聚足够的液体和气体，形成明显的气液平面，经过12h肠扩张的程度才能达到确定诊断的水平。结肠梗阻则需更长时间。

（三）诊断要点及鉴别诊断

各种辅助检查并不完全可靠，必须掌握全面病史、病程经过及各项检查综合分析，才能得出正确诊断。

常与隐性胎盘早期剥离及急性胰腺炎的症状体征近似，应予以鉴别。尤其要重视鉴别机械性肠梗阻还是麻痹性肠梗阻。

【治疗】

急救原则：纠正水电解质紊乱，解除梗阻原因，控制感染和毒血症。

（一）非手术治疗

在进行非手术治疗时，必须严密观察病情变化，掌握手术指征，以便在必要时抓紧时机进行处理。

1. 纠正水电解质和酸碱平衡紊乱　及时静脉补充水、电解质、血浆或全血是治疗的主要环节。

2. 胃肠减压　可吸出积滞的气体和液体，解除腹胀，改善循环和呼吸障碍，减轻呕吐，避免吸入性肺炎，改善梗阻以上的肠管血运，需手术者还可减轻手术中的困难。少数轻型单纯性肠梗阻经有效减压后梗阻可以缓解。

3. 中医治疗　以通里攻下为主，辅以理气开郁，活血化瘀，清热解毒。常用方药如复方大承气汤及甘遂通结汤。

4. 其他　石蜡油或花生油 200~300ml，每日 2 次，口服，或减压管灌入，对病情较轻者能取得一定疗效。对乙状结肠扭转的病程早期，可小心插肛管排气或多次小量灌肠，以使扭转部位肠腔内气体及粪便排除，但有引起流产或早产的可能。

（二）手术治疗

手术指征：多数机械性肠梗阻；绞窄性肠梗阻或高度怀疑有肠绞窄，梗阻为完全性者；单纯性肠梗阻病程较长，或经非手术治疗 12~24h 不见好转者。

妊娠期肠梗阻多半为机械性肠梗阻，宜及早进行手术，以免导致肠壁坏死和穿孔，并发严重腹腔感染及中毒性休克。术时应彻底检查肠梗阻部分，而后确定手术方案，如不能清楚暴露手术野，则应先行剖宫产术。

手术后处理同非孕期，凡保留妊娠者宜给予安胎治疗，密切观察宫缩和胎儿情况。

（赵黎明）

第十节　妊娠合并性传播疾病

一、妊娠合并淋病

【概述】

淋病是由革兰氏阴性淋病奈瑟菌（简称淋菌）引起的以泌尿生殖系统化脓性感染为主要表现的性传播性疾病。目前其发病率居世界性传播疾病之首。淋菌对腺上皮有亲和力极易侵犯，常隐匿于女性泌尿生殖道引起感染。主要通过性交传播，80% 以上是由男性感染后通过性交传染给女性的；极少因接触患者污染的衣物、浴盆、坐便器、床上用品及消毒不彻底的检查器械间接传染；儿童多为间接传染；在分娩新生儿时，通过软产道接触污染的阴道分泌物被传染。

【诊断】

（一）病史

本身或配偶有不良的性接触史。

（二）临床表现及查体

20%~80% 的淋菌患者无明显症状。淋菌感染后潜伏期 1~10d，平均 3~5d，表现为尿频、尿痛、排尿困难等急性尿道炎症状，同时，黄色脓性白带增多，外阴部有烧灼感。查体发现外阴、阴道及尿道口充血、红肿，用手指从阴道前壁向上压迫尿道时，可见尿道旁腺开口处有脓性分泌物外溢。宫颈明显充血、水肿、糜烂，有脓性分泌物从宫颈口流出，宫颈触痛，触之易出血。前庭大腺炎，腺体开口外红肿、触痛、溢脓，若腺管阻塞也可形成脓肿。分娩后产妇抵抗力低，可发生淋菌性盆腔炎，严重者可致播散性淋病，播散性淋病表现为发热、寒战、倦怠、皮疹、关节炎、脑膜炎、骨髓炎以及严重的淋菌性败血症。新生儿感染淋病引起肺炎、脑膜炎、结膜炎和败血症，尤以淋菌性结膜炎最常见，多在出生后 1d 至 1 周内发病，主要表现为结膜充血、眼睑水肿，有脓性分泌物，若未及时治疗，则可进一步发展成角膜溃疡，甚至失明。

（三）辅助检查

1. 分泌物涂片检查　取尿道口、尿道旁腺、宫颈管等处的分泌物涂片行革兰氏染色，在多形核白细胞内找到典型的肾形革兰染色阴性双球菌，只能作为筛查手段。

2. 分泌物淋菌培养　诊断淋病的金标准方法，阳性率为 80% ~90.5%。

3. 核酸检测　PCR 技术检测淋菌 DNA 片段，具有高的敏感性及特异性，操作过程中应注意防止污染造成的假阳性。

【治疗】

1. 单纯性淋病　推荐大剂量单次给药方案，首选头孢曲松钠 1g，单次肌内注射；对头孢类药物过敏者可用大观霉素 4g，单次肌内注射，同时加用红霉素 0.5g，4 次/d，口服，连用 7 ~10d。

2. 淋菌性盆腔炎、播散性淋病　应连续每日给药，保持足够治疗时间，头孢曲松钠 1g，肌内注射，1 次/d，连用 10d。对青霉素过敏者可用大观霉素 2g，肌内注射，2 次/d，连用 10d，加用甲硝唑 400mg，口服，2 次/d，连用 10d。治疗结束临床症状消失后，4 ~7d 应取宫颈管分泌物涂片培养，连续 3 次均为阴性方为治愈。

3. 新生儿淋病　新生儿已感染淋菌性结膜炎时，应用青霉素 G 10 万 U/（kg·d），静脉滴注或肌内注射，4 次/d，至少 7d。如母亲为耐青霉素淋菌菌株感染，应用头孢曲松钠 25 ~50mg/kg，静脉滴注或肌内注射，1 次/d，至少 7d。眼局部用生理盐水冲洗，青霉素和氯霉素眼药水交替点眼。

【诊疗体会】

1. 诊断方面：

①本身或配偶有性滥交史；

②宫颈及尿道口红、肿及刺痛，白带增多；

③出现四肢关节肿胀、疼痛及活动受限；

④肢体和躯干相继出现各种形态的皮疹；

⑤凡出现上述 4 项时，均应检查淋菌，如查出淋菌即可确诊。

2. 治疗方面　治疗原则是及时、足量、规范应用抗生素。目前选用的抗生素以第三代头孢菌素为主。由于 20% ~40% 淋病同时合并沙眼衣原体感染，因此，可同时应用抗衣原体药物。性伴侣同时治疗。

【健康指导】

注意性道德，禁止性淫乱，注意个人卫生，杜绝盆浴、池浴是预防此病的关键。孕妇有淋菌感染，应早诊断、早治疗。防治新生儿淋菌感染，与母体隔离，淋病孕妇娩出的新生儿，均应用 1% 硝酸银液滴眼，预防淋菌性眼炎，并应预防用药，头孢曲松钠 25 ~50mg/（kg·d），单次肌内注射。

二、妊娠合并梅毒

【概述】

梅毒是由苍白密螺旋体引起的慢性全身性传播性疾病。早期主要表现为皮肤黏膜损害，晚期侵犯心血管、神经系统等重要脏器，造成劳动力丧失，甚至死亡。梅毒最主要的传播途径是直接性接触，占95%左右，另外，梅毒可通过胎盘传染给胎儿，或分娩过程中经软产道感染新生儿，引起流产、早产、死产或分娩先天梅毒儿。少数经输血或接触患者的衣物等间接感染。苍白密螺旋体在体外干燥条件下不宜生存，一般消毒剂及肥皂水均可将其杀灭。

【诊断】

（一）病史

本人及配偶的性病接触史及驱梅治疗史。孕妇有不明原因流产、死胎及早产史。

（二）临床表现及查体

1. 一期梅毒　潜伏期为2～4周，主要表现为硬下疳，硬下疳可出现在外阴、阴道、宫颈、肛门、口唇、乳房等部位，初为小红斑或丘疹，迅速破溃形成糜烂或溃疡。典型硬下疳为单发，1～2cm大小，圆形或椭圆形，边缘稍高出皮面，表现呈肉红色的糜烂面或浅表溃疡，无痛，创面清洁，有浆液性渗出物，周边及基底浸润明显、具软骨样硬度。2～6周自愈。

2. 二期梅毒　硬下疳出现后6～8周，全身出现多种多样的皮疹，包括斑疹、斑丘疹、丘疹、鳞屑性梅毒皮疹及脓疱疹等，常出现于躯干、四肢，也可在面部与前额部，皮疹特点为多形性、对称、泛发。扁平湿疣，多见于皮肤相互摩擦和潮湿的外阴及肛周。梅毒性白斑，多见于颈部。梅毒性脱发，呈虫蚀状，多发生于颞部。

3. 三期梅毒　主要表现为永久性皮肤黏膜损害，并可侵犯多种组织器官危及生命。基本损害为慢性肉芽肿，皮肤黏膜梅毒，皮肤黏膜破坏性大，愈合后留有萎缩性瘢痕，表现为结节性梅毒疹、梅毒性树胶肿、近关节结节；骨梅毒表现为骨膜炎、骨髓炎、关节炎、腱鞘炎等；眼梅毒表现为虹膜炎、虹膜睫状体炎、视网膜炎、角膜炎；晚期心血管梅毒表现为主动脉炎、主动脉关闭不全、主动脉瘤；晚期神经梅毒表现为梅毒性脑膜炎、脑血管梅毒、麻痹性痴呆、脊髓痨、视神经萎缩。

4. 分期梅毒　分三期：一期、二期属早期梅毒，病期在2年以内；三期属晚期梅毒，病期在2年以上；潜伏梅毒系指梅毒未经治疗或用药剂量不足，无临床症状，梅毒血清反应阳性，没有其他可以引起梅毒血清反应阳性的疾病存在，脑脊液正常者。感染期限在2年以内为早期潜伏梅毒，2年以上为晚期潜伏梅毒。未经治疗的一、二期梅毒几乎100%传给胎儿，50%早产；早期潜伏梅毒80%感染胎儿，可有20%早产；未经治疗的晚期梅毒30%感染胎儿；晚期潜伏梅毒10%感染胎儿。

（三）辅助检查

1. 病原体检查：暗视野显微镜检查，皮肤黏膜损害处渗出物或淋巴结穿刺液于暗视野显微镜下可见密螺旋体。

2. 梅毒血清学检查：非梅毒螺旋体抗原血清实验，梅毒常规筛查方法，RPR（快速血浆反应素环状卡片试验），阳性者查滴度，定量可做疗效判断，是检测潜伏梅毒治疗疗效的唯一指标。

3. 梅毒螺旋体抗原血清试验：常用梅毒密螺旋体血凝试验（TPHA），及荧光密螺旋体抗体吸收试验（FTA-ABS），均为确诊试验。

4. 脑脊液检查：怀疑神经梅毒者应行脑脊液检查。脑脊液中淋巴细胞 $\geq 10 \times 10^6/L$，蛋白量 $>50mg/dl$，RPR 阳性为神经梅毒。

【治疗】

（一）一般治疗及药物治疗

1. 孕妇早期梅毒（包括一、二期梅毒及早期潜伏梅毒）　首选青霉素疗法：普鲁卡因青霉素 80 万 U，肌内注射，1 次/d，连续 10～15d；或苄星青霉毒 240 万 U，分两侧臀部肌内注射，每周 1 次，共 3 次；青霉素过敏者，用红霉素 0.5g，口服，4 次/d，连服 15d；或多西环素 0.1g，口服，2 次/d，连用 15d。

2. 晚期梅素（包括三期梅毒，晚期潜伏梅毒或不能确定病期的潜伏梅毒及二期复发梅毒）　首选青霉素疗法：普鲁卡因青霉素 80 万 U，肌内注射，1 次/d，连续 20d；必要时间隔 2 周重复治疗 1 个疗程；苄星青霉素 240 万 U，分两侧臀部肌内注射，每周 1 次，共 3 次；青霉素过敏者，用红霉素 0.5g，口服，4 次/d，连服 30d；或多西环素 100mg，口服，2 次/d，连用 30d。

3. 先天梅毒　脑脊液 RPP 阳性者：普鲁卡因青霉素 5 万 U/（kg·d），肌内注射，连续 10～15d；脑脊液正常者：苄星青霉素 5 万 U/（kg·d），一次肌内注射；若青霉素过敏，改用红霉素 7.5～12.5mg/（kg·d），口服，4 次/d，连服 30d。

（二）治愈标准

临床治愈：各种损害消退，症状消失。血清学治愈：抗梅毒治疗 2 年，梅毒血清学试验由阳性变为阴性，脑脊液检查阴性。

【诊疗体会】

1. 诊断方面　该病根据典型病史、临床表现和实验室检查可做出诊断。

2. 治疗方面：

①治疗越早效果越好；

②治疗必须规则、足量、足疗程；

③治疗后必须经过足够时间定期追踪观察；

④传染源及其性伴侣必须同时接受检查和治疗，治疗期间禁房事。

妊娠初 3 个月内注射 1 个疗程，妊娠末 3 个月注射 1 个疗程。

【健康指导】

禁止性生活，加强婚前检查，孕期常规筛查梅毒，确诊后积极治疗；定期随访，梅毒经充分治疗后，母儿应随访 2~3 年，第 1 年每 3 个月随访 1 次，以后每半年随访 1 次，包括临床及血清非密螺旋体抗原试验。若在治疗 6 个月内血清滴度未下降 4 倍，应视为治疗失败或再感染，除需重新加倍治疗外，还应考虑做脑脊液检查，观察有无神经梅毒。多数一期梅毒在 1 年内，二期梅毒在 2 年内血清学试验转阴，少数晚期梅毒血清非密螺旋体抗体滴度低水平持续 3 年以上，可判为血清固定。

三、妊娠合并尖锐湿疣

【概述】

尖锐湿疣是由人乳头瘤病毒感染引起的鳞状上皮增生性疣状病变。目前发现人乳头瘤病毒大约有 100 个型别，其中 30 多个型别与生殖道感染有关。生殖道尖锐湿疣主要与人乳头瘤病毒 6、11 有关，少数由 16、18、31、33 引起。主要的传播途径是经性交直接传播，偶有可能通过污染的衣物、器械间接传播。

【诊断】

（一）病史

有不良性生活史或配偶感染史。

（二）临床表现及查体

潜伏期为 3 周~8 个月，平均 3 个月。临床症状常不明显，可有外阴瘙痒、烧灼痛或性交后疼痛。病变多发生在性交易受损部位，如舟状窝附近、大小阴唇、肛门周围、阴道前庭、尿道口，也可累及阴道和宫颈。典型体征初起为小而尖的丘疹，质稍硬、孤立、呈粉色或白色散在或簇状增生，或为微小散在的乳头状疣，柔软，其上有细的指样突起，逐渐增大、增多，互相融合呈鸡冠状或菜花状，顶端可有角化或感染溃烂。

（三）辅助检查

1. 细胞学检查　阴道、宫颈脱落细胞或病变部位刮片细胞学检查可见挖空细胞，角化不全细胞及湿疣外底层细胞。

2. 痛理组织学检查　取疣体做病理，可见表皮疣状或乳头状增生，表层细胞有角化不全或过度角化，基底细胞增生，棘细胞层高度增生，有挖空细胞出现，真皮乳头水肿，毛细血管扩张，周围有慢性炎细胞浸润。

3. 核酸检测　可采用 PCR 及核酸 DNA 探针杂交，检查人乳头瘤病毒 DNA 的存在。

4. 醋酸试验　组织表面涂以 3%~5% 醋酸液，3~5min 后感染组织变白为阳性，但有一定假阳性。

【治疗】

（一）一般治疗及药物治疗

1. 妊娠 36 周前孕妇患尖锐湿疣　发生病变的范围小或湿疣小者选用局部药物治疗，可选用苯甲酸（安息香酸）酊涂擦，每周 1 次，共 5~6 次；0.5% 足叶草毒素酊外用，2 次/d，连用 3d 后停药，4d 为 1 个疗程，需 1~4 个疗程；50% 的三氯醋酸局部涂擦。发生湿疣的范围大时，可采用激光、液氮冷冻、电灼等治疗方法。如果湿疣比较大，而且又有蒂，可通过手术将其切除。

2. 妊娠近足月或足月孕妇患尖锐湿疣　病灶局限于外阴者，可行冷冻或手术切除病灶，届时可经阴道分娩。若病灶广泛，存在于外阴、阴道、宫颈时，经阴道分娩极易发生软产道裂伤，引起大出血；或湿疣很大遮盖了阴道口或堵塞软产道，均应行剖宫产结束分娩。妊娠结束后，部分尖锐湿疣有可能自然消失。

（二）终止妊娠

确诊后不需终止妊娠。

【诊疗体会】

1. 诊断方面　该病根据典型病史、临床表现和实验室检查可做出诊断，其中临床表现最有价值。

2. 治疗方面　尚无根除 HPV 方法，治疗采用局部治疗，去除外生疣体，改善症状和体征。

【健康指导】

禁止性生活，讲究个人卫生，防止接触感染，配偶患病后禁止性生活或戴避孕套防护，对已确诊感染的孕妇要采取积极的治疗措施。

四、妊娠合并生殖道沙眼衣原体感染

【概述】

沙眼衣原体引起泌尿生殖系统感染是常见的性传播性疾病。沙眼衣原体有 15 个血清型，其中 8 个血清型（D～K）与泌尿生殖道感染有关，尤其是 D、E、F 型最常见。传播途径：成人主要经性交直接传播，很少经接触患者分泌物污染的衣裤等间接传播；胎儿或新生儿可通过宫内、产道及产后感染。

【诊断】

（一）病史

有不良性生活史或配偶感染史。

（二）临床表现及查体

临床特点是无症状或症状轻微，患者不易察觉，病程迁延。孕妇感染后表现如下：

1. 宫颈黏膜炎　宫颈管是衣原体最常见的感染部位，70%～90% 衣原体宫颈黏膜炎无临床症状，有症状表现为阴道分泌物增加，呈黏液脓性，性交后出血或经间期出血。检查见宫颈管脓性分泌物，宫颈红肿，黏膜外翻，脆性增加。

2. 尿道炎　如尿急、尿频、尿痛等。

3. 子宫内膜炎　30%～40% 宫颈管炎上行引起子宫内膜炎，表现为下腹痛、阴道分泌物增多、阴道不规则少量流血。

4. 对胎儿及新生儿的影响　活动性感染可引起流产、早产、胎膜早破、低体重儿等。

未治疗的衣原体感染孕妇所分娩的新生儿中，20%～50%出现新生儿眼结膜炎，10%～20%出现衣原体肺炎。

（三）辅助检查

1. 细胞学检查：显微镜下在上皮细胞内找到包涵体。

2. 沙眼衣原体培养：为诊断沙眼衣原体感染最为敏感和特异的方法。

3. 沙眼衣原体抗原检测：包括直接免疫荧光法和酶联免疫吸附试验。

4. 沙眼衣原体核酸检测：PCR技术敏感性高，细胞培养阴性时亦能检出衣原体DNA，但应防止污染而致的假阳性

5. 血清抗体检测：衣原体 IgG、IgM。

【治疗】

1. 孕妇治疗　常用红霉素500mg，口服，4次/d，连服7d；或红霉素250mg，口服，4次/d，连服14d；若不能耐受红霉素，应用阿莫西林500mg，口服，3次/d，连服7d；也可选用琥乙红霉素800mg，4次/d，口服，连服7d；或琥乙红霉素400mg，口服4次/d，连服14d；或阿奇霉素1g，顿服。

2. 新生儿衣原体结膜炎　可用1%硝酸银滴眼液或0.5%新霉素眼膏或金霉素眼膏涂双眼，连续使用2周。预防新生儿肺炎可用红霉素50mg/（kg·d），口服，4次/d，连用14d。

3. 性伴侣治疗　性伴侣应进行检查及治疗。治疗期间禁止性生活。

【诊疗体会】

1. 诊断方面　无特殊临床表现，常需实验室检查确诊。

2. 治疗方面：

①早期诊断、早期治疗；

②及时、足量、规则治疗；

③不同病情采用不同的治疗方案；

④同时治疗性伴侣。

对于妊娠期患者，可使用红霉素、琥乙红霉素、阿奇霉素治疗，疗程为1～2周。孕妇禁用四环素类和喹诺酮类药物。

【健康指导】

预防衣原体感染的根本措施在于提倡安全的性行为（包括安全套的使用），洁身自好。性伴侣任何一方染有本病在未彻底治愈之前，应避免性生活，若有性生活，则必须使用安全套，并应严格分开使用毛巾、脸盆、床单等可致传染的物品。污染物可煮沸消毒或使用消毒剂。对已确诊感染的孕妇要采取积极的治疗措施。

五、获得性免疫缺陷综合征

【概述】

获得性免疫缺陷综合征（AIDS），又称艾滋病，是由人免疫缺陷病毒（HIV）引起的

性传播疾病。HIV 属逆转录 RNA 病毒，有 HIV-1、HIV-2 两个型别，引起世界流行的是 HIV-1，HIV-2 主要在西部非洲局部流行。传播途径：HIV 主要经性接触直接传播，其次为血液传播及胎盘传染。

【诊断】

（一）急性 HIV 感染

1. 病史

①同性恋与异性恋者有多个性伴侣史，或配偶、性伴侣抗 HIV 抗 体阳性；

②静脉吸毒史；

③用过进口第Ⅷ因子等血液制品；

④与 HIV/AIDS 患者 有密切接触史；

⑤有梅毒、淋病、非淋菌性尿道炎等性传播疾病史；

⑥出国史；

⑦HIV 抗体阳性者所生的子女；

⑧输入未经 HIV 抗体检测的血液。

2. 临床表现　急性 HIV 感染期主要表现为：

①发热、乏力、咽痛、全身不适等上呼吸道感染症状；

②个别有头痛、皮疹、脑膜脑炎或急性多发性神经炎；

③颈、腋及枕部有肿大淋巴结；

④肝脾大。

3. 实验室检查

①周围血白细胞及淋巴细胞总数起病后下降，以后淋巴细 胞总数上升，可见异型淋巴细胞；

②$CD_4/CD_8 > 1$；

③感染初期 HIV 抗体阴性，在感染 HIV 2 个月后出现 HIV 抗体阳性，95% 感染者在 6 个月内 HIV 抗 体阳性。从感染 HIV 至抗体形成的时期，称为感染窗口期。窗口期 HIV 抗体 检测阴性，但具有传染性；

④少数人感染初期血液 HIVp24 抗原阳性。

（二）无症状 HIV 感染

1. 病史　同急性 HIV 感染。

2. 实验室检查

①抗 HIV 抗体阳性，经确证试验证实；

②CD_4 淋巴细胞总数正常，$CD_4/CD_8 > 1$；

③血清 p24 抗原阴性。

（三）艾滋病

1. 病史　同急性 HIV 感染。

2．临床表现

①原因不明的免疫功能低下；

②持续不规则低热超过 1 个月；

③持续原因不明的全身淋巴结肿大（淋巴结直径 >1cm）；

④慢性腹泻超过 4~5 次/d，3 个月内体重下降 >10%；

⑤合并口腔假丝酵母菌感染、卡氏肺囊虫肺炎、巨细胞病毒感染、弓形虫病、隐球菌脑膜炎、进展迅速的活动性肺结核、皮肤黏膜的 Kaposi 肉瘤、淋巴瘤等；

⑥中、青年患者出现痴呆症。

3．实验室检查

①抗 HIV 抗体阳性，经试验证实；

②血液 HIVp24 抗原阳性；

③CD_4 淋巴细胞总数 <200/mm^3 或 200~500/mm^3；

④CD_4/CD_8 <1；

⑤周围血白细胞、血红蛋白下降；

⑥β_2 微球蛋白水平增高；

⑦可找到艾滋病合并感染的病原学或肿瘤的病理依据。

4．分类

①HIV 感染者；

②艾滋病。

【治疗】

（一）一般治疗及药物治疗

1．一般治疗　心理治疗：注意休息加强营养及劳逸结合，避免传染他人。

2．抗病毒药物　有 3 大类药物可供选择：

①核苷类逆转录酶抑制剂（NR-TI）：齐多夫定（ZDV）200mg，口服，3 次/d，或 300mg，口服，2 次/d；司坦夫定（司他夫定）（d_4T）40mg，口服，3 次/d；扎西他滨（DDC）0.75mg，口服，3 次/d；去羟肌苷（地丹诺辛）（DDI）200mg，3 次/d；拉米夫定（3TC）150mg，口服，2 次/d；

②蛋白酶抑制剂（PI）：英地那韦（IDV）800mg，口服，3 次/d；尼非那韦（NFV）750mg，口服，3 次/d；利杜那韦（RTV）600mg，2 次/d；沙奎那韦（SQV）600mg，口服，3 次/d；

③非核苷类逆转录酶抑制剂（N-NRTI）：台拉维定（DLV）400mg，口服，3 次/d；奈韦拉平（NVP）200mg，口服，1 次/d，2 周后改为 400mg，口服，1 次/d。联合用药（鸡尾酒疗法）可增加疗效。联合用药多选用 2 种 NRTI 加 1 种 PI 或 2 种 NRTI 加 1 种 N-NRTI 的三联治疗，也可选用 2 种 NRTI 加 1 种 PI 加 1 种 N-NRTI 或 2 种 NRTI 加 2 种 PI 的四联治疗。注意 d_4T 与 DDC 不能联合应用。

3. 免疫调节药物选用

①α 干扰素每次 300 万 U，皮下注射或肌内注射，每周 3 次，3 ~6 个月为 1 个疗程；

②阿地白介素（白细胞介素 2）（IL-2）每次 250 万 U，连续静脉滴 4h，每周 5d，共 4 ~8 周；

③丙种球蛋白定期使用，能减少细菌性感染的发生；

④中药如香菇多糖、丹参、黄芪均有调整免疫功能。

（二）终止妊娠

HIV 合并妊娠者，应劝告患者及家属终止妊娠。

【诊疗体会】

1. 诊断方面　主要靠实验室检查做出诊断。

2. 治疗方面　目前尚无治愈方法，主要采取一般治疗、抗病毒药物及对症处理。

【健康指导】

艾滋病无治愈方法，重在预防。

①遵守性道德，洁身自爱，不搞性乱；

②不以任何形式吸毒或静脉注射毒品；

③不共用注射器、牙刷、剃须刀和其他不洁医疗用品；

④禁用 HIV 污染的血制品、器官及体液；

⑤HIV 感染者性接触必须正确使用避孕套，已感染 HIV 的妇女尽量不要怀孕；

⑥如孕妇怀疑感染 HIV 时，应到有关卫生防疫机构或大医院检查、咨询。

（赵黎明）

妇产科与儿科疾病诊治指南

（下）

曲春玲◎主编

吉林科学技术出版社

第十二章　分娩期并发症

第一节　子宫破裂

【概述】

子宫体部或子宫的下段在妊娠晚期或分娩期发生裂伤称子宫破裂，是产科严重并发症之一，可直接威胁母儿生命。Prual A 等研究发现，分娩并发症的发病率由高到低依次为出血（3.05%）、梗阻性难产（2.05%）、妊娠高血压（0.64%）、子宫破裂（0.12%）。死亡率由高到低为脓毒血症（33.3%）、子宫破裂（30.4%）、子痫（18.4%）。子宫破裂发生率因地区不同可有很大的差异。Sakka AM 等报道，子宫破裂的发生率为 0.017%，其中 43.5% 发生于瘢痕子宫，90.9% 发生于子宫下段。1999 年调查发现，子宫破裂在孕产妇中的发病率为 0.012%，其中 47% 为瘢痕子宫破裂。出血、感染、休克是主要的死亡原因。随着现代产科质量的不断提高，子宫破裂的发生率也逐渐下降，在城市医院中已很少见到，但在农村和边远地区仍时有发生。随着城乡各级妇幼卫生保健网的逐步健全，其发生率可望进一步下降。

（一）分类

子宫破裂根据破裂程度可分为完全破裂和不完全破裂，Kirkendall C 等报道，不完全子宫破裂发生率约为 34%，完全破裂约为 66%。根据发生部位可分为子宫下段破裂和子宫体部破裂，Sohan MH 等研究发现，子宫破裂发生的部位以子宫下段多见，约为 99%。少数发生于子宫体部，约占 0.9%。根据发生时间可分为妊娠期子宫破裂和分娩期子宫破裂。

（二）病因

1. 梗阻性难产　是子宫破裂最常见的原因，尤其好发于子宫肌壁有病理改变者。如子宫畸形、多次分娩和（或）多次刮宫、骨盆狭窄、头盆不称及胎位异常者，巨大儿或胎儿畸形者均有可能引起。

2. 损伤性子宫破裂　主要是由于分娩前子宫收缩剂使用不当和分娩时手术创伤。不适当和粗暴的实行各种阴道助产，均有可能引起子宫破裂。

3. 瘢痕子宫　曾行子宫手术者，如剖宫产、子宫肌瘤剔除术后妊娠。

4. 子宫收缩药物使用不当　由于孕妇个体对缩宫素敏感程度不同及其他宫缩药使用不当，均可增加子宫肌张力引起强烈子宫收缩导致破裂。

【诊断】

（一）先兆子宫破裂

1. 产程延长，宫缩频繁，先露部下降受阻，产妇剧痛难忍，烦躁不安，耻骨上有压痛。

2. 出现子宫病理缩复环　子宫收缩强或呈强直性收缩，在子宫上下段之间出现病理缩复环，宫体变厚而下段变薄，于脐下可及一凹陷，子宫呈葫芦状，下段明显膨隆压痛，并随产程延长而渐次升高。

3. 胎儿宫内窘迫　可表现为胎动频繁，胎心音不规则或变慢。

4. 阴道少量鲜红血液流出。

5. 尿潴留、血尿　主要是膀胱受压、水肿、粘膜挫伤出血所致。有时需导尿时才发现血尿。

（二）不完全性子宫破裂

是指子宫壁肌层部分破裂，但浆膜或部分肌层保持完整，检查腹部有明显的局部压痛。如果破口位于一侧近阔韧带处，可发生阔韧带血肿，如处理不及时，血肿可持续向后腹膜发展，形成巨大血肿，甚至发生休克。

（三）完全性子宫破裂

子宫壁全层破裂，宫腔与腹腔直接相通，胎儿、胎盘及其羊水物质可进入腹腔内。产妇在发生破裂时，瞬间突然感到撕裂样腹痛，随之子宫收缩消失，疼痛缓解。因内出血较多，产妇很快进入休克状态，胎心音消失，可在腹壁上触及清楚的胎体。腹部压痛、反跳痛及肌紧张明显。

【治疗】

（一）治疗原则

1. 先兆子宫破裂　应用镇静剂抑制宫缩后尽快剖宫产。

2. 子宫破裂　在纠正休克、防治感染的同时尽快行剖腹探查，手术力求简单，以达到迅速止血的目的。手术方式可根据子宫破裂的程度与部位，子宫破裂的时间长短以及有无感染等情况的不同来决定。

（二）治疗方法

1. 先兆子宫破裂

（1）因催产素使用不当引起者，应立即停止使用催产素，改用大剂量硫酸镁等抑制宫缩的药物静脉滴注，严密观察。

（2）催产素使用不当引起者或上述处理无效者，诊断明确后应立即行剖宫产术。

术前积极输液、吸氧、备血。

2. 子宫破裂

（1）一般治疗：积极给予输血、输液、吸氧等措施以纠正休克，并给予大剂量抗生素预防感染。

（2）剖腹探查：根据子宫裂口的大小、新鲜程度、有无感染及是否要求保留生育功能和手术条件决定手术范围。

①子宫全切除术：裂口严重，累及子宫颈甚至穹隆者，须行全子宫切除术。阴道裂伤待术后再行缝合；

②子宫次全切除术：子宫裂口较大，边缘不齐，有感染可能者，宜行子宫次全切除术；

③子宫修补术：当子宫裂口较小、边缘整齐，无感染或感染不严重，且要求保留生育功能者，可行子宫修补术。

有些情况下，虽然子宫破裂较严重，但由于病情危重或手术条件不完善要求尽快止血时，亦可行子宫修补术，此时应一并结扎输卵管。

（3）术中注意事项：术中除应注意子宫破裂的部位外，还应仔细检查膀胱、输尿管、宫颈和阴道，如发现有损伤应及时修补。子宫撕裂严重者，因输尿管和宫颈的位置发生改变，应特别注意避免损伤输尿管。阔韧带内有巨大血肿存在时，应打开阔韧带，游离子宫动脉的上行支及其伴随静脉，如仍有活动性出血，可行同侧髂内动脉结扎术。

（4）术后注意事项：积极补充血容量，纠正水、电解质平衡，积极抗感染等治疗，以促进术后恢复。

（康劭雪）

第二节 产后出血

【概述】

胎儿娩出后，2h 内出血≥400ml 或产后 24h 内出血量达到或超过 500ml 者称产后出血。近年来，的研究认为由于妊娠期的血容量增加，使产妇对产后出血的耐受性亦相应增加。一般阴道分娩出血量达 500ml，剖宫产失血量达 1 000ml 时，患者才出现低血容量的表现。约有 2%～5% 的患者产后 24h 的出血量可达到或超过 1 000ml，故国外多数学者主张以产后 24h 内出血量达 1 000ml 者称为产后出血。另外由于产后出血量有时很难精确估计，故也有人主张以测定分娩前后红细胞压积来评估产后出血量，若产后红细胞压积减少 10%，或出血后需输血治疗者，定为产后出血，这种定义法比较客观、准确，应用方便。

（一）发生率

产后出血是产科常见而严重的并发症，当前仍是引起我国孕产妇死亡的重要原因之一，其发生率约占分娩总数的 2%～3%，多发生于产后 2h 内，约占产后出血的 80% 以上。产后 24h 内出血称为早期产后出血，其发生率各地报道从 1.6%～6.4% 不等；分娩 24h 后，产褥期内发生的出血称为晚期产后出血，其发生率目前尚无具体统计数字，但有随着剖宫产率的上升而逐渐上升的趋势。

（二）病因

包括宫缩乏力、软产道损伤、胎盘因素、凝血功能障碍及子宫内翻，其中以前四种原因多见。

1. 产后宫缩乏力

（1）全身性因素：滞产、产妇体弱、有急慢性疾病、精神紧张、使用镇静药或麻醉药等。

（2）局部因素：子宫肌壁过度膨胀、肌纤维过度伸张，如巨大儿、多胎妊娠；子宫肌纤维受损，如多产妇；妊高症或重度贫血致子宫肌层水肿；前置胎盘附着的子宫下段收缩不良；胎盘早剥而子宫肌层有渗血；膀胱、直肠过度充盈；子宫发育不良。

2. 产道损伤　会阴、阴道裂伤；外阴、阴蒂裂伤；宫颈裂伤；子宫破裂；软产道血肿。

3. 胎盘因素　胎盘小叶或副胎盘残留、胎盘剥离不全、剥离后滞留、胎盘嵌顿、胎盘完全粘连和植入、胎盘剥离出血活跃。

4. 凝血功能障碍　如胎盘早剥、羊水栓塞、死胎等引起的凝血功能障碍，原发性血液疾病。

5. 子宫内翻。

【诊断】

（一）临床表现

主要表现为阴道流血过多，产后24h内流血量超过500ml，继发出血性休克及易于发生感染。随病因不同，其临床表现亦有差异。

1. 宫缩乏力引起的产后出血　特点是胎盘剥离延缓，在未剥离前阴道不流血或仅有少许流血，胎盘剥离后因子宫收缩乏力使子宫出血不止。流出的血液能凝固。产妇可出现失血性，休克表现为：面色苍白、心悸、出冷汗、头晕、脉细弱及血压下降。检查腹部时往往感到子宫轮廓不清，摸不到宫底。若宫腔有积血，按摩推压宫底部，可将胎盘及积血压出。

2. 软产道裂伤引起的产后出血　特点是出血发生在胎儿娩出后，持续性出血，血色较鲜红，流出的血液能自凝。检查显示：宫颈裂伤多在两侧，呈花瓣样。阴道裂伤多在阴道侧壁，后壁和会阴部，多呈不规则裂伤。

3. 胎盘因素引起的产后出血　胎盘剥离不全及剥离后胎盘滞留宫腔，临床上可见于子宫收缩乏力，胎盘未能娩出而出血量多。胎盘嵌顿则可发现子宫下段出现狭窄环。胎盘部分与宫壁粘连易发生剥离不全，且滞留的胎盘影响子宫收缩，使剥离胎盘部位血窦开放出血，全部粘连者徒手剥离胎盘时可发现胎盘较牢固地附在宫壁上。部分胎盘植入者剥离胎盘较困难。胎盘残留者在产后检查胎盘胎膜时才发现胎盘或胎膜有缺损而边缘有断裂的血管。

4. 凝血功能障碍引起的产后出血　表现为在孕前或妊娠期已有出血倾向，产时、产后出血的特点是血不凝，不易止血。

（二）辅助检查

1. 一般检查 测孕妇的血压、体重、胎心率，检查血常规，肝肾功能、出凝血时间等指标是否在正常范围，以及本次怀孕胎产式及胎位、骨盆形态有无异常。

2. 专科检查 在妊娠期间定期接受产前健康检查，做产科检查四步诊时要仔细，对于产后出血敏感人群，要确定胎盘附着的位置及骨盆形态。注意胎头有无高浮，有无骑跨以及是否臀位或横位及双胎。若在耻骨联合上方或下腹两侧间闻及吹风样，不同于胎心音的胎盘血流声，则可提示胎盘前置，结合 B 超检查，可确认胎盘的位置及其与胎头的关系，与宫颈口的关系，胎盘的厚度等详细情况。特殊情况下，在做好输血准备后方可行阴道检查，在外阴消毒下，较柔地做阴道左右侧穹隆扪诊，感觉在胎先露侧方有无似棉花柔软的软组织存在。不论在什么时候，都不能轻易探测宫颈管，以免造成严重后果。

3. 超声检查 Wolman I 等报道了一种超声检测手段用于评估产后出血患者宫腔内残留妊娠产物的方法：在 B 超检查的同时，向宫腔内注入生理盐水，做子宫腔声像造影，此种方法可提高经阴道超声检查宫腔残留物的准确性。该法具有操作简便、灵敏度高的特点，可以发现一般检查不容易发现的残留病灶。彩色超声检查因对血流信号比较敏感，有时可以发现某些有血管破裂的活动性出血的病变区域。

4. DSA（数字减影血管造影术） 宫缩乏力性产后出血可表现为宫腔内弥漫性或局灶性造影剂外溢，双侧子宫动脉上行支增粗、扭曲；胎盘植入性产后出血可表现为双侧子宫动脉明显增粗、外溢，子宫内相当于胎盘植入处见局灶性造影剂浓染、外溢；剖宫产术后切口裂开引起的产后出血可表现为一侧子宫动脉上行支或下行支出血，在子宫下段切口处可见明显的造影剂外溢，造影剂在静脉期仍有滞留。

【治疗】

（一）宫缩乏力引起的产后出血

加强宫缩是治疗宫缩乏力最迅速有效的止血方法。可迅速行宫底按摩，按压时间以子宫恢复正常收缩，并能保持收缩状态为止。在按摩的同时，可肌注或静脉缓慢推注缩宫素 10U（加入 20ml，10% ~25% 葡萄糖液内），然后将缩宫素 10 ~20U 加于 10% 葡萄糖液 500ml 内静滴，以维持子宫处于良好的收缩状态。

如通过上述处理仍无效可采取以下措施：

1. 填塞宫腔 方法为消毒后术者一手固定宫底，另手持卵圆钳将 2cm 宽的纱布条送入宫腔内，纱布条必须自宫底开始自内而外填塞，应塞紧。24h 后缓慢抽出纱布条，抽出前应先肌内注射缩宫素、麦角新碱等宫缩剂。宫腔填纱布条后应密切观察一般情况及血压、脉搏等生命体征，注意宫底高度、子宫大小的变化，警惕因填塞不紧，纱布条仅填塞于子宫下段，宫腔内继续出血，但阴道则未见出血的止血假象。

2. 结扎子宫动脉 按摩失败或按摩半小时仍不能使子宫收缩恢复时，可行经阴道双侧子宫动脉上行支结扎法。

3. 结扎髂内动脉　此措施可以保留子宫，保留生育能力，在剖宫产时易于施行。

4. 子宫切除　结扎血管或填塞宫腔仍无效时，应立即行子宫次全切除术。方法：经阴道结扎子宫动脉，消毒后用两把长鼠齿钳夹宫颈前后唇，轻轻向下牵引，在阴道部宫颈两侧上端用 2-0 肠线缝扎双侧壁，深入组织约 0.5cm 处，若无效，则应迅速开腹，结扎子宫动脉上行支。即在宫颈内口平面，距宫颈侧壁 1cm 处，触诊无输尿管开始进针，缝扎子宫侧壁，进入宫颈组织约 1cm，两侧同样处理，若见子宫收缩，即有效。

（二）软产道裂伤引起的产后出血

及时准确地修补缝合。

1. 宫颈裂伤　应在消毒下暴露宫颈，用两把卵圆钳并排钳夹宫颈前唇并向阴道口方向牵拉，顺时针方向逐步移动卵圆钳，直视下观察宫颈情况，若发现裂伤即用肠线缝合，缝时第 1 针应从裂口顶端稍上方开始，最后 1 针应距宫颈外侧端 0.5cm 处止，若缝合至外缘，则可能日后发生宫颈狭窄。

2. 阴道裂伤　注意缝合至底部，避免留下死腔。缝合第 1 针应超过裂口顶端 1cm。缝合后要求达到组织对合好及止血效果。阴道缝合过程要避免缝线穿过直肠，缝合采取与血管走向垂直则能更有效止血。

3. 会阴部裂伤　按解剖部位缝合肌层及黏膜下层，最后缝合阴道黏膜及会阴皮肤。

（三）胎盘因素引起的产后出血

治疗的关键是及早诊断和尽快去除此因素的存在。

胎盘剥离不全、滞留及粘连者，均可徒手剥离取出或用大号刮匙刮取残留物。植入胎盘应行子宫次全切除术。

胎盘嵌顿在子宫狭窄环以上者，应使用乙醚麻醉，待狭窄环松解后用手取出。

（四）妊娠合并凝血功能障碍

妊娠早期，应在内科医师协同处理下，尽早施行人工流产终止妊娠。

妊娠中、晚期，应协同内科医师积极治疗，争取去除病因或使病情明显好转。

分娩期应在病因治疗的同时，出血稍多即作处理，使用药物以改善凝血机制，输新鲜血，积极做好抗休克及纠正酸中毒等抢救工作。

（康劭雪）

第三节　羊水栓塞

【概述】

羊水栓塞是指在分娩过程中羊水进入母体血循环引起肺栓塞、休克和发生弥散性血管内凝血（DIC）等一系列严重症状的综合征。是极其严重的分娩并发症，是造成产妇死亡的重要原因之一。

（一）病因

1. 宫缩过强或强直性收缩：包括缩宫素应用不当。

2. 子宫存在开放血管，如宫颈裂伤、子宫破裂剖宫产术时、前置胎盘、胎盘早剥。

3. 死胎。

4. 滞产、过期妊娠、多产妇、巨大儿。

5. 胎膜破裂或人工破膜后。

（二）病理变化

1. 肺动脉栓塞、肺高压形成导致心力衰竭：

①羊水中所含有的毳毛、胎脂、角化上皮细胞及胎粪黏液等有形颗粒物质可直接形成栓子，使肺内小动脉栓塞、狭窄；

②羊水中促凝物质促使母心血管系统内发生 DIC，毛细血管内形成纤维蛋白及血小板微血栓，亦可使肺小管堵塞、狭窄；

③肺小动脉内的栓塞反射性迷走神经兴奋，引起肺血管痉挛和支气管痉挛、分泌亢进。

2. 过敏性休克：羊水中胎儿有形物质为一致敏源，作用于母体，导致过敏性休克。

3. 弥散性血管内凝血（DIC）：妊娠时母血中纤维蛋白原明显增加，血液呈高凝状态，羊水中含有丰富的凝血物质其进入母体后易引起 DIC。

【诊断】

（一）临床表现

羊水栓塞的临床表现病程可分为 3 阶段。

第 1 阶段：急性休克期。产妇在破膜后突然发生烦躁不安、呛咳、呼吸困难、发绀、心率快而弱，肺部听诊有湿啰音，并迅速出现循环衰竭，休克及昏迷。甚至惊叫一声后血压消失，于数分钟迅速死亡。

第 2 阶段：凝血功能障碍期。可表现为产后大出血，血不凝、伤口及针眼出血。身体其他部位如皮肤、黏膜、胃、肠、肝、肾出血。

第 3 阶段：肾衰竭期。由于羊水栓塞后所发生的急性心肺功能衰竭、DIC 患者休克、低血容量、肾脏微血管栓塞、肾缺血，出现少尿、无尿和尿毒症征象。

（二）诊断要点

1. 床边心、肺摄片可见肺部有弥漫性点、片状浸润影，沿肺门周围分布，伴右心扩大及轻度肺不张。

2. 出血期血液检查符合 DIC 表现。

3. 死后心脏穿刺抽取血液，或尸体解剖在肺动脉中找到羊水成分中的有形物质，如胎儿脱落的鳞状上皮细胞、毳毛、胎脂、粘液等。

【治疗】

（一）纠正缺氧

如面罩加压给氧 10L/min，神志不清或呼吸衰竭者，则气管插管给氧。

（二）纠正肺动脉高压

可选用下列药物。

1. 盐酸罂粟碱 30~60mg 加入 25% 葡萄糖液 20ml，静注。

2. 氨茶碱 0.25g 加入 25% 葡萄糖液 20ml，静注。

3. 酚妥拉明每支 10mg/ml，可溶于 5% 葡萄糖液 100ml 中，以 0.1~0.3mg/min 的速度静滴。

（三）抗过敏

1. 氢化可的松 500mg 加入 10% 葡萄糖液 500ml，静滴。

2. 地塞米松 20~40mg 加入 25% 葡萄糖液 20ml，静注。

（四）抗休克

1. 尽快补充血容量，最好为新鲜血，或按成分输血，用少浆血与新鲜冰冻血浆按 1:1 配制输入。

2. 出现 DIC 时补充凝血因子，如低温沉淀物、浓缩血小板，各按 10kg 体重输注一单元，亦可输注纤维蛋白原 4.5~6g。至于肝素的应用尚有争论，至今尚未证明其有治疗效果，相反，因子宫内有巨大的胎盘剥离面，而致子宫出血不止的严重副反应。

3. 失血所致的血容量不足时，为提升血压可用多巴胺 40mg 加入 10% 葡萄糖液 500ml 静滴，效果不明显时，改用多巴酚丁胺 20mg 加入 10% 葡萄糖液 50ml，静滴。

（五）纠正心衰及肺水肿

1. 西地兰 0.4mg 加入 25% 葡萄糖液 20ml，静注，必要时于 2h 后再给予 0.2~0.4mg。

2. 呋塞米 20~40mg 静注。

（六）产科处理

1. 已临产宫口部分开大者，经上述措施治疗好转后行剖宫产分娩。

2. 宫口开全者行产钳助产。

3. 已分娩，产后出血无法控制者，可做子宫切除，一方面消除胎盘附着的漏洞，一方面减少血窦中羊水的继续进入。

（薛艳）

第四节　脐带异常

【概述】

分类：脐带异常包括脐带先露与脱垂、脐带缠绕、脐带过短、脐带打结和脐带帆状附着。

1. 脐带先露　脐带位于胎先露部前方或一侧，胎膜未破，称为脐带先露。脐带先露实际上是轻度的脐带脱垂，也称为隐性脐带脱垂。

2. 脐带脱垂　若胎膜已破，脐带进一步脱出于胎先露部的下方，经宫颈进入阴道内，甚至经阴道显露于外阴部，称为脐带脱垂。常见原因如下：

①胎位异常：以横位肩先露、臀先露时，因胎先露与骨盆之间有空隙脐带易于滑脱；

②头盆不称；

③胎儿因素：早产儿、多胎、畸形胎儿等；

④羊水过多；

⑤胎盘因素：前置胎盘、低置胎盘等；

⑥脐带过长。

【诊断】

1. 注意胎心音的变化

①临产后听胎心音，耻骨联合上方有明显的脐带杂音，宫缩时胎心减慢，间歇时胎心率持续减慢或不规则；

②胎膜破裂后胎心突然变慢。

2. 电子监护仪监护胎心率的变化

①胎心监护 NST 试验，胎心率减慢，胎心率基线平直；

②一般出现变异减速，如合并晚期减速，示胎儿预后危险。

3. 阴道检查　肛查或阴道检查，触及前羊水囊内有搏动条系状物滑动，为脐带先露。破膜后胎心突然减慢，应考虑脐带脱垂。即刻做阴道检查确诊。脐带可触及搏动示脐带脱垂时间不久胎儿尚存活，胎心监护仪监测，脐带受压，胎儿缺氧，胎心减慢在 100 次以下，胎心图显示平直或变异减速。若脐带无搏动表明胎儿已死亡。

【防治】

（二）治疗

1. 脐带先露

宫口未开全时采取臀部垫高，俯卧位或脐带先露的对侧采取俯卧位，需减轻脐带压力，助其仍然缩离先露部与盆壁之间。同时给产妇吸氧，静注葡萄糖液加维生素 C，提高胎儿缺氧的耐受能力。

2. 脐带脱垂

（1）脐带还纳术：胎儿存活，宫口未开全又无剖宫产条件，可行脐带还纳术。方法：术者手托脐带进入阴道，手指将先露向上推，助手从腹部向上推胎体并要求产妇张口呼吸，同时与其吸氧气，还纳脐带从近端开始单方向旋转，争取在宫缩间歇时迅速完成，脐带处于先露之上越高效果越好，待宫缩后将手慢之退出，直至先露部固定。

（2）分娩方式：胎儿存活，宫口已开全，先露部低于坐骨棘，立即施胎吸术或产钳术。结束分娩。若为臀位立即施臀牵引。宫口未开全，先露部高于坐骨棘，应立即行剖宫产术，最好不搬动产妇，在产房施术，阴道检查医师手向上托先露部直至胎儿娩出。

（3）胎儿已死亡：待宫口开全后行穿颅术。

（4）术后：给抗生素预防感染。

3. 脐带缠绕

（1）当胎头娩出后，脐带绕颈松者，应立即经胎头顶部或肩部解脱。脐带绕颈过紧或脐带绕颈 2 周以上者，可用 2 把血管钳夹脐带，在其中间剪断，并迅速娩出胎儿.

（2）在临产时，若诊断脐带绕颈过紧者，应及早行剖宫产术。

（一）预防

主要是预防脐带脱垂：

1. 对胎膜早破，先露部尚未固定的产妇应卧床休息，严禁走动，严密观察胎心。

2. 对胎先露未入盆，胎位异常，多胎妊娠和羊水过多者，临产后卧床待产，减少不必要的肛查或阴道检查。

3. 必要时超声波检查脐带是否低位。

4. 破膜时，应立即听胎心、若胎心突然变慢，不规则，应做阴道检查，以早期诊断，早期处理。

（陆敏杰）

第五节　胎儿窘迫

【概述】

胎儿窘迫是指胎儿在子宫内因缺氧和酸中毒危及其健康和生命的综合症状，分为两种，急性胎儿窘迫多发生在分娩期；慢性胎儿窘迫常发生在妊娠晚期，慢性胎儿窘迫在临产后往往表现急性胎儿窘迫。

（一）病因

引起胎儿窘迫的病因有母体血液含氧量不足、母胎间血氧运输及交换障碍及胎儿自身因素异常。其中任何一个环节出现异常，均可导致胎儿窘迫。

1. 母体血液含氧量不足　胎儿所需的氧来自母体，通过胎盘绒毛间隙进行交换，任何因素引起母体氧含量不足，均可导致胎儿窘迫。常见的因素有：

（1）妊娠合并各种严重的心、肺疾病，或伴心、肺功能不全者。

（2）急性失血及重度贫血，如前置胎盘、胎盘早剥。

（3）各种原因引起的休克与急性感染。

（4）子宫胎盘血管硬化、狭窄、梗死，使绒毛间隙血液灌注不足，如妊娠期高血压疾病、妊娠合并慢性高血压、慢性肾炎、糖尿病、过期妊娠等。

（5）孕妇应用麻醉药及镇静药过量，抑制呼吸。

（6）缩宫素使用不当，引起过强宫缩。

（7）产程过长。

（8）胎膜早破。

（9）孕妇精神过度紧张，交感神经兴奋，血管收缩，胎盘供血不足。

（10）长时间仰卧位低血压。

2. **母胎间血氧运输及交换障碍**　由于脐带和胎盘是母体与胎儿间氧及营养物质的输送传递通道，其功能障碍必然影响胎儿氧的供应，导致胎儿窘迫。常见因素有：

（1）胎盘功能低下，如过期妊娠、重度妊娠期高血压疾病、原发性高血压、慢性肾炎、糖尿病、前置胎盘、胎盘早剥、胎盘过大或过小、膜样胎盘、轮廓胎盘等。

（2）脐带异常，如脐带绕颈、脐带打结、脐带扭转、脐带脱垂、脐带血肿、脐带过长或过短、脐带附着于胎膜。

（二）病理及生理变化

当胎儿轻度缺氧时，由于二氧化碳蓄积及呼吸性酸中毒，使交感神经兴奋，肾上腺儿茶酚胺及肾上腺素分泌增多，代偿性血压升高及心率加快。重度缺氧时，转为迷走神经兴奋，心功能失代偿，心率由快变慢。无氧糖酵解增加，丙酮酸及乳酸堆积，胎儿血 pH 值下降，出现混合性酸中毒。由于缺氧细胞膜通透性增大，K^+ 从细胞内逸出，出现高钾血症。钙离子通道开放，钙离子进入细胞内，形成低钙血症。缺氧使肠蠕动亢进，肛门括约肌松弛，胎粪排出污染羊水，呼吸运动加深，羊水吸入，出生后可出现新生儿吸入性肺炎。由于妊娠期慢性缺氧，使胎儿生长受限，分娩期急性缺氧或发生缺氧缺血性脑病及脑瘫等终生残疾。

【诊断】

（一）病史

1. 慢性胎儿窘迫常伴有妊高症、慢性肾炎、过期妊娠、妊娠期肝内胆汁淤积症、糖尿病、羊水过少、胎儿宫内生长迟缓、严重贫血等病史。

2. 急性胎儿窘迫常伴有脐带脱垂、前置胎盘大出血、帆状血管前置、胎盘早期剥离、急产、催产素静滴引产或加速产程，或产程中有严重头盆不称等病史。

（二）临床表现

1. 胎动减少，每 12h 内少于 10 次。

2. 破膜后，羊水持续绿色或由清变为绿色、混浊、稠厚、量少。

3. 无宫缩时，胎心率持续在 160 次/min 以上，或在 110 次/min 以下。

（三）辅助检查

1. NST 表现为无反应型，胎心率基线高（155 次/min 或以上），变异<3 次/min，胎动少，胎动后或拨动胎头后无胎心率加速表现。CET 有频繁的变异减速及晚期减速。

2. B 超羊水指数逐步减少。

3. 胎儿头皮血测定 pH<7.2。

【治疗】

（一）慢性胎儿窘迫

1. 查明有无妊娠并发症或合并症及其严重程度，将母体情况及胎儿窘迫程度作全盘考虑，做出处理决定。

2. 对孕龄小于 35 周有合并症或并发症者，可用地塞米松使胎儿成熟，以备及早终止妊娠。

3. 定期作产前检查时，估计胎儿大小及其情况，嘱孕妇多取左侧卧位。胎心率偏慢者在改变体位后 5～10min，再听胎心率是否恢复。

4. 未临产者，胎动已减少，NST 表现为无反应型，B 超羊水量已逐步减少者。不必顾及宫颈成熟度，应考虑及时终止妊娠，以剖宫产为宜。

5. 凡距离预产期越远，胎儿娩出后存活可能性越小，预后越差，应向家属说明情况。

（二）急性胎儿窘迫

1. 给孕妇或产妇立即面罩高浓度给氧，每分钟流量为 10L。

2. 已临产者，如宫缩过强而出现胎心率显著变化，如在滴注催产素者应立即停止滴注。

3. 对多次宫缩中反复出现变异减速或晚期减速而宫口未开全者，应以剖宫产终止妊娠为宜。

4. 如宫口已开全而头位较低者，可行产钳助产。宫口未开全，可以剖宫产终止妊娠。

（陆敏杰）

第十三章 异常产褥

第一节 产褥中暑

【概述】

产褥中暑是指产妇在高温闷热环境中，体内余热不能及时散发所引起的中枢性体温调节功能障碍，也称为产褥期热射病。常发生在产褥早期。本病发病急骤，病情发展迅速。若处理不当，常导致产妇遗留中枢神经系统障碍的后遗症，甚至死亡。

在妊娠期间产妇体内潴留相当多的水分，于产褥期特别是产褥早期需要将这些多余水分排出体外，除尿量明显增多外，产妇皮肤排泄功能旺盛，排出大量汗液习称褥汗，以夜间睡眠和初醒时更明显，经常能够看到产妇头发、衣裤、被褥被汗液浸湿。出汗是产妇散热的一种重要方式，当外界气温高于35℃，相对湿度过大，（例如我国南方炎热潮湿的夏季）时，产妇机体需要借助大量汗液蒸发进行散热。在我国，由于受旧风俗旧习惯惧怕产妇"受风"的传统观念影响，相当多的产妇深居卧室不出屋，关门闭窗不通风，居室处于高温闷热环境，产妇头上戴帽，身盖厚被，穿长衣长裤，紧扎袖口、裤腿，使本来已很虚弱的产妇进行出汗散热途径受到严重影响时，导致体温中枢调节失常，引起功能障碍，出现高热持续不下降、水电解质代谢紊乱和神经系统功能损害等一系列病变。患产褥感染的产妇体温已升高，更容易并发产褥中暑。

【诊断】

（一）临床表现

1. 中暑先兆　早期出现心悸、恶心，有时伴呕吐，偶有发热，四肢无力，头晕眼花，大量出汗。

此时若能移至通风阴凉处暂短休息，补充水分和盐类，症状能够迅速消失。

2. 轻度中暑　中暑先兆未能得到及时处理，产妇体温突然上升，皮肤干燥无汗，关节肌肉痛性痉挛，体表布满痱疹，心率快，呼吸急促，面色潮红，胸闷烦躁，口渴。

3. 重度中暑　产妇体温持续上升达41～42℃，同时出现神志不清，谵妄、昏睡、抽搐、昏迷。可有呕吐、腹痛、腹泻，皮下及胃肠出血，检查见面色苍白，瞳孔缩小，对光反射减弱或消失，呼吸急促，脉搏细数，皮肤干燥无汗，血压下降，膝反射减弱或消失，若不积极抢救，数小时内可出现心肺衰竭而死亡，即使幸存，也常遗留中枢神经系统障碍的后遗症。

（二）诊断要点

发病为炎热潮湿的夏季，病史为患病产妇处于居室较小、门窗紧闭环境，以及产妇衣着过多和典型的临床表现，确诊为产褥中暑多数无困难，但应注意与产后子痫和产褥感染败血症等相鉴别。若产妇有难产史、经阴道助产史，或曾有软产道损伤，或血性恶露多且伴有臭味，或产妇下腹部或子宫区有局限性压痛，则应想到产褥感染的可能性。若产妇在夏季罹患产褥感染，又有旧风俗、旧习惯，则存在并发产褥中暑的可能，而患严重产褥中暑的产妇也有并发感染的可能，这些在诊断产褥中暑时值得特别重视。

【防治】

（一）预防

产褥中暑应该强调预防。估计分娩期间是在炎热潮湿的夏季7—8月份，对妊娠期间的孕妇一定要加强防暑知识的宣传。进行系列产前检查的过程中，做到让产妇及其家属了解并熟悉孕期及产褥期卫生，告诫产妇必须破除旧风俗、旧习惯，强调产妇居室应做到定时通风换气，保持室内适宜的温度和相对湿度，被褥不宜过厚，避免穿着过多，影响散热。做到上述措施，产褥中暑是可预防的。

此外，还应让产妇了解产褥中暑的先兆症状，以便产妇一旦察觉有中暑先兆症状，能够自行对症应急处理。还应积极治疗并预防产褥期间的高热疾病，如产褥感染、急性乳腺炎等。

（二）治疗

产褥中暑的治疗原则是立即改变高温、高湿和不通风环境，将产妇放置在阴凉通风处，解开产妇衣服并迅速采取降温措施，及时补充水分及氯化钠，纠正酸中毒和休克。

对确诊为中暑先兆的产妇，应尽快让其饮用含食盐的凉开水，同时服用避暑药（如十滴水、仁丹等）。若患者出现呕吐及腹泻，可给予口服中成药藿香正气丸1~2丸。

对确诊为轻度中暑的产妇，还应给予静脉滴注复方氯化钠注射液（每100ml中含氯化钠0.82~0.9g、氯化钾0.025~0.035g，氯化钙结晶0.03~0.036g）或葡萄糖氯化钠注射液（葡萄糖为5%，氯化钠为0.9%）。与此同时行物理降温，用电风扇吹风加强空气对流，用冰水擦洗四肢，或用75%酒精擦浴，以及在头部和颈部、腋下、腹股沟等表浅大血管部位放置冰袋冷敷，以期达到快速降温。

对重度中暑产妇亦如下处理：

降温宜物理降温与药物降温并用，争取短时间内使体温降至38℃左右。常用冰水（或井水）或冰水加酒精浸湿全身，并在头、腋窝、腹股沟等浅表大血管分布区放置冰袋或井水袋，不断更换，同时加用电扇或数人轮换扇风。室内也洒凉水或置冰块降温，也可用冷水摩擦全身，使全身皮肤发红，血管扩张，以助散热。

用上述物理降温措施的同时，还必须选用药物降温。最常用的药物是氯丙嗪，常将氯丙嗪50mg于0.9%氯化钠注射液250ml，行快速静脉滴注，具有抑制体温调节中枢而使体温降低的功效。若因高热出现抽搐，常用冬眠合剂Ⅰ号（哌替啶100ml、氯丙嗪50ml、异丙嗪 50ml）全量或半量，加于 5% 葡萄糖液 250ml 内，静脉滴注，由于能使基础代谢降低，器官功能明显减少，耗氧量随之降低而处于"人工冬眠"状态。还可以缓慢静脉注射安定 10mg 或 25% 硫酸镁 16ml 抗惊厥及解痉。同时可给予低温（4℃）葡萄糖氯化钠注射液 1 000ml，内加地塞米松磷酸钠注射液 20mg，经股动脉快速滴注，既能升高血压，又能较迅速地降低体温。当体温降至 38℃时，应停止再继续降温。妊娠过程中必须时刻注意产妇体温变化，应每 30min 测量体温一次，同时测量血压和脉搏，并注意患者意识是否逐渐恢复，在尚未完全清醒之前，应留置导尿管记出入量。此外，还应配备特护。

在抢救患者的过程中，还应及时进行对症治疗。根据检测血中电解质的结果，及时补充足够的钠盐和钾盐。合并有酸中毒者，应给予 5% 碳酸氢钠液 250ml，静脉滴注。有脑水肿征象，应适时给予 20% 甘露醇溶液 250ml，快速静脉滴注，必要时 3~4h 后可重复给药。出现心力衰竭征象时，应选用毛花甙丙，首次剂量为 0.4mg，加于 25% 葡萄糖液 20ml 内缓慢静脉推注，必要时 24h 后可再给予 0.2~0.4mg；也可选用毒毛花甙 K0.25mg 加于 25% 葡萄糖液 20ml 内缓慢静脉推注（时间不应少于 5min），必要时 1~2h 后可再给予 0.125mg。为预防感染的发生，应给予广谱抗生素。

（刘新华）

第二节　产褥感染

【概述】

产褥感染（puerperalinfection）是指分娩时及产褥期受病原体感染，引起局部和全身的炎性变化。发生率为 1%~2.2%，是产褥期最严重的并发症，是产妇死亡的重要原因之一，多发生于分娩 24h 后或 10d 以内。

【病因及感染途径】

目前认为孕期及产褥期阴道内的生态复杂，有大量需氧菌、厌氧菌、真菌及衣原体、支原体等寄生微生物，但以厌氧菌占优势。

另外，许多非致病菌在特定环境下可致病。产褥期感染以大肠杆菌与厌氧链球菌混合感染为多，而以溶血性链球菌及金黄色葡萄球菌感染最严重。

感染途径包括：

1. 自身感染　指感染来源于产妇身体内的病原体。促成因素有全身性及局部性两方面。全身情况如产妇伴有贫血、营养不良或慢性消耗性疾病、产后出血或滞产等；局部因素有胎膜早破、产程延长、反复内诊、产道损伤或血肿形成、胎盘胎膜残留、恶露引流不畅等。

2. 外来因素

（1）环境因素：产房或病房空气中存在大量细菌，可来自于产褥感染患者的脓液或用过的污物等。

（2）不注意卫生：接近预产期性交、产后不注意卫生等。

（3）医源性感染：医务人员患呼吸道感染者可通过飞沫传播病菌或消毒隔离不严将其他感染患者的细菌传给健康孕妇；或无菌技术差，医疗器械灭菌或应用重新污染。

【诊断】

（一）临床表现

1. 发热　凡分娩后24h后的10d内，每4~6h测量体温一次，连续或断续有2次达38℃或以上者，称产褥感染。产褥感染常于产后2~3d发病，有产褥感染，体温可在38℃至≥40℃，重者可有寒战。

2. 腹痛　常有下腹痛，盆腔或下肢血栓性静脉炎者有脚痛伴行走不便。

（二）检查

子宫复旧较差，子宫底有压痛，恶露混浊伴有臭味。延及子宫周围结缔组织时则下腹一侧或双侧有压痛及反跳痛。有下肢血栓性静脉炎者则患肢红肿、静脉压痛或呈红线状。

（三）辅助检查

1. 血常规　白细胞数可在 $20 \times 10^9/L$ 以上。

2. 中段尿常规　必要时做尿培养，以排除尿路感染。

3. 高热或寒战者，抽血做血培养及药敏试验，有条件时加做厌氧菌培养。

4. 子宫底有压痛者，取宫腔分泌物做细菌培养及药敏试验。

5. 怀疑有脓肿形成者做 B 超检查。

鉴别诊断应排除产后常见的发热病变，如上呼吸道感染、急性肾盂肾炎、乳腺炎，夏季应排除中暑。

【治疗】

1. 取半卧位，以利宫腔引流　体温过高时给以物理降温。注意血压，慎防败血症及中毒性休克。

2. 药物　致病菌常为需氧菌与厌氧菌的混合感染，需氧菌以溶血性链球菌、金黄色葡萄球菌和大肠杆菌为主，厌氧菌以脆弱类杆菌及消化链球菌居多，故常以2~3种药物的联合应用为宜。重症时更应根据药物的半减期如4~8h用药一次，待体温正常后继续用药48h，如曾有脓肿形成者继续用药7d。

（1）首选青霉素和氨基糖苷类药的联合。如：普鲁卡因青霉素80万U；庆大霉素8万U，肌注，每日2次；青霉素160万U，静滴，每6小时一次，庆大霉素8万U，静滴，每8小时一次；亦可用头孢拉定1~2g，肌注、静注或静滴，每6小时一次。在上述用药同时，可加用甲硝唑（灭滴灵）500mg 静滴，每8小时一次。

（2）青霉素过敏者，可改用林可霉素600mg，静滴，每8小时一次；或红霉素600mg静滴，每8小时一次。

（3）重症或上述治疗效果不明显时，可酌情选用下列药物，其中以克林霉素为首选，因其抗菌活性较林可霉素强4~8倍，对革兰阳性菌及厌氧菌中的脆弱类杆菌及消化链球菌有良好的抗菌作用，可与下列头孢菌素之一合用：克林霉素 0.6g，静注，每 8 小时一次；或头孢西丁 2g，静注，每 6 小时一次；或头孢替坦 2g，静注，每 6 小时一次；或头孢孟多 2g，静注，每 6 小时一次；或头孢曲松 2g，静注，每日 1 次。

（4）细菌培养或临床怀疑为厌氧菌者，亦可用琥珀酰氯霉素 1 ~2g，静注，每 8h 一次。

（5）怀疑为衣原体感染者，可加用多西环素 0.1g，口服，每日 2 次，连服 2 周。

（6）适当服用子宫收缩剂如益母草浸膏 4 ~6ml，每日 3 次，口服。

3. 药物治疗无效，高热持续不退，疑有子宫肌壁间多发性脓肿形成者，必要时作全子宫切除。

4. 确诊为盆腔脓肿者，如局限在后陷凹，可经后穹窿做切开排脓。否则可在 B 超指引下，经腹或后穹窿作穿刺，置入硅橡胶管，吸净脓液后用生理盐水反复冲洗，并注入抗感染药物，以后每日从此处留置硅橡胶管中吸取脓液及冲洗，直至无脓液吸出至少 2d 为止。

（刘新华）

第三节　急性乳房化脓性炎症

【概述】

急性乳房化脓性炎症，包括乳头炎，乳晕炎及乳腺炎。急性乳腺炎是产褥期常见的疾病，几乎都是产后哺乳的妇女，其中又以初产妇为多，占 90%（刘金娣等 1986），故亦称哺乳期乳腺炎。发病多在产后 2 ~6 周，因此亦称产后乳房炎，感染的细菌以金黄色葡萄球菌为多，少数为链球菌感染。祖国医学称乳腺炎为"乳痈"，并认为与婴儿哺乳有关，即所谓产妇有肝气郁结，胃热壅滞，又因乳儿口火欣热，热气吹入，乳汁凝滞不通，邪热壅滞而发。其中约有 10% 的急性乳房炎发展为乳腺脓肿。

（一）病因

1. 细菌入侵

①细菌自乳头破损或皲裂侵入，沿淋巴管蔓延至乳腺小叶及小叶间的结缔组织，引起化脓性蜂窝组织炎；

②病菌由婴儿鼻咽部直接侵入乳管开口，上行至腺小叶，停留在滞积的乳汁中，继而扩散至腺实质；

③产妇身体其他部位的感染，病菌由血液循环至乳腺内，引起乳腺炎。

2. 乳汁郁积

①初产妇哺乳无经验，乳汁多，婴儿往往不能把乳汁吸尽，致使有多余的乳汁滞积在腺小叶中，有利于细菌生长繁殖。初产妇的乳汁中含有比较多的蜕落上皮细胞，易引起乳腺管的堵塞，使乳汁淤积加重。乳汁的滞积促使急性炎症发生；

②初产妇如孕期不经常擦洗乳头，上皮脆弱，小儿吸吮时间过长，乳头表皮浸软，易发生皲裂，发生皲裂后婴儿吸吮引起母亲剧烈疼痛，影响充分哺乳，乳房不易排空，乳汁易淤积。此外，乳头发育不良、短、平、小、内陷等，更影响哺乳，乳汁更易淤积。

（二）病原体

以金黄色葡萄球菌感染多见，占40%（Matheson，1988）。Dixey等（1982）曾报告一例由金黄色葡萄球菌所致乳腺脓肿引起的中毒性休克综合征病例。引起急性乳房炎的其他细菌包括链球菌和大肠埃希菌。Rench和Baker（1989）曾报告1例由B组链球菌感染引起乳腺脓肿，该患者的男性婴儿同时发生乳腺炎。流行性急性乳房炎多为耐青霉素金黄色葡萄球菌（MRSA）感染所致。

（三）病理

有以下不同程度的病理变化，从单纯炎症开始，到严重的乳腺蜂窝组织炎，最后形成乳腺脓肿。有时脓肿不止一个。感染可以从不同乳管或皲裂处进入乳腺，引起两个或两个以上不同部位的脓肿间仅有一小孔相通。如手术仅切开浅在或较大的脓肿，则术后病情仍不能好转，必须再次手术，否则坏死组织和脓肿引流不畅，病变可变成慢性乳腺脓瘘。部分患者可伴有同侧腋窝急性淋巴炎，但发生败血症者少见。

【诊断】

（一）临床表现

1. 乳头炎和乳晕炎　由于乳头、乳颈及乳晕部皮肤皱褶不平，在乳晕范围内又有丰富的乳晕腺汗腺、皮脂腺和毛发等结构，因而大多数哺乳妇女的乳头及乳晕部位都带有细菌，约40%的婴儿口腔内带有致病菌，乳头过猛吸吮等导致乳头及乳晕部分皮肤破损，引起乳头炎和乳晕炎。乳头炎病变早期表现为乳头皲裂，多为放射状小裂口，裂口深时可有出血，每当婴儿吸吮乳头时，乳头可出现刀割样疼痛，之后在乳头上可出现渗血或淡黄色稀薄液性渗出，略干燥后即在乳头表面形成结痂。如未及时纠正哺乳方法，于再哺乳后出现结痂浸软反脱落，裂口随之增大，而后又渗血渗液及再结痂，如此反复发生。大多数患者无明显全身症状，但极易发展为急性乳腺炎或使病情加重。乳晕炎常发生在乳头炎之后，当炎症侵及到乳晕深层时引起蜂窝组织炎，局部红肿热痛等急性炎症的体征明显，此时可出现轻微全身症状。

2. 乳腺炎　乳腺炎分早期乳腺炎、蜂窝组织炎及乳腺脓肿。

（1）早期乳腺炎：开始时患者有高热、畏寒、寒战等全身症状。患侧乳房肿胀疼痛。检查见乳房表面皮肤发红或颜色未变，浅表静脉扩张，出现界限不清的肿块，触痛明显。如积极治疗，多能消散。

（2）乳腺蜂窝组织炎：炎症继续发展，症状更为严重，多有畏寒、寒战、高热。

乳腺的疼痛加剧，常呈跳痛。检查见乳房表面皮肤红肿、发热，伴有静脉扩张。有明显肿块，硬且压痛，腋下可扪及肿大并有压痛的淋巴结。末梢血白细胞计数明显增高，有核左移现象。如系溶血性链球菌感染，则浸润更广泛。严重时可引起败血症。

（3）乳腺脓肿：炎症逐渐局限而形成脓肿。高热、畏寒。体温可高达 38.5 ~ 39℃，甚至达 40℃，乳房疼痛加剧。脓肿可以是单房或多房，脓腔之间有纤维间隔隔开，甚至可在先后不同的时期形成几个脓肿，使病程迁延。脓肿部位也可深浅不同。表浅脓肿波动明显，可以向体表溃破，或穿破乳管从乳头排出脓液。深部脓肿早期不易出现波动感，如未及早切开引流，则慢慢向体表溃破，引起广泛的组织坏死，也可向乳腺后疏松结缔组织间隙内穿破，在乳腺和胸肌之间形成乳腺后脓肿。极少数患者在乳腺脓肿自行溃破或切开引流后形成脓瘘或乳瘘，经久不愈。

3. 乳房弥漫性蜂窝组织炎　本病的特点是炎性病变迅速侵犯几乎整个乳房，病情严重，常伴有高热等严重全身症状和体征。有时可迅速并发败血症。

（二）诊断要点与鉴别诊断

主要根据病史、临床症状和体检进行诊断。血液常规化验白细胞增高，并有核左移现象。乳腺红外线透光检查见血管充血，局部有炎症浸润阴影。强调早期诊断，使炎症在疾病早期得到控制。在诊断急性乳腺炎后，应注意确定有无乳腺脓肿存在。需要与以下疾病鉴别：

1. 乳房内淤奶块　产后 3 ~ 4d 乳房充血期淋巴肿胀时，产妇也会有发热、乳房涨痛感觉，但一般不超过 38℃，维持数小时至十余小时后恢复正常，乳房变软，乳汁分泌增多，在乳房充血期整个乳房胀，但无局限肿块，局部也无红、肿、热、压痛。如乳汁很多，婴儿吸不尽，应于婴儿吸食后挤空，否则多余乳汁淤积形成奶块，局部可触到界限不清的硬块，皮肤不红肿，无感染时多无压痛，不伴发热、行乳房按摩挤出乳汁后则淤奶块消失。

2. 产褥感染、上呼吸道感染及泌尿道感染　产后发热常见原因有产褥感染、上呼吸道感染、泌尿道感染及乳腺炎等。应按产妇同时伴有的症状、体征加以鉴别。乳腺炎一般都有乳房肿胀、局部有红肿热痛。产褥感染时多伴有腹痛、恶露臭及宫底压痛。上呼吸道感染时有流涕、咽痛及咳嗽等症状，检查可见咽部充血、肺部呼吸音异常，X 线检查可见肺纹理增重，甚至出现肺炎浸润阴影。泌尿系统感染则伴有尿频、尿急、尿痛或血尿，尿液检查异常或尿细菌培养有细菌生长。

【治疗】

乳腺炎一旦发现必须采取积极的治疗措施，避免炎症范围继续扩大，破坏更多的乳腺小叶组织，使病程延长。

（一）物理疗法

用绷带将乳房托起，乳汁淤积期患者可继续哺乳，局部用冰敷，以减少乳汁分泌。蜂窝组织炎患者应暂停哺乳并采取措施使乳汁排出，如代之以吸乳器排出乳汁，并做细菌培养，局部用湿热敷或理疗，促使炎症局限化。何春等报道，在抗生素治疗下，应用超短波及超声加手法挤奶治疗急性乳腺炎 201 例，有效率为 99.5%。在脓肿形成前进行理疗，多数患者的炎症可自行消失。局部通常用 50% 硫酸镁湿热敷，或用芒硝、薄荷各 30g 煎水湿敷。

（二）中医辨证施治

祖国医学认为，乳头属肝经，乳房属胃经，如有肝气淤结，胃热壅滞，则易发生乳房疾病，故治疗时应注意胃、肝与此病的关系。早期有寒热往来，头痛、苔黄脉数。治以清热解毒、疏肝清胃、通乳和营。方用金银花、蒲公英、栝楼各30g，柴胡、黄芩、王不留、青皮各15g，皂刺、赤芍、丝瓜络各10g。水煎服，外敷金黄膏。高热烦渴加生石膏30g，知母15g；肿块明显加夏枯草30g，郁金、泽泻各10g；乳汁多而积滞胀痛者加漏芦15g，山甲珠6g，炒麦芽30g，外加芒硝250g敷患处；乳头肿胀者，加龙胆草10g，夏枯草15g，并可应用推拿疗法及针灸疗法。

1. 推拿疗法　左手按左乳向左转300周，上下推100次，左右推100次，先轻后重，再以左手抓住患者同侧背后相当膏肓穴，拉皮弹动50次，开始按摩时有触痛，约半小时就大有好转，嘱患者向患侧卧位。

2. 针灸疗法　主要用于炎症早期。取穴足三里（强刺激）、曲池、肝俞、胃俞、太冲、乳根、肩井。

一般经以上治疗大多病情可以控制，如经4~5d治疗，病情不见好转，而白细胞及中性粒细胞明显升高者，应考虑脓肿形成。中药内加大青叶、连翘、去皂刺。痛重者，适当给以镇痛剂。

（三）手术疗法

适用于乳腺脓肿形成患者。较小的脓肿可先采用穿刺排脓，在局麻下用粗针头刺入脓肿，吸出脓液，注抗生素，每日一次，至无脓时为止。范围较大的脓肿或穿刺抽脓效果不好的患者应行切开引流术。深部脓肿波动感不明显，需要用较粗大针头在压痛病最明显处试行穿刺，确定其存在和部位后再行切开。乳腺脓肿切开引流的方法主要根据脓肿的部位而定。乳晕部位的脓肿大多比较表浅，可在局部麻醉下沿乳晕与皮肤的交界线做弧形切口，切开皮肤后即改用血管钳钝性分离，避免损伤乳管。较深部位乳腺脓肿应在浅度全身麻醉下，于波动感和压痛最明显处，以乳头为中心做辐射状切口，并避免切开乳晕。同时应注意切口有足够长度，以保证引流通畅。在脓肿切开和脓液排出后，手指深入脓腔探查时找到其最低部位另做切口，进行对口引流。乳腺深部或乳腺后脓肿可在乳腺的下缘做弧形切口，在乳腺和胸肌筋膜间进行分离，将乳房上翻后切开脓腔。此法不适宜肥胖和乳腺下垂的患者。

（四）抗生素治疗

药物可用青霉素、普鲁卡因局部封闭。对所有急性乳腺炎患者应选用抗生素治疗，应选择本地区对金黄色葡萄球菌敏感的抗生素，如青霉素或头孢菌素（包括第一代、第二代、第三代），对青霉素过敏者可选用红霉素。强调不能过早停用抗生素，一般治疗应持续10d左右。

（五）终止乳汁分泌

由于停止哺乳可能加重乳汁淤积，故不列为乳腺炎处理常规，限用于感染严重或乳腺脓肿引流后形成乳瘘者。方法包括：

①乙烯雌酚 5mg，口服，每日 3 次，共 5 ~ 7d；

②维生素 B_6 200mg，口服，每日 3 次，共 5 ~ 7d；

③溴隐亭 2.5mg，口服，每日 2 次，共 14d。

（刘新华）

第四节　子宫复旧不全

【概述】

正常情况下，分娩后，由于子宫体肌纤维收缩及缩复作用，肌层内的血管管腔狭窄甚至栓塞，使局部血供减少，子宫肌细胞缺血发生自溶而逐渐缩小，胞浆减少，子宫体积明显缩小，子宫腔内的胎盘剥离面也随之缩小，加之子宫内膜的再生使剥离面得以修复，通常在产后 5 ~ 6 周时恢复到正常非孕状态，这个过程称子宫复旧。当上述复旧功能受阻时，即引起子宫复旧不全。

【病因】

导致子宫复旧不全的原因有：

①胎盘胎膜残留，蜕膜脱落不完全；

②子宫内膜炎、子宫肌炎或盆腔感染；

③合并有子宫肌壁间肿瘤，如子宫肌瘤、子宫腺肌瘤；

④子宫过度后屈或侧屈致恶露排出不畅；

⑤胎盘面积过大如多胎妊娠、前置胎盘等；

⑥经产妇子宫纤维组织相对增多，影响子宫收缩力；

⑦产后尿潴留等因素均能影响子宫复旧。

【诊断】

（一）临床表现

1. 血性恶露持续时间延长，从正常时仅 3d 延长至 7 ~ 10d。有时能看见坏死的残留胎盘随恶露排出。若有脓性分泌物流出，提示伴有子宫内膜炎。

2. 常有腰痛及下腹坠胀感，有少数患者血性恶露极少，而主要是下腹部剧痛。

3. 双合诊检查发现宫颈较软，宫口多数或至少能通过一指，子宫较同期正常者稍大稍软，多数呈后屈后倾位，并有压痛。若合并感染，子宫压痛明显，甚至附件区也有不同程度压痛。

（二）诊断要点

根据上述症状和体征诊断不难，但需借助 B 超寻找发病原因。若 B 超检查子宫大，宫腔内有残留胎盘胎膜影像，则可确诊胎盘胎膜残留为子宫复旧不全的病因，如 B 超提示有子宫肌瘤或子宫肌腺瘤，无残留组织回声，则提示子宫肌瘤、腺肌瘤为影响子宫复旧的原因。有时需在应用抗生素后行刮宫病理检查确诊并治疗，血常规检查血象高，有助于子宫内膜炎的诊断。

【防治】

（一）预防

1. 在妊娠期间重视一切能够增强孕妇体质的措施。

2. 正确处理第3产程，仔细检查胎盘胎膜是否完整，有无副胎盘，若怀疑有胎盘残留时应在无菌操作下，手入宫腔内取出全部残留组织，少许胎膜残留，产后可及时应用宫缩剂待其自然排出，并用抗生素预防感染。

3. 产后督促患者及时排尿，若产后6h仍不能自行排尿，可，肌注缩宫素10U，在促进子宫收缩的同时，也可促进膀胱肌肉收缩，促进排尿，或冲洗外阴诱导排尿，经过上述处理无效，或膀胱充盈明显，可导尿，使膀胱休息，促进膀胱功能的恢复，避免膨大的膀胱影响子宫复旧。

4. 鼓励产妇尽早下床活动，避免长时间仰卧位。

（二）治疗

1. 子宫复旧不全时，均应给予缩宫素。最常用的药物：麦角新碱（ergometrine）0.2mg，每日2次，肌内注射；缩宫素（oxyto-cin）10U，每日2次，肌内注射；麦角浸膏2ml，每日3次，口服；八珍益母丸，每日3次，口服。以上各药物至少连用2~3d。亦可用米索前列醇、生化汤加益母草等。

2. 确诊有胎盘胎膜残留者，因常伴有感染，故应先口服头孢氨苄1g和甲硝唑0.2g，每日4次，连用2d后再行刮宫术，并行病理检查，注意排除绒毛膜癌，术后继续用缩宫素及广谱抗生素。

3. 若为肌壁间肌瘤所致，主要应用缩宫素治疗。治疗无效时，参考存在症状及有无生育要求，决定是否切除子宫。

4. 鼓励哺乳者多哺乳，适当下床活动。

（薛艳）

第五节　晚期产后流血

【概述】

晚期产后出血是指分娩24h后，在产褥期内发生的子宫大量出血。多于产后1~2周发病，但也可迟至6~8周甚至10周者。可伴低热，常因失血过多导致严重贫血，甚至失血性休克。

（一）病因

1. 胎盘附着面缩复不全　分娩后，胎盘附着部位在胎盘娩出后随子宫体积的缩小而迅速缩小，子宫肌纤维的收缩及缩复作用，使该部位的血管收缩，内皮细胞增生，血管壁玻璃样变和血栓形成，使管腔变窄并闭塞。胎盘附着部边缘的子宫内膜向内生长，底蜕膜深层残存的腺体及腺体间结缔组织和子宫内膜重新生长，使子宫内膜得以修复，完成全过程约需6周。若胎盘附着面发生感染，局部不能如期复原，血栓溶解脱落，血窦重新开放发生大出血，多在产后2周左右发生。

2. 胎盘胎膜残留　胎盘组织，经过一段时间，坏死脱落，使附着处的血管裸露而致大出血，残留的胎膜影响子宫如期复旧而致晚期产后出血。多发生在产后10d左右。

3. 蜕膜残留　正常情况下，蜕膜于产后一周内脱落，并随恶露排出，若产妇为双子宫、双角子宫等畸形，常使宫腔内蜕膜长时间残留，影响子宫复旧，若继发子宫内膜炎，可引起晚期产后出血。

4. 剖宫产后子宫切口裂开　近年随着我国剖宫产率的上升，剖宫产后子宫切口裂开出血成为晚期出血的重要原因。造成子宫切口裂开的常见原因有：

（1）子宫切口感染：子宫下段横切口距阴道很近，若合并胎膜早破、产程延长尤其宫口开全后的剖宫产往往由于第二产程延长，阴道操作多，术中胎头位置低、台下助手协助上推胎头，术中失血多等，极易造成切口感染。由于切缘组织坏死脱落，切口不能按期愈合，肠线溶解后血管重新开放引起大出血。

（2）切口过高或过低：切口过高易致撕裂，有时在宫体和子宫下段交界处，切口上缘厚下缘薄，不易按解剖层次对合。过低接近宫颈，纤维组织丰富，血供不足，组织愈合能力差。

（3）缝合不正确：

①缝合过紧过密，影响切口的血供，尤其合并出血时，反复缝合；

②切口两侧角部血管回缩，未缝扎，形成血肿；

③缝线过松，不能有效的闭合血管。

5. 绒癌　是晚期产后出血的少见原因，如产后持续阴道出血，血hCG持续不降或反而上升，应考虑该类病变。

6. 其他　产妇患重度贫血、重度营养不良易致感染，子宫粘膜下肌瘤影响子宫复旧等均可引起晚期产后出血。

（二）病理

1. 胎盘残留　宫腔刮出物肉眼见坏死胎盘组织并与血凝块混在一起，镜下见绒毛即可确诊。

2. 蜕膜残留　宫腔刮出物肉眼见坏死蜕膜，镜下见蜕膜细胞及红细胞，特点是见不到绒毛。

3. 子宫附着部位复旧不全　宫腔刮出物镜下见处于不同复旧状态下的血管，内膜组织少，常见不到腺体，而子宫平滑肌组织较多。

4. 剖宫产术后子宫切口裂开　送检切口边缘组织镜下见子宫肌组织，有脓栓、白细胞浸润等炎症反应。

【诊断】

（一）临床表现

1. 产后恶露不尽有臭味。

2. 反复阴道出血或大出血，出血时间常发生于产后 10d 左右，剖宫产发生更晚，多在术后 2~4 周，可致贫血或失血性休克。

3. 妇科检查　子宫复旧不良，大而软；若伴感染，子宫有压痛；宫口松弛未关闭，有活动性出血，少数见有胎盘组织流出。同时注意排除软产道损伤引起的出血及阴道壁上有无绒毛转移的紫蓝色结节。

（二）诊断要点

1. 详细询问病史及全面体检。

2. 辅助检查

（1）血尿常规：了解感染及贫血情况。

（2）B超：了解子宫大小、宫体内有无组织残留及剖宫产子宫切口愈合情况。

（3）宫腔分泌物涂片、培养及药敏：有助于确定病原微生物种类及选用有效的抗生素。

（4）宫腔刮出物或切除标本的病理检查。

【治疗】

（一）一般处理

纠正贫血、补充血容量及抗感染的同时，给予子宫收缩剂。

（二）怀疑为胎盘、胎膜或蜕膜残留或子宫胎盘附着部位复旧不全者

清除宫腔内容物多能奏效。操作应轻柔，有可能引起大量子宫出血，应备血，并做好开腹手术的术前准备。术中静脉滴注缩宫素（催产素）协助子宫收缩。刮出物应送病理检查，以明确病因。术前、后应用广谱抗生素如：氧哌嗪青霉素 2.0g，静滴，3 次/d，或头孢唑啉钠 2.0g，静滴，3 次/d，并加用甲硝唑 0.5g 静滴，2 次/d 等。并用子宫收缩剂，如缩宫素静滴或卡孕栓 1mg 纳肛。术后如病理提示为子宫内膜炎，而抗炎和用宫缩剂效果仍不好时，也可考虑用雌激素促使子宫内膜修复，如给予口服结合雌激素 0.625mg，1 次/d，连用 22d，或己烯雌酚 1mg，1 次/d，连用 22d。

（三）剖宫产术后子宫出血

若流血量少或稍多，应住院给予抗生素及宫缩剂，严密监视阴道流血量是否显著减少。若出现阴道大量流血则需及时抢救，如怀疑为胎盘胎膜残留而拟行刮宫术需要十分慎重，因剖宫产导致组织残留机会极罕见，且刮宫还可能造成原切口再损伤会引起更大量出血。若已确诊为子宫切口再裂开，应尽快剖腹探查。术中见组织坏死范围不大，炎性反应不重，患者又无子女，可行清创缝合以及子宫动脉或髂内动脉结扎止血，而保留子宫。若术中见组织坏死范围广泛，炎性反应严重，则应切除子宫，由于病灶在子宫下段，故以全子宫切除术为宜。关腹前应放置引流。术后应给予足够量广谱抗生素，除氧哌嗪青霉素，

头孢唑啉钠等常用抗生素外，尚可选用特美汀、安灭菌、菌必治等，并配伍甲硝唑静滴，对青霉素和头孢菌素过敏者可选择喹诺酮类抗生素。

（四）其他

如子宫严重感染，非手术治疗无效时，需行子宫切除术，以控制出血和避免感染进一步扩散引起败血症甚至感染性休克，危及患者生命。若为绒毛膜癌，则进行化疗。

（曲春玲）

第十四章 呼吸系统疾病

第一节 小儿呼吸系统解剖生理特点及检查方法

呼吸系统以环状软骨为界分为上、下呼吸道。上呼吸道包括鼻、鼻窦、咽、咽鼓管、会厌及喉；下呼吸道包括气管、支气管、毛细支气管、呼吸性毛细支气管、肺泡管及肺泡。从气管到肺泡逐级分支成23级：0~16级为传导区，包括从气管到毛细支气管各级分支，专司气体传导；17~19级为移行区，由呼吸性毛细支气管构成，有部分呼吸功能；20~23级为呼吸区，由肺泡管及肺泡囊组成，为肺的呼吸部分。

一、解剖特点

1. 上呼吸道 婴幼儿鼻腔较成人短，无鼻毛，后鼻道狭窄，粘膜柔嫩，血管丰富，易于感染；发炎时，后鼻腔易堵塞而致呼吸与吸吮困难。其粘膜与鼻窦粘膜连续，且鼻窦口相对较大，故急性鼻炎时易致鼻窦炎，婴儿出生后6个月即可发生急性鼻窦炎。咽鼓管较宽、直、短，呈水平位，因而鼻咽炎易波及中耳，引起中耳炎。咽部亦较狭窄，方向垂直。咽扁桃体至1岁末逐渐增大，4~10岁达发育高峰，14~15岁时逐渐退化，故扁桃体炎在婴儿少见。喉部呈漏斗状，喉腔较窄，声门裂相对狭窄，软骨柔软，粘膜娇嫩且富含血管及淋巴组织，轻微炎症即可引起喉头狭窄。

2. 下呼吸道 婴幼儿的气管、支气管较成人狭窄，软骨柔软，缺乏弹力组织，支撑作用薄弱。小儿的气道壁占小气道面积的30%，而成人仅为15%，胎儿后期气道已有平滑肌分布，粘膜柔嫩，血管丰富，含有丰富的粘液腺。左支气管细长，由气管侧方伸出，而右支气管短粗，似气管直接延伸，异物较易坠入右支气管。婴儿支气管壁缺乏弹力组织，软骨柔弱，细支气管无软骨，呼气时受胸腔压力作用，可导致气体滞留，影响气体交换。

肺泡直径在早产儿仅$75\mu m$，新生儿、成人分别为$100\mu m$和$250\sim350\mu m$。足月新生儿肺泡数仅为成人的8%。新生儿肺泡数约2 500万，而成人肺泡数约3亿（2~6亿）。肺泡面积初生时为$2.8m^2$，8岁时$32m^2$，至成人达$75m^2$。因此，儿童较成人气体交换单位少，且肺泡小。成人肺泡间存在Kohn孔，儿童2岁以后才出现，故新生儿及婴儿无侧支通气。

3. 胸廓 婴幼儿胸廓短、呈桶状，肋骨水平位，肋间肌欠发达，不能在吸气时增加胸廓扩展。因胸部呼吸肌不发达，主要靠腹式呼吸，而膈呈横位，且位置较高；加以胸腔较小而肺相对较大，呼吸时胸廓活动范围小，肺不能充分扩张，影响通气和换气。由于婴儿胸壁柔软，很难抵抗胸腔内负压增加所造成的胸廓塌陷，因而肺的扩张受限制。膈肌和肋间肌中耐疲劳的肌纤维数量少，新生儿只有25%，3个月时亦只有40%，容易引起呼吸衰竭。

二、生理特点

1. 呼吸频率、节律与呼吸类型　呼吸频率快，不同年龄小儿呼吸频率。小儿呼吸中枢调节能力差，易出现呼吸节律不整，甚至呼吸暂停，尤以早产儿、新生儿明显。婴幼儿为腹式呼吸，呼吸肌易疲劳；学龄儿童则为胸腹式呼吸（混合式呼吸）。

2. 肺活量　小，约 $50 \sim 70ml/kg$。按体表面积计算，成人大于小儿3倍。

3. 潮气量　年龄越小潮气量越小。不仅潮气量绝对值小，按体表面积计算每平方米潮气量亦小于成人，死腔/潮气量比值大于成人。

4. 每分钟通气量　正常婴幼儿由于呼吸频率较快，每分钟通气量若按体表面积计算与成人相近。

5. 气体弥散量　二氧化碳（CO_2）的排出主要靠弥散作用，其弥散速率较氧（O_2）大，故较 O_2 易于弥散。小儿肺脏小，肺泡毛细血管总面积与总容量均较成人小，故气体弥散量亦小。但以单位肺容积计算则与成人相近。

6. 气道阻力　气道阻力与管道半径4次方成反比，由于管径细小，小儿气道阻力大于成人，婴儿更甚，在呼吸道梗阻时尤为明显。气管管径随发育而增大，阻力随年龄增大递减。

三、呼吸道免疫特点

小儿呼吸道的非特异性和特异性免疫功能均较差。新生儿、婴幼儿咳嗽反射弱，纤毛运动功能差，肺泡巨噬细胞功能欠佳。婴幼儿的SIgA、IgA、IgG和IgG亚类含量均低，乳铁蛋白、溶菌酶、干扰素、补体等的数量和活性不足，故易患呼吸道感染。

上述特点使小儿容易发生呼吸道感染、气道狭窄、肺气肿、肺不张。由于各项呼吸功能储备能力均较低，缺氧时其代偿呼吸量最多不超过正常的2.5倍，较易发生呼吸衰竭。

四、检查方法

1. 呼吸系统体格检查时的重要体征

（1）呼吸频率：呼吸增快为婴儿呼吸困难的第一征象。年龄越小越明显。在呼吸系统疾病过程中出现慢或不规则的呼吸是危险的征象，需特别引起重视。

（2）呼吸音：儿童特别是婴幼儿胸壁薄，容易听到呼吸音。要特别注意其强度，可以此估计进气量的多少，在严重气道梗阻时，几乎听不到呼吸音，是病情危重的征象。

（3）紫绀：末梢性紫绀指血流较慢，动、静脉氧差较大部位（如肢端）的紫绀；中心性紫绀指血流较快，动、静脉氧差较小部位（如舌、粘膜）的紫绀。后者常较前者发生晚，但更有意义。毛细血管内还原血红蛋白量达 $40 \sim 60g/L$ 可出现紫绀（相当动脉内还原血红蛋白 $30g/L$）。紫绀是血氧下降的重要表现，因紫绀与还原血红蛋白量有关，严重贫血虽血氧饱和度明显下降也不一定出现紫绀。

（4）吸气时胸廓凹陷：婴幼儿上呼吸道梗阻或肺实变时，由于胸廓软弱，用力吸气时胸腔内负压增加，可引起胸骨上、下及肋间凹陷，即所谓"三凹征"，其结果是吸气时胸廓不但不能扩张，反而下陷，成为矛盾呼吸，在增加呼吸肌能量消耗的同时，并未能增加通气量。

（5）吸气喘鸣：常伴吸气延长（I: E = 3: 1 或 4: 1）是上呼吸道梗阻表现。

（6）呼气呻吟：是婴幼儿下呼吸道梗阻和肺扩张不良的表现，常见于早产儿呼吸窘迫综合征。其作用是在声门半关闭情况下，声门远端呼气时压力增加，有利于已萎陷的肺泡扩张。

（7）杵状指：指（趾）骨末端背侧软组织增生，使甲床抬高所致，常见于支气管扩张、亦可见于迁延性肺炎、慢性哮喘等慢性肺疾患。肺外因素有青紫型先天性心脏病等。在除外肺外原因后，杵状指可反映肺病变的进展情况。

2. 血气分析　可了解氧饱和度和血液酸碱平衡状态，为诊断治疗提供依据。

3. 换气功能　反映气体在肺泡和血液间的交换，临床实用的指标有肺内分流量、肺泡动脉氧分压差、生理死腔。这些检查方法不需患儿合作，在婴幼儿亦可应用。

4. 肺容量测定　包括潮气量、肺活量、功能残气量、残气容积、肺总量，5 岁以上小儿渐能合作，才可做上述较全面的肺功能检查。

5. 肺脏影像学　胸部 X 线片是最常用的检查方法。近 20 年，肺脏影像学发展迅速。CT、磁共振成像，核医学革新了肺脏影像学，数字化胸部 X 线照射术已迅速取代了传统方法，可迅速获得、传送并阅读胸部放射片。

（1）磁共振成像术（MRI）：MRI 特别适合于肺门及纵隔肿块或转移淋巴结的检查，在显示肿块与肺门、纵隔血管关系方面优于 CT。利用三维成像技术可发现亚段肺叶中血管内的血栓。气管及血管同时三维成像能非常清楚的显示小儿异常血管环对气道的压迫。

（2）高分辨率 CT（HRCT）：对许多肺脏疾病有无法估量的价值，尤其对慢性肺间质病变的描述。HRCT 是应用一种薄层技术（层厚只有 1 ~ 2mm），详细评价肺实质病变，它能描述小至200 ~ 300μm的肺脏解剖细节，识别直径 1 ~ 2mm 的气道和直径 0.1 ~ 0.2mm 的血管。

6. 纤维支气管镜　适用于咯血或痰中带血、慢性咳嗽、喘鸣、肺不张、肺炎、肺门增大及阴影的诊断与鉴别诊断。可钳取异物、清除分泌物，做肺活检及灌洗等。仿真（虚拟）支气管镜检查又称计算机断层支气管造影术，可以产生非常好的气管支气管树内影像（可达 4 ~ 5 级支气管水平），三维重建可清楚地显示气管及支气管的内外结构。

7. 胸腔镜　胸腔镜是利用带有光源的金属细管，经胸壁切口进入胸腔，用以观察胸膜及肺部病变并可取活检。可治疗某些胸膜腔疾病。

（张瑞英）

第二节　肺　炎

肺炎系由不同病原体或其他因素所致之肺部炎症。以发热、咳嗽、气促、呼吸困难及肺部固定的湿啰音为共同临床表现。为儿科常见病。

【分类】

小儿肺炎常用分类法有：

1. 病理分类　按解剖部位分为小叶肺炎（支气管肺炎）、大叶肺炎、间质性肺炎。

2. 病因分类

（1）病毒性肺炎：最常见者为呼吸道合胞病毒，其次为腺病毒 3、7、11、21 型，甲型流感病毒及副流感病毒 1、2、3 型，其他还有麻疹病毒，肠病毒，巨细胞病毒等。

（2）细菌性肺炎：常见细菌为肺炎链球菌、链球菌、葡萄球菌、革兰氏阴性杆菌（流感杆菌、肺炎杆菌、大肠杆菌、绿脓杆菌），还有军团菌及厌氧菌等。

（3）其他感染性肺炎：支原体、衣原体、真菌（念珠菌、曲菌、隐球菌、组织胞浆菌、毛霉菌、球孢子菌等）、原虫（以卡氏肺囊虫为主）。

（4）非感染病因引起的肺炎：吸入性肺炎、坠积性肺炎、嗜酸细胞性肺炎等。

3. 病程分类　病程 <1 月者为急性；1~3 月为迁延性；>3 月者称慢性。

4. 病情分类　轻症以呼吸系统症状为主，无全身中毒症状；重症除呼吸系统症状外，其他系统亦受累，且全身中毒症状明显。

5. 根据临床表现　分为典型、非典型两类。

典型肺炎系由肺炎球菌、嗜血流感杆菌、金黄色葡萄球菌及革兰氏阴性杆菌及厌氧菌引起。非典型肺炎的常见病原体为肺炎支原体、衣原体、军团菌。

6. 依感染地点　分为院外获得性肺炎、院内获得性肺炎。

临床上若病原体明确，则按病因分类，以利指导治疗，否则按病理分类。本节重点讨论支气管肺炎。

一、支气管肺炎

支气管肺炎是小儿时期最常见的肺炎，全年均可发病，以冬、春寒冷季节较多。营养不良、先天性心脏病、低出生体重儿、免疫缺陷者更易发生。

【病因】

肺炎的病原微生物为细菌和病毒。发达国家以病毒为主，发展中国家则以细菌常见。细菌感染仍以肺炎链球菌为多，近年来，肺炎支原体和流感嗜血杆菌所致肺炎有增多趋势。病原体常由呼吸道侵入，少数经血行入肺。

【病理】

肺炎的病理变化以肺组织充血、水肿、炎性浸润为主。肺泡内充满渗出物，经肺泡壁通道（Kohn 孔）向周围肺组织蔓延，形成点片状炎症病灶。若病变融合成片，可累及多个肺小叶或更广泛。当小支气管、毛细支气管发生炎症时，可致管腔部分或完全阻塞，引起肺不张或肺气肿。

不同病原体引起的肺炎病理改变亦有不同，细菌性肺炎以肺实质受累为主，而病毒性肺炎则以间质受累为主，亦可累及肺泡。临床上支气管肺炎与间质性肺炎常同时并存。

【病理生理】

当炎症蔓延到支气管、细支气管和肺泡时，支气管因粘膜炎症水肿使管腔变窄，肺泡壁因充血水肿而增厚，肺泡腔内充满炎症渗出物，均影响通气与气体交换。当炎症进一步加重时，由于小儿呼吸系统的特点，可使支气管管腔更窄、甚至堵塞，导致通气与换气功能障碍。通气不足引起 PaO_2 降低（低氧血症）及 $PaCO_2$ 增高（高碳酸血症）；换气功能障碍则主要引起低氧血症，PaO_2 和 SaO_2 降低，严重时出现发绀。为代偿缺氧，患儿呼吸和心率加快，以增加每分钟通气量。为增加呼吸深度，呼吸辅助肌亦参与活动，出现鼻扇和三凹征，进而发展为呼吸衰竭。缺氧、二氧化碳潴留和毒血症等可导致机体代谢及器官功能障碍。

1. 循环系统　常见心肌炎、心力衰竭及微循环障碍。病原体和毒素侵袭心肌，引起心肌炎；缺氧使肺小动脉反射性收缩，肺循环压力增高，形成肺动脉高压，增加右心负担。肺动脉高压和中毒性心肌炎是诱发心力衰竭的主要原因。重症患儿常出现微循环障碍、休克，甚至弥散性血管内凝血。

2. 中枢神经系统　缺氧和 CO_2 潴留使 $PaCO_2$ 和 H^+ 浓度增加，血与脑脊液 pH 值降低，CO_2 向细胞内和中枢神经系统弥散，同时无氧酵解增加，致使乳酸堆积。高碳酸血症使脑血管扩张、血流减慢、脑血管淤血、毛细血管通透性增加。严重缺氧和脑供氧不足使 ATP 生成减少影响 $Na^+ - K^+$ 离子泵运转，引起脑细胞内钠、水潴留，均可形成脑水肿，导致颅压增高。病原体毒素作用亦可引起脑水肿。

3. 消化系统　低氧血症和毒血症使胃肠粘膜受损，可发生粘膜糜烂、出血、上皮细胞坏死脱落等应激反应，导致粘膜屏障功能破坏，胃肠功能紊乱，出现厌食、呕吐及腹泻，严重者可致中毒性肠麻痹和消化道出血。

4. 水、电解质和酸碱平衡失调　重症肺炎常有混合性酸中毒，因为严重缺氧时体内无氧酵解增加，酸性代谢产物增多，加以高热、饥饿、吐泻等原因，常引起代谢性酸中毒；而 CO_2 潴留、HCO_3^- 增加又可导致呼吸性酸中毒。缺氧和 CO_2 潴留将使肾小动脉痉挛；重症肺炎缺氧常有 ADH 分泌增加均可致水钠潴留。此外缺氧使细胞膜通透性改变、钠泵功能失调，Na^+ 进入细胞内，可造成稀释性低钠血症。若消化功能紊乱、吐泻严重，则钠摄入不足、排钠增多，可致脱水和缺钠性低钠血症。因酸中毒、H^+ 进入细胞内和 K^+ 向细胞外转移，血钾通常增高（或正常）。但若伴吐泻及营养不良则血钾常偏低。血氯由于代偿呼吸性酸中毒，可能偏低。

【临床表现】

1. 呼吸系统　大多起病较急，主要症状为发热、咳嗽、气促。

①热型不定，多为不规则发热，亦可为弛张热、稽留热，新生儿、重度营养不良患儿可不发热或体温不升；

②咳嗽较频繁，早期为刺激性干咳，以后有痰，新生儿、早产儿则表现为口吐白沫；

③气促多发生于发热、咳嗽之后，呼吸加快，可达 40～80 次/min，并有鼻翼扇动，重者呈点头状呼吸、三凹征明显、唇周发绀。

肺部体征早期不明显或仅呼吸音粗糙，以后可闻固定的中、细湿啰音，叩诊多正常。若病灶融合扩大累及部分或整个肺叶，则出现相应的肺实变体征，如语颤增强、叩诊浊音，听诊呼吸音减弱或出现支气管呼吸音。重者除呼吸系统外，还可累及循环、神经和消化系统，出现相应临床表现。

2. 循环系统　常见心肌炎和心力衰竭。前者表现面色苍白、心动过速、心音低纯、心律不齐，心电图示 ST 段下移和 T 波低平、倒置。心力衰竭表现为：

①呼吸突然加快 >60 次/min；

②心率突然 >180 次/min；

③骤发极度烦躁不安，明显发绀，面色发灰，指（趾）甲微血管充盈时间延长；

④心音低钝，奔马律，颈静脉怒张；

⑤肝脏迅速增大；

⑥尿少或无尿，颜面眼睑或双下肢浮肿。

具有前 5 项即可诊断为心力衰竭。重症革兰氏阴性杆菌肺炎还可发生微循环障碍。

3. 神经系统　轻度缺氧表现烦躁、嗜睡；脑水肿时出现意识障碍、惊厥、呼吸不规则、前囟隆起，有时有脑膜刺激征，瞳孔对光反应迟钝或消失。

4. 消化系统　轻症常有食欲不振、吐泻、腹胀等；重症可引起中毒性肠麻痹，肠鸣音消失，腹胀严重时呼吸困难加重。消化道出血可呕吐咖啡样物，大便隐血阳性或排柏油样便。

【并发症】

早期合理治疗者并发症少见。若延误诊断或病原体致病力强，可引起并发症。在治疗过程中，中毒症状或呼吸困难突然加重，体温持续不退，或退而复升，均应考虑有并发症可能。

1. 脓胸　常由葡萄球菌引起，革兰氏阴性杆菌次之。常累及一侧胸膜。患儿呼吸困难加重、患侧呼吸运动受限，语颤减弱，叩诊浊音，听诊呼吸音减弱或消失。当积液较多时，纵隔、气管移向对侧。

2. 脓气胸　肺脏边缘脓肿破裂与肺泡或小支气管相通即造成脓气胸。患儿病情突然加重，咳嗽剧烈、烦躁不安、呼吸困难、面色青紫。胸部叩诊在积液上方为鼓音，下方为浊音，呼吸音明显减弱或消失。若支气管胸膜瘘的裂口处形成活瓣，空气只进不出，即形成张力性气胸。

3. 肺大泡　多系金黄色葡萄球菌感染。细支气管管腔因炎性肿胀狭窄，渗出物粘稠，形成活瓣阻塞，空气能吸入而不易呼出，导致肺泡扩大、破裂而形成肺大泡。其大小取决于肺泡内压力和破裂肺泡的多少。体积小者，可无症状，体积大者，可引起急性呼吸困难。

4. 此外还可引起肺脓肿、化脓性心包炎、败血症等。

【实验室检查】

1. 血液检查

（1）白细胞检查：细菌性肺炎白细胞总数和中性粒细胞多增高，甚至可见核左移，胞浆中可有中毒颗粒。病毒性肺炎白细胞总数正常或降低，有时可见异型淋巴细胞。

（2）四唑氮蓝试验（NBT）：细菌性肺炎中性粒细胞吞噬活力增加，NBT 阳性细胞增多。正常值＜10%，如＞10%，即提示细菌感染。

（3）C－反应蛋白（CRP）：细菌感染时，血清 CRP 浓度上升。

2. 病原学检查

（1）细菌培养：采集血、痰、气管吸出物、胸腔穿刺液、肺穿刺液、肺活检组织等进行细菌培养，可明确病原菌。但常规培养需时较长，且在应用抗生素后阳性率也较低。

（2）病毒分离和鉴定：应于发病 7d 内取鼻咽或气管分泌物标本做病毒分离，阳性率高，但需时亦长，不能用作早期诊断。

（3）其他病原体的分离培养：肺炎支原体、沙眼衣原体、真菌等均可通过特殊分离培养方法进行检查。

（4）病原特异性抗原检测：检测到某种病原体的特异抗原即可作为相应病原体感染的证据，对诊断价值很大。

（5）病原特异性抗体检测：急性期与恢复期双份血清特异性 IgG 有 4 倍升高，对诊断有重要意义。急性期特异性 IgM 测定有早期诊断价值。

（6）聚合酶链反应（PCR）或特异性基因探针检测病原体核酸：此法特异、敏感，但试剂和仪器昂贵。

（7）其他：抗凝集试验可用于肺炎支原体感染的过筛试验。

【X 线检查】

早期肺纹理增粗，以后出现小斑片状阴影，以双肺下野、中内带及心膈区居多，并可伴肺不张或肺气肿。斑片状阴影亦可融合成大片，甚至波及节段。若并发脓胸，早期示患侧肋膈角变钝，积液较多时，患侧呈一片致密阴影，肋间隙增大，纵隔、心脏向健侧移位。并发脓气胸时，患侧胸膜腔可见液平面。肺大泡时则见完整薄壁，多无液平面的大泡。支原体肺炎肺门阴影增重较突出。

【诊断】

典型支气管肺炎一般有发热、咳嗽、气促或呼吸困难，肺部有较固定的中细湿啰音，据此可诊断。X 线拍片肺部见片状阴影可确诊。确诊后，须判断病情轻重、有无并发症，并做病原学检查，以指导治疗。

【鉴别诊断】

1. 急性支气管炎　以咳嗽为主，一般无发热或仅有低热，肺部呼吸音粗糙或有不固定的干湿啰音。婴幼儿全身症状较重，且因气道狭窄，易致呼吸困难，有时与肺炎不易区分，应按肺炎处理。

2. 肺结核　婴幼儿活动性肺结核的症状及 X 线影像改变与支气管肺炎颇相似，但肺部啰音常不明显。应根据结核接触史、结核菌素试验、血清结核抗体检测和 X 线胸片随访观察等加以鉴别。

3. 支气管异物　吸入异物可致支气管部分或完全阻塞而致肺气肿或肺不张，且易继发感染引起肺部炎症。但多有异物吸入、突然出现呛咳病史，胸部 X 线检查特别是透视可助鉴别，必要时行支气管纤维镜检。

【治疗】

应采取综合措施，积极控制炎症，改善肺的通气功能，防止并发症。

（一）一般治疗

保持室内空气清新，室温以 18 ~ 20℃ 为宜，相对湿度 60%。保持呼吸道通畅，及时清除上呼吸道分泌物，变换体位，以利痰液排出。加强营养，饮食富含蛋白质和维生素，少量多餐，重症不能进食者，可给予静脉营养。条件许可，不同病原体患儿宜分室居住，以免交叉感染。

（二）病原治疗

按不同病原体选择药物。

1. 抗生素　经肺穿刺研究资料证明，绝大多数重症肺炎是由细菌感染引起，或在病毒感染的基础上合并细菌感染，故需用抗生素治疗。使用原则：

①根据病原菌选用敏感药物；

②早期治疗；

③联合用药；

④选用渗入下呼吸道浓度高的药物；

⑤足量、足疗程。重症宜经静脉途径给药。

WHO 推荐 4 种一线抗生素，即复方新诺明、青霉素、氨苄西林和阿莫西林。其中青霉素是首选药；氨苄西林和阿莫西林为广谱抗生素；复方新诺明不能用于新生儿。推荐的另一类抗生素为氨苄西林、氯霉素、苯唑西林或氯唑西林和庆大霉素，适用于临床怀疑有金黄色葡萄球菌性肺炎。庆大霉素对革兰氏阴性杆菌有效。

我国卫生部对轻症肺炎推荐使用头孢氨苄（先锋霉素Ⅳ）。头孢菌素类药物抗菌谱广，抗菌活性强，特别对产酶耐药菌感染效果较好。

大环内酯类如红霉素、交沙霉素、罗红霉素、阿奇霉素等，对支原体肺炎、衣原体肺炎等均有效。疗程应持续至体温正常后 5 ~ 7d，临床症状基本消失后 3d。支原体肺炎至少用药 2 ~ 3 周，以免复发。葡萄球菌肺炎比较顽固，易复发及产生并发症，疗程宜长，体温正常后继续用药 2 周，总疗程 6 周。

2. 抗病毒治疗　目前尚无理想的抗病毒药物，用于临床的有：

（1）利巴韦林：每日 10mg/kg，肌注或静脉滴注，亦可超声雾化吸入，但只对呼吸道合胞病毒、腺病毒有效。

（2）干扰素：人 α-干扰素治疗病毒性肺炎有效。雾化吸入较，肌注疗效更佳。早期使用基因工程干扰素治疗病毒性肺炎疗效更佳，疗程 3 ~ 5d。

（三）对症治疗

1. 氧疗　凡有呼吸困难、喘憋、口唇发绀、面色苍灰应立即给氧。鼻前庭给氧流量为 0.5 ~ 1L/min，氧浓度不超过 40%。氧气应湿化，以免损伤气道上皮细胞的纤毛。缺氧明显可用面罩给氧，氧流量 2 ~ 4L/min，氧浓度 50% ~ 60%，若出现呼吸衰竭，则应使用人工呼吸机。

2. 保持呼吸道通畅　使用祛痰剂、雾化吸入，α-糜蛋白酶可裂解痰液中的粘蛋白，可加用。

3. 支气管解痉剂　喘憋严重者可选用，保证液体摄入量，有利痰液排出。

4. 治疗心力衰竭　除镇静、给氧外，要增强心肌收缩力，减慢心率，增加心搏出量；减轻体内水钠潴留，以减轻心脏负荷。

5. 腹胀的治疗　伴低钾血症者及时补钾。如系中毒性肠麻痹，应禁食、胃肠减压，皮下注射新斯的明，亦可联用酚妥拉明及阿拉明。

6. 感染性休克、脑水肿、呼吸衰竭的治疗　参阅相关章节。

7. 纠正水、电解质与酸碱平衡　参阅相关章节。

（四）糖皮质激素的应用

适用于中毒症状明显，严重喘憋，胸膜有渗出伴脑水肿、中毒性脑病、感染性休克、呼吸衰竭时。常用地塞米松，每日 2 ~ 3 次，每次 2 ~ 5mg，疗程 3 ~ 5d。

（五）并存症和并发症的治疗

对并存佝偻病、营养不良者，应给予相应治疗。并发脓胸、脓气胸应及时抽脓、排气。必要时胸腔闭式引流。

（六）其他

胸部理疗有促进炎症消散的作用；胸腺肽为细胞免疫调节剂，并能增强抗生素作用；维生素 C、维生素 E 等氧自由基清除剂能清除氧自由基，有利于疾病康复。

二、几种不同病原体所致肺炎的特点

（一）腺病毒肺炎

腺病毒肺炎为腺病毒所致，3、7 两型是主要病原体，11、21 型次之。主要病理改变为支气管和肺泡间质炎，严重者病灶互相融合，气管、支气管上皮广泛坏死，引起支气管管腔闭塞，加上肺实质的严重炎性病变，致使病情严重、病程迁延，易引起肺功能损害和其他系统功能障碍。本病多见于 6 个月 ~ 2 岁，起病急，表现稽留高热，萎靡嗜睡，面色苍白，咳嗽较剧烈，频咳或阵咳，可出现喘憋、呼吸困难、发绀等。肺部体征出现较晚，发热 4~5 日后始闻湿啰音，病变融合后有肺实变体征。少数患儿并发渗出性胸膜炎。X 线特点为四多三少二一致。即肺纹理多，肺气肿多，大病灶多，融合病灶多。圆形病灶少，肺大泡少，胸腔积液少。X 线与临床表现一致。病灶吸收缓慢，需数周至数月。腺病毒肺炎远期合并症有支气管扩张及慢性阻塞性肺疾病。

（二）葡萄球菌肺炎

葡萄球菌肺炎的致病菌包括金黄色葡萄球菌和白色葡萄球菌。冬、春季发病较多，新生儿及婴幼儿常见细菌由呼吸道入侵，或经血行播散入肺。主要病理是化脓性渗出或脓肿形成，病变进展迅速，很快出现多发性脓肿，肺内合并症多，75% 有胸腔积液，45%~65% 发生肺大泡、脓气胸、支气管胸膜瘘。炎症易扩散至其他部位（如心包、脑、肝、皮下组织等处），引起迁徙化脓病变。多起病急，病情重，进展快。常呈弛张高热，婴儿可呈稽留热。中毒症状明显，面色苍白、咳嗽、呻吟、呼吸困难。肺部体征出现较早，双肺可闻中、细湿啰音，易发生循环、神经及胃肠功能障碍。皮肤常见猩红热样或荨麻疹样皮疹。并发脓胸、脓气胸时，呼吸困难加剧，并有相应体征。X 线检查特点为：

①临床症状与胸片所见不一致。初起时，症状已很严重，但 X 线征象却很少，仅表现肺纹理重，一侧或双侧小片浸润影。当临床症状已明显好转时，胸片却可见明显病变如肺脓肿和肺大泡等；

②病变发展迅速，甚至数小时内，小片炎变就可发展成脓肿；

③病程中，易发生小脓肿、脓气胸、肺大泡。甚至并发纵隔积气、皮下气肿及支气管胸膜瘘；

④胸片病灶阴影持续时间一般较长，2 个月左右阴影仍不能完全消失。

实验室检查白细胞一般 > $(15~30) \times 10^9/L$，中性粒细胞增高，可见中毒颗粒。半数婴幼儿白细胞可 $<5 \times 10^9/L$，但中性粒细胞百分比仍较高，多示预后严重。对气管咳出或吸出物及胸腔穿刺抽出液进行细菌培养多可获阳性结果，有诊断意义。

（三）流感嗜血杆菌肺炎

流感嗜血杆菌肺炎是由流感嗜血杆菌引起，此菌可分为非荚膜型及荚膜型，前者一般不致病，后者以 b 型（Hib）致病力最强。病变可呈大叶性或小叶性，但以前者为多。<4 岁多见，常并发于流感病毒或葡萄球菌感染时。近年，由于大量使用广谱抗生素、免疫抑制剂及院内感染等原因，发病有上升趋势。临床起病较缓慢，病程呈亚急性，病情较重。全身中毒症状重，面色苍白，发热、痉挛性咳嗽、呼吸困难、发绀、鼻翼扇动和三凹征等；肺部有湿啰音或实变体征。易并发脓胸、脑膜炎、败血症、心包炎、化脓性关节炎、中耳炎等。外周血白细胞增多，可达 $(20~70) \times 10^9/L$，有时淋巴细胞相对或绝对增多。胸部 X 线表现多样，可为支气管肺炎、大叶性肺炎或肺段实变，常伴胸腔积液征。

（四）肺炎支原体肺炎

肺炎支原体肺炎的致病菌为肺炎支原体（MP），它是非细胞内生长的最小微生物，含

DNA 和 RNA，无细胞壁。本病占小儿肺炎的 20% 左右，在密集人群可达 50%。常年皆可发生，流行周期为 4~6 年。主要经呼吸道传染，MP 尖端吸附于纤毛上皮细胞受体上，分泌毒性物质，损害上皮细胞，使粘膜清除功能异常，且持续时间久，导致慢性咳嗽。由于 MP 与人体某些组织存在部分共同抗原，故感染后可形成相应组织的自身抗体，导致多系统免疫损害。

本病不仅见于年长儿，婴幼儿感染率也高达 25%~69%。临床常有发热、热型不定，热程 1~3 周。刺激性咳嗽为突出表现，有的酷似百日咳，可咯出粘稠痰，甚至带血丝。年长儿可诉咽痛、胸闷、胸痛等症状，肺部体征常不明显。婴幼儿则起病急、病程长、病情重，以呼吸困难、喘憋和双肺哮鸣音较突出，可闻湿啰音。部分患儿有多系统受累，如心肌炎、心包炎、溶血性贫血、血小板减少、脑膜炎、格林 - 巴利综合征、肝炎、胰腺炎、脾肿大、消化道出血、各种皮疹、肾炎、血尿、蛋白尿等。可直接以肺外表现起病，也可伴有呼吸道感染症状。有人认为，儿童若发热、咳嗽，同时有其他器官受累，血沉增快，但中毒症状不重，应考虑 MP 感染，必须进一步做相应实验室检查。

X 线改变分为 4 种：

①以肺门阴影增重为主；

②支气管肺炎；

③间质性肺炎；

④均一的肺实变。

临床常表现两个不一致，咳嗽重而肺部体征轻微，体征轻微但胸片阴影显著。检测血清中支原体 IgM 抗体有诊断意义。红霉素治疗有效。

（五）衣原体肺炎

衣原体肺炎的致病原因为衣原体，它是一种介于病毒与细菌之间的微生物，寄生于细胞内，含有 DNA 和 RNA，有细胞膜。

沙眼衣原体是引起 <6 个月婴儿肺炎的重要病原，可于产时或产后感染，病理改变特征为间质性肺炎。起病缓慢，先有鼻塞、流涕，而后出现气促和频繁咳嗽，有的酷似百日咳样阵咳，但无回声。偶见呼吸暂停或呼气喘鸣。半数患者可有结膜炎。一般无发热（有人认为 <6 个月的婴儿无热性支气管肺炎应考虑本病），肺部可闻湿啰音。胸部 X 线检查呈弥漫性间质浸润和过度充气，或有片状阴影。肺部体征和 X 线改变，可持续 1 月以上。

肺炎衣原体肺炎常见于 >5 岁小儿，多为轻症。发病隐匿，体温不高，1~2 周后上感症状逐渐消退，咳嗽渐重，可持续 1~2 个月，两肺可闻干湿啰音。X 线胸片显示，单侧肺下叶浸润，少数呈广泛单侧或双侧肺浸润病灶。可伴发肺外表现，如结节红斑、甲状腺炎和格林 - 巴利综合征等。红霉素治疗有效。

（张瑞英）

第三节　急性上呼吸道感染

急性上呼吸道感染（AURI）简称上感，俗称"感冒"，是小儿最常见的疾病。它主要侵犯鼻、鼻咽和咽部，导致急性鼻咽炎、急性咽炎、急性扁桃体炎等，常统称上呼吸道感染。

【病因】

各种病毒和细菌均可引起，但以病毒多见，约占90%以上，主要有鼻病毒、呼吸道合胞病毒、流感病毒、副流感病毒、腺病毒、柯萨奇病毒、埃可病毒、冠状病毒、单纯疱疹病毒、EB病毒等。病毒感染后可继发细菌感染，最常见的是溶血性链球菌，其次为肺炎球菌、流感嗜血杆菌等，肺炎支原体亦可引起。

【临床表现】

本病症状轻重不一，与年龄、病原和机体抵抗力不同有关，年长儿症状较轻，而婴幼儿较重。

1. 一般类型上感　婴幼儿局部症状不显著而全身症状重，多骤然起病，高热、咳嗽、食欲差，可伴呕吐、腹泻、烦躁，甚至热性惊厥。年长儿症状较轻，常于受凉后1~3d出现鼻塞、喷嚏、流涕、干咳、咽痒、发热等。有些患儿在发病早期可有阵发性脐周疼痛，与发热所致阵发性肠痉挛或肠系膜淋巴结炎有关。体检可见咽部充血，扁桃体肿大，颌下淋巴结肿大、触痛等。肺部呼吸音正常。肠道病毒感染可有不同形态的皮疹。病程约3~5d，若体温持续不退或病情加重，应考虑感染可能侵袭其他部位。

2. 两种特殊类型上感

（1）疱疹性咽峡炎：系柯萨奇A组病毒所致，好发于夏秋季。起病急，表现高热、咽痛、流涎、厌食、呕吐等。咽部充血，咽腭弓、悬雍垂、软腭处有2~4mm大的疱疹，周围有红晕，破溃后形成小溃疡。病程1周左右。

（2）咽-结合膜热：由腺病毒3、7型所致，常发生于春夏季，可在儿童集体机构中流行。以发热、咽炎、结合膜炎为特征。多呈高热、咽痛、眼部刺痛、咽部充血、一侧或两侧滤泡性眼结合膜炎，颈部、耳后淋巴结肿大，有时伴胃肠道症状。病程1~2周。

【并发症】

婴幼儿多见。上可波及邻近器官或向下蔓延，引起中耳炎、鼻窦炎、咽后壁脓肿、颈淋巴结炎、喉炎、气管炎、支气管肺炎等。年长儿若因链球菌感染可引起急性肾炎、风湿热等。

【实验室检查】

病毒感染者白细胞计数正常或偏低；鼻咽分泌物病毒分离、抗原及血清学检测可明确病原。细菌感染者血白细胞及中性粒细胞可增高，咽培养可有病原菌生长。链球菌引起者血中ASO滴度增高。

【诊断与鉴别诊断】

根据临床表现不难诊断，但需与以下疾病鉴别。

1. 流行性感冒　系流感病毒、副流感病毒所致，有明显流行病学史。全身症状重，如发热、头痛、咽痛、肌肉酸痛等。上呼吸道卡他症状可不明显。

2. 急性传染病早期　上感常为各种传染病的前驱症状，如麻疹、流行性脑脊髓膜炎、百日咳、猩红热、脊髓灰质炎等，应结合流行病学史、临床表现及实验室资料综合分析，并观察病情演变加以鉴别。

3. 急性阑尾炎　上感伴腹痛者应与本病鉴别。急性阑尾炎腹痛常先于发热，以右下腹为主，呈持续性，有腹肌紧张和固定压痛点，血白细胞及中性粒细胞增高。

【治疗】

（一）一般治疗

休息、多饮水，注意呼吸道隔离，预防并发症。

（二）病因治疗

常用抗病毒药物为利巴韦林（三氮唑核苷），疗程 3～5d。若病情重、有继发细菌感染，或有并发症可加用抗菌药物，常用青霉素类、头孢菌素类、大环内酯类，疗程 3～5d。如证实为溶血性链球菌感染，或既往有风湿热、肾炎病史者，青霉素应用至 10～14d。局部可用 1% 病毒唑滴鼻液，每日 4 次。病毒性结合膜炎可用 0.1% 阿昔洛韦滴眼，1～2 小时 1 次。

（三）对症治疗

高热可服解热镇痛剂，亦可用冷敷、温湿敷或乙醇浴降温。热性惊厥可予镇静、止惊等处理。咽痛可含服咽喉片。

【预防】

加强体格锻炼、增强抵抗力。提倡母乳喂养，防治佝偻病及营养不良。避免去人多拥挤的公共场所。丙种球蛋白效果不肯定。

（张瑞英）

第四节　急性喉炎

急性感染性喉炎是婴幼儿常见的喉黏膜急性弥漫性炎症。冬、春季尤为多见。由于小儿解剖生理特点，易发生喉头痉挛，甚至因黏膜高度充血、肿胀，致喉梗阻而引起窒息、急性呼吸衰竭及死亡，故应高度重视。

【病因】

由病毒或细菌感染引起，多为急性上呼吸道感染的一部分，或为麻疹、猩红热及肺炎等的前驱症状或并发症。如病变累及气管、支气管，则称为急性喉气管支气管炎。常见病原体为副流感病毒 1～3 型，其他病毒包括腺病毒、呼吸道合胞病毒、鼻病毒等病毒及流感嗜血杆菌、肺炎链球菌、和金黄色葡萄球菌等。

【临床表现】

初起时多有不同程度的发热、流涕、咳嗽等上呼吸道卡它症状，很快出现声音嘶哑，典型的"犬吠"样咳嗽，吸气性喉鸣和三凹征，严重时可出现紫绀，烦躁不安，面色苍白，大汗淋漓，心率加快，甚至因窒息死亡。一般白天症状轻，夜间入睡后因喉部肌肉松弛、分泌物阻塞导致症状加重。咽部充血，间接喉镜检查可见喉部、声带有轻度到明显的充血、水肿。按吸气性呼吸困难的轻重，将喉梗阻分为四度：Ⅰ度：患者仅于活动后出现吸气性喉鸣和呼吸困难，肺呼吸音清晰，心率无改变；Ⅱ度：患者于安静时亦出现喉鸣和吸气性呼吸困难，肺部听诊可闻喉传导音或管状呼吸音，心率增快；Ⅲ度：除上述喉梗阻症状外，患者因缺氧而出现烦躁不安，口唇及指趾发绀，双眼圆睁，惊恐万状，头面出汗，肺部呼吸音明显降低，心音低钝，心率增快；Ⅳ度：患者渐显衰竭，昏睡状态，由于无力呼吸，三凹征可不明显，面色苍白发灰，肺部听诊呼吸音几乎消失，仅有气管传导音，心音钝弱，心律不齐。

【诊断与鉴别诊断】

根据典型症状和体征，不难诊断。但应与咽喉部异物、支气管异物、喉头水肿、咽后壁脓肿、先天性喉喘鸣、急性喉气管、支气管炎等鉴别。

【治疗】

（一）保持呼吸道通畅

及早吸氧，防止缺氧加重；可用超声雾化吸入（生理盐水 10ml，加地塞米松 2mg，加糜蛋白酶 5mg 或沐舒坦 7.5mg，加庆大霉素 4 万 U），每日 3~4 次；有利于粘膜水肿消退。

（二）控制感染

由于起病急、病情进展快，难以判断病毒或细菌感染，一般给予全身足量广谱抗生素治疗，常用者为青霉素类、大环内酯类、氨基糖苷类或头孢菌素类等。有气急、呼吸困难时，应及时静脉输入抗生素。

（三）肾上腺皮质激素

有抗炎、抗毒和抑制变态反应等作用，能及时减轻喉头水肿，缓解喉梗阻，应及早应用，并与抗生素合用。轻症可用泼尼松每日 1~2mg/kg，分 2~3 次口服。重症可用地塞米松静脉推注，每次 2~5mg，或氢化可的松每日 5~10mg/kg，加入葡萄糖中静脉滴注，共 2~3d，至症状缓解。

（四）对症治疗

烦躁不安者宜用镇静剂，可肌肉注射鲁米那钠或静脉推注安定。高热者给予降温处理。痰液粘稠者可服祛痰剂。

（五）气管切开术

经上述处理如有严重缺氧征象、或有Ⅲ度喉梗阻者，应及时做气管切开术。

（张瑞英）

第五节　支气管哮喘

支气管哮喘是一种以嗜酸粒细胞、肥大细胞为主的气道变应原性慢性炎症性疾病。对易感者此类炎症可引起广泛而可逆的不同程度气道阻塞症状。临床以反复发作性喘息、呼吸困难、胸闷或咳嗽为特点，常在夜间与清晨发作，症状可经治疗或自行缓解。患者气道具有对刺激的高反应性。

【病因】

遗传过敏体质（特异反应性体质，atopy）对本病的形成关系很大，多数患者有婴儿湿疹、过敏性鼻炎或/和食物（药物）过敏史。部分患儿伴有轻度免疫缺陷，如 IgG 亚类缺陷病、酵母调理功能缺乏和补体活性低下等。本病大多为多基因遗传性疾病，约 20% 的患者有家族史，发病常与环境因素（如寒冷刺激、呼吸道感染和过敏原吸入等）有关。

【发病机制】

主要为慢性气道炎症、气流受限及气道高反应性。支气管哮喘的气道炎症是特殊类型的慢性气道炎症，甚至在轻度哮喘也存在。以肥大细胞的激活、嗜酸粒细胞与活化 T 淋巴细胞浸润、许多炎性介质产生为特点。此时有四种原因致使气流受限，即急性支气管痉挛、气道壁肿胀、慢性粘液栓形成、气道壁重塑。气道高反应性指在许多内源性和外源性因素刺激下出现的对支气管收缩物质的过强反应。产生的关键因素是气道炎症通过直接刺激气道平滑肌或间接通过介质释放性细胞、无髓鞘感觉神经元使平滑肌收缩。

支气管哮喘患者用过敏原激发后会出现即刻及迟发反应。即刻反应为支气管平滑肌痉挛所致，表现为 FEV_1 在初期迅速下降然后恢复正常。4～6h 后，出现迟发性气道反应，表现为 FEV_1 再次逐渐下降。迟发反应是由于粘液产生增加，粘膜水肿及炎症所致。

【病理】

1. 肉眼　因支气管哮喘死亡患者的肺组织有明显肺气肿，肺过度膨胀。大、小气道内填满粘液栓。

2. 显微镜下　支气管及毛细支气管的上皮细胞脱落，管壁嗜酸粒细胞和单核细胞广泛浸润，血管扩张及微血管渗漏，基底膜增厚，平滑肌肥厚和增生，杯状细胞增加，粘膜下腺体增生。粘液栓由粘液、血清蛋白、炎症细胞、细胞碎片混合组成。

【支气管哮喘加重的诱因】

过敏原：极多，包括室内的尘螨、动物毛屑及排泄物、蟑螂、真菌，室外的花粉、真菌；呼吸道感染，尤其是病毒及支原体感染；强烈情绪变化；运动和过度通气；冷空气；药物如阿司匹林；职业粉尘及气体。

【临床表现】

支气管哮喘的典型症状为咳嗽、胸闷、喘息及呼吸困难，特别是上述症状反复出现并常于夜间或清晨加重，在除外其他病因后，要高度怀疑支气管哮喘。儿童阴性或反复咳嗽，有时可能是支气管哮喘的唯一症状，即咳嗽变异性哮喘。

起病或急或缓，婴幼儿发病前，往往有 1~2d 上呼吸道感染，与一般支气管炎类似。年长儿起病较急，且多在夜间。一般发病初仅有干咳，以后表现喘息，随支气管痉挛缓解，排出粘稠白色痰液，呼吸逐渐平复。有的患儿咳嗽剧烈可致上腹部肌肉疼痛。发热可有可无。吸气时出现三凹，同时颈静脉显著怒张。叩诊两肺呈鼓音，并有膈肌下移，心浊音界缩小，提示已发生肺气肿。吸气呼吸音减弱，呼气相延长，全肺可闻喘鸣音及干性啰音。有时只有呼气延长而无喘鸣，让患者用力呼气或在呼气时压迫胸廓，可诱导出潜在的喘鸣。

特别严重的病例，一开始即呈危重表现。患儿烦躁不安，呼吸困难，以呼气困难为主，往往不能平卧，坐位时耸肩屈背，呈端坐样呼吸。有时喘鸣音可传至室外。患儿面色苍白、鼻翼扇动、口唇及指甲紫绀，甚至冷汗淋漓，面容惶恐不安。尤其哮喘持续状态，两肺几乎听不到呼吸音，称"闭锁肺"，是支气管哮喘最危险的体征。

临床表现也因引起哮喘发作的变应原而异。由上呼吸道感染引起者，胸部常可闻干、湿啰音，并伴发热，白细胞总数增多等现象。若为吸入变应原引起者，多先有鼻痒、流清涕、打喷嚏、干咳，然后出现喘憋。对食物高度敏感者，大都不发热，除发生哮喘症状外，常有口唇及面部浮肿、呕吐、腹痛、腹泻及皮疹等，多于进食后数分钟出现。

发作间歇期表现似正常儿童，虽无呼吸困难，但仍可自觉胸部不适，在感染或接触外界变应原时，可立即触发哮喘。但多数患儿症状可全部消失，肺部听不到哮鸣音。

【实验室和辅助检查】

1. 胸部 X 线检查　均应拍胸部 X 线片以除外肺实质病变、先天异常、直接或间接的异物征象。哮喘急性发作时胸片可正常，或有肺气肿、支气管周围间质浸润及肺不张。偶见气胸、纵隔气肿。

2. 变态反应状态的测试　用变应原做皮肤试验是诊断变态反应的首要工具。血清特异性 IgE 测定也很有价值。怀疑过敏时，还可取痰或鼻分泌物找嗜酸粒细胞。

3. 肺功能检查　可确定是否有气流受限；在支气管扩张剂使用前后测定可确定支气管收缩的可逆性；也可用于监测病情变化及昼夜改变；在哮喘加重时，可判断气流梗阻程度及其对治疗的反应。

主要用一秒用力呼气容积/用力肺活量（FEV_1/FVC）及呼气峰流速两种方法测定气流受限是否存在及其严重程度。适用于 5 岁以上患儿。

FEV_1/FVC 正常值：成人 >75%，儿童 >85%。凡低于 75% 提示气流受限，比值越低气流受限程度越重。若 FEV_1/FVC 测定有气流受限，在吸入支气管扩张剂 15~20min 后 FEV_1/FVC 增加 15% 或更多，表明有可逆性气流受限，是诊断支气管哮喘的有力依据。

此外可查呼气峰流速（PEF），指肺在最大充满状态下，用力呼气时所产生的最大流速。与 FEV1 的相关性好，有喘鸣音时，PEF 可能已降低 25% 或更多。

正常气道的直径在 24h 中是有变化，但变异率 <20%。若日间变异率 >20%，使用支气管扩张剂后增加 20%，可以诊断为支气管哮喘。夜间和/或清晨有症状，伴随每日 PEF 变异率 >20% 是哮喘非常显著的特点，且可反映病情轻重。

PEF 变异率测定方法：每日清晨及傍晚定时测定 PEF，至少连续监测 1 周，然后计算每日 PEF 变异率：

$$PEF\ 变异率 = \frac{日最高\ PEF - 日最低\ PEF}{1/2\ （日最高\ PEF - 日最低\ PEF）} \times 100\%$$

4. 气道高反应性　可通过使用支气管扩张剂后气流受阻的可逆性，PEF 昼夜变化，激发试验，皮质类固醇试验治疗来反映。肺功能在正常范围时，可用激发试验观察气道高反应性。乙酰甲胆碱激发试验。

【诊断与鉴别诊断】

支气管哮喘常可通过详细的病史询问做出诊断，如症状、激发因素、疾病过程、典型发作、对治疗的反应、家族及个人过敏史。诊断要点有反复咳嗽、喘鸣、呼吸急促病史，并排除其他原因；有气流梗阻的证据，且气流梗阻及症状具可逆性。

支气管哮喘的鉴别，主要是排除其他造成气道梗阻的原因。年龄越小，尤其是 5 岁以下儿童，反复发作的喘息常可能由以下疾病引起：胃食道反流、原发性纤毛运动障碍综合征、先天性心脏病、先天畸形所致胸腔内气道狭窄和异物吸入。胸腔外气道狭窄主要表现为吸气性喉鸣，胸腔内气道狭窄主要引起呼气性喘鸣。

1. 毛细支气管炎　此病多见于 1 岁内婴幼儿，冬、春两季发病较多。也有呼吸困难和喘鸣音，但起病较缓，支气管扩张剂无显著疗效。病原为呼吸道合胞病毒，其次为副流感病毒 3 型。

2. 气管、支气管异物　有突然剧烈呛咳病史，可出现持久或间断的哮喘样呼吸困难，并随体位变换加重或减轻。一般异物多数阻塞在气管或较大支气管，以吸气困难为主要表现，异物若在一侧气管内，喘鸣音及其他体征仅限于患侧，有时尚可听到特殊拍击音，既往无喘息反复发作病史。经 X 线胸透可见纵隔摆动，支气管镜检查不但可明确诊断，还可取出异物。

【治疗】

（一）治疗原则

坚持长期、持续、规范、个体化的治疗原则。

1. 发作期：快速缓解症状、抗炎、平喘。

2. 缓解期：长期控制症状、抗炎、降低气道高反应性、避免触发因素、自我保健。

（二）治疗目标

1. 尽可能控制消除哮喘症状（包括夜间症状）。

2. 使哮喘发作次数减少，甚至不发作。

3. 肺功能正常或接近正常。

4. 能参加正常活动，包括体育锻炼。

5. 激动剂用量最少，乃至不用。

6. 所用药物副作用减至最少，乃至没有。

7. 预防发展为不可逆性气道阻塞。

（三）阶梯治疗方案

任何年龄患儿治疗方案的确定均要根据平时病情轻重程度而定，由适合于初始病情严重程度的一级开始，之后根据病情变化及治疗反应随时进行调整。每 1～3 个月审核一次治疗方案，若哮喘控制 3 个月以上时，可逐步降级治疗。若未能控制，要立即升级治疗，但首先应审核患儿用药技术、是否遵循用药方案、如何避免变应原和其他触发因素等。

（四）吸入治疗

是目前治疗哮喘最好的方法，吸入药物以较高浓度迅速到达病变部位，因此起效迅速，且所用药物剂量较小，即使有极少量药物进入血液循环，也可在肝脏迅速灭活，全身不良反应较轻，故应大力提倡。<2 岁患儿用气流量≥6L/min 的氧气或压缩空气（空气压缩泵）作动力，通过雾化器吸入药物；也可采用有活瓣的面罩储雾罐及压力式定量气雾装置（MDI）。2～5 岁除应用雾化溶液吸入外亦可采用有活瓣的储雾罐辅助吸入 MDI。5～7 岁除上法外，亦可用旋碟式吸入器、涡流式吸入器或旋转式吸入器吸入干粉剂。>7 岁已能使用 MDI，也可用干粉剂或有活瓣的储雾罐吸入 MDI。

（五）哮喘常用药物

1. 糖皮质激素　糖皮质激素是最有效的抗炎药物。常用的有 2 种：丙酸倍氯米松和丁地去炎松。

①吸入用药：具有较强的呼吸道局部抗炎作用，用于哮喘发作的预防。通常需要连续、规则吸入 1 周后方能奏效，因此在哮喘急性发作时应与吸入 β_2 激动剂或茶碱类合用。轻一中度以上的哮喘需长期吸入糖皮质激素治疗。安全剂量为每日 200～400μg，年长儿可短期用至每日 500mg。局部不良反应为口咽部念珠菌感染、声音嘶哑或上呼吸道不适，吸药时加用储雾罐，吸药后用清水漱口可减轻局部反应和胃肠吸收。口服用药：急性发作病情较重的患儿应早期口服糖皮质激素，以防病情恶化，使用半衰期短的糖皮质激素，可用泼尼松 1～7d，每日 1～2mg/kg，一般不超过每日 30mg，分 2～3 次服；

②静脉用药：严重哮喘发作时应及早通过静脉给予琥珀酸氢化可的松或氢化可的松，每次 5～10mg/kg，或甲基氢化泼尼松（甲基强的松龙）每次 1～2mg/kg，每日 2～3 次，但注射后 4～6h 才能起效，因此应尽早用药并同时给予支气管舒张剂。极严重病例需在短期内（3～5d）使用较大剂量糖皮质激素，最好应用琥珀酸氢化可的松或甲基氢化泼尼松。

2. 肥大细胞膜稳定剂　色甘酸二钠是一种非糖皮质激素类抗炎制剂，可抑制 IgE 诱导的肥大细胞释放介质。吸入用药用于预防哮喘发作，也可预防运动、冷空气等引起的急性气道收缩及季节性哮喘发作。MDI 每次 5～10mg，每日 3～4 次。

3. 白三烯受体拮抗剂　是新一代非糖皮质激素类抗炎药物，如安可来。适用于 12 岁以上儿童哮喘的长期预防治疗，但不宜用于哮喘发作期的解痉治疗。

4. β_2 激动剂　可舒张气道平滑肌，增加粘液纤毛清除功能，调节肥大细胞、嗜碱粒细胞介质的释放。

①吸入用药：短效 β_2 激动剂，如沙丁胺醇和特布他林，通过气雾剂或干粉剂吸入，5～10min 即可见效，维持 4～6h。多用于治疗哮喘急性发作或预防运动性哮喘，应按需使用。若需增加每日使用短效 β_2 激动剂的次数、剂量才能控制病情，提示哮喘加重，此时切忌过分或盲目增加次数。过量使用可引起危及生命的心律紊乱，甚至猝死。新一代长效 β_2 激动剂 salmeterol 和 formoterol，吸入后药物作用持续 8～12 个 h，适用于防治夜间和清晨哮喘发作和加剧者。急性发作患儿因呼吸困难不能有效使用 MDI 或干粉剂时，可用溶液以氧气或空气压缩泵为动力，雾化吸入给药；

②口服用药：口服短效 β_2 激动剂，在服药后 15～30min 起效。其缓释型及控释型制剂疗效维持时间较长，用于防治反复发作性哮喘和夜间哮喘。

5. 茶碱 茶碱具有舒张支气管平滑肌、强心、利尿、扩张冠状动脉作用，此外还可兴奋呼吸中枢和呼吸肌，还具有抗炎和免疫调节作用，为常用平喘药物。

①口服用药：常用的有氨茶碱和控释型茶碱，用控释型茶碱昼夜血液浓度稳定，作用时间持久，尤其适用于控制夜间哮喘发作。茶碱与糖皮质激素、抗胆碱药合用具有协同作用。但需慎与口服 β_2 激动剂联合应用，因易诱发心律失常，如欲两药合用应适当减少剂量；

②静脉用药：用于哮喘急性发作。24h 内未用过氨茶碱者，首次剂量 3～5mg/kg 加入 5% 葡萄糖溶液 30ml 中，20～30min 内静脉滴注。重症病例继以 0.6～0.9mg/（kg·h）维持；如不维持给药，每 6 小时可重复给原量一次。<2 岁，或 6h 内用过茶碱者，首剂应减半。务须注意药物浓度不能过高，滴注速度不能太快，以免引起不良反应，用输液泵可确保安全。

茶碱的不良反应包括恶心、呕吐、心动过速、心律失常、血压下降，重者可抽搐乃至突然死亡。有效安全的血浓度应保持在 5～15μg/ml，若 >20μg/ml，则不良反应明显增多。

6. 抗胆碱药 吸入抗胆碱药物，如溴化异丙托品，可阻断节后迷走神经传出支，通过降低迷走神经张力而舒张支气管，其舒张支气管的作用较 β_2 激动剂弱，起效也较缓慢，可与 β_2 激动剂联合吸入。

7. 特异性免疫治疗 在无法避免接触过敏原或药物治疗无效时，可考虑针对过敏原进行特异性免疫治疗。如用花粉或尘螨提取物作脱敏治疗。

8. 免疫调节剂 因反复呼吸道感染诱发喘息发作者可酌情加用。

9. 中药 急性发作期要辨证施治。缓解期用健脾、补肾等扶正。

（六）缓解期的处理

病情缓解后应继续吸入维持量糖皮质激素，至少 6 个月～2 年或更长时间。

（张瑞英）

第六节 急性支气管炎

急性支气管炎指支气管粘膜发生炎症，多继发于上感之后，气管常同时受累，故更宜称为急性气管支气管炎。是儿童常见的呼吸道疾病，婴幼儿多见，且症状较重。

【病因】

病原为各种病毒、细菌，或二者混合感染，能引起上呼吸道感染的病原体都可引起支气管炎，而以病毒为主要病因。常见病毒有呼吸道合胞病毒、流感病毒（A、B）、副流感病毒（1、2、3 型）、腺病毒、鼻病毒等。

【临床表现】

多先有上感症状，3~4d 后出现咳嗽，初为干咳，以后有痰，婴幼儿常常将痰吞咽。

婴幼儿症状较重，常有发热及伴随咳嗽后的呕吐、腹泻，呕吐物中常有粘液。一般全身症状不明显。体检双肺呼吸音粗糙，可有不固定的、散在干湿啰音，一般无气促、发绀。症状多于 3 周内缓解。超过此期或咳嗽仍持续存在，应怀疑有继发感染，如肺炎、肺不张或可能存在尚未发现的其他慢性疾病。

【X 线检查】

胸片显示正常，或肺纹理增粗，肺门阴影增深。

【诊断】

本病可完全靠临床诊断，一般不需实验室检验。除非为鉴别是否合并肺炎或肺不张，一般不需进行 X 线检查。

【治疗】

（一）一般治疗

同上感，宜经常变换体位，多饮水，适当的空气湿化，以使呼吸道分泌物易于咳出。

（二）控制感染

由于病原体多为病毒，一般不用抗生素；婴幼儿有发热、痰黄、白细胞增多症状时，须考虑细菌感染可适当选用抗生素。

（三）对症治疗

一般不用镇咳或镇静剂，以免抑制咳嗽反射，影响粘痰咳出。刺激性咳嗽可用复方甘草合剂、急支糖浆等，痰稠时可用 10% 氯化氨，每次 0.1~0.2ml/kg。喘憋严重可使用支气管扩张剂，如喘乐宁雾化吸入。也可用氨茶碱，每次 2~4mg/kg，每 6 小时一次，或氨茶碱缓释片，每次 2~4mg/kg，12h 一次；或行超声雾化吸入（雾化液含糜蛋白酶、庆大霉素、利巴韦林等）。喘息严重时可加用泼尼松，每日 1mg/kg，1~3d。

（张瑞英）

第七节　急性呼吸衰竭

急性呼吸衰竭（ARF）是儿科危重症抢救的主要问题。有调查表明，儿童急性呼吸衰竭病死率达40%~75%，占住院儿童死亡的33%。由于直接或间接原因导致呼吸功能异常。使肺不能满足气体交换需要，引起动脉血氧下降和/或二氧化碳潴留称呼吸衰竭。其血气诊断标准为动脉血氧分压（PaO_2）<6.5kPa（50mmHg），和/或动脉血二氧化碳分压（$PaCO_2$）>6.5kPa（50mmHg）。

【分型】

急性呼吸衰竭分类方法很多，常依血气、原发病、呼吸功能作以下分类：

1. 血气分析

（1）Ⅰ型呼吸衰竭：即低氧血症型呼吸衰竭。PaO_2<50mmHg，$PaCO_2$正常或降低，多因肺实质病变引起，主要为换气功能不足。

（2）Ⅱ型呼吸衰竭：即高碳酸低氧血症型呼吸衰竭。$PaCO_2$>50mmHg，同时有不同程度低氧血症。多因呼吸泵功能异常及气道梗阻所致，主要为肺泡通气功能不足。在小儿，许多急性呼吸衰竭常是两种类型混合存在。

2. 原发病

（1）中枢性呼吸衰竭：主要为限制性通气功能障碍。

（2）周围性呼吸衰竭：限制性通气障碍；阻塞性通气障碍；换气障碍均可导致。

3. 呼吸功能

（1）通气功能衰竭。

（2）换气功能衰竭。

【病因】

急性呼吸衰竭的病因主要为三大类：即呼吸道梗阻、肺实质病变及呼吸泵异常。

1. 气道梗阻　造成呼吸道梗阻的原因见支气管哮喘。

2. 肺实质病变

（1）一般性肺实质疾患：包括各种肺部感染（肺炎、毛细支气管炎），间质性肺疾病，肺水肿。

（2）新生儿呼吸窘迫综合征（RDS）：见于早产儿，由于肺表面活性物质缺乏，引起广泛肺不张。

（3）成人型呼吸窘迫综合征（ARDS）：常在严重感染、外伤、大手术或其他严重疾病时出现，以严重肺损伤为特征。其病理特点为肺间质水肿、肺不张和肺微血管栓塞。

3. 呼吸泵异常　包括从呼吸中枢、脊髓到呼吸肌和胸廓各部位的病变，其共同特点为通气不足。

【发病机制】

缺氧与二氧化碳潴留是呼吸衰竭最基本的病理生理改变。

1. 通气功能障碍　即肺泡与外界新鲜空气气体交换有障碍。呼吸中枢至呼吸效应器官的任何部位发生病变，均可通过以下机制造成缺氧及二氧化碳潴留。

（1）呼吸动力减弱：药物、脑炎和脑水肿等可使呼吸中枢受抑制。呼吸中枢包括随意呼吸动作的大脑皮层、脑干（间脑、桥脑、延髓）和脊髓。上述任一部位病变都可减弱呼吸动力，发生通气功能障碍。

（2）生理死腔气量增加：肺炎及肺水肿时呼吸浅快，可使生理死腔加大，肺泡通气量减少，呼吸效率降低。

（3）胸廓和肺扩张受限：见于呼吸肌麻痹（感染性多发性神经根炎最常见）、肺炎、胸腔积液、肥胖、硬肿症时，广义地说这也属于呼吸动力问题。

（4）气道阻力增加：肺炎、毛细支气管炎、哮喘时，气道痉挛、狭窄或阻塞，通气量减少。

肺泡通气不足导致的后果有以下三个特点：$PaCO_2$ 升高；PaO_2 下降，但不会太低，此种低氧血症容易被吸氧纠正。

2. 换气功能障碍　指肺泡内气体与流经肺泡血液内气体的交换发生障碍，此时主要导致 PaO_2 降低。其原因为：

（1）通气/血流比率（V/Q）失衡。

（2）弥散障碍：指氧通过肺泡毛细血管膜进行弥散时存在异常。弥散障碍主要指氧而言，其特点是导致 PaO_2 下降，但无二氧化碳潴留。

通常，换气障碍用肺泡动静脉氧分压差来判断，较 PaO_2 更敏感，它能较早反应摄取氧的情况。肺泡动脉氧分压差 [（A－a）DO_2] 正常值为 $0.67 \sim 2.0kPa$（$5 \sim 15mmHg$），此差值主要因正常解剖中存在一些短路及肺内各部位 V/Q 值不一致所致。（A－a）DO_2 升高提示换气障碍，有人提出 $>6.7kPa$（$50mmHg$）为急性呼吸衰竭的诊断标准之一。但须注意心输出量减少及吸氧时此值也可增大。

换气功能不足导致的后果有以下三个特点：PaO_2 必然下降；$PaCO_2$ 一般不增高；增加吸氧不能提高 PaO_2。

总之，急性呼吸衰竭使 PaO_2 下降最常见的原因是 V/Q 失衡，最严重的原因为肺内动静脉分流增加。而引起 $PaCO_2$ 增高最根本的原因为肺泡通气不足。小儿患呼吸系统疾患时，可有不同原因所致的换气障碍。ARDS 以肺内分流增加较著；V/Q 失调则是一般肺病变时较普遍存在的情况。

【临床表现】

除原发病临床表现症状外，主要是缺氧和二氧化碳潴留引起的多脏器功能紊乱。

1. 原发病的临床表现　吸气性喉鸣为上气道梗阻的征象，常见于喉气管支气管炎、喉软化、会厌炎、异物吸入及先天气道异常。呼气延长伴喘鸣是下气道梗阻的征象，最常见于病毒性毛细支气管炎及支气管哮喘。

2. 呼吸系统的临床表现

（1）周围性急性呼吸衰竭：主要表现呼吸困难。呼吸增快是婴儿呼吸衰竭最早的表现。用力呼吸的征象是胸壁凹陷及鼻翼扇动。早期呼吸多浅速，但节律齐，之后出现呼吸无力及缓慢。凡呼吸减至 8～10 次/min 提示病情极其严重。一旦减至 5～6 次/min，则数分钟内呼吸即可停止。呼气性呻吟是婴儿及儿童呼吸衰竭的另一临床征象。其机理是在呼气初会厌过早关闭，伴呼吸肌的积极收缩以增加气道压从而维持或增加功能残气量。周围性呼吸衰竭严重时往往伴有中枢性呼吸衰竭。

（2）中枢性急性呼吸衰竭：主要表现呼吸节律不齐。早期多为潮式呼吸，晚期出现抽泣样呼吸、叹息、呼吸暂停及下颌运动等。

3. 低氧血症的临床表现

（1）紫绀：一般血氧饱和度 <80% 出现紫绀。需要指出的是，紫绀相对出现较晚，且是否出现与血中非饱和血红蛋白百分比有关。严重贫血虽缺氧严重，但紫绀可不明显。休克时由于末梢循环不良，氧饱和度即使高于 80% 也可有紫绀。

（2）神经系统：烦躁、意识模糊，甚至昏迷、惊厥。

（3）循环系统：心率增快，后可减慢，心音低钝，轻度低氧血症，心输出量增加，严重时减少，血压先增高后降低，严重缺氧可致心律失常。

（4）消化系统：可有消化道出血、肝功能受损。

（5）肾：尿少或无尿，尿中出现蛋白、白细胞及管型，因严重缺氧引起肾小管坏死，可出现肾功能衰竭。

4. 高碳酸血症的临床表现

（1）早期可有头痛、烦躁、摇头、多汗、肌震颤。

（2）神经精神异常：淡漠、嗜睡、谵语，严重者可有昏迷、抽搐、视乳头水肿乃至脑疝。

（3）循环系统表现：心率快，心输出量增加，血压上升。严重时心率减慢，血压下降，心律不齐。

（4）毛细血管扩张症状：四肢湿，皮肤潮红，唇红，眼结膜充血及水肿。

5. 水与电解质紊乱 血钾多偏高，因缺氧影响泵功能，钾离子向细胞外转移。高碳酸血症使细胞内外离子交换增多也可致高血钾。但饥饿、入量少、使用脱水剂与利尿剂，又常引起低血钾、低血钠。酸中毒时肾排酸增多。二氧化碳潴留时，碳酸氢根离子代偿保留，因而血氯相应减少。

【诊断】

熟悉小儿急性呼吸衰竭常见病因，掌握临床表现，熟悉血气变化的意义，不难对急性呼吸衰竭做出诊断，并明确其类型和严重程度。一般呼吸功能障碍在临床可分为三个阶段：

1. 潜在性呼吸功能不全　安静状态下无呼吸困难，血气大致正常，仅在负荷增加时出现异常，若进行通气功能检查，已有减损。

2. 呼吸功能不全　$PaO_2 < 10.6kpa$（80mmHg）为轻度低氧血症。初始为代偿缺氧而过度通气，$PaCO_2$可偏低。病情进展时，代偿能力逐渐减弱，通气量由增高变为减低，低氧血症加重，二氧化碳潴留加重，为呼吸衰竭的开始。

3. 呼吸衰竭　须注意急性呼吸衰竭常可致各种酸碱失衡，应予鉴别以利治疗。

4. 急性呼吸衰竭的并发症。

【治疗】

治疗的关键在于呼吸支持，以改善呼吸功能，维持血气接近正常，争取时间渡过危机以利治疗原发病。

其基本原则是改善氧气摄取及促进二氧化碳排出。早期及轻症用一般内科疗法即可，晚期或危重病例，则需气管插管或气管切开，进行机械通气。

（一）一般内科治疗

为便于记忆，可用英文名词简写 A、B、C、D、E、F 表示处理要点。

1. 气道管理和通畅气道

（1）湿化、雾化及排痰：插管者用蒸馏水或生理盐水 3~5ml 滴入气管或用 20ml 雾化。必须强调用温湿化和温雾化。

（2）解除支气管痉挛和水肿：在雾化液中加入庆大霉素、异丙基肾上腺素、地塞米松、痰易净等雾化吸入，每日 3 次，每次 15min。必要时使用支气管扩张剂。

2. 保障呼吸和大脑功能

（1）给氧：以温湿化给氧为宜，主张低流量持续给氧。急性缺氧吸氧浓度为 40%~50%，慢性缺氧用 30%~40%，吸纯氧不超过 6h，以防氧中毒。

（2）改善通气：以通畅气道最重要，必要时机械通气。一般Ⅰ型急性呼吸衰竭（如RDS）以有效氧疗（如用 CPAP）为主；通气功能障碍而肺基本正常（如神经根炎）用呼吸机改善通气；通气功能障碍伴肺广泛病变（如肺炎、哮喘），则改善通气与给氧并重，必要时机械通气。

（3）呼吸兴奋剂：可拉明、山梗菜碱、戊四氮、回苏灵等必须慎用，神经肌肉病所致的急性呼吸衰竭无效。仅用呼吸兴奋剂而不改善气道阻塞，将增加呼吸肌无效功，使之疲劳反而加重急性呼吸衰竭。

（4）降颅压、控制脑水肿阻断恶性循环。使用渗透性利尿剂的原则为"既脱又补"、"边脱边补"。

3. 维持心血管功能：

（1）强心剂：多用快速制剂，如毛花苷 C（西地兰）。

（2）利尿剂：对右心衰竭及肺水肿有帮助。

（3）血管活性药。

4. 其他药物治疗　针对病因对症用药。急性呼吸衰竭所致酸中毒积极改善通气可纠正，pH 值 <7.25 的代谢性酸中毒或混合性酸中毒可加用碱性药物。

5. 病因治疗　选用适当抗生素、广谱抗病毒药。

6. 液体治疗　液量一般 60~80ml/（kg·d），脑水肿时 30~60ml/（kg·d）。

（二）气管插管及切开指征

难以解除的上气道梗阻；需清除大量下呼吸道分泌物；吞咽麻痹、呼吸肌麻痹或昏迷；开放气道机械通气。

（三）机械通气

利用呼吸机产生间歇正压，将气体送入肺内，再借胸廓和肺的自然回缩完成呼气。其作用是改善通气功能和换气功能，减少呼吸肌做功，也有利于保持呼吸道通畅。

1. 机械通气的相对禁忌症：张力性气胸、肺大泡。

2. 常规呼吸机的通气方式

（1）控制通气：完全由呼吸机控制患儿呼吸，呼吸频取潮气量、吸/呼气时间等均事先调定。

（2）辅助通气：指由患者吸气引发启动的机械呼吸。

（3）间歇正压通气（IPPV）指用呼吸机进行间歇强制通气。

（4）呼气末正压（PEEP）指在呼气末保持呼吸道正压，以恢复功能残气量，避免肺泡早期闭合，并使部分因渗出及痰堵等萎陷的肺泡扩张，减少肺内分流，改善氧的交换。对改善缺氧极为有利，PEEP 常用 3~8cmH$_2$O。

（5）间歇强制通气（IMV）：呼吸机按指令进行间歇通气，频率 <20 次/min，由于呼吸机有持续气流供气，两次指令通气间患者可自主呼吸。

（6）同步间歇强制通气（SIMV）指每次强制通气由自主呼吸启动同步进行。

（7）压力支持通气（PSV），为辅助通气方式，患者吸气引发送气，并预设压力支持水平帮助患者吸气，吸气时间及呼吸频率均可由患者控制，比较符合生理需要，且有利于发挥患者自身的呼吸能力。

3. 非常规呼吸机的通气方式

（1）高频通气。

（2）体外循环膜式氧合（ECMO），又称膜肺。

（3）液体通气。

4. 非常规呼吸支持

（1）表面活性物质：内源性表面活性物质由肺Ⅱ型细胞产生，主要功能是降低肺泡表面张力防止肺不张。表面活性物质缺乏或功能异常的结果是 V/Q 失衡、肺内分流增加、低氧血症、肺顺应性减低及呼吸功增加，导致或加重呼吸衰竭。外源性表面活性物质治疗早产儿肺透明膜病的疗效已得公认，可将病死率降低 40%。体内及体外试验均证明对急性肺损伤（ALI）、ARDS、重症肺炎及胎粪吸入肺炎也有疗效。

（2）一氧化氮：一氧化氮（NO）是一种不稳定、气体状亲脂性自由基，是许多生理过程的主要内源性介质，参与肺、体循环血管张力的调节。1991 年首次报道，吸入 NO 能缓解急性肺动脉高压，且证明 NO 是选择性肺循环血管扩张剂。已在临床用于肺动脉高压及严重低氧血症，以降低肺内分流。

（张瑞英）

第十五章 消化系统疾病

第一节 小儿消化系统解剖生理特点

一、口腔

正常足月新生儿出生时已具有较完善的吸吮及吞咽功能，两颊有较厚的脂肪垫，有利于吸吮。早产儿的吸吮及吞咽功能均不够成熟。新生儿和婴幼儿口腔黏膜薄嫩，血管丰富，唾液腺发育不够完善，唾液分泌较少，口腔黏膜易受损伤和细菌感染。出生后3~4个月唾液分泌开始增加，5~6个月明显增多，但婴幼儿口腔较小，不能及时吞咽所分泌的全部唾液，常出现生理性流涎。<3个月婴儿唾液淀粉酶含量不足，不宜喂淀粉类食物。

二、食管

食管有两个主要功能：一是推进食物和液体由口腔入胃；二是防止胃内容物反流。新生儿和婴儿的食管呈漏斗状，管壁黏膜中腺体较少，弹力组织及肌层发育尚不完善，食管下端贲门括约肌发育不成熟，易发生胃食管反流出现呕吐，绝大多数在出生后8~10个月症状消失。婴儿吃奶时常吞咽过多空气，易出现溢奶。

三、胃

婴儿胃呈水平位，当开始行走时才变为垂直位。胃壁平滑肌发育尚不完善，易发生胃扩张。由于贲门括约肌发育较差，幽门括约肌发育较好，且自主神经调节功能较差，易发生幽门痉挛出现呕吐。婴儿胃黏膜有丰富的血管，但腺体和杯状细胞较少，盐酸和胃蛋白酶等各种消化酶的分泌均较少，且酶活性较低，消化功能较差。新生儿胃容量约为30~60ml，以后逐渐增大，1~3个月为90~150ml，1岁为250~300ml，故年龄愈小，每日喂食的次数愈多。胃排空时间因食物种类不同而异，三种主要营养素中碳水化合物排空最快，其次是蛋白质，最慢的是脂肪。水的排空时间为1~1.5h，母乳为2~3h，牛乳为3~4h，这是由于母乳含酪蛋白较少，又含脂肪酶容易对脂肪进行消化。早产儿胃排空更慢，易发生胃潴留。

四、肠

小儿肠管相对较长，一般为身长的5~7倍，或为坐高的10倍，有利于消化吸收。乙状结肠和直肠相对较长，是造成小儿习惯性便秘的原因之一。由于婴儿大脑皮质功能发育不够完善，进食常引起胃-结肠反射，产生便意，故大便次数较多。婴儿肠系膜柔软而长，系膜下组织松弛，尤其结肠无明显结肠带和脂肪垂，升结肠与后壁固定较差，易发生肠扭转或肠套叠。肠黏膜薄嫩，富有血管和淋巴管，通透性较高，屏障功能较差，肠内毒素、消化不全产物和过敏原等可经肠黏膜进入体内，引起全身感染和变态反应疾病。

五、肝

年龄愈小，肝相对愈大，但肝细胞发育尚不完善，肝功能亦不成熟。婴儿肝结缔组织发育较差，肝细胞再生能力强，不易发生肝硬化，但易受各种不利因素影响，如缺氧、感染、药物中毒等均可使肝细胞发生肿胀、脂肪浸润、变性坏死、纤维增生而肿大，影响其正常生理功能。婴儿胆汁分泌较少，对脂肪的消化、吸收功能较差。

六、胰腺

分为内分泌和外分泌两部分，前者分泌胰岛素控制糖代谢；后者分泌胰腺液，内含胰蛋白酶、胰脂肪酶和胰淀粉酶等各种消化酶，与胆汁及小肠分泌的小肠液相互作用，共同参与对蛋白质、脂肪和碳水化合物的消化。新生儿和婴幼儿上述三种酶的活性均较低，对蛋白质和脂肪的消化、吸收功能均不够完善，易发生消化不良，<3 个月婴儿也不宜喂淀粉类食物。

七、肠道正常菌群

在母体内，胎儿肠道是无菌的。出生后数小时细菌即从空气、奶头、用具等经口、鼻、肛门入侵至肠道。由于胃酸有灭菌作用以及小肠上部运动较强，正常情况下胃内几乎无菌，小肠上部也较少，而以结肠和直肠细菌最多，这些细菌称为正常菌群。正常菌群的细菌种类及其比例受食物成分影响，单纯母乳喂养儿以专性厌氧的双歧杆菌占绝对优势。人工喂养儿双歧杆菌较少，大肠杆菌及肠球菌等较多。双歧杆菌主要通过与肠黏膜上皮细胞紧密结合而产生占位性保护作用，并在肠道内产生具有重要生理作用的有机酸，降低肠道 pH 及氧化还原电势，抑制病菌及条件致病菌的入侵，维持肠道微生态平衡。双歧杆菌和大肠杆菌能合成 B 族维生素，大肠杆菌还能合成维生素 K。肠道正常菌群对侵入肠道的致病菌有一定的拮抗作用。消化功能紊乱时，肠道细菌大量繁殖可进入小肠甚至胃内而致病。

八、正常婴儿大便

（一）胎便

正常新生儿出生后 24h 内排出胎便，呈墨绿色或深绿色，粘稠，不臭，是由胎儿肠道脱落的上皮细胞、浓缩的消化液及胎儿吞咽的羊水所组成。若喂乳充分，2~3d 即转为正常婴儿大便。

（二）母乳喂养儿大便

多为黄色或金黄色，均匀糊状，或带少许大便颗粒，或略稀，呈绿色，不臭，呈酸性反应（pH4.7~5.1）。大便 2~4 次/d，一般在增加辅食后大便次数即减少，1 岁后减为 1~2 次/d。

（三）人工喂养儿大便

牛乳或羊乳喂养的婴儿大便为淡黄色或灰黄色，较干稠，呈中性或碱性反应（pH6~8）。由于牛乳含蛋白质较多，大便有明显的蛋白质分解产物的臭味，大便 1~2 次/d，易发生便秘。

（四）混合喂养儿大便

母乳加牛乳喂养的婴儿大便与牛乳喂养的婴儿大便相似，但较软、呈黄色。添加淀粉类食物可使大便增多，略呈暗褐色，臭味加重。添加各类蔬菜、水果、蛋、肉等辅食后的大便外观、性状与成人相似，1~2 次/d。

（张瑞英）

第二节　胃食管反流

胃食管反流（GER）是指胃内容物，包括从十二指肠流入胃的胆盐和胰酶等反流入食管，分为生理性和病理性两种。前者是健康小儿偶然发生的生理现象，由于哭闹、咽下、吸吮、胃胀气等引起食管下括约肌（LES）反射性松弛，而使食物进入食管内或胃内过多气体通过食管排出体外，往往发生在进餐时或餐后。后者是由于 LES 的功能障碍和（或）与其功能有关的组织结构异常，以致 LES 压力低下而出现反流，可引起一系列临床症状，长期反流导致反流性食管炎，支气管、肺部并发症，营养不良等称为胃食管反流病（GERD）。

【病因与发病机制】

胃食管反流与多种因素有关，主要有以下几个方面：

（一）LES 抗反流屏障功能低下

1. LES 压力（LESP）低下　近年来，已明确人类不但在功能上且在解剖上存在 LES，其位于食管下段横膈食管裂孔处，该处平滑肌层比较发达，即环行肌略厚，其肌束分别与食管及胃的相应肌层延续，呈斜行螺旋状走向，收缩期使食管变窄及胃食管角变锐，起着括约肌样作用，在食管下段形成长约 1~4cm 的高压区（HPZ）。在静息状态下，保持一定压力，并使下段食管关闭。当有吞咽动作时 LES 反射性松弛，压力下降，通过正常的食管蠕动推动食物进入胃内，然后压力又恢复到正常水平，并出现一个反应性的压力增高以防止食物反流；当胃内压和腹内压升高时，LES 会发生反应性主动收缩使其压力超过增高的胃内压，起到抗反流作用。LES 正常压力调节主要由 3 个因素决定：壁内平滑肌、神经支配、神经递质及肽类激素（还有某些药物、食物）调节。因某种因素使上述正常功能发生紊乱时，即可引起胃内容物反流入食管。如 LES 肌肉数量减少或肌细胞有缺陷，使 LESP 降低，且不随胃内压改变而变化，可致 GER。胃泌素、胃动素、胆囊收缩素、P 物质、胰多肽、血管紧张素、脑啡肽等可使 LESP 增高，而血管活性肠肽、促胰液素、β 肾上腺素能激动剂、α 肾上腺素能拮抗剂、抗胆碱能制剂、多巴胺受体兴奋剂、钙通道拮抗剂、茶碱、一氧化氮、抑胃肽、前列腺素等及巧克力、烟碱、咖啡、高脂食物、酒精可使 LESP 降低，引起 GER。

2. LES 周围组织作用减弱　缺少腹腔段食管，使腹压增高时不能传导腹压至 LES，使其收缩达到抗反流作用；婴幼儿食管角（由食管和胃贲门形成的夹角，又称 His 角）较大（正常为30°～50°）；横膈肌脚钳夹作用减弱；膈食管韧带和食管下段黏膜瓣解剖结构发生器质性或功能性病变等均可破坏 LES 正常的抗反流功能。

3. LES 短暂性松弛（TLESR）　是指与吞咽过程无关的短时间 LES 松弛。意义尚未明了，有人认为是造成生理性和病理性反流的重要因素。而胃扩张是造成 TLESR 的最关键原因。

（二）食管廓清能力降低

正常食管蠕动分为原发性和继发性两类。前者由咽下动作引起，始于咽食管连接处，蠕动波可产生一定压力，推动食团向下移动，上段食管蠕动快于下段。后者始于食管上括约肌（UES）以下部分，可排除食管内原发性蠕动波未排尽的食物。正常情况下，食管的蠕动、唾液的冲洗及对酸的中和作用，食物的重力、和食管黏膜下分泌的碳酸氢盐等构成了食管廓清能力，对反流物进行清除，以缩短反流物和食管粘膜的接触时间。当食管蠕动振幅减弱、或消失、或出现病理性蠕动时，食管通过蠕动清除反流物的能力下降，延长了反流的有害物质在食管内的停留时间，增加了对黏膜的损伤。

以乳类为主食的婴儿，单纯吞咽液体时（湿咽）很少发生继发性蠕动，食管廓清能力降低，胃内容物可由逆蠕动波继续向上反流溢出，促进 GER 的发生。

（三）食管黏膜的屏障功能破坏

屏障作用由黏液层、细胞内的缓冲液、细胞代谢及血液供应构成。反流物中的某些成分（主要是胃酸、胃蛋白酶；其次为十二指肠反流入胃的胆盐和胰酶）使食管黏膜屏障功能受损，粘膜抵抗力减弱，引起食管黏膜炎症。

（四）胃、十二指肠功能失常

1. 胃排空功能低下，使胃内容物和压力增加，当胃内压增高超过 LES 压力时可诱发 LES 开放；胃容量增加又导致胃扩张，致使贲门食管段缩短，使抗反流屏障功能降低。

2. 胃内高分泌状态，例如 Zollinger-Ellison 综合征，胃内分泌量增加，酸度也增高，引起食管黏膜损伤重，疗效差。

3. 十二指肠病变时，幽门括约肌关闭不全导致 GER。

【临床表现】

1. 呕吐　新生儿和婴幼儿以呕吐为主要表现。60%～80%患儿出生后第一周即出现呕吐，轻重程度不一，多数发生在进食后，有时在夜间或空腹时，严重者呈喷射状；呕吐物为胃内容物，有时含少量胆汁，也有表现为溢乳、反刍或吐泡沫。年长儿呕吐少见，而以反酸、反胃、暖气等症状多见。

2. 反流性食管炎　常见症状：

①烧灼感、胸骨后痛（只见于有语言表达能力的年长儿），烧灼感位于胸骨下端，饮用酸性饮料可使症状加重，服用抗酸剂症状减轻；

②咽下疼痛：婴幼儿表现为喂食困难，患儿虽有食欲，但进食后因疼痛而表现出烦

躁、流涎、拒食。年长儿诉咽下疼痛，若并发食管狭窄，早期出现间歇性咽下困难和呕吐，后期因食管瘢痕性狭窄出现严重呕吐和持续性咽下困难；

③呕血和便血：食管炎严重者发生糜烂和溃疡，可出现呕血和黑便。

3. Barrett 食管　即食管下端的鳞状上皮被增生的柱状上皮所代替。Barrett 食管主要合并症是食管溃疡、狭窄和腺癌。溃疡往往较深，有的可发生食管气管瘘。

4. 其他系统症状

（1）呼吸道疾病：反流物直接或间接引发呼吸道疾病，如：反复呼吸道感染、难治性哮喘、慢性支气管炎、反复发作的吸入性肺炎、窒息、肺脓肿、早产儿呼吸暂停、婴儿猝死综合症等。机理如下：

①吸入：GER 时，胃内容物易吸入肺内，引起肺部症状；

②反射性支气管痉挛：夜间因卧位睡眠、唾液分泌减少、食管蠕动减弱，使食管廓清能力下降，反流物停留于食管时间较长，刺激食管黏膜感受器反射性地引起支气管痉挛，可出现哮喘；

③反射性喉痉挛：机理同②，可突然发生，并导致完全或不完全性上呼吸道梗阻。

（2）营养不良：见于80%左右患儿，主要表现为体重不增、生长发育迟缓和贫血。

（3）其他：如声音嘶哑、中耳炎、鼻窦炎、反复口腔溃疡、龋齿等。

（4）精神、神经症状：

①Sandifer 综合征：指病理性 GER 患儿呈现类似斜颈样的一种特殊"公鸡头样"的姿势，同时伴有杵状指、蛋白丢失性肠病及贫血；

②婴儿哭吵综合征：表现为易激惹、夜惊、进食时哭闹等，可能与食管炎有关。

5. 先天性疾病与 GER　先天性食管闭锁、食管裂孔疝、食管蹼、气管食管瘘、先天性膈疝、先天性肥厚性幽门狭窄、先天性小胃、肠旋转不良等消化道畸形，常并发 GER。在手术治疗这些疾病时，也应注意术后易出现 GER。神经系统有缺陷的患儿，如脑瘫、智力低下、脊柱畸形等，可因体位、肌张力偏高、躯体痉挛、神经调节紊乱等因素，易发生 GER。一些少见病，如先天性中枢性低通气综合征（Ondine 综合征），囊性纤维性变等疾病，临床表现 GER 较为突出。

【诊断】

GER 临床表现复杂且缺乏特异性，仅凭临床症状难以区分生理性或病理性 GER。目前，依靠任何一项辅助检查均很难确诊，必须采用综合诊断技术。凡临床发现不明原因反复呕吐、咽下困难、反复发作的慢性呼吸道感染、难治性哮喘、生长发育迟缓、营养不良、贫血、反复出现窒息、呼吸暂停等症状时应考虑到 GER 存在的可能性，必须针对不同情况，选择必要的辅助检查，以明确诊断。

【辅助检查】

1. 食管钡餐造影　方法简便易行，可以观察食管形态、食管动力改变和胃食管区解剖形态以及判断有无合并症存在。并对食管裂孔疝、食管蹼、食管狭窄、肠旋转不良等疾病做出明确诊断。虽然受哭闹等因素影响，且需放射性曝光显示，诊断阳性率在75%左右，但目前临床上仍广泛采用。

2. 食管内镜检查及黏膜活检　是一种安全可靠的方法，直视下有助于食管炎、食管狭窄、Barrett食管的诊断与分级。反流性食管炎镜下分级如下：Ⅰa级：一处或多处贲门上方非融合性黏膜损害。Ⅰb级：红斑伴有或不伴有渗出或浅表糜烂。Ⅱ级：融合性糜烂，渗出性病变，未完全累及食管环形圈壁。Ⅲ级：融合性糜烂，渗出性病变，完全累及食管环形圈壁。Ⅳ级：慢性黏膜病变，有狭窄、食管缩短、瘢痕化伴Barrett食管。

3. 食管动力学检查　食管测压是测定动力功能的重要方法。应用低顺应性灌注导管系统和腔内微型传感器导管系统等定形的测压设备可测定LESP及LES长度，了解LES的功能状况。

4. 食管pH24h监测　24h连续监测食管下端pH，可反映GER的发生频率、时间、反流物在食管内停留的状况和反流与临床症状之间的关系，有助于区分生理性和病理性反流，其敏感性和特异性为各种检查方法之首，是目前最可靠的诊断方法。

5. 超声波检查　B型超声波可检测食管腹腔段的长度、黏膜纹理状况、食管黏膜的抗反流作用，同时可探查有无食管裂孔疝。

6. 胃－食管同位素闪烁扫描　口服或胃管内注入含有^{99m}Tc标记的液体，应用γ线照相机测定食管反流量，可了解食管运动功能，明确呼吸道症状与胃食管反流的关系。

【鉴别诊断】

1. 以呕吐为主要表现的婴幼儿应排除消化道器质性病变，如：肠旋转不良、先天性肥厚性幽门狭窄、肠梗阻、胃扭转等。

2. 反流性食管炎伴发症的患儿应除外物理、化学、生物等因素引起的组织损伤。

3. GER的患儿应与贲门失弛缓症相区别。后者指LES松弛障碍导致的食管功能性梗阻。婴幼儿表现喂养困难、呕吐、重者有营养不良、生长发育迟缓；年长儿表现为胸痛、烧心、咽下困难。可通过食管钡餐造影、食管测压及食管内镜检查与GER鉴别。

【治疗】

一经诊断必须及时进行治疗。主要治疗方法为体位治疗、饮食治疗、药物治疗、外科手术治疗。

（一）体位治疗

新生儿和婴幼儿最好的体位是前倾俯卧30°。儿童清醒状态下最有效体位为直立位和坐位，睡眠时保持右侧卧位，床头抬高20～30cm，以促进胃排空，减少反流物吸入及反流频率。

（二）饮食疗法

新生儿宜少量多餐，人工喂养的婴幼儿可在配方乳中加入米粉，使之增稠。年长儿亦应少量多餐，以高蛋白低脂肪食物为主。睡前2小时不予进食。平时避免应用刺激性调味品和使LESP降低的药物（如异丙肾上腺素、前列腺素、酚妥拉明、阿托品和喘定等）及食物（巧克力、咖啡和酒类）。

（三）药物疗法

有三类：即促胃动力药、抗酸和抑酸药、黏膜保护剂。疗程为 4～8 周。

1. 促胃动力药　能提高 LESP，增加食管和胃的蠕动，促进胃排空，提高食管廓清能力，减少反流及反流物在食管停留时间。

（1）多巴胺受体拮抗剂：甲氧氯普胺（胃复安）为周围和中枢多巴胺受体拮抗剂，可增加节后神经末梢乙酰胆碱释放，对胃酸分泌无作用，增加食管收缩幅度，增加 LESP，促进胃排空。小儿剂量每次 0.1mg/kg，每日 3～4 次，该药有对中枢神经系统的副作用，出现锥体外系异常症状，故应慎重使用。多潘立酮（吗叮啉）为选择性周围性多巴胺受体拮抗剂，可使上消化道蠕动增强，促进胃排空，协调幽门收缩，增加食管蠕动和 LESP。常用剂量为每次 0.2mg/kg～0.3mg/kg，每日 3～4 次，饭前半小时及睡前口服。

（2）通过乙酰胆碱起作用的药物：西沙必利本药主要作用于肠肌层神经丛运动神经元的 5—羟色胺受体，增加乙酰胆碱释放，从而诱导和加强胃肠道的生理运动，是一种全胃肠道动力药。常用剂量为每次 0.1mg/kg～0.2mg/kg，每日 3～4 次，饭前半小时及睡前口服。但本药有使心电图 QT 间期延长的副作用，应用时应注意心脏情况的监测。

（3）红霉素及其衍生物：是胃动素受体激动剂，能增加 LESP，引起胃底、胃窦、小肠强烈收缩，促进胃肠排空。剂量和适用年龄症在研究中。

2. 抗酸和抑酸药　主要作用为抑制酸分泌、中和胃酸以减少反流物对食管黏膜的损伤，提高 LESP。

（1）抑酸药：H_2 受体拮抗剂（H_2RA）西咪替丁，对 LESP、食管蠕动及胃排空均无作用，但可抑制壁细胞分泌盐酸。常用剂量为 10～20mg/（kg·d），每日 4 次，饭前半小时及睡前口服，或每次 0.2～0.3g，5%～10% 葡萄糖溶液稀释后静脉滴注。其副作用少，可对肝肾功能产生影响，偶有男性乳房发育、头痛、便秘、腹泻、药物热、皮疹。但停药后可恢复正常；雷尼替丁作用强于西咪替丁，它能抑制胃酸分泌，降低胃液中胃蛋白酶和酸度。小儿剂量 3～5mg/kg，每 12h 一次，或每晚 1 次口服，或将上述剂量分 2～3 次，5%～10% 葡萄糖溶液稀释后静脉滴注。上述两药疗程为 4～8 周。法莫替丁 0.6～1mg/（kg·d），分 2 次口服。尼扎替丁尚无儿科用药经验。质子泵抑制剂（PPI）：奥美拉唑作用于壁细胞，抑制壁细胞膜中的质子泵 H^+-K^+-ATP 酶，从而阻断酸分泌的最后通道，产生强力的抑酸作用。剂量为 0.4～0.8mg/（kg·d），清晨顿服。

（2）中和胃酸药：碳酸钙、氢氧化铝、氢氧化镁等，用于年长儿。

（3）黏膜保护剂：能保护食管黏膜免受盐酸、胆盐和胰蛋白酶的侵蚀。

硫糖铝：常用剂量为 10～25mg/（kg·d），每日 4 次，口服。思密达 <1 岁 1g/次，1～2 岁 1.5g/次，2～3 岁 2g/次，>3 岁 3g/次，每日 3 次。

（四）手术治疗

绝大多数 GER 患儿经体位、饮食、药物治疗后痊愈。具有下列指征可考虑外科手术治疗：内科治疗 6~8 周无效，有严重并发症（消化道出血、营养不良、生长发育迟缓）；严重食道炎伴溃疡、狭窄，或有食管裂孔疝；有呼吸道梗阻、反复发作吸入性肺炎或窒息、伴支气管肺发育不良者；合并严重神经系统疾病。目前多采用 Nissen 胃底折叠术。

（张瑞英）

第三节　胃炎和消化性溃疡病

一、胃炎

胃炎是指物理性、化学性或生物性有害因子作用于人体，引起胃黏膜发生炎症性改变的一种疾病。根据病程、组织学、内镜结果分急性、慢性、特殊型三种。根据病因又可分成原发性和继发性两大类。

【病因和发病机制】

（一）急性胃炎

多为继发性，由严重感染（败血症）、休克、颅内损伤、严重烧伤、手术后、呼吸衰竭及其他危重疾病所致的应激反应；误服腐蚀剂或毒性物质；摄入由细菌及其毒素污染的食物；服用过量非甾体类抗炎药（NSAIDs）、皮质类固醇等；食物过敏；摄入酒精或刺激性食物；胃内异物；情绪影响和各种因素所致的变态反应等均能引起胃黏膜的急性炎症。

（二）慢性胃炎

是有害因子长期、反复作用于胃黏膜，引起损伤的结果。结合临床、内镜、病理组织学结果将慢性胃炎分为浅表性胃炎、萎缩性胃炎。

特殊性（化学性、放射性、克罗思病、肉芽肿性、嗜酸性粒细胞性、其它感染性等）胃炎。小儿以浅表性胃炎最常见，约占 90%~95% 以上。慢性胃炎病因迄今尚未完全明确，可能与以下因素有关：

1. 感染　近 20 年来，已证实幽门螺旋杆菌感染与慢性胃炎有相关性，在小儿慢性浅表性胃炎中 H. pylori 检出率达 44%~58.8%。其它细菌、病毒、真菌感染也可致慢性胃炎，原因为患急性胃炎后一部分患儿胃黏膜病变经久不愈发展成慢性胃炎；某些患儿鼻窦、口腔等处有感染病灶，吞入细菌和毒素即引起胃黏膜炎症。

2. 胆汁反流　胆盐刺激减低了胃黏膜对离子通透的屏障功能，胃液中氢离子得以反弥散进入胃黏膜引起炎症。

3. 长期服用刺激性食物和药物　如：粗糙、过冷、过热、过咸的食品；经常暴饮、暴食、饮浓茶、咖啡及非甾体抗炎药、皮质类固醇等药。

4. 全身性多系统损害性疾病　如：慢性肾炎、尿毒症、重症糖尿病、肝胆胰疾病、类风湿性关节炎、系统性红斑狼疮、甲状腺炎等。

5. Crohn's disease。

6. 食物过敏或其他过敏原所致嗜酸陸粒细胞性胃炎。

7. 精神神经因素　持续精神紧张、压力过大。

8. 其他因素　如 X 线照射、胃窦内容物滞留、遗传、免疫、营养、环境等因素均与发病有关。

【病理】

（一）急性胃炎

表现为上皮细胞变性、坏死，固有膜大量中性粒细胞浸润，无或极少有淋巴细胞、浆细胞，腺体细胞呈不同程度性坏死。

（二）慢性胃炎

其主要病理变化局限于黏膜层，浅表性胃炎见黏膜明显水肿、上皮细胞变性、坏死，小凹上皮细胞增生，固有膜炎症细胞主要为淋巴细胞、浆细胞浸润，病变局限于黏膜上 1/3，即在腺窝层而不影响腺管部分。萎缩性胃炎主要为固有腺体萎缩，肠腺化生及炎症浸润波及黏膜全层。

【临床表现】

（一）急性胃炎

发病急骤，轻者仅有食欲不振、腹痛、恶心、呕吐；严重者可出现呕血、黑便、脱水、电解质及酸碱平衡紊乱，有细菌感染者常伴有全身中毒症状。

（二）慢性胃炎

常见症状为反复发作、无规律性的腹痛。疼痛经常出现于进食过程中或餐后，多数位于上腹部、脐周，部分患儿部位不固定；轻者为间歇性隐痛或钝痛，严重者为剧烈绞痛；常伴食欲不振、恶心、呕吐、腹胀，嗳气、反酸、烧心。继而影响营养状况及生长发育。胃黏膜糜烂出血者伴呕血、黑便。体征可有上腹及脐周轻压痛。也可无明显体征。

【辅助检查】

1. 纤维胃镜和电子胃镜　是最有价值的安全、可靠的诊断手段。可直接观察胃黏膜病变，根据病变程度不同，可见黏膜广泛充血、水肿、糜烂、出血，有时表面覆盖脓性分泌物；同时可取病变部位组织进行病理学检查。

2. 钡餐检查　多数胃炎病变在黏膜表层，钡餐造影难有阳性发现，但胃部有浅表炎症者有时可呈现胃窦部激惹症，黏膜纹理增粗、紊乱、迂曲、锯齿状，幽门前区呈半收缩状态，可见不规则痉挛收缩。气、钡双重造影能辨别黏膜的细微结构，效果较好。

3. 胃液分泌功能　应用五肽胃泌素或大剂量组织胺法测定时，其酸度一般正常，少数呈高酸或降低。

4. 胃泌素测定　空腹血清胃泌素正常或增高。

5. 测胃蛋白酶原和内因子。

6. 前列腺素　有报道显示，慢性胃炎胃黏膜中前列腺素 E 含量减低。

7. H. pylori 检测方法

（1）胃黏膜组织切片染色与培养：H. pylori 培养需在微氧环境下用特殊培养基进行，

可作为验证其他检查方法的"金标准"，但易出现假阴性。组织切片常用的染色法有 HE、Gram、碳酸复红染色、WS 染色等。

（2）活检组织尿素酶试验：尿素酶试剂中含有尿素和酚红，H. pylori 产生的尿素酶可分解其中的尿素产生氨，后者使试剂中的 pH 值上升，从而使酚红由棕黄色变成红色。将活检胃黏膜放入上述试剂中，如胃黏膜含有 H. pylori 则试剂变为红色，此法快速、简单，特异性和敏感性可达 90% 以上。

（3）核素标记尿素呼吸试验：让患儿口服同位素 ^{13}C 或 ^{14}C 标记的尿素，如果患儿胃内含有 H. pylori，则其产生的尿素酶可将尿素分解产生 CO_2，由肺呼出，通过测定呼出气体中 ^{13}C 或 ^{14}C 含量即可判断胃内 H. pylori 感染程度，其特异性和敏感性均较高，^{13}C 无放射性更适合婴幼儿应用。

（4）^{15}N-尿素排出试验：口服 ^{15}N-尿素，在尿素酶作用下，分解释放出标记的 ^{15}NH$_3$，经胃肠吸收后，部分随尿排出，检测 2h 内 ^{15}NH$_3$ 排出率。

（5）血清学检测：ELISA 法检测 H. pylori 的 IgG-IgA 抗体；PCR 法检测 H. pylori 的 DNA。

（6）粪便检测：双抗夹心法检测患儿粪便中的 H. pylori 抗原。

8. 胃超声检查、胃电图检查　两者结果均缺乏特异性，仅有参考价值。

【诊断和鉴别诊断】

根据病史、临床表现、胃镜和病理学检查，基本可以确诊。慢性胃炎的诊断应包括病因、病变部位、组织形态学（炎症、活动性、萎缩、肠上皮化生以及 H. pylori 有无）、病变程度（轻、中、重）。与组织学平行，对胃镜诊断也应分类并分级。

由于引起小儿腹痛的病因很多，急性发作的腹痛必须注意与外科急腹症、肝、胆、胰、肠等腹部内脏器官的疾病鉴别，也要与肺部疾病（气胸、胸膜炎）、糖尿病酮症、脑瘤、过敏性紫癜腹型等腹外疾病鉴别。女性青春期患者应注意与妇科疾病器质性疾病区别。慢性反复发作的腹痛应与肠道寄生虫、肠痉挛、腹型癫痫、消化性溃疡、反流性食管炎等疾病鉴别。

【治疗】

（一）急性胃炎

积极治疗原发病，避免服用一切刺激性食物和药物，及时纠正水、电解质紊乱；有上消化道出血者应卧床休息，监测生命体征，静滴 H$_2$RA 如西米替丁、雷尼替丁，或质子泵抑制剂（PPI）奥美拉唑，输血、血浆；细菌感染者应用有效抗生素。

（二）慢性胃炎

1. 去除病因，积极治疗原发病。

2. 饮食治疗　养成良好的饮食习惯和生活规律。饮食定时定量，避免服用刺激性食物和对胃黏膜有损害的药物。

3. 药物治疗

（1）黏膜保护剂：如胶体次枸橼酸铋（CBS）、硫糖铝、麦滋林-s 颗粒剂、蒙脱石粉剂（思密达）等。

（2）H₂RA：西米替丁、雷尼替丁适用于胃黏膜糜烂、或以烧心、反酸、上腹饥饿痛等症状为主者。

（3）胃肠动力药：腹胀、呕吐者加用吗叮啉。

（4）有 H. pylori 感染者应进行规范的抗 H. pylori 治疗（见消化性溃疡病治疗）。

（5）抗酸药：氢氧化铝、复方碳酸钙、铝碳酸镁。有消化道出血者治疗同急性胃炎。

（6）中药，药物治疗时间视病情而定疗程，一般为 4～8 周。

二、消化性溃疡病

消化性溃疡病是指溃疡的发生因胃液中胃酸和胃蛋白酶的刺激、消化作用所致。胃肠道与酸性胃液相接触的任何部位均可发生溃疡，但绝大部分位于胃和十二指肠。消化性溃疡病按发生部位可分为胃溃疡（GU）、十二指肠溃疡（DU）、食管溃疡、吻合口溃疡等；按病因可分为原发性溃疡病和继发性溃疡病；按病程分为急性溃疡病、慢性溃疡病。婴幼儿各年龄均可发病，婴幼儿以继发性溃疡病多见，常有明确的原发疾病，GU 和 DU 发病率相近；学龄前和学龄期儿童多为原发性溃疡病，以 DU 多见，男孩多于女孩。

【病因和发病机制】

消化性溃疡病的病因与诸多因素有关，确切发病机制至今尚无明确结论。多数人认为溃疡的形成是由于对胃和十二指肠黏膜有损害作用的侵袭因子（胃酸、胃蛋白酶、胆盐、药物、微生物及其他有害物质）与黏膜自身的防御因子（黏膜屏障、黏液重碳酸盐屏障、黏膜血流量、细胞更新、前列腺素、表皮生长因子等）之间失去平衡的结果。

（一）侵袭因子

1. 胃酸和胃蛋白酶　胃酸和胃蛋白酶是胃液的主要成分，也是对胃和十二指肠黏膜有侵袭作用的主要因子，两者分别由胃黏膜的壁细胞和主细胞分泌。壁细胞膜内含有组胺、乙酰胆碱和胃泌素 3 种受体，组胺在刺激壁细胞的酸分泌中起主导作用，迷走神经活动通过释放介质（乙酰胆碱）直接刺激壁细胞分泌酸并刺激胃窦部分泌胃泌素然后刺激酸分泌。DU 患者基础胃酸、壁细胞数量及壁细胞对刺激物质的敏感性均高于正常人，胃酸分泌的正常反馈抑制机制发生缺陷，故酸度增高是形成溃疡的重要因素。新生儿出生后 1～2d 胃酸分泌高，与成人相同，10d 内下降，以后 3～4 周又逐渐升高，故处出生后 2～3d 亦可发生原发性溃疡，因胃酸分泌随年龄而增加，因此年长儿消化性溃疡发病率较婴幼儿高。

胃蛋白酶是在胃酸或已活化的胃蛋白酶作用下，转化成具有活性的胃蛋白酶，不仅能水解食物蛋白质的肽链，也能裂解胃液中的糖蛋白、脂蛋白及结缔组织、破坏黏膜屏障。消化性溃疡患者胃液中胃蛋白酶及血清胃蛋白酶原水平均高于正常人。

2. H. pylori 感染　婴幼儿 DU 患者中 H. pylori 检出率为 52.6%～76.6%，GU 患者中

H. pylori 检出率约为 20% ~62.5%，H. pylori 被根除后溃疡复发率与仅用酸抑制剂治疗相比，明显下降，说明 H. pylori 与溃疡病有密切相关。

3. 胃泌素　胃泌素由 G 细胞分泌，有刺激胃酸和胃蛋白酶分泌作用。胃运动障碍可使食物在胃窦部滞留，刺激胃泌素产生，这也是形成溃疡的原因之一。

4. 遗传因素　有文献报道，儿童患者 20% ~60% 有家族史，其中父亲有溃疡病史者占 32%，母亲有溃疡者占 8%，单卵双胎有 50% 可患同一种消化性溃疡。O 型血不分泌 ABH 血型物质者的 DU 发病率较其他型的人高；2/3 的 DU 患者家族性血清胃蛋白酶原升高。

5. 药物　很多研究表明在长期应用 NSAIDs 治疗的患者中，发生消化性溃疡及其合并症的危险较对照高 1 ~10 倍。NSAIDs 和肾上腺皮质类固醇可以抑制胃黏膜前列腺素的合成，降低了胃黏膜的防御功能，引起胃黏膜损伤。

6. 其他　精神因素可以影响胃的分泌和运动功能，从而对胃黏膜造成损害。有人提出刺激性食物、含咖啡因的食物、高盐饮食、高浓度酒精等可能与溃疡发病有关。另外，膳食纤维水平偏低、食物中必需脂肪酸缺乏可能在消化性溃疡发生中起一定作用。少数疾病与消化性溃疡有显著相关性。如：反流性食管炎、Barrett 食管、甲状旁腺功能亢进、胃泌素瘤、肝硬化、肾功能不全和肾移植术后、胰腺外分泌功能减退等。还有一些少见病因如：病毒感染、先天性十二指肠梗阻、放射线、化疗等。

（二）防御因子

正常情况下，胃和十二指肠黏膜由其上皮分泌的黏液所覆盖，黏液与完整的上皮细胞膜及细胞间连接形成一道防线，称黏液—黏膜屏障，能防止食物的机械摩擦，阻碍胃腔内 H^+ 反渗入黏膜，上皮细胞分泌的 HCO_3^- 可扩散入黏液，能中和胃腔反渗来的 H^+，使黏膜表面的 pH 保持在 7 左右，并维持黏膜内外的电位差。黏膜良好的血运循环和上皮的旺盛更新可以保持黏膜完整。大量研究还发现前列腺素能促进上皮细胞分泌黏液和 HCO_3^-，加强黏膜血循环和蛋白的合成，抑制组胺刺激胃液分泌，防止各种有害因子对胃肠黏膜的损害。生长抑素，表皮生长因子，正常的胃十二指肠蠕动等因素对胃肠黏膜均有保护作用、在各种攻击因子的作用下、防御因子功能受损，可影响黏膜血循环及上皮细胞的更新，使黏膜缺血、坏死、而形成溃疡。

继发性溃疡分为各种危重疾病所致的应激性溃疡和药物性溃疡。严重烧伤可引起十二指肠溃疡，有报道 13% 烧伤患儿发生十二指肠溃疡。中枢神经系统受到创伤、手术或患有严重疾病时 GU 或 DU 危险增加。而药物性溃疡是由于服用了 NSAIDs 和肾上腺皮质类固醇所致。

【病理】

DU 好发于球部，偶尔位于球后以下的部位称球后溃疡。单发为多，也可多发。GU 多发生在胃窦、胃体交界的弯侧，少数可发生在胃窦、胃体、幽门前方或幽门管内。溃疡大小不等，胃镜下观察呈圆形或不规则圆形，也有呈椭圆形或线形，底部有灰白苔，周围黏膜充血、水肿。球部因黏膜充血、水肿，或因多次复发后，纤维组织增生和收缩而导致球部变形；有时出现假憩室。消化性溃疡内镜下可分为活动期、愈合期和瘢痕期。胃和十二指肠同时有溃疡存在时称复合溃疡。

【临床表现】

由于溃疡在各年龄阶段的好发部位、类型和演变过程不同，临床症状和体征也有所不同，年龄愈小，症状愈不典型，不同年龄患者的临床表现有一定特点。

1. 新生儿　继发性溃疡多见，GU 比 DU 常见。其原发病有：窒息缺氧、败血症、低血糖、呼吸窘迫综合征和中枢神经系统疾病等；先天性胃壁肌层缺陷、胃十二指肠先天结构异常等。常表现急性起病，呕血、黑便、腹胀。新生儿溃疡常可引起穿孔，表现为持续性进行性腹部膨隆，伴呕吐、呼吸困难，但发热等感染中毒症状常很重。查体肝浊音界消失、肠鸣音消失。腹部立位平片可发现膈下游离气体。

2. 婴儿期　继发性溃疡多见，GU 和 DU 发病率相等，起病急，首发症状可为消化道出血和穿孔。原发性以 GU 为多，表现为呕吐、厌食、进食后啼哭、腹胀、生长发育迟缓，也可表现为呕血、黑便。

3. 幼儿期　GU 和 DU 发病率相等，常见间歇发作脐周及上腹部疼痛、烧灼感，食后减轻，夜间及清晨痛醒，可发生呕血、黑便甚至幽门梗阻、穿孔。

4. 学龄前及学龄期　以原发性 DU 多见，主要表现为反复发作脐周及上腹部胀痛、烧灼感，饥饿时或夜间多发；严重者可出现呕血、便血、贫血；部分有穿孔，穿孔时疼痛剧烈并放射至背部或左右上腹部；少数有幽门梗阻。大多数患儿以腹痛、消化道出血就诊。

【辅助检查】

（一）胃镜

胃镜是诊断消化性溃疡病准确率最高的方法。通过检查不仅能诊断溃疡病，而且可估计溃疡灶大小、溃疡表面有无血管暴露和评估药物治疗的效果，同时又可采取黏膜活检作病理组织学和细菌学检查。消化道出血时能够明确出血部位，及时进行相应治疗。

（二）影像学检查（钡餐检查）

1. 直接征象　胃壁或十二指肠球部龛影。但在婴幼儿期较少见，学龄儿童较易发现。这是因为儿童十二指肠球部位置较深而固定，溃疡位于球后壁时，正、侧位摄片和加压都很难显示龛影。

2. 间接征象　DU 时可发现幽门痉挛、梗阻、球部充盈欠佳、缩小、持续不张和变形等；GU 则可见胃蠕动加强或充气扩张。溃疡对侧切迹，十二指肠激惹征，对本病有诊断参考价值。因婴幼儿溃疡浅表，钡餐通过快，检出率较成人为低，且假阳性率较高，气、钡双重对比造影效果较佳。

另外，腹部立位平片有助于穿孔的诊断，腹腔动脉造影有助于确定出血部位，CT 等影像学检查可定位胃泌素瘤。

（三）胃液分析

用五肽胃泌素法观察基础酸排量和酸的最大分泌量，DU 患儿明显增高，有家族史和反复发作者也升高。DU 患儿在标准蛋白饮食后 1～2h 测血清胃泌素，均较 GU 患者高。

（四）H. pyloti 检测

（五）其他实验室检查

便潜血试验，血常规、肝功、淀粉酶、血 BUN 等对观察出血情况及鉴别诊断有帮助。

【诊断和鉴别诊断】

根据病史，体检和结果，可诊断。但由于婴幼儿消化性溃疡症状和体征不如成人典型，常易误诊和漏诊，故对出现剑突下有烧灼感或饥饿痛；反复发作、进食后缓解的上腹痛，夜间及清晨症状明显，而无寄生虫感染者；与饮食有关的呕吐；粪便潜血试验阳性的贫血患儿；反复胃肠不适，且有 GU 尤其是 DU 的家族史；原因不明的呕血、便血、穿孔者等，均应警惕消化性溃疡的可能性。应注意鉴别的疾病包括：

1. 腹痛　应与反流性食管炎、肠痉挛、蛔虫症、肝、胆、胰、腹腔淋巴结感染、胃结石、异物、泌尿系感染、结石，胸膜炎、糖尿病酮症、脑瘤、过敏性紫癜腹型等疾病鉴别。大儿童应与胃淋巴瘤或胃癌鉴别。女性青春期患者应注意与妇科疾病器质性疾病鉴别。

2. 呕血　新生儿和婴幼儿呕血可见于新生儿自然出血症、食管裂孔疝、败血症及全身出血性疾病等；年长儿需与肝硬化致食管静脉曲张破裂、贲门黏膜撕裂综合征、反流性食管炎及全身出血性疾病鉴别。

3. 便血　消化性溃疡出血多为柏油样便；鲜红色便仅见于大量出血者；均应与肠套叠、憩室、息肉、肿瘤、腹型过敏性紫癜、遗传性毛细血管扩张症、溃疡性结肠炎、Crohn's disease 病、Meckel 憩室、肠道感染及血液病所致出血鉴别。

【治疗】

（一）一般治疗

原则是缓解和消除症状，促进溃疡愈合，防止复发，并预防并发症。

培养良好的生活习惯，饮食定时定量，避免过度疲劳及精神紧张，避免食用具有刺激性、对胃黏膜有损害的食品与药物。

（二）药物治疗

原则为抑制胃酸分泌和中和胃酸，强化黏膜防御力，抗 H. pylori 治疗。

1. 制胃酸分泌和抗酸药

（1）H_2RA：可直接抑制组胺、阻滞乙酰胆碱和胃泌素分泌，达到抑酸和加速溃疡愈合的目的。常用西米替丁，每日 10～15mg/kg，分 4 次于饭前 10－30min 口服，或按每次 0.2～0.3g，用 5%～10% 葡萄糖溶液稀释后静脉滴注；雷尼替丁，每日 3～5mg/kg，每 12h 一次，或每晚一次口服，或将上述剂量分 2～3 次，用 5%～10% 葡萄糖溶液稀释后静脉滴注，肾功能不全者剂量减半，疗程为 4～8 周。法莫替丁，每日 0.9mg/kg，睡前一次服用，疗程 2～4 周。

（2）PPI：作用于胃黏膜壁细胞，降低壁细胞中的 H^+-K^+-ATP 酶活性，阻抑 H^+ 从细胞浆内转移到胃腔而抑制胃酸分泌。常用奥美拉唑,剂量为每日0.6~0.8mg/kg,清晨顿服,疗程2~4周。上述药物应用,需注意其副作用,定量查血象和肝功。

(3) 中和胃酸和抗酸剂:常用复方碳酸钙、复方氢氧化铝片(胃舒平)、铝碳酸镁(胃达喜)等。饭后1h服用。片剂嚼碎或研碎后服用。

2. 胃黏膜保护剂

(1) 硫糖铝:在酸性胃液中与蛋白形成大分子复合物,凝聚成糊状物覆盖于溃疡表面起保护作用,防止酸侵入,并可吸附胃蛋白酶和胆汁酸、抑制其活性;尚可刺激局部前列腺素E2分泌和表皮生长因子释放聚集,促进溃疡愈合,疗效相当于H_2RA。常用剂量为每日10~25mg/kg,分4次口服,疗程4~8周。肾功能不全者禁用。

(2) 胶体次枸橼酸铋:在酸性环境中沉淀,与溃疡面的蛋白质结合,覆盖其上,形成一层凝固的隔离屏障,阻止胃酸和胃蛋白酶的侵蚀;促进胃上皮细胞分泌粘液,抑制人体胃蛋白酶对黏液层的降解,促进前列腺素分泌;与表皮生长因子形成复合物,使生长因子聚集于溃疡部位,促进再上皮化和溃疡愈合,更具抗 H. pylori 的作用。剂量每日6~8mg/kg,分3次口服,疗程4~6周。本药有导致神经系统不可逆损害和急性肾功能衰竭等副作用,长期大剂量应用时应谨慎,最好有血铋监测。

(3) 呋喃唑酮:能抑制体内单胺氧化酶活性,提高多巴胺活性从而抑制胃酸分泌、胃运动和扩张血管、维持胃黏膜完整性,并能减少胃酸分泌和抑制 H. pylori 生长。剂量每日5~10mg/kg,分3次口服,连用2周。常有恶心、呕吐、皮疹、末梢神经炎等副作用。

(4) 柱状细胞稳定剂:麦滋林-s。

(5) 其他:表皮生长因子、生长抑素等已在临床研究中。

3. 抗 H. pylori 治疗 须明确清除率(指一个疗程结束时 H. pylori 的转阴率)和根除率(指一个疗程结束,停药一个月仍保持阴性比率)两个概念。后者真正代表 H. pylori 被杀灭,临床观察和考核药物疗效时应以根除率为标准。常用的药物有:CBS 每日6~8mg/kg;羟氨苄青霉素每日50mg/kg(4周);克拉霉素,每日15~30mg/kg(2周);甲硝唑每日25~30mg/kg(2周),替硝唑每日10mg/kg(2周);呋喃唑酮每日3~5mg/kg(2周)。已证明奥美拉唑具有抑制 H. pylori 生长的作用,因 H. pylori 栖居部位的环境的特殊性,不易被根除,故多主张联合用药(二联或三联)。

4. 治疗实施

初期治疗:H_2 受体拮抗剂及黏膜保护剂作为首选药物,疗程4~8周;奥美拉唑用于年长儿及难治性溃疡;H. pylori 阳性患儿同时进行正规的抗 H. pylori 治疗。

维持治疗:对多次复发、症状严重伴有并发症、合并危险因素如胃酸高分泌、持续服用非甾体抗炎药、或 H. pylori 感染等的患儿,可予 H_2RA 或奥美拉唑维持治疗。

(1) 正规每日维持治疗 小剂量 H_2 受体拮抗剂或奥美拉唑维持,疗程1~2年或更长。

(2) 间歇全剂量治疗 患儿出现严重症状复发,或胃镜证实溃疡复发时,给予一疗程全剂量治疗。

（3）按症状需要自我监护治疗　即当症状复发时，给予短程治疗，症状消失后停药。消化性溃疡合并大出血时应积极采取内科抢救措施（包括药物止血、内镜下止血、输血等），以防止失血性休克。

（4）手术治疗　如有以下情况，应根据个体情况考虑手术治疗：失血量大，药物治疗无效；合并有溃疡穿孔；有幽门梗阻；或复发较频的难治性溃疡，药物疗效不佳者。

（张瑞英）

第四节　先天性肥厚性幽门狭窄

先天性肥厚性幽门狭窄是晚期新生儿呕吐常见的原因。由于幽门的环肌肥厚、增生使幽门管腔狭窄发生上消化道不全梗阻。发病率依地区及人种不同，国外统计在活产儿中约占 1.5‰ ~ 4‰，居消化道畸形首位，国内统计数字略低，约为 0.3‰ ~ 1‰，占消化道畸形第三位，男性多见，男女之比约 4 ~ 8:1，少数病例有家族史。

【病因】

本病病因至今尚无定论，一般认为与下列因素有关：

1. 幽门肌肥厚　有学者认为是由于幽门肌肉在胎儿期功能失调，而导致出生后肌肉肥厚，但出生后早期梗阻不明显，随奶量增加，奶块刺激幽门部黏膜，造成黏膜水肿，同时可导致中枢对内脏功能调节失调，使幽门发生痉挛，两种因素使幽门狭窄形成梗阻。

2. 遗传因素　本病为多基因遗传病，男性高于女性，父或母有本病史者，其子代发病率可高达 7% 左右；母亲有本病史的子代发病机会比父亲有本病史者高 4 倍。也有同胞兄弟或孪生儿同时患患者。18-三体、Turner 综合征等也可并发幽门狭窄。

3. 内分泌紊乱学说　有学者发现血清前列腺素增加及高胃泌素血症对本病发病有一定作用。

4. 幽门肌间神经丛异常学说　幽门肌间神经节细胞数目少、发育不成熟或退行性变使幽门括约肌调节失常，出现持续收缩，久之使肌肉肥厚、增生。

【病理及病理生理】

幽门肌全层肥厚、增生，而以环肌更为显著。肥厚的肌层逐渐向正常胃壁移行，在十二指肠始端突然终止，或突入十二指肠内。肥厚的幽门变成橄榄形肿物，其色苍白，表面光滑，质地硬如橡皮。肿块可随日龄而逐渐增大，一般长约 2 ~ 3cm，直径约 1.5 ~ 2cm，肥厚的肌层约 0.4 ~ 0.6cm。肥厚的肌层挤压黏膜呈纵形皱襞，使管腔狭窄。幽门梗阻后，食物潴留致胃黏膜充血、水肿、糜烂、长期呕吐，摄入量不足致生长发育落后，大量胃液丢失，而引起慢性脱水、低氯性碱中毒。

【临床表现】

主要表现为高位消化道不全梗阻症状：进行性喷射性呕吐、胃蠕动波和右上腹肿块。

1. 呕吐　为本病首发症状，于出生后 2~4 周左右出现，少数于出生后一周，也有迟至出生后 2~3 个月甚至 5 个月发病。开始为溢乳或偶然呕吐，以后逐渐加重呈喷射性呕吐。呕吐多于奶后数分钟发生，呕吐物为带凝块的奶汁，不含胆汁，少数患儿因呕吐频繁使胃黏膜毛细血管破裂出血，呕吐物可呈咖啡色或带血。患儿食欲旺盛、呕吐后即饥饿欲食。

2. 胃蠕动波　体检时常见上腹部饱满，约 95% 可见胃蠕动波，自左肋下向右上腹部移动。尤以奶后或用手轻拍上腹部容易见到。

3. 腹部肿物　为本病特有体征，具有诊断意义。80%~90% 病例于右季肋下腹直肌外缘处可触到 2cm×1cm×1cm 橄榄大小质较硬的幽门肿块，其表面光滑、可以移动。在患儿呕吐后，胃空虚且腹壁松弛时易于检查。

4. 营养不良、脱水及电解质紊乱　因反复呕吐，长期营养物质摄入不足，初起即尿便减少、体重不增，以后下降，出现营养不良、脱水、低钾和低氯性碱中毒。在严重脱水病例中，组织缺氧，产生乳酸血症，肾功能低下，酸性代谢产物潴留，可合并代谢性酸中毒。

5. 黄疸　约 2%~5% 患儿合并有黄疸，间接胆红素增高。目前研究认为可能与饥饿热能供给不足、肝功能不成熟、葡萄糖醛酸基转移酶活性不足有关，梗阻解除后黄疸很快即可消失。

【诊断】

根据典型的呕吐病史、便秘、体重不增、脱水、胃蠕动波、右上腹橄榄状肿物即可确诊。对诊断可疑的病例可行下列辅助检查：

1. 腹部 B 型超声波检查　近年来，腹部 B 超已逐渐替代了 X 线钡餐检查，为首选方法。B 超下肥厚的肌层显示为一环形低密度回声区，同时可测量肥厚肌层的厚度。幽门直径和幽门管长度。如幽门环肌厚 >4mm，幽门管长 >15mm，幽门直径 >15mm 可诊断。

2. X 线钡餐检查　可用于临床和 B 超诊断不明确的病例，吞服稀钡检查。其 X 线直接征象为幽门管变细变长呈线状，严重者呈鸟嘴状；间接征象为胃腔扩大、蠕动增强、胃排空时间延长、胃窦部受压呈肩样征、十二指肠底部受压呈蕈样征。

【鉴别诊断】

1. 幽门痉挛　发病多较早，于出生后最初几天即可出现呕吐，呈间歇性、非喷射性，量较少，一般不影响婴幼儿的营养状况；查体腹部无肿块，胃蠕动波亦较少见，B 超检查幽门肌层无肥厚；用解痉药、镇静剂治疗，症状可减轻。

2. 胃扭转　发病也较早，呕吐多在奶后，尤其在移动体位后，呕吐可呈喷射性，呕吐物不含胆汁，大多不影响生长发育，腹部无阳性体征。X 线钡餐可明确诊断。注意喂养方法及奶后半卧或侧卧位，几个月后多可自行缓解。

3. 先天性幽门前隔膜　临床症状与肥厚性幽门狭窄非常相似，但发病率较低。于幽门前 1.5~3.0cm 处或接近幽门处有一隔膜将胃与十二指肠隔开，隔膜中央常有孔，部分乳汁可通过。体检可见胃蠕动波，但触不到肿物。X线钡餐可鉴别。

4. 胃食管反流　呕吐为非喷射性，量不多。无胃蠕动波，腹部无肿物。采用体位（前倾俯卧位）和稠厚食物喂养治疗可减轻呕吐。X线钡餐检查、食管24hpH监测和食管动力功能检查等可确诊。

5. 其它　喂养不当、感染也常引起呕吐；贲门痉挛及其他消化道畸形如食道裂孔疝、肠扭转不全、肠狭窄、肠闭锁均可引起呕吐须注意鉴别。

【治疗】

对诊断未能确定、症状轻、发病较晚的病例或无手术条件者可适用内科治疗。

①阿托品奶前15~30min滴入；

②适量减少奶量、增加浓稠度；

③十二指肠管喂养。

国外有报道认为，环状肌于出生后4~9周可逐渐变软变小，部分病例经内科治疗可治愈。

确诊病例应积极进行幽门环肌切开术（Fredet-Ramstedt手术），手术方法简单，效果满意。术前应做好充分准备，纠正脱水及电解质紊乱，纠正贫血和低蛋白血症，加强支持疗法，改善营养状况，加强护理，预防继发感染。

（张瑞英）

第五节　肠套叠

肠套叠是指部分肠管及其相应的肠系膜套入邻近肠腔内所形成的一种特殊类型的肠梗阻，是婴幼儿时期最常见的一种急腹症，是婴幼儿肠梗阻之首位原因。发病年龄2岁以下占85%，以4~10个月婴儿最为多见，2岁以后逐减。男性多见，男女之比约为3~4:1。以春末夏初为发病高峰期。

【病因和发病机理】

绝大多数婴儿肠套叠为原发性，病因迄今尚未完全清楚，在腹腔内发生肠套叠的肠段及其附近均无明显的器质性病变。约2%~10%病例为继发性，是由于肠管上有某种器质性病变引起，如美克尔憩室翻入回肠腔内、肠息肉、肠肿瘤、肠重复症、腹型紫癜继发肠壁血肿等均可牵拉肠壁而发生肠套叠，多见于年长儿。

婴儿回盲部系膜固定不完善、活动度较大是引起肠套叠的主要解剖原因。其发病机理认为是由于肠蠕动节律性紊乱，肠环肌发生持续性痉挛，其近端肠蠕动亢进将痉挛的肠段推入邻近的远端肠腔内。有些促发因素可导致肠蠕动的节律发生紊乱，从而诱发肠套叠，如饮食改变、腹泻、高热、肠道病毒感染等。近来已注意到肠套叠与腺病毒感染有关，目前已分离出的多为腺病毒流行型3、7血清型和非流行型1、2、5血清型等。

【病理】

肠套叠一般多为顺行，随肠蠕动方向由近端肠管套入远端肠腔内，偶也可反之。肠套叠可发生于结肠或小肠任何部位，依据其套入部位不同分为：

1. 回盲型　回盲瓣是肠套叠头部，带着回肠末端进入升结肠，盲肠、阑尾也随着套入结肠内，此型最常见。

2. 回结型　在回肠末端，回肠套入回肠，并通过回盲瓣进入结肠，盲肠和阑尾不套入；此型较常见。

3. 回回结（盲）型　回肠先套入远端回肠内，然后整个再套入结肠（盲肠）内，形成复套，占10%左右。

4. 小肠型　小肠套入小肠，较少见。

5. 结肠型　结肠套入结肠，少见。

6. 多发型　回结肠套叠和小肠套叠合并存在，极罕见。

肠套叠时，肠上部即套入部嵌入下端即肠套叠鞘部，将其肠系膜带入鞘内，鞘部痉挛收缩，挤压套入的肠管，牵拉和压迫肠系膜，肠系膜受压收缩，使静脉和淋巴回流受阻，套入部肠管瘀血、水肿、肠壁增厚、并有黏膜出血及腺体分泌增加产生血便。少数病例套入部的顶端可伸达至乙状结肠并从肛门脱出。随着病程延长，影响动脉血运，套入肠管可发生缺血坏死并发肠穿孔和腹膜炎，严重者出现休克、昏迷。

【临床表现】

多为平素健康婴儿，突然发病。年长儿发病较缓，症状不如婴儿典型。

1. 阵发性腹疼　为肠套叠之首发症状。肠套叠时肠腔发生梗阻，近端肠管发生剧烈蠕动和痉挛性收缩，同时肠系膜受牵拉而产生剧烈的阵发性肠绞痛，患儿因腹疼而哭闹不安、屈膝缩腹、面色苍白、手足徐动、拒食、出汗，持续3~5min后，腹痛暂时缓解，患儿安静如常，间歇10~20min后又反复发作哭闹。较大儿童发作间隔时间较长。

2. 呕吐　常在阵发性腹疼不久出现，由肠系膜受牵拉反射引起。呕吐物初为乳汁、乳块和食物残渣，次数不多，随梗阻加重以后可含胆汁甚至粪便样液体。

3. 血便　为典型症状之一，对诊断很有帮助。多发生于发病后6~12h，有时就诊时尚未自行排便，肛门指诊时发现血便，典型的血便为暗红色果酱样黏液血便，晚期可呈鲜红色。小肠型肠套叠和儿童肠套叠便血率较低，出现也较晚。

4. 腹部肿块　在发病早期腹疼暂时缓解时，多数病例在右上腹或中腹部可触及套叠的肿块，呈腊肠样，表面光滑、质地中等、略带弹性、稍可移动，右下腹略空虚。随套叠进展，肿物可随结肠移至左腹部，少数套入部可达直肠并偶可从肛门脱出，类似直肠脱垂。晚期发生肠坏死或腹膜炎时，出现腹胀、腹水、腹肌紧张和压痛，不易触及肿块，腹部触诊和直肠指诊双合检查有时可触及肿块。

5. 全身情况　患儿在早期一般情况尚可，体温正常，但可有精神不振、面色苍白；随着病程进展，病情加重，出现精神萎靡、表情淡漠、嗜睡，阵发性腹疼可较前减轻；如并发肠坏死或腹膜炎时，全身情况进一步恶化，常有严重脱水、高热、昏迷及休克等中毒症状。

年长儿肠腔较大，套叠一般较松，故仅引起不完全性肠梗阻、发生肠坏死也较晚。主要表现为阵发性腹痛，腹痛时上腹或脐周可触及横形肿块，不痛时腹部平坦柔软无块，呕吐少见，便血发生较晚，严重脱水及休克较少见。

【诊断】

依据患儿年龄以及阵发性哭闹、呕吐、便血和腹部腊肠样肿块等临床特点可确诊。肠套叠早期在未排出血便前应做肛门指诊检查。对可疑病例可选用做以下检查确诊：

1. X 线检查　婴幼儿肠套叠 X 线表现具有特征性，可用对比剂结肠造影显示造影剂在套叠处受阻，充盈缺损，套入肠管头端呈圆形、杯状或钳状阴影。对比剂可采用钡、水溶性碘液、空气及氧气均可。目前大多采用空气灌肠。若疑有小肠肠套叠，应拍立位腹平片及胃管注入泛影葡胺检查。

2. 腹部 B 超检查　可显示近端肠管扩张、蠕动增强，在套叠部位显示同心圆或靶环状肿块图像。

【鉴别诊断】

（一）细菌性痢疾

多见于夏季，不洁饮食史，早期即可出现高热；大便次数多，含黏液、脓血，里急后重；腹痛较肠套叠轻，腹部触诊无肿块。粪便检查可见白细胞成堆、细菌培养阳性。但菌痢偶尔亦可引起肠套叠，两种疾病可同时存在，应加以注意。

（二）急性坏死性小肠结肠炎

多数有腹泻病史，大便初起为水样，以后出现血便，呈暗红色糊状或红豆汤样血水便，有腥臭味，患儿早期即可出现高热、频繁呕吐及明显腹胀，全身症状较肠套叠发展快，中毒症状重。

（三）过敏性紫癜

除阵发性腹痛，呕吐、便血外，绝大多数患儿还有出血性皮疹、膝关节肿痛，部分病例有血尿。由于肠管有水肿、出血、增厚，有时左右下腹也可触及肿块，由于肠功能紊乱和肠壁血肿，可并发肠套叠，须注意。

（四）其他

蛔虫性肠梗阻、急性胃肠炎、婴儿腹泻、结肠息肉出血等须注意。

【治疗】

肠套叠治疗主要有：结肠充气或钡剂灌肠复位，手术复位两种，依据症状出现时间及并发症情况选择其一。在复位治疗前，应禁食、迅速纠正休克、脱水、酸中毒情况，待病情稍稳定后，再行复位治疗，以防发生危险。

（一）非手术疗法

1. 空气灌肠　凡发病在 48h 内，全身情况良好，无严重脱水、酸中毒及休克表现，无高热，无腹胀、压疼及肌紧张者均可先行空气灌肠复位，即将空气注入结肠内，使用一定的压力将套入的肠管推出复位。此方法简单、经济、效果良好且避免了手术并发症；但婴儿肠壁薄，易引起穿孔须特别注意。用空气灌肠时，如逐步加压而肠套叠阴影不移动无复位征象者应改为手术治疗。若肠套叠已超过48h或全身情况差，有腹胀、腹膜刺激征者不宜空气灌肠，应积极手术治疗。若复位后症状未消失，应进一步检查是否有复位不全或复发。

2. 钡剂灌肠复位　如无空气灌肠复位器，可行钡剂灌肠，但一旦钡剂灌肠发生肠穿孔时，可引起严重的钡剂腹膜炎，故目前临床已很少使用。

灌肠主要并发症为肠穿孔，但只要严格掌握适应症，灌肠压力不要操之过急，穿孔已很少见，一旦穿孔应立即手术。

（二）手术治疗

肠套叠超过48~72h、病情严重疑有肠坏死者、灌肠复位失败者以及小肠型肠套叠均需手术治疗。依据患儿全身状况及套叠肠管的病变情况选择肠套叠手术复位、肠切除肠吻合术或肠造瘘术等。

（张瑞英）

第六节　腹　泻　病

腹泻病是一组由多病原、多因素引起的，以大便次数增多及大便性状改变为特征的婴幼儿常见病，是引起婴幼儿营养不良、生长发育障碍及死亡的主要原因之一。

【病因】

1. 易感因素

（1）婴幼儿消化系统发育尚不成熟：胃酸及消化酶分泌较少，消化酶的活性较低，不易适应食物质和量的较大变化。加之此期生长发育迅速，需要营养物质较多，胃肠道负担较重，易致消化功能紊乱。

（2）婴幼儿机体防御功能差：胃酸度低，排空快，对进入胃内的细菌杀灭能力较弱；血清免疫球蛋白和胃肠道SIgA较少；新生儿出生后尚未建立正常的肠道菌群，婴幼儿使用抗生素易致肠道菌群失调，故易患肠道感染。

（3）人工喂养因素：由于食物中缺乏母乳中的抗感染因子，加之食物及食具污染机会较多，更易发生肠道感染。

2. 感染因素

（1）病原：

1）病毒：轮状病毒、诺沃克病毒、埃可病毒、柯萨奇病毒、腺病毒、冠状病毒、星状病毒等。

2）细菌：

①肠毒素性细菌：如大肠杆菌、霍乱弧菌等；

②肠侵袭性细菌：如空肠弯曲菌、沙门菌、耶尔森菌、大肠杆菌、志贺痢疾杆菌、难辨梭状芽胞杆菌等。

3）寄生虫：隐孢子虫、蓝氏贾第鞭毛虫、阿米巴原虫等。

4）真菌：念珠菌、曲霉菌、毛霉菌等。

（2）感染途径：

①致病微生物污染食物、水或哺喂所用器皿（如奶瓶等），可经口进入消化道；

②病毒可经呼吸道和水源感染；

③成人带菌者传染，如病房内爆发肠炎后部分医护人员受染，成为无症状带菌（毒）者，可导致病原传播。

3．非感染因素

（1）食饵性腹泻：食物量过多、过少、质量不当，如过早给予大量淀粉、脂肪类食物或突然改变食物品种等均易引起腹泻。人工喂养儿尤为多见。

（2）症状性腹泻：某些全身性疾病如上呼吸道感染、中耳炎、肺炎、尿路感染及急性传染病时，可因发热和病原体毒素作用发生腹泻。

（3）过敏性腹泻：如对牛奶或大豆（豆浆）过敏所致的腹泻。

（4）其他：

①原发性或继发性消化酶（乳糖酶、双糖酶等）缺乏引起吸收不良致腹泻；

②气候突然变化，如腹部受凉使肠蠕动增加，天气过热使消化液分泌减少均易引起腹泻；

③某些药物（如新霉素、红霉素等）可引起腹泻。

【发病机制】

1．非感染性腹泻　主要由饮食不当引起。由于食物不能充分消化、吸收，积滞于小肠上部，肠腔内酸度减低，肠道下部细菌上移并繁殖，使食物发酵、腐败，即所谓内源性感染，使消化功能更为紊乱。食物分解产生的短链有机酸（乙酸、乳酸等）使肠腔内渗透压增高，液体通过肠粘膜向肠腔内转移，并协同腐败性毒性产物（胺类等）刺激肠壁，使肠蠕动增加，引起腹泻。毒性产物被吸收入血后，可出现程度不等的中毒症状。

2．感染性腹泻

（1）细菌性肠炎：

1）肠毒素性肠炎：由各种产生肠毒素的细菌所致。典型细菌为霍乱弧菌和产毒性大肠杆菌、沙门菌属、志贺菌属、空肠弯曲菌、小肠结肠炎耶尔森菌、产气荚膜杆菌、克雷白菌、绿脓杆菌等也可产生肠毒素。这些病原菌侵入肠道后，粘附在肠上皮细胞上，繁殖并产生肠毒素。肠毒素分为：

①不耐热肠毒素，与小肠上皮细胞膜上的受体结合，激活腺苷酸环化酶，使细胞内的

三磷酸腺苷（ATP）转变为环磷酸腺苷（cAMP），致使 cAMP 增多，使肠粘膜再吸收水和 Cl^- 减少，肠液中钠、氯、水分的总量明显增多，超过结肠吸收限度而导致腹泻；

②耐热肠毒素，激活鸟苷酸环化酶，使三磷酸鸟苷（GTP）转变为环磷酸鸟苷（cGMP），使小肠分泌液增加，引起腹泻。这类腹泻均为分泌性腹泻，其特点是除腹泻、脱水外，多无发热等其他全身症状，便常规检查无红细胞及白细胞。

2）侵袭性肠炎：各种侵袭性细菌感染均可引起渗出性腹泻。侵袭性大肠杆菌、志贺菌属和金黄色葡萄球菌主要侵犯结肠；空肠弯曲菌主要病变在空肠和回肠，亦可累及结肠；小肠结肠炎耶尔森菌多侵犯回肠，亦可累及全胃肠道，并可侵犯门脉系统引起肝脏炎症或肝脓肿；鼠伤寒沙门菌肠炎的病变主要在回肠和结肠，亦可波及全胃肠道。这些细菌侵入肠粘膜组织，引起充血、水肿、炎症细胞浸润、溃疡和渗出等病变，使之排出含有大量白细胞和红细胞的粘液脓血便。由于结肠炎变，不能充分吸收从小肠进入结肠的液体，且某些细菌还可产生肠毒素，故亦可发生水样便。一般都有发热、腹痛，甚至里急后重等症状。

（2）病毒性肠炎：各种病毒侵入肠道后，在小肠绒毛顶端的柱状上皮细胞内复制，使细胞发生空泡变性、坏死，微绒毛肿胀、不规则和变短；受累的肠粘膜上皮细胞脱落，遗留不规则的裸露病变；固有层可见淋巴细胞浸润。因此，小肠粘膜回吸收水分和电解质能力受损，导致腹泻。同时，继发的双糖酶分泌不足使食物中糖类消化不完全而积滞在肠腔内，并被细菌分解成小分子的短链有机酸，使肠液渗透压增高，进一步造成水和电解质的丢失。此类患儿多为水样便或蛋花汤样便，便中无或仅有少量白细胞。

【临床表现】

不同病因的腹泻，常有相似表现，但亦各有特点。

（一）腹泻的共同临床表现

1. 轻型腹泻　多为饮食因素、肠道外感染或非侵袭性细菌感染所致。起病急缓不一，以胃肠道症状为主。

（1）腹泻：大便次数增多，每日多 < 10 次，量不多，粪便为黄或黄绿色，蛋花汤样或稀糊状，有酸臭味，常有泡沫，可混有少量粘液和食物残渣，并见白色或黄白色奶瓣。大便镜检可见大量脂肪球。

（2）呕吐：多为溢乳，偶见呕吐。

（3）其他：食欲减退，稍有腹胀，肠鸣音增多。有时因肠痉挛引起腹痛及哭闹，多在排便后缓解。

2. 重型腹泻　多因肠道内感染所致，或由轻型转变而来。胃肠道症状较重，常有明显的水、电解质及酸碱平衡紊乱和全身中毒症状。

（1）胃肠道症状：

1）腹泻频繁，每日可达十余次或数十次，为黄色或黄绿色水样或蛋花汤样便，量多，可有粘液。大便镜检见脂肪滴，少量白细胞，偶有红细胞；侵袭性细菌感染者可见红细胞及脓细胞。

2) 常有呕吐,每日数次至数十次,严重者可吐出黄绿色或咖啡色液体。

(2) 水、电解质及酸碱平衡紊乱:

1) 脱水:由于吐泻丢失体液和摄入量不足,使体液总量尤其是细胞外液量减少,导致不同程度的脱水。

①轻度脱水:失水量约为体重的5% (50ml/kg)。患儿精神稍萎靡,略有烦躁不安,尿量减少,口唇稍干燥,眼窝和前囟稍凹陷;

②中度脱水:失水量约为体重的5%~10% (50~100ml/kg)。患儿精神萎靡或烦躁不安,尿量明显减少,口唇干燥,哭时泪少,皮肤苍白,弹性较差,眼窝和前囟明显凹陷,四肢稍凉;

③重度脱水:失水量约在体重的10% (100~120ml/kg) 以上。患儿精神极度萎靡,表情淡漠,昏睡甚至昏迷。尿量极少或无尿;口唇极度干燥,哭时无泪,皮肤干燥、有花纹、弹性极差,眼窝前囟极度凹陷,甚至出现休克症状。

由于腹泻时水和电解质两者丢失的比例不同,导致脱水性质不同,出现等渗、低渗或高渗性脱水。

①等渗性脱水:指水和电解质(主要是钠)成比例丢失。血清钠为130~150mmol/L。丢失的液体主要为循环血容量及细胞外液;

②低渗性脱水:指电解质(主要为钠)的丢失在比例上较水分多。血清钠 <130mmol/L。血浆呈低渗状态,细胞外液的水分渗入细胞内,造成细胞内水肿,使血容量进一步减少。因此,其脱水症状较等渗性脱水显著。并可出现头痛、嗜睡、抽搐、昏迷等神经系统症状;

③高渗性脱水:指电解质(主要指钠)的丢失在比例上较水分少。血清钠 >150mmol/L。细胞外液呈高渗状态,水分从细胞内液转入细胞外液,出现细胞内脱水,患儿易出现皮肤粘膜干燥、烦渴、高热、昏睡、惊厥等。其中以等渗性脱水最常见,低渗性脱水次之,高渗性脱水较少。

2) 代谢性酸中毒:由于大量碱性物质随大便丢失;进食减少及肠吸收不良,摄入热能不足,引起体内脂肪分解增多,产生大量酮体,形成酮血症;血容量减少,血液浓缩,组织灌注不良和缺氧,乳酸堆积;肾血流量不足,尿量减少,酸性代谢产物潴留等,使腹泻患儿易出现不同程度的酸中毒。代谢性酸中毒的临床表现分为轻度:稍有烦躁和呼吸增快,CO_2CP 13~18mmol/L;中度:烦躁不安或精神萎靡,口唇樱红色,呼吸深而慢,心率增快,CO_2CP 9~13mmol/L;重度:精神极度萎靡、昏睡、昏迷,口唇樱红色或紫绀,面色发绀,呼吸深快,甚至出现周围循环衰竭,CO_2CP <9mmol/L。

3) 低钾血症:主要原因为吐泻使钾丢失过多;进食少致钾摄入不足;尿中排钾等。在脱水未纠正前,钾总量虽有减少,但由于血液浓缩、酸中毒时钾由细胞内向细胞外转移以及尿少而致钾排出量减少等原因,血钾数值多数正常。当输入不含钾的溶液时,随着脱水的纠正，血钾被稀释；酸中毒被纠正、输入的葡萄糖合成糖原等使钾由细胞外向细胞内转移；利尿后钾排出增加以及大便中继续失钾等，血钾迅速下降，即可出现不同程度的缺钾症状。

4）低钙和低镁血症：腹泻患儿进食少，钙镁摄入少，加之从粪便中丢失增多，故可使体内钙镁不足，多发生在腹泻较久、活动性佝偻病及营养不良患儿，尤其是在脱水和酸中毒纠正之后。

（3）全身中毒症状：包括烦躁、精神萎靡、嗜睡、面色苍白、高热或体温不升、昏迷、休克等。

（二）几种类型肠炎的临床特点

1. 轮状病毒肠炎　轮状病毒是婴幼儿秋季腹泻的主要病原。主要侵犯6个月~2岁婴幼儿。潜伏期1－3d。起病急，常先有发热和上呼吸道感染症状，并有呕吐，之后出现腹泻。大便呈"三多"现象，即量多、次数多、水分多，为黄色水样或蛋花汤样，无腥臭味；常有脱水和酸中毒。本病有自限性，病程约3－8d。大便镜检多无异常，偶有白细胞。感染后1－3d大便中即有大量病毒排出，最长可达6天。血清抗体一般在感染3周后上升。

有条件可用电镜或免疫电镜检测病毒，或用ELISA法检测病毒抗原。

2. 诺沃克病毒肠炎　多发生于秋冬季，主要见于年长儿。潜伏期1－2d。表现不同程度的腹泻和呕吐，伴腹痛。病情重者，常有头痛、乏力、肌肉痛等。可有发热和呼吸道症状。本病为自限性疾病，病程1－3d。大便镜检无异常。病初2日，大便中可排出病毒。

3. 大肠杆菌肠炎　多发生在5－8月份。

（1）致病性大肠杆菌（EPEC）肠炎：多见于婴幼儿和新生儿。可发生接触感染，是造成新生儿室腹泻流行的重要原因。常于感染后12－24h发病，主要表现腹泻、腹痛，多为水样便，重者伴不同程度的脱水、发热、呕吐等。病程多为1－2周，佝偻病和营养不良患者可迁延不愈。

（2）产毒性大肠杆菌（ETEC）肠炎：该菌通过产生毒素引起腹泻。多见于2岁以下婴幼儿。潜伏期1－2d，主要表现腹泻、呕吐，大便呈蛋花汤样或水样便，重者可有脱水、电解质及酸碱平衡紊乱。病程3－7d。

（3）侵袭性大肠杆菌（EIEC）肠炎：主要感染学龄儿童。多为散发，也可因食物中毒而爆发流行。潜伏期1－3d。主要表现粘液脓血便，伴发热、呕吐、腹痛、里急后重等，严重者可出现明显中毒症状，甚至休克。

（4）出血性大肠杆菌（EHEC）肠炎：常先有腹痛，后出现腹泻，初为稀便或水样便，随后转为血水便。

（5）粘附聚集性大肠杆菌肠炎：多见于婴幼儿，有发热、呕吐、腹泻，大便为黄色水样便。

4. 空肠弯曲菌肠炎　为人畜共患病。多见于夏季，以6－24个月婴幼儿发病率最高。

家畜（牛、羊、猪、狗等）和家禽（鸡、鸭等）为重要传染源。经口感染是主要传播途径。起病急，大便初为水样，迅速转为粘液样或脓血便，有腥臭味。多有发热、恶心、呕吐、腹痛等，重者出现脱水和酸中毒。大便镜检可见大量白细胞和数量不等的红细胞。少数患儿并发肺炎、败血症、心内膜炎、心包炎、脑膜炎等。

5. 耶尔森菌小肠结肠炎　多发生于冬、春季节，可散发或爆发流行。多累及婴儿及儿童。动物是重要的传染源。经口感染为主，由动物或人直接传染或经污染的水、牛奶或食物传播。不同年龄患儿临床表现不同，5岁以下患儿多有发热、腹痛、呕吐、腹泻，大便可为水样便、粘液便或脓血便，镜检有白细胞、红细胞。>5岁患儿除腹泻外，可伴有右下腹痛、发热、末梢血白细胞增高，与阑尾炎难以区别。严重病例可发生肠穿孔或腹膜炎。病程一般1~3周。

6. 鼠伤寒沙门菌小肠结肠炎　该菌是近年来世界各地沙门菌感染中最常见的病原菌，并有增多趋势。主要侵袭新生儿和1岁以内婴儿。约60%为院内交叉感染，常引起爆发流行。全年均可发病，以6~9月最多。起病急，主要症状为发热和腹泻，体温常在38~39.5℃，伴食欲不振、恶心、呕吐、腹胀、腹痛等。大便每日数次至数十次，性状多变，可为黄绿色稀便、水样便、粘液便或脓血便等。大便镜检可无明显异常，也可见白细胞、红细胞。严重者出现全身中毒症状、脱水、酸中毒，甚至发生休克。少数可引起败血症、肺炎、脑膜炎等。

7. 抗生素诱发的肠炎　长期应用广谱抗生素使肠道菌群失调，耐药金黄色葡萄球菌、某些梭状芽胞杆菌、白色念珠菌等大量繁殖引起肠炎。多在持续用药2~3周后发病，亦有短至数日者。体弱、患严重疾病、长期应用肾上腺皮质激素或免疫抑制剂及免疫功能低下者更易发病。

（1）金黄色葡萄球菌肠炎：主要临床表现为腹泻，呈黄色或暗绿色海水样便，粘液较多，少数有血便。可有恶心、呕吐、腹痛。严重者可有发热、脱水、电解质紊乱、酸中毒，甚至休克等。大便镜检有大量脓细胞和成簇革兰阳性细菌，大便培养阳性，凝固酶试验阳性。

（2）难辨梭状芽胞杆菌肠炎：本病症状轻重不一，轻者每日腹泻数次，停抗生素后很快缓解。重者腹泻频繁，为黄色或黄绿色水样便，可有伪膜排出（故也称伪膜性小肠结肠炎），少数大便带血。可出现脱水、电解质紊乱及酸中毒，伴有腹痛、腹胀、发热、乏力、谵妄，甚至休克。大便涂片染色或厌氧菌培养可发现致病菌。

（3）真菌性肠炎：白色念珠菌为常见致病菌。多见于<2岁婴幼儿。大便次数多，为泡沫较多、带粘液的黄色稀便，有时可见豆腐渣样细块（菌落），偶有血便。可伴有鹅口疮。

大便镜检见真菌孢子和菌丝、少量白细胞、红细胞，真菌培养阳性。

8. 隐孢子虫肠炎　是一种人畜共患病，在世界范围内流行，婴幼儿较常见，年龄越小，患病率越高。主要通过粪—口途径传播。表现腹泻、呕吐、发热及脱水等。大便常为黄或黄绿色水样便，粘液无或较少，便常规检查无或有少量白细胞。诊断依靠肠粘膜组织学检查或粪便中查到隐孢子虫囊合子，后者简单、灵敏、快速、经济，患者无痛苦，为目前常用方法。螺旋霉素、大蒜素有一定疗效。

（三）迁延性和慢性腹泻

引起此类疾病的危险因素包括营养不良、佝偻病、早产儿、人工喂养儿、急慢性感染、原发性或继发性双糖酶缺乏、原发性或继发性免疫功能低下、长期滥用广谱抗生素致肠道菌群失调、对牛乳或某些食物成分过敏或不耐受，以及急性腹泻未及时彻底治疗等。临床表现以消化功能紊乱和慢性营养紊乱为主。腹泻迁延不愈，或时好时坏，食欲低下，生长发育迟缓，促发或加重营养不良、贫血、多种维生素及微量元素缺乏，免疫功能低下，易发生呼吸道、消化道、泌尿道等继发感染，形成恶性循环。若不积极正确治疗，病死率较高。

【实验室检查】

1. 大便检查

（1）肉眼观察：

①大便外观为水样便、稀便、蛋花汤样便，多为肠道外、非感染因素、病毒、非侵袭性细菌感染所致；若为粘液、脓血便，多为侵袭性细菌；

②有酸臭味，泡沫多，提示碳水化合物消化不良；皂块多或有"油滴"提示脂肪消化不良；明显腐臭味提示蛋白质消化不良；

③暗绿色海水样便、伪膜性便及豆腐渣样便，分别提示金黄色葡萄球菌、难辨梭状芽胞杆菌及真菌感染。

（2）镜检：有较多的白细胞、脓细胞、红细胞提示为侵袭性细菌感染所致。

（3）病原学检查：可在大便中查到病毒、细菌、真菌、寄生虫及虫卵等。

2. 血常规检查　白细胞总数及中性粒细胞升高常提示细菌感染；正常或降低多为病毒感染；嗜酸粒细胞升高提示寄生虫感染或过敏性疾病。

3. 血生化测定　通过检测钠、钾、氯、二氧化碳结合力、血气分析等，确定有无电解质及酸碱平衡紊乱。

【诊断】

腹泻病的诊断包括以下六方面：

1. 腹泻病的诊断依据　根据大便性状改变及次数增多，即可诊断为腹泻病。

2. 病程分类

（1）急性腹泻病：病程<2周。

（2）迁延性腹泻病：病程2周~2个月。

（3）慢性腹泻病：病程>2个月。

3. 病情分类

（1）轻型：无脱水及中毒症状。

（2）中型：轻至中度脱水或有轻度中毒症状。

（3）重型：重度脱水或有明显全身中毒症状。

4. 病因分类　腹泻病分为感染性和非感染性两类，前者包括肠炎、痢疾、霍乱；后者包括食饵性、症状性、过敏性腹泻病及其他。

5. 病原学诊断　胃肠道微生物感染所致腹泻均诊为肠炎。除痢疾（志贺痢疾杆菌感染）、霍乱（霍乱弧菌感染）外，其他均以病原名称加肠炎命名，如轮状病毒肠炎、致病性大肠杆菌肠炎、空肠弯曲菌肠炎等。

6. 水、电解质及酸碱平衡紊乱的诊断　脱水、电解质及酸碱平衡紊乱是腹泻病的严重表现，甚至可危及生命。故此项诊断很重要。

【鉴别诊断】

1. 生理性腹泻　多见于<6个月婴幼儿，外观虚胖，出生后不久即出现大便次数多而稀、呈黄绿色，但无呕吐，食欲好，体重增加正常，添加辅食后可自愈，不需特殊治疗。

2. 急性坏死性肠炎　主要表现为腹痛、腹泻、便血。初始大便为黄色稀便或蛋花汤样便，很快出现血便，为红色果酱样或赤豆汤样。常伴明显中毒症状，甚至休克。

【治疗】

治疗原则包括调整饮食，预防和纠正脱水，加强护理，合理用药。

（一）调整饮食

腹泻时进食和吸收减少，营养需要量增加（肠粘膜损伤修复，发热时代谢增加，侵袭性肠炎丢失蛋白质等），若处理不当，易导致营养不良。因此，腹泻期间和恢复期适当的营养供应对促进疾病恢复，减轻体重下降和生长停滞的程度，缩短腹泻康复时间，预防营养不良都很重要。要根据不同情况调整饮食。婴儿继续母乳喂养。人工喂养儿，<6个月者，可用等量米汤或水稀释牛奶或其他代乳品喂养2~3d，以后恢复正常饮食；>6个月者，可给常用饮食如粥、烂面，加些蔬菜、鱼或肉末等；给一些新鲜果汁或水果以补充钾。这些食物要很好烹调、研磨或捣碎，使之容易消化。病毒性肠炎多有双糖酶缺乏（主要是乳糖酶），对疑似病例暂停乳类喂养，改为豆制代乳品或发酵奶，可减轻腹泻，缩短疗程。腹泻停止后，继续给予营养丰富的饮食，并每日加餐1次，共2周，以期赶上正常生长。营养不良儿或慢性腹泻儿应加餐至完全恢复。

（二）加强护理

作好胃肠道隔离。及时更换尿布。每次大便后用温水冲洗臀部，以预防上行性泌尿道感染、尿布疹和臀部感染。

（三）液体疗法

1. 口服补液　见第五章第三节液体疗法。

2. 静脉补液　适用于中度以上脱水、吐泻严重或腹胀患儿。

（1）第1d补液：

1）总量：包括补充累积损失量、继续丢失量和生理需要量。其中累积损失量轻度脱水为 50ml/kg，中度脱水为 50～100ml/kg，重度脱水为 100～120ml/kg；继续丢失量一般按 30ml/kg 计算；生理需要量为 60～80ml/kg。因多数患儿治疗过程中能够经口进水，故静脉补液量多小于上述三者之和，一般轻度脱水约需 90～120ml/kg，中度脱水 120～150ml/kg，重度脱水 150～180ml/kg。

2）补充液体种类和速度：主要取决于脱水和腹泻严重程度。应遵循先快后慢、先浓后淡、先盐后糖、见尿补钾的原则，分批给予，一般每批 20ml/kg。每批输入后重新评价患儿情况，适当调整补液方案。一般分为纠正脱水和维持输液两个阶段。

①纠正脱水：中、重度脱水有明显周围循环障碍者，不论脱水性质如何，均应先予 2∶1 等张含钠液 20ml/kg 扩容，30～60min 内快速静脉滴入，以迅速增加血容量，改善循环功能。若代谢性酸中毒严重，可适当增加等渗碳酸氢钠溶液比例。

经扩容循环功能改善后，应继续补充累积损失，以纠正脱水。中度脱水无明显周围循环障碍者无需扩容，可直接从本阶段开始。根据脱水性质选用不同种类的液体，等渗性脱水多用 1/2 张含钠液；低渗性脱水用 2/3 张含钠液；高渗性脱水用 1/3 张含钠液。若根据临床表现判断脱水性质有困难，可先按等渗脱水处理。输液速度一般为 8～10ml/（kg·h），于 8～12h 内基本纠正脱水；

②维持输液阶段：脱水基本纠正后，应继续补充剩余 12～16h 的生理需要量和继续丢失量。补充生理需要量多用生理维持液，补充继续丢失量多用 1/3～1/2 张含钠液。补液速度约 5ml/（kg·h）。若吐泻缓解，可改为口服补液并酌情减少静脉补液量。

补液同时应注意纠正酸中毒和电解质紊乱，如低钾血症、低钙血症等。

（2）第 2d 及以后的补液：主要是补充生理需要量和继续丢失量。若吐泻缓解，可口服补液；若腹泻仍频繁或口服量不足，应继续静脉输液。一般生理需要量 60～80ml/（kg·d），用 1/5 张含钠液补充；继续丢失量原则是丢多少补多少，用 1/3～1/2 张含钠液。将两部分加在一起于 12～24h 内匀速输入。

（四）合理用药

1. 控制感染　WHO 腹泻中心提出 90% 腹泻患儿不需抗生素治疗。国内学者根据我国腹泻病原谱组成及临床观察认为不需抗生素治疗者约占 70%，而目前临床使用率高达 84%，处于滥用状态。合理的治疗应针对不同病原菌选用恰当的抗生素。

①大肠杆菌可用庆大霉素、新霉素、诺氟沙星、呋喃唑酮、头孢菌素或复方磺胺甲噁唑等；

②空肠弯曲菌可选红霉素、庆大霉素或新霉素；

③小肠结肠炎耶尔森菌多选用庆大霉素、氯霉素、诺氟沙星或复方磺胺甲噁唑；

④鼠伤寒沙门菌常用氨苄西林、庆大霉素、头孢唑肟或头孢噻甲羧肟；

⑤抗生素诱发的肠炎，应立刻停用原使用的抗生素，再用针对金黄色葡萄球菌的万古霉素、苯唑西林、氯唑西林；针对难辨梭状芽胞杆菌的万古霉素、甲硝唑、杆菌肽；针对

真菌的制霉菌素、克霉唑进行治疗；

⑥梨形鞭毛虫可予甲硝唑或呋喃唑酮；

⑦隐孢子虫选用螺旋霉素或大蒜素。

2. 微生态疗法　给予患儿正常菌群或其促进物质制备的活的微生物制品，以恢复肠道正常菌群的生态平衡，抵御病原菌繁殖侵袭，有利于控制腹泻。常用双歧杆菌、嗜酸乳杆菌、粪链球菌及它们代谢产物制剂，如金双歧、贝飞达、促菌生、回春生等。

3. 消化道粘膜保护剂　可口服硅酸铝盐（思密达）。

4. 对症治疗

（1）呕吐轻者不必处理，重者可予多潘立酮、氯丙嗪等。

（2）早期不用止泻剂。对经治疗后好转、中毒症状消失而腹泻仍频繁者，可给予次碳酸铋、鞣酸蛋白。

（3）腹胀常与缺钾有关，可补充钾盐。必要时肛管排气或，肌注新斯的明。

（4）腹痛可给予颠茄、阿托品、654-2。

（5）助消化药如多酶片、胃蛋白酶、干酵母等，可酌情使用。

5. 迁延性和慢性腹泻的治疗　此两类腹泻常伴营养不良和其他并发症，病情较复杂，除上述治疗外，还应注意以下几点：

①仔细寻找病程迁延原因，采取针对性治疗；

②严格选用抗生素，切忌滥用，以免引起菌群失调；

③调整饮食，增加热量、多种维生素及微量元素供给，以保证营养需要，必要时胃肠外营养。

【预防】

加强卫生宣传，加强食品、水源及粪便管理。培养卫生习惯，饭前便后洗手。对食物、食具、尿布、便器、玩具等要作好日常消毒工作。注意气候变化，避免过热和受凉。

（张燕）

第七节　巨结肠

巨结肠为较常见的先天畸形，主要临床表现为顽固性便秘和腹胀。

【病因与病理生理】

胚胎6～12周结肠及直肠肠壁肌间神经丛发育期间，如有病毒感染、缺血、缺氧或遗传等因素，均可使神经发育停顿或神经节细胞变性，其远端肠壁中缺乏肌间和粘膜下神经丛中的神经节细胞，致使远端无神经节细胞的肠段经常处于痉挛状态，发生非器质性肠狭窄，粪便通过困难，近端肠管逐渐扩张、肥厚，形成巨结肠。

【病理】

80%～90%病变肠段在直肠和乙状结肠，少数波及全结肠、回肠末端或仅在直肠末端。病变肠段肌间和粘膜下神经丛均无神经节细胞，无髓鞘的副交感神经纤维明显增粗和增多，紧密交织成网束状。

【临床表现】

1. 顽固性便秘　多数患儿出生后24～48h不排或仅排少量胎便，以后每3～5d或更长时间才排便一次，甚至不能自行排便，必须用开塞露、扩肛或灌肠。本病患儿易发生小肠结肠炎而出现腹泻，故便秘与腹泻交替出现，是该病特点之一。

2. 腹胀　为本病最突出体征，逐渐加重。典型患儿腹胀明显，腹壁皮肤紧张发亮，静脉怒张，脐突出，可见肠型和蠕动波，甚至压迫膈肌引起呼吸困难。

3. 其他

（1）呕吐：常见，但一般次数较少，偶有频吐，甚至吐物中含胆汁、粪便。

（2）营养缺乏：患儿食欲不振，进食少，日久则消瘦、贫血、营养不良、生长发育迟缓。

（3）肠穿孔：多见于新生儿，常见部位为乙状结肠和盲肠。

4. 直肠指检　多数病例粪便积存于乙状结肠内，直肠指检可发现壶腹内空虚，新生儿指检后可排出大量胎粪及气体，腹胀明显好转，对诊断颇有帮助。

【实验室检查】

1. X线检查包括：

①腹部立位平片多显示低位结肠梗阻；

②钡剂灌肠检查可见典型狭窄肠段和扩张肠段，排钡功能差，24h后仍有钡剂存留，合并肠炎时扩张肠段肠壁呈锯齿状。

2. 直肠肛管测压　当直肠受膨胀刺激时，正常人肛门外括约肌收缩，压力升高，内括约肌弛缓，肛管压力下降，称直肠肛管反射。本病患儿肛门外括约肌收缩，内括约肌无变化或有明显收缩，肛管压不变或升高。

3. 直肠粘膜组织化学检查　患儿直肠粘膜乙酰胆碱含量和胆碱酯酶活性均较正常儿高5～6倍。

4. 直肠组织活检　用于不能确诊的病例，可见肌间神经丛无神经节细胞及无髓鞘的神经纤维增殖。

【诊断与鉴别诊断】

新生儿出生后胎粪排出延迟或不排胎粪者；婴幼儿长期便秘，腹胀者，均应考虑本病。确诊需做X线钡剂灌肠检查、直肠肛管测压，有条件者可做直肠粘膜组织化学染色检查或活检。需与下列疾病鉴别：

1. 单纯性胎粪便秘　新生儿可有便秘、腹胀，甚至呕吐。但直肠指检多能诱发排便反射，盐水灌肠排出胎粪后，腹胀减轻，便秘消失。

2. 先天性低位肠闭锁　表现为低位肠梗阻。腹部直立X线片可见多个大液平面，下腹部无气体。钡灌肠见结肠细小。

3. 特发性巨结肠　本病直肠、结肠有正常神经节细胞。发病原因尚不十分清楚。常在儿童期发病，表现为间歇性便秘，逐渐加重，可有少量粪汁自动溢出，多有污粪现象（内裤为不自主排出的少量大便污染）。直肠指检可发现直肠壶腹扩大，充满粪便。钡剂灌肠见肛门上至直肠异常扩张。直肠肛管测压和直肠活检正常。

4. 继发性巨结肠　先天性肛门直肠畸形术后、肛门直肠外伤后瘢痕挛缩狭窄等，可引起排便不畅、粪便滞留、结肠继发性扩张。根据病史及临床检查不难鉴别。

5. 先天性甲状腺功能减退症　除有腹胀、便秘外，还有特殊面容和体态、生长发育迟缓、智能发育低下、T_4 降低及 TSH 升高等。

【治疗】

（一）手术治疗

一旦确诊，应尽早手术，最好做根治术，若条件不成熟，可先做造瘘术，择期再行根治术。

（二）内科治疗

适用于轻症、诊断未完全确定、并发感染或全身情况较差者。

1. 维持营养及水、电解质平衡。

2. 温生理盐水反复洗肠　每次 50～100ml，使粪便、气体排出，可每日或隔日 1 次。也可用开塞露。忌用肥皂水或清水灌肠，以防发生水中毒。

（张燕）

第八节　婴儿肝炎综合征

婴儿肝炎综合征（IHS）指 1 岁以内婴儿（包括新生儿）由多种病因引起的黄疸、病理性肝脏体征和肝功能异常的临床症候群，是婴儿期的常见病。

【病因与发病机制】

（一）病因

病因较复杂，主要有以下几种：

1. 感染

（1）病毒感染：包括巨细胞病毒、甲型肝炎病毒、乙型肝炎病毒、丙型肝炎病毒、埃可病毒、柯萨奇病毒、风疹病毒、单纯疱疹病毒、EB 病毒、水痘病毒等。我国以巨细胞病毒和乙型肝炎病毒感染多见。

（2）其他感染：如细菌（葡萄球菌、大肠杆菌、沙门菌属、李司忒菌和结核杆菌等）、真菌、螺旋体和弓形虫等。

2. 肝内胆管发育障碍　如肝内胆管发育不良、囊性扩张或缺如。

3. 遗传性代谢缺陷

（1）碳水化合物代谢障碍：如半乳糖血症、糖原累积病 IV 型等。

（2）氨基酸代谢障碍：如酪氨酸血症等。

（3）脂类代谢障碍：如尼曼—匹克病。

（4）其他代谢障碍：如α_1-抗胰蛋白酶缺乏病等。

4. 其他病因 如药物或化学物质中毒、郎格罕细胞组织细胞增生症等。部分患儿病因不明。

（二）发病机制

较为复杂，随病因而异。一般来说，病毒感染时，肝细胞大多受病毒直接损伤或免疫损伤；细菌感染时，主要是毒素导致肝细胞受损；各种代谢障碍引起者常为异常的毒性代谢产物对肝细胞造成损害；肝内胆管发育障碍引起者先引起肝内胆汁淤积，进而影响肝细胞的营养代谢而产生病变。

【病理】

主要病理改变为肝细胞坏死，巨多核细胞形成；汇管区和边缘胆小管增生；肝内纤维组织增生。此外，部分患儿有肝小叶和汇管区内炎性细胞浸润。重者尚有肝硬化形成。

【临床表现】

多见于 6 个月以内，尤其 3 个月内婴儿。宫内感染如巨细胞病毒、风疹病毒和弓形虫感染于出生后不久即可发病。细菌感染常在新生儿或婴幼儿期出现。半乳糖血症、酪氨酸血症常在进食母乳后逐渐出现。果糖不耐症则在进食蔗糖后才出现。

（一）典型表现

1. 黄疸 常见新生儿黄疸持续不退或退而复现。皮肤、巩膜黄染。尿色加深呈茶色或浓茶色。大便可呈黄色、时黄时白、浅黄色，甚至陶土色。淤胆严重时胆红素可经肠壁分泌至肠腔，大便外黄内白。

2. 病理性肝脏体征 多有肝大，肝脏质地变硬。

（二）伴随表现

1. 消化道症状 恶心、呕吐、食欲不振、腹胀及腹泻。

2. 营养障碍

（1）体重不增或增长缓慢。

（2）严重者常有营养不良、贫血。

（3）胆汁淤积严重者常伴有维生素 A、D、K、E 缺乏。

3. 脾大 见于某些感染（如巨细胞病毒、风疹病毒、弓形虫等）、遗传代谢病（糖原累积病 IV 型、脂质沉着病等）或发生肝硬化门脉高压时。

4. 先天畸形 先天性风疹感染常伴心脏畸形。先天性巨细胞病毒感染可见头小畸形、腹股沟疝。先天性弓形虫病可有小头畸形或眼小畸形。

5. 神经系统异常表现 可有惊厥、肌张力低或软瘫等，见于先天性巨细胞病毒、弓形虫感染和半乳糖血症等。

6. 眼部异常表现 白内障见于先天性风疹、半乳糖血症。视网膜病见于先天性风疹和巨细胞病毒感染。

7. 生化代谢异常　如低血糖、代谢性酸中毒等，常见于遗传代谢病。

【实验室检查】

1. 肝功能检查　直接和间接胆红素均升高，以直接胆红素为主。血清丙氨酸转氨酶升高，与肝细胞损害程度有关，病情恢复时逐渐降至正常。血清 γ-谷氨酸转肽酶、5核苷酸酶和碱性磷酸酶均可增高。凝血酶原时间常延长。

2. 病原学检查

（1）各种感染可做相应的病原学检查，包括病原体培养、分离、基因和特异性抗原、抗体检测。

（2）遗传代谢病可做组织活检和相应酶学检查。

（3）肝内胆管发育异常可做肝脏 CT、肝内胆管造影。

【诊断】

具备婴儿期发病、黄疸、病理性肝脏体征和肝功能异常四大特点即可确诊。应根据流行病学资料、临床表现和各种实验室检查，进一步做出病因诊断。

【鉴别诊断】

本病应与先天性肝外胆道闭锁鉴别。后者黄疸持续性加重，大便多为陶土色，直接胆红素持续升高，B超检查多无胆囊，放射性核素检查肠道无放射性物质，血浆低密度脂蛋白（又称阻塞性蛋白）阳性等。

【治疗】

（一）一般治疗

1. 合理营养　合理营养对肝脏修复很重要，注意补充维生素 K。胆汁淤积严重者，还要补充适量维生素 A、D、E。

2. 退黄降酶

（1）血清丙氨酸转氨酶持续升高者给予联苯双酯，婴儿每次 1.5～3mg，幼儿 4.5～6mg，学龄儿 7.5～12mg，每日 3 次。

（2）白蛋白 1g/kg 加入 10% 葡萄糖溶液中静脉滴注，每日 1 次。也可给予血浆，既能提高运输胆红素的能力，又可减低游离胆红素的水平。

（3）茵栀黄注射液 5ml 加入 10% 葡萄糖溶液中静脉滴注，每日 1 次。

3. 护肝促生

一般选用肌苷、葡醛内酯、维生素 B、维生素 C。重者可给促肝细胞生长素。

（二）病因治疗

1. 控制感染

（1）病毒感染可给予利巴韦林、阿昔洛韦、干扰素等。

（2）原发细菌感染应给予敏感抗生素，如青霉素、阿莫西林、头孢菌素等。

2. 其他　半乳糖血症应停用一切奶和奶制品，改用豆浆及蔗糖喂养。酪氨酸血症应给予低苯丙氨酸、低酪氨酸饮食。

（张燕）

第九节　肠吸收不良综合征

肠吸收不良综合征（MAS）是指营养物质的消化和（或）吸收功能障碍，营养物质不能顺利通过肠黏膜转运入组织内而从粪便中过量排泄，引起营养物质缺乏的一组疾病。

【病因】

以往 MAS 狭义地指原发性脂肪泻（即麸质性肠病，又称乳糜泻或非热带口炎性腹泻）。现在认为，只要消化吸收过程中（胃肠腔内溶解和水解，上皮细胞刷状缘进一步水解，跨膜吸收并在细胞内加工，从肠细胞转运入血液及淋巴液中）任何一个环节出现故障均能导致 MAS。临床上，消化不良和吸收不良常互为因果关系，故两者常被相提并论。MAS 的分类方法很多，按吸收障碍营养物质分类，如糖吸收不良、脂肪吸收不良；按病因分为原发性、继发性。按发病机制分类见表 15-1。MAS 的常见病因可因种族、地区、年龄而异。国外报道的 MAS 以器质性肠病及胰腺纤维囊性变引起的多见。国内以感染性慢性腹泻及乳糖吸收不良引起的较为常见。

表 15-1　部分引起消化吸收不良综合征的疾病

部位	疾病	病理生理
胃	蛋白-热卡营养不良	胃酸产生减少,胰酶分泌障碍,
	zollinger-Ellison 综合征	十二指肠 pH↓胰酶活性↓结合的胆盐离子化↓
	恶性贫血	内因子分泌↓,VitB$_{12}$吸收不良
	倾倒综合征	胃内容物迅速向小肠排空,酶被稀释
胰腺	囊性纤维病	胰酶和重碳酸盐分泌障碍
	Shwachman-Diamond 综合征	胰酶分泌障碍
	胰蛋白酶原、脂酶、淀粉酶缺乏	胰酶和重碳酸盐分泌障碍
	急、慢性胰腺炎	胰酶分泌障碍
肝脏	严重肝实质病变	胆盐合成减少
	胆汁郁积综合征	胆盐分泌障碍影响微胶粒形成
小肠	肠激酶缺乏	肠腔内胰酶激活障碍
	蛋白-热卡营养不良	肠黏膜结构改变细菌过度繁殖,胆盐分解增加
	肠重复畸形	细菌过度繁殖,胆盐分解增加
	盲襻综合征	细菌过度繁殖,胆盐分解增加,吸收面积↓
	短肠综合征	细菌过度繁殖,胆盐分解增加,吸收面积↓
	假性小肠梗阻	细菌过度繁殖,胆盐分解增加,吸收面积↓

部位	疾病	病理生理
	先天性双糖酶缺乏（乳糖、蔗糖－异麦芽糖酶、海藻糖酶）	双糖消化障碍
	获得性双糖酶缺乏	肠黏膜损伤引起双糖酶活性丧失
	Hartnup 病	中性氨基酸的转运缺陷
	伴有赖氨酸尿的蛋白质不耐受症	小肠和肾脏双碱基氨基酸转运障碍
	葡萄糖－半乳糖吸收不良	葡萄糖－半乳糖－钠共转运系统缺陷
小肠	先天性失氯性腹泻	肠选择性氯离子缺陷
	无 β-脂蛋白血症	载脂蛋白 B 生成障碍
	乳糜	泻肠消化吸收面积受损
	黏膜损伤综合征（牛奶、蛋白不耐受，肠炎后综合征）	肠消化吸收面积受损
	细菌感染	
	痢疾杆菌、沙门菌	肠消化吸收面积受损，肠动力学异常
	霍乱弧菌	水和电解质丢失
	贾氏鞭毛虫病	肠壁浸润，肠消化吸收面积受损
	Crohn's disease	肠壁浸润，肠消化吸收面积受损
	肠病性肢端皮炎	锌吸收不良
	肠淋巴管扩张、肠淋巴瘤	肠道菌群改变
	免疫缺陷	淋巴回流障碍，脂肪吸收不良
	过敏性、嗜酸性粒细胞增多性胃肠炎	机理不明
	药物	黏膜损伤及吸收障碍
	Whipple 病	淋巴管阻塞，脂肪运转障碍
	Menetrier 病	蛋白丢失
	蓝尿布综合征	色氨酸转运缺陷
	Lowe 综合征	性连遗传酪氨酸和精氨酸转运障碍

【临床表现】

（一）直接由吸收不良引起的表现

MAS 的共同表现：患儿多是人工喂养的婴幼儿，发病缓，常发生在急性腹泻或呼吸道感染之后，病后消化功能恢复不好，食欲不振、腹泻、腹部饱胀、腹痛、乏力、腹泻严重者出现水、电解质及酸碱平衡紊乱。病程迁延者出现营养不良、生长发育障碍、贫血等表现。脂肪吸收不良者，大便呈灰白色，油质、泡沫样有恶臭。糖吸收不良者，婴幼儿期常以腹泻为主要症状，大便为稀水便，带泡沫及酸臭味。年长儿腹泻轻，以肠鸣、腹胀、腹部不适为主要表现。蛋白质吸收不良者，大便色浅，有臭皮蛋气味。常与脂肪及糖吸收不良同时发生。

（二）继发于吸收不良的各种缺乏症的表现

许多 MAS 患者因铁、叶酸、维生素 B_{12} 缺乏，出现贫血，可有神经系统症状如：坐立不安、睡眠不宁、易受刺激等。可有维生素 D 及钙缺乏，出现惊厥、手足搐搦及骨骼、牙齿发育迟缓。脂溶性维生素缺乏，引起皮肤紫癜和出血倾向，核黄素缺乏可致舌炎和口角炎。蛋白质吸收不良导致低蛋白性水肿、腹水。

（三）继发于某些疾病的吸收不良的原发病表现

如感染有感染中毒症状，胆道梗阻可有黄疸，肠切除有手术史。

【诊断】

详细追问病史，发病前有无感染，反复腹痛、腹泻，应用药物、禁食等。发病的症状及时间、大便性状、喂养史、腹泻与进食关系、生长发育指标。有无先天性疾病及腹部手术史，免疫缺陷、家族遗传病史。并观察是否存在上述临床表现。以下辅助检查有助诊断。

（一）脂肪吸收不良的检测

1. 粪便检查　粪便外观呈糊状，灰白色，滑腻，恶臭。镜检可见脂肪滴和脂肪酸增加。

2. 脂肪吸收试验　口服碘油，试验前留尿 1 次作为对照，碘油剂量：体重 <10kg，用 5ml；10~20kg 用 0.5ml/kg；>20kg 用 10ml。12~18h 后测定用递增倍数法稀释的尿中碘排出量，尿碘 <1:8 提示脂肪吸收不良。

3. 脂肪吸收率测定　收集 3d 大便，

$$脂肪吸收率 = \frac{摄入脂肪 - 排出脂肪（\%）}{摄入脂肪}$$

吸收率降低提示脂肪吸收不良。但早产儿只能吸收 65%~75%，足月儿吸收 90%，因此，新生儿及婴幼儿大便发现脂肪球，不一定为异常。年长儿及成人至少吸收饮食中 95% 的脂肪。

（二）糖吸收不良的检测

1. 粪便检查　粪便糖及 pH 检测，用 Clinitest 试剂、改良班氏试剂或醋酸铅法可做还原糖测定，若结果为 2 个加号以上或 pH≤5.6 提示为糖吸收不良。

2. 糖-呼气试验　吸收不良的碳水化合物到达结肠，被细菌分解，释放氢气。这些气体在结肠被大量吸收，回流至静脉，然后释放于呼出气中。儿童摄入某种试验糖，（1~2g/kg，最大量为 50g），进餐后 2h 测定收集于封闭塑料袋中的气体中的氢含量、呼气氢升高提示对该试验糖吸收不良。注意试验前不要应用抗生素，否则会改变结肠菌群，抑制氢气产生。

3. 糖类吸收试验　试验前禁食最少 4h，测空腹血糖，以后口服葡萄糖、乳糖、蔗糖、果糖等中的一种，按 1~2g/kg 制成 10% 溶液，口服后于 30、60、120min 取血。患儿血糖增加少，且可能发生腹泻，做为筛查。

4. 小肠黏膜双糖酶活力测定 糖吸收不良者一种或数种双糖酶活力降低。

（三）蛋白质吸收不良检测

1. 血清总蛋白和白蛋白水平测定 血清总蛋白和白蛋白水平降低而尿蛋白正常。

2. 粪便中 α_1 抗胰蛋白酶测定 α_1 抗胰蛋白酶较稳定不易被分解，因此测定粪便中 α_1 抗胰蛋白酶的浓度可知蛋白从肠道漏出的程度。粪便中正常值为 0.8 ~ 1mg，＞2.6mg 提示蛋白质吸收不良。

3. 蛋白吸收试验 用 25 ~ 50U 的 ^{51}Cr-白蛋白静脉注射，然后测定 4d 粪便中 ^{51}Cr 的排出量，正常成人排出注射量的 0.1% ~ 0.7%，若增多，提示蛋白质吸收不良。

（四）d-木糖试验

本试验反映上段空肠的吸收功能，口服 0.5g/d – 木糖，测定 5h 后尿中木糖的排出量，婴儿为 20% ~ 30%，一岁后为 20% ~ 50%。但肾功能障碍可影响排泄。

（五）维生素 B_{12} 吸收试验

口服维生素 B_{12} 在胃中与内因子结合，并在回肠被吸收。试验时先注射 B_{12} 1 000μg 使体内库存饱和，然后口服放射性 ^{60}Co 标记的维生素 B_{12}，一部分被吸收从尿中排出。正常人 24h 尿中排出 ＞7%，＜2% 提示有严重小肠吸收功能不良。2% ~ 7% 提示有轻 ~ 中度吸收不良。

（六）肠渗透性试验

通过测定口服受试物后尿液中回吸收量及相对比值来确定肠黏膜渗透性大小，用以估计肠黏膜完整性。

（七）其他检查

1. 汗中氯化物的测定 汗氯 ＞60mmol/L 对胰腺囊性纤维变有诊断价值。

2. 血清胰蛋白酶原水平测定可以反映胰腺功能。

（八）影像学检查

1. 肠道 X 线检查 有助于发现肠道形态上或功能上的改变，如肠腔扩张、肠道皱襞增厚、钡剂呈分节状及团块状分布、排泄时间改变等。

2. 腹部 B 超 可以探查胰腺肿块、胆结石及胆管系统其他异常。

3. 经内镜逆行胰胆管造影术（ERCP）。

（九）内窥镜检查

通过胃镜或小肠镜取十二指肠或空肠黏膜做组织学检查。可协助麸质性肠病、β 脂蛋白缺乏症、肠道淋巴扩张症、嗜酸性粒细胞性胃肠炎、感染性疾患和肠源性脂肪代谢障碍等病。还可测定肠黏膜双糖酶活力来判断糖吸收不良属原发或继发性。

（十）病原学检查

大便可检出贾第虫胞囊、十二指肠液、十二指肠黏膜内可检出其滋养体。也可做各种病原的培养或血清抗体检测。慢性腹泻伴生长停滞需注意有无 HIV 感染。

（十一）血常规

血涂片可鉴别缺铁性贫血和叶酸、维生素 B_{12} 的吸收不良所致的巨幼红细胞性贫血。

红细胞棘状变形发生于β-脂蛋白缺乏症。

【治疗】

1. 病因治疗　诊断明确者给予针对病因的治疗如：停用不耐受的饮食，乳糖吸收不良者停止哺乳；补充缺乏的消化酶，乳糖吸收不良者用乳糖酶，胰腺功能不全者用胰酶；抗感染治疗肠炎或小肠细菌过度繁殖应用抗生素及微生态制剂，贾第虫病应用灭滴灵。

2. 支持疗法　肠道外高营养，临床症状缓解改用要素饮食口服如脂肪用中链甘油三酯，糖用葡萄糖或麦糊精，蛋白质用水解蛋白或氨基酸制剂，少食多餐，循序渐进。

3. 及时纠正水、电解质及酸、碱平衡紊乱。

4. 补充必需维生素、无机盐和微量元素。

（张燕）

第十节　先天性巨结肠

先天性巨结肠又称肠管无神经节细胞症，是婴幼儿低位肠梗阻最常见的原因。1887年 Harald Hirschsprung 首次描述其临床症状，因此先天性巨结肠又称为 Hirsclasprung's disease（HD）。HD 是一种常见的先天性消化道发育畸形，发病率为1/5 000，占消化道畸形的第2位，仅次于先天性直肠肛门畸形。男女之比为2~4∶1；病变肠管愈长，女婴发病比例愈高。

【病因和病理生理】

目前认为 HD 是一种多基因遗传病，是遗传因素和环境因素共同作用的结果。在胚胎第6周至第12周，由于遗传因素和环境因素的影响，神经嵴细胞没有沿迷走神经干由头侧向尾侧迁移，未能到达消化道远端而导致发育停顿，即形成先天性巨结肠；发育停顿时间愈早，病变部位愈高；直肠、乙状结肠在消化道最远端，受累机会最多（约占85%）。

HD 最基本的病理变化是病变肠管壁的黏膜下神经丛和肌间神经丛内均缺乏神经节细胞，无髓鞘的副交感神经节前纤维增多、增粗，紧密交织成束；其轴突大量释放乙酰胆碱，使乙酰胆碱酯酶活性增高。由于神经节细胞缺乏，引起交感神经和副交感神经功能异常，致使内括约肌持续收缩和病变肠管壁的平滑肌痉挛，形成痉挛段，正常的推进式肠蠕动和直肠括约肌反射（即排便反射）均消失，大便不能排出，形成功能性肠梗阻；痉挛段的近端肠管由于大便长期淤积，逐渐扩张、肥厚而形成巨结肠（扩张段）。扩张段和痉挛段之间的肠管呈漏斗状，神经节细胞逐渐减少直至消失，为移行区。

在新生儿期，结肠壁很薄，远端肠管痉挛梗阻可使全部结肠扩张，而且回盲瓣作用不全，结肠内压力可传递到小肠，使小肠和结肠均扩张，全腹膨隆；随着年龄增长，肠壁平滑肌功能逐渐增强，由于对痉挛段的长期适应，靠近痉挛段的近端结肠所受阻力最大，逐渐高度扩张与肥厚，形成较局限的巨结肠。

根据痉挛段的长度，HD 可分为5型：

①超短段型：痉挛段局限于直肠末端2cm的内括约肌部分；

②短段型：痉挛段位于直肠下段，约长3～4cm；

③常见型：痉挛段长达直肠、乙状结肠交界处，最常见；

④长段型：痉挛段长达乙状结肠或降结肠；

⑤全结肠型：痉挛段长达横结肠或升结肠，甚至回肠末端。

【临床表现】

不排胎便或胎便排出延迟、顽固性便秘、腹胀、呕吐。HD因病变肠管的长度不同，出现症状的早晚也不同；痉挛段愈长，出现症状愈早，也愈严重。90%以上患儿在出生后48h内不排胎便或排出少量胎便，经直肠指检或盐水灌肠后可排出大量胎便和气体；以后即有顽固性便秘，必须使用开塞露或灌肠才能排便，严重者发展为不灌肠则不排便；腹胀逐渐加重，腹部高度膨隆，腹壁紧张发亮，显示静脉曲张，可见肠型及蠕动波，肠鸣音增强，膈肌上升可引起呼吸困难；由于存在低位部分性或完全性肠梗阻，可出现呕吐，呕吐物含少量胆汁。

1. 营养不良、生长发育迟缓　由于长期便秘、腹胀、呕吐，影响营养摄取和吸收，造成营养不良、生长发育迟缓、贫血或低蛋白血症。

2. 直肠指检　诱发大量排气排便 HD 内括约肌收缩，直肠壶腹部空虚，拔指后突然从肛门排出大量大便和气体。

【并发症】

（一）小肠结肠炎

为最常见和最严重的并发症，是造成死亡的主要原因。手术前后均可发生；可见于任何年龄，尤其是新生儿。病因尚不明确，目前认为远端肠管长期痉挛梗阻，大量大便淤积在近端肠管内，引起肠管扩张，肠腔内压力增高，肠壁循环不良，肠黏膜缺血，降低了黏膜的屏障保护作用，使消化道局部免疫功能受损，导致细菌大量繁殖，细菌及其毒素进入肠壁和血液循环而发生小肠结肠炎。结肠为主要受累部位，黏膜水肿、溃疡、局限性坏死甚至穿孔；炎症侵犯肠壁肌层，可出现浆膜充血、水肿、增厚，腹腔内有渗出液，形成渗出性腹膜炎。患儿全身情况突然恶化，高度腹胀、高热、呕吐、腹泻、血便，迅速出现脱水、电解质紊乱，代谢性酸中毒甚至休克。

（二）肠穿孔

多见于新生儿，穿孔部位常为乙状结肠或盲肠。

【诊断】

HD 大多数能在新生儿期诊断，足月儿多见。凡新生儿出生后不排胎便或胎便排出延迟、顽固性便秘伴有腹胀、呕吐；儿童长期便秘、腹胀均应考虑 HD。确诊需做以下检查：

（一）X 线检查

1. 腹部立位平片　多显示低位肠梗阻，近端结肠扩张，盆腔无气体。

2. 钡灌肠　诊断准确率达80%。可见典型的痉挛肠管与扩张肠管之间的漏斗状的移行区；排钡功能差，钡灌肠后 24~48h 拍片，仍有钡剂残留。若黏膜皱襞变粗，呈锯齿状改变，提示并发小肠结肠炎。

（二）直肠肛门测压

是一种简便、安全的诊断方法，诊断准确率达 90% 以上。测压时将气囊管插入直肠内，气囊内注入 10~20ml 气体后，正常婴幼儿内括约肌松弛，直肠内压力下降，出现松弛反射波（为阳性）。HD 内括约肌收缩，直肠内压力升高，无松弛反射波（为阴性）。由于正常的直肠括约肌反射于出生后 12d 形成，故 2 周以内新生儿可出现假阴性。

（三）直肠黏膜组织化学检查

吸取直肠黏膜进行乙酰胆碱酯酶染色，HD 直肠黏膜下层乙酰胆碱含量和乙酰胆碱酯酶活性均比正常增高 5~6 倍，诊断准确率达 90%。

（四）直肠活检

取距肛门 4cm 以上的直肠壁黏膜下层和肌层组织，检查神经节细胞数量。HD 缺乏神经节细胞，无髓鞘的神经纤维增生。本检查为创伤性，主要用于不能确诊的病例。

（五）肌电图

正常婴幼儿直肠和乙状结肠远端的肌电图可见慢波和峰波，而 HD 的波形低矮、频率低，不规则，峰波消失。但检查结果可受直肠内大便、婴幼儿哭闹等因素的影响。

【鉴别诊断】

（一）新生儿期

1. 胎粪栓塞综合征或称胎粪性便秘　由于浓缩粘稠的胎粪在直肠内形成胶冻样胎粪栓而不能排出。出生后不排胎便，出现低位肠梗阻症状，经灌肠排出大量胎便后，即可正常排便。

2. 先天性肠闭锁　新生儿回肠闭锁或结肠闭锁，表现为低位肠梗阻症状，直肠指检仅见少量灰绿色分泌物，用盐水灌肠也不能排便，腹部立位平片可见多个大液平面，整个下腹部无气，钡灌肠显示结肠直径仅 5mm 左右，称胎儿型结肠。

3. 新生儿坏死性小肠结肠炎（NEC）　与 HD 并发小肠结肠炎很难鉴别。NEC 多见于早产儿，出生后有窒息、缺氧或感染史。腹部平片显示肠壁积气或门静脉积气。

（二）婴儿和儿童期

1. 继发性巨结肠　见于直肠、肛门有器质性病变，如先天性直肠肛门畸形、术后瘢痕狭窄等使排便不畅，大便淤积，近端结肠继发性扩张。

2. 特发性巨结肠　病因尚未明确，患儿直肠、结肠均有正常神经节细胞。出生后胎便排出正常，多在 2~4 岁以后发病，主要表现为顽固性便秘，直肠甚至乙状结肠远端呈明显扩张，为内括约肌功能失调。应与短段型或超短段型 HD 鉴别，主要依据肛门直肠测压，特发性巨结肠直肠括约肌反射正常，有松弛反射波；而短段型或超短段型 HD 无松弛反射波。

【治疗】

以手术治疗为主，治疗原则为保持肛门以上的肠管正常蠕动，切除收缩的内括约肌、痉挛段和部分扩张段。HD 并发症多见于出生后 2 个月内，故应重视新生儿期治疗。

（一）保守治疗

1. 口服缓泻剂或润滑剂，帮助排便。

2. 使用开塞露、甘油栓、扩肛等刺激括约肌，诱发排便。

3. 灌肠　肛管插入深度要超过痉挛段，用生理盐水灌肠，每日 1 次，每次注入量 50～100ml，轻揉腹部，使灌肠液与大便排出，反复数次，使淤积的大便逐渐排出。注意注入量与排出量应基本相等，灌肠过程中应密切观察患儿生命体征。

（二）结肠造瘘术

凡 HD 并发小肠结肠炎不能控制者；伴有发热、营养不良、贫血、低蛋白血症，不能耐受根治手术者；保守治疗无效，腹胀明显影响呼吸者，均应及时进行结肠造瘘术，待以后再进行根治手术。

（三）根治手术

目前主张早期进行根治手术。凡体重在 3kg 以上，全身情况良好即可进行根治手术；儿童期均进应行根治手术。术前应连续清洁灌肠 10～14d；纠正脱水、电解质紊乱及酸碱平衡失调；加强支持疗法，改善全身情况。

【预后】

若能早期诊断、早期手术治疗，则术后近期、远期效果均较满意。少数患儿术后发生大便失禁或便秘，需较长时间进行排便训练。但并发小肠结肠炎，病情严重者，死亡率较高。

（张燕）

第十六章　循环系统疾病

第一节　先天性心脏病

一、总论

先天性心脏病是心血管在胎儿期发育异常发生的畸形，发病率为 0.5% ~0.8%。上海市曾在 2 个区进行过调查，2 万余名活产婴儿中，出生后第一年先天性心脏病的发病率为0.69%。有资料显示，先天性心脏病各类畸形中，室间隔缺损发病率最高，占 25% ~30%，其余依次为房间隔缺损、动脉导管未闭、法洛四联症等。相对来说 1 岁以下婴儿各种复杂的心血管畸形较为多见。先天性心脏病是目前儿童先天性畸形死亡的主要原因。近年来，随着诊断、麻醉和手术技术的不断发展和完善，许多过去只能进行姑息手术的严重和复杂性先天性心脏病，已能得到彻底的根治。

【病因】

任何影响胎儿心脏发育的因素都可以使心脏的某一部分出现发育停滞和异常。虽然目前绝大多数先天性心脏病的病因尚不清楚，但基础研究和临床观察已明确证实许多因素都可以引起先天性心脏病。

首先是遗传因素。一级亲属中有先天性心脏病的患者，孩子患先天性心脏病的发生率会增加 3 倍。染色体异常如 18 - 三体综合征 90%、21 - 三体综合征 50%、Turner 综合征40% 合并有先天性心脏病。近年来，利用荧光剾立杂交研究发现，部分动脉干畸形如DiGeorge 综合征患儿第 21q11 染色体部分区带出现缺失。单基因异常引起的先天性心脏病约占先天性心脏病的 3% 左右，如 Marfan 综合征和 Noonan 综合征。

其次为环境因素。2% ~5% 先天性心脏病与环境因素有明确的关系。母亲妊娠期间感染、用药、吸烟、饮酒、代谢性疾病（糖尿病、高钙血症等）和接触放射线及辐射（人工、天然）等均有可能引起先天性心脏病。怀孕后前 3 个月，是胎儿各脏器发育最快的阶段。感染风疹病毒，不仅会引起心脏畸形，还可引起全身多发畸形。许多药物对胎儿期心脏的形成和发育会产生影响。苯丙胺可引起室间隔缺损、房间隔缺损和大血管转位。个别抗癫痫药物如三甲双酮等可引起肺动脉狭窄、主动脉狭窄和缩窄、动脉导管未闭、法洛四联症和左心室发育不良。黄体酮等雌激素可引起室间隔缺损、法洛四联症和大血管转位。已证实酒精可造成多种胎儿心脏畸形，而吸烟虽不能肯定与先天性心脏病的发生有关，但其确能造成胎儿宫内生长发育迟缓。此外，近年来，国内外皆有报道，母亲妊娠期叶酸缺乏及高同型半胱氨酸血症与先天性心脏畸形的发生有关。

多数学者认为先天性心脏病是遗传和环境作用的结果。积极做好产前咨询、加强孕期保健、早期适量补充叶酸、防治病毒感染和慎用药物等，将会有预防先天性心脏病的作用。

【诊断】

（一）母亲妊娠情况

妊娠期间感染、用药、吸烟、饮酒和接触放射线及辐射等均有可能引起先天性心脏病。

值得注意的是随着科学技术的发展，电脑在人们的工作和生活中已广泛普及。虽然对电脑是否会引起先天性心脏病尚存在争议，但有学者认为，怀孕 3 个月后孕妇应避免长时间接触电脑。

母亲妊娠期间疾病情况亦会对胎儿心脏产生影响。糖尿病母亲孩子发生扩张型心肌病的几率较高，而母亲患有红斑狼疮和其他混合性结缔组织疾病可引起胎儿和新生儿先天性房室传导阻滞。母亲患有先天性心脏病，其孩子患先天性心脏病的几率由普通人群的 1% 左右上升至 15%。另外，母亲的年龄也对新生儿的先天性心脏病发生有一定的影响，40 岁的妇女所生孩子先天性心脏病的发生率是 25 岁母亲的 2 倍。

（二）出生后健康状况

1. 发育、体重和喂养　病史中应询问患儿生长发育的情况，何时能抬头、独坐、爬行和站立行走。先天性心脏病左向右分流量较大和心力衰竭均会影响发育和体重的增加，且对体重增加的影响要大于身高增加的影响。婴儿出生 2~3 个月后出现呼吸急促和呼吸困难、面色苍白、多汗、烦躁不安和生长发育迟缓，常提示先天性心脏病和心力衰竭的存在。喂养困难常常表现为吃奶时间延长、吸吮间断和吃奶量减少，这是左向右分流致体循环血流减少和心力衰竭致胃肠道淤血的结果。因此有文献报道，吃奶量是诊断婴儿心力衰竭程度的重要指标。

2. 呼吸道感染　先天性心脏病左向右分流量大造成肺血流量增加，易导致下呼吸道感染，如多次患支气管肺炎。目前认为，左向右分流型先天性心脏病频繁患下呼吸道感染不仅仅是因为肺血流量增多，与机体体液和细胞免疫功能低下亦有关。

3. 活动耐力　活动耐力可以反映患儿心功能的情况。应注意询问患儿与同龄健康儿活动的比较，如婴儿早期吸吮的能力，会抬头和翻身后的活动情况，会走后在平地行走的远近及有无蹲踞现象，上楼和爬坡有无明显的心悸、气促、紫绀等，能否与其他儿童游戏或活动。先天性心脏病常会使患儿的活动耐力下降。

（三）家族史

许多心脏疾病与家族史有明确的关系。Marfan 综合征常伴有主动脉瘤形成和主动脉瓣和二尖瓣关闭不全。Noonan 综合征常有继发于肺动脉瓣发育不良引起的肺动脉狭窄。

家族史与先天性心脏病有一定的关系。虽然有研究表明单基因缺陷和突变会导致先天性心脏病，但多数学者认为，先天性心脏病是遗传和环境作用的结果。亲属中有先天性心脏病的患者，会增加孩子患先天性心脏病的几率。当家庭中有一个孩子患先天性心脏病，下一个孩子先天性心脏病发生率会增加3倍，但先天性心脏病最终发病率不会超过3% ~ 4%。

（四）心血管系统常见症状

1. 呼吸急促和呼吸困难　呼吸急促表现为呼吸频率增加。安静和睡眠状态下呼吸频率 >40 次/min，应引起注意，>60 次/min 不论新生儿还是婴幼儿均应视为异常。呼吸困难除有频率的改变外，尚有强度和节律的改变，如鼻翼扇动、三凹征、点头呼吸和下颌呼吸等。呼吸急促和呼吸困难不仅可由心脏疾病引起，亦可由其他特别是呼吸系统疾病引起，应注意询问相关病史。左心衰竭引起呼吸急促，可伴有或不伴有呼吸困难。呼吸急促常在吃奶时加重，由此造成喂养困难和体重不增。

2. 紫绀　紫绀是由于血流灌流区域中还原血红蛋白增多或异常血红蛋白衍生物所致的皮肤和黏膜出现青紫现象。在皮肤较薄、色素较少和毛细血管较丰富的部位易于见到，如口唇、鼻尖和甲床等。紫绀分为中心性和外周性紫绀。中心性紫绀是由于动脉血液内还原血红蛋白增多或血液中异常血红蛋白所致，可由心脏疾病引起，亦可由肺部和神经系统疾病引起，临床上应注意鉴别。先天性心脏病右向左分流是心源性中心性紫绀的根本原因，临床表现为全身皮肤黏膜均有紫绀，尤其是舌黏膜出现青紫。外周性紫绀是由于静脉血液内还原血红蛋白增多引起，动脉血氧饱和度正常，紫绀常由休克、局部受凉等引起表皮血管收缩所致，常出现于肢端、耳垂和口唇，皮肤冰冷。

对紫绀病史的了解应注意询问紫绀出现的时间、程度、持续还是间歇出现和进展情况。完全性大动脉转位、三尖瓣闭锁和室间隔完整的肺动脉狭窄出生后或不久即有紫绀，而法洛四联症大多在出生后2 ~ 6 个月出现紫绀，且表现为进行性加重。左向右分流型先天性心脏病一般仅在吸吮和哭闹时出现口周青紫，安静和睡眠中青紫消失，但发展至晚期出现 Eisenmenger 综合征时，可出现持续性紫绀。

3. 心脏杂音　以心脏杂音为主诉来就诊的患儿，应注意询问杂音出现的时间。出生后几小时出现的杂音常提示主动脉狭窄、肺动脉狭窄或小型室间隔缺损等。而大型室间隔缺损和动脉导管未闭出现左向右分流需要肺血管阻力的逐渐下降，杂音出现的时间稍延后。

（五）体格检查

1. 一般外貌和营养状况　通过患儿面部表情和精神状态，可以反映病情轻重。先天性心脏病左向右分流量较大和长期慢性心力衰竭，患儿常有烦躁不安、面色苍白、多汗、消瘦、营养不良和体重增长缓慢或不增。部分紫绀性心脏病患儿生长发育亦落后于同龄儿童。

有明确染色体异常的患儿常合并有先天性心脏病畸形，如50%的 Down 综合征有先天性心脏病，最常见的两种畸形是心内膜垫缺损和室间隔缺损。18-三体综合征亦常有先天性心脏病（见表16 - 1）。

表 16 - 1　染色体畸形与先天性心脏病发病关系

染色体畸形	先天性心脏病发病率（％）	常见先天性心脏病
5p-（cri du chat 综合征）	25	VSD，PDA，ASD
13-三体综合征	90	VSD，PDA，右位心
18-三体综合征	99	VSD，PDA，PS
21-三体综合征（Down 综合征）	50	ECD，VSD
Turner 综合征（XO）	35	COA，AS，ASD
Klinefelter 变异型	15	PDA，ASD

注：VSD 室间隔缺损；PDA 动脉导管未闭；ASD 房间隔缺损；PS 肺动脉狭窄；AS 主动脉狭窄；COA 主动脉缩窄；ECD 心内膜垫缺损

大部分具有遗传性或非遗传性综合征和其他系统畸形的患儿，先天性心血管畸形发病率较高，如拇指缺如或上肢畸形的患儿可能有房间隔缺损（Holt-Oram 综合征、心肢综合征）。某些伴有先天性畸形患儿如腭裂、唇裂等亦有较高的先天性心脏病发病率。Marfan 综合征双上肢距离大于身高，身材瘦长，下半身大于上半身，手指细长，常出现胸廓畸形，如鸡胸和脊柱后凸等。

皮肤黏膜颜色应注意紫绀、苍白和黄疸。紫绀为婴幼儿先天性心脏病常见的体征，应在自然光线下观察，注意其部位和程度。苍白见于充血性心力衰竭、心源性休克、严重贫血患儿。黄疸消退时间延长可见于心力衰竭和先天性甲状腺功能低下，后者可出现动脉导管未闭和肺动脉狭窄。

杵状指（趾）是指远端指（趾）呈杵状膨大，特征为指甲和甲床之间的凹陷变浅，角度消失，指（趾）端增宽增厚。紫绀性先天性心脏病持续半年以上，即可形成杵状指（趾）。

周围血管征多见于动脉导管未闭、主动脉瓣关闭不全和主动脉和肺动脉间隔缺损。检查时有脉压差增大（收缩压与舒张压之差 > 40mmHg，正常为 30mmHg），毛细血管搏动，水冲脉和枪击音。

2. 心脏检查

（1）望诊与触诊

1）心前区隆起：根据心脏在胸腔的解剖位置，接近胸壁的主要是右心室。因此，右心室肥厚扩大造成胸廓畸形，心前区隆起。正常儿童心前区与右侧相应部位是对称的。胸骨左缘 3、4、5 肋骨、肋间和肋骨下端局部隆起，多见于紫绀性先天性心脏病的患儿，如法洛四联症、右心室双出口和大动脉转位等。左向右分流型先天性心脏病在 3 岁前形成肺动脉高压，亦可造成心前区隆起，一旦伴有心尖搏动向剑突下移位。

2）心尖搏动：心脏收缩时，沿着其长轴发生逆时针转动，未被肺遮盖的左心室部分撞击心前区左前下方的胸壁，形成局部胸壁的向外搏动。正常时，心尖搏动于左心室射血早期最强，然后减弱，随着血流的射出，胸壁出现内收。

检查心尖搏动时，应注意心尖搏动的位置、强度、范围、节律和频率。一般通过望诊观察心尖搏动点，通过触诊加以定位。

3）震颤：震颤是医生用手在患者的胸部能感觉到一种细微的震动感觉，因类似于猫呼吸时在气管处触到的感觉，故又称之为"猫喘"。震颤是响亮和粗糙杂音的触诊表现，有临床诊断价值。

（2）叩诊：可采用间接叩诊法和直接叩诊法来判断心脏的大小。根据不同年龄，心左界婴儿位于胸骨左缘第四肋间乳线外1~2cm，幼儿左乳线外1cm，儿童在左乳线上或左乳线内0.5~1cm。较小的婴幼儿，由于胸骨的发育和构造影响叩诊的准确性，必要时应采用其他检查方法协助诊断。

（3）听诊：听诊时应注意

①心率和心律：过快或过慢及节律不整应及时进行心电图检查；

②心音：心音的强度和性质，特别是第二心音，有无第一心音异常、第三心音、奔马律和第四心音；

③收缩期和舒张期心音：收缩早期和收缩中期喀喇音，开瓣音在婴幼儿少见；

④心脏杂音：杂音的部位、强度、时相、性质和传导。

【辅助检查】

（一）心电图

应注意心率，心律，P波形态、时间和电压，P-R间期，QRS波电轴、时间和电压，S-T段和T波的改变，从而了解心脏的位置、心房和心室有无肥厚以及有无心律失常。

（二）X线检查

小儿心血管疾病的常规X线检查包括透视、胸部摄片、记波摄影、体层摄影、食管（胃）钡餐检查等。透视和胸部摄片是最基本的常规检查，适用于所有的小儿心血管疾病。对于一些常见而典型的先天性心脏病如房间隔缺损、室间隔缺损、肺动脉瓣狭窄以及典型的法洛四联症等，X线检查结合临床可以做出初步诊断，对于复杂的和不典型的病例，X线检查虽然不能做出明确诊断，但可以为进一步检查提供重要资料。检查时应注意心胸比率，小儿不同年龄时期心胸比率不同，一岁以内可高达0.60，随着年龄的增大心胸比率逐渐缩小，至6~8岁接近成人，也就是<0.50。另外，X线检查还可反映心脏和心房、心室是否有增大，肺血是否增多或减少，有无淤血、肺水肿和肺动脉高压，心脏位置是否正常。

（三）超声心动图

超声心动图是一种应用超声回波的原理显示心脏结构、功能和血流的无创伤性检查方法。目前，一般的超声心动图检查仪器都具有M型、二维及多普勒超声心动图检查技术。

1. M型超声心动图　M超声心动图是通过辉度调制扫描出体内位于扫描线上的结构随时间的运动曲线。M型超声心动图只显示心脏在一条线上的结构随时间不同的变化轨迹，它具有两个优点：

①由于扫描时声束方向固定，单位时间内位于扫描线上的信息量大，如瓣膜因血流冲击产生的高速颤动等，M 型超声心动图较易观察；

②扫描图像以时间作为横轴，可以准确判断在某一具体时刻某一结构的运动状况、腔室的大小等，利于心血管测量的标准化。结合同时记录的心电图、心音图等可计算多项心功能参数。

2. 二维超声心动图　又称切面超声心动图。由于超声探头发出的超声束方向与位置按一定的规律不断地变化，声束扫描过的组织平面即显示成由光点组成的切面图像。当超声束重复扫描的频率在 16 次/s 以上时，即能实时地显示心脏在不同切面的活动情况，尤如对心脏的活体解剖切面，对心脏的结构和功能是一个更直接的显示。它改变了 M 型一维图像的局限性，实时、直观地显示心脏、大血管的结构及活动情况，对多数心血管疾病的诊断和病情判断有重要的意义。

3. 多普勒超声心动图　多普勒超声心动图是七十年代末开始应用于临床的超声心动图检查方法，有脉冲、连续和彩色多普勒超声心动图。它是基于多普勒效应的原理，用于检测心脏及血管内的血流的速度、方向和性质的超声检查，对心血管疾病的狭窄、分流、反流及心功能判断有重要意义。近年，随着超声技术及仪器的进步，利用多普勒超声心动图也可检测心肌组织的运动速度和方向，称"组织多普勒"。

随着心脏超声技术的发展，临床还开展了心脏超声声学造影、经食道超声心动图、心脏超声三维重建和胎儿超声心动图。

4. 心导管检查和心血管造影技术　心导管和造影检查是将特制的、有一定韧度的不透 X 线的导管，经周围血管送到心脏和大血管的指定部位。心导管检查是根据心导管的走行途径，各部压力及血氧含量测定作为基本资料，计算心排血量、分流量、血管阻力，分析压力曲线的数值和波形，进行诊断和鉴别诊断。心血管造影检查是将含有碘的造影剂经导管快速注入选定的心腔或血管，使心脏和大血管腔在 X 线照射下显影，同时进行连续摄影，观察心脏和血管腔的充盈及运动情况，了解心脏和大血管的生理和解剖变化。心导管和造影检查是一种很有价值的诊断心脏血管病的方法，是现代小儿心脏病学临床工作中的重要检查手段。近年来，在导管及造影基础上发展起来的心血管病介入性治疗，已在许多领域替代了外科手术。

（四）心脏核素检查

心脏核素检查是将放射性核素及其标记化合物通过一定方式引入体内并经血循环通道或体腔实现并获得心血管核素影像，进而对心血管形态功能及生理生化变化的过程做出判断，供疾病诊断时参考，为疾病的诊断和治疗决策提供了客观依据。心脏核素检查在心血管疾病的应用方面具有独特的临床价值，越来越受到人们的重视。

（五）心脏 CT

现常用的心脏 CT 为螺旋 CT 和电子束 CT。由于这两种 CT 扫描速度快，具有较高的时间分辨率和空间分辨率，能够得到清晰的心脏大血管解剖结构图像。由于应用心电门控、多体位扫描、电影及血流序列扫描，可以对心血管做全面血流动力学及功能的评定，因此在小儿心脏病中有广泛的应用前景。对一些常见的心脏简单畸形，如室间隔缺损、动脉导管未闭、房间隔缺损等的诊断及定量分析都有较高的价值。对于常规心血管造影与超声心动图难以检测的发育不良肺动脉、部分性肺静脉畸形引流等亦可达到满意的诊断效果。心脏CT不但能够精确显示心脏大血管解剖结构，也能清楚显示肺、肝、脾等内脏位置及变化，有助于先心病节段分析，对复杂先心病的诊断具有重要价值。

（六）心脏核磁共振成像

核磁共振成像是利用一定频率的射频信号在一外加静磁场内，对人体的任何平面可产生高质量的切面成像。迄今MRI已应用于全身各系统的影像学诊断，也已成为心血管影像的重要组成部分。对一些常见的简单畸形，如室间隔缺损、动脉导管未闭、房间隔缺损等，不但可以做出正确的诊断，亦可进行定量分析，对复杂先天性心脏病的诊断也有重要价值。心脏核磁共振成像心脏房室解剖、内脏—心房位置、心室祥类型以及大血管的空间位置关系均能得到准确诊断。

【先天性心脏病分类】

虽然对先天性心脏病临床有许多分类方法，但目前主要根据血流动力学和临床表现分类。根据血流动力学分类，可将先天性心脏病分为左向右分流、右向左分流和无分流型心脏病。根据临床表现分类，可分为潜在紫绀型、紫绀型和非紫绀型心脏病。

（一）左向右分流（潜在紫绀型）

左向右分流型先天性心脏病正常情况下因左心室和体循环压力高于右心室和肺循环，血液由左向右分流，易造成肺循环充血而无紫绀出现。当在哭闹和屏气等情况下致右心室和肺动脉压力增高或肺动脉高压形成时，血液出现右向左的分流，临床出现紫绀。常见的左向右分流型先天性心脏病有室间隔缺损、房间隔缺损和动脉导管未闭等。

（二）右向左分流型（紫绀型）

右向左分流型多见于复杂性先天性心脏病，由于右心系统发育的异常，如肺动脉发育异常、肺动脉狭窄或闭锁、右心室流出道狭窄、三尖瓣闭锁以及大血管转位等，导致大量的回心静脉血液进入体循环，引起全身持续青紫。常见的右向左分流型先天性心脏病有法洛四联症、大血管转位等。

（三）无分流型（非紫绀型）

无分流型先天性心脏病左心和右心系统以及体循环和肺循环之间没有异常分流和交通存在，因此临床亦无紫绀出现。常见的无分流型先天性心脏病有主动脉和肺动脉狭窄。

二、房间隔缺损

房间隔缺损（ASD）发病率占先天性心脏病的26%，可单独存在，也常与其他心血管畸形并存。包括原发孔缺损、继发孔缺损及卵圆孔未闭。卵圆孔未闭一般不引起血流动力学改变，故无临床意义。男女比例约1:2。

继发性房间幅缺损根据缺损部位的不同，可分为四型：

①中央型（卵圆孔型），最多见；

②下腔型；

③上腔型；

④混合型。

【病理生理】

房间隔缺损左向右分流量取决于缺损的大小和左右心房在心动周期中两侧压力阶差，心房的压力与左右心室相对顺应性有关。由于左心房压力高于右心房，左右心室充盈阻力不同，左心室壁厚，心腔狭长，右心室壁薄，心腔宽阔，顺应性好，所以在心室舒张期左心房血液通过缺损向右心房右心室分流，右心容量负荷增加，肺动脉瓣相对狭窄，肺循环血流量增加。单纯性房间隔缺损在婴幼儿期和儿童期并不形成肺动脉高压，真正形成肺动脉高压一般在30～40岁之后的成年人。如果房间隔缺损在儿童期尤其是婴幼儿期出现肺动脉高压和充血性心力衰竭，临床需要注意有可能合并部分性肺静脉畸形引流、室间隔缺损、动脉导管未闭等，临床上需要仔细检查。病程晚期出现严重肺动脉高压，右向左分流，临床出现青紫，可发展为 Eisenmenger 综合征。

【临床表现】

取决于房间隔缺损的大小。缺损小者无症状，缺损大者发育迟缓，活动后气急，乏力，易患呼吸道感染，合并重度肺动脉高压，可出现紫绀，右心衰竭。心脏检查一般无震颤，胸骨左缘第二肋间可闻Ⅱ～Ⅲ级收缩期喷射性杂音，为肺动脉瓣相对狭窄所致。因肺循环血流量增加，肺动脉瓣关闭延迟，肺动脉瓣第二心音亢进伴固定分裂。部分患儿在三尖瓣区可闻及舒张期低调杂音为三尖瓣相对狭窄引起。晚期患者出现青紫、杵状指趾、肝大、水肿等体征。

小型房间隔缺损在1岁内有自然闭合可能性，1岁以上自然闭合可能性很小，临床症状轻，很少发生细菌性心内膜炎。肺动脉高压出现较晚，但一般40岁以后肺动脉高压加重，活动受限，出现房扑、房颤及心力衰竭。

【辅助检查】

（一）心电图

电轴右偏，不完全性右束支传导阻滞最多见，可合并右心房扩大，右心室肥厚。

（二）X线检查

肺血增多，肺动脉段突出，透视下肺门舞蹈，主动脉结小，右心房右心室增大。

（三）超声心动图

M型及二维超声心动图显示右心房右心室内径增大，主动脉内径小，室间隔及右心室前壁运动异常，多个切面均显示房间隔回声中断。彩色多普勒显示左向右分流束，连续多普勒测定三尖瓣收缩期最大反流速度，可估测肺动脉压力。

（四）心导管检查

房间隔缺损合并重度肺动脉高压需进一步行右心导管检查，右心导管在右心房通过房间隔到达左心房，右心房平均血氧含量高出上腔静脉平均血氧含量 2vol%，提示房间隔缺损，同时可测定肺动脉压力计算全肺阻力，吸氧试验可评价肺动脉高压性质。

【治疗】

（一）介入性治疗

目前有 Sideris 纽扣式补片装置、Rashkind 双面伞房闭合器和 Amplazer 蘑菇伞堵装置应用于临床，但操作简便、安全、应用广泛的是 Amplazer 蘑菇伞堵装置。

（二）外科手术治疗

通常浅低温体外循环手术，目前大部分在心脏不停跳下修补房间隔缺损，缺损小者可直接缝合，缺损大者可补片修补。

三、室间隔缺损

室间隔缺损（VSD）是最常见的先天性心脏病，发病率约占先天性心脏病的 20% ~ 50%。室间隔缺损是心脏胚胎发育异常而形成左右心室间异常交通，常单独存在，也可是复杂先天性心脏病重要组成部分。

根据缺损的部位，室间隔缺损可分为三型：

①膜部缺损，占室间隔缺损的 78%。可进一步分为单纯膜部缺损、嵴下型膜部缺损和瓣下型膜部缺损；

②漏斗部缺损，占室间隔缺损的 20%，可进一步分为干下型缺损和嵴内型缺损；

③肌部缺损，占室间隔缺损的 2%。根据缺损的大小，室间隔缺损可分为小型缺损（缺损直径 <0.5cm），中型缺损（缺损直径 0.5 ~ 1cm），大型缺损（缺损直径 >1cm）。

【病理生理】

室间隔缺损左向右分流量的大小取决于缺损的大小和肺血管阻力。小型室间隔缺损，左向右分流量小，不引起明显血流动力学改变，临床无症状。中等或较大室间隔缺损产生大量左向右分流，肺循环血流量增多，左心室容量负荷明显增加，而右心室由于将左向右分流血液直接射向肺动脉，右心室容量负荷增加不明显，所以室间隔缺损左向右分流早期引起血流动力学改变是左心室容量负荷增加，而不是右心室容量负荷增加。左向右大分流量持续存在，可导致肺动脉壁中层肥厚，血管痉挛，内膜增生，产生肺动脉高压。肺动脉高压早期多表现为动力型，由血管痉挛所致。肺动脉高压继续进展，引起肺血管损伤，形成血管炎，导致弹性蛋白解离和胶原蛋白生成增加，血管内膜硬化，形成梗阻性肺动脉高压。若右心室压力超过或接近左室压力，可出现双向分流，最后形成右向左分流，形成 Eisenmenger 综合征，临床出现紫绀及右心衰竭。肺动脉高压为梗阻型，肺血管病变不可逆。

【临床表现】

临床表现取决于缺损大小。缺损小者一般无症状，生长发育正常。缺损大者有发育障碍、心悸、乏力、气喘，婴幼儿期易反复呼吸道感染并发肺炎、心力衰竭，剧烈哭闹后青紫，Eisenmenger 综合征临床出现紫绀，活动受限。

心脏检查胸骨左缘3~4肋间可闻及响亮、粗糙全收缩期杂音，常伴震颤，心前区广泛传导。左向右分流量大患儿，心尖部可听到舒张期杂音。肺动脉瓣区第二心音可增强或亢进。重度肺动脉高压时，肺动脉瓣区第二心音呈金属样亢进。漏斗部室间隔缺损合并主动脉瓣关闭不全，胸骨左缘2~3肋间听到收缩期、舒张期双期杂音。

新生儿和婴幼儿室间隔缺损可并发支气管肺炎、充血性心力衰竭，年长儿易并发感染性心内膜炎，漏斗部缺损易合并主动脉瓣关闭不全。

【辅助检查】

（一）心电图

小型室间隔缺损心电图基本正常，中型室间隔缺损左心室高电压，大型室间隔缺损电轴左偏、左心室肥厚，伴有肺动脉高压，可出现右心室肥厚。

（二）X线胸片

小型室间隔缺损心脏大小基本正常，中大型室间隔缺损肺血增多，肺动脉段膨隆凸出，肺门动脉扩张搏动增强，甚至肺门舞蹈。心脏以左心室扩大为主，右心室也可扩大。伴有重度肺动脉高压，肺动脉瘤样扩张，右心室扩大为主，右心房扩大，肺门血管影粗大，搏动强而远端肺血管影细小，主动脉结小。

（三）超声心动图

M型超声心动图测定左心室增大，室壁运动增强，室壁增厚，右心室流出道增宽；二维超声准确测定室间隔连续中断，脉冲多普勒取样容积置于缺损的右心室侧记录到收缩期血流由左心室向右心室分流频谱信号。

室间隔发生右向左分流可记录到舒张中晚期至收缩早期右向左分流频谱。还可以对室间隔缺损的分流量进行定量诊断。连续多普勒通过测定跨隔血流速度可定量计算肺动脉压力。彩色多普勒可确定室间隔缺损的部位、直径及分流方向。

（四）心导管检查

单纯室间隔缺损通过临床资料及超声心动图便可确诊，不需心导管检查。但对于合并重度肺动脉高压患儿，需进一步进行右心导管检查。血氧资料分析右心室平均血氧含量超过右心房平均血氧含量1vol%以上，提示心室水平左向右分流。右心导管经室间隔进入左心室有诊断意义。右心导管可测定肺动脉压力，计算全肺阻力。若明确肌部室间隔缺损，须做左心室造影。

【治疗】

小型室间隔缺损尤其膜部缺损及肌部缺损有自然闭合可能，自然闭合率约21%~63%，一般5岁内闭合率高，可不需手术。

对于中大型室间隔缺损婴幼儿期反复肺炎心衰，大分流量室间隔缺损肺循环血流量与体循环血流量比值>2:1即有手术指征。

手术治疗可采用体外循环心内直视下经右心房、右心室流出道和主动脉切口，进行单纯直接缝合或补片修补。

四、动脉导管未闭

动脉导管是胎儿时期肺动脉与主动脉间正常交通，位于降主动脉与左肺动脉根部之间，通常导管粗约 5~10mm，长约 4~10mm，是胎儿循环重要途径，但出生后大约 10~15h 发生功能性闭合，出生后 3 个月内 80% 解剖闭合。若持续开放会产生一系列病理生理变化。动脉导管未闭（PDA）是常见的先天性心脏病，发病率占先天性心脏病的 20%，女比男多，约为 3:1。

根据动脉导管的形态，可分为五型：

①管型：导管连接主动脉和肺动脉的两端口径一致，临床最常见；

②漏斗型：导管近主动脉端粗，近肺动脉端细，整个导管呈漏斗状；

③窗型：导管极短，口径较大，呈窗样结构，管壁极薄，临床少见；

④哑铃型：导管中部细而两端粗，呈哑铃形；

⑤瘤型：导管两端细而中部呈瘤样扩张，管壁薄而脆，临床少见。

【病理生理】

动脉导管未闭左向右分流量取决于三个因素：

①导管直径的大小；

②肺循环和体循环阻力；

③导管两侧主动脉和肺动脉压力阶差。

动脉导管直径小，对左向右分流形成较大的阻力，分流量小，左心房轻度增大。中等大小动脉导管，肺血流增多，心脏中度增大，以左心房和左心室较明显，主肺动脉和升主动脉增宽。大的动脉导管左向右分流量大，可出现明显心脏增大和肺血管纹理增多，发展至肺动脉高压则右心室增大和肥厚。

动脉导管未闭分流量大，可形成肺动脉高压，发展至 Eisenmenger 综合征，除有肺动脉明显增宽和右心室肥厚外，临床上常出现差异性青紫。原因在于心脏在解剖发育过程中，动脉导管常常出现在左肺动脉和降主动脉之间，并开口于头臂动脉与主动脉分叉之后，右向左分流经导管进入降主动脉。

肺动脉瓣闭锁不伴有室间隔缺损、主动脉瓣闭锁和主动脉弓离断等心脏病需要依赖动脉导管生存。

【临床表现】

临床表现取决于动脉导管的粗细。动脉导管细分流量小者一般无临床症状；动脉导管粗分流量大影响生长发育，体格瘦小、无力、疲乏、多汗，易合并呼吸道感染，如合并重度肺动脉高压，扩张肺动脉压迫喉返神经可引起声音嘶哑。

心脏检查心前区隆起，心尖搏动增强；胸骨左缘第 2~3 肋间触及连续性震颤，收缩期最强；胸骨左缘第 2~3 肋间连续性机器样杂音，收缩期为主，向颈背部传导，婴儿期及有心力衰竭者，杂音仅有收缩期杂音；并发重度肺动脉高压，肺动脉瓣区第二心音亢进，杂音失去连续性以收缩期为主；二尖瓣区听到舒张中期轻度隆隆杂音，是二尖瓣相对狭窄产生的杂音；由于肺动脉分流使主动脉舒张压降低，脉压差大，有水冲脉，甲床毛细血管搏动，股动脉闻及枪击音。重度肺动脉高压，出现差异性紫绀。

【辅助检查】

（一）心电图

细小动脉导管未闭心电图大致正常。粗大动脉导管未闭，电轴左偏，左室肥厚。伴有肺动脉高压，可出现双室肥厚，甚至电轴右偏，右心室肥厚。

（二）X线胸片

心脏大小与分流量大小直接有关。分流量小，心脏无明显变化，分流量大，左心室扩大，左心房扩大，主动脉结增大，可有"漏斗征"，肺动脉段突出。

（三）超声心动图

M型及二维超声心动图在胸骨旁大动脉短轴切面显示：肺动脉分叉及其后方的降主动脉通过未闭的动脉导管相连，肺动脉及左右肺动脉扩张，搏动明显增强，左心房左心室扩大，左心室壁运动增强，二尖瓣运动幅度增大。脉冲多普勒探及持续整个心动周期的连续血流频谱，彩色多普勒直接显示经动脉导管的异常分流束。

（四）心导管及造影

动脉导管未闭合并重度肺动脉高压患儿需进一步行导管造影检查，右心导管在主肺动脉经过动脉导管到达降主动脉，提示动脉导管异常交通开放。若肺动脉平均血氧含量较右心室平均血氧含量增高0.5vol%，提示肺动脉水平由左向右分流。右心导管测定肺动脉压力计算全肺阻力。主动脉弓降部造影明确显示动脉导管，并可测量其大小。

【治疗】

可采用Porsmann法、Rashkind双面伞和Amplazer伞堵器通过介入方法堵塞动脉导管。对于细小未闭（直径1.7±0.8mm）的动脉导管，还可选择弹簧圈堵塞。介入性治疗已成为动脉导管未闭首选治疗方法。

手术治疗可采用非体外循环下动脉导管闭合法。对于婴幼儿及合并心内畸形需根治处理者，成人动脉导管合并重度肺动脉高压及肺动脉内开口＞1.5~2.0cm者，须在体外循环下进行结扎、缝合和补片缝合等。。

五、法洛四联症

法洛四联症（TOF）是先天性心脏病中一组常见的紫绀型复杂畸形。占先天性心脏病10%~14%，男女发病比例接近。其四种典型病理变化为肺动脉狭窄、室间隔缺损、主动脉骑跨和右心室肥厚，可有卵圆孔未闭。

肺动脉狭窄以漏斗部狭窄为多见，可同时合并肺动脉瓣或肺动脉远端狭窄及分支狭窄。部分患者肺动脉干及分支亦狭窄，可合并一侧肺动脉缺如（以左肺动脉缺如多见），极重度漏斗部狭窄合并肺动脉闭锁临床称为假性共干。

室间隔缺损大多为嵴下型，少数为干下型，缺损往往较大，与主动脉根部相近。

主动脉顺时针方向转位，多见右位主动脉弓，主动脉瓣环旋转右移，骑跨于室间隔缺损之上。

肺动脉狭窄，右心室压力负荷增加，心室肌肉日益肥厚，加重流出道梗阻。右心室表面冠状动脉增粗、迂曲、扩张，左右心室肌肉厚度相似，左心室相对发育不良。

【病理生理】

右心室流出道狭窄的程度决定室间隔缺损分流的方向和分流量。狭窄程度轻时，室间隔缺损为左向右分流，临床表现类似室间隔缺损。狭窄程度较重时，室间隔缺损为右向左分流，临床出现紫绀。法洛四联症者室间隔缺损的大小近乎与主动脉开口相等，因此不管室间隔缺损分流的方向如何，右心室的收缩压与左心室的收缩压是相等的。由于法洛四联症者室间隔缺损较大，左右心室压力相等，两腔室作为一个单心室向外泵血，肺循环和体循环的血流量将取决于因肺动脉狭窄而造成的肺循环和体循环的相对阻力。体循环阻力升高和肺血管阻力下降，进入肺动脉血量增多。如果肺血管阻力升高和体循环阻力下降，就会增加右向左的分流，和降低肺血流量，加重紫绀。

法洛四联症时慢性低氧血症可致机体代偿性建立肺部侧支循环以加强血氧交换，红细胞代偿增生，血红蛋白增加，血液粘稠度升高，易发生血栓。

【临床表现】

主要表现为紫绀。紫绀出现早晚及程度取决于肺动脉狭窄的程度。一般胎儿出生时紫绀多不明显，3~6个月后渐明显，并随年龄增长而加重。右心室流出道或/和肺动脉狭窄严重甚至闭锁时，紫绀可于出生后即出现且显著。

多数患儿有蹲踞症状，多在行走、游戏或站立过久时出现，为一种无意识的自我缓解缺氧及疲劳的体位。蹲踞时体循环压力升高，右向左分流减少，肺循环增加；蹲踞还可使回心静脉血减少，右心室压减低，右向左分流减少，从而使缺氧症状得到缓解。

气促和缺氧发作。患儿有时突然表现呼吸困难、紫绀加重，常在熟睡后初醒、晨起、用力哭闹，活动后出现。重者可昏厥、抽搐或脑血管意外。每次发作可持续数分钟至数小时，常能自行缓解。也有因严重低氧血症或脑血管并发症死亡。

体格检查：全身皮肤黏膜紫绀，常表现在口唇、口腔黏膜、耳缘、眼结合膜以及甲床等毛细血管丰富部位。可有牙釉质钙化不全。长期缺氧末梢毛细血管扩张增生，局部软组织及骨组织增生肥大，形成杵状指趾。

心脏查体：心前区可微隆起，部分患者可于胸骨左缘触及震颤，典型法洛四联症患者心脏扩大不明显。胸骨左缘2~4肋间可闻及Ⅱ~Ⅳ级收缩期喷射性杂音。伴有肺动脉瓣发育不良时，可于胸骨左缘闻及双期来回样杂音。肺动脉第二音减弱或呈单一第二音。伴有动脉导管未闭或大型侧支循环时可于胸骨左缘第2~3肋间或背部闻及连续性杂音。

由于长期慢性缺氧，红细胞增多，血液粘滞度增高，血流变慢，极易形成脑血栓。若出现感染性栓塞，则易形成脑脓肿。常见并发症还有感染性心内膜炎。

【辅助检查】

（一）心电图

电轴右偏，右心房、右心室肥厚。

（二）X 线检查

肺门细小，肺野清晰，右心房扩大，心尖上翘，肺动脉段凹陷，心影呈靴形。右位主动脉弓多见。

（三）超声心动图

主动脉增宽前移骑跨于室间隔缺损之上，室间隔增厚，右心室流出道狭窄，肺动脉及其分支细小，肺动脉瓣狭窄或闭锁。多见右位主动脉弓。

彩色多普勒显示右心室血流通过室间隔缺损直接进入主动脉。

（四）心导管检查和心室造影

心导管检查时导管很容易由右心室进入主动脉，右心室压力明显增高，与左心室相当，心室水平有右向左的分流，右心室与肺动脉之间出现压力阶差。右心室造影可显示右心室流出道或/和肺动脉及其分支狭窄程度，以及左心室发育情况及确定心室与大血管的连接关系。股动脉血氧饱和度降低。

【治疗】

法洛四联症依赖外科手术根治。手术年龄既往为 3 ~ 6 岁，目前随着婴幼儿心脏手术的发展，在肺动脉条件允许的情况下年龄已不再是限制根治手术的条件。但肺动脉发育极差可先行减症手术。对于婴儿期反复缺氧发作危及生命，用药物难以控制，应及时手术。

对于缺氧发作需要采取多种措施阻断其恶性循环：

①胸膝位或压迫下肢静脉（常用前者）；

②吸氧提高血氧饱和度，同时应保持患儿安静；

③用硫酸吗啡（0.1 ~ 0.2mg/kg，皮下注射）抑制呼吸中枢和消除呼吸急促；

④用碳酸氢钠（NaHCO$_3$）纠正酸中毒，排除酸中毒对呼吸中枢的刺激；

⑤静脉注射 β 受体阻滞剂普萘洛尔或美托洛尔；

⑥必要时行气管插管，人工呼吸，以及应用血管收缩剂苯福林和氯胺酮，后者既可增加体循环阻力，又可以起到镇静作用。

六、完全型大动脉转位

完全型大动脉转位是新生儿和婴幼儿较为常见的紫绀型先天性心脏病，本症在先天性心脏病中约占5%，男女发病比例约为 2 ~ 3∶1，是婴儿期紫绀型先心病死亡率最高的畸形。

完全型大动脉转位指主动脉与肺动脉位置对调，主动脉瓣位置在右前接右心室，肺动脉瓣在主动脉瓣左后接左心室，左右心房心室位置正常。依据并存心内畸形、血流动力学改变，可将完全型大动脉转位分为四型：

①单纯大动脉转位（占半数以上），即完全型大动脉转位，伴室间隔完整，仅通过未闭的动脉导管或卵圆孔实现体、肺循环间的交通而使患者得以存活；

②完全型大动脉转位伴室间隔缺损或/和卵圆孔未闭，并以此实现体、肺循环间的沟通，此型患者肺血增多，会有肺血管病变；

③完全型大动脉转位同时合并室间隔缺损和肺动脉瓣或瓣下狭窄，即左心室流出道狭窄，此型肺血少，体肺循环通过室间隔缺损实现；

④完全型大动脉转位同时合并室间隔缺损和肺动脉瓣及肺动脉发育不良，此型症状重，紫绀出现早。

【病理生理】

完全型大动脉转位为新生儿期常见的紫绀型先天性心脏病，其主动脉与右心房和右心室连接，肺动脉与左心房和左心室连接。体循环低氧饱和度的血流经右心房和右心室进入主动脉，造成全身所有脏器包括心脏和大脑血流灌注均为含氧量较低的血液。而肺静脉的血流经左心房和左心室进入肺动脉，在肺部进行气体交换，重新回流入左心房。体循环和肺循环相互分离，不能形成有效的整体循环。除非在体循环和肺循环之间存在分流，否则新生儿出生后很难存活。这种分流可以是心内分流（卵圆孔开放、房间隔缺损、室间隔缺损）和心外分流（动脉导管未闭、支气管肺动脉侧支循环）。

低氧血症和酸中毒会损害心脏的收缩和舒张功能，在出生后第一周即可出现充血性心力衰竭。完全性大动脉转位合并大型室间隔缺损时，血氧饱和度下降不明显，紫绀常被忽视，一般也不出现酸中毒。但随着出生后肺血管阻力下降，肺血流增多，出生后早期亦有可能发生左心室充血性心力衰竭。

【临床表现】

新生儿出生一周内即可出现症状，主要是青紫及缺氧。出生后一月内即可出现气促，心力衰竭等。合并较大室间隔缺损时症状出现相对较晚，一般在 2~3 个月后青紫明显，并有心力衰竭。伴有大室间隔缺损及左心室流出道狭窄者，症状出现晚，临床表现类似法洛四联症。

体格检查：患儿发育迟缓，出生后 6 个月可渐出现杵状指趾，心脏查体见心脏扩大，胸骨左缘可闻及单一和亢进的第二音，是主动脉前移所致。无室间隔缺损时，心前区可无杂音，合并室间隔缺损时，胸骨左缘第 3~4 肋间可闻及收缩期反流性杂音。出现心力衰竭时，可有肝脏肿大。

【辅助检查】

（一）心电图

电轴右偏，右心室或左、右心室肥大。出生时心电图可正常，几天后即出现心室肥大。合并房间隔缺损者以右心室肥大为主，合并室间隔缺损者半数以上呈双心室肥大。

（二）X 线检查

心影扩大，呈特征斜卵形，心尖圆隆，双室增大，右心室增大显著。

肺血多型肺门影增大增粗，甚至有肺动脉高压征象。肺血少型肺动脉段凹陷。

（三）超声心动图

根据超声阶段分析法，可确定心房位置、房室关系、大动脉与心室间的连接关系及两支大动脉的相互位置关系，并可显示合并畸形。

（四）心导管造影检查

右心导管检查可发现导管径路为右心房、右心室至主动脉。如有卵圆孔或房间隔缺损，导管径路可为右心房至左心房、左心室和肺动脉。测压和检查血氧发现，右心室压力与主动脉压力相等，左心室压力低于右心室，主动脉血氧含量下降，肺动脉血氧含量高于主动脉。右心室造影显现造影剂自右心室直接进入主动脉，合并室间隔缺损时，造影剂经室间隔缺损入左心室，进入肺动脉可帮助确诊。主动脉和左、右心室分别造影可显示冠状动脉的起源和分布，有无动脉导管未闭，主动脉缩窄和主动脉弓离断等。

【治疗】

必须手术治疗。对于出生3个月内青紫严重者，或伴有室间隔缺损同时有严重左心室流出道梗阻体循环血氧过低者，可实行球囊房间隔扩大术（Rashkind法）和体肺动脉分流术，以争取根治的机会。

根治手术可采用大动脉交换并冠状动脉移植术（Jatene手术）、心房内折流术（Mustard手术）、心室内血流改道术（Rastelli手术）和心房重新分隔术（Senning手术）进行治疗。

七、肺动脉瓣狭窄

肺动脉瓣狭窄（PS）是指室间隔完整的单纯狭窄，包括肺动脉瓣狭窄、肺动脉瓣上狭窄和肺动脉瓣下狭窄。肺动脉瓣狭窄在心内和心外无分流存在。单纯性肺动脉瓣狭窄无青紫，若合并房间隔或室间隔缺损，可出现青紫。肺动脉瓣狭窄发病率在先天性心脏病中占8%~10%。

【病理生理】

肺动脉瓣狭窄阻碍右心室射血，右心室压力增高。狭窄的程度决定右心室压力的高低。轻至中度狭窄，右心室肥厚，收缩力增强，以维持正常的心排血量；重度狭窄时，静止状态也会有心排血量的下降，运动时更显不足。患者可发生周围性紫绀和晕厥。部分患儿在心房水平可有右向左分流，临床更常见的是中央型紫绀。由于右心室压力持续过重，心腔扩大，出现心力衰竭。

单纯性肺动脉瓣狭窄时室间隔完整，右心室压力可以超过左心室压力。右心室压力持续增高，导致心肌肥厚，心室顺应性下降，舒张末期压力增高，引起右心室充盈受限。为保证正常的体循环回心血流和右心排血量，右心房舒张末期收缩增强，心房压力增高，右心房肥厚。右心房压力的增高，常会影响体循环回心血流，可引起颈静脉怒张和肝增大，临床上类似缩窄型心包炎。

【临床表现】

肺动脉瓣狭窄程度轻者临床可无症状，中至重度肺动脉瓣狭窄，体力活动受限，气促，重度肺动脉瓣狭窄可出现右心衰竭。

体格检查可见明显颈静脉搏动，心前区饱满，右心室抬举性搏动。一般胸骨左缘及胸骨上窝可触及震颤，胸骨左缘2~3肋间可闻及收缩期Ⅱ~Ⅲ级喷射性杂音，肺动脉第二心音减弱。狭窄程度越重，第二心音越弱。右心衰竭时可出现肝肿大，双下肢水肿。

【辅助检查】

（一）心电图

轻度肺动脉瓣狭窄心电图可正常，中度以上狭窄可出现电轴右偏，右心室肥厚及右心房肥大和不完全右束支传导阻滞。重度狭窄心前导联T波倒置。右心发育不良可出现左心室肥厚。

（二）X线检查

肺血减少，轻度和中度肺动脉瓣狭窄心脏大小可正常，重度狭窄右心室扩大，右心房扩大，肺动脉段可有狭窄后扩张。

（三）超声心动图

M型超声心动图显示右心室肥厚，右心室扩大，右心房扩大，右心室流出道正常或继发性肌性狭窄。二维超声心动图可显示肺动脉瓣增厚，回声强，瓣尖增厚粘连，瓣尖开放受限。肺动脉根部正常，肺动脉主干可有狭窄后扩张。多普勒超声显示肺动脉瓣口高速射流频谱。

（四）心导管及右心室造影

右心室至主肺动脉连续测压，有明显压力阶差。若存在房间隔缺损或卵圆孔未闭，心导管可由右心房通过房间隔到达左心房。

右心室造影显示肺动脉瓣增厚，开放受限，瓣膜呈幕顶状运动，瓣口射流明显，主肺动脉远端狭窄后扩张。右心室流出道继发肌性狭窄。

【治疗】

（一）介入治疗

经皮球囊导管成形术目前在临床应用广泛，指征为肺动脉瓣瓣膜狭窄，尤其是瓣尖粘连，肺动脉瓣跨瓣压差 >35mmHg。

（二）外科手术治疗

对于不适于经皮球囊导管成形术者，可采用手术治疗。一般采用体外循环下直视肺动脉瓣切开术，适用于单纯肺动脉瓣狭窄，右心室漏斗部切口，适用于肺动脉瓣及漏斗部同时狭窄。

（张燕）

第二节　充血性心力衰竭

充血性心力衰竭简称心衰。是指心脏工作能力下降，即心排血量绝对或相对不足，不能满足全身组织代谢需要，同时出现肺循环和/或体循环淤血的病理生理状态。

【病因】

小儿时期心衰以1岁以内发病率最高，其中尤以先天性心脏病引起者最多见，心内膜弹力纤维增生症，扩张型心肌病，病毒性心肌炎等亦为重要原因。其诱发心衰的原因常为支气管肺炎，重度贫血，电解质紊乱和缺氧等。

根据血流动力学及病理生理改变，心衰可大致分为：

①心肌收缩功能障碍（心肌衰竭）：包括各种原因所致的心肌炎、扩张型心肌病、心内膜弹力纤维增生症等；

②心室负荷过重又分为：心室前负荷过重，包括左向右分流型先天性心脏病、瓣膜反流性疾病、输液过多过快等；心室后负荷过重，包括主动脉瓣狭窄、肺动脉瓣狭窄、主动脉缩窄等；

③心室充盈障碍：包括缩窄性心包炎、限制性或肥厚性心肌病等。

【发病机理】

心衰时，交感神经的兴奋性增高，血中儿茶酚胺（CA）增高，以增强心肌收缩力，加快心率，外周血管收缩，维持血压起代偿作用。但这种交感神经兴奋性增高是有害的，其有害作用在于：直接心肌毒性作用；心肌细胞β肾上腺素能受体下调，降低心肌收缩力；交感神经兴奋并刺激肾素－血管紧张素及血管加压素系统，导致外周血管阻力增高，水钠潴留，心肌氧耗加大；损害舒张功能。

心衰时血中肾素、血管紧张素Ⅰ、Ⅱ及醛固酮水平均明显增高，导致外周血管阻力增加、水钠潴留及血容量增加，前后负荷增加。心衰时，心脏局部组织肾素－血管紧张素－醛固酮系统活性增高，通过细胞自分泌、旁分泌产生的血管紧张素Ⅱ也参加心肌收缩性及血管收缩性的调节，并有促生长作用，引起心室肥厚及血管平滑肌生长（结构重建）。

【临床表现】

年长儿心衰可表现为乏力、活动后气急、心率增快、呼吸增快、肝增大、肝颈反流试验阳性、颈静脉怒张，病情严重者有端坐呼吸、肺底部湿啰音，并出现水肿，尿少。心脏听诊可听到第一心音低钝和奔马律。

婴儿心衰突出表现常包括心动过速、喂养困难、体重不增、多汗、烦躁、哭声弱、呼吸困难、鼻扇三凹征、肝增大等。

【实验室及其他检查】

1. X线检查　心脏扩大，透视下可见心搏动减弱，肺淤血或肺水肿表现。

2. 超声心动图检查　心衰时，射血分数EF < 0.50。

3. 肺小动脉楔压反映左心前负荷，中心静脉压反映右心前负荷。

【诊断】

临床诊断依据：

①安静时心率增快，婴儿 > 180 次/min，幼儿 > 160 次/min，不能用发热或缺氧解释者；

②呼吸困难，青紫突然加重，安静时呼吸达 60 次/min 以上；

③肝大达肋下 3cm 以上，或在密切观察短时间内增大，而不能以横膈下移等原因解释

者；

④心音明显低钝或出现奔马律；

⑤突然烦躁不安，面色苍白或发灰，而不能用原有疾病解释；

⑥尿少、下肢水肿。

【治疗】

（一）一般治疗

卧床休息可减轻心脏负担，可以平卧或取半卧位，应尽力避免患儿烦躁，必要时适当应用镇静剂。给予易消化和富有营养的食物，少量多餐，限制钠盐入量，限制入液量。对气急和紫绀的患儿应及时给予吸氧。

（二）病因治疗

如心衰由重度贫血、甲亢或维生素 B_1 缺乏以及病毒性或中毒性心肌炎所引起，须及时治疗原发疾病。急性风湿热需用抗风湿药（肾上腺皮质激素、阿司匹林），如为先天性心脏病引起，则内科治疗往往是术前的准备。部分先心病或瓣膜疾病可考虑介入性导管或手术矫治。以感染为诱因者，应积极控制感染。积极防治心衰的诱发因素，如控制感染和心律失常，纠正电解质紊乱和酸碱平衡失调是治疗的主要原则。

（三）药物治疗

1. 洋地黄类药物

（1）洋地黄的作用机制：洋地黄具有正性肌力、负性传导、负性频率作用。地高辛对左心系瓣膜反流、心内膜弹力纤维增生症、扩张型心肌病和某些先天性心脏病等所致的心衰均甚有益。心衰时，洋地黄可改善压力感受器的敏感性和功能直接抑制过度的神经内分泌活性（主要抑制交感活性）。

（2）洋地黄的临床应用：儿科多采用地高辛，肾功能减低或发育不成熟者应相应减少地高辛用量。地高辛使用的负荷量（0.03~0.04mg/kg），维持量为负荷量的 1/5，分为 q12h 给予。在用药过程中应注意心率与心律变化，若出现任何心律紊乱，应注意洋地黄中毒的可能。

2. 利尿剂的应用　目前常用的利尿剂通过抑制肾小管的不同部位，以阻止钠和水的再吸收产生利尿作用，从而直接减轻水肿，减轻前负荷。噻嗪类利尿剂包括氢氯噻嗪嗯哼氯噻酮，用于轻、中度心源性水肿患儿。袢利尿剂用于急性心衰伴有肺水肿或重症及难治性心衰患儿。此类药包括呋塞米（速尿）、利尿酸、布美他尼等。袢利尿剂合用卡托普利可加强利尿和纠正低血钾症。保钾性利尿剂包括螺内酯、氨苯蝶啶及阿米洛利等，前者有竞争性抑制醛固酮作用，适用于醛固酮增高的水肿，可抑制醛固酮引起的心肌间质纤维化。用药注意电解质紊乱。

3. 血管扩张药

（1）适应症：血管扩张药物儿科常用于原发性心肌病、心内膜弹力纤维增生症、房室瓣或主动脉瓣反流及左向右分流的先心病和手术后低心排血量综合征所致的心衰。

（2）选用原则：肺淤血症状严重，肺毛细血管楔压明显升高，而心排血量仅适度下降者，宜选用扩张静脉药；当心排血量明显降低，全身血管阻力增加，而肺毛细血管楔压正常或略升高时，宜选用扩张小动脉药；当心排血量明显降低，全身血管阻力增加，肺毛细血管楔压升高时，宜选用均衡扩张小动脉和静脉药。

（3）常用治疗心衰的血管扩张药

1）硝基血管扩张药：硝基血管扩张药指能释放 NO，使 cGMP 升高而松弛血管平滑肌的药物。

①自发释放 NO 的硝基血管扩张药物：硝普钠，直接扩张小动脉、静脉的血管平滑肌，具有作用强、生效快和持续时间短的特点。硝普钠对急性心衰（尤其是左心衰竭、肺水肿）伴有周围血管阻力明显增加者效果显著，在婴幼儿心脏手术出现的低心排血量，常与多巴胺联合应用；

②硝酸酯类：硝酸甘油有较强的直接扩张静脉血管平滑肌（通过硝酸盐的代谢在血管壁产生 NO 而激活鸟苷酸环化酶，升高细胞 cGMP 的作用。对心室充盈压增高及急性肺水肿者，宜选用硝酸甘油静脉滴注。本药治疗常可产生耐药性。为防止耐药性发生，可采用最小有效剂量、间歇用药，或补充巯基供体（如 N—乙酰半胱氨酸或蛋氨酸）。加用卡托普利或利尿剂，可阻止硝酸酯的耐受性，增强硝酸酯的作用。

2）酚妥拉明：主要阻滞 α_1、α_2 肾上腺素能受体，扩张小动脉，降低后负荷。

3）目前研究显示，新一代钙通道阻滞剂—氨氯地平，起效缓慢，药效持久，血管扩张作用强，可缓解心衰症状，提高运动耐量，负性肌力作用及神经内分泌激活不明显。

4. 非洋地黄类正性肌力药

（1）β肾上腺素能受体激动剂：

多巴胺（DP）：DP 的生物学效应，与剂量大小有关，小剂量〔2~5μg/（kg·min）〕主要兴奋多巴胺受体，能增加肾血流量，尿量增多；中等剂量〔5~15μg/（kg·min）〕主要兴奋 β_1 肾上腺素受体增加心肌收缩力及肾血流量；大剂量〔>15μg/（kg·min）〕主要兴奋 α_1 肾上腺素受体使肾血流量减少，可引起周围血管和肺血管阻力增加及心率加快，从而更增加心肌氧耗量。中等剂量对小儿较为适宜。急性心衰伴有心源性休克或低血压以及少尿者宜选用 DP，但肺循环阻力升高者慎用。

多巴酚丁胺（DOB）：主要作用于 β_1 肾上腺素受体，亦作用于 β_2 肾上腺素受体。本药的特点是：

①临床应用的血流动力学效应优于 DP，但 DOB 的增加心排血量与剂量和年龄呈正相关；

②某些情况下，能降低肺毛细血管楔压（尤其是严重心衰），但在新生儿肺毛细血管楔压却随剂量增加而升高；

③易产生耐药性（β肾上腺素受体下调），一般用药不超过 24~72h；

④不伴有低血压的急性心衰，尤其是手术后低心排血量综合征宜选用。

DP 和 DOB 多用于急性心衰，危重难治心衰、心源性休克患儿。DP 和 DOB 联合应用，常取得较好疗效。对心源性休克患者用量 7.5μg/（kg·min），肺毛细血管楔压不升高，心排血量增高，血压上升。

（2）磷酸二酯酶抑制剂（PDEI）：氨力农或米力农，此类药物具有正性肌力及血管扩张作用，能明显改善心衰患者的血流动力学，不影响心率，也不影响心肌氧耗量，PDEI 适用于心脏手术后右心衰竭或持续肺动脉高压者，常用于急性心衰的短期治疗。

5. 血管紧张素转换酶抑制剂（ACEI）为能使顽固性心衰患者延长寿命的少数药物之一。可进行长期治疗，疗效较好。

（1）ACEI 的作用机理：主要通过抑制 ACE，减少循环中血管紧张素 Ⅱ（AII）而发挥其药理作用。

①扩张小动脉和静脉，降低心脏前、后负荷，使心肌氧耗量减少及减少冠状血管阻力、增加冠状动脉血流、增加心肌供氧、保护心肌；

②阻断循环或心脏局部 AII 的生物效应，防治心脏重构从而保护心肌；

③含有巯基的 ACEI 具有清除氧自由基，防止脂质过氧化，保护心肌的作用；

④加强内源性缓激肽作用，发挥保护细胞作用。

（2）临床应用：ACEI 为心衰治疗的首选药物。目前临床上应用最多的两种 ACEI 是卡托普利和依那普利。口服卡托普利 30min 内，或依那普利 1~2 小时即可产生显著的血流动力学效应，即全身和肺血管阻力降低，肺毛细血管楔压降低，心脏指数和心排血量增加。长期服用血流动力学效应维持不变。血流动力学效应改善，常伴临床症状好转。

小儿先天性心脏病合并心力衰竭以及心内膜弹力纤维增生症、扩张型心肌病均常选用此药。

6. β 肾上腺素受体（β-AR）阻滞剂 β-AR 阻滞剂对一部分扩张型心肌病患者有效，能缓解症状，改善心脏功能，提高生活质量，可以使临床症状极其严重而考虑心脏移植者免于手术。作用机理：

①保护心脏：阻止儿茶酚胺毒性对心肌损害，减少儿茶酚胺引起的心肌细胞内钙负荷过重，减少儿茶酚胺代谢过程中产生的氧自由基；

②β-AR 上调：可使 β-AR 数量及密度增加，恢复 β-AR 正常的敏感性；

③减慢过快心率，减少氧的消耗及增加心肌能量的贮备；

④降低前、后负荷：通过抑制儿茶酚胺直接对血管的收缩作用；间接改变肾素－血管紧张素－醛固酮系统，扩张血管，减轻水钠潴留；

⑤改善心肌舒张功能。

目前，小儿 β-AR 阻滞剂治疗经验十分有限，使用时应注意以下几点：

①目前仅限于扩张型心肌病引起的心衰；

②部分患者使用 β－AR 阻滞剂后病情恶化或不能耐受而停止治疗，这些患者均具有明显心脏扩大、心率快和血浆去甲肾上腺素水平极高。可能由于重度心衰依靠交感神经系

统激活以维持心排血量，使用 β-AR 阻滞剂后交感神经系统活性快速下降而心脏失代偿。故剂量宜从小量开始，严密观察下逐渐增加剂量；

③宜用选择性 β_1-AR 阻滞剂，效果优于非选择性 β-AR 阻滞剂；

④不适用于急性心衰，因其有益效应需 2 ~ 6 个月。

7. 心肌代谢赋活药　能量代谢障碍可作为引起心衰的原因，也可作为心衰的继发后果。近年来，多推荐应用下列药物：

（1）辅酶 Q_{10}：辅酶 Q_{10} 存在于人细胞线粒体内，作为辅酶因子参与氧化磷酸化及能量的生成过程。辅酶 Q_{10} 能增强线粒体功能，改善心肌的能量代谢，改善心肌的收缩力，还具有保护缺血心肌（稳定细胞膜和抗氧自由基的能力）的作用。

（2）1，6-二磷酸果糖（FDP）：FDP 可调节葡萄糖代谢，促进磷酸果糖激酶活性，刺激无氧糖酵解。外源性 FDP 可作为代谢调节剂，并作为一种能量代谢底物，有助于修复糖酵解活性，增加心肌组织磷酸肌酸及 ATP 含量，改善心肌细胞线粒体能量代谢。FDP 能稳定细胞膜和溶酶体膜，保持其完整性。FDP 通过抑制中性粒细胞氧自由基生成，从而减轻心衰所致的组织损伤，起到保护心肌的作用。

（张燕）

第三节　病毒性心肌炎

病毒性心肌炎是病毒侵犯心脏引起心肌炎性病变为主要表现的疾病。炎症尚可累及间质组织、血管及心包。近年来，病毒性心肌炎与扩张型心肌病之间的关系引人注目。某些肠道病毒不但能引起病毒性心肌炎，而且能导致扩张型心肌病样改变。

【病因与发病机理】

肠道病毒是引起病毒性心肌炎最常见的病毒，尤其以柯萨奇病毒 B1 ~ 6 型多见，其次为腺病毒、埃可病毒。病毒性心肌炎的发病机制主要包括病毒直接损伤心肌；细胞性和体液性免疫致自身免疫反应，从而损伤心肌细胞；可能与遗传有关。

【临床表现】

患者多有上呼吸道感染或腹泻等先驱病毒感染病史。临床表现取决于病变范围和严重程度。轻型可无自觉症状，或表现乏力、心悸、气短、胸闷、头晕、面色苍白；体征有心动过速（或过缓）、第一心音低钝、奔马律、心尖区轻度收缩期杂音及各种心律失常（以期前收缩多见）。重型起病较急，表现心衰或/和心源性休克，严重心律失常，也可发生猝死。

【实验室检查】

（一）心电图

急性期心电图常见 ST-T 改变，可见 ST 段偏移，T 波平坦、双向或倒置。期前收缩以室性期前收缩最常见，可呈二、三联律，或呈多源性。亦可见室上性及室性心动过速、心房扑动和颤动等。房室传导阻滞以Ⅰ度最多见。尚可见 QRS 低电压，Q-T 间期延长及异常 Q 波等。

（二）核素心肌显像

1. 炎症现象　镓-67（^{67}Ga）具有被心肌炎症细胞摄取的性能，故^{67}Ga 心肌显像对心肌炎有较高诊断价值。

2. 坏死灶显像

（1）^{99m}Tc-PYP（焦磷酸盐）心肌坏死灶显像：^{99m}Tc-PYP 是骨显像剂，静注后 2～3h 被吸附在心肌羟基磷灰石结晶上，从而使心肌坏死灶显像。

（2）^{111}铟抗肌球蛋白抗体心肌坏死灶显像：^{111}铟标记的单克隆抗肌球蛋白抗体可与重链特异性结合使心肌坏死灶显像。

（3）^{99m}Tc-MIBI（甲氧基异丁基异腈）心肌灌注显像：^{99m}Tc-MIBI 静脉注射后能被正常心肌细胞摄取使心肌显影。心肌炎时，心肌显像呈正常与减淡相间的放射性分布（呈花斑样改变），可做出心肌炎倾向性诊断，但特异性差。

【辅助检查】

（一）心肌酶学改变

1. 肌酸激酶（CK）及其同工酶（CK－MB）　在心肌受损后 3～6h 开始升高，2～5d 达高峰，多数 2 周内恢复正常。CK 有 4 种同工酶，CK－MB 主要来源于心肌，对诊断心肌炎意义较大。一般血清 CK－MB 活性≥6％是心肌损伤的指标。CK－MB 的定量分析较活力分析更精确，＞4.0ng/ml 为异常。

2. 乳酸脱氢酶（LDH）及其同工酶 LDH_1、LDH_2 心肌受损后 24h 开始上升，3～6d 达高峰，8～14d 逐渐恢复，时久者达 2 个月左右。

3. 心肌肌钙蛋白（cTn）　cTn 由三种亚单位（cTnT、cTnI 和 cTnC）组成。当心肌细胞受损时，cTnT 或 cTnI 透过细胞膜释放入血。cTn 具有出现早、持续时间长的特点，特异性及敏感性均较高。

（二）心内膜心肌活检

Dallas 病理组织学诊断标准（1984 年）拟定心肌炎形态学的定义为：心肌炎性细胞浸润，并伴邻近心肌细胞坏死和/或退行性病变。可分为：

1. 活动性心肌炎　必须具备炎性细胞浸润，同时，还须有邻近心肌细胞不同程度损害和坏死。

2. 临界心肌炎　具有炎性细胞浸润，但无心肌细胞损害或坏死。需心内膜心肌活检复查确认。

3. 无心肌炎　组织学正常。

（三）病毒学检查

1. 病毒分离　急性期从心内膜心肌活检（病理材料）或心包穿刺液中可分离出病毒。

2. 分子杂交技术检测心肌活组织中病毒核酸　以^{3}H 标记特异性的核酸探针与感染过

病毒的心肌组织中的病毒核酸杂交后，进行病毒基因检测。

3. 检测病毒基因　心内膜心肌活检的标本进行肠道病毒核酸的原位杂交及多聚酶链反应（PCR）法检测病毒基因。

4. 血清学检查　取双份血清作中和试验，抗体效价4倍升高有意义。病程早期血清特异性病毒IgM抗体滴度在1:128以上，亦有诊断意义。但只能说明有该型病毒感染，并不能将其定位于心脏。

【诊断】

病毒性心肌炎缺乏特异性诊断方法，主要依靠综合临床资料，并排除其他心脏疾病。心内膜心肌活检（EMB）的组织学及免疫组织学诊断，可提供可靠的病理诊断依据。但EMB系创伤性检查，一般不作为常规检查。

中华医学会儿科学分会心血管学组修订的病毒性心肌炎诊断标准可供临床诊断参考。

1. 临床诊断依据

（1）心功能不全、心源性休克或心脑综合征。

（2）心脏扩大（X线、超声心动图检查具有一种表现）。

（3）心电图改变：以R波为主的2个或2个以上主要导联（Ⅰ、Ⅱ、aVF、V$_5$）的ST-T改变持续4d以上伴动态变化，窦房传导阻滞、房室传导阻滞，完全性右或左束支阻滞，成联律、多形、多源、成对或并行性早搏，非房室结及房室折返引起的异位心动过速，低电压（新生儿除外）及异常Q波。

（4）CK-MB升高或心肌肌钙蛋白（cTnI或cTnT）阳性。

2. 病原学诊断依据

（1）确诊指标：自患儿心内膜、心肌、心包（活检、病理）或心包穿刺液检查，发现下列之一者可确定心肌炎由病毒引起。

①分离出病毒；

②用病毒核酸探针查到病毒核酸；

③特异性病毒抗体阳性。

（2）参考依据：有以下几项，结合临床表现可考虑心肌炎系病毒引起。

①自患儿粪便、咽拭子或血液中分离到病毒，且恢复期血清同型抗体滴度较第一份血清升高或降低4倍以上；

②病程早期患儿血中特异性IgM抗体阳性；

③用病毒核酸探针自患儿血中查到病毒核酸。

3. 确诊依据

（1）具备临床诊断依据2项，可临床诊断为心肌炎。发病同时或发病1~3周前有病毒感染的证据更支持诊断。

（2）同时具备病原学确认依据之一，可确诊为病毒性心肌炎。具备病原学参考依据之一，可临床诊断为病毒性心肌炎。

（3）凡不具备确诊依据，应给予必要的治疗或随诊，根据病情变化，确诊或除外心肌炎。

（4）应除外风湿性心肌炎、中毒性心肌炎、先天性心脏病、结缔组织病以及代谢性疾病的心肌损害、甲状腺功能亢进症、原发性心肌病、原发性心内膜弹力纤维增生症、先天性房室传导阻滞、心脏自主神经功能异常、β受体功能亢进及药物引起的心电图改变。

4. 分期

（1）急性期：新发病，症状及检查阳性发现明显且多变，一般病程在半年以内。

（2）迁延期：临床症状反复出现，客观检查指标迁延不愈，病程多在半年以上。

（3）慢性期：进行性心脏增大，反复出现心力衰竭或心律失常，病情时轻时重，病程在 1 年以上。

【治疗】

目前尚无特效治疗方法。结合病情采取有效的综合措施，可使多数患儿痊愈或好转。

（一）休息

十分重要。急性期至少卧床休息 3～4 周。有心功能不全或心脏扩大者更应强调绝对卧床 3 个月，以减轻心脏负荷及减少心肌耗氧量。

（二）免疫抑制剂

依据发病机制研究的进展，采用免疫抑制剂治疗的临床有效病例报道渐增。主要用泼尼松龙或泼尼松，少数病例加用硫唑嘌呤。主要用于有心衰、心源性休克或高度房室传导阻滞的危重患儿。有人认为，激素可抑制体内干扰素的形成，减低机体抗病毒能力，故对一般病例不宜常规应用。

（三）免疫调解剂

静脉注射免疫球蛋白（IVGG），可显示良好疗效。干扰素通过调节免疫反应和抑制心肌病毒复制等作用，有一定疗效。胸腺素能刺激 T 淋巴细胞成熟和增加免疫功能，并促进血清中干扰素浓度增高。

（四）改善心肌代谢的药物

1. 大剂量维生素 C 对促进心肌病变的恢复，改善心肌代谢，减轻症状和纠正心源性休克有一定疗效。机制可能与清除自由基有关。用法：每次 150mg/kg，疗程 3～4 周。

2. 1，6-二磷酸果糖（FDP）可改善心肌细胞代谢，增加心肌能量。每日静脉单剂量为 100～250mg/kg，疗程 1～3 周。

3. 辅酶 Q_{10}　每日 1mg/kg。

（五）控制心衰

心肌炎时心肌应激性增高，对洋地黄耐受性差，易出现中毒而发生心律失常。一般病例用地高辛口服，饱和量用常规量的 2/3。心衰不严重、进展较慢者，可用每日口服维持量法。

（六）抢救心源性休克

快速静脉滴注大剂量肾上腺皮质激素或静脉推注大剂量维生素 C 常可获得较好效果。

及时应用调节血管紧张度的药物，如多巴胺、多巴酚丁胺等可加强心肌收缩力，维持血压及改善微循环。

（七）心律失常的治疗

快速型心律失常可选用抗心律失常药物。对心率缓慢的 III 度房室传导阻滞，宽 QRS 或出现阿－斯综合征者需安装临时心脏起搏器。

（八）中西医结合治疗

国内 12 家大型医院协作，在常规治疗基础上加用中药黄芪、牛磺酸等为主的中西医结合方法治疗病毒性心肌炎，临床症状获得改善，心电图改变的恢复及外周血肠道病毒阴转均优于对照组。

（张燕）

第四节　心内膜弹力纤维增生症

心内膜弹力纤维增生症的主要病理改变为心内膜下弹力纤维及胶原纤维增生，主要累及左心室。多数在 1 岁内发病，以心衰为主要表现。可以是原发性的，亦可为继发性，后者主要见于主动脉瓣狭窄和主动脉缩窄等。

【病因】

心内膜弹力纤维增生症病因不明，可能与胎儿期病毒感染有关。如腮腺炎病毒或柯萨奇病毒等。亦有家族遗传倾向。心内膜供血不足及缺氧亦可能为发病的原因。

【病理生理】

心内膜弹力纤维增生症主要累及左心室，其次为左心房，累及右心房和右心室相对较少。左心室腔增大，室间隔向右侧凸起，心脏成球形增大。心内膜弥漫性增厚，以流出道明显，心内膜肌小梁间隙消失，心室内壁平滑光亮。心内膜和内膜下纤维组织增生，心肌细胞肥大。

心内膜弹力纤维增生症，使心室壁僵硬度增加，顺应性下降，舒张期血流由心房进入心室充盈受阻，左心房增大，肺静脉淤血，肺动脉高压。患儿心脏收缩功能减低，射血分数下降，心输出量减少。因心肌的收缩储备功能较差，遇有感染容易出现心衰。

【临床表现】

1. 症状　多数患儿在 1 岁内起病，主要表现充血性心力衰竭。可出现喂养困难，呼吸急促，多汗，易激惹，苍白和生长发育落后等。起病可呈急性、暴发性或慢性。多因感染诱发心衰，亦可无任何诱因突然出现充血性心力衰竭和心源性休克。

2. 体征　呼吸急促，心尖搏动减弱，心脏呈中、重度增大，第一心音低钝，心动过速，有奔马律，无明显杂音。如合并二尖瓣关闭不全，心前区可闻收缩期反流性杂音。心衰时常有肝脏增大。

【辅助检查】

1. 胸部 X 线检查

心脏呈球形增大或普大形，肺血管纹理正常或增多。

2. 心电图

主要心电图改变是左心室肥大，也可有左心房肥大。ST 段、T 波改变。偶可出现心肌梗死图形、心律失常和不同程度的房室传导阻滞。

3. 超声心动图

左心室明显扩大，左心房增大，心内膜回声增强，心肌收缩力减弱，射血分数降低。

【诊断】

1 岁以内小儿突然出现充血性心力衰竭，心脏增大，听诊无杂音，心电图左心室肥大，超声心动图显示左心室扩大，心内膜反光增强，心功能低下，临床应考虑心内膜弹力纤维增生症。注意与扩张型心肌病、病毒性心肌炎、糖原累积病Ⅱ型、左冠状动脉开口于肺动脉等疾病进行鉴别。

【治疗】

主要应用洋地黄控制心衰。急性期可静脉给药，尽早控制病情。恢复后需长期服用地高辛维持量，至少 2~3 年，至心脏大小和心电图恢复正常，可考虑停药。过早停药，可能导致复发。根据病情加用利尿剂或血管紧张素转换酶抑制剂。皮质激素临床使用存在争议。国内有作者认为，心内膜弹力纤维增生症是一种自身免疫性疾病，主张用激素治疗。临床可根据病情慎用。

【预后】

心内膜弹力纤维增生症患儿，大约 1/3 可完全恢复，1/3 能存活但心衰症状持续存在，1/3 病情恶化死于顽固性心衰。但亦有文献对 127 例 2 岁以下发病的小儿进行 33 年追踪观察，发现 74% 痊愈，13% 持续心脏增大和左心室功能低下，13% 死亡。

（张燕）

第五节 小儿心律失常

心律失常是指心脏冲动的频率、节律、起源部位、传导速度与激动次序异常。小儿心律失常可以是先天性的，也可以是获得性的。任何一种心律失常的主要危险是导致心排血量减少，或恶化成更严重的心律失常，从而导致晕厥或猝死。对心律失常的处理就是要确定这种心律失常是否易于恶化成有生命危险的快速性或缓慢性心律失常，并给予积极治疗。而无器质性心脏病的过早搏动常可持续多年，远期预后良好。

一、过早搏动

过早搏动（早搏）是小儿最常见的心律失常。是由位于心房、交界区或心室组织中任何部位的异位病灶所发冲动而致。单纯性早搏并无临床或预后意义，有些患者早搏是由于器质性心脏病或药物毒性所引起。

【病因】

常见于无明显器质性心脏病的小儿，因精神紧张、疲劳、自主神经功能不稳定等引起。也可见于器质性心脏病，如心肌炎、先天性心脏病、心肌病、心脏瓣膜病、心衰等。此外如洋地黄中毒、缺氧、酸碱平衡失调或电解质紊乱、心导管检查或心脏手术均可引起早搏。

【临床表现】

小儿常无明显症状，少数年长儿可有心悸、胸闷等不适。听诊发现心律不齐，心搏提前，其后常有一定时间的代偿间歇。观察运动前后早搏的变化非常重要，如果室性早搏在活动期间持续存在或更为频繁，就意义较大。

【心电图】

房性早搏的心电图特征：

①期前出现的 P 波，形态与窦性不同；

②多数房性早搏 P-R 间期长于窦性的 P-R 间期；

③房性早搏可未下传到心室，特征为异位 P 波过早发生，可重叠于 T 波上，其后无 QRS 波；

④早搏后的代偿间期往往不完全。

交界性早搏的心电图特征：QRS-T 波提前，形态、时限与正常窦性基本相同；期前出现的 P 波可表现为：

①逆行 P 波出现在 QRS 波群之前，Ⅱ、Ⅲ、aVF 导联 P 波倒置，aVR 导联 P 波直立，P-R 间期 <0.10s；

②逆行 P 波出现在 QRS 波之后，其 P-R 间期 <0.20s；

③QRS 波群前后均无 P 波。交界性早搏后多伴有完全代偿间期。

室性早搏的心电图特征：

①期前出现 QRS 波群，无相关 P 波；

②期前出现 QRS 波群形态异常、宽大，QRS 波间期多 >0.10s，T 波与主波方向相反；

③室性早搏后多伴有完全代偿间期；

④同一导联出现形态不一、配对时间不等的室性早搏，称为多源性室性早搏。室性早搏有时可为二联律、三联律、成对连发的室性早搏或并行心律。

【室性心律失常的分类】

1. 良性室性心律失常　无器质性心脏患者发生的室性心律失常。

2. 有预后意义的室性心律失常　有器质性心脏病，表现为室性早搏或无症状的短阵室性心动过速。

3. 恶性室性心律失常　有器质性心脏病，其心律失常为持续性室性心动过速或心室颤动。

【治疗】

（一）室上性早搏的治疗

应首先考虑去除引起早搏的原发病和诱因，无症状性室上性早搏，包括短阵房速，不需治疗。室上性早搏出现不能耐受的症状，或引起阵发性室上性心动过速，应考虑药物治疗。药物多选择口服普罗帕酮（心律平）、莫雷西嗪或β阻滞剂。

（二）室性早搏的治疗

通过心电图、Holter监测（24h动态心电图监测）、超声心动图、运动试验和胸部X线等检查，结合临床了解是否伴有与早搏相关的器质性心脏病，注意勿仅以早搏作为器质性心脏病（如心肌炎）的诊断根据。特别强调去除造成早搏的诱因，治疗基础心脏病。药物治疗目的是减轻室性早搏产生的症状，提高患儿生活质量，改善血流动力学障碍和预防严重心律失常。

1. 抗心律失常药物治疗室性早搏的适应症

（1）无需药物治疗：

1）无症状良性室性早搏，一般指无器质性心脏病，单源性、偶发性室性早搏。

2）左室假腱索所致室性早搏。

（2）不主张药物治疗：无器质性心脏病，无血流动力学改变的室性早搏。但若有难以接受的自觉症状，或复杂性室性早搏有发展成严重心律失常倾向时，可考虑药物治疗。

（3）可药物治疗：

1）无器质性心脏病的频发或复杂性室性早搏导致血流动力学改变。

2）有预后意义的室性心律失常：

①先天性心脏病术后室性早搏；

②急性心肌炎伴多种类型早搏；

③心肺复苏后或持续性室性心动过速复律后的室性早搏；

④长Q-T综合征伴室性早搏；

⑤扩张型或肥厚型心肌病合并室性早搏；

⑥二尖瓣脱垂合并室性早搏；

⑦洋地黄所致频发及复杂性室性早搏。

（4）必须治疗：恶性室性心律失常。

2. 药物选择　伴有难以接受的自觉症状的良性室性早搏，或有发展成严重心律失常倾向者，可考虑选用普罗帕酮，β阻滞剂或美西律。用药目的是暂时缓解症状，以利患者逐渐适应和耐受，不必长期服药。

洋地黄所致频发或复杂性室性早搏及先天性心脏病术后发生的室性早搏可选苯妥英钠或美西律。对其他有预后意义的室性心律失常，可选用β阻滞剂，亦可谨慎选用胺碘酮。恶性室性心律失常，选用静脉注射利多卡因或胺碘酮。

3. 注重随访　定期24h心电图和超声心动图检查监测病情变化。

二、室上性阵发性心动过速

室上性阵发性心动过速绝大多数为旁路参与的房室折返性心动过速及慢－快型房室交界区折返性心动过速。患者一般不伴器质性心脏病，射频消融已成为有效的根治方法。

临床特点为阵发性发作，突发突止，心室率多超过230次/min（婴幼儿）或180次/min（儿童），室率较固定且规则，QRS波群形态多属正常。

【病因】

可在先天性心脏病（如Ebstein畸形）、预激综合征、心肌炎、心内膜弹力纤维增生症等疾病基础上发生，但多数患儿无器质性心脏疾患。感染为常见诱因，也可由疲劳、心导管检查、心脏手术等诱发。

【发病机制】

折返是最常见的发生机制。形成折返的三个必备条件是：

①解剖上或功能上存在至少两条连接近端和远端而形成传导环路的潜在通道；

②上述通道之一存在单向阻滞；

③无阻滞的通道传导缓慢，允许阻滞的通道有足够时间恢复应激。

当两个通道传导延缓和不应期适当时，即产生一个持续向前的循环电激动，导致心动过速。折返最常发生的部位是房室结和房室旁路共同参与的房室折返，其次是房室结折返，心房内折返和窦房折返在小儿较少见。

预激综合征亦称房室折返性心动过速。预激的定义为，激动全部或部分经异常旁路前传或逆传提前激动心室或心房。房室旁路是分布于房室纤维环周围任一部位的肌纤维束。可分为显性预激综合征，指正常传导系统和具有前传和逆传功能的房室旁路构成折返环，窦性心律时心室激动经正常传导系统及旁路同时下传，心动过速时旁路可为逆向支，也可为前向支。窦性心律时心电图表现：

①短P-R间期；

②δ波；

③宽QRS（>0.12s）。隐匿性预激，指旁路只有逆传功能，不能前传。窦性心律时体表心电图正常。预激综合征合并快速心律失常的常见类型为房室结顺传性心动过速和房室结逆传性心动过速。

房室结折返性心动过速。房室结内存在纵行分离的α和β径路，α径路（慢径路）传导慢，不应期短；β径路（快径路）传导快，不应期长。由于双径路之间传导性和不应期不同，形成折返性心动过速。

【临床表现】

以突然发作和突然停止为特征，发作时心率突然增快，通常可超过180次/min，偶尔可达300次/min，仅有的主诉可能是感觉心率快，也可有突然烦躁不安，面色青灰，皮肤湿冷，呼吸增快，脉搏细弱，有时呕吐，年长儿可自述心悸、心前区不适、头晕等。发作可由急性感染诱发，可能仅持续数秒，也可能持续数小时，发作时心律较固定而规则。如果心率过快或持续时间过久，则可能并发心衰。婴幼儿发生心衰的可能性更大，呼吸急促和肝脏肿大是心衰的突出体征。

【心电图】

P波形态异常，往往较正常时小，常与前一心动的T波重叠，以致无法辨认。如能见到P波，则P-R间期常为0.08~0.13s。QRS波形态同窦性心律。部分患者发作间期可有预激综合征表现。房室结顺传性心动过速心电图特点为：

①QRS波正常；

②心率多在200次/min以上；

③多数为阵发性，常由房性早搏或室性早搏而诱发心动过速；

④逆向P在QRS波之后。

房室结逆传性心动过速心电图特点为：QRS波宽大，呈完全预激波，室率较快，类似室性心动过速。

【治疗】

1. 物理方法　冰水毛巾敷面法：冰水毛巾敷面，可强烈兴奋迷走神经，每次10~15s，无效者隔5~7min再用，一般不超过3次。也可采用压迫颈动脉窦法或用压舌板刺激患儿咽部，使之恶心、呕吐，以刺激迷走神经。对较大儿童，可做一些增加迷走神经张力的动作来终止发作，例如用力、Valsalva动作、屏气、饮冰水或采取特殊体位。

2. 药物治疗

（1）腺苷或三磷酸腺苷：静脉快速推注，作用迅速，对心肌收缩力影响小。

（2）苯肾上腺素（新福林）或腾喜龙：通过压力反射增加迷走神经张力。

（3）洋地黄类药物：对病情较重，发作持续24h以上，有心衰表现者首选，可增强迷走神经张力，减慢房室交界区传导，常用地高辛快速饱和法。缺点是起效缓慢。

（4）β受体阻滞剂：可试用普萘洛尔。

（5）普罗帕酮：有明显延长传导的作用，还能抑制旁路传导。

（6）维拉帕米（异搏定）：1岁以内婴儿禁用。

3. 射频消融治疗　症状明显，发作频繁且药物治疗无效或不能耐受药物治疗者；心动过速导致血流动力学障碍及/或心功能不全者为射频消融的明确适应症。发作不频繁，发作时药物虽可终止，但不能正常就学，影响生活质量者，病程长，病情呈逐渐加重趋势等为相对适应症。

【预防】

发作终止后，可用地高辛或普萘洛尔预防，维持治疗1年。定期随访。

三、室性心动过速

室性心动过速简称室速，是指连续发生3次或3次以上的室性早搏。

【病因】

室速常见于各种器质性心脏病。先天性心脏病、心肌病、心衰、心脏手术或心导管检查、电解质紊乱、药物中毒等均可引起。先天性长 QT 综合征常出现扭转型室速，Brugada 综合征也可出现室速，部分患者不合并器质性心脏病，此类室速亦称特发性室速。

【临床表现】

非持续性室速患者通常无症状，持续性室速常伴有明显血流动力学障碍。小儿烦躁不安、面色苍白、呼吸急促。年长儿可诉心悸、心前区痛，严重病例可有晕厥、休克、心衰甚至导致心脏性猝死。体检发现心率增快，常 >150 次/min，节律整齐，心音强弱不等。

【心电图】

室速的心电图特征为：

①3 个或 3 个以上室性早搏连续出现；

②QRS 波群形态畸形，时限超过 0.12s，T 波和 QRS 波群主波方向相反；

③心室率通常为 150～250 次/min，心律规则或略不规则；

④P 波与 QRS 波之间无固定关系，形成房室分离，心房率较心室率缓慢；

⑤有时可见室性融合波或心室夺获现象；

⑥通常发作突然开始。

【治疗】

持续性室速发作，无论有无器质性心脏病，均应给予治疗。有器质性心脏病的非持续性室速亦应考虑治疗。药物治疗可应用利多卡因 0.5～1.0mg/kg 静滴或缓慢静推，必要时可重复。心功能正常者也可使用普鲁卡因胺或普罗帕酮，普罗帕酮可引起心功能不全，用药过程中要注意，胺碘酮静滴用药安全有效。药物治疗无效应予电复律。

应积极治疗基础心脏病，认真寻找室速的诱发因素，积极治疗心功能不全，纠正电解质紊乱，控制感染。如系洋地黄中毒引起者，应停用洋地黄，补钾，必要时应用苯妥英钠。

室速的预防，心功能正常患者可选用普罗帕酮。心功能不全患者可用胺碘酮。持续性室速也可选择置入埋藏式心脏复律除颤器（ICD）。

【特殊类型的室性心动过速】

1. 无器质性心脏病的室速　此类室速亦称特发性室速，根据发作时心电图图形分为起源于右室流出道（偶尔起源于左室流出道）的特发性室速和左室特发性室速。

（1）发作时的治疗：起源于右室流出道的特发性室速可选用维拉帕米、普罗帕酮、β受体阻滞剂、腺苷或利多卡因。对左室特发性室速，首选维拉帕米。特发性室速可用射频消融根治。

（2）预防复发的治疗：右室流出道室速，可用 β 受体阻滞剂、维拉帕米、普罗帕酮、胺碘酮等。左室特发性室速可用维拉帕米。

2. 扭转型室速　发作时 QRS 波群的振幅与波峰呈周期性改变，宛如围绕等电位线连续扭转。常反复发作，也可能恶化为室颤。多见于 QT 延长者。

（1）先天性长 QT 综合征的治疗：避免使用延长 QT 间期的药物。使用 β 受体阻滞剂，且增加至患者能够耐受的最大剂量。Ⅰ、Ⅱ型用钾通道开放剂，Ⅲ型用钠通道阻滞剂；可用ICD；对已使用足量β受体阻滞剂仍有晕厥发作者，可考虑左侧第4~5交感神经节切除术。

（2）扭转型室速紧急治疗：寻找并处理QT延长的原因，纠正低钾、低镁血症，停用一切可能引起或加重QT延长的药物；药物治疗首选硫酸镁，也可用利多卡因、美西律或苯妥英钠；治疗无效者行心脏起搏。

（3）Brugada综合征：患者心电图表现右束支阻滞、$V_{1~3}$ST段抬高，或仅有$V_{1~3}$ST段抬高，出现类似终末R波，并有室颤发作史。ICD可预防心脏性猝死。

四、房室传导阻滞

房室传导阻滞又称房室阻滞，是指房室交界区脱离了生理不应期后，心房冲动传导延迟或不能传至心室。房室阻滞可发生在房室结、希氏束以及束支等不同部位。阻滞可是部分性（第Ⅰ度或第Ⅱ度），也可能为完全性阻滞（第Ⅲ度）。

（一）第Ⅰ度房室传导阻滞

传导速度减慢，激动通过房室传导延迟，但每个心房冲动都能传至心室。在小儿比较常见。部分正常小儿静卧后出现第Ⅰ度房室传导阻滞，直立、运动或用阿托品后可使P-R间期缩短至正常，说明阻滞与迷走神经张力增高有关。第Ⅰ度房室传导阻滞也可发生于心肌炎、风湿热、先天性心脏病、先天性心脏病术后及应用抗心律失常药物者。其本身对血流动力学无影响，一般无自觉症状，心脏听诊第一心音强度减弱。心电图检查对诊断十分重要，表现为P-R间期延长。希氏束电图记录可协助确定阻滞部位，传导延缓可位于房室结和（或）希氏束-浦肯野系统，但以房室结传导延缓多见。应着重病因治疗，其本身无需处理。

（二）第Ⅱ度房室传导阻滞

分为莫氏Ⅰ型和Ⅱ型。Ⅰ型阻滞表现为传导时间进行性延长，直至一次冲动不能传导。

Ⅱ型阻滞表现为间歇出现的传导阻滞，所有传导冲动的传导时间恒定不变。病因可以是心肌炎、风湿热、先天性心脏病或先天性心脏病术后。莫氏Ⅰ型也可发生于正常小儿，由于迷走神经张力增高引起。可有心悸、胸闷等症状。莫氏Ⅰ型听诊第一心音强度逐渐减弱并有心搏脱漏，莫氏Ⅱ型有间歇性心搏脱漏，但第一心音强度恒定。莫氏Ⅰ型房室传导阻滞心电图表现为PR间期进行性延长、相邻RR间期进行性缩短，直至一次心房激动不能下传至心室，出现QRS波脱落，脱落前、后两个P波的距离小于最短R-R间期的两倍。此型阻滞可发生在心脏任何部位，QRS波群正常者，阻滞几乎均位于房室结，极少数可于希氏束内。QRS波群增宽，形态异常时，阻滞位于希氏束-浦肯野系统。Ⅱ型房室传导阻滞心电图表现P-R间期固定不变，部分心房激动不能下传至心室，出现QRS波脱落，房室比例多为2:1或3:1。临床Ⅰ型比Ⅱ型常见，Ⅱ型预后较严重，易发展为完全性房室传导阻滞。莫氏Ⅰ型房室阻滞心室率不慢者，不需治疗。莫氏Ⅱ型房室阻滞如心室率减慢、心脏搏出量减少，甚至阿－斯综合征发作者可用阿托品或异丙肾上腺素治疗。还应针对不同病因进行干预。

（三）第Ⅲ度房室传导阻滞

指心房激动完全不能下传到心室。病因可为先天性或后天获得性。先天性完全性房室传导阻滞因房室结、房室束连接畸形或传导系统由于胎内感染、变性或发育不良所致。部分患儿合并先天性心脏病。母亲患有系统性红斑狼疮等结缔组织病的新生儿发病率高，可能与母亲血清中抗 SS-A 抗体损害胎儿心脏传导系统有关。获得性完全性房室传导阻滞主要由心肌炎及先天性心脏病手术损伤所致。临床表现取决于心室率的快慢与伴随病变，部分小儿并无主诉。后天获得性或伴有先天性心脏患者病情较重，症状包括头晕、乏力、活动后气短，最严重者表现为阿－斯综合征发作，意识丧失、抽搐，甚至死亡。心率缓慢而有规则，可在 40 次/min 左右。先天性第Ⅲ度房室传导阻滞，心室率较快，常在 40~60 次/min。听诊第一心音强弱不一，心底部可闻Ⅰ~Ⅱ级喷射性杂音，为心脏每次搏出量增加引起的相对半月瓣狭窄所致。由于经过房室瓣的血量增加，可闻及舒张中期杂音，也可有心脏扩大、心衰等体征。

心电图表现 P-P 间期与 R-R 间期均各自相等，P 波与 QRS 波群无关；心室率慢于心房率；QRS 波群形态和心室率视阻滞部位不同而有差异。QRS 波的形态、时限正常，逸搏心率 60 次/min 或更快，表示阻滞部位在房室结；QRS 波群正常，心率 <60 次/min 示阻滞部位在希氏束；QRS 波群宽，心率更慢，阻滞部位在希氏束以下。根据希氏束电图可确定阻滞部位，希氏束上阻滞多为先天性完全性房室传导阻滞引起；获得性者更易出现希氏束内阻滞和希氏束下阻滞。

治疗原则包括病因治疗，如新近发生的心肌炎、风湿热或手术损伤引起者，应给予肾上腺皮质激素，以消除传导阻滞局部水肿，恢复传导功能。心率在 45 次/min 以下或有胸闷、乏力、头晕者可选用加快心率的药物，如阿托品或异丙肾上腺素。

对完全性房室传导阻滞可视病情采用临时性或永久性起搏。静息时心室率减慢，有阿－斯综合征发作伴有心脏扩大或心衰，阻滞部位在希氏束以下，伴有室性心律失常。对运动不耐受者均是安装起搏器的指征。对急性心肌炎，药物中毒或电解质紊乱所致的完全性房室传导阻滞，可选用临时起搏治疗，心脏手术后的完全性房室传导阻滞，亦可采用临时起搏，若阻滞持续不恢复，则考虑安装永久起搏器。

（张燕）

第十七章　泌尿系统疾病

第一节　泌尿系统的解剖生理特点

一、肾解剖和组织结构特点

（一）一般解剖特点

肾位于腹膜后脊柱两侧，左右各一，形似蚕豆。Kidney 上极约平第 12 胸椎，下极约平第 3 腰椎，右肾略低，Kidney 长度和重量足月儿 6cm、24g 至成人 12cm、150g。新生儿 Kidney 表面凹凸不平呈分叶状，到 1 岁以后始渐平。年龄越小，Kidney 相对愈重，婴儿 Kidney 相对较成人大，位置亦低，下极可达髂嵴以下第 4 腰椎水平，2 岁后才达髂嵴以上。

Kidney 表面有三层被膜，即肾筋膜、肾脂肪囊和肾纤维膜。

肾实质由皮质和髓质组成。Cortex 位于表层，包括肾小球、近曲小管（PCT）和远曲小管（DCT）、集合管；Medulla 位于深层，由 8～18 个肾锥体组成，包括肾小管直部、髓袢、直小血管和远端集合管，锥体的尖端钝圆朝向肾小盏，称肾乳头；部分肾皮质伸入肾锥体之间为肾柱。Kidney 内缘中部凹陷，称为肾门。肾门以内是肾实质围成的腔隙，称为肾窦，包括肾盂、肾盏、肾动脉和肾静脉的主要分支及它们周围的疏松结缔组织和脂肪组织。

（二）肾组织结构

肾实质由肾单位和集合管组成，肾间质为少量结缔组织，内有血管、淋巴管及神经。

1. 肾单位　是肾的基本结构和功能单位，每个肾约有 100 万个 nephrons。Nephron 由肾小体和肾小管组成。

（1）肾小体：似球形，由肾小球和肾小囊组成。血管出入肾小体的一侧称血管极，另一侧与肾小管相通称尿极。

①肾小囊：又称鲍曼囊，是肾小管盲端扩大并内陷所构成的双层球状囊，外层为壁层，内层为脏层，两层之间的腔隙为肾小球囊腔。

②肾小球：肾小球毛细血管壁的结构由内向外分为三层：内皮细胞、基底膜（GBM）和上皮细胞。Endothelial cell 胞体有很多直径 70～100nm 的过滤孔或窗孔；Basement membrane 由内疏松层、致密层和外疏松层组成，具有一定的通透性；Epithelial cell 即足细胞伸出许多足突，足突之间有 40nm 的滤过裂隙，裂隙上覆有一层裂隙膜。

上述三层结构构成肾小球的滤过屏障或滤过膜，滤过膜对滤过的物质有严格的选择性

（分子屏障，size barrier），只有分子量在70 000D以下的物质方能通过滤过膜到肾小囊腔，成为肾小球滤液或原尿。另外，肾小球毛细血管的 epithelial cell、endothelial cell 和足突表面被覆有富含唾液酸蛋白的多价阴离子表面糖蛋白，与 basement membrane 内的富含多价阴离子的硫酸类肝素糖蛋白共同构成了肾小球的电荷屏障。

球内血管系膜区：简称系膜，位于肾小球毛细血管之间，由系膜细胞和系膜基质组成。

（2）肾小管：分为近端小管（Proximal tubule）、细段、远端小管（Distal tubule）。Proximal tubule 又分为曲部（PCT）和直部（降支粗段）。Distal tubule 又分为直部（升支粗段）和曲部（DCT）。

2. Collecting ducts 分为弓状集合管、直集合管和乳头管。弓状集合管汇集数个远曲小管，呈弓状走行于皮质内，进入髓放线汇合为直集合管，经髓质下行至锥体乳头，形成乳头管。

3. 肾小球旁器　是远端肾小管与肾小体血管极相接触部位的一个具有内分泌功能的特殊结构，位于入球小动脉、出球小动脉及远端肾小管之间的区域，由球旁细胞、致密斑、球外系膜细胞组成。

（1）球旁细胞：入球小动脉的中层平滑肌在接近肾小球血管极处变为上皮细胞，称球旁细胞，是肾素合成和分泌的主要细胞。

（2）致密斑：远端肾小管起始部朝向血管极一侧的上皮细胞矮小且排列致密，称致密斑，是化学感受器，可感受尿液中钠离子浓度，从而调节球旁细胞的肾素的释放。

（3）球外系膜细胞：位于出、入球小动脉和致密斑三者之间的一组细胞群，与肾小球内的系膜细胞相连，可能与肾素的合成及分泌有一定关系。

二、肾生理特点

胚胎12周时已有尿液生成，胎儿尿液是羊水的主要来源。

出生后 kidney 是维持机体内环境稳定的主要器官，其生理功能基本与成人相似，但尚未完全成熟，一般到1~1.5岁时达成人水平。新生儿及幼婴肾功能特点如下：

1. 肾小球滤过率（GFR）　出生时平均为20ml/（min·1.73m²）（早产儿更低），1周时达成人的1/4，3~6个月为1/2，6~12个月为3/4。GFR 降低使小儿不能排出过多的液体和溶质。GFR 降低的原因：

①入球、出球小动脉阻力高，毛细血管内压低；

②心每搏输出量小、血压低致肾灌注不足；

③肾小球毛细血管通透性低；

④滤过面积小，约为成人的1/8。

2. 肾小管的重吸收和排泄功能　Renal tubule 回吸收原尿中的水、电解质及营养物质（葡萄糖及氨基酸），分泌 H^+、K^+ 及有机物质，排泄尿素、有机酸等废物。新生儿及婴幼儿：

①葡萄糖肾阈低，易出现糖尿。同样氨基酸和磷的肾阈也较成人低；

②钠：血浆中醛固酮浓度高，保证生长所需的正平衡；髓袢长的近髓 nephron（潴钠）较髓袢短的浅表 nephron（排钠）发育较早，排泄钠的负荷能力差；低体重儿肾保留钠能力差，入量不足易致低钠血症；

③钾：出生后 10d 内，排泄能力较差，有高钾血症倾向。

3. 肾小管浓缩和稀释功能

（1）Concentration 功能差，其原因为：髓袢短、尿素形成量少（蛋白合成代谢旺盛）、抗利尿激素分泌不足所致。婴儿由尿中排出 1mmol 溶质需水 1.4～2.4ml，成人仅为 0.7ml，脱水时幼婴最高尿渗透压 <700mmol/L，而成人可达 1 400mmol/L，故入量不足易脱水，甚至诱发急性肾功能不全。

（2）Dilution 功能接近成人，可达 40mmol/L，但利尿速度慢，负荷过重易水肿。

4. 酸碱平衡　新生儿及婴幼儿因碳酸氢盐肾阈低至 19～21mmol/L，泌 H^+、产铵能力低，排内源性固定酸量少，故血浆碳酸氢钠水平低，易致酸中毒。

5. 肾脏内分泌功能　Kidney 能够产生和分泌肾素、前列腺素、激肽释放酶、内皮素、促红细胞生成素、1, 25-（OH）$_2$-D$_3$ 等。新生儿血浆肾素、血管紧张素、醛固酮高于成人，前列腺素合成速率较低，促红细胞生成素胎儿期合成较多，出生后随血氧分压增高而合成减少，婴儿血清 1, 25-（OH）$_2$-D$_3$ 水平高于儿童期。

三、小儿排尿及尿液特点

1. 排尿次数　出生后不久即开始排尿，可迟至出生后 36h 左右。出生后前几天摄入量少，仅 4～5 次/d；1 周后新陈代谢旺盛、入量多及膀胱容量小，20～25 次/d；1 岁 15～16 次/d，1 岁半左右可自动控制排尿；学龄前和学龄期 6～7 次/d。

2. 每日尿量

（1）新生儿 1～3ml/（kg·h）。少尿：<1.0ml/（kg·h）；无尿：<0.5ml/（kg·h）。

（2）婴儿 400～500ml/d，幼儿 500～600ml/d，学龄前 600～800ml/d，学龄儿 800～1400ml/d。Oliguria：学龄儿 <400ml/d，学龄前 <300ml/d，婴幼儿 <200ml/d。Anuria：<30～50ml/d。

3. 排尿控制　排尿机制婴儿由脊髓反射完成，建立以后脑干-大脑皮层控制。在 1.5～3 岁间，小儿主要通过控制尿道外括约肌和会阴肌而非逼尿肌来控制排尿，若 3 岁后仍保留这种排尿机制，不能控制膀胱逼尿肌收缩，则表现为白天尿频、尿急，或尿失禁和夜间遗尿，被称为不稳定膀胱。

4. 尿色　正常婴幼儿尿液淡黄透明。出生后前几天尿色深稍浑，放置后可有红褐色沉淀（尿酸盐结晶）；寒冷季节放置后可有盐类结晶析出而混浊，尿酸盐加热、磷酸盐加酸后溶解。

5. 尿酸碱度　新生儿前几天因尿酸盐多，尿呈酸性，以后接近中性或弱酸性，pH 值

5~7。

6. 尿渗透压和尿比重　新生儿分别为 240mmol/L，1.006~1.008；婴儿尿渗透压 50~600mmol/L；儿童分别是 50~1400mmol/L（500~800mmol/L），1.003~1.030（1.011~1.025）。尿渗透压（mmol/L）大致相当于（尿比重−1.000）×40 000。

7. 尿蛋白

（1）正常：尿 protein ≤100mg/d，定性（−），一次尿 protein（mg/dl）/肌酐（mg/dl）<0.2。2/3 为白蛋白，1/3 为 TH 蛋白和求蛋白，成人反之。

（2）异常：尿 protein >200mg/d。

8. 尿沉渣及 Addis 计数

（1）新鲜离心尿沉渣：RBC <3 个/HPF，WBC <5 个/HPF，管型（cast）（−）。

（2）12h Addis 计数：protein <50mg，RBC <50 万，WBC <100 万，cast <5 000 个。

四、肾功能检查

小儿 renal function 检查与成人相同，但小儿出生后 renal function 处于不断发育成熟的过程，故评价 renal function 时必须考虑年龄、身高、体重及性别等因素。

（一）肾小球功能

1. 血尿素氮（BUN）和血清肌酐（Scr）测定　BUN 和 Scr 均由机体产生，经 kidney 排出，测定两者在血中的水平来评价肾小球滤过功能。BUN 因受饮食蛋 A 和组织蛋白分解代谢等的影响较大，且部分 BUN 在 glomerulus 滤出后又会被 renal tubule 吸收，故仅在 GFR 低于正常的 50% ~60% 时才会升高。BUN 正常值：新生儿 1.8~6.4mmol/L（5~18mg/dl），婴幼儿及儿童 2.5~6.4mmol/L（7~18mg/dl），青春期后 2.9~7.5mmol/（8~21mg/dl）。Scr 是骨骼肌的代谢产物，生成率受年龄、性别的影响。新生儿期稍高，2~4 周即下降，小儿 Scr 正常值为 27~62μmol/L（0.3~0.7mg/dl），2 岁以上儿童可用身高估算：Scr（μmol/L）=0.004×身高（cm）×88.4。一般 GFR 降至正常 70% 以下，Scr 才升高。

2. 肌酐清除率（Ccr）测定　方法与成人相同。因小儿留 24h 尿液较困难，儿科常采用测定 4h 或 12h 尿肌酐来计算。精确留取尿量至关重要，计算出 Ccr 后，再用体表面积矫正：Ccr = 尿肌酐（μmol/L）×尿流量（ml/min）/Scr（μmol/L），矫正 Ccr = Ccr ×1.73（m²）/小儿实测体表面积（m²）。矫正 Ccr 正常值：新生儿 25~70ml/min；0~3 岁 60~80ml/min；儿童 80~120ml/min。Ccr 也可由 Scr 和身高推算：KX 身高（cm）/Scr（mg/dl）。式中 K 为常数，<1 岁的低出生体重儿为 0.33，婴儿为 0.45，2~12 岁为 0.55。

当 Scr 升高（>170μmol/L）时，renal tubule 也能分泌一定量的肌酐，使 Ccr 与实际 GFR 不相符，此时可用甲氰咪胍阻断 renal tubule 分泌予以纠正。

能正确反映 GFR 的方法如菊糖（inulin）和同位素清除法 99mTc-DT-PA 肾图等因技术复杂尚不能作为临床常规检测。

3. β₂ 微球蛋白（β₂-MG）测定　β₂-MG 为低分子量（11800D）球蛋白，由体内有核细胞产生，经 glomerulus 滤出，99.9% 被 renal tubule 再吸收分解。血中 β_2-MG 升高代表肾小球滤过功能降低，有人认为其反映 GFR 比 BUN、Scr 更敏感。正常值：新生儿 $<4.8\mu g/ml$，$0\sim3$ 岁 $<4.2\mu g/ml$，$3\sim14$ 岁 $<3.6\mu g/ml$。

（二）肾小管功能

1. 近端小管功能

（1）酚红排泄试验：用于检测 proximal tubule 的 excretion 功能及肾血流量，静脉注射 0.6% 酚红（酚磺肽）1ml 后，仅 6% 经 glomerulus 滤过，94% 经 renal tubule 主动 excretion。正常人静脉注射酚红后，15min 应排出酚红总量的 25%～40%，2h 内排出总量的 60%～85%。

（2）尿糖、氨基酸、溶菌酶及 β_2MG 测定：它们均经 glomerulus 滤过，renal tubule 重吸收，尿中含量极微。在 proximal tubule 绝大部分被吸收。血中含量正常时，尿中排出异常增多，则考虑为 proximal tubule 重吸收功能减退。正常值：尿溶菌酶 $<3\mu g/ml$，β_2-MG $<0.2\mu g/ml$。

2. 远端小管功能：尿比重、尿 concentration and dilution 试验及尿渗透压测定等均反映 distal tubule 功能。

（三）肾早期损伤指标

1. 尿微量白蛋白检测　尿中白蛋白排出量在 Cr 30～200mg/g 范围内，需要用免疫学方法来检出，主要监测早期 glomerulus 功能受损。

2. 尿酶测定　常用 N-乙酰-β-氨基葡萄糖苷酶（NAG）和 γ 谷氨酸转肽酶（γ-GT），分别存在于 proximal tubule 的上皮细胞溶酶体和刷状缘，故是一个早期诊断 renal tubule 损伤的好指标。

五、泌尿系的辅助检查

1. X 线检查　常用腹部平片、静脉肾盂造影（IVP）、逆行肾盂造影、排尿性膀胱尿道造影，对泌尿系先天畸形、结石、钙化、肿瘤、积水、肾血管畸形等的诊断及鉴别诊断有重要意义。

2. B 型超声波检查　是一种非创伤性及再现性良好的检查方法，适合于儿科应用。在小儿肾疾病中主要用于先天肾异常、肾内囊性病变、肾盂积水、无功能肾、肾肿瘤、肾结石、弥漫性肾疾病、肾血管病变、感染性肾疾病及肾外伤等。

3. 放射性核素检查

（1）放射性核素肾图是分别检查两侧 renal function 最简易的方法，且了解上尿路有无梗阻、移植肾的监护等。

（2）肾动态显像（KDI）临床应用：

①肾畸形的诊断、分肾功能测定及肾移植监测；

②肾动脉狭窄的初筛；

③膀胱输尿管反流的存在及程度。

（3）肾静态显像：能够提供比 KDI 更清楚的肾实质影像，因此对肾畸形的诊断及尿路感染肾瘢痕的诊断有更突出的优点。

4. 肾活组织检查　用于肾脏病的诊断已有 50 多年，目前临床广泛采用经皮 renal biopsy。该检查可明确诊断、确定病理类型、指导临床治疗及估计疾病预后。

（1）适应症：主要用于诊断不明的弥漫性肾疾病（表 17 - 1）

表 17 - 1　肾活组织检查适应症

临床诊断	穿刺适应症
原发性肾病	
孤立血尿	红细胞管型或变形红细胞提示肾小球性血尿
孤立蛋白尿	持续性蛋白尿
肾病综合征	婴儿或年长儿起病、肾炎型或激素治疗无效
急性肾炎	非链球菌感染后肾炎或尿异常持续存在
急进性肾小球肾炎	原则上应进行肾活检
急性肾功能衰竭	除外肾前性及肾后梗阻性病因，考虑肾实质性因素但无法确定者
慢性肾功能衰竭	不明病因者，特别是要肾移植时
继发性或遗传性肾病	明确诊断
	已明确者评价肾损伤程度、指导治疗和预后
随访	治疗效果评价
	药物毒副作用观察
肾移植	排异、肾功能下降原因不明、疾病复发、感染、药物毒性

（2）禁忌症：出血性疾病、抗凝治疗、肾血管异常、未控制的高血压、孤立肾、异位肾、马蹄肾。此外，肾内肿瘤、大囊肿、脓肿、肾盂肾炎也应禁忌，因为穿刺可能促进恶性肿瘤细胞或感染的播散。相对 contraindication 有过度肥胖、患者不合作、肾盂积水、腹水、小肾及所有危险性增加的合并症。

（曲春玲）

第二节　泌尿系统感染

泌尿系统感染（UTIs）是小儿泌尿系统常见的疾病之一，通常是指细菌直接侵入所引起的尿路炎症，感染可累及尿道、膀胱、肾盂和肾实质，临床以脓尿和/或菌尿为特征，可有尿路刺激症状以及发热、腰痛等全身症状。小儿 UTIs 经积极合理的治疗，大多预后良好，反复感染者多伴有泌尿系统结构异常，可导致肾瘢痕形成，最终产生高血压、肾功能衰竭。反复 UTIs 是导致小儿慢性肾功能衰竭和终末肾状态的重要危险因素之一，临床应予重视。

【发病率】

小儿 UTIs 的发病率一般女孩 3%~5%，男孩 1%，但具体因年龄、性别不同而有差异。国外资料显示：新生儿期 UTIs 的发病率为 1.0%~1.4%，男女比例为 2.8~5.4:1；菌尿阳性率：<1 岁时，男婴 3.7%，女婴 2.0%；学龄前后，男童 0.02%~0.04%，女童 0.7%~1.9%，明显高于男童。1982 年全国住院儿童泌尿系统疾病调查结果表明：UTIs 占泌尿系疾病的 8.5%，居第 4 位；2~7 岁男童发病率为 0.04%，女童为 0.17%；8~12 岁男童为 0.02%，女童为 0.11%。由此可见男孩 UTIs 的发生主要在出生后第一年，通常是未做包皮环切术者，随着年龄的增长以女孩发病为主。

【病原及发病机制】

（一）儿童易感因素

取决于泌尿系统解剖生理特点和防御机制缺陷以及致病菌的毒力。

1. 小儿尿道相对较短，以女婴为著且外阴防御力低，是 <6 个月女婴患 UTIs 的主要原因；男孩包皮较长甚至包茎，易于纳垢。小儿自控排便能力差加之尿布使用，尿道口易于受到粪便、包皮垢甚至蛲虫的污染，上行致病。

2. 小儿机体抗菌能力差，尤其婴幼儿，易于患菌血症，尿路可受到血行性感染；肾病综合征、营养不良、分泌性 IgA 缺乏等患儿，泌尿道局部抗感染能力下降，易于患 UTIs。人工喂养儿较母乳喂养儿更易出现 UTIs。

3. 小儿泌尿系统畸形相对多见，如后尿道瓣膜、双肾－双肾盂畸形、肾盂－输尿管连接处狭窄、各种原因所致的肾盂积水、肾囊肿等，均可因尿液引流不畅而继发感染。

特别应提出的是膀胱输尿管反流（VUR）。正常情况下，输尿管在膀胱壁肌间斜行一段后开口膀胱腔。当膀胱充盈或排尿时，牵张或收缩的膀胱壁肌肉压迫壁内输尿管使其管腔关闭，这种单向活瓣结构使尿液不能反流。原发性 VUR 主要是先天性膀胱壁内输尿管过短，排尿时关闭不全所致，婴幼儿期不少见。近年来，排尿功能紊乱与 VUR 的关系受到重视，如不稳定性膀胱、肌协同失衡性排尿（即随意括约肌持续性收缩）等表现为排空压力增高而膀胱容量低，增高的膀胱内压可引发继发性 VUR。正常儿童中 VUR 的确切发生率尚不清楚，一项对 535 名正常儿童的检查显示 VUR 者占 1.3%。

VUR 与 UTIs 关系密切，尤其是婴幼儿。国外报道在 <1 岁的 UTIs 患儿中，有 VUR 者占 70%；<4 岁者中为 25%；<12 岁者中 15%。VUR 的危害不仅在于尿液潴留使输尿管和/或肾盂扩张，细菌随之上行引发感染，而且反流的尿液动力学改变可伤及肾实质，导致反流性肾病，4 岁以下儿童易形成肾瘢痕。反流程度与肾瘢痕形成直接相关，伴有严重 VUR 的小儿发生肾瘢痕形成的危险性较有轻度 VUR 者高 4~6 倍，是无 VUR 者的 8~10 倍。原发性 VUR 轻度者可随年龄增长而缓解，但重度 VUR 多需手术矫正。继发性 VUR 者常反流缓解延迟，即使缓解或经外科矫正，UTIs 仍持续。因此，对 UTIs 患儿查明有无 VUR 对指导治疗、减少复发和保护肾功能十分重要。

（二）致病原

UTIs 绝大多数由细菌引起，少数由真菌、支原体或病毒致病。

1. 致病菌种类　大多数是革兰氏阴性菌，以大肠杆菌最常见，占首次感染的80%～90%，其次是克雷伯杆菌和变形杆菌。革兰阳性菌少见，主要为葡萄球菌属（如表皮葡萄球菌、白色葡萄球菌）和肠球菌，多见于有尿路畸形或功能缺陷者。长期和反复应用抗生素可导致细菌转为变异型（即 L 型菌）。

2. 致病菌毒力　细菌的粘附能力是引起感染的最初步骤，继而导致组织的炎症及细胞损伤。小儿76%～94%的肾盂肾炎和19%～23%的膀胱炎是由有 P 伞的大肠杆菌所引起。人类尿路上皮细胞表面具有与这种致肾盂肾炎大肠杆菌的 P 伞特异性结合的受体，因此带 P 伞的有毒菌株上行人上尿路，借 P 伞与尿路上皮特异性受体结合而粘附。致肾盂肾炎大肠杆菌借菌体、荚膜、鞭毛抗原（O: K: H antigen）以及释放的溶血素（Hemolysin 一种细胞毒性蛋白）和大肠杆菌素产生的细胞毒性和对铁摄入系统的干扰，影响细胞的代谢生长并导致细胞损伤，引发尿路炎症。由于 P 伞大肠杆菌的受体结合特征，即便正常解剖尿路，无症状性菌尿的发生率可达14%～18%。

（三）感染途径

上行感染是小儿 UTIs 的主要途径，最为常见。血源性感染通常是全身败血症的一部分，主要见于新生儿和婴幼儿。泌尿系统周围的炎症（如阑尾脓肿、肾周脓肿、盆腔炎症）的直接蔓延或淋巴感染亦可引起 UTIs。

【分类】

1. 依有无临床症状可分为症状性 UTIs 和无症状性菌尿。症状性 UTIs 又依感染部位不同分为上尿路感染（肾盂炎、肾盂肾炎）和下尿路感染（膀胱炎、尿道炎）；两者在临床有时难于区别，仅有10%～20%的患者凭病史、临床症状和简单化验可确定肾盂肾炎和膀胱炎。无症状性菌尿（ABU）是指无任何临床症状，仅有真性菌尿（1 周内隔数日≥2 次培养出同一细菌且菌落计数≥10 万/ml）。ABU 通常预后良好，一般为体检或健康调查时发现，几乎均为女性。

2. 依病程不同分为急性 UTIs 和慢性 UTIs。

【临床表现】

因发病年龄和急、慢性感染不同，临床表现有所差异。

（一）急性 UTIs

病程 <6 个月。

1. 新生儿期　多由血源性感染所致，男女发病相当。均以全身症状为主，常见发热，可有烦躁或嗜睡、发灰或苍白、呕吐、腹泻及黄疸等，严重时体温不升、惊厥。因尿路刺激症状多不明显，对于新生儿不明原因的发热，应及早查尿常规及血、尿培养以明确诊断。

2. 婴幼儿期　仍以全身症状为主，发热、腹痛、腹泻、呕吐。随年龄增长，部分患儿可有尿路刺激症状，如排尿时哭闹、尿线中断、尿频、尿臭及夜间遗尿等。因尿频可引发顽固性尿布皮炎。

3. 儿童期　与成人相似。下尿路感染时膀胱刺激症状明显，表现为尿频、尿急、尿痛，有时尿臭、遗尿，不发热；出血性膀胱炎时有终末血尿。上尿路感染多有发热、寒战、腰痛、肾区叩击痛，可有尿路刺激症状，部分有血尿，肾功能正常。

4. 急性 UTIs 初治后可出现复发和再感染。复发指经治疗菌尿阴转，停药后 <6 周内原致病菌尿再现，同时出现临床症状。可能与疗程过短、L 型耐药菌产生或小儿存在泌尿系统畸形有关。1 年内复发 ≥3 次被称之为频复发，多见有泌尿系统解剖异常的小儿。再感染是指初次感染治愈，停药后 ≥6 周出现另一种致病菌引起的 UTIs。

（二）慢性 UTIs

病程迁延 >6 个月者。病情轻重不一，轻症者症状不明显；反复发作者可有发热、乏力、消瘦、腰痛、贫血、生长发育迟缓，尿路刺激症状或有或无，菌尿或隐或现；重症者肾实质受损，出现肾功能不全，尿浓缩功能受损为其早期表现，血压升高提示可能有肾瘢痕形成。

【实验室检查】

（一）尿液检查

送检可靠的尿液标本是尿液检查的前提和基础。临床尿标本采集有以下几种方法：

①对于可自控排尿的小儿，收集清洁中段尿是最常用的方法；

②婴幼儿可采用外阴粘贴消毒塑料袋法留取，此法有较高的污染可能，10% 正常儿尿标本的菌落计数 >5 万/ml（注意：如 30min 未留到尿液应再次消毒）；

③无菌消毒后耻骨联合上膀胱穿刺留得的尿液结果最为可靠，但因检查有创，临床多在中段尿结果可疑时采用（注意：在膀胱充盈状态下操作）；

④插管导尿法，检查过程痛苦，有带入细菌的危险，尽量不采用。

1. 尿常规　清洁中段尿沉渣镜检 WBC ≥5 个/Hp，应考虑 UTIs，WBC 成堆或有 WBC 管型意义更大。部分 UTIs 时有血尿，尿蛋白阴性或少量（<2 个 ++）；若持续尿蛋白 >2 个 ++，则提示肾实质损伤。

2. 尿培养及菌落计数　是诊断 UTIs 的重要证据，两者须在抗生素应用之前同标本送检。不同的留尿方法真性菌尿的菌落计数标准不同。清洁中段尿标本培养阳性时，若菌落计数 ≥10 万/ml，提示为真性菌尿；若菌落计数为 1~10 万/ml，男孩有诊断价值，女孩为可疑；当菌落计数 <1 万/ml 或多种杂菌生长时，则以尿液污染可能大，污染可来自外阴、前尿道、容器及接种过程。而导尿标本菌落计数 ≥1 千/ml 或膀胱穿刺尿样培养阳性即为真性菌尿。对于尿液污染的病例，应再消毒复查或更换采集方法；高度可疑 UTIs 而普通尿培养阴性者，应做 L 型菌高渗培养或厌氧培养。

近年来，通过导尿留尿对发热儿童的脓尿、菌尿调查，有学者提出真性菌尿的菌落计数的临界值为 5 万/ml。因为，尿培养的阳性率有限（一般为 70%~80%），对于有发热、腰痛、菌尿者或有尿路刺激症状和脓尿者，在留尿前已采用抗炎治疗而使尿培养细菌数不足 10 万/ml。

3. 尿涂片找菌　混匀新鲜尿液一滴涂片烘干，革兰或美蓝染色，置油镜下观察：若细菌数≥1个/Hp 有诊断意义（与尿中菌落计数 > 10 万/ml 相当），此法简单快捷，较为可靠。

4. 菌尿的辅助检查　亚硝酸盐还原试纸条可作为 UTIs 的过筛检查，此法简便可靠，阳性率可达 80% ~ 90%。但粪球菌和结核杆菌阴性，当尿中缺乏亚硝酸盐、利尿或抗菌治疗后可影响结果。

（二）影像学检查

1. X 线检查　一般初诊 UTIs 后（尤其 < 3 岁或男童）都应做静脉肾盂造影（IVP），必要时还可做排泄性膀胱造影、断层摄片或肾 CT，以了解肾形态大小，有无尿路畸形、梗阻、结石以及 VUR 和肾瘢痕形成。

2. B 型超声检查　可准确测定肾大小，了解肾外形，有无肾内囊肿、肾盂积水、肾和输尿管结石以及膀胱异常。

3. 核素检查　肾动态扫描有助于了解分肾功能，判断尿路梗阻；二巯基琥珀酸扫描（DMSA）则对肾瘢痕形成有诊断价值。

（三）其他检查

1. 肾实质损伤指标　包括反映肾小球滤过功能的血尿素氮、肌酐和内生肌酐清除率，反映远端小管功能的尿浓缩试验以及反映近端小管重吸收功能的尿 β_2-微球蛋白（β_2-MG）、α_1-微球蛋白（α_1-MG）测定。尿微白蛋白（mAlb）和尿酶（如 NAG 酶）的测定，既有助于肾实质受累的判断，又可辅助 UTIs 的感染定位。

2. 新生儿和婴幼儿 UTIs 应做血培养。

【诊断】

UTIs 的诊断应从如下方面考虑评价：

①尿路感染症状（如尿频、尿急、尿痛或高热、腰痛等）；

②离心尿 WBC≥5 个/Hp 或成堆；

③中段尿培养菌落计数≥10^5/ml；

④膀胱穿刺尿培养阳性；

⑤离心尿沉渣涂片革兰染色，细菌 > 1 个/油镜视野。

具有典型的尿路感染症状 + WBC 尿/脓尿 + 一次真性菌尿检出即可确诊 UTIs。具有①和/或②时，临床高度怀疑 UTIs，尚不足以诊断，需同时具备③、④、⑤中一项以上的菌尿证据方可确诊③或④可作为 UTIs 诊断的独立条件。亚硝酸盐还原试纸检查作为菌尿的过筛检查，只是有参考价值。对于无发热或急性尿路感染症状者，若 1 周内相隔数日重复相同真性菌尿检出可诊断 ABU。

尿培养结果受到采样方法和时机的影响，应做好消毒防污染措施，力争在抗炎治疗前送检尿培养和药物敏感试验，指导诊治。婴幼儿因排尿症状多不明显而易于误诊，应注意相关尿检查以防漏诊。

UTIs 一经确诊应：

①判定感染部位（见表17－2　上、下尿路感染的鉴别）。但因患儿的年龄、机体反应以及检查时机不同，临床上做出准确定位是困难的；

②进一步明确是初次感染或复发、有无 VUR 或泌尿系统畸形以及肾功能评价。

【鉴别诊断】

1. 急性肾小球肾炎　急性肾炎的初期可有尿路刺激症状，且尿中 WBC 有时 >5 个/Hp，但主要是以血尿为主，伴浮肿、高血压，可有管型、蛋白尿，尿培养阴性有助鉴别。

2. 肾结核　有结核病接触史和结核感染中毒症状，结核菌素试验阳性，尿中可检出结核杆菌，IVP 可见肾盂、肾盏出现破坏性病变。当累及膀胱时，可出现脓尿、尿路刺激症状。

3. 其他　如阴道炎、包皮炎、尿中成分增高（高钙尿症）、精神因素（白天尿频综合征）、尿道口周围炎症或化学刺激以及蛲虫症等均可引发尿路刺激症状或排尿困难，但均无真性菌尿。

表17－2　上、下尿路感染的鉴别

		上尿路感染	下尿路感染
宿主对炎症反应			
尿路	排尿异常症状	可不明显	较明显
全身反应	发热	有	无
	全身症状	有	无
	血沉	增快	正常
	C-反应蛋白	增高	正常
肾反应	肾大小	增大（71%）	正常（99.7%）
肾损伤	尿（WBC）管型	阳性	阴性
	尿浓缩功能	可降低	正常
	尿酶学改变	可增高	正常
	尿 β_2-MG	可增高	正常
	肾瘢痕形成	可有	无
宿主对细菌反应			
	抗体包裹细菌试验	阳性	阴性
	闪光细胞	＋＋＋	＋

【治疗】

本症的治疗原则是积极控制感染、杀灭致病菌、防止复发、保护肾功能。

（一）一般治疗

急性期应注意卧床休息，多饮水，勤排尿，以利于细菌和炎性分泌物的排出。女童应注意外阴清洁。

（二）抗菌疗法

应及早开始抗菌药物治疗，一般留尿送检尿培养后即可用药。

1. 用药原则　首先根据药物敏感试验结果选择。在无药敏试验结果前，对上尿路感染应选择血浓度高的广谱抗生素；下尿路感染则选用尿浓度高的抗生素。应注意抗生素的毒副作用，尤其是肾毒性作用。通常治疗有效则24h后菌尿消失，2～3d内症状好转。若2～3d症状无改善或菌尿持续存在，提示细菌耐药或存在尿路畸形，应及时调换药物，必要时联合用药。

2. 用药方案　急性上尿路感染可选择一种静脉用药，或同时加用口服药，一般疗程10～14d。新生儿及有全身症状的婴幼儿的UTIs均按上尿路感染治疗。急性下尿路感染通常选用一种敏感药口服即可，疗程5～7d。偶然复发或再感染者按急性感染处理。慢性UTIs或频复发（发作≥3次/年）者，常有各种诱因（如：神经源性膀胱、不稳定性膀胱、严重便秘、习惯性憋尿等）或存在尿路结构异常，急性症状控制应足量用药，疗程相对延长2～4周；待尿培养正常后采用小剂量长疗程预防治疗，以防止复发和减少肾瘢痕形成。具体方法是从2～3种口服药（如：呋喃坦啶、阿莫西林、复方新诺明）中选择一种，以1/3治疗剂量，每日1次，睡前服用，1～2周；几种药物如是交替循环使用，总疗程3～6个月。有肾实质损害者，疗程延长至1～2年。同时应积极去除诱因，矫正尿路结构异常。

（三）常用药物

1. 青霉素类　如ampicillin、amoxycillin，有较强的抗菌作用，可口服或静脉给药治疗UTIs，但耐药性高。剂量100mg/（kg·d），bid，注意过敏反应。

2. 头孢菌素类　如二代头孢菌素cefaclor、三代头孢菌素ceftriaxone、cefoperazone，抗菌谱广，抗菌作用强，尤其是三代头孢菌素抗革兰氏阴性菌的作用突出，且经肝、肾双通道排泄，毒副作用小，轻度肾功能不全时仍可原量使用。剂量范围20～80mg/（kg·d），Qd～Bid。长时间应用注意菌群失调。

3. 磺胺类　如sulfamethoxazole（SMZ），该类药尿中浓度高，对大多数大肠杆菌有较强的抑菌作用，不易产生耐药，与增效剂甲氧苄氨嘧啶（TMP）联用（即复方新诺明SMZco）可提高疗效。剂量50mg/（kg·d），bid。该类药可产生过敏反应，尿中浓度过高可形成磺胺结晶，损伤肾小管及尿路上皮细胞，严重阻塞可导致急性肾衰，故用药后应多饮水，必要时可服用碳酸氢钠。肾功能不全时慎用。

4. 呋喃坦啶　该药抗菌谱广，对大肠杆菌效果好，较少耐药性且与SMZco无交叉耐药，可联用或交替服用，是长疗程预防治疗常选药物之一。剂量5～10mg/（kg·d），Tid～Qid。因婴幼儿服用可出现肝细胞损伤和胆汁郁积性黄疸，肾衰者可导致过敏性肺炎和周围神经炎，故肾功能衰竭和3个月以下婴儿禁用。餐后服用可减轻胃肠反应。

5. 喹诺酮类　如norfloxacin、pipemidic acid，该类药对革兰氏阴性、阳性菌均有较强抗菌作用。剂量5～10mg/（kg·d），Tid。注意肠道菌群失调，一般不用于婴幼儿。

【预后】

急性感染经合理抗茵治疗多可迅速恢复。约 50% 的小儿 UTIs 可复发或再感染，尤其伴尿路畸形或梗阻者；如不及时纠正，易于频复发或慢性感染，最终发展成肾功能不全，预后不良。

【预防】

注意个人卫生，尤其是会阴部清洁。婴幼儿应勤换洗尿布、训练排尿、大便后清洁臀部。儿童期应注意加强个人卫生教育，经常清洗会阴，内裤不宜过紧且要勤换，便后擦拭应自前向后；常饮水，不憋尿；积极治疗蛲虫症，纠正习惯性便秘。

（曲春玲）

第三节　血　尿

血尿指尿中有超过常量的红细胞。正常尿中可含有一定数量的红细胞。离心尿取沉渣镜检时每高倍视野通常仅 0～2 个，当 >3 个时考虑异常，当 >50 个时，肉眼即可见尿色异常，称肉眼血尿。

血尿是小儿时期常见的临床症状，虽通常提示有泌尿系病变，但也可见于肾外疾病。临床需进行定位（即尿中红细胞来自何解剖部位）、定性（如系炎症或机械损伤）和病因分析，以便给予正确诊断和治疗。

【病因分类】

可有多种分类方法，以下从临床角度，从定位、定性角度进行分类。

1. 泌尿系统疾病

（1）肾实质病变：

1）肾小球疾患：

①原发性肾小球疾病：如急性肾炎、迁延性肾炎、慢性肾炎、急进性肾小球肾炎、IgA 肾病、肾炎型肾病综合征等；

②继发性肾小球疾病：如狼疮肾炎、过敏性紫癜肾炎、乙型肝炎病毒相关肾炎等；

③家族遗传性肾小球疾病：如 Alport 综合征、薄基底膜肾病等。

2）肾小管间质病变：

①感染：细菌性肾盂肾炎；

②代谢紊乱：肾钙化、高钙尿症、高草酸尿、高尿酸尿症；

③急性肾小管坏死；

④过敏性间质性肾炎：常因抗生素、解热镇痛药等引起。

3）肾血管病变：

①畸形：动脉瘤、动静脉瘘；

②动脉、静脉血栓栓塞病变；

③镰状细胞肾病。

4）肿瘤：Wilms'瘤、肾细胞癌、血管瘤、肾皮质囊肿。

5）发育异常：单纯囊肿、多囊性病、髓质海绵肾等。

（2）肾盂：血管异常（畸形）、乳头坏死、肾盂积水、外伤。

（3）输尿管：感染、肾石。

（4）膀胱：感染（除细菌感染外，还包括病毒，如腺病毒致出血性膀胱炎）、结石、肿瘤、创伤、药物（如环磷酰胺致出血性膀胱炎）。

（5）尿道：感染、创伤。

（6）前列腺：感染、肿瘤。

2. 全身性疾患

（1）血液病：血小板减少、血友病、出凝血异常。

（2）感染：如感染性心内膜炎。

（3）营养性疾病：维生素 K、维生素 C 缺乏症。

3. 邻近器官　急性阑尾炎、盆腔炎、结肠炎等。

4. 功能性　剧烈运动、肾下垂、胡桃夹现象等。

5. 其他　如伪病。

【临床诊断步骤】

应根据病史、体格检查、尿液分析对血尿病因进行定位、定性。在儿科应特别注意与年龄有关的病因特点。

1. 病史

（1）不同年龄发生血尿的病因不同：新生儿期见于新生儿出血症、严重缺氧窒息、败血症、泌尿系畸形、肾静脉血栓形成等。婴幼儿期的血尿可因泌尿系畸形、肾胚胎瘤、溶血尿毒综合征等引起。年长儿则主要为各种原发或继发性肾小球肾炎、泌尿系感染、外伤、血液病、家族遗传性肾小球病等。

（2）起病情况及伴随症状：发病前有无感染或诱因（如剧烈运动、用药史），是否为肉眼血尿，或检查时偶然发现尿异常。当伴水肿、高血压，提示肾实质疾病。伴尿频、尿急、尿痛，多为泌尿系感染、出血性膀胱炎。有肾绞痛多为结石，肾区隐痛或叩痛见于各种肾炎。

（3）既往史：有类似发作，有过敏性紫癜等全身性疾患。

（4）家族史：有类似患者，有耳聋、肾功能衰竭患者。有家族倾向能引发血尿者见于肾小球疾病（如 Alport 综合征、薄基底膜肾病、胶原血管病）、非肾小球性血尿如多囊肾及代谢异常，如胱氨酸尿症、草酸盐尿症、尿酸盐尿症、高尿钙症等。此外还可见于膀胱输尿管反流、泌尿系结石等。

2. 体格检查　应全面进行体检，特别注意：

①血压测量及体格发育情况，如有血压高及发育落后提示，慢性肾脏病和某些先天综

合征；

②腹部或腰部肿块，提示肾肿瘤、梗阻性肾病、多囊肾；

③膨胀的膀胱，尤在排尿后仍可触及，提示有尿道梗阻；

④脊柱肋缘角处或耻骨上区压痛，提示感染；

⑤外生殖器检查注意有无创伤、感染、出血；

⑥皮肤有无感染、皮疹；

⑦有时应行眼底检查，以发现有无慢性高血压或系统性疾病；

⑧全面神经系统体格检查，包括听力有无障碍；

⑨是否伴有先天或发育异常，如外耳有无畸形、骨骼、指（趾）甲异常等。

3. 尿液分析

（1）首先鉴别是否真正血尿：假性者见于：

1）非泌尿道出血而混入尿液：如阴道或消化道出血、外阴炎症或损伤。

2）血红蛋白尿：此时尿液外观似葡萄酒样，均匀透明，潜血试验阳性，但离心尿沉渣不能检到红细胞。见于：

①多种病因致溶血性贫血、溶血尿毒综合征、阵发性夜间血红蛋白尿症、败血症；

②某些药物、化学药物、食物所致，如蚕豆、蘑菇、扑疟奎啉、奎宁、磺胺、绵马、β-萘酚、石炭酸、一氧化碳、氯仿、萘、苯肼、蛇毒等；

③其他如溺水、体外循环、错型输血等。儿科偶有肌红蛋白尿（潜血试验阳性，尿沉渣未见红细胞），见于某些肌病、挤压综合征等。

3）尿液红色，但潜血试验阴性：见于一些代谢病，或摄入药物或食物。代谢病如黑尿酸尿症、黑色素、高铁血红蛋白血症、酪氨酸代谢病。摄入食物或药物如甜菜、黑莓、花色素苷、氨基比林、布洛芬、呋喃妥因、酚酞、利福平、丙氨酸、美鼠李皮、雷琐辛、麝香草酚、偶氮染料、氯喹、甲基多巴、柳氮磺吡啶等，均可使尿色改变。

（2）尿液检查：对尿中红细胞来源定位。

1）肉眼观察：暗红来自肾实质或肾盂，鲜红或带血块来自下尿路，滴血来自尿道。

2）尿三杯试验：在排尿过程中，以三个容器分别收集初、中、终段尿液进行检查。初段血尿提示病变在尿道；仅终末血尿提示病变在膀胱颈部和三角区、后尿道、前列腺；全程血尿则来自肾、输尿管、膀胱。

3）尿中是否有尿蛋白及其含量：镜下血尿如不伴肾小球滤过膜对蛋白通透性的增加，则尿蛋白多阴性；肉眼血尿，若红细胞来自下尿路，其尿蛋白测定一般不超过＋＋，24h定量多不足1g。伴有＋＋＋尿蛋白的血尿，其红细胞多系肾源性。

4）红细胞管型：尿沉渣可检见红细胞管型者为肾小球源性血尿。

5）尿中红细胞形态学检查：肾小球源性血尿，尿中红细胞的大小、形态、血红蛋白含量多有显著改变。此可借助相差显微镜或尿沉渣，经染色后以油镜观察。肾小球源性红细胞有严重变形，特别是显现穿孔、环状、芽孢，且 >30% 者；或面包圈状（又称 G_1 细胞），>5%时提示为肾小球源性血尿。但应注意过度稀释的尿液，应用袢利尿剂后可出现假阴性。

6）尿红细胞平均体积或容积分布曲线：也可区别肾小球源性或非肾小球源性血尿，前者尿中红细胞平均体积<72fl，而后者多>72fl。容积分布曲线在前者左移呈偏态分布，高峰在低容积区，而后者在高容积区，呈正态分布。

4. 其他辅助检查　经上述病史、体检、尿液检查，多数血尿已可区别为肾小球源性或非肾小球源性两大类。

对肾小球源性血尿常需进行尿蛋白定量，抗链球菌溶血素O滴度，血补体检查。必要时还需检查抗核抗体，乙型肝炎相关抗原或抗体。此外应测肾功能（肌酐、尿素氮、内生肌酐清除率）、血生化。有时还需肾穿刺做肾病理检查，能明确病因，并指导治疗。肾穿刺指征可参考以下情况：

①血尿伴蛋白尿、高血压、氮质血症而病因不明；

②持续镜下血尿半年以上，且伴肉眼血尿发作；

③除血尿外逐渐于病程中出现蛋白尿；

④伴持续低补体血症。

对非肾小球性血尿患儿常进一步作尿钙、尿细菌学检查。B型超声可检出肾大小、形态、解剖结构、畸形、结石、肿物、有无胡桃夹现象、肾血管内有无血栓形成等。疑有结石者可拍摄X线腹部平片，必要时行静脉肾盂造影、膀胱逆行造影、数字减影血管造影，有时尚需CT、核磁等检查，以助诊断。

总之血尿患儿应综合病史、体检、尿液化验及其他辅助检查做出血尿的定位、定性及病因诊断，以决定治疗方法。少数患儿尚需经长期随访，对陆续出现的一些线索进行分析后才能获得正确诊断。

【主要几种引起小儿血尿的疾患】

由前述病因分析可知多种疾病可引起小儿血尿，其中多数的临床表现、诊断治疗与成人类同，不再赘述。现将几种主要见于小儿，并具某些特点的疾病概述于下：

1. 特发性高尿钙症　指血钙正常、尿钙排出增加，而未能发现明确致病原因者。是小儿时期非肾小球源性血尿的主要原因之一。依发病机制又分为两种类型：一是肠道钙质吸收过多的吸收型；一是肾小管对钙重吸收不良，而自肾漏出的肾漏型。高尿钙症除引起血尿外，还可引起多种泌尿系症状，如尿频、尿急、尿痛、脓尿、蛋白尿、遗尿、尿失禁等。病程长久者体格发育差、骨质稀疏、尿浓缩功能差。尿钙/尿肌酐（mg/mg）可作为筛查方法，当>0.2时视为阳性。确诊：24h尿钙定量≥4mg/（kg·d）。治疗方面：饮食中钙摄入不宜>2mmol/（kg·d），对生长期之小儿不限制钙摄入，少进食含草酸的果汁、可可、巧克力等，以免尿中草酸钙形成结晶导致结石。药物治疗可用噻嗪类利尿剂，一般用氢氯噻嗪，每日1~2mg/kg，疗程6周。用药期间应注意副作用（如血钾下降、高血糖、高尿酸血症、血脂升高等）。

2. 胡桃夹现象　又称左肾静脉受压综合征，指左肾静脉回注下腔静脉途中，行经主动脉和肠系膜上动脉，形成的夹角受挤压而引发的临床症状。最主要的血流动力学改变是左肾静脉回流受阻引起左肾静脉高压。临床最常见的表现是左侧肾的非肾小球性血尿。可为镜下血尿，也可有肉眼血尿发作。可发生于运动后，多无其他症状，偶有左侧腰部不适、腹痛等。本症是青少年、学龄儿期非肾小球性血尿的原因之一。诊断最初依靠膀胱镜下见到来自左侧输尿管之血尿，或肾静脉造影、测量左肾静脉和下腔静脉压差等有创检查。近年，临床多采用无创的超声彩色多普勒检测，可见扩张的左肾静脉处直径为受压最窄处直径的 3 倍或 3 倍以上，并需除外可导致非肾小球性血尿的其他病因。本症除尿改变外，无血生化、肾功能异常，多无需特殊治疗，但应密切随访。一般随年龄增长，肠系膜上动脉与腹主动脉夹角处脂肪、结缔组织等的增加或侧支循环的建立而症状改善缓解。出血严重者有行手术治疗的报道。

3. Alport 综合征　是一遗传性肾脏病，临床以血尿、神经性耳聋、慢性进行性肾功能减退为特点，故又称遗传性进行性肾炎。本症遗传方式有 3 种：85% 为 X - 连锁显性遗传，其致病基因 COL4A5 位于 X 染色体长臂中部 Xq22-q23，编码基底膜中 IV 型胶原 α5 链。此外还有常染色体隐性、常染色体显性遗传者。

临床最早出现的是肾小球性血尿，通常为持续镜下血尿，半数小儿有肉眼血尿发作，随疾病进展出现蛋白尿。除尿改变外半数有听力障碍，多见于 10 岁以后小儿。眼部可有前锥形晶状体及眼底黄斑改变。肾功能改变与性别、遗传型有关。一般 X - 连锁显性遗传的男性患者常有持续进行性肾功能减退，多于中年进展为慢性肾功能衰竭。诊断可依据家族史、临床表现而定，但确诊有赖肾活检，在电镜下见肾小球基底膜呈分层、增厚的典型改变。近年更可检测肾小球基底膜、皮肤基底膜的 IV 型胶原 α5 链，不仅可获得诊断，并有利于基因携带者的检出。目前某些单位已可进行基因检测。本症无特异治疗，已发展至终末期肾者需肾替代治疗，移植后有 3% ~4% 发生抗基底膜肾炎。

4. IgA 肾病　是一免疫病理诊断，指肾小球系膜区有显著、广泛的 IgA 沉着的肾小球疾病。临床常以发作性血尿为主要表现，虽可见于各年龄组，但以学龄儿、青少年、中年人为主。是小儿时期肾小球性血尿的常见病因之一。

临床上的典型病例常于起病前 1 ~2d 有呼吸道或胃肠道感染史，继之发生肉眼血尿，通常 1 ~3d 后肉眼血尿消失，但之后可再次发作，发作间期可有镜下血尿或尿检正常。一般不伴水肿或高血压。除此种典型发作外，还可有以下多种表现：

①无症状镜下血尿和/或蛋白尿；

②急性肾炎综合征（即血尿、高血压，一定程度肾小球滤过率受累）；

③肾病综合征；

④急进性肾小球肾炎；

⑤慢性肾炎。

诊断需肾活检，于系膜区见 IgA 显著沉积为主要改变。

目前无特异治疗，但应注意防治感染、清除感染灶。药物治疗视临床表现、病情轻重、病理改变而异。一般对有大量蛋白尿或呈肾病综合征改变者，多数主张应用皮质激素，还常加用免疫抑制剂（如环磷酰胺）、抗血小板聚集剂、抗凝剂。对急进性肾炎表现者常先应用甲基氢化泼尼松龙静脉冲击治疗。此外近年还有对本症给予鱼油、血管紧张素转化酶抑制剂的报道。有感染灶者应予清除。

（曲春玲）

第四节　蛋　白　尿

蛋白尿是儿科泌尿系统疾病时最常见的尿改变之一，因其与肾病关系密切，临床上倍受儿肾医师的重视。临床上对蛋白尿的定量及成分检测，为各种肾有关疾病的诊断、治疗、预后和转归提供了重要依据。

【定义与检测】

（一）蛋白尿的定义

尿中蛋白含量超出正常范围时即可称为蛋白尿。正常人的尿中含有微量的蛋白，只是一般检查难以检出。目前国内外公认指标为：当尿蛋白 $>150mg/24h$，或 $>100mg/$（$m^2 \cdot d$）时为异常。

（二）尿蛋白的检测方法

1. 定性检查

试纸法：其原理是当尿中含有的蛋白与试纸中 pH 显示剂反应而改变其原有的颜色，根据与不含蛋白时 pH 显示剂的色差，以 +/- 表示尿中有无蛋白，且粗分其蛋白浓度：- 表示阴性；± 表示微量（15mg/dl）；+（30mg/dl）；++（100mg/dl）；+++（300mg/dl）；++++（$>2 000mg/dl$）。其敏感性尿蛋白浓度为 $>20mg/dl$，且主要对白蛋白敏感，对球蛋白和本—周蛋白不敏感。

试剂法：如醋酸加热法或硫柳酸法，其原理为试剂与溶于尿中的蛋白在加热或强酸的条件下会发生凝集或沉淀现象，根据凝集或沉淀程度，以 ± 表示尿中有无蛋白，且粗分其蛋白浓度除 ± 表示微量（10mg/dl）外，余同试纸法。其尿蛋白的敏感浓度为 $>10mg/dl$，且对尿中所有的蛋白起反应。

应当指出：在蛋白尿的定性检查时要注意尿的浓缩程度，即尿量和尿比重。浓缩尿时，可出现假阳性；反之，稀释尿时，可出现假阴性。如对于正常儿童，尿流率 20ml/h，其尿蛋白排出为 3mg/h，其尿蛋白浓度为 15mg/dl，试纸检测 ±，其结果与尿流率 200ml/h，尿蛋白排出 30mg/h 相同，但后者尿蛋白排出异常。另外，肉眼血尿、防腐剂（洗必泰）污染、安替比林治疗等可使试纸法出现假阳性；造影剂和使用青霉素、头孢菌素、甲糖宁、磺胺等可使试剂法出现假阳性。试纸法和试剂法评价蛋白尿时虽与尿蛋白的浓度有关，但因不能准确反映尿蛋白的排出，故临床不能以此作半定量检查，也不用此法测定

24h 尿以代替蛋白定量。

2. 半定量检查

尿蛋白/肌酐比值（Upro/Ucr）：尽管尿肌酐排出受到一些因素的影响，如：

①营养状况：血、尿肌酐浓度取决于肌肉组织的容积大小；

②肾小球滤过率（GFR）水平：当 GFR 极低时，尿中肌酐主要来源于肾小管分泌；

③24h 尿肌酐的排泄有波动性等。

但对于肾功能正常儿童，尿肌酐的排出相对稳定，以此矫正任意新鲜尿中的蛋白，能较好地反映尿蛋白的排出，Upro/Ucr 不失为一项临床简便、有效的蛋白尿半定量检测方法。研究表明，晨尿 Upro/Ucr 比值与 24h 尿蛋白的排出有较好的相关性，且以体表面积矫正更为准确。当 <2 岁，Upro/Ucr <0.5；>2 岁，Upro/Ucr <0.2 时，尿蛋白排出在正常范围，反之，则示为蛋白尿。当 Upro/Ucr >3 时，提示为肾病水平蛋白尿。

3. 定量检测　临床通常采用双缩脲法测定 12 或 24h 尿蛋白定量。正常成年人 24h 尿蛋白的排出量不超过 150mg，而小儿 24h 尿蛋白的上限值因年龄不同有所差异，有研究证实 2 个月至 16 岁儿童 24h 尿蛋白的上限值（95% 可信限）随年龄增长而有所增加，波动范围在 68～238mg/24h（平均 38～83mg/24h）。24h 尿蛋白的排出量与肾小球滤过率有关（而不是尿流率），而肾小球滤过面积随儿童生长有所增加，当以体表面积矫正 24h 尿蛋白定量时，其上限值随年龄增长呈减少趋势，波动在 309～181mg/（m^2·24h）（平均 109～63mg/（m^2·24h）。现已证实，女孩尿蛋白排出量稍高于男孩，尤其青春期前后，且昼夜尿蛋白排出量亦有差异，因白天体位和身体运动的影响，白天尿蛋白的排出高于夜间。青春期（男 12～18 岁，女 10～16 岁）尿蛋白的排出量有时可高达 300mg/d。

基于尿蛋白的排泄有昼夜差别，个体间在白天的体位和运动量变数较大。因此，有学者主张测定睡前至次日晨起时 12h 的尿蛋白定量，此法尤其有助于评估体位性蛋白尿和其他一些良性临时性蛋白尿。其正常上限值为 4mg/（m^2·h）或 48mg/（m^2·h），新生儿则为 150mg/（m^2·12h）。

不论正常人或肾小球疾病患者，其尿中滤过的蛋白多数以白蛋白为主。有学者主张检测 24h 尿白蛋白定量，此法排除了肾小管及尿路来源的蛋白影响，对于肾小球疾病的诊断有帮助，尤其对糖尿病肾损害的早期诊断意义重大。Davies 等采用敏感的 ELISA 技术对健康学龄儿童 24h 尿白蛋白检测结果表明，男生的正常上限为 15mg/（m^2·24h），女生为 23mg/（m^2·24h），此上限值随年龄增加轻微升高，且 2/3 以上的白蛋白在白天排出。

【尿蛋白成分】

通过一些特殊的实验室技术（如凝胶过滤、免疫化学、放射性核素及酶联技术等）目前已测知正常成人尿中所含蛋白中 60% 来自血浆蛋白。其中白蛋白 40%，免疫球蛋白 15%，包括 IgG 及其片段占 5%～10%，IgA 占 3%（其 90% 为分泌型 IgA），轻链占 5%；尚有 5% 的其他血浆蛋白，如转铁蛋白、β$_2$-微球蛋白等。其余 40% 来自肾脏和其他泌尿生殖组织，其中 2/3 是由髓袢升支粗段及远曲小管起始部所分泌的 Tamm-Horsfall 蛋白，它是构成管形的主要基质，另 1/3 为一些酶类和激素蛋白。正常尿中无 IgM、IgD。

小儿尿中蛋白的成分和比例大致同成人，但转铁蛋白、IgA、免疫轻链的排出较成人为少。新生儿由于肾小管尚不能有效地回吸收而低分子蛋白排出高于年长儿和成人，出生后第一天白蛋白的排出也有轻度升高。

无论生理或病理的因素均可改变尿蛋白的成分和比例，因此对尿蛋白成分的测定有重要的临床意义。

【蛋白尿的产生机制】

不论正常人尿中的蛋白或蛋白尿的产生均由于肾小球对血浆蛋白滤过增加，或肾小管对滤过蛋白的重吸收减少，或小管－间质及泌尿生殖道的蛋白分泌、渗漏增加。

（一）由于肾小球对血浆蛋白滤过增加而产生蛋白尿

肾小球对水及小分子溶质可自由渗透，但对大、中分子蛋白存在滤过屏障，即滤过膜。它包括三层结构，由内向外分别为毛细血管内皮层、基底膜和上皮细胞层。内皮细胞层散布着 70~100nm 的内皮窗孔，其面积占内皮细胞层的 60%，它可阻止血细胞及一些大分子物质的滤过；基底膜是有一定孔隙的可变凝胶，滤过物质在一定的压力下可以变形通过；上皮细胞足突间存有直径 40nm 的裂孔，裂孔接近于基底膜处有一层栅栏状薄膜被称为裂孔膜。

1. 孔径屏障（又称分子大小选择性 1951 年 Pappenimer 首先提出蛋白滤过的分子筛学说，即蛋白滤过量和分子半径成反比。1966 年 Groham 采用示踪法研究提出双重屏障学说，即 GBM 作为"粗滤器"可阻止高分子蛋白（一般指分子量 >15 万 Da 的蛋白质）滤过，如 IgM90 万 Da、β_2-脂蛋白 19.5 万 Da、IgG16 万 Da。裂孔膜作为"细滤器"可阻止中分子蛋白（分子量在 5 万~15 万 Da）通过，如白蛋白 6.8 万 Da，转铁蛋白 8.9 万 Da，而对分子量 <5 万 Da 的蛋白（如 β_2-微球蛋白 1.18 万 Da、溶菌酶 1.5 万 Da）无屏障作用。20 世纪 80 年代 Deen 等通过对不同病理类型的肾病患者不同蛋白尿的排出与中性右旋糖酐清除分数的比较提出蛋白滤过的第二类孔理论，即 GBM 还有第二类孔，又称大孔或旁路途径，其数量虽少，但对 r<6nm 分子半径大小不等的蛋白质（如 IgG、白蛋白、转铁蛋白等）均可无选择性地从第二孔滤过。这种"等孔加旁路"模型的建立，解释了临床非选择性蛋白尿的存在。1994 年 Myer 等在此基础上进一步研究发现（第三种子 L 理论），蛋白滤过是按对数正态分布加旁路进行，肾病活动期旁路滤过较正常对照明显增加（5 倍），说明病理状态下尿蛋白排泄率增加（包括大量白蛋白在内）主要是通过第二孔滤过完成，更好地说明各种范围的蛋白尿。近年，对肾小球滤过屏障的分子成分及功能的研究取得突破性进展，发现由于细胞及裂隙隔膜相关的一些分子（如 nephrin、podocin. α-actinin 等）的基因（如 NPHS1、NPHS2、ACTN4 基因等）突变，使得裂隙隔膜上关键结构分子表达点减少或分布异常，导致裂隙隔膜结构和功能改变，产生蛋白尿。

2. 电荷屏障（又称电荷选择性 charge selectivity） 1975 年 Chang 等对与白蛋白相同分子半径（r=3.6nm）而分别带有正电荷（二乙氨乙基右旋糖酐）、负电荷（硫酸右旋糖酐）和中性的右旋糖酐的清除分数（FC）测定，结果白蛋白和硫酸右旋糖酐有相同的 FC（0.01），中性右旋糖酐 FC 为 0.15，DEAE 右旋糖酐 FC 为 0.42。证实肾小球滤过膜存在固有的负电荷，且对带有负电荷的蛋白具有屏障作用。构成电荷屏障的主要成分是富含多价阴离子的涎酸蛋白、硫酸类肝素糖蛋白（HSPG），前者主要分布在上皮细胞及足突表面，后者主要分布在 GBM 的内、外疏松层。

血浆蛋白的滤过除受到孔径屏障、电荷屏障的影响外，蛋白本身的构型、超滤系数、肾小球血流动力学参数（包括肾小球血浆流量 QA、毛细血管静水压差△P、肾小球毛细血管血浆蛋白浓度）以及血管活性物质（血管紧张素、去甲肾上腺素）均为不容忽视的影响因素，尤其对病理性蛋白尿。

因此，当肾小球病变造成 GBM 损伤，孔径屏障和/或电荷屏障受到破坏，或肾小球血流动力学改变时，肾小球滤过膜对蛋白的通透性增加，临床产生蛋白尿。

（二）由于肾小管重吸收障碍而产生的蛋白尿

通过微穿刺技术现已证实，肾小球滤出的蛋白中 99% 以上被肾小管重吸收。肾小管对蛋白质的重吸收主要是通过近端肾小管上皮细胞刷状缘上微绒毛的摄粒作用（或称吞饮作用 endocytosis）来完成的。原尿中的蛋白质（包括白蛋白及 β_2-MG、α_1-MG、视网膜结合蛋白（RBP）、轻链、多种酶类和蛋白类激素等分子量 <4 万 Da 的低分子蛋白）流经近端小管时，与刷状缘上微绒毛的摄粒点结合，经吞饮作用进入顶浆小泡，再融合成顶浆大泡，后者与胞浆内溶酶体结合形成吞噬溶酶体，其中所富含的蛋白激酶、蛋白水解酶及碱性磷酸酶等将蛋白分解和消化，产生的氨基酸和肽类经弥散穿过细胞基底膜到膜外间隙，再返回血液循环。

肾小管对蛋白的重吸收能力是有限度的。通过对白蛋白吸收率和灌注浓度关系的研究（发现：当白蛋白浓度从 0.0012mg/ml 逐渐增加到 10mg/ml 时，不同浓度条件下测得不同的白蛋白吸收曲线）证实：在肾小管中对白蛋白的吸收存在双重转输系统，即低能力系统和高能力系统。前者适合于生理状态下对白蛋白的吸收，当滤过负荷增加很容易饱和，则需启动高能力系统，但该系统为低亲和力系统，因而当滤过负荷增加较多时尿中即出现过量白蛋白。此外，白蛋白的负电荷对肾小管的重吸收也有一定影响。

尚有部分小分子蛋白（如：血管紧张素 II、甲状旁腺素、胰岛素等）是与肾小管上皮细胞上的特殊受体结合，并在结合点处为蛋白酶所水解。

总之，当疾病导致肾小球毛细血管壁结构完整性受到破坏、电荷减少、血流动力学改变，或肾小管 - 间质病变均可出现蛋白尿。

表 17 - 3　小儿常见的蛋白尿的病因

肾小球性蛋白尿
原发性肾小球损伤
急、慢性肾小球肾炎

急进性肾炎

原发性肾病综合征(尤其微小病变、局灶节段性硬化)

原发性 IgA 肾病

肺出血 – 肾炎综合征

继发性肾小球损伤

紫癜性肾炎

HBV 相关性肾炎

结缔组织病肾损害(系统性红斑狼疮、类风湿、系统性血管炎等)

溶血尿毒综合征

高血压肾损伤

糖尿病肾损伤

反流性肾病

肿瘤(淋巴瘤、白血病等)

先天/遗传性肾小球疾病

先天性肾病(芬兰型、法国型)

Alport 综合征

肾发育不良

肾小球血流动力学改变

剧烈运动

高热

直立性蛋白尿

肾小管性蛋白尿

各种肾小管疾病

特发性肾小管蛋白尿

Fanconi 综合征

肾小管酸中毒

间质性肾炎

肾盂肾炎

梗阻性肾病

肝豆状核变性

眼 – 脑 – 肾综合征

Batter's syndrome

髓质囊性变

多囊肾

低钾性肾病

肾小管中毒

药物(氨基糖苷类、青霉素、头孢菌素、硫唑嘌呤等)

重金属(汞、铅等)

尿酸

肾小管缺血

新生儿窒息

低血容量/心源性休克

开心手术

内毒素

溢出性蛋白尿

多发性骨髓瘤(本－周蛋白)

血红蛋白尿

肌红蛋白尿

大量血浆/白蛋白输入

组织蛋白尿

急性尿路炎症

尿路上皮肿瘤

【蛋白尿的分类】

蛋白尿的分类方法有很多种。

(一) 按蛋白尿的来源分类

1. 肾小球性蛋白尿　是临床最多见的蛋白尿类型,指由于肾小球滤过膜通透性改变和/或电荷减少以及血流动力学异常,导致血浆蛋白滤出量超过了肾小管重吸收能力而产生的蛋白尿。主要见于各种原发和继发性肾小球肾炎、肾病综合征、糖尿病和高血压时肾损伤等,其尿蛋白定量范围可波动在 0.2~20g/24h,常以白蛋白为主。肾小球性蛋白尿在临床进一步又可分为选择性和非选择性蛋白尿,前者是指尿蛋白中主要成分为白蛋白和转铁蛋白,基本不含 IgG 等大分子蛋白;后者则除白蛋白外,含有一定量的大分子蛋白。选择性蛋白尿的典型例子就是微小病变。

2. 肾小管性蛋白尿　是由于肾小管功能损伤,使经正常肾小球滤过的蛋白回吸收减少所致。临床主要见于 Fanconi 综合征、肾小管酸中毒、Wilson 病、间质性肾炎、肾盂肾炎以及药物和重金属所导致的肾损害等。其尿蛋白成分主要为低分子蛋白 (LMWP),定量通常 <1g/24h。因此,临床常通过对尿中 LMWP (如 β_2-MG、α_1-MG、RBP 和溶菌酶等) 的检测评价肾小管损伤。

3. 分泌性及组织性蛋白尿　由肾组织分泌的蛋白 (如远端肾小管分泌的 Tamm-Horsfall 蛋白、尿路上皮分泌的分泌型 IgA 等) 以及病态时释放入尿中的肾和尿路组织结构蛋白 (如 GBM 样物质、微绒毛、刷状缘抗原及各种酶) 组成,尿中上述组织蛋白增多常能提示相应的组织病变。临床可见于肾和尿路组织存在缺血、中毒、炎症以及肿瘤时。

4. 溢出性蛋白尿　血浆中某些 LMWP 生成过多,经正常肾小球滤过后超出肾小管重吸收能力所致。最常见于多发性骨髓瘤的患者，其产生大量的免疫球蛋白轻链（即本一周蛋白）通过肾小球进入尿中，形成蛋白尿。

（二）按临床分类

1. 暂时性蛋白尿　指临床出现的一过性蛋白尿。此类蛋白尿的产生多与肾小球内血流动力学改变有关，如与发热有关的热性蛋白尿、与运动有关的运动性蛋白尿。有学者将体位性蛋白尿或直立性蛋白尿也归于此类，常见于青少年，在直立位时出现蛋白尿，而卧位时尿蛋白消失。目前认为体位性蛋白尿的产生除血流动力学因素外，还与内分泌素调节有关。应指出的是，在肾小球肾炎及其恢复期也可呈现体位性蛋白尿或直立位时尿蛋白量较平卧位明显增加的现象。

2. 持续性蛋白尿　指不受体位影响的，一段时间内几乎每日尿常规蛋白均阳性者。持续性蛋白尿均为病理性的，包括持续性无症状性蛋白尿（又称为孤立性蛋白尿）以及由于各种肾小球性、肾小管—间质性和肾血循环异常疾病所引起的，伴有血尿、水肿、高血压、肾功能异常等症状的症状性蛋白尿。

（三）按有无肾实质病理改变分类

1. 非病理性蛋白尿　也称为功能性蛋白尿，是指并非由疾病导致的，无肾脏实质病理改变基础的蛋白尿。通常尿蛋白定量<1g/24h，临床包括体位性蛋白尿、发热性蛋白尿和运动性蛋白尿。

2. 病理性蛋白尿　指由于肾小球、肾小管异常导致的蛋白尿，主要见于各种原发性、继发性和遗传性肾小球、肾小管疾病（如：肾小球肾炎、肾病、间质性肾炎、家族性肾炎、反流性肾病、肿瘤、药物或毒物的肾损害等）或各种原因所致的肾血循环异常（如：肾静脉血栓、心力衰竭、心包积液等）。

（曲春玲）

第五节　急性肾小球肾炎

急性肾小球肾炎（AGN）简称急性肾炎。指急性起病，表现血尿、水肿、高血压的肾小球疾病；它包括了一组病因、病理改变不尽相同的肾小球疾病，故"急性肾炎"是一临床综合征。在小儿时期绝大多数为急性链球菌感染后肾小球肾炎。本节以其为代表叙述。

AGN为儿科常见的肾小球疾病。但近年国内外资料均显示其发生呈下降趋势。1982年我国6947例泌尿系疾病住院患儿中本症占53.7%，1992年则占11531例中的37.1%。

本症在婴幼儿常呈良性自限过程，预后良好；但个别病例可于急期死亡，还有一些非典型病例易被漏诊或误诊，故应进一步加强本症的防治。

【病因与发病机制】

急性链球菌感染后肾炎是由A族13溶血性链球菌中"致肾炎菌株"感染后引起的免疫性肾小球肾炎。继发于呼吸道、咽部感染者常由2、49、50、55、60型引起；继发于皮肤感染者常由1、3、4、12、25、49型引起。上述链球菌本身的某些成分或其代谢物作为抗原，引发机体免疫反应，形成抗原—抗体复合物（循环免疫复合物或原位免疫复合物），继之激活补体而于肾小球处发生免疫损伤引起发病。此外细胞免疫也可能参与发病。近年还有作者注意到自身免疫机制引发本症的可能，即链球菌产生的神经氨酸酶作用于Ig，使后者形成自身抗原再诱发免疫反应，形成自身免疫复合物，沉积于肾小球而致病。

【病理】

光镜下本症呈典型的弥漫性毛细血管内增生性肾炎的改变。肾小球内皮细胞、系膜细胞增生，起病6周内可见白细胞浸润。电镜下除上述增生病变外，还可于肾小球基膜的上皮侧见散在圆顶状电子致密沉积物，称为"驼峰"，为本症特征性改变。免疫荧光检查可见沿肾小球毛细血管袢和系膜区有颗粒状IgG、C_3沉积。

【临床表现】

本症可见于各年龄，但以5～10岁为多，<2岁者少见。男女之比约为2:1。

急性肾炎发病前多有呼吸道或皮肤链球菌前驱感染史，然后经1～3周无症状间歇期后发病。间歇期长短视前驱感染灶的部位不同而异，呼吸道感染者6～12d，皮肤感染者14～28d。

1. 典型表现　急性起病，主要表现为血尿、水肿、血压高。血尿几乎见于全部患儿，50%～70%呈肉眼血尿，尿色呈洗肉水样、浓茶色或烟灰水样。持续1～2周转变为镜下血尿。70%患儿有非可凹性水肿，通常仅累及眼睑、颜面，偶及全身。1/3～2/3患儿有中度或轻度血压增高，主要因水钠潴留、血容量增加而致。急期常伴全身非特异症状，如乏力、头痛、食欲减退。婴幼儿还可诉腹痛、恶心、腰痛，有时伴呕吐、低热。体检除血压增高外，可于咽部、皮肤查见前驱感染灶之残迹。

2. 重症症状　多发生于起病2周内，可表现为三种情况：

（1）严重循环充血状态：甚至发展至心力衰竭、肺水肿。系因水钠潴留、血容量扩大而致。表现气急、心率快、心尖部收缩期杂音、肺底啰音、重者端坐呼吸、烦躁、奔马律、心脏扩大、肝肿大等。

（2）高血压脑病：指血压急剧增高时伴发的神经系统症状。是在全身性高血压的基础上，颅内血管舒缩调节障碍发生脑水肿所致。表现为剧烈头痛、频繁恶心、呕吐，继之一过性视力障碍、嗜睡，重者惊厥昏迷。

（3）急性肾功能衰竭：患儿出现少尿（尿量每日<250ml/m^2）、严重氮质血症、电解质紊乱（高钾、高磷、低钠血症、低钙血症）、代谢性酸中毒等。

上述有严重循环充血、高血压脑病的重症患儿，因近年急性肾炎多可获及时有效诊治而且日益减少，但急性肾功能衰竭并未显著减少，且治疗也较困难。

3. 非典型临床表现　部分急性肾炎患儿有大量蛋白尿及严重水肿，血中白蛋白也下降，临床似肾病综合征。其恢复也较典型表现者缓慢，少数进入慢性肾炎过程。

部分患儿临床有水肿、高血压，但尿检改变不明显；血中补体呈急期下降，6～8周恢复正常的动态变化过程，此时称之为"肾外症状性肾炎"。

还有所谓"亚临床"病例，常见于链球菌感染患者的密切接触者，临床常无明显表现，但如进行连续尿液及血补体检查可发现异常，肾脏组织学也有病变。此类患儿本身无症状，预后良好，但对流行病学有一定意义。

【实验室检查】

1. 尿液检查　血尿几乎见于全部患儿，为肾小球源性血尿。尿沉渣有红细胞管型、颗粒管型。疾病早期还可见白细胞。通常伴有轻或中度蛋白尿。

2. 血常规和血沉　轻度贫血系因血容量增加血液稀释而致。白细胞计数正常或增高，此与是否仍存在原发感染灶有关。血沉多增快。

3. 有关链球菌感染的细菌学和免疫学检查　因前驱链球菌感染多已经抗菌治疗，故病灶局部细菌培养阳性率不高，但可进行相关抗体检查。抗链球菌溶血素 O（ASO）阳性率50%~80%，感染后3~5周滴度最高，半数患儿半年可恢复。前驱感染为皮肤感染者ASO 阳性率不及呼吸道感染者高，但其抗链球菌 DNA 酶 B（ADNase-B）和抗透明质酸酶（AHase）滴度常升高。

4. 血补体测定　90%以上患儿患病早期血中总补体及 C_3 显著下降，6~8周恢复正常。

5. 肾功能、血化学检测　疾病急期多有肾小球滤过率降低，但通常不低于50%。部分患儿有短暂的血尿素氮、血肌酐轻度增高，还可有轻度高钾血症及低钠血症。

6. 肾活检组织学检查　本症通常不需行肾活检组织学检查，仅于持续大量蛋白尿，难与肾病综合征鉴别，或肾功能急剧减退等情况下进行。病理所见如前"病理"所述。

【诊断与鉴别诊断】

典型病例诊断不难，根据：

①发病前1~3周有链球菌感染病史；

②临床表现血尿、水肿、高血压；

③尿化验：有肾小球源性血尿（可伴轻至中度蛋白尿）；

④血中与链球菌感染相关的抗体（如 ASO）增高；

⑤血补体 C_3 急期下降，6~8周恢复正常。

即可确诊为急性链球菌感染后肾炎。应与下列情况鉴别：

1. 急性非链球菌感染后肾炎　多种病原体感染均可引发肾炎，参考其他全身感染表现、ASO 及 C_3 变化多可鉴别。

2. 表现为急性肾炎综合征的其他原发性肾小球疾病　儿科最常见的如 IgA 肾病（常于呼吸道感染同时或1~2d 内出现血尿，一般不伴水肿、高血压、血补体通常不下降）和膜增生肾炎（常伴较严重蛋白尿、肾功能损害、持续低补体血症）。确诊需赖肾活检。

3. 表现为急性肾炎综合征的继发性肾小球疾病　如狼疮肾炎、过敏性紫癜肾炎、血管炎、家族性遗传性肾炎等，依各自全身其他表现多可鉴别，必要时行肾活检。

4. 慢性肾炎　因某些诱因（如感染）导致呈急性发作者须与鉴别，其预后甚为不同。

5. 肾病综合征　本症中尿蛋白显著者需与肾病综合征鉴别，一般通过观察病程变化及 ASO、C_3 检测可区别，必要时肾活检。

【治疗】

本症一般呈良性自限过程。治疗原则是纠正病理生理变化及生化异常，防治极期合并症，保护肾功能，以利恢复。

（一）一般治疗

急期宜卧床休息，至肉眼血尿消失、血压恢复正常、水肿减退。水肿、高血压者饮食限盐，氮质血症者限蛋白（每日 <0.5g/kg）。有少尿、循环充血者适度限水。

（二）清除感染灶

常选用对链球菌敏感的青霉素，疗程 7~10d。

（三）利尿剂的应用

经控制水盐入量仍有水肿、高血压、尿少者给予利尿剂。一般口服氢氯噻嗪，每日 1~2mg/kg，分 2~3 次口服。当肾小球滤过率 <25ml/（min·m²）时，此类药物常不奏效，需用袢利尿剂，如呋塞米，1~2mg/kg 口服或注射。

（四）降压

凡经休息、限盐、利尿而血压仍高者需给予降压药。多选用硝苯地平。也可用利血平，首剂 0.07mg/kg（最大不超过每次 2mg）口服或，肌注，继之 0.02~0.03mg/（kg·d）分次口服。也可用肼酞嗪（肼苯哒嗪）每日 1~2mg/kg 分次服用，此药常与硝苯地平或利血平合用。

（五）高血压脑病

临床有高血压脑患者需用速效、高效降压药。常用血管扩张剂，如二氮嗪 3~5mg/kg 静注，1~2min 起作用，维持有效 8h。另一常用者为硝普钠静脉滴注，小儿以 5~20mg 加入 5% 葡萄糖液中，以 1μg/（kg·min）速度静滴，视血压控制情况调整滴速。高血压脑病治疗除降压外，还需对症止惊、有脑水肿者脱水、供氧。

（六）严重循环充血状态

应严格限水限钠、积极利尿。伴有血压高、肺水肿者选用硝普钠静点。上述治疗无效或危重者行血液滤过、透析治疗。

（七）急性肾功能衰竭

治疗原则基本同成人。可给予呋塞米，当常规剂量仍不能利尿时，可加至 3~5mg/kg 重复 2~3 次，若仍无效则不再用。其后之处理特别注意控制出入量，入量要"量出为入"若无异常丢失，则只补以不显性失水减内生水量，一般 400ml/m²，并特别注意高钾血症、低钠血症及水潴留，必要时透析治疗。

【预后】

急性链球菌感染后肾炎在婴幼儿预后良好。通常 2 周内利尿、消肿、血压恢复正常。

镜下血尿消失常需数月甚至 1 年。肾功能异常者也多于 2 周内恢复。急期住院患儿除发生急性肾功能衰竭者外已无死亡。长期预后各家报道不一，少数遗有长期尿检异常；个别有血压高、肾功能受损。故应加强对患儿的定期随访。

【预防】

最主要的是预防和及时治疗呼吸道或皮肤感染。对感染灶给予青霉素治疗是否可防止肾炎发生目前尚无明确结论，但可及时消灭致肾炎菌株的流行扩散。对感染者应于 2～3 周内检查尿常规以及时发现异常。家庭成员或同班密切接触的同学如咽拭子培养阳性宜给予青霉素预防治疗。

（曲春玲）

第六节　肾病综合征

肾病综合征是由于肾小球滤过膜对血浆蛋白通透性增高，大量蛋白自尿中丢失并引起一系列病理生理改变的一个临床症候群。常表现四大特点：

①大量蛋白尿：尿蛋白定性检查 ≥ +++，定量为成人每日 >3.5g，儿童每日 >50mg/kg；

②低白蛋白血症：血浆白蛋白 <30g/L；

③高脂血症：儿童胆固醇 >5.7mmol/L（即 220mg/dl）；

④水肿。

上述四项中①、②两项为诊断的必需条件。本征为小儿时期常见的肾小球疾病，且病情常反复或复发，严重影响患儿身心健康。

本征按病因分为原发性、继发性和先天性三种类型。绝大多数属原发性，继发性多见于过敏性紫癜、系统性红斑狼疮和乙型肝炎病毒相关肾炎等疾患。先天性患者较少见。本节主要叙述原发性肾病综合征。

【病因及发病机制】

原发性肾病综合征病因尚未阐明。鉴于本征以大量蛋白尿为突出表现，故近年研究多侧重肾小球滤过屏障的改变。从病理生理角度可将滤过屏障分为孔径屏障及电荷屏障两类。儿童最多见的原发肾病综合征，多属微小病变引起，后者系因电荷屏障丧失或减弱，致使带阴电荷的白蛋白从尿中丢失。引起电荷屏障改变的始动原因尚未完全明确，但大多学者认为可能与 T 细胞功能紊乱，其分泌的细胞因子紊乱（如 IL-2，6，8）或产生血管通透因子（VPF），肾小球通透因子（GPF）等影响电荷屏障有关。孔径屏障改变则系此屏障组成成分的完整性损伤（如炎症、免疫蛋白沉积、毛细血管壁断裂、上皮细胞凋亡/坏死等）所致。

此类改变见于非微小病变肾病综合征。

【病理】

原发性肾病综合征的主要病理改变在肾小球。常见的有以下几种类型：微小病变、局灶性节段性肾小球硬化（FSGS）、系膜增生性肾炎（MsPGN）、膜性肾病（MN）和膜增生性肾炎（MPGN）。

小儿时期以微小病变最多见，此种病理改变于光镜下基本正常，电镜下仅见足突融合，免疫病理检查显示阴性。其次为 MsPGN、FSGS。MsPGN 常呈慢性进展的临床过程，多数有血补体 C_3 下降。病理见肾小球呈分叶状，有显著的系膜细胞增生，基底膜不规则加厚，呈双轨改变。MsPGN 在儿童多系继发性，主要继发于乙型肝炎病毒相关肾炎和狼疮肾炎。

【病理生理】

与临床四大特点密切相关

1. 大量蛋白尿　不仅有血浆白蛋白自尿中丢失，且与微量元素相关的蛋白（如锌结合蛋白、转铁蛋白、铜蓝蛋白）、与激素结合的蛋白（如结合型甲状腺素、25（OH）D_3 结合蛋白等）也可自尿中丢失，并引起相应改变；血中 Ig 和补体系统的 B、D 因子自尿中丢失使患儿免疫功能低下；抗凝血酶Ⅲ丢失使患儿处于高凝状态。特别是近年注意到持续的大量蛋白尿会引发和促进肾小球系膜硬化和肾间质病变，将逐渐导致肾功能不全。

2. 低白蛋白血症　主要因尿中丢失白蛋白而致，近年注意到自肾小球滤出的蛋白流经肾小管时被吸收、分解也是造成低白蛋白血症的原因之一。血浆白蛋白下降将影响机体内环境的稳定（血容量和胶体渗透压维持困难）并可影响药代动力学。

3. 高脂血症　因低蛋白血症促使肝合成蛋白增加，其中的大分子脂蛋白难以自肾排出而蓄积于体内，导致高脂血症。表现为血总胆固醇、低密度脂蛋白、极低密度脂蛋白增高。高脂血症将影响血小板聚集，持续的高脂血症还可促进动脉粥样硬化、肾小球硬化和肾间质纤维化。

4. 水肿　肾病综合征时有多种机制参与水肿形成：

①低白蛋白血症使血浆胶体渗透压下降，一方面直接造成液体在间质潴留；另一方面由于血容量减少，刺激渗透压和容量感受器，促使抗利尿激素（ADH）、肾素 - 血管紧张素 - 醛固酮分泌、心钠素减少，最终使远端肾小管钠、水吸收增加，导致水、钠潴留；

②低血容量使交感神经兴奋性增高，近端肾小管钠吸收增加；

③肾病时肾脏本身对钠的吸收亦增加。

【临床表现】

本征可见于各年龄组，一般学龄前为发病高峰阶段，男性显著高于女性（2~4:1）。常以水肿为主诉。多始自颜面，渐及四肢全身，男孩常有阴囊显著水肿。重者可出现体腔积液，即胸水、腹水、心包积液。水肿呈可凹性。由于长期大量蛋白自尿中丢失，患儿有蛋白质营养不良，表现为皮肤干燥、毛发干枯萎黄，指（趾）甲有白色横纹，耳廓及鼻软骨薄软。患儿常有精神萎靡、苍白、倦怠乏力、食欲减退，有时腹泻、腹痛。病程长、反复发作，长期应用皮质激素者可致生长发育落后。血压多数正常，部分有血压增高。

【并发症】

由于本征显著的病理生理改变，病情反复，再兼治疗措施影响（如使用皮质激素），在病程中常易发生并发症，使病情进一步复杂和加重，甚至导致死亡。常见并发症如下：

1. 感染　最常见，也是导致本症死亡的主要原因。可累及呼吸道、泌尿道、皮肤，亦可见腹膜炎。除细菌性感染外，患儿对病毒感染也较敏感，尤其接受皮质激素、免疫抑制剂治疗时。一般不主张预防性使用抗菌药物，但对已发生者应给予积极彻底治疗。

2. 高凝状态所致血栓、栓塞合并症　肾病时肝合成有关凝血物质增加（如第 V、Ⅷ 因子、纤维蛋白原等），而抗凝血酶Ⅲ自尿中丢失；血浆纤溶酶原活性下降；又兼高脂血症时血粘稠度增加，血小板聚集加强均可致凝血。此外皮质激素的应用也促进血凝；利尿剂又可使血浓缩，这些因素均可导致高凝状态、血栓、栓塞形成。肾静脉血栓形成时有腰痛、血尿，累及双侧还影响肾功能。此外还可有肺、脑栓塞，静脉穿刺部位（如股静脉）因内皮损伤更易有血栓形成。

3. 电解质紊乱　可出现低钠、低钾、低钙血症而引发相应症状。

4. 低血容量甚至休克　多见于起病或复发，或有吐、泻，使用利尿剂等诱因存在时，表现血压偏低、姿势性低血压、口渴、皮肤发花，重者休克。

5. 急性肾功能减退　可由于血容量偏低肾血流灌注欠佳而发生肾前性氮质血症；也可因肾小球滤过系数（kf）下降、伴发间质性肾炎（如药物引起）、间质水肿等因素引起；还有部分病例是在某些诱因（如感染）后肾脏病理改变加剧（如并发新月体形成）而致。

【实验室检查】

大量蛋白尿为主要化验所见，定性多在 + + + ~ + + + +，定量 24h 尿蛋白 >50mg/kg。尿沉渣可见透明管型及少量颗粒管型，肾炎型者还可见红细胞。

血象检查有时见血红蛋白和红细胞压积增加，常见于初发或复发有血容量下降者。呈长期慢性病程者有时也可见小细胞性贫血，可能与尿中丢失转铁蛋白有关。血小板常增加。血沉增快。

血浆总蛋白显著下降，白蛋白下降尤为明显，有白蛋白、球蛋白比值倒置。球蛋白中 α_2 增高、纤维蛋白原增高、γ 球蛋白降低。

血脂增高，以胆固醇增高显著，在血白蛋白显著下降者，血中甘油三酯明显增高。低密度脂蛋白、极低密度脂蛋白亦增高。

血电解质测定一般正常，有时血钠、血钙值偏低。肾功能一般正常。

【诊断与鉴别诊断】

凡临床表现符合前述本征四大特点者即可诊断为肾病综合征。四大特点中大量蛋白尿和低白蛋白血症为诊断的必备条件。再结合病史、体检、实验室检查除外继发者即可诊断为原发肾病综合征。

对原发肾病综合征临床上常进一步区分为单纯型和肾炎型两类。凡只具备前述四大特点者为单纯型；当还兼有以下 4 项之一项或多项表现者属肾炎型：

①尿中红细胞超过 2 个/高倍视野，且于 2 周内 3 次检测均有红细胞增多；

②反复出现血压高，学龄儿 >17.33/12.00kPa（130/90mmHg），学龄前儿童 >16.00/10.67kPa（120/80mmHg），并排除皮质激素所致者；

③持续氮质血症，血尿素氮 >10.7mmol/L，并排除由于血容量不足所致者；

④血总补体（CH_{50}）或血 C_3 反复降低。

开始应用皮质激素后，应将患儿依其对激素治疗的效应而分为：

①激素敏感：指治疗 8 周内尿蛋白阴转、水肿消退；

②激素部分敏感：虽水肿消退，但尿蛋白仍 + ~ + +；

③激素耐药：治疗 8 周，尿蛋白仍 + + 以上；

④激素依赖：虽对激素敏感，用药亦可诱导缓解，但减量或停药 2 周内复发，恢复用药又可缓解。并重复 2~3 次者。

原发性肾病综合征须与伴有肾病综合征症状的继发性或原发性肾炎区别。如狼疮性肾炎、过敏性紫癜肾炎、乙型肝炎病毒相关性肾炎、链球菌感染后肾炎等。

【治疗】

（一）一般治疗

适度休息，但无高度水肿、低血容量、伴发感染者一般不需卧床，卧床者也应经常变换体位，以防发生血栓栓塞合并症。水肿者应限盐（2g/d），严重水肿、高血压给予无盐饮食。少尿者限制入量。给予正常所需热量及蛋白质，并注意补充多种维生素。防治感染。

（二）利尿

凡水肿重，或伴高血压者给予利尿剂。通常给予氢氯噻嗪（每日 2 ~ 5mg/kg 分次口服），或螺内酯（每日 3 ~5mg/kg，分次口服）。无效给予呋塞米，每次 1 ~ 2mg/kg，每 6 ~8 小时口服或注射。顽固水肿且无血容量增多者可用低分子右旋糖酐，每次 10 ~ 15ml/kg 静脉滴入，总量一般每次不超过 200 ~ 300ml，继之给以呋塞米，每日一次。利尿剂使用中应注意失钾及血容量变化。

（三）肾上腺皮质激素

1. 初治病例　确诊后即开始足量泼尼松治疗，一般 1.5 ~ 2.0mg/（kg·d），最大剂量 60mg/d，分次口服，尿蛋白阴转后巩固 2 周，此足量阶段一般不短于 4 周，最长不超过 8 周。然后进入巩固维持阶段，给予泼尼松 2mg/kg（或原足量两日量的 2/3）隔日晨顿服，若尿蛋白持续阴性，则每 2 ~ 4 周减量 2.5 ~ 5.0mg，一般用药 6 个月。

2. 复发病例　可在诱导缓解后延长隔日顿服之疗程。对激素依赖者应用能维持缓解的最小剂量，用药 1 ~ 2 年。

3. 激素耐药者　部分耐药者可于隔日巩固阶段尿蛋白阴转。也可给予甲基泼尼松龙冲击疗法，即以 15 ~ 30mg/kg 加入 10% 葡萄糖液静滴（一次成人剂量不超过 1 000mg），每日或隔日一次，3次为一疗程，可应用1~2疗程。还可加用其他免疫抑制剂。激素应用中应注意副作用。

（四）免疫抑制剂

原发性肾病综合征的患儿，应用免疫抑制剂的指征为：

①激素耐药；

②激素依赖；

③激素有严重副作用或禁忌症，患儿不能耐受。

常选用以下药物：

1. 环磷酰胺　口服2mg/（kg·d），总量一般不＞200mg/kg。也可冲击治疗，按0.5~0.75g/m²加入适量盐水或葡萄糖液滴注，每月一次，连用6~8个月。应用静脉冲击时注意当日给足够液量，以避免发生出血性膀胱炎。其他副作用有胃肠道反应（恶心、呕吐）、肝功能损伤、脱发、骨髓抑制。远期副作用为损伤性腺，尤其男性可致不育。

2. 环孢素A　剂量5~6mg/（kg·d）分次口服，疗程3~6个月。副作用有高血压、多毛、齿龈增生、高血钾、低血镁，特别是长期用药可致肾功能损伤（肾小管间质改变）。应注意监测药物血浓度。

3. 雷公藤多苷　每日1mg/kg，总量一般≥30mg/d，分次口服，疗程3~6个月。副作用有白细胞减少、胃肠道反应、肝功能异常，女性可出现月经紊乱、闭经。

（五）其他药物治疗

1. 左旋咪唑　为一免疫调节剂。常用于激素依赖者，尤其经常并发感染者，可作为激素的辅助治疗。剂量2.5mg/kg，隔日口服，需用药数月。副作用轻微，多表现胃肠不适、流感样症状、皮疹、中性粒细胞下降。

2. 血管紧张素转换酶抑制剂或AⅡ受体拮抗剂　可使尿蛋白有一定程度减轻，故常作为激素的辅助治疗，其副作用为高钾血症、白细胞减少、皮疹、发热、间质性肾炎等。

3. 抗凝治疗　有高凝状态者给予肝素抗凝及抗血小板聚集药。

4. 降脂治疗　耐药病例、肾病长期不缓解而呈持续高脂血症者，除饮食控制外，可应用他汀类降脂药。

【预后】

小儿原发性肾病综合征之预后与其病理类型及激素治疗效应密切相关。微小病变者绝大多数对激素敏感，而FSGS仅约20%敏感，MsPGN约40%~50%敏感。激素敏感患儿经初治仅30%不复发，其余则有40%复发1~3次，30%多次复发。虽有复发，但敏感患儿预后良好。激素耐药者预后差，经长期随访，于10~15年后40%~50%患儿可发展至肾功能不全。此外并发症亦影响预后，部分患儿可死于感染或栓塞合并症。

（张燕）

第七节 遗传性肾疾病

一、先天性肾病综合征

先天性肾病综合征通常指在出生时、或出生后3个月内发生的肾病综合征；而婴儿型肾病综合征发病相对晚些，通常指在出生后一年内出现肾病综合征的表现。这类肾病综合征多有遗传学基础，而且预后差。其中包括典型的芬兰型肾病综合征以及因新生儿感染等因素（表17-4）所致的肾病综合征。此节将主要介绍芬兰型肾病综合征。

表 17-4 Classification of congenital nephrotic syndrome and early—onset infantile nephrotic syndrome

分型
特发型
芬兰型肾病综合征
弥漫性系膜硬化
其他肾小球病变
获得型
先天性梅毒
其他围生期感染
肾静脉血栓
伴发其他先天异常的先天性肾病综合征
脑畸形
Drash 综合征
甲膑综合征

芬兰型肾病综合征于1959年由芬兰学者 Hallman 和 Hjelt 首先观察和描述，在芬兰比较常见，估计其发生率约为1.2/10 000 至某些高发地区达1/2 600。但不仅仅发生于芬兰人，也见于世界各地非芬兰血统的其他种族的人群罹患家庭性的或单发的先天性肾病综合征。

【病因及发病机制】

本病为常染色体隐性遗传性疾病，以往对此病的致病基因多有研究，但直至1998年以来，通过研究芬兰型先天性肾病综合征家系和患者，瑞典学者 Tryggvason 等证实，芬兰型先天性肾病综合征存在编码。nephrin 的 NPHS1 基因突变，包括缺失、插入、无义和错义突变以及剪切位点的突变。

Nephrin 是肾小球滤过屏障中裂孔隔膜上第一个被确定的蛋白分子，其作用为防止蛋白质由尿液漏出，并因发现 nephrin 只在肾组织表达而得其名。Nephrin 分子是一种新的免疫球蛋白超家族的跨膜成分，此跨膜分子的氨基端位于细胞外，羧基端位于细胞内。Nephrin 的细胞外部分为 8 个免疫球蛋白基序和一个 III 型纤连蛋白区域组成的长度近裂孔隔膜宽度（35～45nm）的链状分子。分别来自于相邻的两个足突的 nephrin 分子在第 1 至第 6 个免疫球蛋白基序间以交错对叉形式相结合，并通过分子间二硫键的形成以强化裂孔隔膜。推测这可能正是 70 年代应用透射电子显微镜观察到的裂孔隔膜的"拉链样"结构的分子基础。编码 rmphrin 的基因被称作 NPHS1，位于染色体 19q13.1。至 1999 年已确定全部 NPHS1 基因序列，NPHSl 基因长 26kb，含 29 个外显子。

【病理】

芬兰型肾病综合征的胎儿和出生后患儿肾大小及重量是正常肾的 2～3 倍，肾单位也明显增多。

光镜：没有特异性的病变。孕 16～24 周胎儿，仅见近曲小管轻度扩张，出生后 1 个月肾可出现皮质小管囊性改变和增殖性肾损害，最终小囊中的上皮变薄，小管萎缩。但小管的囊性改变会持续存在，并随年龄增长而增多。因为 67%～75% 的芬兰型肾病综合征患儿有肾小管囊性改变，所以没有这种囊性改变时，不能除外本病。

免疫荧光学检查：无特异性变化。

电镜：病理所见几乎与年长儿肾病综合征无异，即肾小球上皮细胞足突广泛融合，这一病变甚至见于 16～22 周龄胎儿。

【临床表现】

多数患儿出生后 3 个月已表现出典型的肾病综合征：大量蛋白尿、水肿、低蛋白血症和高胆固醇血症。约一半患儿甚至在出生时或出生后 1 周内即出现明显水肿，至 3 个月时多已出现全部肾病表现和腹水。患儿血压正常，多有特殊面容、塌鼻梁，但不伴明显畸形。芬兰型肾病综合征患儿常有早产史或胎儿窘迫史，常见臀位，大胎盘（胎盘重量 > 胎儿体重的 25%）。

【诊断】

诊断本病主要依据阳性家庭史，大量蛋白尿（开始于宫内，出生时已可检测到），巨大胎盘，出生 6 个月内肾功能正常，必要时应结合肾穿刺活组织检查。本病发病早（3 个月内）这一特点有助于诊断。检查孕妇血中或羊水中 α-胎儿蛋白浓度增高，尤其对有阳性家族史的孕妇很有诊断意义。此外，有条件的单位也可应用分子生物学技术检测患儿及其家系，甚至胎儿的 NPHS1 基因，以做出此病的基因诊断甚至产前诊断。

【治疗和预后】

皮质醇激素和免疫抑制剂治疗无效，多数患儿因严重肾病综合征于出生后 6 个月内死于感染、伴电解质紊乱的严重腹泻及静脉血栓等合并症。但也有报道有些患儿经恰当支持疗法延长了存活期，但多于 3～8 岁将出现终末期肾功能衰竭。肾移植是最佳选择。但移植前，应尽可能改善一般营养状况，控制水肿，防治感染，治疗高凝状态等，以提高肾移植成功率。有些作者提出如下治疗策略：

①早期诊断并及时予以支持治疗；

②患儿体重达 8～9kg 时行双侧肾切除，继之开始持续性腹膜透析（CCPD）；

③经 3～6 个月 CCPD、营养状况改善、患儿体重达 10kg，可进行肾移植。仅有个别报道有移植后肾病复发的病例。

二、Alport 综合征

Alport 综合征是以血尿、感音神经性耳聋以及眼部疾病为主要临床表现的进行性的遗传性肾脏疾病。此病并不罕见，虽然目前尚无全人口中流行病学的系统调查，但来自欧美的资料表明其发生率大约为 1/5 000～1/10 000。Alport 综合征约占儿童慢性肾功能衰竭患者的 3%，占各年龄接受肾移植患者的 2.3%。迄今，尚未确定 Alport 综合征的发病在人种、种族和地域分布上的不同，但在美国黑人中相对少见。

【遗传方式及发病机制】

Alport 综合征的遗传方式主要为 X 连锁显性遗传，约占 85%；常染色体隐性遗传型和常染色体显性遗传型较少见。此外大约 18% 的 Alport 综合征患者没有家庭史，可能代表一类新的突变。

90 年代揭示了 Alport 综合征的疾病本质为编码基底膜Ⅳ型胶原的基因突变，因而有些学者认为，Alport 综合征的疾病分类也许该归属为胶原疾病类，甚至更名为"遗传性Ⅳ型胶原病"。

构成Ⅳ型胶原三股螺旋结构的 α 链共有 6 种，即 α_1～α_5 链，可以表示为 α_1（Ⅳ）～α_6（Ⅳ）链。编码Ⅳ型胶原 6 个 α 链的基因均已被克隆出来，同时也已确定了这些基因的染色体位置：编码Ⅳ型胶原 α_1 和 α_2 的基因 COL4A1 和 COL4A2 位于染色体 13q34；编码Ⅳ型胶原 α_3 和 α_4 链的基因 COL4A3 和 COL4A4 位于染色体 2q35～37；而编码Ⅳ型胶原 α_5 和 α_6 链的基因 COL4A5 和 COL4A6 位于 X 染色体 q22。当 COL4A 基因突变或缺失，其编码的Ⅳ型胶原 α 链蛋白异常，甚至完全没有编码蛋白产物，或突变基因编码的 α（Ⅳ）链变短，易于被降解。而这些异常的 α（Ⅳ）链不能与其他仅链组成三股螺旋分子、构建Ⅳ型胶原的网状结构，导致 GBM 致密层结构异常，即 Alport 综合征典型的超微病理变化，基膜薄厚不均，甚至出现分层、断裂。

迄今，已证实 Alport 综合征至少存在 3 或 4 个编码Ⅳ型胶原 α 链的基因突变，其中最常见的 X 连锁型 Alport 综合征，欧美国家已有不少报道，但几乎所有 AS 的 COL4A5 基因突变在不同家系间彼此均不同，表现为：

（1）突变类型多，基因的重排在欧美国家的报道中约占 5.5%～16%，平均 8%～10%。其他突变类型还有点缺失、点突变、替换、插入和重复等；

（2）突变部位：几乎遍及全基因（由 5 端至 3 端均有报道）；

（3）可能存在地域或种族特点：日本基因大的突变或重排明显少于欧美国家的报道。

我国 1999 年首次分析中国内地 Alport 综合征患者 COL4A5 基因突变的报道，也提示少有大片段缺失及重组突变。总之在长约 140kb 的 COL4A5 基因上未发现"热点突变"，这无疑增加了对确定各 AS 家系基因突变的难度，另外也表明有必要确定各个 AS 家系的突变基因，这不但可具体地对该家系进行遗传学指导（如已报道的产前诊断），并对认识 COL4A5 基因突变全貌也有极大贡献。

【肾脏病理】

光学显微镜检查：Alport 综合征患者肾组织在光镜下无特殊病变。有些作者报道可见肾间质泡沫细胞，或其他的肾小球病变，如灶状毛细血管壁硬化，系膜区轻度不规则增宽，局灶性包氏囊增厚，局灶性内膜和/或系膜细胞增多等，但均不是 Alport 综合征的特异病理改变。

免疫荧光学检查：常规免疫荧光学检查无特异性变化，有时甚至完全阴性。

电子显微镜检查：特征性的病理改变只有在电子显微镜下才可以观察到，典型病变为肾小球基底膜（GBM）弥漫性的增厚、变薄以及致密层的分裂。尤以 GBM 超微结构最突出的异常是致密层不规则的外观为突出，还可见到致密层中直径约为 20~90nm 的电子致密颗粒。

【临床表现和分型】

（一）临床表现

1. 肾表现　以血尿最常见，多为肾小球性血尿。受累男性患者表现为持续性镜下血尿，其中许多人在 10~15 岁前可因上呼吸道感染或劳累后出现阵发性肉眼血尿。受累女性患者因多为杂合子，可表现为间歇性血尿，但也有约 10%~15% 的女性基因携带者从无血尿。蛋白尿在小儿或疾病早期不出现或极微量，但随年龄增长或血尿的持续而出现，甚至发展至肾病水平。肾病综合征的发生率大约为 30%~40%，并预示预后不佳。

受累男性患者几乎全部发展至终末期肾病（ESRD）。携带 Alport 综合征基因的女性少有 ESRD 发生。若 Alport 综合征的小女孩发生 ESRD，提示常染色体遗传型。

2. 听力障碍　约 50% 伴有双侧感音神经性耳聋，耳聋为进行性，可以不完全对称，但尚无报道耳聋为先天性。

3. 眼部病变　Alport 综合征伴有眼部异常者约占 15%~30%，多为男性患者。最具特征性的眼部异常为眼科裂隙灯检查所见的前圆锥形晶状体。前圆锥形晶状体并非出生时即有，病变可为进行性。其他常见的眼部异常为黄斑周围色素改变、角膜内皮囊等。

4. 血液系统异常　巨血小板减少症、粒细胞或巨噬细胞内包涵体等。

5. 弥漫性平滑肌瘤　平滑肌显著肥大。常见受累部位为食管、气管和女性生殖道。

（二）分型

1988 年 Atkin 等根据遗传方式、家系中男性患者终末期肾病（ESRD）出现的年龄和有元肾外症状等，将 Alport 综合征分为六型（表 17-5）。

近年来，由于分子生物学技术的应用和对 Alport 综合征突变基因的分析，提高了对于 Alport 综合征遗传型、相关突变基因的认识水平，因此有学者建议应将以往对 Alport 综合征进行的临床综合征的分型改进为分子分型，即：

①编码Ⅳ型胶原 α₅ 链的基因 COL4A5 突变的 X 连锁显性遗传型；

②编码Ⅳ型胶原 α₅ 链的基因 COL4A5 和编码Ⅳ型胶原 α₆ 链的基因 COL4A6 均突变的 X 连锁显性遗传型；

③编码Ⅳ型胶原 α₃ 链的基因 COL4A3 或编码Ⅳ型胶原 α₄ 链的基因 COL4A4 突变的常染色体隐性遗传型；

④尚未确定突变基因类型的常染色体显性遗传型。

表 17-5　Clinical classification of Alport syndrome

类型	ESRD 年龄(岁)	遗传方式	其他肾外表现
I	<31	无法定型	耳聋士眼部病变
II	<31	X 连锁显性遗传	耳聋 ± 眼部病变
III	≥31	X 连锁显性遗传	耳聋
IV	≥31	X 连锁显性遗传	
V	？	常染色体显性遗传	巨血小板减少症耳聋 ± 粒细胞包涵体
VI	<31	常染色体显性遗传	耳聋 ± 眼部病变

【诊断】

对于 Alport 综合征这样一种遗传性肾病，早期正确的诊断十分必要，不但能针对性地判断先证者的预后，尽早在该家系发现并诊断基因携带者，甚至其他患者，同时早期正确的诊断也是该家系进行遗传、生育咨询的客观依据和基础。典型的 Alport 综合征根据临床表现、阳性家族史以及电镜下肾组织的特殊病理变化可做出诊断，其中肾组织的电镜检查一直被认为是确诊该病的重要依据。Flinter 等认为不明原因的血尿患者，家系成员中出现如下四项中的三种表现，便可诊断为典型的 Alport 综合征：

①血尿或慢性肾衰家族史；

②肾活检电镜检查有典型病变；

③感音神经性耳聋；

④眼部病变，如圆锥形晶状体等。

近年来，应用抗Ⅳ型胶原不同 α 链的单克隆抗体，在肾活检以及简单易行的皮肤活检组织进行免疫荧光学检查，也越来越被用于诊断 X 连锁型 Alport 综合征的患者、筛查基因携带者，同时还可以用于判断 Alport 综合征的常染色体隐性遗传型（表 17-6）。

表 17-6　Immunofluorescent staining of α （Ⅳ）

chains on basement membranes in Alport syndrome

	肾小球基底膜	包代囊	远曲小管基底膜	皮肤基底膜
正常对照				

	肾小球基底膜	包代囊	远曲小管基底膜	皮肤基底膜
抗 α_3（Ⅳ）单抗	+	–	部分 +	正常无表达
抗 α_4（Ⅳ）单抗	+	–	部分 +	正常无表达
抗 α_5（Ⅳ）单抗	+	+	部分 +	+
X 连锁显性遗传型（男性）				
抗 α_3（Ⅳ）单抗	–	–	–	正常无表达
抗 α_4（Ⅳ）单抗	–	–	–	正常无表达
抗 α_5（Ⅳ）单抗	–	–	–	–
X 连锁显性遗传型（女性）				
抗 α_3（Ⅳ）单抗	节段 +	–	节段 +	正常无表达
抗 α_4（Ⅳ）单抗	节段 +	–	节段 +	正常无表达
抗 α_5（Ⅳ）单抗	节段 +	节段 +	节段 +	节段 +
常染色体隐性遗传型				
抗 α_3（Ⅳ）单抗	–	–	–	正常无表达
抗 α_4（Ⅳ）单抗	–	–	–	正常无表达
抗 α_5（Ⅳ）单抗	–	+	+	+

在应用基底膜中 α（Ⅳ）链染色诊断 Alport 综合征时应注意：

（1）若皮肤基底膜 α_5（Ⅳ）链染色完全呈阴性，可以确诊为 X 连锁型 Alport 综合征。

（2）由于某些确诊的 X 连锁型 Alport 综合征患者或基因携带者，可有基底膜 $\alpha5$（Ⅳ）链的正常表达，因而基底膜 α_5（Ⅳ）链染色呈阳性时，并不能除外 Alport 综合征的诊断。

（3）无症状的基因携带者，通常皮肤基底膜中 α（Ⅳ）链染色显示正常。

另外，随着当前对于人类遗传性疾病基因认识的提高和先进检测方法的应用，对于 Alport 综合征以及其他的遗传性疾病的诊断可能不应再停留或满足于临床症状综合征的诊断，还应尽可能地检测基因，进行基因诊断。目前许多有条件的中心/单位已成功地应用 PCR-SSCP 或 PCR 直接 DNA 测序等方法，检测 X 连锁型 Alport 综合征先证者及其家系成员的基因组 DNA 中 COL4A5 基因的突变，不但明确了基因突变性质、具体位置，也为进一步可能进行的产前诊断奠定了基础。

【治疗】

迄今，对于 Alport 综合征出现终末期肾病的患者，有效治疗措施之一是施行肾移植术。尽管有各种试图延缓或阻止 Alport 综合征患者终末期肾病的发生和发展的尝试，如应用环孢霉素 A、血管紧张素转换酶抑制剂（ACEI）等，但因缺少严格的实验对照，对其疗效尚无定论。

此外，国外报道约 3%～4% 的 Alport 综合征患者在肾移植后，患者体内对被移植的正常肾基底膜产生抗体，发生抗肾基底膜肾炎，致使移植失败。

三、薄基底膜肾病

薄基底膜肾病（TBMN）指临床表现为家族性血尿、疾病不呈进行性进展、病理以肾小球基底膜弥漫性变薄为特征的遗传性肾脏病。以往依临床症状诊为"良性家族性血尿"的患者，肾活检电镜超微结构多显示为肾小球基底膜变薄，因而有些作者认为两者实质上为一种疾病。估计 TBMN 的疾病频率为 1/10 000；此外，发现用于移植的供体肾中，约 5.2%~9.2% 的肾表现为 TBMN；TBMN 在持续性镜下血尿患者中约占 26%~51%，在发作性肉眼血尿患者中约占 10%。

【遗传方式和发病机制】

多数学者认为薄基底膜肾病为常染色体显性遗传。近来基因连锁分析又进一步定位薄基底膜肾病的遗传学图谱于第二号常染色体 COL4A3/COL4A4 基因区域，而 COL4A3 和 COL4A4 基因为编码基底膜IV型胶原 α_3 和 α_4 链的基因。然而其他的研究并未表明患者肾小球基底膜IV型胶原 α_3、α_4 和 α_5 链蛋白质的表达异常、或有缺失。因此目前还不清楚该病全部的遗传方式、致病基因以及确切的发病机制。

【病理】

光镜检查没有特异性的病理变化。但确有报道可见到系膜区轻度扩张和系膜细胞的轻度增生，甚至伴有肾小管和间质的小灶状萎缩和硬化。

直接免疫荧光学检查常为阴性，偶有沿肾小球基底膜少量的 IgG、IgM、IgA 和 C_3 的沉积，或系膜区有微弱的 IgM 沉积、肾小动脉和系膜区极弱的 C_3 沉积。

电镜观察到肾小球基底膜弥漫性变薄是薄基底膜肾病特征性的病理变化。但在超微病理诊断中应注意：

1. 肾小球基底膜的正常厚度因年龄而异　1 岁平均为 220nm（100~340nm），以后随年龄而增长直至 7 岁左右，平均厚度达到 310nm（180~440nm）；也有些作者报道 1 岁男孩平均厚度为 261nm，女孩为 220nm，以后随年龄增长直至 40 岁。

2. 方法学问题　如肾组织标本的固定、处理过程、测量方法、被测部位的选择等。

尽管如此，各家报道基底膜厚度在薄基底膜肾病组均明显低于各自的对照组（范围 186~405nm）。

【临床表现】

持续性镜下血尿是本病普遍和典型的临床表现，但也有报道约 9%~38% 的儿童和成人有发作性的肉眼血尿，并可能与上呼吸道感染或剧烈运动有关。多数报道认为血尿以肾小球性为主，但也有作者报道仅一半患者（55.6%）为肾小球性血尿。除血尿外极少数薄基底膜肾病患者还可伴有蛋白尿、高血压。绝大多数薄基底膜肾病患者肾功能正常，因而预后良好，但也有个别患者出现肾功能不全的报道。

薄基底膜肾病患者除肾脏病表现外，多无其他肾外症状。有些作者报道少数患者可有耳聋（约 10%），听力检查显示为高频区听力障碍。但不同于 Alport 综合征，薄基底膜肾病患者的耳聋多较轻，不进行性加重。

【诊断及鉴别诊断】

临床表现为持续性镜下血尿、有血尿家族史，可以怀疑为本病，但确诊必须经肾活检电镜检查，并测量到肾小球基底膜弥漫性变薄。Cosio 等还强调薄基底膜肾病的诊断还应注意：

①没有耳聋或肾衰家族史；

②如果病理检查显示除基底膜变薄以外还伴有其他肾小球病变，则患者的第一级亲属中确有镜下血尿者，才可以诊断为此病。

另外，由于薄基底膜肾病的诊断是建立在许多"阴性所见"基础上的，如无蛋白尿、无高血压、无肾功能减退、无肾外表现等，因此肾超微病理显示基底膜变薄还应尽可能除外 Alport 综合征，因为后者在年幼儿及女性患者肾病理可以仅表现为基底膜薄。还应除外其他肾小球疾病，如 IgA 肾病和系膜增生性肾小球肾炎，因确有报道此类肾疾病伴有基底膜变薄，或许与薄基底膜肾病患者再罹患、甚至可能更易患其他肾小球疾病有关。

【治疗及预后】

尽管薄基底膜肾病为遗传性疾病，但其预后好，极少发生肾衰，因而不必进行治疗。

（张燕）

第八节 遗 尿 症

遗尿症指小儿已达能自主控制排尿的年龄而仍不能随意排尿。临床上遗尿症通常指夜间睡眠中的遗尿现象，即夜间遗尿症，本节以其为代表叙述。遗尿俗称尿床是小儿常见的临床问题，不仅可引发一些疾病（如长期遗尿而易发生外阴部皮炎、泌尿系感染，或夜间尿床后受凉而致感冒等），而且影响婴幼儿精神、心理健康（如不愿参加集体活动、军训、旅游、夏令营，性格内向，有自卑心理等），因而应予重视。

【正常排尿的控制】

正常排尿可概括为膀胱充盈、储尿及排尿的一个连续过程，受脊髓、脑干和大脑皮层控制。

婴儿期排尿靠脊髓反射调控，当膀胱为尿液充盈后，在脊髓水平经反射弧引起膀胱逼尿肌收缩、尿道括约肌松弛而完成排尿。随年龄增长，逐步发展为中枢神经和自主神经共同控制的有意识排尿活动。通常 3 岁婴幼儿已能完全控制排尿，即在脊髓反射弧之上自主地启动或控制逼尿肌收缩而排尿。至 5 岁时不仅白天清醒时可主动控制排尿，而且夜间睡眠亦能感受到膀胱充盈，并从睡眠中觉醒主动排尿。这种膀胱充盈的觉醒反应是随年龄而发育的生理过程，并与排尿训练相关。因排尿控制是一连续发展过程，故遗尿症的年龄定义各家并不一致。通常将 5~6 岁婴幼儿睡眠中尿床每周 1 次以上诊为遗尿症。

【病因与发病机制】

绝大多数婴幼儿遗尿是功能性的，即上述控制主动随意排尿的中枢神经系统及皮质下中枢成熟延迟或发育迟缓，或功能性膀胱容量小所致，一般无器质性疾病。临床还须注意家族发病倾向。遗尿症患儿有阳性家族史者约 28%，而对照组仅 4%。当父母均有遗尿症时 77% 的小儿亦患遗尿症。若仅一亲遗尿则只有 44% 发生遗尿。有关本症的遗传问题近年颇受重视，本症可有不同遗传方式，国外研究其基因（ENURI）定位于染色体 13；还有报道染色体 8、10q、12q 为候选区域，后者与水通道蛋白 2 基因（AQP2）在 12q 之位点非常接近。

部分遗尿症患儿可能与抗利尿激素昼夜分泌节律紊乱有关。抗利尿激素是下丘脑视上核和室旁核的神经内分泌细胞所产生的一种肽类激素，作用于肾远曲小管和集合管，增加对水的通透性，促进水的重吸收而起抗利尿作用。近年注意到部分遗尿症患儿有夜间抗利尿激素分泌不足。

精神神经因素，如环境改变、父母离异、家人死亡、焦虑、紧张等也与部分患儿发病有关。

少数患儿是由于器质性尿路疾病（如尿路感染、下尿路畸形、包茎、蛲虫会阴部感染）或全身性疾患，尤其与能导致多尿的疾病有关，如糖尿病、尿崩症、高尿钙症、肾小管疾病、肾功能不全等。此外还可继发于脊柱裂（隐性或伴脊髓膨出）、脊髓炎、脊髓损伤、癫痫、脑发育不全等。

【临床表现】

遗尿可表现为两种形式。一为持续型（又称原发遗尿）即自婴儿期起从未建立自觉随意的起床排尿，遗尿从未间断。二为再发型（又称次期或继发遗尿）指在婴幼儿生长过程中曾有数月之久不尿床，其后再次出现尿床。遗尿症患儿中 80% 属前一类型。后者常有精神方面诱因，如父母离异、弟妹诞生、亲人亡故等。

遗尿多发生于上半夜，入睡后 4~5h 内。有时一夜遗尿数次，尿量可较大。尿床后只少数婴幼儿可自己醒来，遗尿可每夜或间歇发生。有情绪波动、过劳、环境变化时可暂时加重。

持续遗尿的患儿有可能影响心理、人格的健康成长，而表现孤僻、自卑、注意力不集中、表达能力差等。

【诊断】

依据典型遗尿史、体格检查及尿液分析基本正常，即可做出临床诊断。虽多属功能性改变但确诊前必须排除器质性疾病，为此在病史、体检及实验室检测方面需注意以下几点：

1. 病史　应详尽记录遗尿情况，起病前有无尿路感染、原因不明的发热等；患儿进食、饮水的习惯、有无情感、精神、社会交往方面的变化，描述排尿过程有无排尿困难、剩余尿、尿量、尿流等情况，既往史应询问其排尿训练情况，家族中有无遗尿症等。

2. 体格检查　除系统全面体检外特别注意：

①腹部是否可扣及膀胱、肾脏；

②背部尤其是腰骶部有无脊髓发育异常或受损的体征，如脊柱侧弯、骶部小凹或毛痣，此常提示有脊柱神经管闭合不全；

③神经系统：注意有无下肢深腱反射、肛门周围感觉障碍；

④男孩有无包皮过长、包茎；女婴外阴尿道口有无异常或炎症。

3. 实验室检查　尿液行常规、比重、尿糖及沉渣镜检，注意有无尿路感染，必要时细菌培养。

对伴有白天遗尿或其他排尿功能紊乱者，应行无创超声波检查，除能了解有无泌尿系解剖异常外，还可了解肾、输尿管、膀胱排尿前后的变化，有无残余尿等。

对常规方法治疗无效的顽固遗尿患儿，或白天遗尿，尿急或伴大便失禁者有时需行尿流动力学检查。

【治疗】

无器质性疾病的夜间遗尿常呈良性自限过程，一般随年龄增长，每年约有15%患儿自行缓解。

治疗系综合治疗，并需患儿、家长、医师共同努力，特别要鼓励患儿树立信心，家人更勿因其遗尿而惩罚、羞辱或责打。治疗方法的选择与年龄、遗尿类型、家长态度等有关。

（一）建立合理生活制度

傍晚不宜过于兴奋。晚餐宜进干食，并减少盐量，餐后少进甜食和高蛋白饮品，以免口渴饮水。临睡前不喝水，排尿后再入睡。

（二）夜间唤醒排尿或用遗尿警报装置

以训练患儿自动醒来排尿。家长经观察后应于其遗尿前唤醒患儿，令其起床排尿；或以闹钟唤醒，使患儿自动上厕所排尿；并多次进行训练。还可应用遗尿报警器，即将尿湿感应器置于床单上，当患儿刚一尿湿，即有警铃报警，唤醒患儿，排尽余尿并清洁床单，经反复训练，最终可使患儿在睡梦中感到尿意而醒来排尿。

（三）膀胱功能训练

夜间多次尿床，或白天也有遗尿者常有功能性膀胱容量不足，应对其进行膀胱功能训练。白天令其饮水后，有意识地使膀胱尽量多贮尿，而后再排出。当每次尿量达350ml以上时，提示膀胱已具备一定贮尿功能。然后再训练于排尿中途停止排尿，以训练括约肌自我控制功能，逐渐达到患儿自行控制排尿的目的。

（四）药物治疗

有多种药物可供选择。

1. 抗胆碱类药物　可增加功能性膀胱容量，对尿流动力学紊乱所致之遗尿有一定疗效，可应用颠茄类药物，睡前口服，如白天也有遗尿或尿频、尿急，可日服3次，症状改善后巩固1~2个月，后逐渐减停。

2. 氯酯醒（又称遗尿丁，甲氯芳酯）　属脑代谢功能促进药，约半数患儿有效。口服用药。

3. 丙咪嗪　属抗抑郁药。可增加膀胱容量，减少逼尿肌之兴奋。睡前服用，自每次 10mg 开始，见效后巩固 1~2 个月再逐渐减停，有效率 10%~60%，停药后有较高复发率。10% 有中枢神经副作用，如瞌睡、焦虑、睡眠紊乱，此外还可有眩晕、口干、心悸、胃肠反应，偶见白细胞减少。有高血压、癫痫、青光眼者禁用。

4. 醋酸去氨加压素　可增加肾远曲管之水潴留、减少尿液产生，尤适用于夜间抗利尿激素分泌不足者。睡前 0.5~1h 服用 0.1mg，也可鼻腔用药，副作用有头痛、鼻充血、恶心、腹痛等。用药同时应注意适度限水，以免发生低钠血症。

5. 其他　有应用针灸，中药治疗者。

（张燕）

第九节　肾小管酸中毒

肾小管酸中毒（RTA）是指因近端小管重吸收 HCO_3^- 及/或远端小管排 H^+ 功能障碍引发的一组临床综合征。其临床特征为：高血氯性代谢性酸中毒、尿酸化障碍及阴离子间隙正常。RTA 可单独存在，或合并其他肾小管功能异常，早期时肾小球功能多正常。依有无全身性代谢性酸中毒分为：完全性 RTA 和不完全性 RTA。依发病部位和盐皮质激素缺陷分为：远端 RTA（Ⅰ型）、近端 RTA（Ⅱ型）、混合型 RTA（Ⅲ型）和高钾型 RTA（Ⅳ型）。目前国际上多采用综合临床和酸化功能缺陷的病理生理标准分型（见表 17-7）。本节介绍 Ⅰ 型和 Ⅱ 型 RTA。

表 17-7　肾小管酸中毒的分型

	肾小管酸中毒						Ⅳ型	尿毒症酸中毒
	Ⅰ型			Ⅱ型				
	典型	Ⅷ型	不完全Ⅰ型	典型	Ⅰ、Ⅱ混合型	不完全Ⅱ型		
酸中毒	+	+	-	+	+	-	+	+
无酸中毒时：								
尿净 H^+ 排泄量	↓	↓↓	-	↓↓↓	↓↓↓	-	↓↓	-~↓↓↓↓
尿 HCO_3^-	<3%~	5%~	<1%	>15%	>15%	<2%	<2%~	<3%~
（占滤液中%）	5%	10%					15%	>30%
可滴定酸+铵盐	↓	不减/稍增	不减/稍增	↓	↓	不减/稍增	↓	↓
治疗所需碱量	1~3	5~10	-	2~>10	3~>10	-	1~2	1~3
（NaHCO₃mmol/kg）								
酸中毒时：								
尿酸化能力	↓	↓	↓	正常	↓	正常	正常	正常
尿可滴定酸+ NH_4^+ 排泄	↓	↓	正常/↓	正常/↓	↓	正常	正常/↓	↓
尿 HCO_3^- 量	<3%	5%~10%	<1%	-	<3%	-	-	-
（占滤液中%）								

	肾小管酸中毒						IV型	尿毒症酸中毒
	I型			II型				
	典型	VIII型	不完全I型	典型	I、II混合型	不完全II型		
尿PCO$_2$ – 血PCO$_2$(mmHg)	<20	<20	<20	>20	<20	>20		
血清K$^+$	正常/↓	常↓	正常/↓	正常/↓	常↓	正常/↓	↑	正常/↑
GFR	正常/↓	正常	正常/↓	↓	常↓	↓	正常/↓↓	↓↓↓

一、近端肾小管酸中毒

近端肾小管酸中毒（pRTA），又称 II 型 RTA，主要是由于近端小管碳酸氢盐阈值降低而导致其对 HCO$_3^-$ 重吸收不足所致。

【病因及分类】

本病分为原发性和继发性两大类。原发性者病因尚不明确，可能与 HCO$_3^-$ 重吸收功能不成熟或成熟延迟有关，其又可分为散发性 pRTA（一过性发病）和遗传性 pRTA（持续性发病）。继发性者常见于 Fanconi 综合征、肾病综合征、间质性肾炎、肾囊性病等肾脏疾病和全身性疾病（如：胱氨酸尿症、肝豆状核变性、线粒体细胞病等）以及药物（如：67 巯基嘌呤、丙戊酸）和重金属（如：铅、汞、镉）中毒等。

【发病机制】

近端小管通过泌 H$^+$ 机制完成对 HCO$_3^-$ 的重吸收：在 Na$^+$-H$^+$-ATP 酶的作用下，近端小管通过 Na$^+$-H$^+$ 交换排出 H$^+$，进入小管腔的 H$^+$ 与 HCO$_3^-$ 结合成 H$_2$CO$_3$，在近端小管细胞刷状缘上碳酸酐酶（IV型 CA）的作用下，H$_2$CO$_3$ 分解为 CO$_2$ 和 H2O；CO$_2$ 自由弥散进入上皮细胞内，在胞浆内 II 型 CA 的作用下，与 OH 结合成 HCO$_3^-$，经上皮细胞基底膜被吸收入血循环。正常情况下，经肾小球所滤过 HCO$_3^-$ 的 85% ~90% 被近端小管重吸收。

pRTA 发病机制未完全阐明，认为因 CA 活性低下或 Na$^+$-H$^+$-ATP 酶缺乏，导致 HCO$_3^-$ 重吸收障碍，近端小管对 HCO$_3^-$ 的重吸收率只为 60%。当血浆 HCO$_3^-$ 正常或轻度酸中毒时，尿中仍可排出 HCO$_3^-$，呈现中性或弱碱性尿；但当严重酸中毒时，血浆 HCO$_3^-$ 低于其肾阈值，HCO$_3^-$ 完全被重吸收而不从尿中排出，此时，因远端小管酸化功能正常而呈酸性尿（pH <5.5）–这是与远端肾小管酸中毒的重要区别之一。

pRTA 时 HCO$_3^-$ 重吸收障碍，导致 Cl$^-$ 重吸收增加，呈现高血氯性代谢性酸中毒；同时，Na$^+$-H$^+$ 交换减少，Na$^+$-K$^+$ 交换增加，大量 Na$^+$、K$^+$ 从尿中丢失，导致临床低钠、低钾血症或脱水。由于机体排 H$^+$ 功能正常，体内无 H$^+$ 蓄积，PRTA 较少出现肾钙化、肾结石及肾性骨病。

【临床表现】

原发性 pRTA 以男孩多见，继发性者无性别差异。原发性 pRTA 常婴幼儿期起病，主要表现为酸中毒症状（纳差、呕吐、疲劳气急等）和低钠、低钾症状（肌无力、多尿、脱水、便秘等）；长期酸中毒可致生长发育迟缓。本病尿钙不高，临床无明显骨骼改变及肾钙化、肾结石。部分患儿随年龄增长可自愈。

【诊断与鉴别诊断】

1 岁半以内发病，尤其男婴，表现为纳差、呕吐、易脱水、肢体软弱、肌无力或生长迟缓时应考虑本病，如血生化提示高血氯性代谢性酸中毒、阴离子间隙正常，且血 HCO_3^- <16mmol/L 时，尿 pH 可 <5.5，则支持 PTRA 诊断。进一步测定 HCO_3^- 肾阈值和 HCO_3^- 滤过分数，必要时做氯化铵负荷试验与远端 RTA 相鉴别。

1. HCO_3^- 肾阈值测定　口服 NaHCO3 渐增量，同时测定尿 pH 值。当尿 pH >6.1 时，血中 HCO_3^- 水平即为肾阈值。正常成人为 25 ~ 26mmol/L，儿童为 23 ~ 24mmol/L，婴儿约 22mmol/L，PRTA 时肾阈值 <18 ~ 20mmol/L。

2. HCO_3^- 滤过分数（FE HCO_3^-）　指尿排出的 HCO_3^- 占其总滤过量的百分比。给予 NaHCO₃（口服法：每日 1 ~ 10mmol/kg，逐渐增加剂量；静脉法：5% NaHCO₃，以 3mmol/h 速度滴注）至酸中毒纠正，测定血浆与尿中 HCO_3^- 和肌酐（Cr），按如下公式计算：

$$FE\ HCO_3^- = \frac{尿\ HCO_3^- \times 血\ Cr}{血\ HCO_3^- \times 尿\ Cr} \times 100$$

当 FEHCO₃⁻ >15% 时，为 PRTA；<5% 时，为远端小管 RTA。

3. 氯化铵负荷试验　口服氯化铵 0.1g/kg，其后 3 ~ 8h 的尿液，每小时收集一次，测定尿 pH。若尿 pH <5.5 为阴性，支持 pRTA；反之为阳性，提示尿酸化功能障碍。

前述多种肾脏或全身性疾病可致 PRTA，应注意有无其他近端/远端小管功能障碍和全身疾病表现，以鉴别原发性与继发性 pRTA。还应与临床非肾小管性代谢性酸中毒（如肾小球性酸中毒、酮症酸中毒等）相鉴别。

【治疗】

目的是纠正酸中毒及电解质紊乱，稳定内环境。

（一）纠正酸中毒

应用碱性药物补充尿中丢失的 HCO_3^- 及对抗内源性酸。碱性药物剂量应大，一般初始量为 5 ~ 10mmol/（kg·d），根据血气分析监测调整。临床通常选用：

①NaHCO₃：5%：NaHCO₃1mmol/kg 可提高 HCO_3^- 1mmol/L；

②枸橼酸缓冲液：配方为枸橼酸 140g，枸橼酸钠 90g，加水至 1 000ml；或用枸橼酸钠钾合剂（配方：枸橼酸钠、钾各 100g，加水至 1 000ml）用于纠酸补钾，可以长期服用。

（二）应用利尿剂

噻嗪类利尿药双氢克尿噻通过减少细胞外液容量和尿钙排出，可提高 HCO_3^- 肾阈值、减少碱性药物用量，常与碱性药物合用治疗重症 pRTA。用法为每日 1.5 ~ 2mg/kg，分次口服，酸中毒纠正后渐减量。

（三）纠正电解质紊乱

仅有低钾血症时，可选用 Albright 液（配方：枸橼酸 140g，枸橼酸钾 90g，加水至 1 000ml）；同时有低钠、低钾血症时，可选用枸橼酸钠钾合剂，1ml 含 Na⁺、K⁺ 各 1mmol。

【预后】

原发性 pRTA 多随年龄增长而自发缓解，一般预后良好。治疗不及时者可因严重酸中毒或低钾血症死亡，故及早诊断、有效治疗十分重要。继发性 pRTA 的预后因其病因不同而异。

二、远端肾小管酸中毒

远端肾小管酸中毒（dRTA），又称 I 型 RTA，主要缺陷在远端肾小管泌 H^+ 功能障碍，致使体内 H^+ 蓄积产生酸中毒的同时尿液酸化障碍，呈现碱性尿。

【病因及分类】

本病分为原发性和继发性两大类，原发性 dRTA 属常染色体显胜或隐性遗传，只有肾脏酸化缺陷，病因不清，继发性 dRTA 则病因繁多，可见于原发性甲状旁腺功能亢进、特发性高钙尿症、肾髓质囊性病、尿路梗阻、移植肾排异反应、高丙种球蛋白血症、VitD 及两性霉素 B 中毒等。

【发病机制】

目前有三种学说：

①分泌缺陷学说：近端小管上皮细胞膜上 H^+ 泵数量减少或功能障碍致泌 H^+ 减少；

②交换缺陷学说：远端小管 Na^+ 转运障碍，不能产生或维持管腔内的负电位压；

③梯度缺陷学说：远端小管上皮细胞膜对 H^+ 的通透性增加，使已排泌入管腔的 H^+ 扩散回细胞内。

dRTA 时由于泌 H^+ 障碍，体内 H^+ 蓄积引发代谢性酸中毒，导致呕吐、厌食、生长发育迟缓，同时刺激骨缓冲系统释放钙、磷，造成骨质疏松、佝偻病；此外酸中毒可抑制肾小管对钙的重吸收和 VitD 的羟化，致使血钙降低、尿钙增高，继发甲状旁腺功能亢进，促进骨病形成。因尿酸化障碍，尿中可滴定酸、NH_4^+ 减少，而近端小管 HCO_3^- 重吸收正常，故呈现碱性尿。由于 H^+-Na^+ 交换减少，致使 Na^+-K^+ 交换增加，K^+ 和 $NaHCO_3$ 自尿排出增加，导致低钾血症以及细胞外液容量减少，后者产生继发性醛固酮增多，增加 Na^+、Cl^- 的重吸收，引发高氯血症。在酸中毒和缺钾的作用下，尿枸橼酸（是尿钙溶解的重要因素）重吸收增加，出现低枸橼酸尿，加之尿液碱性和尿钙增多，使磷酸钙易于沉积造成肾钙化和肾结石。

【临床表现】

原发性 dRTA（又称作成人型），虽有婴儿期发病，但以 2 岁后为多。男女均有，以女性稍多。大多为散发，部分呈常染色体显性遗传。开始常为厌食、呕吐、烦渴、多饮多尿等，本病患儿易于脱水，骨龄落后，生长发育迟缓有时是唯一的症状。晚些表现出顽固性佝偻病，呈现鸭步态，可有骨痛，甚至病理性骨折。常见低钾血症表现，如全身无力、周期性麻痹，严重时可心律失常、呼吸困难、昏迷，危及生命。本病肾钙化者常见，尤在治疗延误患儿中，有时出生后 1 个月 X 线即可发现；以髓质钙化为多，易引起继发性肾盂肾炎，长期肾钙化可导致肾功能异常。婴幼儿肾结石少于成人，可致肾绞痛、血尿。临床有少数患儿无全身酸中毒表现，常因肾钙化、肾结石、泌尿系感染等被发现尿酸化功能障碍，属不完全性 dRTA，氯化铵负荷试验和尿枸橼酸测定有助于此型诊断。

【诊断及鉴别诊断】

当患儿表现有烦渴多尿、纳差呕吐、生长发育落后、顽固性佝偻病、肾钙化或结石以及低钾血症或周期性麻痹时，应警惕本病，进一步做相关检查以及早明确诊断。

①血气分析和血生化检查提示高血氯性代谢性酸中毒，阴离子间隙正常；

②严重酸中毒时，尿 pH >5.5；

③轻度酸中毒或怀疑不完全性 dRTA 时，氯化铵负荷试验中尿 pH 始终 >5.5；

④24h 尿枸橼酸测定提示定量减少；

⑤FEHCO$_3^-$ <5%，则可确诊 dRTA。

在除外了各种继发性 dRTA 后可诊断为原发性 dRTA。对于 1 岁内发病的原发性 dRTA 应随访观察以区别于婴儿型 dRTA（即 Lightwood's 综合征：一过性 dRTA，男婴为主；多在出生后数月内发病，表现为恶心、呕吐、肌无力、生长落后等，通常无肾钙化和佝偻病；大剂量碱性药和钾盐有效，2 岁左右自愈）。临床上还应与能引起顽固性佝偻病、肾钙化或多尿等症状的疾病相鉴别，如：家族性低磷抗 VitD 性佝偻病、原发性甲状旁腺功能亢进、Bartter 综合征、尿崩症等。

【治疗】

目的是纠酸、补钾、稳定内环境，治疗骨病，促进生长。

（一）碱性药物

dRTA 纠正酸中毒所需碱性药物的剂量较 pRTA 为小，初为 2~4mmol/（kg·d），渐增至 HCO$_3^-$ 正常。常用 10% 枸橼酸钠钾合剂（配方同 pRTA）分次口服；急性重症酸中毒时宜先选用 NaHCO3 静脉输注。应定期监测血 pH 和 HCO$_3^-$ 指导剂量调整。

（二）补充钾盐

不论血钾水平如何均应补充钾盐，尤其在严重低钾血症时，应在纠正酸中毒前补钾，以防诱发低钾危象。临床以 10% 枸橼酸钠钾合剂最为常用，一般不用氯化钾，以免加重高氯性酸中毒。

（三）VitD 和利尿剂的应用

对于有骨病的患儿可服用 VitD，对于服用碱性药而尿钙仍高的患儿，可用双氢克尿噻纠正高钙尿症。VitD 和利尿剂的剂量要注意个体化，监测血钙正常且不超过 2.5mmol/L、24h 尿钙 <2mg/kg 为宜，谨防因过量出现 VitD 中毒。

【预后】

原发性 dRTA 无法自愈，须长期服用碱性药物。早期诊断和长期坚持治疗者，其酸中毒可纠正，骨病可治愈，生长发育改善；反之，可出现严重肾钙化、肾盂肾炎或间质性肾炎，最终肾小球滤过功能损害，预后不良。

（张燕）

第十八章 血液系统疾病

第一节 小儿血液系统特点

【小儿造血特点】

小儿造血可以分为胚胎期造血和出生后造血两个阶段。在胚胎期和出生后的各个不同的发育阶段，主要造血器官及器官的造血功能存在差别。

（一）胚胎期造血

造血系统的发育过程从解剖学上可以分为3个时期：中胚层、肝及骨髓造血期。这几个不同部位的造血相继出现，且相互交错存在。

1. 中胚层造血期　妊娠第10～14d在胚胎外的卵黄囊内出现造血细胞团，称为血岛，主要为不成熟的红系细胞，同时出现血管内皮细胞。胚胎第6周以后，中胚层造血开始退化，至10～12周消失。

2. 肝造血期　肝造血始于妊娠第6～8周，自10～12周中胚层造血停止，肝成为造血的主要部位并持续至出生，而在妊娠20～24周时造血功能最为活跃，以后随骨髓造血的增加肝造血渐减弱。妊娠18～20周的肝内85%的细胞是红系细胞，无粒细胞存在，此后有粒细胞和巨核细胞产生。

3. 骨髓造血期　胚胎第6周时骨髓腔已发育并初具规模，妊娠第4个月起骨髓造血逐渐增加，6个月以后渐成为主要的造血器官，其中红系、粒系及巨核系细胞均增生活跃。出生时所有骨髓都充满造血组织。出生2～5周后骨髓成为唯一的造血场所。

胚胎期造血成份中粒细胞生成量很少，至妊娠4～5月胎儿血液中才出现中性粒细胞，且数量很少。而在胎儿肝、骨髓及血液内却有丰富的粒单系祖细胞（CFU-GM），可能由于胎儿体内的粒细胞集落刺激因子（GCSF）水平很低而使粒单系祖细胞不能发育成熟。

（二）出生后造血

出生后造血主要是骨髓造血，产生各种血细胞，淋巴组织产生淋巴细胞，在特定条件下可出现髓外造血。

1. 骨髓造血　骨髓为出生后造血的主要部位。骨髓可以生成红细胞、粒细胞和巨核细胞，也可以生成淋巴细胞和单核细胞。婴儿期所有的骨髓为红骨髓，全部参与造血以满足生长发育的需要。随年龄的增长，部分红髓逐渐为黄髓（脂肪组织为主）代替，5～7岁后长骨中出现黄髓，至18岁时红髓仅分布于椎骨、胸骨、肋骨、颅骨、骨盆骨、锁骨和肩胛骨等扁骨以及长骨的近端。黄髓是潜在的造血组织，当造血需要时可以转变为红髓而恢复造血功能。小儿出生后前几年全部骨髓为红髓，缺少造血代偿能力，当造血需求量增大时才出现骨髓外造血。

2. 骨髓外造血　出生后 1~2 个月，除淋巴组织生成淋巴细胞以外，骨髓外造血完全停止。当婴幼儿处于感染、急性失血、溶血等需要造血代偿时，肝、脾、淋巴结适应造血的需要恢复胎儿期的造血功能，临床表现为肝、脾、淋巴结肿大，外周血中出现有核红细胞及幼稚中性粒细胞，病因去除后恢复至病前状态。因此骨髓外造血是小儿时期造血器官的一种特殊反应。

【小儿血象及骨髓象特点】

小儿各年龄期血象及骨髓象不同。

1. 红细胞计数及血红蛋白量　由于胎儿在子宫内处于相对缺氧状态，故红细胞计数及血红蛋白均较高，出生时血红蛋白为 150~220g/L，红细胞计数为（5.0~7.0）×10^{12}/L，未成熟儿稍低。出生后血红蛋白及红细胞计数下降，第 10d 时下降约 20%，至 2~3 个月时达最低水平，血红蛋白在 110g/L 以下，红细胞计数约 3.0×10^{12}/L，称为"生理性贫血"，未成熟儿降低更为明显。以后两者逐渐上升，婴儿期血红蛋白为 110g/L 左右，红细胞计数约 4.0×10^{12}/L，以后逐渐趋向于成人水平。初生 1~2 周内婴儿外周血中可以见到有核红细胞。网织红细胞初生时较高，约为 0.04~0.06，5~7d 时明显下降，以后维持于低水平，婴儿期达到成人水平 0.005~0.015。

2. 白细胞计数及分类　初生时白细胞计数为（15~20）×10^9/L，出生后 6~12h 达高峰，然后逐渐下降，1 周时达到平均为 12×10^9/L 左右，此数值维持于整个婴儿期，至学龄期维持于 8×10^9/L 左右，以后为成人水平 7×10^9/L 左右。白细胞分类主要根据中性粒细胞与淋巴细胞比例的变化。出生时中性粒细胞约占 0.65，淋巴细胞约占 0.30。出生后 4~6d 时两者比例相等，称为第一次交叉；以后淋巴细胞占 0.60，中性粒细胞占 0.30~0.35，至 4~6 岁再次两者比例相等，称为第二次交叉。7 岁以后中性粒细胞增多达到成人值，即中性粒细胞 0.65 左右。

3. 血小板计数　血小板计数与成人相似，为（150~350）×10^9/L。

4. 血红蛋白的种类　血红蛋白分子由 2 对肽链组成，每一条肽链与一个血红素分子结合。构成血红蛋白分子的肽链有 5 种，分别为 α、β、γ、δ、ε 链。不同的血红蛋白分子由不同的多肽链组成。在胚胎期、胎儿期、儿童期及成人不同阶段可以发现 6 种血红蛋白：胚胎期的血红蛋白为 Gower1（$\delta_2\varepsilon_2$）、Gower2（$\alpha_2\varepsilon_2$）、Porland（$\delta_2\gamma_2$）；胎儿期的血红蛋白为 HbF（$\alpha_2\gamma_2$）；成人血红蛋白为 HbA（$\alpha_2\beta_2$）和 HbA$_2$（$\alpha_2\delta_2$）。血红蛋白 Gower1，Gower2 和 Porland 在胚胎 3 个月时消失，并为 HbF 所代替。胎儿 6 个月时 HbF 占 90%，HbA 占 5%~10%。出生时 HbF 占 70%，HbA 占 30%，HbA$_2$ <1%。出生后 HbA 增多，HbF 减少，1 岁时 HbF 不超过 5%，至 2 岁时不超过 2%。成人 HbA 占 95%，HbA$_2$ 占 2%~3%，HbF 占 2% 以下。

5. 骨髓象　各年龄组小儿骨髓象正常值见表 18－1。

表 18 - 1　Reference values of bone marrow in infancy and childhood （%）

年龄	原始粒细胞	早幼粒细胞	中幼粒及晚幼粒细胞	杆状核及分叶核细胞	嗜酸性粒细胞	淋巴细胞	有核红细胞	粒细胞/红细胞
初生	1	2	5	40	1	10	40	1.2/1
7d	1	2	10	40	1	20	25	2.1/1
6 个月 ~2 岁	0.5	0.5	8	30	1	40	20	2.0/1
6 岁	1	2	15	35	1	25	20	2.7/1
12 岁	1	2	20	40	1	15	20	3.2/1
成人	1	2	21	44	2	10	20	3.6/1

摘自 Nelson Text Book of Pediatrics. 14th. edition. 1991. P1229

（张薛）

第二节　小儿贫血

贫血是指红细胞数量或血红蛋白量低于正常值，二者正常值依年龄而异。临床表现与病因、病情进展速度、贫血程度、合并症等密切相关。

贫血分类一般采用病因分类法与形态分类法。前者分为红细胞或血红蛋白生成不足、红细胞破坏过多（溶血）和失血性贫血三大类；后者分为大细胞性、正细胞性、单纯小细胞性、小细胞低色素性多类贫血。此外根据血红蛋白含量又可分为多种不同程度贫血。血红蛋白 ~90g/L 属轻度，~60g/L 为中度，~30g/L 为重度，<30g/L 为极重度。

在出生后即出现的贫血，多为失血性，如母亲胎盘出血或胎儿失血入母体，Rh 引起的溶血较少见于中国人。

造血减少以缺铁性贫血最常见，骨髓造血不良如再生障碍性贫血较少见，而先天性纯红细胞再生障碍性贫血罕见。小儿溶血性贫血多因先天性红细胞缺陷，而免疫性如 ABO 或 Rh 溶血不常见，自身免疫性溶血亦较少出现。出血性贫血以肠道出血最常见，如牛奶过敏症、肠道重复畸形、寄生虫病，如钩虫病等，亦应注意因重复性抽血引起的贫血。其他疾病亦能引致贫血，如器官功能衰竭、慢性感染、铅中毒性贫血、内分泌障碍，如甲状腺功能不全和癌症等。

一、营养性缺铁性贫血

缺铁性贫血（IDA）是最常见的一种小儿贫血，尤以婴幼儿发病率高，系因体内铁缺乏致使血红蛋白合成减少，而引起的一种小细胞低色素性贫血。

【铁代谢与发病机制】

胎儿经胎盘从母亲血液中吸收铁质，出生时铁储存量为 75mg/kg，75% 在红细胞内，其余为铁蛋白及含铁血黄素，此储存量足够婴儿出生后 4 个月生长所需。出生后 6 个月 ~3 岁因生长较快，对铁的需求较多，故 IDA 发病率较高。小儿平均每日从食物中摄取铁 1

~1.5mg，储铁量由出生时的260mg渐增至正常成人的4~5g。不同食物中铁的吸收率不同，人乳或牛奶含铁量均低，但人乳中的铁50%可被吸收，而牛乳中铁吸收率仅约10%，故婴儿一岁前进食的牛乳，必须加铁。肉、鱼、肝脏等为含铁较高的食物，吸收率亦高，约为10%~25%。若与维生素C丰富的食物一起进食，亦可增加肠道吸收。而茶、咖啡等则可抑制铁的吸收。生长中的小儿对铁的需求较多，1岁小孩每日需8mg，而成年男性一天食物平均含铁量约10mg，只需吸收10%，约1mg即可，而经期女性每日需经饮食供应约15mg。铁在十二指肠和空肠被吸收后，随血液循环运送至骨髓和储铁组织。铁在体内以铁蛋白及含铁血黄素形式储存，若身体需要，可从储存组织中释放出来与转铁蛋白结合运送至需铁组织。当出现贫血时，食物中铁吸收率亦会提高，以供应骨髓更多的铁作造血之用。

除制造血红蛋白外，铁对其他器官亦有重要影响。它是肌红蛋白及某些组织呼吸酶及神经细胞酶的重要组成部分，酶活性降低时细胞功能亦受影响，故可出现一些非血液系统的症状，如不正常行为、肌肉运动功能受累。

【病因】

1. 先天铁储存不足　胎儿在最后3个月从母体获铁最多，故早产儿先天储铁不足最常见，母孕期严重缺铁，亦可引致胎儿储铁减少。

2. 饮食缺铁致使摄入不足　常见于6个月~2岁，此期间小儿生长发育较快，体重及血容量增长迅速，对铁的需求较大，若食物含铁量不足，很容易造成缺铁性贫血。青春期是另一快速增长时期，若有偏食，还可影响铁的吸收，另外少女月经过多亦是缺铁原因。

3. 铁丢失过多　正常时，铁主要由胆汁、尿、汗和脱落的粘膜细胞排出，每日平均约1mg。若有慢性失血，如对牛奶蛋白过敏、寄生虫引起出血、频繁流鼻血均可导致缺铁。

【临床表现】

1. 一般表现　因起病缓慢，幼儿在贫血轻微时一般并无症状，当贫血较严重时才被察觉，此时面色苍白，唇、口腔及睑结合膜更明显，可出现乏力，活动减少，年长者或有头晕、耳鸣、眼前昏黑等。

2. 非造血系统症状

（1）神经系统：铁对神经功能有影响，故贫血可使行为及智力发生改变，如烦躁不安、精神不集中及记忆力减退等，智力多数低于同龄儿。

（2）消化系统：食欲减退、嗜异癖、舌炎、口腔炎也较常见。

（3）其他：免疫功能减低，容易发生感染。上皮组织出现异常可形成反甲，但不常见于幼儿。严重贫血者心跳加快，心脏扩大，甚至引起心力衰竭。

3. 髓外造血表现　肝脾肿大，年幼、病情迁延者表现越明显。

【实验室检查】

1. 血象　血红蛋白下降，红细胞减少，前者更明显。红细胞平均容积（MCV）<

80fl。血涂片可见小红细胞，中央淡染区扩大，呈小细胞低色素性贫血。白细胞及血小板无异样。

2. 铁代谢检查

（1）血清铁下降，<9.0~10.7μmol/L（50~60μg/dl）。

（2）总铁结合力（TIBC）增高，>62.7μmol/L（350μg/dl）。

（3）转铁蛋白饱和度<15%。血清铁蛋白较敏感地反映了体内储铁情况，缺铁初期尚未出现贫血时即可降低，贫血出现时下降更明显。血清铁蛋白可受其他因素影响，在感染或其他慢性炎性疾病时也可增高，诊断时需予注意。

表18-2　疾病与铁代谢关系

	缺铁性贫血	轻型地中海贫血	慢性病贫血
MCV	低	低	正常、低
血清铁	低	正常	低
TIBC	高	正常	低
铁蛋白饱和度	低	正常	正常、低
血清铁蛋白	低	正常	高

3. 骨髓象　骨髓幼红细胞增生活跃，一般各期红细胞较少。涂片用普鲁士蓝染色显示铁粒幼细胞减少（<15%），细胞外铁粒减少，可准确反映体内储铁情况。但一般缺铁性贫血不需做骨髓穿刺检查。

【诊断】

1. 早期症状不明显，常在做血常规时发现。

2. 详细询问有无出血或食物缺铁病史，体检除贫血外一般正常。

3. 血红蛋白下降且MCV<80fl，必要时做铁代谢检查。不同年龄诊断贫血时血红蛋白值见表18-3。

表18-3　贫血与年龄关系

年龄	血红蛋白值	年龄	血红蛋白值
新生儿	<145g/L	6个月~6岁	<110g/L
1~4个月	<90g/L	6~14岁	<120g/L
4~6个月	<100g/L		

【鉴别诊断】

1. 地中海贫血　是一种遗传性珠蛋白生成障碍性贫血，常见于中国南方各省，轻者血红蛋白略低，MCV<80fl，重者有严重贫血，且MCV极低。β轻型地中海贫血者，血红蛋白电泳显示HbA2增高。但若同时有严重缺铁时，HbA_2可能不高，只在铁质补充后才会增高。α轻型地中海贫血，并无简单实验室检查可助确诊，故必须查血清铁蛋白以排除缺

铁性贫血。

2. 其他贫血　小细胞低色素性贫血，除缺铁性贫血与地中海贫血外，其他原因甚为少见。巨幼红细胞性贫血可从 MCV 做出鉴别，慢性疾病引起的贫血红细胞形态多呈正常。

【治疗】

（一）去因治疗

对营养性缺铁，应纠正不合理的饮食习惯与食物搭配。制止慢性失血，如驱除寄生虫、治疗胃溃疡等。

（二）铁剂治疗

口服铁剂是最常用的方法。硫酸亚铁最常用，剂量以原素铁计算，约 5mg/（kg·d），分 2~3 次服。其他如富马酸亚铁、葡萄糖酸亚铁等较少采用。疗程用至血红蛋白正常后 2 个月，多需 3 个月治疗，以补足铁的储存量。一般治疗 3~4d 后，网织红细胞开始升高，治疗 2 周后，血红蛋白开始增加，临床症状好转。服用铁剂会使大便变黑，亦可能会使牙齿短暂变为深色。小儿一般对口服铁剂较易耐受，若不能口服可考虑肌肉注射或静脉注射铁剂，但不良反应较多。

（三）输血治疗

应尽量避免输血。严重贫血伴心功能不全者，可考虑输浓缩红细胞，但应少量及慢速，以免加重心脏负担，同时可用利尿剂。

【预防】

做好卫生教育宣传工作，提高家长的认识，提倡母乳喂养，指导合理搭配食物。在幼儿食品，如奶制品中加入适量铁剂。早产儿出生后 2 个月给予预防性铁剂补充。

二、营养性巨幼红细胞性贫血

营养性巨幼红细胞性贫血当前在小儿已非多发病，较多见于农村。由于缺乏维生素 B_{12} 或叶酸，红细胞体积增大，骨髓中出现巨幼红细胞，临床特点为贫血、虚胖、反应迟钝、震颤，红细胞减少较血红蛋白减少更明显。

叶酸吸收入体内被叶酸还原酶还原成四氢叶酸，维生素 B_{12} 在此过程中起催化作用。四氢叶酸是合成 DNA 过程中必需的辅酶，维生素 B_{12} 或叶酸缺乏可使 DNA 合成减少。幼红细胞内 DNA 减少将影响细胞核发育，但其胞浆的血红蛋白合成不受影响，故红细胞胞体变大形成巨幼红细胞。由于红细胞体积较大容易被破坏，寿命较短，容易形成贫血。维生素 B_{12} 或叶酸缺乏亦影响粒细胞与骨髓中巨核细胞核的成熟，因此出现巨幼粒细胞和中性粒细胞核分叶过多，巨核细胞核亦有分叶过多现象。维生素 B_{12} 有助神经髓鞘中脂蛋白的形成，当缺乏时，会对脊髓和大脑造成损害，出现神经精神症状。同时维生素 B_{12} 有助中性粒细胞和巨噬细胞吞噬细菌后的杀灭作用，此时此功能减退；加以甲基丙二酸（结核杆菌胞浆合成原料）堆积，致使 B_{12} 缺乏者对结核杆菌易感性增高。

（一）缺乏维生素 B_{12} 所致的巨幼红细胞性贫血

人体所需维生素 B_{12} 主要从食物中摄取，植物性食物一般不含维生素 B_{12}，含量较丰富的食物为肉、肝、肾、禽蛋及海产物。成人每日需要 $2\sim3\mu g$，而婴儿为 $0.5\sim1.0\mu g$。若饮食均衡，则可从食物中摄取足够维生素 B_{12} 以供生理需要。

【病因】

1. 摄入不足　胎儿经胎盘吸收维生素 B_{12}，储存于肝内。孕妇在妊娠期间缺乏维生素 B_{12}（如长期素食），则新生儿出生时肝内维生素 B_{12} 储存量低，若只以母乳喂养而不加辅食，较易发生本病。年长儿长期偏食亦可发生。

2. 吸收障碍　维生素 B_{12} 进入胃后，与胃壁细胞分泌的糖蛋白（内因子）结合，然后经末端回肠吸收，进入血循环与转钴蛋白结合，再运往肝脏储存。若上述环节出现问题（如缺乏内因子或回肠切除），致使吸收障碍而出现贫血。

3. 需要量增加　如早产儿、新生儿、婴儿生长发育快或有感染使需要量增加。

【临床表现】

多见于 <2 岁幼儿，起病缓慢。

1. 外观　虚胖、毛发稀疏发黄，偶有浮胖。

2. 贫血　面色苍黄、乏力或伴有轻度肝脾肿大，严重者有出血症状。

3. 精神神经症状　可出现烦躁不安或呆滞、嗜睡、反应迟钝、少哭、不哭，智力及动作发育落后，肢体乃至全身震颤，甚至抽搐，Babinski 征阳性。

【实验室检查】

1. 血象及骨髓象　呈大细胞贫血，MCV >94fl，红细胞减少较血红蛋白减少更明显。血涂片可见巨幼变的有核红细胞，中性粒细胞变大并有核分叶过多（>5）。骨髓明显增生，以红细胞为主。各期幼红细胞出现巨幼变，胞体大而核染色质粗松，细胞核发育落后于胞浆。中性粒细胞和巨核细胞呈核分叶过多。

2. 血清维生素 B_{12} 测定　正常值为 $200\sim800ng/L$，若 <100ng/L，提示缺乏维生素 B_{12}。

【诊断】

1. 多见于婴幼儿，有喂养不当或母亲长期素食史。

2. 明显神经系统症状。

3. 血象有巨幼细胞性贫血者，应测血清维生素 B_{12}。

【鉴别诊断】

1. 缺乏叶酸。

2. 再生障碍性贫血　亦有巨红细胞性贫血，但白细胞及血小板严重减少，无中性粒细胞核分叶过多。需做骨髓检查鉴别。

3. 骨髓增生异常综合征（MDS）　红细胞大而圆，中性粒细胞及血小板减少，骨髓增生且形态异常。部分患者转变为白血病。

【治疗与预防】

1. 药物　维生素 B_{12}500μg，一次，肌注，对吸收缺陷者，需长期每月，肌注维生素

B_{12} 1mg。当有神经系统症状时，应每日，肌注 1mg 至少 1~2 周。若加用叶酸可能加剧精神神经症状。经治疗，一般 2~4d 后精神症状好转，网织细胞在 1 周即增至高峰，贫血开始好转。

2. 对症治疗　重度贫血致心功能衰竭，应考虑输血。

3. 预防　改善哺乳母亲营养，加添肉类等食物。婴儿应添加辅食；年长儿应注意食物均衡，防止偏食。

（二）缺乏叶酸所致的巨幼红细胞性贫血

多种食物富含叶酸，而绿叶蔬菜、水果、谷类、果仁、动物内脏（如肝、肾等）、人乳和牛乳亦有足够的叶酸。其生理需要量很少，约 20~50μg/d。叶酸经小肠（空肠、十二指肠）吸收后，运往身体各组织，大部分储存于肝内。小儿体内叶酸储存量约 6~20mg，足够 4 个月之需，故短期缺乏叶酸不会引起贫血。

【病因】

1. 摄入量不足与吸收障碍　食物经高温加热后可破坏叶酸，牛乳制品如蒸发乳的叶酸含量低，羊乳含量亦低，若单纯以此类乳品喂养婴儿，在用完储于肝内的叶酸，即出生 4 个月之后，可出现巨幼红细胞性贫血。故本病发病高峰期为 4~6 个月。慢性腹泻影响叶酸吸收，手术切除大段小肠，亦会影响叶酸吸收而致缺乏。

2. 药物作用　正常结肠内的细菌可制造叶酸，吸收后供人体使用，若长期服用广谱抗生素，可清除结肠内部分细菌，影响叶酸供应。长期服用抗叶酸制剂或某些抗癫痫药，亦可导致叶酸缺乏。

【实验室检查】

1. 血清叶酸测定　正常值为 5~6μg/L；<3μg/L 提示叶酸缺乏。

2. 血象及骨髓象　与维生素 B_{12} 缺乏相同。

【诊断】

1. 有喂养不当史，多见于 4~6 个月婴儿，贫血症状与 B12 维生素缺乏相似。

2. 在慢性腹泻或长期服用药物者出现贫血，应考虑叶酸缺乏。

3. 血象有巨幼红细胞性贫血者，应检测血清叶酸。

【鉴别诊断】

1. 缺乏维生素 B_{12} 的贫血　二者临床表现相似，唯叶酸缺乏者一般并无精神神经症状。

2. 再生障碍性贫血及骨髓增生异常综合征等的鉴别同前。

【治疗】

每日口服叶酸 5mg，约 2~4d 后网织红细胞增多，7d 后血红蛋白、白细胞与血小板亦开始增加。服叶酸数周后，血红蛋白恢复正常。维生素 C 能促进叶酸吸收，可同时服用以提高疗效。

【预防】

改善营养，添加富含叶酸的食物，治疗影响叶酸吸收的肠道疾病。慢性溶血性贫血患者对叶酸需求增加，应予以预防性补充。

三、遗传性球形红细胞增多症

遗传性球形红细胞增多症属红细胞膜先天缺陷的遗传性溶血性疾病。患儿一般有轻至中度慢性贫血，但感染或其他因素可诱发急性溶血，使贫血突然加重。黄疸、脾肿大，血液中球形红细胞增多和红细胞渗透性增高，为其典型特征。

【病因】

本症为常染色体显性遗传，但有不定的外显率，发病率为 1/5 000，约 25% 为新的基因突变，可无阳性家族史。病因为红细胞膜架结构异常和收缩蛋白缺陷，导致细胞膜不稳定使红细胞膜表面面积减少，同时水和钠离子进入细胞内增加，使红细胞由双凹盘形变成球形（成为本症红细胞特征形态）。当球形红细胞通过脾脏内微细血管时，被破坏而出现溶血。本病属遗传性疾病，多有家族史，但同一家族的患者其贫血程度亦有差异。

【临床表现】

1. 黄疸　贫血、黄疸和脾肿大是三大主要症状。新生儿期可出现急性溶血和高胆红素血症。儿童期，一般黄疸不太严重，但在急性溶血时则黄疸明显加重。

2. 贫血　贫血一般较轻，血红蛋白在 90~110g/L，但感染或劳累可诱发急性溶血危象，出现严重贫血，患儿多有发热、乏力、腹痛和呕吐等症状。脾肿大，肿大程度视溶血速度、程度而异，溶血严重者脾较大。

3. 再生障碍危象　慢性溶血者在受微小病毒感染时，可出现骨髓造血功能暂时抑制，引致严重贫血，白细胞与血小板可能减少，一般 1~2 周内自然缓解。

4. 胆结石　长期溶血患儿产生大量胆红素，可形成色素性胆结石，较常见于年长儿童。

【实验室检查】

1. 溶血证据　包括贫血、网织红细胞和非结合性胆红素增高。

2. 外周血象　呈正色素性贫血，白细胞和血小板正常，血涂片可见典型球形红细胞，其体积较正常红细胞小，染色深且无中央淡染区，这类细胞高达 10%。

3. 红细胞渗透脆性试验　将红细胞加入低渗盐水中，与正常红细胞比较，在浓度较高（0.68%）时即开始出现溶血，至 0.4% 完全溶血，脆性明显增加。

4. 红细胞自溶试验　阳性。

5. 腹部 B 超　如有上腹痛应做腹部 B 超检查排除胆结石。

【诊断】

1. 典型患者有贫血、黄疸和脾肿大。

2. 多有家族史。

3. 感染可引发急性溶血。凡可疑患者，应测红细胞渗透脆性试验。

【鉴别诊断】

1. 自身免疫性溶血性贫血　溶血时可出现球形红细胞，但 Coombs 试验阳性。

2. 酶缺乏 如葡萄糖-6-磷酸脱氢酶缺乏症，可做酶测定鉴别。

3. 肝炎 急性溶血可致严重黄疸，应与肝炎鉴别。若同时出现贫血则为溶血性疾病。

【治疗】

若病情轻微，不需治疗。慢性溶血对叶酸需求增多，应予补充。一般不需输血，出现严重再生障碍危象时，或需输血。球形红细胞在脾脏被破坏，故脾切除是有效的治疗方法，但脾脏切除可能影响机体的免疫功能，致使易患严重感染。若严重贫血影响生长发育，或出现再生障碍危象时可考虑做脾切除术，但手术年龄应在 5 岁以后，以减少严重感染机率。脾切除前，应进行肺炎球菌疫苗接种，如可能应增加脑膜炎球菌疫苗及嗜血流感菌疫苗接种。术后应用青霉素做预防，口服 250mg，每日 2 次。不能坚持服药时，可用长效青霉素每月注射 1 次。预防时间尚未肯定，由 5 年至终生不等。

四、红细胞葡萄糖-6-磷酸脱氢酶缺乏症

红细胞葡萄糖-6-磷酸脱氢酶缺乏症（G-6-PD）是一种遗传性溶血性疾病，全世界超过 1 亿人有 G-6-PD 缺陷，较常见于地中海沿岸国家、印度、东南亚和非洲，在我国长江以南各省，如广东、广西、四川、云南、福建、海南等地的发病率较高，少见于北方省份。本病为最常见的一种酶缺乏症。

【病因】

G-6-PD 基因位于 Xq28，为 X-连锁不完全显性遗传病，故主要患者为男性。女性纯合子可发病，女性杂合子其酶活性约为正常的 1/2，并无临床症状，但 X 染色体随机灭活可能产生高比例的葡萄糖-6-磷酸脱氢酶缺乏红细胞（Lyon 学说），故女性杂合子亦可发病。现今发现超过 400 多种 G-6-PD 变异型，大多酶活力正常无临床症状，但其中较严重的 20 多种能发生溶血，不同变异型可产生不同程度酶活性和临床表现。

【发病机制】

G-6-PD 是红细胞葡萄糖磷酸戊糖旁路代谢所需脱氢酶，可使辅酶 NADP 还原成原型辅酶 NADPH。NADPH 是红细胞内抗氧化的重要物质，可使氧化型谷胱甘肽（GSSG）转化为还原型谷胱甘肽（GSH）。GSH 保护红细胞血红蛋白、膜蛋白与酶蛋白免受氧化，亦使过氧化氢（H_2O_2）还原成水（H_2O）。G-6-PD 缺乏时 NADPH 和 GSH 减少，当受氧化性物质侵害时，导致血红蛋白变性、沉淀，形成不溶的变性珠蛋白小体积聚于红细胞膜上，引起膜损伤和溶血。新生红细胞的 G-6-PD 活性较高，当氧化物引发溶血，衰老细胞因酶活性低而被破坏，新生红细胞增加时，其 G-6-PD 活性较高，对氧化损伤有较强抵抗性不再出现溶血，因此这种溶血过程是自限性的。蚕豆诱发溶血的机理未明，很多 G-6-PD 缺乏者进食蚕豆后不一定发病，推测还有其他因素参与。

【临床表现】

不同变异型产生不同程度酶活性，故临床表现不尽相同。

1. 新生儿黄疸 一般出生后 3d 发病，较常见于地中海及远东地区，在广东、香港等

地并不少见。感染或新生儿接近有樟脑丸气味的衣物可诱发溶血。母亲哺乳时服用氧化剂药物，亦可导致溶血。但不少病例并无明显诱因。严重溶血者血清胆红素含量甚高，可导致胆红素脑病，是世界上新生儿黄疸需换血最常见的原因。主要症状为苍白、黄疸，半数患儿肝脾肿大。贫血多轻至中度。

2. 感染或药物诱发溶血　细菌和病毒感染可诱发 G-6-PD 缺乏者发生溶血，服用有氧化特性的药物亦可引起急性溶血，如抗疟药（伯氨喹）、磺胺类、呋喃妥因，或接触樟脑丸等。以往一些被认为可引起溶血的药物，例如维生素 K、阿司匹林、氯喹等，最近显示在使用治疗性剂量时不会引起溶血。急性血管内溶血症状包括发热、疲乏或头晕等，因尿中有血红蛋白及尿胆原，排尿呈深色，血红蛋白急速下降并出现黄疸。溶血严重者可发生急性肾功能衰竭。本病溶血多为自限性，故数天至一周左右，溶血自动停止，临床症状改善。

3. 蚕豆病　进食蚕豆或其他制品（如粉丝）后，可引致急性溶血，仅见于地中海及远东地区型，非洲黑人型并不出现此病。溶血多在进食蚕豆后 24～48h 内发病。

4. 慢性溶血　活性严重缺乏可出现慢性溶血，但甚罕见。

【实验室检查】

1. 血象　血红蛋白迅速下降，呈正细胞正色素性贫血，网织红细胞增高，涂片可见被破坏的红细胞，变性珠蛋白小体呈阳性。

2. 筛选试验　常用方法有荧光斑点试验、硝基四氮唑蓝（NBT）试验及高铁血红蛋白还原试验。

3. 红细胞 G-6-PD 活性测定　是本病的直接诊断方法，但在急性溶血时测试，酶活性可能正常，因代偿性造血增加，新增红细胞及网织红细胞的酶活性较高，可致假阴性，故应在溶血停止后 3 个月再复查，以确定是否为 G-6-PD 缺乏。

【诊断】

1. 若不受药物或感染等刺激，G-6-PD 缺乏者与正常小儿无异。

2. 部分患儿有阳性家族史，或病史中有急性溶血特征，尤以服食药物或蚕豆后出现者。

3. 有新生儿黄疸或间歇性溶血病史。

4. 凡可疑患者应作红细胞 G-6-PD 活性测定。

【鉴别诊断】

1. 地中海贫血病 HbH 症　感染或服用药物后亦可出现急性贫血，亦见于 G-6-PD 缺乏症高发病率地区，如中国南方。但血象呈小细胞低色素贫血，可作血红蛋白电泳确诊。

2. 先天性非球型细胞性溶血性贫血（CNSHA）　其他先天性酶缺乏亦可引起溶血，较常见者为丙酮酸激酶缺乏症，可引起慢性溶血，北欧地区较常见。本病为常染色体隐性遗传，需做特殊酶活性测试确诊。

【治疗】

（一）原则

除去诱发原因，停止服用含氧化特性的药物或避免与含樟脑丸气味的人、物接近，已诊断为G-6-PD缺乏者，应对父母给予教育以免再次接触上述诱因。

（二）溶血期处理

注意补液供给足够水分，纠正电解质失衡。严重溶血应考虑口服碳酸氢钠，使尿液碱化，防止血红蛋白在肾小管内沉积。轻症一般不需输血，溶血在一周内自行停止。重度贫血，或需输入新鲜浓缩红细胞。

（三）蓝光治疗

新生儿黄疸可用蓝光治疗，严重者应用换血疗法。

【预防】

在高发病区应进行人体 G-6-PD 普查，如香港及广东地区已做新生儿脐血筛查。香港普查发现，男性 4.5%、女性 0.4% 有 G-6-PD 缺乏症，一经诊断应给予教育使其回避诱发原因，如避食蚕豆、避免接触有樟脑丸气味的人或物及避免服用有氧化作用的药物，可给予一张资料卡以加强教育及预防。

五、珠蛋白生成障碍性贫血

珠蛋白生成障碍性贫血是一组遗传性溶血性贫血，血红蛋白组成出现问题，导致慢性溶血性贫血，其共同特点是珠蛋白基因缺陷，临床症状轻重不一。正常血红蛋白是由血红素与珠蛋白结合而成，珠蛋白由两对不同的多肽链组成，因珠蛋白基因缺陷使珠蛋白肽链减少或不能合成，导致血红蛋白组分改变致病。这些基因缺陷现已被查出，可做基因诊断检查。正常人类血红蛋白是由 4 个多肽链组成，2 个为 α 珠蛋白，2 个为 β 珠蛋白。这些珠蛋白的组成随年龄改变，从胚胎期至出生后珠蛋白的制造按一定排列顺序发展。

在胎儿期，胎儿珠红蛋白（HbF）为主要的血红蛋白，出生时可达 75%，β 珠蛋白在妊娠第 34 周生成增加，出生后 3 个月 γ 珠蛋白生成减少，HbA 成为主要的血红蛋白，1 岁时，HbF 量减至 <2%，常见的珠蛋白生成障碍性贫血为 β 和 α 型，这类贫血亦称地中海贫血（地贫）、海洋性贫血。地中海贫血常见于我国长江以南，以两广、海南、四川及福建等省发病率较高，北方较少见。在国外，以地中海沿岸国家，如意大利、希腊等为多，中东、巴基斯坦、印度和东南亚各国亦常见。在非洲或其他国家另一常见类型是镰状细胞贫血（HbS 病），但在我国极为罕见。

【病因与发病机制】

1. β 地中海贫血　β 地中海贫血主要由于 β 珠蛋白基因的点突变所致，较少为基因缺失，珠蛋白肽链合成可部分或完全抑制，血红蛋白合成因而减少。人体有一对 β 珠蛋白基因，若只有一个基因出现点突变或基因缺失，β 链合成只是轻度减少，一般并无生理改变或出现症状。重型 β 珠蛋白生成障碍性贫血，是 2 个 β 基因同时出现异变，可为纯合子或双重杂合子转变，β 链合成可完全抑制（β°），或只有非常少量 β 链合成（β⁺）。因 β 链合成减少，α 链与 γ 链相对合成增加，HbF 明显增多。过剩的 α 链沉积于红细胞中形成包涵体，附于红细胞膜上使其变僵硬而被破坏，导致无效造血，为该病贫血的主要原因。

成熟红细胞释放至外周血后，较易在脾内被破坏而发生溶血，红细胞寿命缩短。因贫血刺激骨髓增生造血，骨骼生长可出现改变。贫血使肠道对铁的吸收增加，因贫血而重复输血，均使铁大量储存于体内各器官，导致含铁血红素沉着症，铁超负荷使铁沉着于心肌、肝和其他内分泌腺，导致出现该器官受损的相应症状，以心力衰竭最为严重，是重型地中海贫血的主要死亡原因。

有一些 β 珠蛋白基因纯合子或双重杂合子变异较为轻微，仍可制造部分 β 珠蛋白，出现中度贫血，其病理改变界于重型与轻型之间，称为中间型 β 地中海贫血。

2. α 地中海贫血 α 地中海贫血是由于 α 链合成减少。每条染色体各有 2 个 α 珠蛋白基因，1 对染色体共有 4 个 α 珠蛋白基因。α 地中海贫血大多由于 α 珠蛋白基因缺失所致，只有少数为点突变造成。若 4 个基因中只有 1 个 α 基因出现缺陷，仅有非常轻微的 α 链合成抑制，为静止型，红细胞形态正常，并无任何症状。若 2 个 α 基因出现缺陷，α 链合成抑制较重，红细胞形态出现轻度改变，但血红蛋白仍可维持正常，患者亦无症状。若 3 个 α 基因出现缺陷，α 链的合成较严重抑制，血红蛋白合成明显减少并出现中度贫血。多余的 β 链合成 β4 组合（HbH）的包涵体，HbH 包涵体对红细胞膜造成伤害，使之较易在脾脏破坏，红细胞寿命缩短。在患者受感染或服用氧化性药物后，可出现急性溶血。最严重的 α 地中海贫血为 Hb Bart's 病，4 个 α 珠蛋白基因均缺失，完全无 α 链生成，故在胎儿期即有大量 γ 链合成 γ4，即 Hb Bart's，Hb Bart's 对氧的亲和力极高，造成组织缺氧，继而出现胎儿水肿综合征。

【临床表现】

1. β 型地中海贫血 根据上述发病机制，临床表现可分为以下三型。

（1）重型：重型地中海贫血亦称 Cooley 贫血，出生时并无症状，出生后 3 个月 β 链生成占优势时开始发病。出现慢性进行性贫血，血红蛋白下降至 20～30g/L。患儿面色苍白，有轻度黄疸，肝脾肿大。在 1 岁后因代偿性增生导致骨骼改变，头颅增大，脸颊隆突，鼻梁塌陷，上颌及牙齿前凸，形成地中海贫血的特殊面容。长期严重贫血可使抵抗力减弱，容易发生肺炎或其他感染，甚或早年夭折。若不进行输血治疗，多于 5 岁前死亡。定期输血可减少贫血症状，亦能阻止骨髓增生，且可避免上述骨骼改变，肝脾肿大亦可减轻。每单位（400ml）全血约含 200mg 铁，身体并无正常排泄过多铁的功能；且贫血使肠道铁吸收增加，故引起含铁血黄素沉着症。多在 10 岁后出现器官功能衰竭，如心肌病、肝硬化、皮肤深黑、糖尿病、甲状腺机能不足、甲状旁腺机能不足，生长缓慢，个子矮小，并无青春期发育特征。若不进行除铁治疗，患儿多在 15 岁前因心脏病死亡。随着去铁治疗的进步，定期使用铁螯合剂，可阻止上述合并症出现，欧美国家报道，重型患儿已可活至 40 岁以上。亦有报道重型女性患者，可成功怀孕及分娩。

（2）中间型：中间型一般发病较迟，于幼童期出现中度贫血，血红蛋白约 60～80g/L，面色较苍白，肝脾出现轻度或中度肿大，一般有轻微黄疸，身体发育大多正常，但常见骨髓增生导致的骨骼改变。少数患儿诊断数年后贫血加重，临床表现转为重型，需长期输血治疗。

（3）轻型：是基因携带者，并无症状，间或有轻度贫血，肝脾不肿大，多在检查其他疾病时被意外发现，或在对重型患者做家族调查时被诊断。

2. α型地中海贫血

（1）重型：Hb Bart's 胎儿水肿综合征，较常见于中国南方，是胎儿水肿综合征最常见的原因。胎儿一般在30～40周时流产、死胎或于出生后数小时内死亡。胎儿呈现严重贫血、黄疸、全身水肿、腹水和胸水。最近报道一些早产 Hb Bart's 患儿在出生后数小时进行换血，可以生存，但需如 β 型重型地中海贫血般长期依赖输血治疗。

（2）中间型：血红蛋白 H 病（HbH disease）于出生时并无症状，临床表现因不同基因转变或缺陷而出现差异。较轻微者只有轻度贫血、肝脾不肿大。但多数患儿在 1 岁后出现中度贫血，轻度黄疸，肝脾轻度或中度肿大。在感染或服用氧化性药物后，可诱发急性溶血而加重贫血。少数 HbH 病患儿有较严重贫血，可出现重型地中海贫血的特殊面容，甚或需接受定期输血。

（3）轻型：轻型患者无症状，多在做其他疾病检查时被诊断，或在重型患者做家族调查时被发现。

【实验室检查】

1. 血象　α 静止型的红细胞形态正常，仅出生时脐带血 Hb Bart's 含量略高，一般较难诊断，需作基因检查确诊。轻型 α 及 β 型患者，有低色素小细胞性贫血，红细胞形态轻度改变，可大小不等、中央浅染区扩大。重型与中间型患儿改变较明显，除有轻型血象改变外，还可有大量异型、靶型红细胞和有核红细胞及红细胞碎片，网织红细胞亦有增高。少量 HbH 包涵体可见于 α 轻型患儿，HbH 病患者可轻易见到较多 HbH 包涵体。

2. 血红蛋白分析　正常儿童及成人血红蛋白电泳（Hb electrophoresis）显示 97% 为 HbA，2% HbA$_2$，HbF <1%。轻型 β 型 HbA$_2$ 增高达 3%～8%；α 静止型与轻型血红蛋白电泳正常；α 中间型者 HbH 增加；β 重型者 HbF 大量增加达 30%～80%，此为诊断重型地中海贫血的重要依据。α 重型主要是 Hb Bart's 及小量 HbH。

3. 骨髓检查　诊断一般不需作骨髓检查，骨髓象呈红细胞系明显增生。

4. 基因诊断　若条件许可，可做基因诊断，虽然对一般临床处理帮助不大，但对产前检查及预防有重要意义。

【诊断】

1. β 重型患儿多在3～6个月始出现病征。若出生时已发现严重贫血，而又非 α 重型者应考虑其他贫血病。

2. β 型的溶血一般不严重，故黄疸轻微。HbH 病在急性溶血时可有重度黄疸。

3. 肝脾肿大，中间及重型一般甚为常见。

4. 骨骼增生而出现特殊面容，为先天性慢性溶血性贫血的特征。

5. 若未定期输血，患儿生长缓慢并常有感染。

【鉴别诊断】

1. 缺铁性贫血　因均有低色素小细胞性贫血而容易误诊。详细询问病史可发现缺铁诱因，血清铁蛋白检查、血红蛋白电泳可助鉴别。

2. 其他遗传性红细胞贫血症　如遗传性球型红细胞增多症及 G-6-PD 缺乏症，已如前述。若为非洲裔患者，应考虑镰状细胞贫血。

3. 传染性肝炎　HbH 病患者贫血较轻，在急性溶血时黄疸较严重，兼有肝脾肿大，易被误诊为传染性肝炎，但肝功能一般正常，转氨酶或只有轻微增高，血象可观察到红细胞形态改变，血红蛋白电泳可助鉴别。

【治疗】

（一）原则

诊断为轻型者应给予遗传咨询，中间型患儿若无严重贫血症状，应尽量避免输血。

（二）输血

重型地中海贫血患儿需定期输血，每 3～4 周输注浓缩血细胞 10～15ml/kg 以维持血红蛋白 >90g/L，以保证患儿生长发育正常，并防止骨骼增生及肝脾肿大。若给予超高量输血使血红蛋白长期高于 110g/L 以上，会加剧铁超负荷及其合并症。此病仅缺乏正常红细胞，故应避免输全血。若经济条件许可，可加白细胞过滤器以减少输血引发的不良反应，亦可减少 HLA 抗体产生及某些病毒感染。

（三）铁螯合剂

去铁胺是当今最有效的药物，铁与去铁胺结合后经尿液排出，部分经胆汁排入肠内由粪便排出。在规则输注红细胞 12 次（1～2 年）后，铁超负荷较明显，应考虑开始使用铁螯合剂，但若过早使用去铁胺，出现毒副作用的机会较多，尤以骨骼生长受影响最为严重。因去铁胺半衰期短，长期使用需每日连续 10～12h 皮下注射，每周 5～7d，才可达到减低铁超负荷功效。每日 20～40mg/kg 注射颇为安全，副作用不明显，但大剂量使用可引起视力和听觉减退，故需定期检查视力及听觉，出现减退时应停用或减量。维生素 C 可增加去铁胺排铁功效，每晚使用去铁胺时可服用维生素 C50～100mg。若规则性输血，可抑制过分活跃的骨髓，不一定需要补充叶酸。由于去铁胺不能在肠道吸收，必须每日长时间皮下或静脉滴注，不少患者不能坚持治疗。最近研究口服铁螯合剂（L1），初步显示去铁功效与去铁胺相近，但其长期效果与副作用尚需观察。

（四）脾切除

脾为破坏红细胞的主要器官，若患者输血量持续增加，或出现脾功能亢进者，可考虑脾切除以改善贫血或减少输血。HbH 病患者在脾切除后，血红蛋白可上升 10～20g/L，常规输血者的输血需求约减少 30%。但脾切除应在 5 岁后施行，并在术前给予肺炎球菌疫苗注射，术后长期使用青霉素预防感染。

（五）造血干细胞移植

异基因造血干细胞移植是现今唯一根治地中海贫血的方法，移植成功率可达 80% 以上，若有 HLA 相配的供体，早期进行移植的无病存活率更达 90% 以上，但非血缘的骨髓或脐血移植，效果一般较差，存活率只有 50%。

（六）刺激 Hb F 制造

一些化学药物可刺激 γ 链制造，使 Hb F 合成增加，如羟基脲，对 Hbβ/E 或 Hb S 病患者可改善贫血症状，但对重型一般无效。

【预防】

地中海贫血是遗传性疾病，类似常染色体隐性遗传，若父母为同一种 β 型或 α 型基因携带者，所生婴儿有 1/4 为重型患者，1/2 为基因携带者。在我国南方各省基因携带率很高，β 型携带率约 4%，α 型 5%～8%，广西部分地区 α 型携带率可超过 10%。若 α 型与 β 型基因携带者联姻，所生子女若为 α 和 β 双重集合子则临床症状并不严重。若同属 β 型或 α 型携带者应做预防。人群普查较困难，婚前检查以鉴定男女双方是否为地中海贫血基因携带者较为有效，在广东部分地区亦已流行。同类基因携带者应作遗传咨询，并提供基因分析法进行产前诊断，可用绒毛膜组织或羊水做基因检测，以期在妊娠早期对重型贫血患儿做出诊断及终止妊娠。在社会上亦应广泛宣传此病的严重性及推广婚前检查。

（张薛）

第三节　出血性疾病

正常血液凝固由下列三种因素互相配合始能完成，包括血管壁、血小板和凝血因子。同时存在一纤维蛋白溶解系统以防止血栓形成。

一、原发性血小板减少性紫癜

原发性血小板减少性紫癜又称自身免疫性血小板减少性紫癜（ITP），是小儿最常见的出血性疾病。本病特点是血小板减少，但骨髓巨核细胞数量正常或增多，临床表现皮肤粘膜自发性出血，可分为急性与慢性两种类型。

（一）急性原发性血小板减少性紫癜（acuteITP）

此病因血小板减少而引起紫癜，骨髓造血小板功能正常，但血小板在外周血遭免疫性破坏。临床表现差别很大，程度较轻者多未能诊断，故发病率不能准确推测，同时诱发原因在各地也可能不同，一般估计每年约 50～100 百万儿童发病。

【病因与发病机制】

本病为一般免疫性疾病，体内产生抗体附于血小板表面，在单核巨噬细胞系统内血小板被破坏导致血小板减少，主要发生在脾脏。患儿发病前 1～2 周多有病毒感染，使机体产生相应抗体，而这些抗体与血小板膜发生交叉反应，使血小板破坏。在病毒感染清除后，此类抗体可继续存在，因而导致血小板长期减少，但其原因尚有待研究。

【临床表现】

多见于 2～10 岁小儿，男女发病率无差异，较常见的诱发病毒感染包括上呼吸道感染、水痘、传染性单核细胞增多症等，亦可见于接种疫苗后，当有出血症状时，上述病毒感染多已恢复。起病多急骤，表现为自发性皮肤、粘膜出血，以四肢较多，可见针尖大小的皮下及皮内出血，紫癜及瘀斑。出现鼻衄需较长时间止血，齿龈出血亦很常见，消化道或泌尿道出血则较少见。青春期少女可有月经过多，严重者可有球结膜下和视网膜出血。最严重的出血为颅内出血，但甚罕见，发生率低于0.5%。本病症通常不伴发热，淋巴结与肝脾也不肿大，但一些病毒感染，如传染性单核细胞增多症亦可有轻度肝脾肿大。出血严重者可致贫血。

【实验室检查】

1. 血象　血小板数常 <20×10⁹/L，但血红蛋白与白细胞计数正常，涂片未见不正常白细胞。骨髓有代偿性大量幼稚血小板生成，故外周血可见巨形血小板。

2. 骨髓象　是否需做骨髓穿刺检查争论较多，检查目的主要是排除恶性病浸润或骨髓增生低下。巨核细胞数增多，证实未释放血小板的巨核细胞显著增加，以小型巨核细胞为多。但这种代偿性巨核细胞增多亦可见于引起外周血小板破坏的其他病症，故骨髓象不能确诊ITP。若临床表现并无其他异常，血象仅为单纯血小板减少，并不考虑使用肾上腺皮质激素者，也不一定需要做骨穿刺检查。

3. 血小板相关抗体（PAIgG）检测　PAIgG的性质未明，增高程度与血小板减少呈负相关，但临床意义不大。

【诊断】

1. 本病起病急骤，但患儿一般状态良好，除出血症状外，与正常孩童并无分别。

2. 淋巴结及肝脾一般不肿大。

3. 血象仅单纯血小板减少，血红蛋白与白细胞计数正常，大量出血者除外。

4. 发病前1~2周多有病毒感染或疫苗注射。

【鉴别诊断】

1. 血小板生成减少　如白血病或再生障碍性贫血。

2. 血小板大量破坏　如红斑狼疮或药物诱发，新生儿免疫性血小板减少。弥散性血管内凝血（DIC），除血小板减少外，血红蛋白和白细胞亦会减少。溶血尿毒综合征，常伴肾功能衰竭。巨大血管瘤亦可破坏血小板。

3. 血管性疾病　过敏性紫癜（HSP），脑膜炎双球菌或其他严重感染导致血管脆性增高，亦可有出血症状。结缔组织疾病，如埃勒斯—当洛（Ehlers-Danlos）综合征因血管脆性增高可导致出血。

【治疗】

(一) 原则

本病呈自限经过，多于4周内自行恢复。突发性广泛皮下出血令父母甚为担心，但很少严重内脏出血，是否需以药物治疗尚有争论。更不应单以血小板数量决定治疗，大多不需任何治疗亦可恢复。在急性期应避免碰撞，或需短时间住院观察。

（二）药物

1. 肾上腺皮质激素 激素可减低毛细血管通透性，抑制血小板抗体产生及减少血小板在脾脏被破坏。泼尼松 1~2mg/（kg·d）口服，疗程一般 2~3 周，应避免长期使用。

若需快速提高血小板数，可用冲击疗法，用大剂量地塞米松或甲泼尼龙静脉点滴，疗程 3~5d。

2. 大剂量丙种球蛋白（IVIG） IVIG 作用机理包括封闭巨噬细胞或在血小板上形成保护膜，减少血小板的破坏，效果较肾上腺皮质激素快，治疗 1~2d 后即见血小板增高。常用剂量为 0.4~0.5g/（kg·d），可连续 4~5d 至总剂量 2g/kg，亦有一次使用 1g/kg 滴注者。过敏反应不常见，副作用少。缺点是价格昂贵。丙种球蛋白不能根治本病，药效在 3~4 周消退，若本病未能自愈，血小板会再次下降。

3. 血小板 因患者血液中有大量抗体，血小板输入后会迅速破坏，故并无效用。但在发生颅内出血或内脏大量出血危及生命时，可在给予大剂量肾上腺皮质激素或大剂量丙种球蛋白后使用，此时输入的血小板不会迅速破坏，可以帮助止血。

【预后】

本病呈自限性，多数患者在病后 2~3 个月内恢复正常，但有 10% 患儿在 6 个月后仍有血小板减少，转变为慢性。致死原因主要为颅内出血，病死率 <1%。

（二）慢性原发性血小板减少性紫癜（ITP）

慢性 ITP 大多由急性 ITP 转变而致，为何 10% 患者在急性 ITP 后不能完全恢复，其原因尚不清楚，但与免疫系统失调有关。

【临床表现】

女性发病率较高，男女比例为 1:3，由急性 ITP 转变为慢性 ITP 者的临床表现，已见前述。部分患者起病缓慢，出血症状较轻，可为持续性血小板减少，或发作与缓解交替出现，症状主要为皮肤和粘膜出血，青春期少女或有大量经血，甚至引起贫血，少数患儿脾脏轻度肿大。

【实验室检查】

血小板数减低，即 $<10 \times 10^9/L$。应做骨髓穿刺检查，骨髓巨核细胞明显增多，红系及粒系正常。PAIgG 含量多增高。

【诊断】

1. 除出血症状外，生长发育一般正常。

2. 除大量失血外，血象应只见血小板减少，血红蛋白和白细胞正常。

【鉴别诊断】

1. 自身免疫性疾病所致血小板减少 如红斑狼疮，青春期少女或年纪较大女孩发病率较高，部分患者在血小板减少出现 1~2 年后才有其他症状出现，如关节肿痛及红疹。应做抗核因子（ANF）定期检查，但 ANF 阳性不一定会转变为红斑狼疮。

2. 血小板生成减少的疾病 如慢性再生障碍性贫血或骨髓增生异常综合征。

【治疗】

（一）原则

是否给予药物治疗，应根据临床表现决定，不应单以血小板数目作为依据。若只有皮下出血而无粘膜自发性出血，可长期观察，但需注意防止创伤。

（二）药物

1. 肾上腺皮质激素　不应长期使用大剂量，较严重出血时可采用短期泼尼松治疗，$1 \sim 2mg/$（kg·d），$2 \sim 3$周后尽快减量至停药。若出血频繁影响日常生活，可考虑用最低剂量泼尼松每日1次或隔天1次口服，保持血小板在较安全水平，即 $>20 \times 10^9/L$。

2. 大剂量丙种球蛋白　其半衰期约25d，如出血严重可每4周用1次，剂量为$400 \sim 1000mg/kg$，视临床反应而定。

3. 抗D免疫球蛋白　是一种抗Rh球蛋白，其机理与IVIG相似，必须静脉注射。副作用是引起轻度溶血反应。

4. 免疫抑制剂　ITP的发病机理是免疫系统失调，故可考虑使用免疫抑制剂治疗，目前趋势是用于激素治疗无效的病例，因其毒副作用较多。较常用的是长春新碱$0.03 \sim 0.05mg/kg$静脉推注，每周1次，连用$4 \sim 6$周，若无效应停用。其他药物如环磷酰胺、环孢素A等，副作用多且疗效一般欠佳，应避免长期使用。

（三）脾切除

适用于诊断超过1年，年龄>5岁，激素与免疫疗法无效，有严重出血症状的病例。脾切除的有效率约70%，因术后抵抗力减弱，故必须严格挑选患者，术前做骨髓检查，若巨核细胞数减少，则脾切除效果差。切脾4周前应予肺炎、脑膜炎及嗜血流感杆菌疫苗注射，术后应长期给予青霉素预防。

【预后】

慢性ITP可在数月或数年后自然缓解，以10岁以下较多，但并无确切预后因素。病死率$<1\%$，多死于颅内出血。

血友病

血友病是一种遗传性凝血功能障碍的出血性疾病，最常见者为血友病甲和血友病乙。其他凝血因子缺乏亦可引致凝血功能障碍，如因子Ⅶ和Ⅴ等缺乏症，但较罕见。血友病甲和乙均为X-连锁隐性遗传性疾病，由女性传递，男性发病，发病率为$5 \sim 10/10$万，以血友病甲较常见，发病率为血友病乙的6倍。约30%病例无阳性家族史。

【病因与发病机制】

血友病甲为因子Ⅷ缺乏，血友病乙是因子Ⅸ缺乏，因子Ⅷ、Ⅸ均为凝血过程中的重要凝血因子，缺乏时将引起血液凝固障碍，导致出血。因子Ⅷ是一种大分子复合物，它以大分子量的血管性假性血友病因子（VWF）为载体，保护小分子量的具凝血活性的FⅧ：C以避免被降解。FⅧ：C主要由肝脏合成，VWF由血管内皮细胞合成，亦具有使血小板粘附于血管壁的功能。当VWF缺乏时，FⅧ：C较易被降解而导致轻至中度缺乏，血小板止血功能亦减弱，故容易引起出血。

因子Ⅸ亦在肝脏合成，但不需 VWF 为载体。

【临床表现】

发病早晚及出血症状轻重与Ⅷ和Ⅸ因子活性水平有关。重型血友病出生后 6 ~ 9 个月一般并无症状，当孩子活动加多，学习站立和走路时容易跌倒，始有出血症状。瘀斑常见于四肢及身体各部位，以关节及肌肉较多，尤以负重的下肢大关节为著。粘膜出血（如齿龈）和鼻衄，内脏出血（如肠道和尿道）则较少见。关节腔反复出血而未及早治疗可导致关节畸形，严重者需以轮椅代步。下列三种情况出血可引起死亡：颅内出血、腹膜后大量出血、咽后壁出血。若患儿头痛、腹痛伴休克、咽喉痛伴呼吸困难，应尽早给予因子治疗。轻型患者出血症状不多，多在损伤或手术后出血时间延长才被发现，如拔牙后有不停渗血数天者才被诊断，通常并无自发性出血。

【实验室检查】

1. 筛查　血友病甲、乙检查的共同特点是凝血酶原时间（PT）正常，但部分凝血活酶时间（APTT）延长，因子越低凝血时间越长，其他检查如出血时间和血小板均正常。

2. 确诊　测定 FⅧ：C、因子Ⅸ的活性是诊断血友病甲或乙的方法。VWF 在血友患者正常。

【诊断】

1. 出生后最初 6 个月并无出血症状，学走路时开始出现肌肉及关节出血。

2. 多有家族史，尤其是母系家族男性成员。

3. 手术或拔牙后发现出血时间延长，应做凝血功能检查。本病症是 X-连锁隐性遗传，几乎所有患者均是男性。

【鉴别诊断】

1. 血友病甲与乙的鉴别　可由因子活性检查分辨。

2. 血管性假性血友病（VWD）　是常染色体显性或隐性遗传性疾病，男女均可发病，为最常见的先天性出血性疾病。一般出血症状较血友病轻，轻微碰撞可诱发瘀斑，粘膜出血亦常见，如鼻衄和牙龈出血，青春期少女或有大量经血。

3. 其他先天性凝血因子缺乏症　如 PT 延长可由于因子Ⅱ、Ⅴ和Ⅹ缺乏，APTT 延长见于因子ⅩⅠ缺乏，诊断需做个别因子测定。

【治疗】

（一）原则

因子基因遗传病尚无根治疗法。在确诊后应预防减少出血。如减少碰撞性运动或高空攀爬活动等，但应鼓励做适量运动强壮肌肉以减少关节出血。

（二）出血处理

肢体出血应做局部冷敷，及早做替代疗法。关节或肌肉肿痛应给予止痛药，但应避免使用阿司匹林类药物。

（三）替代疗法

皮下出血一般不需替代治疗，但关节、肌肉或内脏出血应尽快提高因子水平以止血。

1. 新鲜冰冻血浆（FFP）　每 1ml 血浆含因子Ⅷ或因子Ⅸ1IU 因子Ⅷ半衰期仅 8～12h，因子Ⅸ半衰期为 24h。治疗内脏或关节出血需提高因子至 30%，即每 8～12h 给 30ml/kg 的 FFP，患者一般不能承受如此大容量的 FFP 治疗。

2. 冷沉淀物　可由新鲜冰冻血浆分离出，每袋容量 20～30ml，含因子Ⅷ约 80～100IU，因容量少和含量高，若需大量因子治疗，较 FFP 好。但不含因子Ⅸ。

3. 因子Ⅷ和因子Ⅸ浓缩剂。

（四）药物治疗

1. 轻型血友病甲　可使用 1-脱氧-8-精氨酸加压素（DDAVP），将体内储存的Ⅷ因子释放入循环血中，在小手术或拔牙前给予，可减少患者接受血制品的机会。

2. 抗纤溶制剂　粘膜出血（如拔牙后），可先给一次因子治疗止血，再给予抗纤溶剂，如 6 氨基己酸以稳固血块，减少重复性给予血制品。

（五）综合治疗

血友病为一慢性疾病并伴有出血及治疗引起的并发症，除医生与护士给予急诊治疗外，心理支持亦甚重要。在出血停止后应做适量物理治疗加强肌肉力量，以防止关节变形及预防再次关节出血。关节出血严重者或需骨科医生做骨膜切除术，以减低重复出血的可能性。很多地方都已成立血友病病友会，患者或家长组成协会互相支持，使患者能过较正常的生活。

【预后与预防】

轻型血友患者，寿命大多正常，除手术或创伤引起出血外，一般生活正常。重型患者若能及时接受因子治疗或做预防性治疗，平常生活与正常人无大差异，生活质量亦可改善，但亦有少数患者死于内脏出血（如颅内出血）。本病为遗传性疾病，若家族中其他男性成员患此病，可肯定患者是通过遗传途径获得此病，对其他家族成员应予遗传咨询。现已查出发病基因，若有家族史者，女性怀孕时可做基因分析确定是否为携带者，基因携带者的孕妇可采用基因分析进行产前诊断，若胎儿为血友病患者可及早终止妊娠。本病不常见，若做疾病筛查并不经济。

三、弥散性血管内凝血

弥散性血管内凝血（DIC）是一种获得性出血综合征，有复杂的病理生理过程，可由多种诱因引起。其特征为血凝固机制被激活，凝血功能亢进，在毛细血管和小动脉、小静脉内有大量纤维蛋白沉积和血小板聚集，形成广泛性微血栓，引致脏器功能障碍或衰竭。在凝血加速过程中，消耗大量促凝血因子、抗凝血因子和血小板，同时激活纤维蛋白溶解系统，使纤维蛋白溶解亢进，导致广泛性出血。在临床和实验室检查中，上述多种状况可同时或分阶段显现。

【病因】

DIC 可由多种不同诱因导致，较常见的病因如下：

1. 感染 细菌感染是最常见的原因，如脑膜炎双球菌或沙门菌等，亦可见于病毒、疟疾及真菌感染，较常见的病毒感染包括水痘、肝炎和 CMV 病毒。

2. 组织损伤 大量组织受损伤亦可诱发 DIC，如严重脑创伤、广泛烧伤、严重休克、缺氧、低温创伤等。

3. 恶性肿瘤最常见于急性早幼粒细胞白血病（M_3），一些有广泛转移的肿瘤与神经母细胞瘤亦可导致 DIC。

4. 巨大血管瘤 上述病因引致的 DIC 多为急性表现。但巨大血管瘤可引发慢性 DIC，血管瘤内形成附壁血栓，消耗大量血浆凝血因子和血小板，继而导致广泛出血，亦称 Kasabach-Merritt 综合征。

5. 其他 可因多种不同严重疾病引发，如血型不合输血后溶血病、瑞氏综合征、严重肝炎、毒蛇或昆虫咬伤等。遗传性凝血病（如蛋白 C 缺乏症）亦可有 DIC 表现。

【发病机制】

上述不同病因均可导致凝血系统被激活。当组织损伤时释放大量组织因子进入血循环，可导致血管内皮细胞损伤，使之释放促凝物质。组织因子可激活因子Ⅶ并与之结合，从而激活外源凝血系统。释放出的促凝物质亦可活化因子Ⅺ，同时激活了内源凝血系统。大量病理性凝血酶产生，导致微循环内广泛血栓形成，体内生理抗凝血因子亦被消耗，如抗凝血酶Ⅲ、蛋白 C 和蛋白 S 水平下降，进而激发血栓形成。在广泛性凝血过程中，消耗了血小板和大量凝血因子，使血液由高凝状态转变为消耗性低凝状态从而引起出血。纤维蛋白沉积在微循环系统间或形成大血管栓塞，影响血液流通而致器官受累，导致功能障碍甚至衰竭。

此时纤维蛋白溶解系统亦同时被激活。当 DIC 发生时，释放出纤溶酶原激活物进入血循环，纤溶酶原被激活转变为纤溶酶，继而导致纤维蛋白原和纤维蛋白溶解，产生纤维蛋白降解物（FDP），后者干扰纤维蛋白单体聚合及血小板功能，并有抗凝血作用，加剧出血倾向。微循环内的血栓使红细胞通过时受机械损伤，导致红细胞变形而出现溶血。

【临床表现】

一般临床上 DIC 可分为急性与慢性型。儿童常见急性型，发生在感染或创伤后，起病急，病情凶险。慢性型较少，见于巨大血管瘤，起病慢，病情较轻。

1. 原发病的症状 诱发 DIC 的各种疾病均有其自身症状，大多颇为明显，如烧伤、细菌感染等。

2. 出血 出血为 DIC 最明显的症状。在高凝状态无出血，但在消耗性低凝状态时出血明显并逐渐加重。患者有自发性瘀斑，穿刺部位渗血不止，手术后伤口出现较严重的出血。口腔及鼻粘膜出血亦较常见，严重者可见肠道或泌尿道出血，颅内出血甚至可引致死亡。

3. 栓塞　微血管栓塞可导致脏器缺血、缺氧和功能障碍，但临床诊断较困难，如不能及早治疗，甚至可发生脏器坏死。肾脏栓塞后可见尿少、无尿、血尿和尿毒症；脑栓塞出现昏迷、惊厥；肺受累可出现呼吸困难、发绀和呼吸衰竭等；四肢血管栓塞见皮肤坏疽，甚至肢端坏死。

4. 溶血　出现高热、黄疸、腰背痛和血红蛋白尿等，溶血严重可致贫血。

5. 休克　轻重程度不一。休克使血流进一步缓慢，器官缺氧，可加重 DIC，有时甚至发生不可逆性休克导致死亡。

【实验室检查】

主要表现为凝血和纤溶系统激活，并伴抗凝物质消耗。现今有多种敏感度高的检查方法，在临床症状出现前可测出上述病理改变，但其临床意义未明确，多做研究之用。常用于临床的检查如下：

1. 血象　血小板减少，血涂片可见红细胞碎片，严重患者出现贫血，称微血管病性溶血性贫血。

2. 凝血酶原时间（PT）与部分凝血活酶时间（APTT）延长。

3. 纤维蛋白原减少　低于 1.6g/L。

4. 抗凝物质减少　如抗凝血酶Ⅲ（AT-Ⅲ）、蛋白 C 等，显示消耗状态仍在继续。

5. 纤维蛋白降解增加　为 DIC 的一项重要实验室诊断，即 FDP 增高，另一较常用的检查为 D-二聚体（D-dimer）。在纤溶酶降解交联纤维蛋白时释出 D-二聚体，此时可异常升高，此试验对 DIC 的诊断有特异性。

【诊断】

1. 感染是儿童 DIC 最常见的原因，当感染并发出血症状时应考虑 DIC，须进行实验室检查。

2. 发病前一般状态良好，急性起病。

3. PT、APTT 延长和血小板减少是最常见的异常，应检测 FDP 与 D-二聚体以助确诊。

【鉴别诊断】

1. 先天性凝血因子异常疾病　起病缓慢，病程一般较长，多有家族史，实验室检查可区别之。

2. 原发性血小板减少性紫癜　仅有血小板减少而凝血系统正常。

3. 溶血尿毒综合征（HUS）　临床表现急性微血管病性溶血性贫血、血小板减少和急性肾功能衰竭。较常见于肠道大肠杆菌感染后，血常规检查见血红蛋白降低、血小板减少，末梢血涂片红细胞形态异常，可见红细胞碎片等。与 DIC 比较，凝血时间多正常（亦有部分病例延长），急性肾功能衰竭症状突出而出血倾向不明显为重要鉴别要点。

【治疗】

（一）原则

最重要的是去除诱因中止病理过程，积极治疗病菌感染、治疗原发病（如白血病等），若诱因被控制，凝血异常亦会逐渐改善。

（二）血液制品补充治疗

是治疗中的重要环节，但何时是最佳输注时间，尚难确定。常用新鲜冰冻血浆（FFP）、浓缩血小板、浓缩红细胞、冷沉淀物。FFP含有促凝物质和抗凝物质，检查有凝血异常并伴出血者，可给10~15ml/kg。冷沉淀物有较丰富的纤维蛋白原和因子Ⅷ，对低纤维蛋白原者尤为有效，剂量10ml/kg。普遍认为应保持血小板$> 50 \times 10^9 /L$和纤维蛋白原$> 1g/L$。

（三）抗凝治疗

目的在于减缓血管内的凝血进展，肝素是最常用的抗凝物质。肝素与AT~Ⅲ结合而起抗凝作用。但肝素与浓缩AT-Ⅲ治疗的临床效果尚有争议，目前并不强力支持常规使用。常用剂量为50~75U/kg静滴，然后每小时15~25U/kg持续静滴；亦有用50~100U/kg皮下注射，每4~6小时1次。如颅内或溃疡出血，伴血管损伤或新鲜创面，应禁用肝素。最近亦有报导蛋白C用于DIC者，但病例少。低分子肝素（LMWH）在儿童使用资料尚少，均需做更多临床研究。

（四）其他药物

很多药物在DIC时亦有使用，但功效大多未能肯定，如用低分子右旋糖酐改善微循环，用重组组织纤溶酶原激活物（tPA）溶解血管内血栓，但此法亦可能有增加出血的危险。

【预后】

若能控制诱发病及适当处理并发症如肾衰竭，患者多能完全恢复。严重器官功能障碍需积极支持治疗，甚至腹膜透析。若DIC不能控制，病死率很高。

（张燕）

第四节　急性白血病

白血病是儿童癌症中最常见的恶性疾病，约占所有癌症的30%。骨髓内某一系造血细胞，不受控制地增生，破坏正常造血系统，并由血液输送到全身各器官组织，引起各种症状。儿童白血病主要为急性白血病，约占95%，15岁以下儿童发病率为3~4/10万，慢性白血病在儿童较罕见。

【病因与发病机制】

白血病的形成是多重打击所致。患者的基因改变与外来因素影响（如病毒、辐射等），对骨髓细胞造成破坏，从而产生一异常克隆，且不受控制地生长。但白血病的真正病因尚未完全清楚，每个患者的原因，亦可能不同。白血病并非"单一"疾病，从细胞遗传学观察到的多态性，及对治疗的不同反应显示，白血病应为一类由多种不同恶性血液病组成的疾病。以下是一些可能引起儿童白血病的原因：

1. 基因畸变　>70%的儿童白血病发现某种染色体畸变，例如费城染色体，t（9；22）。但畸变原因尚未确定，一般相信并非由父母遗传。有报道显示，这些畸变在胎儿成长期已经出现，但并不能直接引起白血病，白血病或需第二个基因畸变，才能令白细胞发生不受控制的生长。一些遗传性染色体畸变的疾病，例如21-三体综合征、先天性再生障碍性贫血伴多发畸形（范可尼贫血）发生白血病的机会比正常儿高，如21-三体综合征高达十倍以上。

2. 环境因素　强烈辐射能引起白血病，孕妇在怀孕初期，接受过放射诊断检查，小儿出生后患癌症的机率增高5倍。但出生后接受放射诊断检查，至今尚无证据显示能引起白血病。但大剂量放射治疗有可能引致癌症。接触化学物质，如一些化疗药物，亦对DNA产生破坏，尤其是接受依托泊苷化疗者，白血病的发生率可增加14倍。

3. 病毒感染　至今尚未证实某一病毒与儿童白血病有确切关系。成人的T细胞白血病，与人类T细胞白血病病毒（HTLV1，2）有关，但在儿童中却无此发现。

4. 免疫功能缺陷症　例如伴湿疹的血小板减少综合征、先天性丙种球蛋白缺乏症等，患者出现淋巴性肿瘤机率增高。当一些突变的白细胞产生，而患者的免疫系统不能将其清除时，这些不受控制的细胞便不停地生长，从而发展成白血病。

【白血病分类】

急性白血病主要分为两类，急性淋巴细胞白血病（ALL、急淋）和急性非淋巴细胞白血病（ANLL、急非淋，亦称急性髓性白血病、AML），急淋是最常见的一种儿童白血病，约占白血病的80%。白血病可有多种分型方法，较常用的为形态学（M）、免疫学（I）及细胞遗传学（C），即MIC诊断分型，细胞遗传学分型对预后影响尤为重要。

1. 急性淋巴细胞白血病

（1）形态学分型：现较多采用的方法为FAB系统，该系统根据细胞大小、胞核形状及细胞核核仁及胞浆等的形态，将急淋分为L_1、L_2及L_3。L_1最常见约占85%，L_2约14%，而L_3只有1%。早期研究显示L_1预后较好，L_3最差。但近期研究常以患者年龄、白细胞数量等分型，FAB形态分型的意义已不太重要。形态学最重要的是将急淋与急非淋区别，因它们的治疗方法及预后差异很大。

（2）免疫学分型：随着流式细胞仪及单克隆抗体检验细胞表面抗原的广泛应用，可了解淋巴细胞白血病的癌细胞，在何阶段分化过程中出现恶变，诊断方法亦较前快速，可在当天得到结果。免疫分型对预后影响甚为重要，对治疗的强度亦有指导作用。淋巴细胞白血病主要分为T细胞及B细胞两大类。B细胞再分为早期前B细胞型（early Pre-B ALL），普通B细胞型（common ALL），前B细胞型（pre-B ALL）及成熟B细胞型（B ALL）。B型急淋约占急淋的85%，而T细胞急淋则较少见。普通B细胞型为最常见的亚型，约占50%~60%，预后亦最好。T细胞白血病预后较差，但若接受较强力化疗，治愈机会已接近B细胞白血病。急淋白血病细胞亦可同时有髓性抗原的表现，此情况并不罕见，多达25%的病例有双标记出现。最近的研究显示，双标记阳性对预后并无影响，不需特别处理。

（3）细胞遗传学：白血病的染色体异常分为两类：染色体数目异常及染色体核型异常。染色体数目多于50条的超高二倍体，预后一般较好；而染色体少于45条的低二倍体，预后相对较差。一般染色体异常可从细胞遗传学发现，但某些染色体易位在传统的细胞遗传学甚难发现，例如12和21易位，t（12，21），需要分子生物学检查才能发现其融合基因转变，故很多实验室现在同时采用传统细胞培养及分子生物学两种方法进行分类。

（4）临床分型：一般治疗方案多采用以上三种分型方法，另加上年龄、发病时白细胞数量，将患者分为标危型和高危型，亦有一些方案加上中危型。现在较多采用的一个共识分型方法（NCI）是：

1）标危：B型急淋，年龄1～10岁，外周血白细胞 $<50 \times 10^9/L$。

2）高危：年龄 <1 岁或 >10 岁；或T细胞型，伴有t（4；11）或t（9；22）；或白细胞 $>50 \times 10^9/L$。

初期治疗反应，对预后也非常重要，德国的BFM方案以泼尼松试验治疗7d，第8d外周血癌细胞仍 $>1 \times 10^9/L$ 的反应不良者定为高危，预后较差。亦有研究采用治疗后7～14d做骨髓检查，若癌细胞 $>25\%$，预后一般亦差。经诱导化疗4－6周仍不能获得完全缓解者，预后非常差，很多中心会考虑给患者做异基因骨髓移植。

2. 急性非淋巴细胞白血病

（1）FAB分型：急淋与急非淋的分别，一般采用形态学，髓性细胞对过氧化酶及苏丹黑染色产生阳性反应，而单核细胞白血病对NASDA亦呈阳性反应。根据细胞的不同形态及对细胞染色反应，急非淋分为七大类：M_1，M_2，M_3，M_4（M_4E_0），M_5（M_5a，M_5b），M_6，M_7。M_1 为原粒细胞白血病未分化型；M_2 为原粒细胞白血病部分分化型；M_3 系颗粒增多的早幼粒细胞白血病，异常早粒细胞 $>30\%$，亦常见Auer小体；M_4 为粒－单核细胞白血病，幼稚粒细胞与单核细胞同时增生；M_5 为单核白血病，以原始单核细胞为主；M_6 为红白血病，有核红细胞 $>50\%$；M_7 为急性巨核细胞白血病，骨髓中原始巨核细胞 $>30\%$。

（2）免疫学分型：急非淋细胞亦有独特的单克隆抗原标志，不同类型有不同抗体的阳性反应。

（3）细胞遗传学分型：细胞遗传学异常亦常见于急非淋，一些核型改变已被证实与预后有密切关系，如t（8；21）较常见于 M_1、M_2 型，预后一般较佳；16号染色体倒位［inv（16）］较常见于 M_4 型，预后亦较好。吸引最多研究的核型改变为t（15；17），仅见于 M_3 型，而它的融合基因PML-RARA可作微量残留病的检定，若治疗后异常染色体或融合基因消失，患者复发机会减少，且预后亦佳。

（4）临床分型：一般方案较少以临床因素将患者分类，某些研究显示白细胞 $>100 \times 10^9/L$ 预后较差；经过一次诱导化疗达到完全缓解者，预后较佳。

【临床表现】

急淋及急非淋的临床表现大致相同，症状一般由以下三种原因引起：骨髓功能丧失，白血病细胞浸润，癌症的一般症状。

1. 骨髓功能丧失　症状视骨髓受癌细胞破坏程度而定，早期诊断者可能只有一系不正常，但多数患者发病时骨髓三系功能均受影响。

（1）贫血：患者面色苍白，虚弱无力及容易疲倦，小儿欠活泼，食欲不振。

（2）出血：骨髓内巨核细胞受抑制，正常血小板数量急剧下降，出现瘀斑、紫癜及出血点，当发生在不常见的部位，如腰及胸前等，常显示有出血性疾病。也常见粘膜出血，如鼻出血及齿龈出血。频繁及长时间（长于 15min）的鼻出血，应仔细检查身体其他部位是否有出血症状。M_3 型白血病出血甚为严重，还可并发弥散性血管内凝血（DIC）。白血病细胞的颗粒有刺激凝血功能，故 DIC 甚为常见，尤其在治疗初期。白血病细胞死亡时释放大量颗粒，更使 DIC 加剧，以往不少 M_3 型患者死于出血，如颅内出血。

（3）发热及感染：粒细胞数量减少，同时免疫系统受抑制，患者发生感染机会较多，如肺炎、肠胃炎等，这些感染都可能引起发热。但白血病亦可发热，不需伴有任何感染，持续发热超过 1~2 周颇为常见。白血病的热型不定，可低热或高热，间或伴有寒颤，可呈间断性，抗生素治疗一般无效。

2. 白血病细胞浸润　白血病是一种全身性疾病，其癌细胞随血液流至全身各处，故影响甚广。

（1）淋巴组织肿大：较常见于 ALL，颈、颌下、腋下、腹股沟等淋巴结肿大，无压痛，感觉较硬，数量亦较多，而感染引起的反应性肿大常有压痛。纵隔淋巴结肿大多见于 10 岁以上男孩，为 T 细胞急淋及白细胞数过多所致，可引起压迫症状，如静脉回流受阻使面部肿胀，气管受压而引起呼吸困难，应尽快治疗。

（2）肝脾肿大：甚为普遍，尤其是 ALL。肝脾表面光滑，质软并无压痛，一般未达脐下。慢性白血病脾肿大较严重，可达下腹及引起疼痛。

（3）骨及关节：白血病为骨髓病，癌细胞浸润引起骨及关节疼痛甚为普遍，四肢长骨，背部等较常见，部分呈游走性关节痛，一般无红肿。有些幼儿因疼痛拒绝行走或跛行，有时有压痛，易误诊为关节炎。

（4）中枢神经系统：白血病细胞可经血液扩散至中枢神经系统，但在发病时少有症状（<5%）。即使脑脊液有异常白细胞出现，患儿也极少有头痛或呕吐等颅内高压症状。中枢神经系统浸润多见于白血病复发时，颅神经麻痹，尤以第 7 颅神经较常见。脊髓浸润亦可引起横贯性损害而致截瘫，惊厥及昏迷较少见。

（5）睾丸：睾丸白血病在发病时并不常见，由于已往的化疗药物不易进入睾丸，故可致睾丸发生髓外复发。随着大剂量甲氨蝶呤的使用，此现象已大为减少。睾丸白血病的表现为睾丸肿大，质硬，两侧可大小不等，一般并无疼痛。

（6）其他器官浸润：较少见，例如皮肤出现斑疹或肿块，肾肿大及蛋白尿等。后者一般并无症状，仅见于超声波检查时。急性髓性白血病出现齿龈及口腔粘膜浸润较多，可致齿龈肿胀，较常见于急性单核细胞白血病。白血病细胞浸润眶骨，在眼球内形成包块，称绿色瘤，可将眼球向外推出，形成凸眼，多见于急非淋 M_2 型。

3. 癌症一般症状　可有发热、体重下降、食欲不振、盗汗等。

【实验室检查】

1. 血象及骨髓　约50%患者的白细胞在发病时 $> 20 \times 10^9/L$，虽然白细胞总数增高，但粒细胞减少（ $< 0.5 \times 10^9/L$ ）却非常普遍。80%患者发病时有贫血（血红蛋白 $< 100g/L$ ），而红细胞大小及染色深浅一般正常。约75%患者发病时血小板 $< 100 \times 10^9/L$ ，单纯血小板减少在发病时极为罕见，多伴有血红蛋白或白细胞改变。出血症状视血小板数量而异，若血小板 $< 20 \times 10^9/L$ 或伴有发热及感染，其功能或寿命亦受影响，此时常见严重出血。有时发病时全血细胞减少，须与再生障碍性贫血鉴别。弥散性血管内凝血（DIC）主要见于 M_3 类白血病，出血较明显，如严重鼻衄、齿龈或眼底出血。其他类型白血病若有严重感染，亦可出现 DIC。

急性白血病的确诊，必须做骨髓穿刺检查，外周血癌细胞的形态，有时可能引起分类上的误导。骨髓穿刺可确定诊断，癌细胞占骨髓有核细胞25%以上，经常急淋患者的骨髓几乎全是癌细胞。当不能抽出足够骨髓做诊断分析时，须做骨髓组织活检。骨髓细胞一般应做上述 MIC 诊断。分子生物学诊断除采用 RT-PCR，最近亦有较多中心采用荧光原位杂交（FISH）快速诊断。

2. 中枢神经系统　<5%急淋患者在发病时伴有中枢神经白血病（CNSL），急非淋白血病则较为少见。若脑脊液白细胞数 $> 5 \times 10^6/L$ ，同时有癌细胞，即可确诊。但第一次腰穿时必须非常小心，血小板应 $> 50 \times 10^9/L$ ，以减少因穿刺引起椎管内出血，因椎管内出血可能增加中枢神经白血病复发。多数中心在做首次腰穿时，同时做鞘内注射，以减少复发可能。

3. 其他检查　开始化疗前须了解患者肝、肾功能，因很多化疗药物是经肝或肾分解排泄。在化疗初始，白细胞大量死亡并释放出细胞内物质，如尿酸、钾等，若肾功能欠佳。此类物质大量积聚体内，可致肾功能衰竭或心律失常。患者发病时多有出血表现，除血小板低引致出血外，凝血系统亦可能有问题，故须查凝血系统功能。

【诊断】

1. 持续发热，兼有贫血或出血者，应考虑白血病。

2. 淋巴结及肝脾肿大常见于急淋。

3. 有持续骨痛或关节痛，应小心查看血常规有否异常。

4. 怀疑白血病者，应做骨穿确定。

【鉴别诊断】

1. 原发性血小板减少性紫癜（ITP）　主要症状是出血，其他状况良好。

2. 病毒感染　淋巴结及肝脾肿大常见于传染性单核细胞增多症或其他病毒感染，如 CMV 及 EBV 感染。

3. 骨痛及关节肿痛　可能误诊为幼儿类风湿性关节炎。

4. 其他癌症　若有骨髓转移，症状与急性白血病亦极相似，例如神经母细胞瘤、横纹肌肉瘤及非霍奇金淋巴瘤。上述癌症的癌细胞在显微镜下的形态与急性白血病有时颇为相似，需要其他临床及实验室检查做出鉴别。

5. 再生障碍性贫血　可引起骨髓三系造血异常，但淋巴结肿胀及肝脾大却极少见，此时红细胞体积通常增大。

急性淋巴白血病与非霍奇金淋巴瘤关系十分密切，淋巴性淋巴瘤与急淋的癌细胞并无区别，免疫分型及分子生物学改变亦相同。某些中心将两类病归于同一种类，白血病为液体状态；而淋巴瘤为实体状态。若骨髓受癌细胞浸润超过25%，有些中心便称之为白血病，治疗采用统一方案，T细胞淋巴瘤一般采用白血病方案；而B细胞白血病则采用B细胞淋巴瘤的强化短期方案。

【治疗】

急性白血病的治疗以化疗为主，但急淋与急非淋治疗方案不同，因此诊断时必须分清这两类白血病。一般都用多种不同化疗药物，分阶段轮流使用，以减少癌细胞产生耐药性。

(一) 急性淋巴细胞白血病

目前多数方案都将较强的治疗放在最初6个月，以尽快减少癌细胞数量，然后用较轻的维持治疗，疗程多在2~3年。高危患者一般需较强化疗，以减少复发。但化疗本身亦有毒副作用及远期后遗症，故对标危患者，力争用一些较轻的方案以减少后遗症，同时保持较高治愈率。

1. 诱导治疗　其目的是将癌细胞快速减少，在约4~5周治疗后，骨髓癌细胞能减至5%以下，达到骨髓缓解。泼尼松溶解淋巴细胞极为有效，有些方案改用地塞米松，但无证据显示何者更佳。其他药物包括柔红霉素、左旋门冬酰胺酶、长春新碱，即VDLP方案。

2. 巩固治疗　在诱导治疗后，患者得到初步缓解，但体内尚有大量癌细胞。巩固治疗一般在诱导治疗后6~8个月进行，临床研究显示强力巩固治疗可减少早期及远期复发。较常用的药物包括环磷酰胺、阿糖胞苷、6-巯基嘌呤（6-MP）、大剂量甲氨蝶呤（MTX）、大剂量地塞米松等。

3. 中枢神经白血病预防（CNSL）　数十年前开始化学药物治疗急淋白血病，>50%患者在诊断一年后出现中枢神经系统复发（CNS），因为当时的化疗药物不能有效进入中枢神经系统。20世纪80年代初，很多中心采用颅脑放射治疗，使CNS白血病发生率降低至10%以下，但长期随访显示对患者智力发育有不同程度影响，部分患者出现继发性脑瘤。最近十年，多数中心治疗急淋白血病都尽量减少颅脑放疗，（非常高危患者除外）。现今的预防方法，包括定期鞘内注射化疗药物，大剂量甲氨蝶呤亦能有效进入中枢神经系统。非高危患者CNS白血病发生率已降至5%以下。此外大剂量甲氨蝶呤，对男孩的睾丸白血病复发亦有非常有效的预防作用。

4. 维持治疗　经 6～8 个月诱导及巩固治疗后，患者体内癌细胞已降至极低数量，一般方案会采用约 2 年的维持治疗。用药一般较轻，患者可在家中服用，只需定期回医院进行鞘内注射，或短暂的加强治疗，一般多用 6～MP 每日口服，每星期应用 MTX 一次，总疗程约 2～3 年。

（二）急性非淋巴细胞白血病

急非淋治疗方法与急淋颇为不同，癌细胞对化疗反应较差，故缓解率较低，早期报道多在 70% 左右，明显低于急淋的 95%，复发机会亦很高，早期报道长期存活率仅 30%，因此近年多数治疗方案都采用强化治疗。

1. 诱导治疗　多数方案都用 3～4 种药物在 7～10d 内完成。常用药物包括柔红霉素或伊达比星 3d，阿糖胞苷（Ara-C）7～10d，依托泊苷（VP-16）或 6-硫鸟嘌呤（6TG）5d。一次诱导后，约 70% 患者可缓解，多在 1 个月后重复诱导一次，骨髓缓解率可达 80%～90%。在骨髓缓解后，再给 2～3 次非常强的巩固治疗，通常会每月一次，较常用的药物为大剂量阿糖胞苷（Ara-C）、VP-16，国内亦有采用三尖杉酯碱者。

2. 预防 cNS 白血病　急非淋 CNS 复发较少见，大多方案只单用鞘内注射数次，但德国方案加用颅脑化疗。大剂量 Ara-C 在巩固治疗中的使用，亦能有效预防 CNS 白血病。

3. 维持治疗　研究显示，维持治疗在上述强化治疗后对患者并无帮助，但亦有少数方案采用约 1 年的维持治疗。

（三）支持疗法

近年治疗效果的提高，除采用较有效的化疗药物外，与加强支持疗法有关。以往因治疗并发症死亡者高达 10%～20%。

1. 感染处理　感染仍是非复发白血病最主要的死亡原因，化疗药物不仅引起严重中性粒细胞减少（< 0.5×10⁹/L），也严重抑制整个免疫系统。白血病患者接受化疗时，应与其他病住院患者分开；定期清洁口腔；保持食物清洁；医护人员及照顾患者的家人保持双手清洁，以避免感染。若患儿发热且白细胞降低，应尽快给予广谱抗生素。抗生素治疗数天后，若仍持续发热，应考虑真菌感染，给抗真菌药物，如二性霉素 B。病毒感染应选用有效的抗病毒药物，如阿昔洛韦。急淋患者长期维持治疗，对免疫系统抑制力强，卡氏囊虫肺炎感染机会较多，应用复方新诺明预防。若患者出现严重感染及败血症，使用集落刺激因子如 G-CSF，可缩短白细胞减少持续时间，使感染较快得到控制。

2. 输血治疗　明显贫血或有症状出现时，可输注红细胞。血小板 < 10×10⁹/L，白发性严重出血的机率增高，应考虑预防性输注浓缩血小板。若患者出血并有凝血系统失调，亦应给予新鲜冷冻血浆，尤其有 DIC 时。

3. 新陈代谢处理　治疗初始，应同时给别嘌呤醇，以预防高尿酸血症，必需给患者足够水分保持正常肾功能。在输入大剂量 MTX 后 48h，应大量静脉输液，以促进 MTX 排出免致严重毒副作用。

4. 营养　应予高蛋白、高能量食物，必要时鼻饲或行静脉营养。

5. 心理辅导　让患者及家属建立治疗信心特别重要。有些地方成立家长互助小组，对初发病的家庭亦有极大帮助。

（四）造血干细胞移植治疗

移植前约一周，对患者施以极强力或骨髓摧毁性治疗（化疗±全身放疗），然后输入供者的造血干细胞，供者干细胞在患者体内生长时，其白细胞产生免疫性的移植物抗白血病作用，可达到彻底清除癌细胞而治愈的目的。造血干细胞可来自骨髓、外周血或脐带血，分别称为骨髓移植、血干细胞移植或脐带血移植。虽然干细胞来源不同，但效果相似。造血干细胞移植的最大困难是供者有限，移植风险较化疗高，而且不一定成功，费用亦非常昂贵。因此一般在患者首次缓解后不会进行，除非一些高危患者或复发者。一般白血病在复发后进行移植，成功治愈率亦仅50%，约10%患者可能因移植并发症死亡。

【预后】

1. 急淋白血病　以近期治疗方案医治，约70%～75%能无病存活5年以上，部分患者复发后，经再次化疗或移植，能获得持久的二次缓解，总计长期存活者占75%～80%。

2. 急非淋白血病　最近多个强化治疗方案报告，5年无病存活率已达40%～50%。急非淋复发，一般较难长久存活。

（张燕）

第五节　小儿非霍奇金淋巴瘤

小儿非霍奇金淋巴瘤（NHL）是原发于淋巴结或淋巴组织的恶性肿瘤，临床特征为无痛性、进行性的淋巴组织增生，病变可以广泛累及全身各组织器官。小儿非霍奇金淋巴瘤发病居所有小儿恶性肿瘤的第三位。

小儿非霍奇金淋巴瘤在许多方面不同于成人NHL，几乎所有儿童NHL属于进展迅速的高度恶性的弥漫性的类型，多为不成熟的T细胞或B细胞类型，淋巴结外淋巴组织的病变多见，特别是骨髓和中枢神经系统的受累较多见。

【病理类型】

小儿非霍奇金淋巴瘤的组织学类型、免疫表型与肿瘤的原发部位等一系列临床表现有密切关系，主要有三个临床病理类型，其他类型不多见。

（一）淋巴母细胞型

与T细胞型急淋白血病（T-ALL）是密切相关的疾病，通过细胞学及组织学方法均不能将二者的瘤细胞相区别。组织细胞学表现为细胞形态均一，淋巴母细胞核浆比值大，细胞核弯曲、折叠、边缘不规则，染色质呈细点状，含有多个不易分辨的核仁，胞浆弱嗜碱。淋巴母细胞淋巴瘤来自不成熟的T细胞，表达胸腺内T细胞标志：CD7，CD3，CD5，CD1，CD4，CD8，CD2等。在细胞遗传学方面，多见的染色体改变主要与T细胞受体

（TCR）基因的受累有关，如 14 号染色体上的 T_α 及 T_δ 基因及第 7 号染色体上的 T_β 基因。

（二）小无裂细胞型

又称未分化型，可以分为非洲淋巴瘤及非洲淋巴瘤样淋巴瘤两种类型，前者见于非洲热带地区，后者散在发病。两者在病理学上十分相近，共同特征为单一类型的细胞弥漫性增殖，核圆形或卵圆形，核染色质淡，有 2～5 个核仁，胞浆量少，嗜碱性强，含类脂质空泡，在病理片中常看到多数排列均一的瘤细胞中有巨噬细胞，即所谓"星空"现象。小无裂细胞淋巴瘤来自 B 细胞，表达 B 细胞表面标志：细胞膜免疫球蛋白（κ 链或 λ 链），CD19，CD20 等。细胞遗传学检查主要为 t（8；14），t（8；22），t（2；8）易位，累及第 8 号染色体上的 c-myc 基因——一种与调节细胞增殖状态有关基因，也累及第 14、22 及 8 号染色体上的免疫球蛋白基因。

（三）大细胞型

是一组异质性的淋巴瘤，其中有间变型大细胞性淋巴瘤，突出的病理组织特点是瘤细胞侵犯淋巴结的一部分，细胞体积大，形态畸形，核不规则，胞浆丰富，染色淡或嗜碱，瘤细胞表现明显的多形性。细胞免疫表型为 T、B 或非 T 非 B 的类型，均有 CD30 表达。细胞遗传学主要有 t（2；5）易位，引起酪氨酸激酶基因的改变或不适当地表达。此外还包括有外周 T 细胞型淋巴瘤及组织细胞起源的淋巴瘤等。

【临床表现】

患者常有发热、多汗、乏力、消瘦、食欲不振及衰竭等非特异症状。具特征性的临床表现与病理类型及疾病进展情况有关。

淋巴母细胞淋巴瘤大部分有纵隔肿块，可同时伴胸腔积液或心包积液，患者表现呼吸困难，胸痛，咳痰不畅，吞咽困难，若肿瘤阻塞上腔静脉出现颈部、面部及上肢浮肿、头皮静脉怒张；多数患者有颈部、锁骨上、腋窝淋巴结无痛性肿大；骨髓及中枢神经系统容易受累，表现为贫血、血小板降低、颅神经麻痹，颅内高压及脑脊液中出现原幼淋巴细胞。若骨髓中 25% 以上的细胞为肿瘤细胞所取代则诊断为急淋白血病。

小无裂细胞淋巴瘤中的非洲淋巴瘤及非洲淋巴瘤样淋巴瘤绝大多数病例有腹部肿块，表现为腹痛、腹部膨隆、恶心呕吐、排便习惯改变，偶见肠梗阻、肠穿孔或肠套叠；部分病例肿瘤原发于咽淋巴环，出现鼻咽部的肿块及局部阻塞的症状；病变可以广泛转移到全身各处，如肾、卵巢、胰、肝、肾上腺、乳腺、胸膜、心肌、心包、骨、骨髓及中枢神经系统等，也有腹水及胸水。非洲淋巴瘤多数有颌部病变，经常伴有腹部的限局症状，其他常见受累部位还有眼眶、椎骨旁区及中枢神经系统。

大细胞淋巴瘤可以像淋巴母细胞淋巴瘤一样有纵隔肿块，也可以像小无裂细胞淋巴瘤一样有腹部受累，结外病变在间变型大细胞淋巴瘤则较多见，如皮肤、内脏、软组织、骨、关节、肺、胸膜、及乳腺等。

【诊断及分期】

由于小儿非霍奇金淋巴瘤进展迅速，诊断应当尽快进行，伴紧急情况时可在诊断的同时开始治疗。首先采集详尽的病史并进行细致的体检以了解肿瘤可能的范围，并确定采用何种方法取得病理材料或细胞学材料以确定诊断，同时进行分期。病理材料可以通过手术活检或粗针经皮穿刺取得组织块，可以采取胸水、心包液或腹水，若有骨髓或中枢神经系统侵犯可采取骨髓液或脑脊液，通过以上方法采集所得材料应当进行病理或细胞形态学检查，免疫组织化学检查或细胞免疫学检查，有条件时进行细胞遗传学及分子生物学检查。

分期工作应当包括以下内容：个人史、家族史、体检（包括神经系统检查）、血象、血液生化［包括尿素氮（BUN）、肌酐、尿酸和乳酸脱氢酶（LDH）］、凝血方面的检查（有关 DIC 的检查）。影像学检查着重于胸部及腹部，可选择 CT、MRI 或 B 型超声，还应做骨髓穿刺涂片检查及腰椎穿刺检查脑脊液。目前应用最广泛的分期系统为 Murphy 分期法（见表 18 - 4），能够较客观地反映出疾病与治疗的相互关联性。

表 18 - 4　Murphy Staging System for Non-Hodgkin's Lymphoma in Childhood

分期	病变范围
Ⅰ 期	除纵隔或腹部病变（包括结外病变）以外的单发肿瘤（包括结外病变）或单一解剖部位的肿瘤（包括淋巴结）
Ⅱ 期	单发肿瘤（包括结外病变）同时伴有引流区的淋巴结受累 横膈同侧两个或多个淋巴结区的病变 横膈同侧两个单发肿瘤（包括结外病变）同时伴有或不伴有引流区的淋巴结受累 原发的胃肠肿瘤（多发生于回盲部）同时只伴有或不伴有邻近的肠系膜淋巴结的受累
Ⅲ 期	分别位于横膈两侧的两个单发肿瘤（包括结外病变） 横膈上下的两个或多个淋巴结区的病变 所有原发于胸腔内的肿瘤（纵隔、胸膜、胸腺）；所有原发于腹腔内的广泛病变；所有脊柱周围或硬膜外的肿瘤
Ⅳ 期	以上情况同时伴有初诊时中枢神经系统或骨髓受累

【治疗】

80 年代以来小儿非霍奇金淋巴瘤的治疗有了明显的进步，总的长期无病存活率（EFS）达到 60%～70%，高于成人高度恶性非霍奇金淋巴瘤中的相似病理类型的疗效。小儿非霍奇金淋巴瘤属全身性疾病，化疗为主要治疗，放疗仅用于中枢神经系统浸润或诱导治疗后残存病灶的清理。手术可用于单发病灶的切除。化疗方案的选择主要依据肿瘤的病理类型、免疫学类型和临床分期，而中枢神经系统病变的预防治疗占重要地位，必不可少。

淋巴母细胞淋巴瘤可应用高危急淋的治疗方案（参考小儿急淋白血病）。小无裂细胞淋巴瘤采用短程、强烈、冲击式的治疗，更多地应用含有大剂量环磷酰胺、大剂量甲氨蝶呤及大剂量阿糖胞苷的方案，其他药物有长春新碱、异环磷酰胺（IFO）、蒽环类抗生素（如阿霉素）、鬼臼类（如 VP-16）等，此类方案多为短程冲击式的方案。

大细胞淋巴瘤则根据免疫学类型，T 细胞表型的采用淋巴母细胞淋巴瘤的方案，B 细胞表型的用小无裂细胞淋巴瘤的方案。

限局性非霍奇金淋巴瘤（Ⅰ、Ⅱ期）按以上类型选择治疗方案，但治疗时间短至一年以内。中枢神经系统及髓外浸润的预防可以参考急淋白血病所采用的方法，以鞘内注射化疗药物及大剂量甲氨蝶呤为主，有中枢神经系统浸润或原发于头颈部的可考虑进行颅脑放疗，剂量 18～30Gy。

（张燕）

第六节　朗格汉细胞组织细胞增生症

朗格汉细胞组织细胞增生症（LCH）过去称组织细胞增生症 X（HX），为主要发生于小儿的一组较少见的疾病，共同的病理改变为朗格汉细胞异常增生、浸润引起的多样化的临床表现。以往根据发病年龄及临床表现将本病分为三种类型：勒雪病，韩薛柯病及骨嗜酸性肉芽肿，各型可以互相转化出现中间型表现。

【病因、发病机理和病理改变】

病因不明，一般认为是免疫激活导致的一种反应性疾病，目前的研究尚未肯定是何种触发物质激活这类免疫反应而致本病。提出病毒作为本病的病因也未找到证据。但研究显示，患者体内有多种细胞因子水平增高，其中有粒、单细胞刺激因子（GM-CSF），IL-1，IL-8，肿瘤坏死因子（TNF），淋巴细胞抑制因子（LIF），这一现象与本病的发病关系尚在研究之中。也有研究发现本病受累的细胞具有克隆源性，因而不能除外本病具有肿瘤特性的可能。

朗格汉细胞来源于骨髓多能干细胞，体内在特定条件下分化形成，属于单核－巨噬细胞系统，是树突状细胞的一种，在免疫系统中属抗原提呈细胞。形态上这种细胞为大的单个核细胞，核呈不规则折叠状，染色质细而分散，常含有一个小的核仁，胞浆嗜酸性。朗格汉细胞的细胞浆内有特殊的细胞器 Birbeck 小体，其末端可出现泡样扩张如球拍状。朗格汉细胞的细胞化学特点为 S-100、非特异性酯酶、酸性磷酸酶及 ATP 酶阳性。

LCH 的基本病理改变是朗格汉细胞在一个或多个器官的浸润，周围存在不同数量的组织细胞、淋巴细胞、嗜酸性粒细胞、中性粒细胞。病程长者可见到泡沫细胞。一些朗格汉细胞呈现多形性及染色质过多，细胞核的多形性程度可能与病变的范围有关。嗜酸性粒细胞的数量随年龄增大而增多，并伴坏死。

【临床表现】

LCH 的起病年龄可从新生儿至青春期。多种器官及组织受累而使本病症临床表现多样化。

（一）常见受累脏器及组织

1. 骨骼损害　单发或多发。常见的累及部位为颅顶骨、其他扁骨，或四肢管状骨，如股骨。在颅骨表现骨缺损，可触及骨的凹陷，由于周围软组织受累，缺损局部有软组织包块，骨X线表现为穿凿性骨破坏，圆形或不规则状，边缘整齐。如有齿龈肿胀、疼痛，牙齿松动或脱落则可能有下颌骨侵犯。耳流"脓"可由乳突受累引起。蝶鞍部受累导致尿崩症。眶骨受累引起突眼。发生于脊椎骨者可有神经压迫症状。

2. 皮肤损害　皮疹成批出现，一般为直径2～3mm的小丘疹，顶端有尖，可有出血，典型皮疹是重要的诊断线索，多见于躯干、腋窝部、头部及耳后区，四肢也可有。此外也可出现脂溢性皮炎或黄瘤样的皮疹。

3. 肺部损害　浸润明显者可有呼吸急促、咳嗽、紫绀、气胸，或胸腔积液。肺部可有啰音。胸部X线片表现为肺部网状结构或小结节所致的肺野透亮度减低，也可见大的结节或蜂窝状改变。肺部损害常为多灶损害的一部分。

4. 肝、脾、淋巴结肿大　肝损害常做为多灶损害的一部分，表现为肝大及肝酶的升高，其他肝功能异常表现有低蛋白血症、水肿、腹水及高胆红素血症。脾肿大明显者可有脾功能亢进。

5. 血液系统受累　病变广泛的LCH可累及造血，表现血红蛋白的降低（$<100g/L$）、白细胞降低（$<4 \times 10^9/L$）或中性粒细胞降低（$<1.5 \times 10^9/L$）、血小板降低（$<100 \times 10^9/L$）。全血细胞减少可由于脾功能亢进，也可由于LCH细胞侵犯骨髓。

6. 内分泌异常　最多见的是尿崩症，有时颅骨X线片可见蝶鞍破坏。

7. 发热　多数患者在病程中可有发热。

8. 反复腹泻。

（二）常见类型的特点

1. 勒雪病　起病年龄多在3岁以下，70%为婴儿期起病。最多见的表现为发热、皮疹、肺部病变及肝、脾、淋巴结肿大等，其他表现也可出现。

2. 韩薛柯病　多见于3～5岁小儿，为慢性过程，表现多发的肉芽肿病变。颅骨缺损、尿崩症和突眼是具有特征性的三联征，但也可以伴有其他的表现。三个主要的临床表现不一定同时出现，可先后交替出现。

3. 骨嗜酸性肉芽肿　多发生于4～7岁小儿，也可发生于年龄较大的小儿及成人。病变局限于骨骼系统，呈良性经过。

【实验室检查】

1. 血象　贫血为正细胞正色素性。白细胞和血小板正常或降低。血沉可增快。

2. 骨髓象　可无特殊改变，也可有组织细胞增多。

3. 病理　淋巴结或浅表肿块可选择做活检或穿刺进行病理检查，皮疹印片简便易行。切片或涂片中可找到较多的分化较好的朗格汉组织细胞，电镜下这种细胞浆内有Birbeck颗粒。

【诊断及分型】

如遇以上临床表现的小儿，应进行肺部及骨骼的 X 线检查进一步找出本病的依据，病理活检或皮疹印片找到特征性的朗格汉细胞可提供诊断依据，对于形态鉴别困难的细胞，可进行电镜检查确定 Birbeck 小体的存在，酸性磷酸酶、非特异性酯酶及 ATP 酶阳性可协助鉴别。LCH 的预后及临床经过与病变范围、起病年龄及脏器功能障碍有关，可据此进行临床分级以指导治疗（表18 – 5）。有效治疗可改善预后。

表 18 – 5　Criterion of Clinical Grades of Langerhans Cell Histiocytosis

项目	标准	评分
年龄	≥2 岁	0
	<2 岁	1
受累器官	<4 个	0
	≥4 个	1
受累器官功能障碍	无	0
	有	1
分级*	Ⅰ 级	0
	Ⅱ 级	1
	Ⅲ 级	2
	Ⅳ 级	3

＊分级是以上 3 个项目评分相加作为总评分

【治疗】

根据病变范围采用不同治疗，并应坚持治疗。

（一）局部治疗

1. 手术治疗　单一骨骼病变的可以手术切除，年龄大者即治愈，年龄小者为防止复发应加以全身化疗。

2. 放疗　单纯骨骼病变或尿崩症者可局部放疗，病程半年内的尿崩症者可改善症状，半年以上者不能改善症状，但能控制局部病变。

（二）全身化疗

常用化疗药物有泼尼松、长春新碱、环磷酰胺、甲氨蝶呤（MTX）、6-MP 及 VP-16。对不同的级别采用不同强度的化疗。Ⅰ、Ⅱ级者可用 2 药或单药治疗 6 ~ 8 周后，选用其他 2 药或单药交替使用，总治疗时间 1 ~ 2 年。Ⅲ、Ⅳ级者可先用 3 药治疗 8 ~ 12 周或病情控制后改为 2 药治疗，并采用不同方案交替治疗，总治疗时间 2 ~ 3 年。

常用治疗方案：

1. VP 方案　长春新碱 $1.5 ~ 2mg/m^2$，iv，每周 1 次；

　　　　　　泼尼松　$40 ~ 60mg/m^2$，每日分次口服；

　　　　　　4 周为 1 疗程。

2. VCP 方案　长春新碱及泼尼松同 VP 方案；

环磷酰胺 $200 \sim 400mg/m^2$，iv，每周 1 次；

4 周为 1 疗程。

3. VP-16　$50 \sim 150mg/m^2$，iv，每 2 周连用 $2 \sim 3d$。

4. MTX　$20mg/m^2$，口服或 iv，每周 1 次；4 周为 1 疗程。

5. 6-MP 或 6-TG　$75mg/m^2$，每日口服；4 周为 1 疗程。

2 药联用常用方案为 VP 方案，MTX + 6-MP；3 药联用常用为 VCP，VP + MTX，VP + 6-MP；单药常用 VP-16，MTX，6-MP 及泼尼松。

（三）免疫治疗

本病患儿伴有胸腺的病理改变，可用胸腺肽治疗，每日 $3 \sim 5mg$，im，连用数月，可与化疗同时应用。

（四）支持治疗及对症治疗

加强护理，防治感染，保证营养。对于呼吸衰竭、气胸及尿崩症等可给予相应的治疗措施。

（张燕）

第十九章　内分泌疾病

第一节　概　述

内分泌是人体的一种特殊分泌方式。内分泌系统是人体内分泌腺及某些脏器中内分泌组织所形成的一个体液调节系统。内分泌学是研究生命机体内特殊化学物质，即激素对生命活动进行联系和调控的一门科学。人体内分泌系统具有广泛的功能，主要是在神经支配和物质代谢反馈调节基础上释放激素，从而促进和协调人体生长、发育、性成熟、生殖与衰老等多种生理活动和生命过程。内分泌系统与神经系统和免疫系统关系密切，彼此影响，构成一个严密而复杂的网络（神经-内分泌-免疫网络），共同调节机体的活动和发育。

一、内分泌激素

内分泌激素是由一系列高度分化的细胞所合成和分泌的微量化学物质，能与靶细胞和受体结合，参与细胞内、外联系的内源性信息分子和调控分子。

1. 激素的分类　人体内共有 50 多种激素，一般按激素化学结构分为 4 类：

①胺类激素：包括甲状腺素、肾上腺素、去甲肾上腺素、多巴胺等；

②多肽及蛋白质激素：如胰岛素、胃泌素、神经生长因子等；

③类固醇激素：如孕酮、雌二醇、皮质类固醇、维生素 D 及其代谢产物等；

④脂肪酸类衍生物：如前列腺素、血栓素、白细胞三烯等。

2. 激素分泌转运方式　激素以不同方式被运转到靶细胞。

①经典的内分泌方式：激素由血液转运至远处而作用于靶细胞发挥生物效应；

②旁（邻）分泌：即激素分泌到细胞间液，并作用于邻近靶细胞，这种方式可使激素的作用浓度不致因血循环转运而被稀释；

③自分泌激素可以与分泌它的自身细胞发生作用，这是一种分泌细胞的自身调节作用；

④神经分泌和神经内分泌：肽类激素或其他神经递质由神经元产生时则称神经分泌，是一种特殊的旁分泌或内分泌方式；可通过突触，也可不通过突触，后者称为神经内分泌；

⑤腔分泌某些肽类或胺类激素（如胃泌素、P 物质等）可分泌到肠腔或其他管道。另外还有胞内分泌、近旁分泌等方式。一种激素可以通过数种方式转运而发挥作用。

3. 激素的作用机制　激素与靶细胞的激素受体结合发挥生理效应。激素受体在细胞上的位置有两种，即细胞膜上的受体和细胞内受体。肽类激素，儿茶酚胺、前列腺素等与细胞膜上的特异性受体结合，形成"配体－受体复合物"，改变其构象以使信息传递到细胞内，进而激活细胞内第二信使系统。各类激素传递信息的方式不同，而且不同激素受体激活各自不同的第二信使，其影响靶细胞功能的途径也各不相同，大致分为四种：

①cAMP 蛋白激酶 A（PKA）路径；

②磷脂酶 C（PLC）路径；

③受体酪氨酸激酶路径；

④离子通道。

类固醇、甲状腺激素及维生素 D 等激素的受体位于细胞内（核或胞浆，核受体）。当激素和受体结合后，激素受体复合物就将和靶基因 DNA 上某一段特殊序列结合，改变转录速率，从而影响蛋白质的合成。

二、内分泌疾病

内分泌疾病按功能主要分为低下和亢进。

①功能低下：可分为原发性和继发性，前者是内分泌腺体的发育不全、异位、激素合成酶缺陷或腺体破坏（如自身免疫性疾病）等引起的激素不足；后者是由于垂体或下丘脑病变使促激素或释放激素分泌不足所致。另外，由于激素受体或与受体结合后环节缺陷的疾病，激素分泌虽然正常甚至增高，但由于不能发挥生理效应，也表现为功能低下；

②功能亢进：通常因本腺体肿瘤、增生或自身免疫引起激素分泌增多。若继发于下丘脑或垂体的促激素或释放激素分泌增多即为继发性。非内分泌肿瘤引起的异位激素综合征和长期、大量使用外源性激素可引起激素过多综合征，出现相应功能亢进表现。

小儿内分泌疾病与成人有许多相似之处，但也有自己的特点。从胚胎形成至青春发育期是一个人生长发育最重要的阶段，机体的不断生长、发育和成熟与内分泌功能密切相关，因而内分泌功能障碍在小儿常引起生长发育，如身高、体重、智力发育和性征的异常，常见的症状和疾病有生长障碍、性分化和发育异常（性早熟、性延迟）、甲状腺疾病和 I 型糖尿病等。儿童内分泌疾病中先天的腺体发育不良或某些有遗传因素的内分泌疾病，患儿多在出生后即存在生化紊乱和激素功能障碍，若不及早诊断和及时治疗，常严重影响智力和体格发育，甚至造成残疾和夭折。目前，有些疾病通过新生儿筛查即可早期发现、及时治疗，如先天性甲状腺功能低下、先天性肾上腺皮质增生等。

近年来，各种精确的内分泌检测技术，如放射免疫分析（RIA）、免疫放射计量法（IRMA）、放射受体分析法（RRA）、酶联免疫吸附法（ELISA）、荧光免疫分析、化学发光免疫法等；具有临床诊断意义的动态试验（激发试验、抑制试验等）以及 B 超、CT、MRI、QCT、PET、SPECT 等先进影像学检查广泛应用于儿科，大大提高了此类疾病的诊断水平。同样，基因诊断和治疗技术研究的不断深入，对儿科内分泌疾病的诊断、治疗和研究开拓了更为广泛的领域，使小儿内分泌学的理论不断更新和发展。

（陈继业）

第二节 儿童期糖尿病

糖尿病（DM）是一种以高血糖为主要特征，伴有糖、脂肪和蛋白质代谢紊乱的全身慢性代谢病。糖尿病分为四型（见光盘）。儿童期糖尿病98%是Ⅰ型（胰岛素依赖型，IDDM），是由于胰岛β细胞破坏，导致胰岛素绝对缺乏所致。Ⅱ型（非胰岛素依赖，NIDDM），是一类β细胞分泌胰岛素不足和（或）靶细胞对胰岛素不敏感，即胰岛素抵抗所致的糖尿病，较常见于肥胖小儿及成人。本节主要叙述Ⅰ型糖尿病。

【流行病学】

世界各地儿童糖尿病发病率差异颇大，欧美发病率较高，北欧最多，东南亚较低。我国大陆22个地区15岁以下儿童调研结果平均发病率为0.56/10万。流行病学研究发现Ⅰ型糖尿病的发病可能与遗传因素、地理环境、饮食生活习惯、感染等有关。随着我国经济发展和饮食、生活方式改变，儿童糖尿病的发生有增加趋势，好发年龄多在10~14岁。秋冬季节发病相对较多。

【病因与发病机制】

1. 遗传易感性 Ⅰ型糖尿病存在遗传易感性。

①单卵双胎先后发生Ⅰ型糖尿病的一致性约30%~50%；

②若双亲之一患胰岛素依赖型糖尿病，其子女发生糖尿病的危险增加；

③组织相容抗原HLA-DQβ链57位为非门冬氨酸时患糖尿病的危险性明显增加，HLA-DQα链52位为精氨酸者也易患糖尿病。

2. 自身免疫反应 Ⅰ型糖尿病是T细胞介导的胰岛自身免疫性疾病。

①新发病的IDDM患儿约70%~80%胰岛细胞抗体（ICA）阳性，还可有胰岛素自身抗体（IAA），谷氨酸脱羧酶（GAD）抗体，胰岛素受体自身抗体（IRAb），胰岛β细胞表面抗体（ICSA）；

②患者可伴有其他免疫性疾病，如甲状腺功能亢进、桥本甲状腺炎；

③起病较急于6个月死亡者有胰岛炎，可见T细胞、NK细胞和K细胞浸润。

3. 环境触发因素 发病与环境触发因素有一定关系。

①病毒感染，常发生于春、秋季节；

②饮食，如牛奶蛋白，酪蛋白为牛乳中的主要抗原片段，可使机体产生相应交叉抗体；

③化学毒素（如亚硝胺）及胰腺遭致缺血损伤等。

Ⅰ型糖尿病是自身免疫性疾病，存在遗传易感基因是发病的基础，在某些环境触发因素作用下，发生胰岛自身免疫反应，使β细胞破坏、死亡，导致胰岛素绝对不足因而致病。

【病理生理】

1. 糖代谢紊乱 由于胰岛素分泌减少，使葡萄糖利用减少，糖原合成障碍；同时反调节激素作用增强，致肝糖原分解和糖原异生增加，导致血糖升高。当血糖超过肾糖阈10mmol/L（180mg/dl）时出现糖尿。尿液中含大量葡萄糖，导致渗透性利尿，临床表现多尿、脱水、电解质丢失、烦渴多饮。由于组织不能利用葡萄糖，能量不足而感饥饿，引起多食。

2. 脂肪代谢紊乱　胰岛素严重不足，使脂肪合成减少，分解增加，患者出现消瘦。脂肪分解过程中，大量脂肪酸进入肝脏，生成乙酰辅酶A。胰岛素缺乏使大量乙酰辅酶A不能进入三羧循环而转化成酮体（乙酰乙酸、丙酮、β-羟丁酸），酮体过多，超过组织氧化能力，则发生酮血症和酮尿，严重时导致酮症酸中毒和昏迷。

3. 蛋白质代谢紊乱　蛋白质合成减少，分解增加，出现负氮平衡。患儿消瘦、乏力、体重下降，生长发育受阻，抵抗力下降，易感染。病程长血糖控制欠佳，患儿可出现糖尿病性侏儒。

4. 水、电解质紊乱　高血糖使血渗透压增高，引起细胞外液高渗，细胞内脱水。渗透性利尿排出大量水和电解质，引起细胞外脱水，严重时细胞内外均脱水。由于呕吐、摄入减少、排出增加，血钠、氯可减少。血钾早期可不低，但经胰岛素和输液治疗，特别是酸中毒纠正后，由于糖原合成、组织修复、钾向细胞内转移及细胞外容量恢复等，若未及时补钾可发生严重低血钾。

【临床表现】

1. 起病　起病急，多数儿童常有诱发因素，如感染、饮食不当、情绪激动等。

2. 典型症状　多数患儿有典型的多饮、多尿、多食和体重下降（三多一少）。

3. 其它表现

（1）少数患儿无多食，表现消瘦伴乏力，精神萎靡等。

（2）学龄儿童亦可因夜间遗尿就诊。

（3）起病缓慢，病程长或治疗不当者生长发育受影响，并可有肝脏肿大。

4. 糖尿病酮症酸中毒　20%～30%患儿以酮症酸中毒为首发症状，常因感染、过食等因素诱发，年龄越小发生率越高。表现精神萎靡、意识模糊甚至昏迷，恶心、呕吐、腹痛、厌食，呼吸深长、节律不整、呼气有酮味，口唇樱红、脱水甚至休克等症状。初次因酮症酸中毒就诊者常易被误诊为肺炎、急腹症、脑膜炎等。

【实验室检查】

1. 血液检查

（1）血糖：血糖增高，随机检测血糖＞11.1mmol/L（200mg/ml）。

（2）血糖化血红蛋白：为血红蛋白非酶糖基化产物，一般检测HbA_1c，反应最近2～3个月的血糖水平，可作为糖尿病控制情况的指标，正常人HbA_1c＜6%，未治疗的糖尿病常高出2倍以上，控制理想的水平应为＜7.6%。

（3）血气分析和血电解质测定：对酮症酸中毒的诊断和治疗有指导意义。

（4）血脂：血清胆固醇、甘油三酯、游离脂肪酸明显升高，治疗后可下降。

2. 尿液检查

（1）尿糖（定性和定量）：糖尿病治疗期间，特别是初期调整胰岛素剂量和调整饮食时，应分段和分次测尿糖，了解24h内尿糖变化，作为估计病情和调整治疗的参考指标。定期检测24h尿糖定量，对反映代谢情况，病情严重程度和控制病情有帮助。

（2）尿酮体：儿童糖尿病易出现酮体阳性，酮症酸中毒时尿酮体增高。

（3）尿微量白蛋白：定期检测可以及时发现和了解肾脏受累情况。

3. 激素基础水平和胰岛 β 细胞功能试验

（1）血胰岛素和 C 肽水平：可了解胰岛 β 细胞功能状态，用于 I、II 型糖尿病的鉴别。I 型糖尿病早期轻度下降，随病程延长而愈趋明显。C 肽测定值较稳定，在酮症酸中毒纠正后检测餐前和餐后2h 的 C 肽值，有助于指导胰岛素治疗。胰岛素和 C 肽常与葡萄糖耐量试验同步进行，即胰岛素释放试验（IRT）和 C 肽释放试验。

（2）口服葡萄糖耐量试验（OGTT）：对临床无症状，尿糖阳性，但空腹血糖和任意血浆葡萄糖浓度 <11.1mmol/L 的患儿不能确诊为糖尿病时，才做此项检查。正常人空腹血糖 <6.1mmol/L（110mg/dl），服糖后 1h 血糖应 <10.0mmol/L（180mmol/dl），服糖后 2h 血糖浓度恢复正常或 <7.8mmol/L（140mg/dl）。糖尿病患儿服糖后 120min 仍 >11.1mmol/L（200mg/dl）。

4. 血清胰岛细胞自身抗体测定　如 GAD 抗体、ICA、IAA 的检测，对 I 型糖尿病预测、诊断及与 II 型糖尿病的鉴别有一定意义。

【诊断】

当患儿有"三多一少"症状、尿糖阳性时，空腹血糖 ≥7.0mmol/L（≥126mg/dl），或任意血浆血糖或口服葡萄糖糖耐量试验 2h 血糖 ≥11.1mmol/L（≥200mg/dl）者即可诊断。典型的儿童 I 型糖尿病诊断并不困难，一般不需做糖耐量试验。糖化血红蛋白、胰岛素、C 肽及有关抗体的测定有助于诊断。

【鉴别诊断】

1. 暂时性糖尿

（1）新生儿暂时性糖尿病：多为小于胎龄儿，一般认为系因胰岛 β 细胞功能不成熟。多见于出生后1d～6周，表现严重脱水、体重减轻、无酮症的血糖升高，补液和胰岛素治疗有效。可自行恢复，但应长期随访。

（2）儿童期暂时性高血糖和糖尿：多在创伤或感染等应激状态下出现，常为一过性，患儿平常健康。原发病消除后可恢复正常。以后是否发生糖尿病不能肯定。

2. 肾性糖尿　先天性肾小管转运葡萄糖异常或肾阈降低，如 Fanconi 综合征、肾小管酸中毒或肾小管继发性损伤等。患儿尿糖阳性，而血糖、OGTT、糖化血红蛋白正常。

【并发症】

糖尿病是终身疾病，死亡原因多因并发症所致。儿童糖尿病的并发症见表19－1。

表 19-1 糖尿病并发症

急性并发症	中期并发症	慢性并发症
糖尿病酮症酸中毒	骨关节异常	糖尿病视网膜病
低血糖	生长障碍	糖尿病肾病
感染	性成熟延迟	糖尿病周围神经病变
糖尿病高渗性非酮症昏迷	白内障	

糖尿病酮症酸中毒是儿童最常见的并发症，也是早期死亡的重要原因，儿童期糖尿病1/3 以上发生酮症酸中毒。延误诊断、感染、胰岛素用量不足或过食均为诱因。诊断依据：

①血糖≥16.8mmol/L（≥300mg/dl）；

②血 pH < 7.3，HCO_3^- < 15mmol/L；

③阴离子间隙增高；

④血、尿酮体及尿糖阳性。

糖尿病酮症酸中毒应注意与败血症、尿毒症、急腹症、脑膜炎、胃肠道疾病、低血糖症等鉴别。

【治疗】

1. 治疗原则与目标

①消除糖尿病症状；

②防止酮症酸中毒、避免低血糖；

③保证患儿正常生长发育和青春期发育，防止肥胖；

④早期诊治与预防急性并发症，避免和延缓慢性并发症的发生和发展；

⑤长期、系统管理和教育，并使患儿和家属学会自我管理，保持健康心理，保证合理的学习生活能力。

2. 胰岛素治疗

（1）制剂：胰岛素仍是治疗Ⅰ型糖尿病的主要药物。按来源分为人、猪、牛胰岛素，目前常用的是猪和基因重组 DNA 合成的人胰岛素，重组 DNA 合成胰岛素，其抗原性小、不易引起局部皮肤反应，应用越来越多。按作用时间可分为短效、中效和长效胰岛素。（见表 19-2）

表 19-2 胰岛素的种类和作用时间

种类	剂型	作用时间（h）		
		开始	最强	维持
短效	正规胰岛素（RI）	0.5~1	3~6	6~8
中效	中性鱼精蛋白胰岛素（NPH）	1.5~2	8~12	18~24
长效	鱼精蛋白锌胰岛素（PZI）	4~6	14~20	24~26
混合	短效 + 中效	0.5	2~8	18~24

（2）应用方法：初始用法：

①短效胰岛素（RI）初始剂量0.5~1.0U/（kg·d），年龄<3岁用0.25U/（kg·d），分3~4次，于早、中、晚餐前30min及睡前皮下注射，（睡前最好用NPH）；

②NPH与RI混合（NPH占60%，RI占40%）在早晚餐前30min分2次注射，早餐前注射总量的2/3，晚餐前用1/3。也有人主张年幼儿使用每日2次的方法，年长儿每日注射3~4次。

（3）调整方法和注意事项：胰岛素治疗开始即应测4次尿糖和4段尿糖，并根据测定结果综合分析调整用量。一般在饮食、运动量不变的情况下，应连续观察2~3日调量一次，一次增减10%左右，避免大幅度变动。注射胰岛素需注意：

①部位：有计划的选择上臂外侧、大腿内侧、腹壁等部位，按排列顺序注射，每针间隔2cm，1个月内不在同一部位重复注射，以免皮下脂肪萎缩或增生影响吸收；

②自行配制混合胰岛素时，应选择同系列的短、中、长效胰岛素，且先抽取短效后抽吸中、长效制剂。

（4）胰岛素治疗的不良反应：

①低血糖：胰岛素用量过大、用胰岛素后未按时进食或剧烈活动后均易发生低血糖，严重和反复发生者可至永久性脑损伤。低血糖时心悸、出汗、饥饿感、头晕、震颤等，严重者可惊厥昏迷。发生低血糖时应及时加餐或饮用含糖饮料，严重者静脉注射葡萄糖或皮下注射胰高血糖素；

②低-高血糖反应常由于慢性胰岛素过量，尤其是晚餐前中效胰岛素过多，夜间发生低血糖，随之由于反调节激素分泌增加引起反应性血糖升高，此时需减少胰岛素用量。此现象需与黎明现象鉴别，后者由于晚间胰岛素剂量不足以控制后半夜血糖，而凌晨升血糖的各种激素分泌增加，清晨出现血糖、尿糖增高。因此，若有高血糖应全面分析，并注意监测夜间血糖加以鉴别。

3. 饮食治疗　Ⅰ型糖尿病的饮食治疗，应满足儿童正常生长发育，又能使血糖控制在预期值。

（1）总热量：每日总热量 kcal（千卡）＝1 000＋（年龄×70~100）或 kJ（千焦）＝[1 000＋年龄×（70~100）]×4.184（1 000卡＝4.184KJ）。年幼儿稍偏高。

（2）热量成分分配：糖类（碳水化合物）占总热量的50%~55%，但应避免精制糖；蛋白质15%~20%；脂肪25%~30%。适当增加含纤维素的食物。

（3）热量三餐分配：全日热量分为三餐和三次点心，即早餐20%，午餐和晚餐各30%，另20%分至三次点心中，早午餐间和午晚餐间各5%，睡前10%。食谱制定也应注重可行性，根据患儿生活方式并鼓励家庭配合。进食应定时，其量在一段时间应固定不变。

4. 运动疗法　运动也是治疗的一个方面，其作用为：

①平衡热量，控制体重；

②促进心血管功能，促进脂肪分解，降低血脂；

③肌肉消耗能量增加，可提高肌肉对胰岛素的敏感性，葡萄糖利用增加，有利降低血糖；

④促进生长发育，增强体质。运动应在糖代谢紊乱纠正，血糖控制良好后开始，应有计划性、规律性，建议每日在固定时间作 1 小时运动。运动前减少胰岛素用量，运动前后适当加餐，以防发生低血糖。酮症酸中毒时不宜进行任何运动。

5. 酮症酸中毒治疗　原则：纠正脱水；控制高血糖；纠正电解质紊乱和酸碱失衡；消除诱因，防止并治疗并发症。

（1）液体：液体总量根据脱水程度和体重减轻程度，计算已丢失、生理需要和继续丢失的量。一般按中度脱水计算最初 24h 总液量，于 8h 内输入总液量的 1/2，余量于后 16h 输入。开始先给生理盐水 20ml/kg，于 1h 内输入，然后根据血钠继续用生理盐水或 0.45% 氯化钠液（生理盐水加等量注射用水）。多数患者 24h 已可口服。

（2）胰岛素：采用小剂量胰岛素持续静脉滴注。按 0.1U/（kg·h），先计算出 3~4h 所需量加入生理盐水中，按 1ml/min 速度输注，每 1~2h 监测血糖以调整输液速度和胰岛素的输入量，以使血糖维持在 11.2~14.0mmol/L（200~250mg/dl）为宜。当血糖降至 13.9mmol/L（250mg/dl），可用 5% 葡萄糖加胰岛素继续静脉滴注（每 3~4 克糖加 1U 胰岛素），直至酮体消失。当患儿能进食，可改为常规皮下注射胰岛素。在停止小剂量胰岛素滴注之前半小时，皮下注射 RI 0.25U/kg，以防血糖过快回升。

（3）补钾和纠酸：随着脱水酸中毒的纠正和输入胰岛素，钾大量进入细胞内将造成低血钾，因此，患儿开始排尿后，应立即补充钾 3~6mmol/（kg·d），并通过尿量、心电图和血钾监测指导补钾量和速度。为避免发生脑细胞酸中毒和高钠血症，酮症酸中毒患者 pH>7.1 时不宜常规使用 NaHco$_3$，仅在 pH<7.1，CO$_2$CP<5.4mmol/L 时才用 NaHco$_3$ 纠酸。开始按 2mmol/kg 给予，将 5% NaHCO$_3$ 以注射用水稀释成 1.4% 的等张液输入，先用半量，此后视血 pH 决定用量，当 pH≥7.2 时即停用。

（4）消除诱因和防治并发症：因感染诱发者选用适当抗生素。酮症酸中毒危急生命的并发症主要是脑水肿，特别是新发病的幼儿，因此在治疗中应严密观察，随时对症处理。

6. 其他急性并发症治疗。

7. 糖尿病的长期管理和监控

（1）长期管理的目的和教育。

1）建立病历：定期复诊，做好家庭治疗记录。

2）监控内容和时间：

①血糖或尿糖和尿酮体：尿糖应每日查 4 次（三餐前和睡前，至少 2 次），每周一次凌晨 2~4 时的血糖。无血糖仪者测尿糖同时测酮体。定期测 24h 尿糖，至少每年一次；

②糖化血红蛋白：每 2~3 个月一次，1 年至少 4~6 次；

③尿微量白蛋白：病情稳定后 2~3 个月或每年 1~2 次；

④血脂：最好每半年一次，包括：总胆固醇、甘油三酯、HDL、LDL、VLDL；

⑤体格检查：每次复诊均应测量血压、身高、体重和青春期发育状况；

⑥眼底：病程5年以上或青春期患者每年一次。

3）控制监测：

①血糖控制监测见表19-3；

②尿糖定性在（+）～（-）之间；尿酮体（-），24h尿糖≤5g；保证正常生长发育，早期发现合并症。

表 19 - 3　糖尿病患儿血糖控制的监测标准

项　目	理想	良好	差	需调整治疗
空腹血糖（mmol/L）	3.6~6.1	4.0~7.0	>8	>9
餐后2h血糖（mmol/L）	4.0~7.0	5.0~11.0	11.1~14.0	>14
凌晨2~4时血糖（mmol/L）	3.6~6.0	≥3.6	<3.0或>9	>9
糖化血红蛋白（%）	<6.05	<7.6	7.9~9.0	>9.0

（陈继业）

第三节　先天性甲状腺功能减低症

先天性甲状腺功能减低症（先天性甲低），是常见的引起智力低下和发育落后的小儿内分泌疾病之一。本病又分为：散发性和地方性，前者主要因为先天性甲状腺发育不良或甲状腺激素合成过程中酶缺陷等原因所致，多为散发病例，少数有家族史；后者见于水、土、食物中碘缺乏的缺碘地区。

【发病率】

本病发病率约为1/4 000～7 000，国外报道在1/4 000，国内部分地区的发病率。

【病因】

1. 散发性　散发性常见的原因：

（1）甲状腺不发育或发育不全：占先天性甲低的90%。可表现为甲状腺缺如、异位、发育不良。多见于女孩。甲状腺在宫内即不发育、发育不良（有少量甲状腺组织），或在下移过程中停留在舌下至甲状腺正常位置间的任一部位，而形成异位甲状腺（如舌部甲状腺）。这种甲状腺胚胎发育障碍的原因尚不完全清楚，可能与甲状腺移行和分化的一些重要因子基因突变有关。

（2）甲状腺素合成缺陷：为先天性甲低第2位常见原因。甲状腺素合成过程中任一步骤酶的缺陷均可造成甲状腺功能低下（甲状腺激素合成图见光盘）。大多为常染色体隐性遗传，常有家族史。表现为甲状腺肿型甲低，发病率约为1/30 000～50 000。

（3）促甲状腺激素缺乏：因垂体或下丘脑分泌TSH或TRH障碍所致，常见于特发性垂体功能低下或下丘脑、垂体发育缺陷。单独的 TSH 缺乏极少（占先天性甲低的 1% 以下），TSH 缺乏常与 GH、LH 等其他垂体激素缺陷并存，因此临床常表现多种垂体激素缺乏的症状。

2. 地方性　碘缺乏致地方性甲状腺肿，流行地区水、土、和食物中碘缺乏，孕母饮食缺碘，使胎儿在胚胎期即因碘缺乏而致甲状腺激素合成障碍，导致先天性甲低。近年来，我国在碘缺乏地区广泛实施碘化食盐防治措施，其发病率已大大降低。

【临床表现】

1. 主要特点　症状出现早晚和病情轻重取决于患儿残存甲状腺的功能。由于母亲的甲状腺素可通过胎盘为胎儿提供约 33% 正常水平的甲状腺素，所以多数患儿出生时并无症状。先天无甲状腺和酶缺乏者出现症状较早；异位和发育不良者常于出生后数月，偶尔几年始出现症状。主要表现生长发育落后、智力低下和基础代谢率降低。

2. 典型表现

（1）特殊面容：面部臃肿，表情淡漠，眼睑水肿，鼻梁宽平，唇厚，舌大常伸出口外，毛发稀疏。头大，皮肤干燥、苍黄。

（2）生长发育落后：生长发育停滞，身材矮小，躯干长四肢短，上下部量比例 >1.5，骨发育落后，前囟闭合延迟。

（3）神经系统表现：智力低下，反应迟钝，记忆力和注意力均下降，运动发育落后，行走延迟，感觉迟钝。

（4）生理功能低下：精神、食欲差，不爱活动，体温低，怕冷，安静少哭，声音低哑，脉搏及呼吸减慢，心音低，肠蠕动减慢，常有腹胀和便秘。全身肌张力较低。

3. 新生儿期表现　常为过期产儿，体重可超过正常新生儿，头围可因脑的粘液性水肿而增大，后囟未闭，前囟较大。生理性黄疸延长。喂养困难，对外界反应迟钝，少哭，哭声嘶哑，嗜睡，食欲不振，腹胀，便秘，可有脐疝。心率慢，心音低钝，体温低，皮肤粗糙。由于症状逐渐出现，新生儿甲低又缺乏特征性症状，常延误诊断。

4. 酶缺乏　除典型表现外，甲状腺多肿大。

5. 促甲状腺激素缺乏　TSH 和 TRH 缺乏的患儿常有垂体和下丘脑发育缺陷，因此表现多种垂体激素缺乏，除甲低外尚可有小阴茎、低血糖、尿崩症等。

6. 地方性甲低的表现　流行地区，由于母体内缺碘使胎儿早期就有甲状腺激素不足。常分为两大症候群："神经型"症候群和"粘液水肿型"症候群，两者症状常有重叠，称为混合型。两大症候群表现对比见表 19 - 4。

表 19 - 4　地方性甲低不同症候群的临床表现

表　现	"神经型"症候群	"粘液水肿型"症候群
粘液性水肿	几乎无	极明显
其他甲状腺功能减退表现	不明显	明显

表　现	"神经型"症候群	"粘液水肿型"症候群
智力低下	明显	较轻
性发育落后	少数，轻微	多数，明显
身材矮小	最终接近正常	极明显
聋哑	极明显	轻微
斜视	多见	无
运动神经障碍	明显，较重	不明显
甲状腺肿	肿大	大多萎缩

【实验室检查】

1. 新生儿筛查

（1）重要性：先天性甲低患儿在生命早期由于母体内甲状腺素的影响，大多症状缺乏或不明显，但此时体内激素水平已有变化。故出生后尽早做出诊断并进行治疗非常重要，否则将造成不可逆的中枢神经系统损伤。新生儿先天性甲低筛查已作为早期诊断的重要手段，在世界许多国家形成法规，我国也将新生儿疾病筛查纳入 1995 年 6 月 1 日施行的《中华人民共和国母婴保健法》。

（2）方法：用于血滴纸片出生后 2 ~ 3d 检测足跟血 TSH 或 T_4 和 TSH。初筛后，升高者进一步测血清甲状腺激素水平。本法采集标本简便，较准确，是早诊断、早治疗的极佳措施。

2. 甲状腺功能检查测定血清 T_3、T_4、TSH，血清 TSH 明显增高，T_4 降低即可确诊。TRH 激发试验用于疑有 TSH 或 TRH 分泌不足的患儿。用 TRH7μg/kg（最大不超过 200μg），溶于 2 ~ 4ml 生理盐水中静脉注射，注射前及后 15、30、60、120min 取血测 TSH。正常者注射后 20 ~ 30min 出现 TSH 上升峰，90min 回落至基础值。垂体病变时 TSH 多数降低，注射 TRH 后无明显反应；下丘脑病变特点为 TSH 基础值低于正常或接近正常，注射 TRH 后 TSH 增加明显，且持续时间长达 45 ~ 90min。

3. 甲状腺放射核素显像　用 ^{99m}Tc 同位素甲状腺扫描，其半衰期短，对小儿损伤小。可判断甲状腺位置、大小、发育状况、有无结节等（正常甲状腺显像和舌下异位见光盘）。

4. 骨龄测定　根据年龄拍 X 线片，观察手、腕、膝（1 岁以内）等部位的骨化中心以判断发育情况。先天性甲低小儿骨的生长和成熟延迟。

【诊断】

1. 本病在生命早期表现不明显，特别是新生儿期，故开展新生儿甲低筛查很重要。

2. 生长发育落后，生理功能低下，智力低下。

3. 骨龄落后和出牙延迟。

4. 凡可疑患者应测甲状腺激素（T_4 减低，TSH 升高）。

【鉴别诊断】

1. Down 综合征　是最常见的一种常染色体畸变。患儿有不同于甲低的特殊面容，智力低下，骨骼、动作生长发育落后，但无粘液水肿。染色体检查异常加以鉴别。

2. **佝偻病** 可有动作迟缓，生长落后，毛发稀疏。但智力正常，无甲低面容，骨龄正常，甲状腺功能正常。有佝偻病体征，血 Ca、P、AKP 和骨骼 X 线有特异性改变。

3. **软骨发育不全** 身材矮小，四肢短小，全身不成比例。智力正常，甲状腺功能正常，X 线长骨像可见特征性改变。

4. **先天性巨结肠**：患儿腹胀、便秘，常有脐疝，但无甲低的其它表现。甲状腺功能正常。立位腹平片多示低位肠梗阻，近端结肠扩张，钡剂灌肠检查可见典型的痉挛肠管和扩张肠段。

5. **粘多糖病Ⅰ型** 本病为遗传代谢病，因缺乏粘多糖降解过程所需要的酶所致。出生正常，渐渐身材矮小，发育落后。头大，舌及唇厚，面容丑陋。肝脾大，有脐疝，X 线有其特征性表现。

【治疗】

1. **原则** 一经确诊立即治疗，须终身服用甲状腺素替代治疗，以维持正常生理功能。治疗期间定期复查以调整用药剂量。

2. **药物**

（1）L-甲状腺素钠（L-T_4，优甲乐）：人工合成制剂，肠道吸收好，作用稳定，为目前常用药物。

（2）甲状腺干粉片：由畜类甲状腺提制，价格便宜，药源充足。但所含活性激素量常不恒定，临床效果常不稳定。

3. **方法**从小剂量开始，L-T_4 初始剂量 5 ~ 10μg/（kg·d），年龄越小剂量偏大。甲状腺干粉片初始剂量 6 个月内 5 ~ 10mg/d；1 岁以下 10 ~ 30mg/d；3 岁以下 30 ~ 40mg/d；7 岁以下 60mg/d；14 岁以下 80mg/d。因患儿甲状腺功能状况不同，反应也不一样，经上述剂量治疗后，继续治疗必须个体化。开始每 1 ~ 2 周增加一次，并根据临床症状、生长发育（生长曲线、智商）、骨龄、血 T_3、T_4、TSH 水平，不断调整剂量。目的是使血清 T_4 尽快达到正常水平，此后随生长调节用量，保持血 T_4（或 FT_4）在正常上限，TSH 在正常范围，并保证正常生长发育，避免过量。

4. **随访** 由于对治疗反应个体差异较大，开始每 2 周随访一次，病情稳定后，每 2 ~ 3 个月一次，此后根据病情可半年一次。血 T_4（或 FT_4）及 TSH 测定，一般第 1 年 1 ~ 2 个月一次，2 ~ 3 年后 2 ~ 3 个月一次。

【预后】

先天性甲低治疗越早效果越好。一般出生后 1 ~ 2 个月内即开始治疗者不致遗留神经系统损伤；3 个月内开始治疗，74% 的病例智商可达 90 以上；出生后 4 ~ 6 个月开始治疗，33% 的患儿智商可达 90 以上。治疗延迟或不恰当则可造成智力低下和生长落后。

（陈继业）

第四节　先天性肾上腺皮质增生

先天性肾上腺皮质增生（CAH）系先天性肾上腺皮质激素合成过程中酶缺陷，使皮质激素部分或完全合成障碍，导致垂体分泌促肾上腺皮质激素（ACTH）增加，进而引起双侧肾上腺增生的疾病，属常染色体隐性遗传病。

【肾上腺皮质激素的合成与调控】

1. 肾上腺皮质激素的合成　肾上腺皮质分为三区，从外向内依次为球状带、束状带、网状带。球状带的主要功能是合成盐皮质激素，束状带主要合成糖皮质激素，如皮质醇及少量脱氧皮质醇、脱氧皮质酮和皮质酮，网状带主要合成性激素，如雄激素。

肾上腺皮质合成的激素有五类即糖皮质激素、盐皮质激素、孕激素、雄激素和雌激素，它们都是胆固醇的衍生物，其合成过程需要一系列的酶参与，主要是细胞色素 P_{450} 酶和 3β-羟类固醇脱氢酶（3β-HSD）。细胞色素 P_{450} 酶是一组氧化酶的总称，参与肾上腺皮质类固醇合成的细胞色素 P_{450}，包括：20、22 碳链裂解酶（CYP11A）；类固醇 11β-羟化酶（CYP11B1）；醛固酮合成酶（CYP11B2）；类固醇 17-羟化酶（CYP17）；类固醇 21 - 羟化酶（CYP21），参与肾上腺皮质激素合成中 5 种酶的染色体定位。

2. 肾上腺皮质激素的分泌与调控　下丘脑分泌的肾上腺皮质激素释放激素（CRH）与垂体前叶促肾上腺皮质激素分泌细胞膜上的特异性受体结合，增加了垂体促肾上腺皮质激素（ACTH）的合成与释放，ACTH 能促进肾上腺皮质细胞增生、合成分泌肾上腺皮质激素。当血中皮质醇浓度增高时，则反馈性地抑制下丘脑、垂体分泌 CRH 和 ACTH，垂体分泌的 ACTH 亦可反馈抑制下丘脑 CRH 的分泌，从而形成下丘脑 - 垂体 - 肾上腺皮质轴，使血中皮质醇处于相对稳定的浓度。此外，CRH 分泌又受下丘脑神经介质的影响。

【病理生理】

1. 病理生理　在类固醇合成过程中的任何酶缺陷，都会使相应的生物合成过程受阻，进而造成：

①皮质醇生成减少，负反馈抑制作用减弱，ACTH 分泌增加，刺激肾上腺皮质增生肥大；

②所缺陷酶的前体中间代谢产物和雄激素的产生增加。男孩雄激素过多表现性早熟；女孩则呈假两性畸形（女性男性化）；

③不同酶缺陷因前体堆积的产物和阻断后物质的不同，而呈现不同的生化改变（见表 15 - 5）和临床表现。

2. 分子病理　CAH 是常染色体隐性遗传病，分子病理为相关的基因遗传突变，包括基因缺失、转换、点突变及重复等，导致编码蛋白缺陷，引起相关的酶缺陷。

【临床表现】

肾上腺皮质合成中的任何一种酶缺陷均可致 CAH，临床常见的有 21-羟化酶、

11β-羟化酶、17α-羟化酶及 3β-羟类固醇脱氢酶缺乏，本节将这四种缺乏症的表现简述如下。

1. 21-羟化酶缺乏症（21-OHD）　是最常见的一种 CAH，约占 90% ~ 95%。由于酶缺乏程度不同，临床表现亦不同，一般分为三种类型：

（1）单纯男性化型（SV）：约占 21-OHD 的 25%。为此酶不完全性缺乏。由于不能正常的合成 11-脱氧皮质醇、皮质醇、11-脱氧皮质酮，故使前体物质增加，大量前体物质进入雄激素的合成途径，合成过量雄激素。同时由于皮质醇和醛固酮减少，反馈性地使 ACTH 分泌增加，尚能合成少量皮质醇和醛固酮（仍有残存的酶活力），故无失盐症状。临床主要是雄激素过多的表现。

①男孩表现同性性早熟。出生时无症状，通常在出生后 6 个月逐渐出现体格生长加速和性早熟。2 岁以后阴茎发育特别快，出现阴毛，但睾丸无增大，声音变低沉，痤疮，肌肉发达，骨龄提前，骨骺过早闭合，最终身材矮小。患儿智力正常；

②女孩呈假两性畸形，由于在胎儿期已有类固醇合成缺陷，故出生即有外生殖器男性化，轻者阴蒂肥大，或伴轻度阴唇融合，严重者阴唇完全融合似阴囊，阴蒂肥大似阴茎，外观似男性，但无睾丸。

（2）失盐型（SW）：约占 21-OHD 的 75%，为 21 羟化酶的完全缺乏，其醛固酮和皮质醇分泌均不足，除上述男性化表现外，还可有低血钠、高血钾及血容量降低等失盐表现，腹泻、呕吐、脱水、消瘦、呼吸困难和发绀等症状明显。患儿往往在出生后 1 ~ 4 周内出现失盐症状，若诊断、治疗不及时多在出生后 2 周内死亡。

（3）非典型（迟发型或轻型）：系由此酶轻微缺乏所致。症状较轻，发病年龄不一，临床表现各异。男孩表现阴毛早现、性早熟、身高增长加速，骨龄超前，骨骺早闭合。女孩表现初潮延迟、继发性月经过少、原发性闭经、多毛症、不孕症等。

2. 11β-羟化酶缺乏症发病仅次于 21-OHD 占第二位，约占 5% ~ 8%。临床可分为：

①典型：11β-OH 缺乏导致 DOC 增多，部分患儿出现高血钠、低血钾、碱中毒、高血容量、高血压，雄激素的增加可使女性外生殖器男性化（较 21-OHD 轻），男孩性发育提前；

②非典型：临床表现差异很大，女孩可因青春发育期的多毛、痤疮和月经不规则就诊，男孩可仅表现快速生长和阴毛早现。易与非典型 21-OHD 混淆。

3. 3β-羟类固醇脱氢酶缺乏症　本型罕见。此酶缺乏使醛固酮、皮质醇、睾酮的合成均受阻。典型病例出生时即出现厌食、恶心、呕吐、脱水、低血钠、高血钾、酸中毒等失盐和肾上腺皮质功能不全症状，严重者可因循环衰竭死亡。男性可有假两性畸形，外生殖器女性化，女性则有不同程度男性化。

4. 17α-羟化酶缺乏症　本型罕见。皮质醇和性激素合成受阻，DOC 和皮质酮增多，临床表现高血钠、低血钾、碱中毒和高血压。由于性激素的缺乏男孩表现假两性畸形，外生殖器似女性；女孩则表现幼稚型性征，原发性闭经等。

【实验室检查】

1. 血电解质测定 血钠、钾测定（见表 19 – 5）。

2. 肾上腺皮质激素和产物测定包括尿 17-羟类固醇（17-OHCS）、17-酮类固醇（17-KS）、孕三酮；血 17-羟孕酮（17-OHP）、脱氢表雄酮（DHEA）、脱氧皮质酮（DOC）、睾酮（T）、醛固酮（Aldo）、血浆肾素活性（PRA），见表 19 – 5。

3. ACTH 刺激试验 非典型病例进一步作此试验有助于诊断。

4. 基因分析 可用直接聚合酶链反应（PCR）、聚合酶链反应－寡核苷酸杂交（PCR-ASO）、聚合酶链反应－限制性内切酶片段长度多态性（PCR-RFLP）技术检测相关基因缺失和基因突变。

表 19 – 5　血电解质与肾上腺皮质激素结检测

类型	尿			血							
	17-OHCS	17-KS	孕三醇	Na	K	17-OHP	DHEA	DOC	T	Aldo	PRA
21-OHD											
失盐型	↓	↑↑	↑↑	↓	↑	↑↑	N,↑	N,↓	↑↑	↓↓	↑↑
单纯男性化型	↓	↑↑	↑↑	N	N	↑↑	N,↑	N,↓	↑↑	N,↓	↑
11β-OHD	↑	↑↑	↑↑	↑	↓	↑↑	N,↑	↑↑	↑↑	↓	↓
3β-HSD	↓	↓	N,↑	↓	↑	N,↑	↑	N,↓	↓	↓	↑
17-OHD	↓	↓	↓↓	↑	↓	↓↓	↓↓	↑↑	↓	N,↓	↓

5. 其他检查

（1）骨龄检查：骨龄可超前或过早融合。

（2）肾上腺 B 超或 CT：可显示双侧肾上腺增大。

（3）染色体检查：可确定遗传性别。

【诊断与鉴别诊断】

本病应尽早诊断和治疗，早期及时治疗可使患儿维持正常的生长发育和生活。

1. 出生后的诊断与鉴别 根据临床表现和实验室检查一般不难诊断。除与一些疾病鉴别外，还需根据临床特点和实验室检查在各型之间鉴别，见表 19 – 6。

2. 新生儿筛查 出生后 2～5d 足跟采血滴于特制纸片上，经 ELISA、荧光免疫等方法测定17-OHP 浓度，可以筛查 OHD（主要是 21-OHD 的筛查）。

3. 产前诊断

（1）21-OHD：曾生育过本病患儿的孕妇应做产前诊断，孕 9～11 周取绒毛膜活检进行相关 DNA 分析，孕 16～20 周取羊水检测孕三醇、17-OHP 等项目，并及时给予孕妇地塞米松预防性治疗。

（2）11β-OHD：与 21-OHD 相似，主要测羊水中的 11-脱氧皮质醇及母尿中 17-OHCS。

表 19 – 6　　CAH 各种类型的临床特征和鉴别

类　型	盐代谢	临床特点	鉴别的疾病
21-OHD			
失盐型	失盐	呕吐、脱水、电解质紊乱、代谢性酸中毒等,男性假性性早熟,女性假性两性畸形	新生儿幽门狭窄、食管闭
单纯男性化型	正常	男性假性性早熟、女性假性两性畸形	男性真性性早熟、女性真性两性畸形、肾上腺雄性化肿瘤、多囊性卵巢综合征
11β-OHD	高血压	同上	21-OHD、17-OHD、男性真性性早熟、肾上腺雄性化肿瘤
17α-OHD	高血压	男性假两性畸形、女性性幼稚	类脂性肾上腺皮质增生、原发性醛固酮增多症、雄激素不敏感综合征、11β-OHD、睾丸和卵巢发育不全综合征
3β-OHD	失盐	男、女性假两性畸形	$P_{450}scc$ 缺乏症、21-OHD 失盐型

【治疗】

1. 纠正水、电解质紊乱

失盐型患儿必须及时纠正水、电解质紊乱。可用生理盐水或 0.45% 盐水加入 $NaHco_3$ 静脉补液,但不能使用含钾液。紧急情况下可用 DOCA (醋酸脱氧皮质酮),1 ~ 3mg/d,或口服氟氢可的松 0.05 ~ 0.1mg/d,剂量应视当日补给的氯化钠量适当调整。

2. 肾上腺皮质激素替代治疗

(1) 糖皮质激素　可提供足量皮质醇,从而抑制过量 ACTH 分泌,减少产生过量男性激素,亦可减少 DOC,故可改善男性化、性早熟和高血压等症状。大多用氢化可的松,剂量 10 ~ 20mg/ (m^2 · d),2/3 量晚间服用,1/3 量分次白天服用。

(2) 盐皮质激素　21 – OHD 患儿无论是否失盐,其肾素活性都很活跃,故应使用盐皮质激素,如 9α-氟氢可的松 (9α-FHC) 协同糖皮质激素,使 ACTH 进一步减少。通过检测 PRA、Aldo 水平调整剂量。

3. 治疗监测

治疗过程中定期进行生长速率、性发育和骨龄测定并定期监测血压、血浆 PRA、17-羟孕酮、睾酮、雄稀二酮,随时调整用药剂量,达到最佳效果。

4. 其他

对外生殖器畸形者进行外生殖器矫形手术。

(陈继业)

第五节 中枢性尿崩症

中枢性尿崩症是下丘脑、垂体任何病变引起抗利尿激素（ADH）分泌缺乏，使肾小管回吸收水障碍，导致多饮、多尿、烦渴、排出低比重尿等为主要临床表现的疾病。

【病因】

1. 特发性尿崩症　视上核及室旁核神经细胞退行性变性所致。

①散发性：占大多数；

②家族性：少数，一般为常染色体显性遗传，为精氨酸加压素的神经垂体素Ⅱ基因突变。

2. 继发性尿崩症　继发于各种疾病：

①肿瘤：约占30%，脑肿瘤（生殖细胞瘤、颅咽管瘤、胶质瘤等）、组织细胞增生症、白血病细胞浸润等；

②损伤：颅脑外伤、手术或产伤等；

③感染：脑炎、脑膜炎（病毒、细菌、结核等）；

④其他：中枢神经系统先天畸形、脑血管病变等。

【发病机理】

1. 抗利尿激素的分泌与调节

（1）ADH 的分泌与释放：ADH 为 9 肽激素，主要由下丘脑的视上核和室旁核合成，并与后叶激素运载蛋白结合，以神经分泌颗粒的形式，沿神经轴突向下移动，储存于垂体后叶。当下丘脑视上核和室旁核兴奋后，引起下丘脑神经垂体束的动作电位，使神经末梢除极，导致激素释放。

（2）ADH 的调节：ADH 的分泌受多种因素影响，主要由血浆渗透压和体液容量调节。

其他因素如肾素 - 血管紧张素系统、神经系统以及某些药物对 ADH 的分泌调节也有一定影响。

2. ADH 的生理作用　ADH 最主要的生理作用是提高肾远曲小管及集合管上皮细胞对水的渗透性，水重吸收增加，使尿浓缩，尿量减少，即发生抗利尿作用，保留水分，使血浆渗透压相对稳定并维持在正常范围（275～290mmol/L）。此外，ADH 也能增加肾髓质部集合管对尿素的渗透性，并能使直小血管收缩，减少髓质血流量，这些均有利于尿浓缩。

3. 病理生理　尿崩症时，ADH 缺乏，肾脏远曲小管和集合管对水的渗透性降低，流经远曲小管和集合管的低渗小管液不能有效重吸收，因而排出大量低渗尿。水大量丧失使体液减少，血浆渗透压增高，刺激口渴中枢出现烦渴症状，因而多饮。尿崩症患者依靠大量饮水，使血浆渗透压基本保持在正常范围。口渴中枢不发达的早产儿、新生儿、婴幼儿、合并口渴中枢器质性病变或因某种原因不能饮水者（如得不到足够的水，神志不清、昏迷等），体液的高渗状态不能以饮水代偿，血浆渗透压明显增高，细胞内水分移出，引起细胞内脱水，出现持续性高钠血症，导致一系列高渗脱水的临床表现，严重者脑细胞功能障碍，进而发展到脑细胞裂解，颅内出血。

【临床表现】

1. 年龄　任何年龄均可发病，儿童期多见。

2. 多饮、多尿、烦渴　多数患儿发病骤急，也可渐进发病。临床症状轻重与 ADH 缺乏程度、渴感中枢和渗透压感受器是否受损及饮食情况有关。每日饮水量可达 300 ~ 400ml/kg，夜间常起来饮水，尿量与之相当。由于多饮、多尿、烦渴而影响日常生活和睡眠，食欲不振、体重下降。婴幼儿多尿常是最早发生的症状，口渴多不明显，喜饮水甚于吃奶，常因供水不足及慢性脱水出现发热、烦躁不安、呕吐，甚至生长发育障碍。

3. 高渗脱水表现　多数患者无脱水表现，若限制饮水或婴幼儿不能自我调节饮水，则烦渴难忍，但尿量不减少。常有烦躁、头痛、肌痛、心率加速、疲倦、发热、皮肤干燥、体重下降等高渗脱水表现。严重者可因高热、高钠血症引起神志模糊、谵妄甚至惊厥、昏迷。

4. 其它　继发性尿崩症可有原发病的表现，如颅内肿瘤，可有颅内压增高、视神经受损、视野缺损及垂体前叶激素分泌异常等。有时尿崩症可为脑肿瘤的最初表现，数年后开始出现其它症状。

【实验室检查】

1. 尿量和尿比重　每日尿量 >4 000ml 或 >3 000ml/m^2，尿比重在 1.001 ~ 1.005。

2. 血、尿渗透压　自由饮水情况下血渗透压多正常。尿渗透压明显降低 <200mmol/L 以下。

3. 特殊诊断性试验

（1）禁水试验：晨8点开始试验，之前先排空膀胱，测体重、尿量、尿比重、血钠及血、尿渗透压。禁饮6~8小时（大多6小时），每小时排尿一次，测尿量、比重、渗透压及体重，禁饮结束前采血测血钠和渗透压。在试验中，应密切观察患儿情况，如体重下降达5%或血压下降应停止试验。

（2）加压素试验：试验前测尿比重和血、尿渗透压，然后皮下注射水溶性垂体加压素 1u/m^2，注射后2h内每30min排尿测尿量、尿比重和渗透压，结束时测血渗透压。观察用药前后变化，中枢性完全性尿崩症尿量减少，比重和尿渗透压上升，渗透压 > 给药前的 50%。部分性尿崩症尿渗透压增加在9% ~50%。如用加压素后尿渗透压上升不超过9%，尿比重和尿量无明显变化，可诊为肾性尿崩症。限水和加压素试验常联合应用称禁水—加压素试验。

4. 血浆 ADH 测定　直接测定血浆 ADH，中枢性尿崩症明显减低或缺乏，禁水后无明显升高；肾性尿崩症升高或正常。由于测定方法比较复杂，特异性与灵敏性都不高，因此需动态观察。

5. 头颅影像学　如上所述，尿崩症可为脑肿瘤的初发表现，因此凡尿崩症患儿应选择进行颅平片，垂体、下丘脑 CT、MRI 检查，并长期随访。

6. 其它　做视野、眼底检查，检测垂体其他激素、肾功能及电解质除外其他原因尿崩症。

【诊断】

1. 根据症状，尿量、尿比重、渗透压等确定是否为尿崩症。

2. 在上述诊断基础上结合特殊的诊断性试验确定是否为中枢性，如考虑为中枢性尿崩症必须仔细寻找原发病灶，并长期随访。

【鉴别诊断】

1. 原发性肾性尿崩症　X 伴性隐性遗传疾病，少数为常染色体显性遗传。多为男性，常有家族史。系远端肾小管对 ADH 的敏感性低下或缺如所致。症状轻重不一，有的新生儿期即可发病，有的一生症状轻微。新生儿期发病症状较重，患儿可有脱水、发热、体重不增、生长受阻，外周循环衰竭，甚至中枢神经症状。童年以后发患者症状往往仅有轻微多饮、多尿。禁水、加压素试验尿量无变化，尿渗透压也不升高。

2. 肾脏疾病

（1）肾脏疾病造成的慢性肾功能不全，可有多尿，尤其夜尿多，尿常规和肾功能检查加以鉴别。

（2）先天性肾小管疾病，如肾小管酸中毒、范可尼综合征等。根据尿常规、尿渗透压、必要的生化检查即可鉴别。

3. 糖尿病　可有多饮、多尿，但尿比重高，血糖与尿糖高。

4. 电解质紊乱

（1）高钙血症，尿钙增高所致的多饮，如原发性甲状旁腺机能亢进、维生素 D 中毒、多发性骨髓瘤等，血与尿钙增高。

（2）低血钾症，如久泻后低钾可使肾小管浓缩功能受损引起多尿，EKG 显示低钾。原发性醛固酮增多症，多尿、高血压、低血钾为主要特征，血、尿醛固酮增高。

5. 精神性烦渴　儿童少见，夜间饮水较少，血电解质和渗透压在正常低限。限水后尿量减少且比重上升，尿渗透压增高。

尿崩症诊断程序。

【治疗】

（一）病因治疗

治疗各种原发病，如切除中枢神经系统肿瘤。

（二）药物治疗

1. 激素替代治疗

（1）长效尿崩停（鞣酸加压素）：为脑神经垂体提取物（肌肉注射）。剂量从 0.1 ~ 0.2ml 开始，作用可维持 3 ~ 7d。待尿量增多再注射第 2 针，最大剂量每次 0.5ml。药物保存应避光、防热，应用前须摇匀，天冷时应先加温。

（2）尿崩停：粉剂，鼻吸入，每次 15～20mg，使用方便，但作用时间短，日用 3～4 次。易致萎缩性鼻炎或哮喘发作。

（3）1-脱氧-8-右旋精氨酸血管加压素（DDAVP）：人工合成制剂，抗利尿作用强，血管收缩作用弱，药效可达 12h 以上。有口服片剂（商品名为弥凝）、针剂（肌肉或皮下）、鼻腔吸入剂三种剂型。片剂为目前较理想的治疗药物，从每日 50～100μg 开始，分 2～3 次口服，根据尿量调整剂量。鼻腔吸入剂，最初剂量 2.5～5μg/m²，一般每日 2 次，逐渐调整剂量至疗效满意。针剂一般用于颅脑术后意识不清、表达不清的一过性尿崩症。

（4）垂体后叶素或加压素：水剂每次 3～5U，皮下或肌肉注射，6～8 小时可重复。由于需重复注射并有一些副作用，已不常用。

2. 非激素类药物　见表 19-7。

表 19-7　治疗中枢性尿崩症的非激素类药物

药　物	作用机理	剂　量	注意事项
氢氯噻嗪（双氢克尿噻）	尿钠排除增加，体内缺钠，肾小管重吸收增强	2～3mg/（kg·d），每日 2～3 次	需低盐饮食，并补充钾盐
氯磺丙脲	降糖药，可刺激 ADH 分泌	剂量 150mg/m² 晨一次顿服，或每日 2～3 次	与双氢克尿噻合用可增强疗效，长期应用注意低血糖
氯贝丁酯（安妥明）	降血脂药，可能兴奋 ADH 分泌	15～25mg（kg·d）	
酰胺咪嗪（卡马西平）	抗癫痫药，可刺激 ADH 分泌	5～10mg/（kg·d），分 2～3 次	主要不良反应为肝功能损害

（赵黎明）

第二十章 新生儿与新生儿疾病

第一节 胎儿宫内生长异常

一、大于胎龄儿

【概述】

大于胎龄儿是指出生体重大于同胎龄正常体重第 90 百分位或在平均体重 2 个标准差以上的新生儿。出生体重大于 4 000g 者称巨大儿。发生率平均在 3% 左右。母亲有糖尿病的巨大儿病死率可高达 10% 以上。

【病因】

1. 遗传与营养 父母亲体格较大，母亲摄入营养物质过量。

2. 母亲糖尿病 未控制，使胎儿的血糖和胰岛素过高，新生儿体格将更巨大。

3. 罕见的原因 Rh 血型不合溶血病、Beckwith 综合征（特征性的巨大体格，脐突出，巨舌和低血糖）、大血管错位等。

【诊断】

1. 病史 由于体格较大，分娩过程中易发生产程延长、骨折、颅内出血、内脏出血、神经损伤等，肩难产发生率增高，肩难产常并发臂丛神经损伤。巨大儿剖宫产率高。

2. 查体

（1）糖尿病母亲新生儿易出现低血糖、肺透明膜病、呼吸窘迫综合征、高胆红素血症的表现；

（2）大血管错位：是新生儿期复杂型先天性心脏病中较为常见的类型，患儿体形大，出生时即表现为青紫，吸氧后仍不能改善，出现全身缺氧、酸中毒、心力衰竭。如动脉导管逐渐关闭，青紫加重，病死率很高，如存在室缺或房缺，青紫可轻些；

（3）Rh 血型不合溶血病：表现为高胆红素血症、贫血、胎儿水肿、低血糖、肝脾肿大；

（4）Beckwith 综合征：患儿体形大，表现为突眼、大舌、脐疝、先天性畸形、低血糖。

3. 诊断要点 主要依据体重及胎龄。

【治疗】

1. 预防难产和窒息 糖尿病母亲分娩时，新生儿科医生应进产房。发生窒息及产伤者应积极抢救。

2. 积极治疗原发病及并发症。

【转院要求】

系高危新生儿，出生后应转到二级以上医院治疗和观察。

【诊疗体会】

巨大儿体格大，不一定成熟，需加强护理和观察。

【患者教育】

孕妇合理营养，加强产前检查，适时终止妊娠。

二、小于胎龄儿

【概述】

凡出生体重在同胎龄正常体重的平均值2个标准差以下或第10百分位以下的新生儿称为小于胎龄儿（SGA）。可以是早产儿、足月儿或过期产儿。足月的小于胎龄儿称足月小样儿。以下主要介绍足月小样儿。

【诊断】

1. 病史

（1）母孕期有营养不良、多胎妊娠、严重贫血、麻醉剂或毒品成瘾酗酒史以及感染性疾病如巨细胞病毒，风疹病毒或弓形虫感染；妊娠合并症如妊娠高血压综合征、慢性心血管病、肾脏病等致慢性宫内缺氧；

（2）胎儿期先天性畸形、染色体异常等；

（3）胎盘脐带异常如小胎盘、胎盘血管瘤、胎盘早剥、双胎输血等病史。

2. 查体　足月小于胎龄儿精神反应好，常呈饥饿状态。皮肤薄而干燥，胎脂少，皮下脂肪少，明显消瘦。头颅较坚硬，耳壳发育好。乳腺较成熟，足底皮纹多，外阴发育好。因体重低于2 500g，应注意与早产儿区别。除此以外易出现多种并发症。

（1）围生期窒息：胎盘功能不全引起宫内发育迟缓者分娩时易发生窒息。出生时Apgar评分低，并有混合性酸中毒；

（2）胎粪吸入综合征：在过期产儿中大多数较严重；

（3）低血糖：因缺乏足够的糖原储备，小于胎龄儿易发生低血糖；

（4）红细胞增多症：慢性宫内缺氧，使红细胞生成素释放增加而引起。可导致多器官受损。出现呼吸窘迫、黄疸、肝大、抽搐等。

3. 诊断要点　依据体重及胎龄不难诊断。

【治疗】

1. 保暖　维持体温在36.5~37℃，必要时入暖箱；

2. 喂养　必须早期喂养，防止低血糖。经口喂养不能满足营养需要时，给予静脉营养。一般第1周热卡达60~80kcal/（kg·d），以后逐渐增加到120~150kcal/（kg·d）；

3. 并发症的治疗　窒息者做好复苏准备，出生后进行及时正确的新法复苏。低血糖者静脉输注葡萄糖，调节糖速，控制血糖在 2.2 ~ 5.5mmol/L，防止高血糖。红细胞增多症者给予生理盐水或血浆部分换血。钙、锌缺乏者相应补充。有些可以手术治疗的先天性畸形应考虑早期手术治疗。

小于胎龄儿应转院治疗。

（包心正）

第二节　新生儿窒息

【概述】

新生儿窒息是指婴儿出生后无自主呼吸或呼吸抑制而导致低氧血症和混合性酸中毒。新生儿窒息多为胎儿窒息（宫内窘迫）的延续。本病是围生期小儿死亡和导致伤残的重要原因之一。国内发病率为 5% ~ 10%。窒息的本质是缺氧，凡是造成胎儿或新生儿血氧浓度降低的任何因素均可引起窒息。包括孕妇、胎盘、脐带异常、分娩等因素。

【临床表现】

1. 心血管系统：轻症时有传导系统和心肌受损；严重者出现心源性休克和心衰；

2. 呼吸系统：易发生羊水或胎粪吸入综合征，肺出血和持续肺动脉高压，低体重儿常见肺透明膜病、呼吸暂停等；

3. 肾脏损害：较多见，急性肾功能衰竭时有尿少，蛋白尿，血尿素氮及肌酐增高，肾静脉栓塞时可见肉眼血尿；

4. 中枢神经系统：主要是缺氧缺血性脑病和颅内出血；

5. 胃肠道：有应激性溃疡和坏死性小肠结肠炎等；

6. 代谢方面：常见低血糖，电解质紊乱如低钠血症和低钙血症等。

【诊断】

1. 病史　孕母疾病及异常分娩史，多胎、羊水过多、胎盘、脐带异常，以及胎儿畸形、早产、宫内感染等均可引起。胎儿缺氧（宫内窒息）：早期有胎动增加，胎心率≥160次/分；晚期胎动减少甚至消失，胎心率变慢或不规则，羊水胎粪污染呈黄绿或墨绿色。

2. 查体　通过心率、呼吸、对刺激的反应、肌张力和皮肤颜色等五项进行 Apgar 评分（见表 20 - 1）。每项 0 ~ 2 分，总共 10 分；评分越高，表示窒息程度越轻。0 ~ 3 分为重度窒息；4 ~ 7 分为轻度窒息；8 ~ 10 分正常。生后 1min 评分可区别窒息度，5min 及 10min 评分有助于判断预后。

表 20 - 1　Apgar 评分表

体征	评分标准		
	0 ~ 3 分	4 ~ 7 分	8 ~ 10 分
肤色	青紫或苍白	躯干红，四肢青紫	全身红

体征	评分标准		
	0~3分	4~7分	8~10分
呼吸	无	浅表，不规则	正常，哭声响
心率（次/分）	无	<100	>100
肌张力	松弛	四肢略屈曲	四肢活动好
弹足底或插鼻管反应	无	有些动作，如皱眉	哭，喷嚏

3. 辅助检查

1）对宫内缺氧胎儿，可通过羊膜镜或在胎头露出宫颈时取头皮血，或取脐动脉血进行血气分析，血 pH 值 <7.0。出生后动脉血气分析 pH 值降低、氧分压降低、二氧化碳分压增高。可有低血糖、电解质紊乱、血尿素氮和肌酐升高等生化指标异常。

2）对出现呼吸困难者摄 X 线胸片，常见两肺纹理增粗紊乱，或见斑片状阴影。头颅 B 超、CT、MRI 检查可发现并发新生儿缺氧缺血性脑病或颅内出血等征象。对心率减慢者查心电图、二维超声心动图、心肌酶谱，可有异常变化。

4. 诊断要点

（1）诊断依据：

1）生后 1min 和（或）5min Apgar 评分≤7 分。

2）脐动脉血 pH <7.0。

（2）分度诊断

1）轻度窒息：生后 1min Apgar 评分 4~7 分。

2）重度窒息：生后 1min Apgar 评分 0~3 分。

5. 鉴别诊断

本病注意与新生儿呼吸窘迫综合征相鉴别。后者早产儿多见，生后不久出现进行性呼吸困难、青紫、呼气性呻吟等为其特点。死亡率高，死亡多发生在生后 48h 内。胸部 X 线检查显示为毛玻璃样改变或支气管充气征伴"白肺"的特异性表现可确诊。

【治疗】

尽快完成对患儿及时有效的复苏抢救，尽可能缩短机体缺氧的时间，监测体温、呼吸、心率、尿量等多项指标，了解各脏器受损程度并及时处理。

1. 一般治疗　加强护理，复苏前后均需注意保暖，防止并发症的发生。轻度窒息患儿复苏后数小时可以试喂糖水，若无呕吐、腹泻时可喂奶。

2. 复苏治疗　遇存在窒息的患儿生后应及时进行复苏，多采用国际公认的 ABCDE 复苏方案。A（airway）吸净黏液，畅通气道；B（breathing）建立呼吸，保证吸氧；C（circulation）维持循环，保证心搏量；D（drugs）药物治疗，纠正酸中毒；E（evaluation）保暖、监护、评价。其中 A 为根本，B 为关键。对呼吸、心率和皮肤颜色进行评估应贯穿于整个复苏过程中，遵循：评估→决策→措施→再评估→再决策→再措施的循环往复原则。

在 ABCDE 复苏原则下，新生儿复苏可分为 4 个步骤：

①基本步骤，包括快速评估、初步复苏及评估；

②人工呼吸，包括面罩或气管插管正压人工呼吸；

③胸外按压；

④给予药物或扩容输液。

（1）初步复苏：以下操作要求动作迅速，应在生后 15~20s 内完成。

1）清理呼吸道：在胎儿肩娩出前，助产者用手挤捏新生儿的面、颊部排出（或用吸球吸出）新生儿口咽、鼻中的分泌物。娩出后，用吸球或吸管（8F 或 10F）先口咽、后鼻腔清理分泌物。应限制吸管的深度和吸引时间（<10s），吸引器的负压不超过 100mmHg（13.3kPa）。过度用力吸引可能导致喉痉挛和迷走神经性的心动过缓，并可使自主呼吸出现延迟。

当羊水有胎粪污染时，无论胎粪是稠或稀，胎头一旦娩出，应先吸引口、咽和鼻部，可用大吸引管（12F 或 14F）或吸球吸出胎粪，接着对新生儿有无活力进行评估（有活力是指新生儿有规则呼吸或哭声响亮、肌张力好、心率 >100 次/分），如新生儿有活力，初步复苏继续；如无活力，可采用胎粪吸引管进行气管内吸引；

2）保暖：新生儿出生后立即用温热干毛巾擦干全身的羊水和血迹，减少蒸发散热，预热的保暖衣被包裹其外。有条件者可用远红外辐射保暖装置代替，不得已时也可用白炽灯等临时保暖，但应防止烫伤。因会引发呼吸抑制，也要避免高温；

3）摆好体位：肩部用布卷垫高 2~3cm，置新生儿头轻度仰伸位（鼻吸气位）；

4）触觉刺激：完成以上步骤的处理后若婴儿仍无呼吸，可采用手拍打或手指弹患儿足底或摩擦后背 2 次以诱发自主呼吸，如这些努力均无效，表明新生儿处于继发性呼吸暂停，需正压人工呼吸。

（2）建立呼吸，维持循环：

1）初步复苏后立即对婴儿进行评估，对出现正常呼吸，心率 ≥100 次/分，且皮肤颜色逐渐红润或仅有手足青紫者，只需继续观察。

2）对呼吸暂停或抽泣样呼吸，或心率 60~100 次/分及给予纯氧后仍存在中枢性青紫者，应立即应用加压吸氧面罩正压给氧，通气频率 40~60 次/分，吸呼比 1:2，第一口呼吸时压力为 2.94~3.92kPa（30~40cmH$_2$O）以保证肺叶的扩张，之后减为 1.96~2.94kPa（20~30cmH$_2$O）。可通过患儿胸廓起伏、呼吸音、心率及肤色来判断面罩加压给氧的效果。如达不到有效通气，需检查面罩和面部之间的密闭性，是否有气道阻塞（可调整头位，清除分泌物，使新生儿的口张开）或气囊是否漏气。面罩型号应正好封住口鼻，但不能盖住眼睛或超过下颌。

大多窒息患儿经此通气后可恢复自主呼吸，心率 >100 次/分，肤色转红，此时可停面罩正压吸氧，改常规吸氧或观察；如心率未到 100 次/分，但有逐渐加快趋势时应继续面罩加压给氧；如心率始终无增快，并除外了药物抑制后，应立即行气管插管加压给氧，使心率迅速上升，若此后心率仍持续<80次/分，应同时加做胸外按压。

持续气囊面罩人工呼吸（>2min），可产生胃充盈，应常规插入8F胃管，用注射器抽气和在空气中敞开胃管端口来缓解。

3）对无规律性呼吸或心率<60次/分者，应直接进行气管插管正压通气加胸外按压。

①气管内插管适应证：有羊水胎粪黏液吸入，需吸净者；重度窒息需较长时间进行加压给氧人工呼吸者；应用面罩加压给氧，人工呼吸无效，胸廓无扩张或仍发绀者；需气管内给药者；拟诊先天性膈疝或超低出生体重儿。

②气管插管的方法：左手持喉镜，使用带直镜片（早产儿用0号，足月儿用1号）的喉镜进行经口气管插管。将喉镜夹在拇指与前3个手指间，镜片朝前。小指靠在新生儿颈部提供稳定性。喉镜镜片应沿着舌面右边滑入，将舌头推至口腔左边，推进镜片直至其顶端达会厌软骨谷。暴露声门，采用一抬一压手法，轻轻抬起镜片，上抬时需将整个镜片平行朝镜柄方向移动，使会厌软骨抬起即可暴露声门和声带。如未完全暴露，操作者用自己的小指或由助手的食指向下稍用力压环状软骨使气管下移有助于看到声门。在暴露声门时不可上撬镜片顶端来抬起镜片。插入有金属管芯的气管导管，将管端置于声门与气管隆凸之间，接近气管中点。通常不同型号气管导管插入，2.5mm直径插管唇端距离（上唇至气管导管管端的距离）为6cm，3.0mm插管管唇端距离为7cm，3.5mm插管管唇端距离为8cm，4.0mm管唇端距离为9cm。整个操作要求在20s内完成并常规作1次气管吸引。插入导管时，如声带关闭，可采用Hemlish手法，助手用右手食、中两指在胸外按压的部位向脊柱方向快速按压1次促使呼气产生，声门就会张开。

③胎粪吸引管的使用：用胎粪吸引管吸引胎粪时，将胎粪吸引管直接连接气管导管，以清除气管内残留的胎粪。吸引时复苏者用右手食指将气管导管固定在新生儿的上腭，左手食指按压胎粪吸引管的手控口使其产生负压，边退气管导管边吸引，3~5s将气管导管撤出。必要时可重复插管再吸引。

④确定气管插管位置正确的方法：胸廓起伏对称；听诊双侧呼吸音一致，尤其是腋下，且胃部无呼吸音；无胃部扩张；呼气时导管内有雾气；心率、肤色和新生儿反应好转。

⑤心脏胸外按压手法：采用双拇指手掌法或双指法，双拇指或中、食指重叠或并排于患儿胸骨体中下1/3交接处，其他手指围绕胸廓托于背后，用拇指以100~120次/分的频率按压胸廓（每按压3次，间断正压通气1次，即90次/分的按压和30次/分呼吸，达到每分钟约120个动作），深度为1.5cm。

（3）药物治疗：在新生儿复苏时，很少需要用药。新生儿心动过缓通常是因为肺部充盈不充分或严重缺氧，而纠正心动过缓的最重要步骤是充分的正压人工呼吸。

在完成气管插管加压给氧，胸外按压等处理30s后再次进行评估，对可能还会存在无反应的部分窒息患儿，应及时给予药物治疗。另外，对于临产前有胎心、出生后无心跳者，应在进行气管插管胸外按压的同时就给予药物。

1）1:10 000 肾上腺素：对心搏停止或在 30s 的正压人工呼吸和胸外按压后，心率持续 <60 次/分者，应立即应用，剂量为 0.1~0.3mL/kg（0.01~0.03mg/kg），首选气管导管内注入，如效果不好，可改用外周静脉注入，剂量同前，有条件的医院还可经脐静脉导管给药。必要时每 3~5min 可重复 1 次，当心率 >100 次/分时停用。药物浓度不宜过高，1:1 000 肾上腺素会增加早产儿颅内出血出现的危险。

2）碳酸氢钠：在一般心肺复苏（CPR）的过程中不鼓励使用碳酸氢钠，但在对其他治疗无反应或有严重代谢性酸中毒时可使用。剂量 2mmol/kg，常用 5% 碳酸氢钠溶液（相当于 0.6mmol/mL）3.3mL/kg，用等量 5%~10% 葡萄糖溶液稀释后经脐静脉或外周静脉缓慢注射（>5min）。碳酸氢钠的高渗透性和产生 CO_2 的特性可对心肌和大脑功能造成损害，故应在建立充分人工呼吸和血液灌流后应用，如何再次使用碳酸氢钠治疗持续代谢性酸中毒或高血钾症，应根据动脉血气或血清电解质等结果而定。因该药有腐蚀性不能经气管导管给药。

3）扩容剂：对有低血容量的新生儿、已怀疑失血或有新生儿休克（苍白、低灌注、脉弱）且对其他复苏措施无反应者需考虑扩充血容量。一般可选择等渗晶体溶液，推荐生理盐水。大量失血时，则需要输入与患儿交叉配血阴性的同型血或 O 型血红细胞悬液，首次剂量为 10mL/kg，经外周静脉或脐静脉缓慢推入（>10min）。在进一步的临床评估和反应观察后可重复注入 1 次。给窒息新生儿，尤其是早产儿不恰当的扩容会导致血容量超负荷或发生并发症，如颅内出血等。

4）多巴胺或多巴酚丁胺：经上述复苏处理后，患儿仍呈持续休克状态时，可考虑应用多巴胺，其作用与剂量有相关性，小剂量 1~4μg/（kg·min）可扩张周围小血管，增加肾血流量；中剂量 5~10μg/（kg·min）可增加心搏出量；大剂量 10~20μg/（kg·min）使血管收缩，有升压作用。使用时多从小剂量用起，根据病情变化逐渐增加剂量。多巴酚丁胺是由多巴胺衍生而来的，它主要是增加心肌收缩力，加大心搏出量，但对外周血管的扩张和收缩却无作用，也不增快心率，初采用小剂量 5μg/（kg·min），最大不超过 20μg/（kg·min）。

加药剂量（mg）＝体重（kg）×6 加入 10% 葡萄糖液 100mL 中静点。

给药速度：1ml/（kg·h）＝1μg/（kg·min），应用输液泵调节滴速。

5）纳洛酮：纳洛酮为麻醉药拮抗剂。在注射纳洛酮前，必须要建立和维持充分的人工呼吸。需要在正压人工呼吸使心率和肤色恢复正常后，但仍出现严重呼吸抑制，及母亲分娩前 4h 有注射麻醉药物史两个指征同时存在时应用。剂量为 0.1mg/kg，经静脉、气管导管或肌肉、皮下给药，可重复给药。由于麻醉药药效时间通常比纳洛酮长，常需重复注射，以防呼吸暂停复发。

母亲为疑似吸毒或持续使用美沙酮镇静剂的新生儿不可用纳洛酮，否则会导致新生儿严重惊厥。

6）脐静脉插管：脐静脉是静脉注射的最佳途径，用于注射肾上腺素或纳洛酮以及扩容剂和碳酸氢钠。可插入 3.5F 或 5F 的不透射线的脐静脉导管，导管尖端应仅达皮下进入静脉，轻轻抽吸就有回血流出。插入过深，则高渗透性和影响血管的药物可能直接损伤肝脏。务必避免将空气推入脐静脉。

3. 复苏后治疗　窒息缺氧可能会给患儿带来不可逆的神经系统损害，为减少并发症的出现，复苏后的监护仍至关重要，应加强对患儿体温、呼吸、面色、心音、末梢循环、哭声、眼神、意识状态、吸吮力、肌张力、神经反射、颅内压以及大小便等多项指标的监测。

1）注意保暖，使患儿处于 36.5℃ 左右的中性温度，减少氧耗；

2）遇患儿自主呼吸稳定，肤色持续红润半小时后可试停氧气；

3）若患儿反复出现呼吸暂停，可用氨茶碱静点，首次负荷量 4～6mg/kg，静脉滴注，12h 后给维持量 2mg/kg，每 8～12h 给药 1 次；

4）凡曾气管插管疑有感染可能者，或窒息患儿呼吸已近乎正常但 2、3 日后病情恶化，又再次出现呼吸困难考虑可能为继发肺炎前兆时，都应选用有效的抗生素治疗；

5）颅内压高、脑水肿明显者，可给予 20% 甘露醇 0.25～0.5g/kg 静点，每 6～8h 1 次，之后逐渐减量。必要时也可应用地塞米松，每次 0.5～1mg 静脉推注，病情好转后及时停药；

6）重度窒息患儿，适当推迟开奶时间，以防呕吐物误吸再次导致窒息；如无呕吐时，可抬高上半身，以利于胸廓的扩张，减少心脏负担；胃潴留严重，胃管喂养不能耐受者，可改为静脉补液 50～60mL/（kg·d），肾功能受损时适量减少液体入量；

7）保持电解质和酸碱平衡，常规补充维生素 K_1，排尿正常者第 2 日可加 Na^+ 2～3mmol/（kg·d），3 日后根据血钾测定结果，补 K^+ 1～2mmol/（kg·d），注意预防低血糖、低血钙及坏死性小肠结肠炎的发生。

【护理措施】

1. 新生儿窒息复苏步骤　积极配合医生按 A、B、C、D、E 程序进行复苏。

（1）保持呼吸道通畅（A）：患儿仰卧，肩部以布卷垫高 2～3cm，使颈部稍向后伸仰，使呼吸道通畅，迅速清除口、鼻、咽及呼吸道分泌物；

（2）建立呼吸，增加通气（B）：拍打、弹足底或摩擦患儿背部等触觉刺激，促使呼吸出现。如无自主呼吸、心率 <100 次/分者，应立即用复苏器加压给氧，面罩应密闭口、鼻；通气频率为 30～40 次/分；压力大小应根据患儿体重而定，通气有效可见胸廓起伏；

（3）建立循环，保证足够的心排出量（C）：胸外按压心脏，一般采用双拇指（环抱法）或中食指法按压，操作者双拇指并排或重叠于患儿胸骨体下 1/3，其他手指围绕胸廓托在后背同时按压；或仅用中、食两手指并拢按压胸骨体下 1/3 处，频率为 120 次/分，按压深度为胸廓压下约 1～2cm。按压有效可摸到颈动脉和股动脉搏动；

（4）药物治疗（D）：建立有效的静脉通路。保证药物及时进入体内；胸外按压心脏不能恢复正常循环时，可给予静脉、气管内注入 1∶1 000 肾上腺素；根据医嘱，及时输入

碱性液及扩容剂等;

（5）评价：复苏过程中，及时评价患儿情况并准确记录。

2. 加强监护　患儿取侧卧位、床旁备吸引器等物品，监护的主要内容为神志、肌张力、体温、床温、呼吸、心率、血氧饱和度、血压、尿量和窒息所致各系统症状，注意喂养，合理给氧，观察用药反应，认真填写护理记录。

3. 保暖　贯穿于整个治疗护理过程中，可将患儿置于远红外保暖床，病情稳定后置暖箱中保暖或热水袋保暖，维持患儿肛温 36.5~37℃。

4. 安慰家长　耐心细致的解答病情，介绍有关的医学基础知识，取得家长理解，减轻家长的恐惧心理，得到家长最佳的配合。

（包心正）

第三节　新生儿缺氧缺血性脑病

【概述】

新生儿缺氧缺血性脑病（HIE）是指由各种围生期窒息引起的部分或完全缺氧，脑血流减少或暂停而导致胎儿和新生儿脑的缺氧缺血性损害，表现为中枢神经系统异常的一种疾病。早产儿发生率明显高于足月儿，但由于足月儿在活产新生儿中占绝大多数，所以仍以足月儿多见，是导致小儿神经系统后遗症的常见病之一。

【临床表现】

1. 一般表现

1）宫内窘迫史或出生后窒息史。

2）出生后 24h 内出现神经系统症状。

2. 分度　生后 12h 内出现以下异常神经系统症状，并根据临床表现，将本病分为轻、中、重三度。

（1）轻度：兴奋，拥抱反射稍活跃；

（2）中度：嗜睡、迟钝，肌张力减低，拥抱、吸吮反射减弱，常伴惊厥，可有轻度中枢性呼吸衰竭，瞳孔缩小，前囟紧张或稍膨隆；

（3）重度：昏迷，松软，拥抱反射、吸吮反射消失，惊厥常见或持续性，常有中枢性呼吸衰竭，瞳孔不对称扩大，对光反应消失，前囟膨隆、紧张；

（4）意识障碍：过度兴奋，如肢体颤抖、睁眼时间长、凝视、惊厥等，或嗜睡、昏睡甚至昏迷。

【诊断】

1. 辅助检查

（1）血清酶学检查：

1）血清磷酸肌酸激酶（CPK）：可作为早期诊断，估计病情（分度），判断预后较特异的指标。

2）血清乳酸脱氢酶（LDH），天门冬氨酸转氨酶（AST，即谷草转氨酶 GOT）：3 日后活性明显增高，则示预后不良，但不能作为诊断 HIE 和分类的依据。

（2）B 超：可见缺氧性病变（如脑水肿，基底神经节和丘脑损伤）及缺血性病变（如脑动脉梗死，脑室周围白质软化）。

（3）CT：脑室周围呈弥漫性或不对称性低密度区，与 B 超相比，CT 对近颅骨部位的病变诊断率较高，对脑软化的显示较明显。

2. 诊断要点

1）有明确的围生期缺氧的病史，如宫内窘迫、新生儿窒息，Apgar 评分 1min≤3 分，5min≤6 分；严重者 Apgar 评分≤3 分并持续 5min 以上；

2）出生时脐动脉血 pH 值<7.0；

3）生后 72h 内中枢神经系统异常，如意识障碍、肌张力降低、原始反射异常、频繁抽搐、呼吸不规则及瞳孔变化等。严重者出现多脏器功能障碍；

4）头颅 B 超或 CT 证实缺氧缺血性脑病；

5）排除其他引起神经系统症状和体征的疾病。

3. 鉴别诊断

（1）先天性病毒感染：新生儿巨细胞病毒、弓形虫等感染可出现惊厥、病理性黄疸、肝脾肿大、特异性抗原、抗体等阳性，头颅 CT 及 B 超常显示脑钙化灶或脑水肿；

（2）中枢神经系统感染：常有感染病史或感染灶，并有发热、抽搐、全身中毒症状及脑膜刺激征、血 C 反应蛋白升高、脑脊液异常；

（3）其他疾病：先天性脑发育异常、低钙血症、产伤、母产前使用麻醉剂、镇静剂等，有相应病史与实验室检查特点。

【治疗】

维持良好通气，稳定内环境，改善脑血流及促进神经细胞代谢，积极对症处理，早期进行干预和康复训练，力争恢复受损神经细胞的功能，减少或减轻后遗症的发生。

1. 一般治疗　加强护理、保暖。根据病情尽早开始喂奶或喂糖水。监测血气、血生化指标，动态观察头颅 B 超等，根据各项指标分析病情，指导治疗，维持生命体征稳定。

2. 药物治疗

（1）生后 3 日内的治疗：可归纳为"三维持"和"三对症"治疗。

1）维持良好的呼吸功能和稳定的内环境：窒息复苏后吸氧，遇呼吸困难、缺氧明显者，适当加大氧浓度和延长吸氧时间，使血氧分压（PaO_2）维持在 50～70mmHg；重度呼吸性酸中毒者，可行呼吸机辅助呼吸并拍摄胸片了解肺部病变性质；小剂量碳酸氢钠纠正酸中毒，保持正常 pH 值；

2）维持良好的循环，保持心率和血压在正常范围：当心率<120 次/分、心音低钝，或皮肤苍白、肢端发凉（上肢达肘关节，下肢达膝关节），前臂内侧皮肤毛细血管充盈时

间延长 >13s 时，应考虑缺氧缺血性心肌损害存在，可给予小至中剂量多巴胺 2.5 ~ 5.0μg/(kg·min) 静点，根据病情还可加用多巴酚丁胺和果糖；

3）维持血糖的适当水平：为保证神经细胞代谢水平，降低脑损伤程度，HIE 患儿的血糖应控制在正常值的高限 5.0mmol/L，可通过调整葡萄糖输入调节血糖，速度以 6 ~ 8mg/(kg·min) 为宜。若患儿一般症状尚可，无明显颅压增高、呕吐、腹胀和频繁惊厥等表现，应尽早经口或鼻饲糖水或奶，以防白天血糖过高，夜间血糖过低；

4）限制液量和降低颅内压：生后 3 日内，新生儿脑水肿较明显，静脉输液量应限制在 60 ~ 80mL/(kg·d)，速度控制在 3mL/(kg·h) 左右，并保证所有液体在 24h 内匀速滴入；颅压增高多于生后 4h 出现，在 24h 左右表现最明显，若患儿生后第 1 日即表现前囟张力增加，可应用小剂量 20% 甘露醇 0.25 ~ 0.5g/kg，每 4 ~ 6h 可重复给药 1 次，必要时还可加用呋塞米 0.5 ~ 1mg/kg 静注力争使颅压在 2 ~ 3 日内明显降低。甘露醇应在症状改善后逐渐延长用药间隔时间，逐渐停药。对有肾功能损害者，甘露醇应慎用。对颅压增高同时合并 $PaCO_2$ 增高 >9.33kPa 者，可应用机械通气减轻脑水肿。

5）控制惊厥：HIE 惊厥常在 12h 内发生，止痉药首选苯巴比妥钠，负荷量为 15 ~ 20mg/kg 缓慢静推或肌注，12h 后改为 5mg/(kg·d) 维持量，分 2 次应用。若惊厥未能控制，也可在首次给药间隔 15 ~ 20min 后追加用药，每次 5mg/kg，直至最大负荷量达 30mg/kg；反复出现惊厥时可加用短效镇静剂，如水合氯醛 10 ~ 15mg/kg（即 10% 水合氯醛 0.1 ~ 0.15mL/kg）灌肠；必要时也可缓慢静推地西泮，每次 0.1 ~ 0.3mg/kg。对呈现兴奋、易激惹的重度窒息患儿，也可早期即应用苯巴比妥钠，每次 10 ~ 20mg/kg。

6）消除脑干征：重度 HIE 患儿可出现深度昏迷，呼吸节律不齐或呼吸暂停等呼吸中枢受抑制表现；皮肤苍白、肢端发凉、心音低钝，皮肤毛细血管充盈时间延长；瞳孔缩小或扩大，对光反射消失；眼球固定或有震颤；或频繁发作惊厥且用药物难以控制等症状，此时可考虑应用纳洛酮，剂量为 0.05 ~ 0.10mg/kg 静脉注射，随后改为 0.03 ~ 0.05mg/(kg·h) 静点，持续 4 ~ 6h，连用 2 ~ 3 日或直至症状明显好转。

7）其他：生后 24h 后即可开始应用促进神经细胞代谢的药物；合并颅内出血者，可静注或肌注维生素 $K_1$5mg/d，连用 2 ~ 3 日；为有效清除氧自由基，可静点维生素 C0.5g/d 或口服维生素 E10 ~ 50mg/d。

（2）生后 4 ~ 10 日的治疗：

1）促进神经细胞代谢的药物：生后 24h 即可开始应用胞二磷胆碱 100 ~ 125mg/d，或丽珠赛乐（国产脑活素）2 ~ 5mL/d，加入 50mL 液体内静点，10 ~ 14 日为 1 个疗程，上述二药可任选一种或合用。

2）复方丹参注射液：复方丹参注射液每日 6 ~ 10mL，分 2 次静点，能有效调节微循环，改善脑缺血区血液的供应，生后 24h 即可开始应用，连用 10 ~ 14 日为 1 个疗程。

3）判定治疗效果：

①经以上治疗后，中度和部分重度患儿大多从第 4 ~ 5 日病情即开始出现好转，表现

惊厥停止、颅压增高消失、肌张力逐渐恢复、会哭和吮乳，至第7日，最多至第9日病情会明显好转，此类患儿继续治疗至10～14日便可出院，通常不会产生神经系统后遗症。

②部分重度HIE患儿，经治疗10日左右后病情可仍无明显好转，意识淡漠或消失，肌张力低下，原始反射引不出，或仍有惊厥和颅压增高，提示预后不良，此时需要延长治疗时间和进行强化治疗，同时应注意供给足够的奶量和热量，以防低血糖。

（3）出生10日后的治疗：主要是针对重度HIE患儿并经上述治疗效果不满意者，需继续治疗以防止或减轻神经系统后遗症。

1）促进神经细胞代谢药物强化治疗：丽珠赛乐、复方丹参注射液，可反复应用2～3个疗程，以强化治疗效果。有条件者还可加用脑细胞生长肽（bFGF）治疗。

2）新生儿期的干预：

①视觉刺激法：逗引患儿让其看人脸，或将色彩鲜艳的气球挂在患儿床头，反复引起其注意。

②听觉刺激法：每日播放音调悠扬而低沉的优美乐曲，每次15min，每日3次，乐曲不宜频繁更换。

③触觉刺激法：在音乐背景下柔和地抚摩和按摩患儿，被动屈曲其肢体，以及不断变换体位等。

④前庭刺激法：拥抱患儿时给予适当的摇晃和震荡。

3）动态监测：注意感官、智力和运动功能等方面的动态监测，遇有异常者，应尽早地在专业医师指导下进行康复训练。

3. 其他治疗　目前，谷氨酸受体拮抗剂、NO合成抑制剂、钙通道阻滞剂、氧自由基清除剂、神经节苷脂、亚低温、大剂量苯巴比妥等新疗法尚在研究中，且多仅用于动物实验。亚低温疗法（降低脑温或体温2～4℃）逐渐受到关注，现已进入临床研究阶段。

【护理措施】

1. 保持呼吸道通畅　维持呼吸功能，患儿取侧卧位、床旁备吸引器等物品，合理给氧，耐心喂养；

2. 消毒隔离　严格执行无菌操作技术，勤洗手及加强环境管理，减少探视次数，防止交叉感染；

3. 加强监护　观察神志、肌张力、体温、床温、呼吸、心率、血氧饱和度、血压、尿量和窒息所致各系统症状。遵医嘱应用脱水药物，避免外渗，观察用药反应，详细记录；

4. 安慰家长　耐心细致的解答病情，介绍有关的医学基础知识，取得家长理解，减轻家长的恐惧心理，得到家长最佳的配合。

（包心正）

第四节　新生儿颅内出血

【概述】

颅内出血是新生儿期常见的严重脑损伤，其发生与围生期缺氧及产伤有密切关系。死亡率高，存活者常留有神经系统后遗症。早产儿和低体重儿尤为多见，主要表现中枢神经系统的兴奋或抑制，重者可在新生儿期死亡，是新生儿早期死亡的重要原因之一。由缺氧所致者，多见于早产儿和低体重儿，出血多发生在脑室周围。由产伤所致者，多见于足月儿及异常分娩的新生儿，最常见的产伤多由于分娩过程中胎头受挤压、牵拉，过度变形或变形过快而引起颅内血管破裂。

【临床表现】

与出血的部位及出血量的多少有关。多数在出生后或 1～2 日内出现症状，也可在新生儿晚期出现症状。其一般的表现为精神差或不安，易吐乳，前囟稍隆起，面肌有时有小抽动。病情较重者，可有躁动，频繁尖叫，前囟凸起且紧张，时有全身性抽动，呼吸不规则，面色发绀，沉迷入睡，不会吮奶。严重者反复频发惊厥或呈昏迷状态，肌张力低下，对刺激无反应，生理反射消失，呼吸表浅、不规则及呼吸暂停、呼吸衰竭。

【诊断】

1. 辅助检查

（1）出血量：多时可出现血色素、红细胞、红细胞压积降低等贫血表现，出血、凝血时间延长；

（2）腰椎穿刺：做脑脊液检查对诊断蛛网膜下隙出血、脑室出血及排除颅内感染有临床意义。由于临床上病情较重，新生儿不易耐受此检查，且放出脑脊液后颅内压降低有加重出血的可能，故应慎重；

（3）硬膜下穿刺：疑有硬膜下出血者，可经前囟侧角穿刺，若出血多时可抽出血性液体；

（4）颅脑超声、CT 及磁共振检查：可提示出血部位、程度及范围，可作为确诊依据，有助于及时治疗和判断预后。根据颅脑超声或 CT 检查可将脑室周围—脑室内出血分为 4 级：Ⅰ级为脑室管膜下出血；Ⅱ级为脑室内出血，无脑室扩张；Ⅲ级为脑室内出血伴脑室扩张；Ⅳ级为脑室内出血伴脑实质出血。头颅 CT、MRI 还可发现硬脑膜下出血、脑室周围—脑室内出血、蛛网膜下隙出血、脑实质出血等颅内出血的病理类型。

2. 诊断要点

1）有异常分娩史、窒息复苏史、早产、低出生体重史；

2）临床上有神经系统兴奋与抑制的症状和体征；

3）影像学检查如头颅 B 超、CT、MRI 证实有颅内出血。

3. 鉴别诊断

（1）化脓性脑膜炎：除了有惊厥等神经系统症状外，感染引起的中毒症状较明显。并常有原发感染灶，脑脊液检查有助于诊断；

（2）新生儿 HIE：有宫内缺氧和产时窒息史，常有神经系统症状和体征。但头颅 B 超和 CT 示低密度影病灶有助于诊断 HIE。

【治疗】

采取综合措施，脱水降颅压、控制惊厥，止血，对症处理，恢复脑功能，尽可能预防和减少后遗症。

1. 一般治疗　保持安静，加强护理，注意保暖，避免搬动，抬高患儿头肩部（15°～30°）。保持呼吸道通畅，缺氧时及时给氧。一般情况好转后再开始喂奶，停乳期间，保证热量及液量供给并控制液量在 60～80mL/（kg·d），有呕吐者酌情加量，并补给一些含钠液，保持血压稳定。重症患儿开奶应延迟至生后 24～48h。

2. 药物治疗

（1）止血：维生素 K_1 5mg/d，静脉注射或肌内注射，连用 3～5 日；酚磺乙胺 125mg/kg 静点，分几次，或巴曲酶 0.2～0.5kU 肌内注射或静点，24h 后可重复用药 1 次。维生素 C、卡络磺钠也可应用，有条件者可输鲜血或血浆 10mL/kg。

（2）控制惊厥：减少外界干扰，惊厥者给予镇静止痉药，如苯巴比妥钠，负荷量 15～20mg/kg 静脉滴注或肌内注射，如未控制可间隔 5～10min 后再追加 5mg/kg（最大负荷量为 30mg/kg），12h 后给维持量 5mg/（kg·d），分 2 次静注或肌注，连用 3～5 日。或应用地西泮 0.1～0.3mg/kg，缓慢静推。

（3）降低颅内压：颅内压增高者，可给予呋塞米 1mg/kg，静脉注射，间隔 6～8h 后可重复给药 1 次。严重时可加用地塞米松 0.5mg/（kg·次），12h 1 次，连用 3 日；和白蛋白 0.5g/（kg·次）静脉点滴，每日 1～2 次，做三联治疗。脑水肿严重，经以上治疗效果不佳时，可慎用200h，甘露醇 0.25～0.5g/kg，加分钟内静脉滴入，每 6～8h 1 次。

（4）营养脑细胞，恢复脑功能：胞二磷胆碱 125mg/d，静脉滴注，连用 10～15 日；或脑活素 2～5mL/次，静脉滴注，连用 10 日；也可用 1，6-二磷酸果糖 250mg/（kg·d），连用 5～7 日。

3. 其他治疗

（1）硬膜下穿刺：颅压高的硬膜下血肿患儿可行硬膜下穿刺，每次放液量＜15mL，每日 1 次，可降低颅内压，去除积血，防止日后黏连。若硬膜下血肿治疗 10～14 日仍不见好转，应考虑手术治疗。

（2）腰椎穿刺：脑室周围-脑室内出血者发生进行性出血后脑室扩张且病程）4 周时，可通过反复腰穿放出脑脊液，缩小脑室，防止脑积水的出现。同时可以应用减少脑脊液生成的药物，如碳酸酐酶抑制剂乙酰唑胺 15mg/（kg·d），或呋塞米 1～2mg/（kg·d）。梗阻性脑积水经药物治疗无效时，可考虑作脑室腹腔分流术。

1）腰穿操作方法：患儿侧卧位，颈部和髋部轻度屈曲，首选腰椎 4～5 间隙进针。当穿刺针进入蛛网膜下隙后，颈髋部应放松，保持舒适伸展姿态，使脑脊液自然流出，术毕去枕平卧6h。

2）腰穿注意事项：

①腰穿开始时间，取决于脑室进行性扩张的程度，扩张较速者宜早行腰穿，可为减少脑室扩张的机会赢得时间。据报道最早腰穿日龄为生后6日，一般在生后2周左右。

②腰穿间隔时间，治疗初期应每日进行腰穿，直至脑室不再进行性扩张或缩小，再延长间隔直至停止。若腰穿间隔太长，则无治疗意义。

③每次腰穿放液量，在脑室扩张的情况下，即使压力不高，每次放液量应在8～10mL，最多可达14mL。切忌连续腰穿治疗（每次放液量<5mL不能起到治疗作用）。

④腰穿疗程，一般在1个月内，最长为2个月。若过早结束，常因脑脊液循环通路的阻塞还未解决，或侧支循环尚未形成，脑室常可重复扩张，因此，应由B超证实脑室形态确无动态变化时方能停止腰穿。此外，连续腰穿治疗宜由有经验的新生儿医师施行，以避免腰穿损伤而影响规范疗程。腰穿时应严格遵守操作规程，应在常规消毒铺巾下进行，防止感染。

（3）手术治疗：对硬膜下穿刺放液10日后出血量无明显减少者可采用硬膜下隙开放引流或分流术。对腰穿放液后脑室仍有扩大者（每周头围增长>2cm）可采用侧脑室引流术。

【护理措施】

1）必须保持患儿安静，各种护理操作尽量集中进行，动作要轻，少搬动患儿，避免惊扰。同时，注意保持环境安静。为患儿取头高脚低位；

2）室内温度、湿度要适宜，患儿若为早产儿应置于暖箱内。根据病情给予氧气吸入，并注意保持呼吸道通畅；

3）患儿禁食期需静脉补充液体，保证足够的热量及水分。病情稳定后可喂奶。喂奶时应卧于床上，不可抱起患儿，必要时可用鼻饲喂奶；

4）密切观察病情变化，如患儿出现呼吸不规则、呼吸暂停、面色苍白、瞳孔大小不等、前囟张力增高及嗜睡等症状，应及时通知医生，做好抢救准备；

5）对早产儿、难产及产时有窒息的新生儿，应肌注维生素K，预防出血。同时，应加强观察与护理；

6）做好孕妇保健工作，提高助产技术，预防胎儿缺氧和分娩损伤。

（包心正）

第五节　新生儿胎粪吸入综合征

【概述】

新生儿胎粪吸入综合片（MAS）指胎儿宫内缺氧时将胎粪排入羊水，又将有胎粪污染的羊水吸入呼吸道，造成气道梗阻、呼吸困难等一系列症状，是足月儿及过期产儿发生呼吸衰竭的常见原因。

【临床表现】

1）患儿多有宫内及产后窒息史，如母患妊娠高血压综合征、胎盘早期剥离、临产前大量使用麻醉剂、镇静剂等，即凡能造成胎儿与母体间气体交换障碍的原因均可造成 MAS 出现。

2）婴儿娩出后在口、鼻咽部甚至是在气管中可吸出胎粪颗粒，皮肤、指（趾）甲及脐带的残端呈黄绿色，有被胎粪污染的迹象。

3）Apgar 评分常 <6 分，生后不久即出现明显呼吸困难、青紫、呻吟、呼吸急促（>60 次/分），肺部可闻干湿性啰音。有肺气肿时，胸廓隆起，呼吸音减低。并发气胸及纵隔气肿时，患儿可突然出现呼吸困难和青紫加重，患侧呼吸音消失。重症胎粪吸入综合征亦可合并肺动脉高压，表现严重发绀，死亡率较高。

【诊断】

1. 辅助检查

（1）实验室检查：血气分析 pH 值降低、PaO_2 降低、$PaCO_2$ 增高。若颞动脉或右桡动脉血 PaO_2 高于股动脉血 PaO_2 1.9kPa（15mmHg）以上，表明动脉导管处有右至左分流。检查血常规、血糖、血钙、血生化，观察有无白细胞升高、低血糖、低血钙等，同时可进行气管内吸出物、血细菌培养等；

（2）胸部 X 线检查：MAS 患儿气管内有胎粪者，其中 50% 胸部 X 线片有异常，气管内无胎粪者，仅 20% 胸片异常。胸 X 线表现两肺 X 线透亮度增强伴有阶段性肺不张，或并发气胸、纵隔气肿者病情严重，预后差；而肺内仅有弥漫性浸润影但无肺不张者为吸入稀薄胎粪，很少需要呼吸机治疗；

（3）彩色多普勒超声检查：彩色多普勒超声检查可确定新生儿持续肺动脉高压（PPHN）的存在。

2. 诊断要点

1）多为足月儿和过期产儿，常有宫内窘迫史或出生时窒息史，Apgar 评分常 <6 分。气管内有胎粪吸出；

2）羊水被胎粪污染，轻者呈现黄色或绿色，重者呈深绿色或墨绿色；

3）新生儿娩出后脐带、皮肤、指（趾）甲和口腔被胎粪污染，呈黄色；

4）出生不久即可出现呼吸困难、青紫、呻吟，并发肺气肿者胸廓隆起呈桶状，呼吸音减低或有啰音；

5）血气分析示 pH 值下降，PaO_2 降低，$PaCO_2$ 增高。

3. 鉴别诊断

（1）新生儿湿肺：无羊水污染史及吸入史。症状轻，胸部 X 线片显示肺泡、叶间或胸腔积液；

（2）感染性肺炎：可有体温波动，气道分泌物培养阳性，胸部 X 线呈小灶性或斑片

状阴影;

（3）新生儿呼吸窘迫综合征：以早产儿多见，无明显的羊水或胎粪污染史及吸入史。胸部 X 线呈肺野透亮度减低，且无肺气肿表现。

【治疗】

尽量清理、吸净呼吸道内吸入的胎粪颗粒，保持气道通畅，改善肺功能，维持重要脏器的功能，防治感染，预防和减少并发症。

1. 一般治疗

（1）注意保暖：保持中性环境温度，减少氧耗;

（2）供给营养：重症不能经口喂养者，可鼻饲或静脉滴注营养液、血浆、10% 葡萄糖液等;

（3）适当控制液量：控制液体入量在 $60 \sim 80mL/(kg \cdot d)$，以免加重心、脑、肺的负担;

（4）镇静：烦躁不安者用镇静剂，如苯巴比妥钠 $5 \sim 10mg/$次，肌内注射;

（5）维持酸碱和电解质的平衡：在保持气道通畅和提供足量氧气的前提下，遇酸中毒时可给予适量的碳酸氢钠。轻度酸中毒可通过改善循环得以纠正;

（6）维持有效的周围循环：出现低体温、皮肤苍白和血压下降等休克表现时，及时应用生理盐水、5% 白蛋白、血浆甚至全血进行扩容治疗，可同时静脉点滴多巴胺和（或）多巴酚丁胺。

2. 药物治疗

（1）继发肺感染的治疗：MAS 患儿后期常并发肺部的继发感染，应选用广谱抗生素，必要时可做气管内吸引物和血的细菌培养 + 药敏试验，根据结果选取有效的抗生素;

（2）PPHN 的治疗：重症患儿由于严重缺氧和混合性酸中毒，常会出现肺动脉持续高压，可采用血管舒张药物，碱化血液等方法治疗。

1）硫酸镁治疗：硫酸镁能拮抗钙离子进入平滑肌，影响前列腺素的代谢，抑制儿茶酚胺的释放，降低平滑肌对血管的收缩。剂量：负荷量为 200mg/kg，20min 内静脉滴入，后改维持量 $20 \sim 150mg/(kg \cdot h)$，持续静脉滴注，有效血镁浓度为 $3.5 \sim 5.5mmol/L$，可连用 $1 \sim 3$ 日，但需监测血钙和血压;

2）纠正酸中毒及碱化血液：通过高通气、改善外周血液循环及使用碳酸氢钠等方法，使血 pH 值增高达 $7.40 \sim 7.55$，可促进肺血管扩张，降低肺动脉压力，减少右向左的分流;

3）一氧化氮吸入治疗：在常规治疗的基础上，为改善氧合可给予患儿吸入 NO，剂量开始为 20×10^6（20ppm）浓度，在 4h 后可降为 $(5 \sim 6) \times 10^6$ 维持;对早产儿吸入 NO 的浓度可设为 5×10^6 或更低 $(1 \sim 2) \times 10^6$，一般持续 24h，也可用数日或更长时间。应用时注意持续监测吸入 NO 和 NO_2 的浓度，血高铁及血红蛋白浓度不应超过 7%。早产儿还要注意观察有无出血倾向。

4）血管扩张剂：

①依前列醇（PGI_2）：开始剂量为 $0.02\mu g/(kg \cdot min)$，在 $4 \sim 12h$ 内逐渐增加到 $0.06\mu g/(kg \cdot min)$，并维持静点，连用 $3 \sim 4$ 日；

②前列腺素 E_1：常用维持量为 $0.01 \sim 0.04\mu g/(kg \cdot min)$；

③妥拉苏林（α 受体阻滞剂）：首剂 $1 \sim 2mg/kg$，$10min$ 内静推，之后以 $1 \sim 2mg/(kg \cdot h)$ 维持静点。为使药物能尽量入肺，避免降低体循环压力，应选用头皮静脉点滴，同时注意血压变化，必要时加用多巴胺或多巴酚丁胺，$5 \sim 10\mu g/(kg \cdot min)$ 维持静点。血容量不足时慎用，因有胃肠道出血等危险，现已少用。

（3）肺表面活性物质（PS）的应用：此法治疗 MAS 的临床确切疗效尚有待证实。但已有报道指出，MAS 时 PS 的合成受肺内胎粪的抑制，故治疗时可给予 PS，时间最好在生后 6h 内。经气道内注入 PS，每次 150mg/kg，每 6h 1 次，连用 $3 \sim 4$ 次。大量胎粪吸入者也可用生理盐水稀释的 PS 液（浓度：5mg 磷脂/mL）15mL/kg 灌洗气道。

3. 其他治疗

（1）清理呼吸道，吸出胎粪：吸出胎粪的最佳时机是胎头刚娩出，新生儿尚未出现第 1 次呼吸时。胎头娩出后即开始吸引，首先是口、鼻咽部，而后是气管。对病情较重，出生时存在窒息的 MAS 患儿最好通过气管内插管进行吸引，且反复多次进行，尽可能将气管内的胎粪吸净。在气道处理前不作正压呼吸。如胎粪黏稠可用生理盐水冲洗后再行负压吸引。此方法可有效预防后期肺动脉高压的出现；

（2）氧疗和辅助呼吸：清理气道后立即给予氧疗，病情轻者可采用鼻导管、面罩或头罩吸氧等方式，使 PaO_2 维持在 $8 \sim 10.7kPa$（$60 \sim 80mmHg$）之间。重症患儿当出现血气分析 pH 值 <7.2，$PaO_2 <6.6kPa$（$50mmHg$），$PaCO_2 >9.93kPa$（$70mmHg$）时需用辅助呼吸，但送气压力和呼气末压力不宜过高，以免引起肺气漏，具体呼吸机各参数可根据病情相应设定。如以肺不张为主要表现时，可适当调高吸气峰压、延长吸气时间；对肺气肿者，吸气峰压宜稍低，使用可维持正常血气的最小峰压即可，并适当延长呼气时间；

（3）气胸的治疗：若患儿在原有呼吸困难的基础上突然出现病情恶化时，应重复 X 线胸片检查，若并发气胸或纵隔积气时，轻者可等待其自然吸收，严重者影响呼吸时，应立即穿刺抽气或行胸腔闭式引流排出气体。

【护理措施】

1. 保持呼吸道通畅　及时有效清除吸入物，维持正常通气功能；

2. 合理用氧　选择与病情相适应的用氧方式，维持有效吸氧，改善呼吸功能；

3. 保暖和喂养　注意保温，细心喂养，供给足够的能量；

4. 密切观察病情　如患儿出现烦躁不安、心率加快、呼吸急促、肝脏在短时间内迅速增大时，提示可能合并心力衰竭，应立即吸氧，遵医嘱给予强心、利尿药物，控制补液量和补液速度；如患儿突然出现气促、呼吸困难、青紫加重时，有合并气胸或纵隔气肿的可能，应立即做好胸腔穿刺及胸腔闭式引流准备；

5. 健康教育　向家长讲述疾病的有关知识和护理要点，及时让家长了解患儿的病情，做好家长的心理护理。

（包心正）

第六节　新生儿呼吸窘迫综合征

【概述】

新生儿呼吸窘迫综合征（NRDS）又名肺透明膜病（HMD），主要见于早产儿，由于缺乏肺泡表面活性物质而表现为进行性呼吸困难。其病理特征为肺泡至终末支气管管壁上附有嗜伊红透明膜和肺不张。

【临床表现】

出生时多无症状，一般多在 6h 内出现症状。发病后常表现为烦躁不安，呼吸增快、浅表，呼气时发出呻吟，吸气时出现"三凹"，呼吸困难与青紫呈进行性加剧。严重者呼吸不规则、缓慢且有暂停。患儿面色青灰或灰白，胸廓开始时较隆起，以后因肺不张而渐下陷，两肺呼吸音大多减低，深吸气时于肺底部可听到少许细湿音。因心肌缺氧可出现心功能不全及周围循环不良的表现，体温常不升，四肢肌张力低下。随着透明膜形成的增多，病情愈加严重，除呼吸衰竭外，可发生昏迷。患儿多在 3 日内死亡。能存活 3 日以上者，当新生儿自身能产生一定量肺泡表面活性物质，随着肺成熟度增加，多有恢复的可能。少数轻型病例，起病可迟至 24~48h，呼吸困难及青紫较轻，可无呻吟，一般 3~4 日后逐渐好转。

【诊断】

1. 辅助检查

（1）胃液泡沫稳定试验：胃液 1mL 加 95% 乙醇 1L，振荡 15s，静置 15min 后沿管壁有一圈泡沫为阳性，可排除 HMD；

（2）卵磷脂/鞘磷脂（L/S）比值：分娩前羊水或婴儿气管分泌物卵磷脂/鞘磷脂（L/S）比值 <2:1，磷脂酰甘油阴性或饱和磷脂棕榈卵磷脂 <5mg/L，表示肺未成熟；

（3）血气分析：pH 值下降，$PaCO_2$ 升高，PaO_2 下降，BE 负值增加；

（4）X 线检查：按病情程度可将胸片改变分为 4 级：Ⅰ级，两肺野普遍透亮度减低，见均匀散在的细小颗粒和网状阴影；Ⅱ级，除Ⅰ级变化加重外，可见支气管充气征，延伸至肺野中外带；Ⅲ级，肺野透亮度更加减低，心缘、膈缘模糊；Ⅳ级，整个肺野呈白肺，支气管充气征更加明显；

（5）彩色 Doppler 超声检查：确诊 PPHN 和动脉导管开放。

2. 诊断要点

1）好发于早产儿或剖宫产儿、窒息新生儿及糖尿病母亲生的新生儿；

2）出生时正常，生后 2~6h 出现进行性呼吸困难、呼吸 >60 次/分，呼气性呻吟、鼻翼扇动、"三凹"征、发绀，吸氧常不能缓解；

3）胸部 X 线显示两肺透亮度普遍下降，呈毛玻璃样改变，伴有支气管充气征；

4）血气分析 PaO_2 下降，$PaCO_2$ 升高。泡沫试验阴性。羊水或气道吸取物卵磷脂/鞘磷脂 <2∶1。羊水磷脂酰甘油检查 <3%；

5）排除引起新生儿呼吸困难的其他原因或疾病。

3. 鉴别诊断　典型的临床表现和 X 线胸片不难确诊，应与以下疾病鉴别。

（1）湿肺：亦称新生儿暂时性呼吸增快（TTN）。多见于足月儿。为自限性疾病。系肺淋巴和（或）静脉吸收肺液功能暂时低下，使其积留于淋巴管、静脉、间质、叶间胸膜和肺泡等处，影响气体交换。生后数小时内出现呼吸增快（>60 次/分），但吃奶佳、哭声响亮及反应好，重者也可有发绀和呻吟等。听诊呼吸音减低，可有湿啰音。X 线胸片显示肺气肿、肺门纹理增粗和斑点状云雾影，常见毛发线（叶间积液）。对症治疗即可。一般 2～3 日症状缓解消失；

（2）B 组链球菌肺炎：是由 B 组链球菌败血症所致的宫内感染性肺炎，临床及 X 线胸片表现与本病难以区别。鉴别点为：母亲妊娠晚期有感染、胎膜早破或羊水有臭味史；母血或宫颈拭子培养有 B 组链球菌生长；机械通气时所需参数较低；病程与 RDS 不同；

（3）膈疝：表现为阵发性呼吸急促及发绀。腹部凹陷，患侧胸部呼吸音减弱甚至消失，可闻及肠鸣音；X 线胸片可见患侧胸部有充气的肠曲或胃泡影及肺不张，纵隔向对侧移位。

【治疗】

采取综合措施，维持肺通换气功能，直接给予肺表面活性物质和（或）机械通气治疗，或通过对症处理等待机体自身合成肺表面活性物质，防治并发症。

1. 一般治疗　注意保暖，做好口腔护理及清除咽部黏液，保持呼吸道通畅。加强体温、呼吸、心率、血压和血气分析等的监测。保证足够营养和液体的摄入，第 1 日葡萄糖液体量控制在 60～80mL/（kg·d），以后可逐渐增至：120～150mL/（kg·d），需注意电解质的补充。病情好转后改为经口喂养，热能不足时辅以部分静脉营养。

2. 药物治疗

（1）纠正酸中毒：酸中毒时可给予适量的碳酸氢钠，具体剂量公式：5% 碳酸氢钠毫升数 = |－BE|×体重（kg）×0.5，先给 1/2 量，稀释为 1.4% 后静脉滴注，之后根据血气结果具体调整用量；

（2）维持血压和各脏器的灌注：多巴胺 5～10μg/（kg·min）维持静点；为减轻心脏负荷，扩张肺血管，可用酚妥拉明，每次 0.25～0.5mg/kg，每 4～6h 静点 1 次；

（3）关闭动脉导管：恢复期如患儿突然出现青紫、呼吸困难、胸骨旁 2～3 肋间闻及收缩期或连续性杂音，应考虑合并动脉导管未闭。此时应严格限制液体入量，并给予利尿剂，如呋塞米；如动脉导管仍不关闭者，可静脉注射抑制前列腺素 E 合成的药物吲哚美辛（消炎痛），首剂 0.2mg/kg，第 2、3 剂每次 0.1mg/kg，每 12h 用药 1 次，共 3 次。吲哚美辛可致暂时性肾功能不全，一过性少尿，少数患儿可出现胃肠道出血，应予注意。用药无效时可考虑手术结扎；

（4）肺表面活性物质（PS）替代疗法：PS 替代疗法是治疗和预防 NRDS 的新方法，随着卫生状况改善和人民经济水平的提高，其应用越来越普及，有些医院已常规应用 PS 预防和治疗新生儿 NRDS。

1）肺表面活性物质的种类：目前的制剂有 3 种：

①天然表面活性物质：从人羊水或动物肺（牛肺或猪肺）中提取的 PS；

②人工合成制剂：人工合成的二棕榈卵磷脂酰胆碱（DDPC）和磷脂酰甘油（PG）按一定比例配方合成，疗效不太理想；

③混合制剂：人工合成制剂中加入少量天然制剂，可提高疗效。

三种制剂中以天然 PS 效果最好，但价格较昂贵，半衰期短（8~12h），有时需应用 2~3 次；

2）使用方法：NRDS 一经确诊，PS 应尽早使用（生后 24h 内），愈早使用效果愈好。用替代疗法时，PS 需从气管插管中注入，首次剂量 100~200mg/kg，因制剂不同，用药剂量不同，具体见药物说明书。为了使药液在各肺叶均匀分布，需边改变体位（分别为仰卧位、左侧卧位、右侧卧位、再仰卧位）边注入，每个体位注入 1/4 药量，之后还需应用复苏囊再加压通气 1~2min，以便药物尽可能的进入肺深部。PS 起效快，大多患儿用药 1~2h 后呼吸窘迫症状明显减轻，血气分析改善。给药次数应根据具体病情需要而定。

（5）抗生素的应用：因 NRDS 多与 B 族溶血性链球菌感染性肺炎相象，不易鉴别，遇有症状患儿多主张给予青霉素 20 万~30 万 IU/kg，分 3~4 次静滴或肌注。另外，行气管插管机械辅助呼吸的患儿，易继发感染，可选用三代头孢如头孢他啶、头孢噻肟钠等予以预防。

3. 其他治疗　改善机体缺氧状态，使 PaO$_2$ 维持在 50~70mmHg，以防高浓度氧对早产儿视网膜发育造成影响。

（1）吸氧：根据具体缺氧和发绀的程度可选用鼻导管吸氧、面罩或头罩吸氧等方式及吸氧持续时间的长短；

（2）鼻塞持续气道正压呼吸（CPAP）：对于吸入 60% 浓度氧后，PaO$_2$ 仍低于 50mmHg，自主呼吸尚好的患儿可采用 CPAP。调节压力至 5~10cmH$_2$O，压力过高会影响 CO$_2$ 排出，导致肺泡破裂，心搏出量降低。治疗原理：CPAP 能在整个呼吸周期提供一定水平的正压，使肺功能残气量增加，防止肺泡萎陷形成不张；

（3）机械通气：如吸氧浓度已达 80%，或应用 CPAP 后而 PaO$_2$ 仍 < 50mmHg 或 PaCO$_2$ > 60mmHg，或频发呼吸暂停者，需行气管插管应用呼吸机辅助呼吸。多采用间歇正压通气（IPPV）加呼气末正压呼吸（PEEP），吸气峰压不超过 2.9kPa（30cmH$_2$O），呼吸频率 30~40 次/分，呼吸比（I/E）= 1:（1~2），PEEP 压力 4~6cmH$_2$O，吸氧浓度开始时高，以后渐减至 40%。对严重患儿常规机械通气无效时，可改用高频通气或体外膜肺。

【护理措施】

1. 氧疗护理　尽早使用持续正压呼吸（CPAP）用氧，可用呼吸机 CPAP 吸氧（鼻塞接呼吸机行 CPAP 通气）或用简易鼻塞瓶装法，压力以 0.49～0.98kPa（5～10cmH$_2$O），早产儿从 0.196～0.294kPa（2～3cmH$_2$O）开始。操作时，水封瓶放在距患儿水平位下 30～50cm 处。气管插管用氧，如用纯氧 CPAP 后，病情仍无好转者，采用间歇正压通气（IPPV）加呼气末正压呼吸（PEEP）；

2. 气管内滴入表面活性物质　头稍后仰，使呼吸道伸直；吸净呼吸道分泌物；抽取药液，从气管中滴入（患儿分别取平卧、左侧、右侧卧位），然后用复苏囊加压给氧，使药液迅速弥散。用药后 4～6 小时内禁止呼吸道内吸引；

3. 保暖　室内温度应维持在 22～24℃，肤温在 36～36.5℃，以降低机体耗氧；相对湿度在 55%～65%，减少体内水分丢失；

4. 饮食护理　根据患儿的每日所需热卡计算奶量，保证机体营养所需，不能吸乳吞咽者，可用鼻饲法或静脉营养液；

5. 严密观察病情　随时对患者进行评估；

6. 做好消毒隔离　注意无菌操作，预防感染；

7. 健康教育　做好家属接待与解答工作，让家属了解治疗过程，取得最佳配合，同时做好育儿知识宣传工作。

（包心正）

第七节　新生儿黄疸

【概述】

新生儿黄疸是胆红素（大部分为未结合胆红素）在新生儿体内积聚而引起。有生理性和病理性之分，严重黄疸可引起胆红素脑病，使中枢神经系统受损而致残甚至致死。

新生儿胆红素生成较多、运转胆红素的能力不足、肝功能发育未完善、肠肝循环的特性使新生儿易出现黄疸，尤其当新生儿处于饥饿、缺氧、胎粪排出延迟、脱水、酸中毒、头颅血肿或颅内出血等状态时黄疸加重。

病理性黄疸分感染性和非感染性。前者可见于新生儿肝炎、新生儿败血症、新生儿感染性肺炎、TORCH 感染等；后者可见于新生儿溶血病、先天性胆道闭锁、红细胞 6-磷酸葡萄糖脱氢酶缺陷、红细胞丙酮酸激酶缺陷病、球形红细胞增多症、半乳糖血症、α$_1$ 抗胰蛋白酶缺乏症、囊性纤维病等遗传性疾病、药物性黄疸、母乳性黄疸等疾病。

【临床表现】

足月儿生理性黄疸多于生后 2～3 日出现，黄疸程度较轻，先见于面颈部，偶有重者，可涉及到躯干、四肢和巩膜。有时呕吐的胃内容物和脑脊液亦呈黄色。粪便多呈黄色。一般无任何症状，如血清胆红素超过 136.8μmol/L（8mg/dL），也可有轻度嗜睡或纳差。黄疸生后 4 ~ 5 日为高峰，7 ~ 10 日消退。早产儿生理性黄疸较足月儿多见，于生后 3 ~ 5 日出现，黄疸程度较重，消退也较慢，可延长到 2 ~ 4 周。胎龄小的早产儿有时血胆红素虽只有 170 ~ 205. 2μmol/L（10 ~ 12mg/dL），但也有并发核黄疸的危险，应予以注意。

【诊断】

1. 病史

（1）宫内及产时感染史；

（2）家族遗传代谢病史；

（3）母既往流产、死胎、分娩黄疸儿史；父母血型尤其母 O 型，Rh（－）；

（4）产伤、窒息缺氧、出血史；

（5）维生素 K_3、维生素 K_4、新霉素等药物应用史；

（6）黄疸出现早（生后 24h 内出现）；持续时间长（足月儿 >2 周，早产儿 >4 周）；

（7）退而复现。

2. 查体　注意皮肤及巩膜黄染程度与范围，肝脾大小、质地，有无贫血、出血、畸形，反射异常等神经系统异常体征。

3. 辅助检查

（1）血常规：新生儿溶血病时，血红细胞、血红蛋白可以降低，网织红细胞和有核红细胞可增高。有感染时，血白细胞及中性粒细胞常增高，C 反应蛋白（CRP）明显增高，血培养可阳性；高未结合胆红素血症者血清胆红素足月儿 ≥222μmol/L（13mg/dL），早产儿 ≥257μmol/L，并以未结合胆红素增高为主；新生儿肝炎时血清转氨酶升高，血清胆红素增加，结合胆红素和未结合胆红素均增高，甲胎蛋白持续升高；宫内感染时 HBsAg 及 TORCH 感染的特异性 IgM 抗体可阳性；先天性胆管闭锁者血清胆红素增加，结合胆红素升高，尿胆红素阳性；

（2）血型鉴定：若母为 Rh 阴性，子为 Rh 阳性，要考虑 Rh 血型不合；若母子均为 Rh 阳性，还应进一步排出 E、C 等母子血型不合；若母为 O 型，子为 A 或 B 型，应考虑 ABO 血型不合；若子为 O 型，可排除 ABO 溶血病；

（3）血型特异性免疫抗体检查：为确诊本病的依据。可取患儿红细胞做直接抗人体免疫球蛋白试验（阳性时，说明红细胞已被致敏）、红细胞抗体释放试验及血清中游离抗体测定试验。前二项试验阳性即可确诊，后一项试验阳性，表明小儿体内有免疫性抗体存在，但并不一定说明红细胞被致敏，故不能仅据此而确诊；

（4）其他：可做肝胆 B 超、CT 和核同位素扫描，以发现有无胆管阻塞。

4. 诊断要点

（1）生理性黄疸诊断依据：

1）新生儿一般情况良好；

2）足月儿在出生 2 ~ 3 日出现黄疸，4 ~ 5 日达高峰，在 2 周内消退；早产儿多在生后 3 ~ 5 日出现黄疸，5 ~ 7 日达高峰，在 4 周内消退；

3）血清胆红素浓度在足月儿 < 222μmol/L；早产儿 < 257μmol/L；

4）血清结合胆红素 < 25μmol/L；

5）血清胆红素浓度每日上升 < 85mol/L（5mg/dL）。

（2）病理性黄疸诊断依据：

1）生后24h内出现黄疸；

2）血清胆红素浓度在足月儿 ≥ 222μmol/L；早产儿 ≥ 257μmol/L，每日升高 > 85μmol/L；

3）血清结合胆红素 > 25μmol/L（2mg/dL）；

4）黄疸持续时间较长，足月儿 > 2 周，早产儿 > 4 周；

5）黄疸退而复现。

（3）胆红素脑病诊断依据：

1）有高未结合胆红素血症，足月儿血清胆红素常 > 342.0μmol/L，常在生后 2 ~ 5 日出现；早产儿血清胆红素常 > 257μmol/L，常在生后 7 日出现。

2）早期症状较轻，有厌食、睡眠差、呼吸暂停、低热、萎靡及拥抱反射消失等。继续发展后可有高声尖叫、呼吸困难、心动过缓、惊厥或角弓反张等。重症者常可死亡。存活者后期常出现持久性锥体外系神经异常，如眼球运动障碍、听觉障碍、手足徐动及智力落后等。

（4）胆红素脑病分期诊断：

1）警告期：嗜睡，反应低下，吸吮无力，拥抱反射减弱，肌张力减退，偶有脑性尖叫、呕吐，持续 12 ~ 24h；

2）痉挛期：轻者仅有目光凝视，重者抽搐，肌张力增高，角弓反张，抽搐时可伴发热。持续 12 ~ 48h；

3）恢复期：吸吮力和对外界反应逐渐恢复，肌张力恢复，痉挛减少或消失。持续 2 周；

4）后遗症期：即核黄疸四联征，表现为手足徐动、眼球运动障碍、听觉障碍、牙釉质发育不良。此外，有脑性瘫痪、智能低下、癫痫、流涎等。

5. 鉴别诊断

（1）新生儿溶血病：黄疸常发生于生后 24h 内，且进展快，并伴有贫血、肝脾肿大，重者可伴有水肿和心力衰竭。国内以 ABO 溶血病多见，母血型为 O 型，父与子女血型常为 B 或 A 型。Rh 溶血病发生率虽少，但病情严重，多见于第二胎，测定血清特异性抗体，即可确诊；

（2）葡萄糖-6-磷酸脱氢酶（G-6-PD）缺乏症：常有窒息、缺氧、感染或服药史等诱因，直接测定红细胞 G-6-PD 活性可确诊；

（3）感染性疾病：如败血症、肺炎等，根据相应的病史、临床表现与实验室资料进行鉴别；

（4）药物性黄疸：某些药物如维生素 K_3、磺胺药等具有强氧化作用，可诱发新生儿溶血。孕妇分娩前静脉滴注大剂量缩宫素或未加电解质的葡萄糖液，使胎儿处于低渗状态，易导致其红细胞通透性及脆性增加致溶血。有相应的用药史可资鉴别；

（5）母乳性黄疸：足月儿多见。黄疸在生后 2～14 日内发生，但不随生理性黄疸的消退而消退，黄疸程度以轻度至中度为主，血胆红素浓度大多在 205～342μmol/L，以未结合胆红素升高为主。患儿一般情况良好，不伴肝脾肿大，无贫血，肝功能正常。该病诊断尚缺乏特异性实验室检测手段，需将其他能引起新生儿黄疸的疾病逐一排除后，试停母乳3 日，黄疸能迅速减轻、胆红素降低原水平的 50% 以上，可临床诊断本病；

（6）先天性甲状腺功能减低症：常表现黄疸程度重，消退延迟，同时可伴腹胀、便秘、反应低下、声音嘶哑、舌大、脐疝等症状。血甲状腺素（T_3、T_4）降低，促甲状腺素（TSH）增高；

（7）新生儿肝炎：最为常见。多由病毒引起宫内感染所致，如乙肝病毒、巨细胞病毒、EB 病毒、单纯疱疹病毒、风疹病毒、肠道病毒等，肝功能检查转氨酶升高，检测特异性抗原、抗体可确诊；

（8）胆管阻塞：见于先天性胆管闭锁、先天性胆总管囊肿、胆汁黏稠综合征及肝胆肿瘤等，均可导致肝内和肝外胆管阻塞，结合胆红素排泄障碍。临床表现为黄疸进行性加重，尿色黄，大便呈白陶土色，肝脾进行性增大，最后形成肝硬化伴腹水。腹部 B 超、CT 或核同位素扫描等可明确诊断；

（9）先天性遗传代谢性疾病：如半乳糖血症、糖元累积症、α_1 抗胰蛋白酶缺乏症、酪氨酸血症、脂质累积病、先天性非溶血性黄疸等。检测特异性酶或肝组织检查或确诊。

【治疗】

一般生理性黄疸无需治疗。病理性黄疸须积极去除病因，维持内环境的稳定，采用综合措施，降低血清中胆红素的水平，防止胆红素脑病的发生。

1. 一般治疗　保暖，早开奶，适当补充维生素；纠正缺氧、酸中毒，维持内环境稳定；避免应用可与胆红素竞争葡萄糖醛酸转换酶或白蛋白结合位点的药物，如磺胺类、水杨酸盐、维生素 K_3 和维生素 K_4、吲哚美辛等。

2. 药物治疗

（1）肝酶诱导剂：可诱导肝细胞微粒体使葡萄糖醛酸转移酶的合成增多，增加未结合胆红素与葡萄糖醛酸结合的能力，增加肝细胞 Y 蛋白的含量，加速胆红素代谢。常用苯巴比妥钠，首次负荷量为 10～15mg/kg 肌注，8～12h 后改用维持量 5mg/(kg·d)，分 2～3 次口服，连用 3～5 日；也可加用尼可刹米 100mg/(kg·d)，分 2～3 次口服，连用 3～5 日；

（2）白蛋白：黄疸严重时，可给予白蛋白，每次 1g/kg 加葡萄糖 10～20mL 中静脉滴注，从而可减少游离的未结合胆红素，防止其透过血脑屏障对脑细胞的损害，预防核黄疸的发生。也可静脉滴注血浆 10mL/kg；

（3）纠正代谢性酸中毒：可给予5%碳酸氢钠2～3mL/kg稀释后静脉滴注，可提高血pH值，利于未结合胆红素与蛋白质的结合；

（4）金属卟啉：锡原卟啉、锌原卟啉、锡中卟啉、锌中卟啉等可抑制胆红素的产生，无毒性；

（5）大剂量丙种球蛋白：可抑制吞噬细胞对致敏红细胞的破坏，多用于重症新生儿溶血病早期，用法为1g/kg，4～6h内静脉滴注，一般应用1次即可；

（6）抗生素：遇黄疸由感染引起者，如新生儿败血症、化脓性脑膜炎等，可根据临床经验或细菌培养结果应用敏感的抗生素，但磺胺类、新霉素、氯霉素等可加重黄疸的药物不宜应用；

（7）保肝药：黄疸由新生儿肝炎引发时，可加用保肝药，如葡醛内酯（肝泰乐），用法25～50mg口服，每日2次，或联苯双酯每次0.5mg/kg口服，每日2～3次口服。也可静点用药，如甘利欣1.5mL/（kg·d），或甘草甜素（强力宁）1～1.5mL/（kg·d），疗程均为10～14日。

3. 其他治疗

（1）光疗：

1）工作原理：光疗是一种可降低血清未结合胆红素简单易行的方法。未结合胆红素可在光的作用下被转化为水溶性异构体，经胆汁或尿液排出，从而降低血清胆红素浓度。光疗主要作用于皮肤浅层组织，因此皮肤黄疸消退并不表明血清未结合胆红素正常；

2）光疗方法：光源以蓝光最好（主峰波长425～475nm），也可用白光（波长550～600nm）或绿光（波长510～530nm）。主要设备有光疗箱、光疗灯和光疗毯等。照射时以双面光疗为宜；上、下灯管距床面距离分别为40cm和20cm；

3）光疗指征：适用任何原因引发的新生儿高未结合胆红素血症患儿。一般患儿血清总胆红素＞205μmol/L（12mg/dL），极低出生体重儿＞103μmol/L（6mg/dL），超低出生体重儿＞85μmol/L（5mg/dL）考虑光疗；在患儿存在如低体温、低血糖、低蛋白血症、新生儿溶血病、窒息、缺氧、酸中毒及败血症等高危因素时，应适当放宽光疗指征，甚至有学者认为对超低出生体重儿生后即应给予预防性光疗；

4）光疗时间：分连续照射和间歇照射，前者为连续照射24h，后者为照射10～12h后，间歇12～14h再照。临床具体如何应用，视病情而定；

5）光疗注意事项：

①蓝光灯管随使用时间延长，其功效逐渐降低，连续使用2000～2500h后需更换新灯管；遇治疗Rh溶血病等重度黄疸患儿时，应使用新灯管；

②光疗箱要预热，温度达30℃左右时再放入患儿；

③光照时，婴儿双眼要用不透光的纸片或布遮盖，以免视网膜损伤；会阴、肛门等外生殖器亦应遮盖保护；

④光疗时不显性失水会增加，液体入量应增加15～20mL/（kg·d）；

⑤光疗期间应密切监测血清胆红素浓度，可每12~24h测定1次，遇溶血病及血清胆红素水平已接近换血指征时，可每4~6h测定1次。光疗结束后还应再继续监测2日，必要时再次光疗；

6）光疗不良反应：可出现发热、腹泻和皮疹等，大多不严重，可继续光疗；因蓝光分解，光疗超过24h后可出现体内核黄素缺乏，应进行短期补充，剂量为光疗时维生素 B$_2$，每次5mg，每日3次口服；光疗后改为口服维生素 B$_2$ 每次5mg，每日1次，连用3日；当有肝功障碍的患儿血清结合胆红素 >68μmol/L（4mg/dL）时，光疗可使皮肤呈现青铜色即出现青铜症，此时应停止光疗，停照后症状多可自行消退。此外，光疗时还应注意水分和钙剂的补充，出现抽搐、呼吸暂停等严重低钙表现时，应暂停光疗，积极纠正。

（2）换血疗法：换血是治疗新生儿高胆红素血症最迅速的方法。对重症高未结合胆红素血症患儿，尤其是对重症母婴血型不合溶血病的患儿均有快速而有效的治疗效果。

1）换血指征：换血疗法虽很有效，但其也存在一些不良反应，应用时要掌握一定指征：

①产前已明确诊断为新生儿溶血病，出生时脐血胆红素 >68μmol/L（4mg/dL），血红蛋白 <120g/L，伴有水肿、肝脾肿大和心力衰竭者；

②血清胆红素已达 340~427μmol/L（20~25mg/dL），或胆红素每小时上升 >8.6μmol/L（0.5mg/dL）；

③不论胆红素水平高低，已有胆红素脑病的早期表现者，如萎靡、吸吮无力、反射减弱等；

④早产儿、低出生体重儿并发缺氧、酸中毒、感染等情况时，换血指征宜适当放宽。

2）换血方法：

①血源：母 O 型、子 A 型或 B 型的 ABO 溶血病时，最好选用 AB 型血浆和 O 型红细胞的混合血液；Rh 溶血病时，应选用 Rh 血型系统与母亲同型、ABO 系统与患儿同型的血液；

②换血途径：选用脐静脉和其他大静脉进行换血；

③换血量：一般为患儿血量的 2 倍，150~180mL/kg。

【护理措施】

1. 密切观察病情

（1）观察皮肤颜色：根据皮肤黄染的部位、范围和深度，估计血清胆红素增高的程度，判断其转归。当血清胆红素达到 85.5~119.7μmol/L（5~7mg/dL）时，在自然光线下，可观察到面部皮肤黄染，随着胆红素浓度的增高，黄疸程度加重，逐步由躯干向四肢发展，当血清胆红素达 307.8μmol/L（18mg/dL）时，躯干呈橘黄色而手足呈黄色，当手足转为橘黄色时，血清胆红素可高达 342μmol/L（20mg/dL）以上。此时，易发生胆红素脑病；

（2）观察生命体征：体温、脉搏、呼吸及有无出血倾向，观察患儿哭声、吸吮力、肌张力的变化，判断有无核黄疸发生；

（3）观察排泄情况：大小便的次数、量及性质，如有胎粪延迟排出，应给予灌肠处理。

2. 保暖　体温维持在 36～37℃，低体温影响胆红素与白蛋白的结合；

3. 尽早喂养　刺激肠道蠕动，促进胎便排出。同时，有利于肠道建立正常菌群，减少胆红素的肝肠循环，减轻肝脏负担。应耐心、细致地喂养患儿，少量多次，保证患儿营养及热量的摄入；

4. 处理感染灶　观察皮肤有无破损及感染灶，脐部如有脓性分泌物，可用 3% 过氧化氢清洗局部后，涂以 2% 碘酊，保持脐部清洁、干燥；

5. 光照疗法　按光照疗法护理；

6. 遵医嘱用药　给予补液和白蛋白治疗，调整液体速度，纠正酸中毒和防止胆红素脑病的发生；

7. 健康教育　讲解黄疸病因及临床表现，使家长了解病情的转归，取得家长的配合。既往有新生儿溶血症流产或死胎的孕妇，应讲解产前检查和胎儿宫内治疗的重要性，防止新生儿出生时溶血症的发生。胆红素脑病后遗症，应给予康复治疗和护理指导。母乳性黄疸的患儿，母乳喂养可暂停 1～4 天，或改为隔次母乳喂养，黄疸消退后再恢复母乳喂养。红细胞 G-6-PD 缺陷者，需忌食蚕豆及其制品。患儿衣物保管时勿放樟脑丸，并注意药物的选用，以免诱发溶血。

（包心正）

第二十一章　婴幼儿营养保健

第一节　婴儿营养与喂养

一、母乳喂养

1. 母乳喂养的优点

(1) 营养丰富，适合儿童生长需要：

①母乳含各种营养素较多且成分优质，比例适宜，如蛋白质、糖、脂肪比例合适，蛋白质以乳清蛋白为主，在胃内形成凝块小，易被消化吸收；

②脂肪不饱和脂肪酸较多，乳糖含量高；

③各种维生素，矿物质含量较多；

④钙磷比例适宜；

⑤淀粉酶较多，有利于婴儿消化吸收，从而保证了婴儿的生长，降低了发病率和病死率。

(2) 增强婴儿免疫力：母乳中含有大量的抵抗微生物成分，具有增强婴儿免疫力的作用，

①母乳中含有分泌型的 IgA，在胃肠道内不受酸碱的影响，不被消化，可结合肠道内病原体（细菌、病毒等）和过敏原，阻止其侵入肠黏膜；

②母乳中含有较多的乳铁蛋白，可抑制大肠埃希菌和白色念珠菌生长；

③母乳中有巨噬细胞、淋巴细胞和中性粒细胞等免疫活性物质；

④母乳喂养避免了用奶瓶带来的感染。

(3) 促进母子情感交流：母乳喂哺时，婴儿与母亲直接接触，通过逗引、拥抱、照顾、对视，达到对婴儿的熟悉，增进母婴感情，并使婴儿获得安全、舒适及愉快感，有利于婴儿心理和智能的发育。

(4) 利于母体恢复：

①母乳几乎无菌，温度适宜，可直接哺乳，经济方便；

②对母亲也有利，哺乳可刺激子宫收缩，使其早恢复；

③哺乳可推迟月经来潮，也能减少乳腺癌的发生。

美国儿科学会在 2005 年发布母乳喂养指南中，把母乳喂养的好处概括为健康、营养、免疫、发育、心理、社会、经济和环境八个方面。1 岁内婴儿母乳喂养者婴儿猝死综合征

的发生率降低。较大儿童和成人母乳喂养者胰岛素依赖型和非胰岛素依赖型糖尿病、淋巴瘤、白血病、霍奇金病、超重和肥胖、高胆固醇血症、哮喘病发生率降低。另外母乳喂养还会促进认知和行为发育。

2. 母乳喂养的禁忌证和非禁忌证

（1）母乳喂养的禁忌证：

①半乳糖血症的婴儿；

②患活动性结核病或人类 T-细胞淋巴病毒 I 型或 II 型阳性的母亲；

③接受放射性同位素诊断检查或治疗的母亲、工作环境中存在有放射性物质；

④接受抗代谢药物、化疗药物或一些特别的药物治疗期间；

⑤吸毒或滥用药物的母亲；

⑥乳房患有单纯疱疹病毒感染的母亲；

⑦患有 HIV 感染的母亲。

（2）母乳喂养的非禁忌证：

①母亲乙肝表面抗原阳性；

②母亲患有丙型肝炎（血液丙型肝炎病毒抗体或病毒 DNA 阳性）；

③母亲存在发热；

④母亲工作环境中含少量化学物质；

⑤母亲为 CMV 血清阳性携带者，喂养前母乳需冷冻或加热消毒，以降低母乳中 CMV 病毒载量；

⑥抽烟的母亲可以进行母乳喂养，但不能在婴儿房间内吸烟，还应尽快戒烟；

⑦母乳喂养的母亲避免饮用含酒精饮料。若偶尔饮用少量酒精饮料，必须 2h 后才能给予母乳喂养；

⑧绝大多数患黄疸和高胆红素血症的新生儿不应中断母乳喂养。极少数严重高胆红素血症的婴儿，可短期终止母乳喂养。

3. 哺乳的方法　生后 4 个月的婴儿，应坚持母乳喂养。婴儿出生后第 1～2 个月喂的次数可根据婴儿饥饿啼哭和母亲乳房饮胀感来决定，可促使乳汁分泌增加，有利于哺乳成功，婴儿渐长，日夜规律建立，夜间哺喂次数自然减少，日间哺乳间隔达 3h 以上，此时喂哺规律。一般婴儿满月后一昼夜哺乳 6～7 次，4～5 个月时 5～6 次。每次哺乳时间 15～20min，根据吸吮能力及生活能力的不同，适当延长或缩短每次哺乳时间，以吃足为原则。喂乳量的判定：观察婴儿哺乳时的行为反应来了解乳量是否充足。哺乳时能听到咽乳的声音，哺乳后安静入睡，每日体重增长 25～30g，可以认为乳量充足。如哺乳时婴儿频频挣扎和啼哭，哺乳后不易入睡或睡不宁，体重增长慢，则乳量不足。

4. 断乳　断乳要逐渐进行，最好在春秋季节，开始断乳时，每日减少哺乳 1 次，并以辅食代替，以后逐渐减少哺乳次数，增加辅食次数，一般小儿可在 10～12 个月逐步完全断奶。若遇炎热夏季、婴儿体弱多病可延迟断奶至 1.5 岁。

二、部分母乳喂养

同时采用母乳与配方奶或兽乳喂养婴儿为部分母乳喂养。

1. 补授法　母乳不足时，每次喂养都用配方奶或兽乳补充母乳喂养为补授法，适宜4个月内的婴儿。补授时每次先哺母乳，将两侧乳房吸空后再以配方奶或兽乳补足。这样有利于刺激母乳分泌。补授的乳量由小儿食欲及母乳量多少而定，即"缺多少补多少"。

2. 代授法　用配方奶或兽乳完全替代一次或几次母乳喂养为代授法。适宜4~6个月或以后的婴儿。4个月内的婴儿母乳量不足时，如用代授法，减少了母乳哺乳次数，乳头得到的刺激减少，乳汁分泌降低。4~6个月婴儿如用补授法，婴儿易眷恋母乳，难以断离。

三、人工喂养

4个月以内的婴儿由于各种原因不能进行母乳喂养时，完全采用配方奶或其他兽乳等喂哺婴儿，称为人工喂养。

1. 兽乳的特点（以牛乳为例）

（1）乳糖含量低：牛乳的乳糖含量低于人乳，且主要为甲型乳糖，有利于大肠杆菌的生长；

（2）宏量营养素比例不当：牛乳蛋白质含量较人乳为高，且以酪蛋白为主，酪蛋白易在胃中形成较大的凝块；牛乳的氨基酸比例不当；牛乳脂肪颗滴大，而且缺乏脂肪酶，较难消化；牛乳不饱和脂肪酸（亚麻酸）（2%）低于人乳（8%）。牛乳含磷高，磷易与酪蛋白结合，影响钙的吸收；

（3）肾负荷重：牛乳含矿物质比人乳多3~3.5倍，增加婴儿肾脏的溶质负荷，对婴儿肾脏有潜在的损害；

（4）缺乏免疫因子：牛乳缺乏各种免疫因子是与人乳的最大区别，故牛乳喂养的婴儿患感染性疾病的机会较多。

羊乳的营养价值与牛乳大致相同，蛋白质凝块较牛奶细而软，脂肪颗粒大小与人乳相仿。但羊乳中叶酸含量很少，长期哺给羊乳易致巨幼红细胞性贫血。马乳的蛋白质和脂肪含量少，能量亦低，故不宜长期哺用。

2. 牛乳的改造　由于种类的差异，兽乳所含的营养素不适合人类的婴儿。故一般人工喂养和婴儿断离母乳时应首选配方奶。

（1）配方奶粉：是以牛乳为基础改造的奶制品，使宏量营养素成分尽量"接近"于人乳，适合于婴儿的消化能力和肾功能，如降低其酪蛋白、无机盐的含量等；添加一些重要的维生素K、D和微量元素铁、锌等。使用时按年龄组选用。

（2）全牛乳的家庭改造：如无条件选用配方奶而采用兽乳喂养婴儿时，必须改造，不宜直接采用兽乳喂养婴儿。

1）加热：煮沸可达到灭菌的要求，且能使奶中的蛋白质变性，使之在胃中不易凝成

大块;

　　2）加糖：婴儿食用全牛乳应加糖。这不是为增加牛乳甜味，或增加能量（因牛乳与母乳能量相近），而是改变牛乳中宏量营养素的比例，利于吸收，软化大便。一般100mL牛奶中可加蔗糖5~8g。加糖过多或过少均不利于婴儿营养;

　　3）加水：降低牛奶矿物质、蛋白质浓度，减轻婴儿消化道、肾负荷。稀释奶仅用于新生儿，生后不满2周者可采用2份牛奶加1份水；以后逐渐过渡到3:1或4:1；满月后即可用全奶。

　　3. 奶量摄入的估计（6个月以内）　　100mL全牛奶供能67kcal（280.33kJ），8%糖牛乳100mL供能约100kcal（418.4kJ），婴儿的能量需要量为110kcal/（kg·d），婴儿需8%糖牛乳110mL/（kg·d）。全牛奶喂养时，因蛋白质与矿物质浓度较高，应两次喂哺之间加水，使奶与水量（总液量）达150mL/（kg·d）。

　　4. 正确的喂哺技巧　　同母乳喂养一样，人工喂养喂哺婴儿亦需要有正确的喂哺技巧，包括正确的喂哺姿势，唤起婴儿的最佳进奶状态。人工喂养喂哺婴儿应特别注意选用适宜的奶嘴和奶瓶、奶液的温度、喂哺时奶瓶的位置。

四、婴儿食物转换

【概述】

　　食物转换是指从纯乳类向固体食物转换的过程，以往称辅食添加。食物转换时期添加的食物被称为过渡期食物、换乳食物、断乳食物或辅食。

　　食物转换的目的是补充营养素，培养进食能力和对各类食物的喜爱。

　　1. 不同喂养方式婴儿的食物转换　　生后不同的喂养方式在食物转换的过渡时期婴儿喂养的模式略有不同。母乳喂养婴儿的食物转换问题是帮助婴儿逐渐用配方奶或兽乳完全替代母乳，同时引入其他食物；部分母乳喂养和人工喂养婴儿的食物转换是逐渐引入其他食物。

　　2. 过渡期食物的引入　　过渡期食物要易于消化吸收、满足生长发育需要，不易过敏。应根据婴儿发育状况决定引入食物。一般应在婴儿体重达6.5~7kg，年龄为4~8个月龄时引入（见表21-1）。添加的原则是从一种到多种，从稀到稠，从少到多，从细到粗，根据婴儿适应情况逐渐添加。添加过早可引起过敏性疾病；消化道功能紊乱；导致肥胖或消瘦等。添加过晚会影响咀嚼功能和面肌的发育；引起营养缺乏；影响睡眠质量；造成进食行为异常等。

表21-1　过渡期食物的引入

月龄	食物性状	种类	餐数		进食技能
			主餐	辅餐	
4~6	泥状食物	菜泥、水果泥、含铁配方米粉、配方奶	6次奶，逐渐断夜间奶	逐渐加至1~2次	用勺喂

月龄	食物性状	种类	餐　数		进食技能
			主餐	辅餐	
7~9	末状食物	软饭（面）、肉末、菜末、蛋、鱼泥、豆腐、配方米粉、水果	4 次奶	1 餐饭，1 次水果	学用杯
10~12	碎食物	软饭（面）、碎肉、碎菜、蛋、鱼肉、豆制品、水果	2 餐饭	2~3 次奶，1 次水果	抓食，断奶瓶，自用勺

（包心正）

第二节　幼儿营养与膳食安排

一、幼儿营养需要与进食特点

幼儿对热能、蛋白质、脂肪和糖的需要量分别为 376.56~418.4kJ/（kg·d）、2~3g/（kg·d）、3~3.5g/（kg·d）和 12g/（kg·d）。

1. 食欲相对下降　1 岁后儿童生长逐渐平稳，因此幼儿进食相对稳定，较婴儿期旺盛的食欲相对略有下降；

2. 心理行为发育特点对进食的影响　幼儿神经心理发育迅速，对周围世界充满好奇心，表现出探索性行为，进食时也表现出强烈的自我进食欲望。成人如忽略儿童的要求，仍按小婴儿的方法抚养，儿童可表示不合作与违拗心理；而且儿童注意力易被分散，儿童进食时玩玩具、看电视等做法都会降低对食物的注意力，进食下降。应允许儿童主动参与进食，满足其自我进食欲望，从而培养其独立进食能力；

3. 家庭成员的影响　家庭成员进食的行为和对食物的反应可作为小儿的榜样；

4. 进食技能发育情况　幼儿的进食技能发育状况与婴儿期的训练有关，错过训练吞咽、咀嚼的关键期，长期食物过细，幼儿期会表现出不愿吃固体食物，或"包在嘴中不吞"；

5. 食欲波动　幼儿有准确的判断能量摄入的能力。这种能力不但是一餐中表现出来，连续几餐都可被证实。幼儿可能一日早餐吃很多，次日早餐什么也不吃；一天中早餐吃得少可能会中餐吃较多和较少的晚餐。变化的进食行为提示幼儿有调节进食的能力。研究显示幼儿餐间摄入的差别可达 40%，但一日的能量摄入比较一致，只有 10% 的变化。

二、幼儿膳食要求和膳食安排

1. 幼儿膳食要求

（1）膳食形态：由半流质向固体食物过渡；

（2）喂养方式：由依靠成人喂食过渡到自行进食。

2. 幼儿膳食安排　幼儿膳食中各种营养素和能量的摄入需满足该年龄阶段儿童的生理需要，蛋白质每日 40g 左右，其中优质蛋白（动物性蛋白质和豆类蛋白质）应占总蛋白的1/3～1/2。蛋白质、脂肪和糖类产能之比为 10%～15%：25%～30%：50%～60%。膳食安排需合理，4 餐（奶类 2 次，主食 2 次）、2 点为宜。频繁进食、夜间进食、过多饮水均会影响小儿的食欲。

（包心正）

第三节　营养状况评价

【概述】

儿童营养状况评价是指对儿童从膳食中摄入的营养素与机体生理需要之间是否适合的评估。其目的是了解某一儿童群体或个体的各种营养指标的水平，发现与营养有关的问题，及时采取干预措施，改善营养状况，减少与营养有关的疾病的发生。营养状况评价内容包括膳食调查、病史询问、临床检查、体格生长评价以及实验室检查等。

一、膳食调查方法

1. 称重法　对被调查者每日三餐中每餐各种食物的食用量进行称重，查"食物成分表"得出每日各种营养素的摄入量（人均量）。通常应按季节、食物供给不同，每季度测 1 次。调查需准备表格、食物成分表、计算器、秤。称重法的优点是准确，但较复杂，调查时间较长（3～7d）。多应用集体儿童膳食调查，也可根据调查目的选择个人进行膳食调查。

2. 询问法　多用于个人膳食调查，询问前 1～3d 进食情况，计算进食量，并根据食物成分表将各种营养素计算出来。询问法简单，易于临床使用，但有时欠准确。计算与结果分析同称重法。

3. 记账法　多用于集体儿童膳食调查，以食物出入库的量算。记帐法简单，要求记录时间较长。计算与结果分析同称重法。

二、膳食评价

将膳食调查结果与 DRIs 比较。

1. 营养素摄入　当能量摄入 >85% 推荐摄入量（RNI）或适宜摄入量（AI）时，显示能量摄入足够，<70% 说明能量摄入不足；当蛋白质摄入 >80% RNI 或 AI 时，显示蛋白质摄入足够，<70% 说明蛋白质摄入不足；优质蛋白应占膳食中蛋白质 1/2 以上；矿物质、维生素摄入应 >80% RNI 或 AI；

2. 宏量营养素供能比例　膳食中宏量营养素比例应适当，即蛋白质产能应占总能量的

10%～15%，脂类占总能量的20%～25%，糖类占总能量的50%～60%；

3. 膳食能量分布　每日三餐食物供能亦应适当，即早餐供能占一日总能量的25%～30%，中餐应占总能量的35%～45%，点心占总能量的10%，晚餐应占总能量的25%～30%。

三、营养状况临床评价

除常规病史询问和临床检查外，注意有关营养素缺乏的病史和体征见表21-2：

表21-2　临床症状体征与营养素可能缺乏的检索表

	症状体征	可能缺乏营养素
全身	体重过轻、身高过低	能量、蛋白质、钙、磷、维生素
	食欲缺乏、疲倦、乏力	维生素 B₁、维生素 B₂、维生素 C、烟酸
	膝腱反射过敏或消失，下肢水肿	维生素 B₁、蛋白质
头发	缺少光泽、稀疏而少、易掉	能量、蛋白质、维生素 A
脸	鼻和唇缺少油脂、面色苍白	维生素 B₂、蛋白质
	"满月"脸	
眼	结膜苍白、巩膜发蓝	铁（贫血）
	毕脱斑、结膜干燥、角膜干燥或软化	维生素 A
	睑缘炎、角膜血管新生、周边充血	维生素 B₂
唇	口角炎、口角结痂、唇炎	维生素 B₂
舌	猩红、舌乳头增生	烟酸
	品红舌、慢性舌炎	维生素 B₂
齿	斑釉齿	氟过多
齿龈	海绵状出血	维生素 C
腺体	甲状腺肿大、腮腺肿大	碘
皮肤	干燥、毛囊角化、粉刺、瘀点	维生素 A
	糙皮性皮炎	烟酸
	皮下出血、出血点	维生素 C
	阴囊与会阴皮炎	维生素 B₂
皮下	水肿	蛋白质
组织	皮下脂肪过少	能量
指甲	凹形甲、匙状甲	铁
肌肉	肌肉萎缩	蛋白质、能量
骨骼	颅骨软化、骨骺增大、前囟迟闭、方头	维生素 D
系统	"O"形腿、肋骨串珠	
	肌肉骨骼出血	
脏器	肝肿大	蛋白质、能量

	症状体征	可能缺乏营养素
	心脏肥大、心动过速	维生素 B_1
精神与	精神错乱、呆滞、智能低下	维生素 B_1、烟酸、碘
神经系	精神性运动改变	蛋白质、能量
统	感觉丧失、位置感丧失、震动感丧失、腓肠肌触痛、肌肉无力	维生素 B_1

四、实验室检查

了解机体某种营养素贮存、缺乏水平。通过实验方法测定小儿体液、排泄物中各种营养素及其代谢产物或其他有关的化学成分，了解食物中营养素的吸收、利用和贮存情况。

（包心正）

第二十二章　儿科其他疾病诊疗

第一节　婴儿和儿童湿疹

【总述】

湿疹是一种常见的由多种内外因素引起的与变态反应有密切关系的皮肤病。临床上多伴有轻重不等的瘙痒、多种形态的皮肤损害，有渗出及反复发作的特点。以婴儿湿疹最为常见，其次是儿童湿疹，可能有发展成过敏性鼻炎和哮喘的倾向。

一、婴儿湿疹

【概述】

婴儿湿疹是发生在婴儿期与变态反应有密切关系的多形态、时有渗出的皮肤痒疹，临床以反复发作、皮疹形态多样、对称出现、严重时渗出并有浆液性结痂、剧烈瘙痒及预后不留瘢痕为特点。机械性摩擦，过高营养、肠内异常消化、湿热、接触化纤及丝织品、皮肤细菌感染等因素可使湿疹加重。

【诊断】

1. 病史　多在生后 1~3 个月起病，6 个月以后逐渐减轻，部分可延至幼儿或儿童期。病情轻重不一。皮疹多见于头面部，并逐渐蔓延至颊、颈、肩、背、臀、四肢，甚至泛发全身。

（1）急性期：受损皮肤，迅速出现多数群集的小红丘疹及红斑，基底水肿，很快变成丘疱疹及小水疱，融合成片，疱破后糜烂，有明显的黄色渗液或覆以黄白色浆液性痂。面部皮肤可有潮红。腋下、腹股沟、肛周常合并糜烂。有剧烈瘙痒，病儿晚间常烦躁不安，合并感染时常有相应部位淋巴结肿大，严重时伴有发热等全身症状；

（2）亚急性期及慢性期：常由急性期迁延而成，此期渗出、红肿、结痂逐渐减轻，皮损以小丘疹或丘疱疹为主，可有鳞屑，痒感稍轻。慢性期多见于 1 岁以上的婴幼儿，病变部位皮肤粗糙、肥厚，以丘疹、鳞屑及色素沉着为主，少数呈苔藓样变，多分布在四肢。若有诱发因素出现可急性发作，多数患儿后枕部、颈部及颌下淋巴结肿大。

2. 体格检查

（1）小婴儿以脂溢型为主，表现为前额、颊部、眉间皮肤潮红，被覆黄色油腻性鳞屑，头顶部有较厚的黄浆液痂。多在 6 个月后自愈；

（2）3~6 个月肥胖的婴儿多为渗出型，头面部、两面颊部可见对称性小米粒大小红色小丘疹，间有小水疱及红斑，基底水肿，片状糜烂渗出，黄浆液性结痂较厚。有黄棕色软痂皮。剥去痂皮露出鲜红湿烂面，呈颗粒状，表面易出血；

（3）较大婴儿皮损表现为丘疹、红肿、硬性糠皮样鳞屑及结痂，无渗出，常见于面部、躯干、四肢侧伸面。以上三种类型可以互相转化和重叠出现。

3. 辅助检查

（1）细胞计数增高，嗜酸性粒细胞计数升高，严重或合并感染时可出现类白血病反应改变，血小板计数常升高；

（2）血清 IgE 升高，渗出严重时血浆白蛋白降低；

（3）磷酸组胺、乙酰胆碱皮试阳性；

（4）皮肤划痕试验阳性；

（5）皮肤直接免疫荧光检测，在表皮、真皮连接处有 IgG 和 C_3 沉积。

4. 诊断要点　根据发病年龄、皮疹的多形性表现、瘙痒和反复发作，可做出诊断。

5. 鉴别诊断

（1）接触性皮炎：本病是由于皮肤或黏膜直接接触了某些外界变应原物质而发生的一种急性皮炎。其皮疹表现与湿疹无明显区别，但临床有如下特点：

1）有变应原接触史，接触物与皮疹有关；

2）无遗传及家族史；

3）病变多集中在接触部位，界限较清楚；

4）除去原因后，皮炎较快恢复，若再接触可再发病。

（2）尿布皮炎：本病在尿布区域（会阴、股内侧）出现境线清楚的弥漫性红斑或少许丘疱疹，勤换尿布，保持尿布区域清洁干燥可较快治愈。

（3）擦烂：又名间擦疹，多发生在肥胖婴儿，好发于夏季；因湿热、流涎、腹泻及不注意局部皮肤清洁所致。皮损限于皮肤皱折处，皮肤红斑、肿胀、边缘清楚且界限与摩擦的皮肤一致，易有糜烂及浆液渗出。

【治疗】

查找病因去除诱发因素，避免喂食过量以保持正常消化，禁食可引起湿疹的食物。

1. 抗组胺药　常用抗组胺药及皮质类固醇激素。氯苯那敏、异丙嗪、苯海拉明等药可单一或轮流服用，有较好的止痒、抗过敏和镇静作用。

2. 激素治疗　激素应酌情慎用，长期应用有依赖性和各种不良反应，泛发急性湿疹且其他疗法效果不佳者，可短期口服泼尼松，病情好转后逐渐减量。

3. 抗生素　继发感染时可加用抗生素。

4. 局部疗法

（1）急性期：无渗出或渗出不多时可外用氧化锌油、炉甘石洗剂、雷佛奴尔氧化锌软膏等；渗出较多时采用1%～3%硼酸溶液或0.1%呋喃西林溶液或生理盐水等作开放式冷湿敷，每次 15～20min，2～3 次/d，湿敷面积不超过体表面积的1/3；

（2）亚急性期：用1%~3%硼酸溶液或生理盐水外洗，无渗出时同急性期外用药及维生素 B₆ 软膏、氧化锌糊剂。常配合少量短期外用皮质类固醇霜剂，如氢化可的松霜、丁酸氢化可的松霜（尤卓尔）、糠酸莫米松（艾洛松）或丙酸倍氯美松等；

（3）慢性期：外用非激素软膏与激素软膏配合交替使用。外用激素时不宜封包，以防激素不良反应及皮肤萎缩。

5. 中医治疗　多用内外兼治法，根据不同期的表现，治疗也不同。急性湿疹如湿热重，红肿渗出时宜清热泻火，凉血利湿，方用龙胆泻肝汤加减。亚急性期宜健脾利湿，方用除湿胃苓汤加减。慢性湿疹则宜养血祛风，活阴润燥，方用四物消风汤加减。

二、儿童期湿疹

【概述】

多为干性，可由婴儿湿疹迁延、转化而来，也可在儿童期首次发病。病因同婴儿湿疹，一些慢性病灶，如扁桃体炎、龋齿及寄生虫病常为诱因。

【诊断】

多属于干性，常对称出现，皮疹为较大、隆起的棕红色丘疹，表面粗糙，可融合成苔藓样斑块，经搔抓后，常有少许渗液、表皮剥脱及抓痕。越受刺激，皮肤越变厚，周围可出现少许散在性丘疹，时感奇痒，经久不愈。可造成患儿性格改变，任性，脾气急躁，性格孤僻。

【治疗】

1. 病因治疗　避免接触致敏原，如有慢性病灶，应尽快清除，定期驱虫；

2. 对症治疗　以外用药为主，同婴儿湿疹治疗。内服药：2 岁以上患儿宜选用第二代无明显镇静作用的抗组胺药，如仙特敏滴剂、特非那丁颗粒剂及氯雷他定等。有继发感染时，酌情应用抗生素。可适量应用维生素 C 及钙剂；

3. 控制皮肤瘙痒及干燥　是治疗慢性湿疹的重要环节。可在温热水中沐浴后外用润肤剂，每日或隔日 1 次。

（包心正）

第二节　手足口病

【概述】

手、足、口病大都由柯萨奇 A16 型肠道病毒引起，也可由 A5、A10 及 71 型肠道病毒引起流行。此病主要表现为口腔炎及位于手、足之皮疹，多见于 4 岁以下小儿，夏秋季多见。年长儿及成人也可感染，但一般症状较轻，或为无症状的隐性感染。近几年报道，肠道病毒 71 型引起患者手、足、口病，可伴发病毒性脑膜炎、脑干脑炎和脊髓灰质炎样的麻痹等多种与神经系统相关的疾病，致残及病死率较高。自 1999 年以来，EV71 是我国南方地区手、足、口病的主要病原之一。

【诊断】

1. 病史 手、足、口病多见于婴幼儿及学龄前儿童，夏秋季高发。临床上首先表现为口腔不适或疼痛、厌食及低热，亦可不发热。一般病程短而轻，多于1周左右痊愈，皮疹不留瘢痕或色素沉着。但近年来报道由71型肠道病毒引起的临床症状差距较大，轻者只表现为手、足、口病，或仅表现为急性咽喉炎，重者可伴发无菌性脑膜炎、脑炎及脊髓灰质炎样的麻痹等多种与神经系统有关的疾病。

2. 查体 口腔内可见散发性小疱疹或溃疡，位于舌、颊黏膜及硬腭等处为多，偶然波及软腭、牙龈、扁桃体和咽部（此点与疱疹性咽峡炎不同），溃破后成浅溃疡，于1周内自愈。局部淋巴结多不肿大。皮疹可先见斑丘疹，后转为疱疹，圆形或椭圆形，3~7mm大小，较水痘皮疹为小，质较硬。皮疹出现于手脚为多，掌背均有，也可见于臂、腿及臀区，偶见于躯干。皮疹数目少的仅几个，多至几十个。

3. 辅助检查

（1）血常规：外周血白细胞计数大多正常，明显增高者应考虑合并细菌感染；

（2）病原学检查：反转录聚合酶链反应（RT-PCR），已成为肠道病毒感染快速诊断的重要手段。

4. 诊断要点 根据病史及流行病学情况，夏秋季婴幼儿及学龄前儿童表现为口腔不适或疼痛、厌食及低热后出现典型的皮疹者，易于做出诊断，不必做实验室检查。但对手、足、口病伴发病毒性脑膜炎、脑干脑炎等神经系统损害者应做脑脊液检查。

5. 鉴别诊断 手、足、口病应与其他出疹性疾病鉴别。

【治疗】

1. 药物治疗 对症治疗为主。目前缺乏特异、高效的抗病毒药物。近期国外报道一种新药普可那利，其口服吸收好、副作用小，对小RNA病毒科的病毒，特别是肠道病毒感染有较好的疗效，在美国已进入Ⅲ期临床。

2. 快速处理 一般不需快速处理，个别高热者给予对乙酰氨基酚退热治疗。

【护理措施】

1. 消毒隔离 手足口病的主要传播方式为粪口途径和呼吸道传播，做好消毒隔离，避免交叉感染十分必要。安置于空气流通，温湿度适宜的房间，病房门把手、床头柜以及患儿的玩具，口杯每天用含氯消毒剂擦拭消毒，病房每天紫外线空气消毒2次，每次30~60min。医生护士诊断护理每位患儿后，消毒双手，防止交叉感染。患儿的呕吐物及粪便均应消毒处理。对患儿出院的床单、病房物品，儿童的各种用具玩具等应做好终末消毒处理；

2. 发热护理 体温在38.5℃以下者给予散热，多和温水，洗温水浴等物理降温，体温超过38.5℃者，应适当降温。降温的方法有：

①温水擦浴和头部冷敷；

②口服百服宁口服液，并鼓励患儿多饮水，烦躁不安者可酌情给予镇静剂，如苯巴比妥钠和水和氯醛灌肠等；

3. 口腔护理　鼓励患者多饮水，保持口腔清洁，加强口腔护理，每次进食前后，嘱患者用温水或生理盐水漱口，已有溃疡者，给予思密达或锡类散涂擦，以消炎止疼保护口腔粘膜促进溃疡愈合；

4. 皮肤护理　患儿衣服，被褥要清洁，衣着要舒适柔软，经常更换。剪断患儿指甲，防止抓破皮疹。臀部有皮疹的婴儿，要及时清理患儿的大小便，便后及时清洗臀部，保持臀部清洁干燥，婴幼儿禁止使用尿不湿，可选择柔软舒适的棉织品尿布，手足部疱疹未破溃时可予以 0.25% 炉甘石洗剂，若手足部疱疹破溃可涂抗生素软膏，1% 甲紫，注意保持皮肤清洁，防止感染；

5. 饮食护理　患儿因发热，口腔泡疹溃疡，胃口差，口腔疼痛，不愿进食，应配以清淡高维生素易消化的流质或半流质饮食如牛奶，鸡蛋汤，菜粥等，禁食生冷辛辣咸等食物以免刺激破溃口腔粘膜；

6. 心理护理　在护理过程中，态度和蔼，爱护关心患儿，消除患儿的陌生感和恐惧感。对于较大的患儿，可耐心地给予解释，争取配合治疗，鼓励多进食，争取早日康复；

7. 病情观察，防止并发症

（1）观察体温变化，包括入院时，降温处理后；

（2）神智情况：观察是否嗜睡，意识模糊，昏睡，昏迷；

（3）呼吸系统：观察呼吸节律，频率的改变，是否口唇紫绀，是否口吐白色，粉红色或血性泡沫痰及肺部啰音；

（4）神经系统：观察精神状态，是否头痛，呕吐，抽搐，肌张力下降，脑膜刺激征等；

（5）循环系统：观察是否面色苍白，心率加快，四肢发凉，指（趾）发绀，肝肿大，血压升高或降低。

【转院要求】

1. 病情要求　手、足、口病临床症状一般较轻，不需转院治疗。但对于伴发病毒性脑膜炎、脑干脑炎和脊髓灰质炎样的麻痹的患儿应及时转院治疗。

2. 途中要求　有并发症的患儿，高热者给予对乙酰氨基酚退热治疗，烦躁不安或抽搐者，给予吸氧、适当镇静或抗惊厥治疗。

【诊疗体会】

1. 诊断方面　手、足、口病临床症状一般较轻，婴幼儿及学龄前儿童发病率高，根据病史及流行病学情况及典型的皮疹，易于做出诊断，不必做实验室检查，但对伴发病毒性脑膜炎、脑干脑炎等神经系统损害者应及时做脑脊液检查，协助诊断。

2. 治疗方面　手、足、口病的治疗主要以对症治疗为主，在家隔离至皮疹完全消退为止。但伴发病毒性脑膜炎、脑干脑炎等应及时转院治疗。

手、足、口病多见于婴幼儿及学龄前儿童，临床上首先表现为口腔不适或疼痛、厌食及低热，一般病程短而轻，多于1周左右痊愈，皮疹不留瘢痕或色素沉着。但由71型肠道病毒引起者可伴发无菌性脑膜炎、脑炎及脊髓灰质炎样的麻痹等多种与神经系统有关的疾病，应予重视。

（包心正）

第三节　小儿腹泻

【概述】

小儿腹泻或称腹泻病，是由多病原、多因素引起的以腹泻为主的一组疾病。是我国婴幼儿最常见的疾病之一。6个月至2岁患病率最高，1岁以内约占半数。是造成小儿营养不良、生长发育障碍的主要原因。根据病因分为感染性和非感染性两类，以前者更为多见。

婴幼儿生长发育快，所需营养物质较多，但其消化系统发育不成熟，胃内酸度低，血液中免疫球蛋白和胃肠道sIgA水平均较低，尤其是缺乏母乳或母乳不足者，很容易导致消化功能紊乱，引起感染性和非感染性腹泻。肠道内和肠道外的病原体感染均可引起腹泻，但以前者为重。非感染性腹泻主要是由饮食不当引起。当进食过量或食物成分不恰当时，消化过程发生障碍，食物不能充分消化和吸收，积滞于小肠上部，同时酸度减低，肠道下部细菌上移与繁殖，使食物产生发酵和腐败过程，即所谓内源性感染，使消化功能更为紊乱。病原微生物进入消化道，能否引起肠道感染，决定于宿主防御功能的强弱、感染的程度和微生物的毒力。

【临床表现】

1. 分类

（1）感染性腹泻：除已在传染病章节中叙述的痢疾及霍乱外，其他统称为肠炎；

（2）非感染性腹泻：包括食物性、症状性、过敏性及其他腹泻病。

2. 分期

（1）急性：病程连续在2周以内；

（2）迁延性：病程连续在2周~2个月；

（3）慢性：病程连续在2个月以上。

3. 分型

（1）轻型：无脱水，无中毒症状；

（2）中型：轻至中度脱水，或有轻度中毒症状；

（3）重型：重度脱水，或有明显中毒症状（烦躁、精神萎靡、嗜睡、面色苍白、高热或体温不升、白细胞计数明显增高等）。

4. 几种常见病原菌所致肠炎的临床特点

（1）大肠杆菌肠炎：以气温较高的 5～8 月份发病最高，其中产毒性大肠杆菌肠炎与致病性大肠杆菌肠炎的粪便均呈水样，混有黏液，侵袭性大肠杆菌肠炎与细菌性痢疾相似，需做大便培养才能鉴别；

（2）空肠弯曲菌肠炎：多发生在夏季，6 个月至 2 岁小儿发病率最高。症状与细菌性痢疾相似，但较轻；

（3）小肠结肠耶氏菌感染：多发于冬春季，症状随年龄而异。5 岁以下多见腹痛，水样大便或稀黏便或脓血便，镜检有大量白细胞。5 岁以上小儿常见右下腹痛，易误诊为阑尾炎，可出现频繁水泻和脱水，甚则可发生肠穿孔或腹膜炎；

（4）鼠伤寒沙门菌小肠炎：全年散发，夏秋为多。主要症状为发热和腹泻，大便有腥臭味，严重者每日大便可达 30 次以上，伴恶心、呕吐、腹痛、腹胀等。腹泻频繁者迅速出现脱水和酸中毒，甚至发生感染性休克、弥漫性血管内凝血或败血症。年龄越小，病情越重。一般病程 2～4 周。

【诊断】

1. 病史　不同的病因引起的腹泻常各具临床特点和不同的临床经过。一般轻型腹泻多为饮食因素或肠道外感染所致。主要表现为食欲缺乏，偶有溢乳或呕吐，大便次数增多，每日可达 10 余次；每次大便量不多，稀薄或带水，呈黄色或黄绿色，有酸味，常见白色或黄白色奶瓣和泡沫，可混有少量黏液。大便镜检可见大量脂肪球。无明显的全身症状，精神尚好，体温大多正常，偶有低热，体重不增或稍降，无脱水症状，多在数日内痊愈。

重型腹泻多由肠道内感染所致。常急性起病，也可由轻型逐渐加重转变而来。除有较重的胃肠道症状外，还有较明显的脱水和电解质紊乱及发热等全身中毒症状。一般状态较差，烦躁不安、精神委靡、意识朦胧，甚至昏迷。侵袭性细菌性肠炎临床症状常见恶心、呕吐、腹痛、频泻、排黏液脓血便，常伴发热，全身中毒症状往往较重，严重者可发生休克。

2. 查体　腹泻病患儿由于吐、泻丢失体液，尤其是细胞外液量的减少和电解质的丢失，导致不同程度的脱水。分为：

（1）轻度脱水：失水量为体重的 5%（50mL/kg），精神稍差，略有烦躁不安，皮肤稍干燥，弹性尚可，眼窝和前囟稍凹陷，哭时有泪，口唇黏膜略干，尿量稍减少；

（2）中度脱水：失水量为体重的 5%～10%（50～100mL/kg），精神委靡或烦躁不安，皮肤苍白、干燥、弹性较差，眼窝和前囟明显凹陷，哭时泪少，口唇黏膜干燥，四肢稍凉，尿量明显减少；

（3）重度脱水：失水量为体重的 10% 以上（100～120ml/kg），呈重病容，精神极度委靡，表情淡漠，昏睡甚至昏迷，皮肤发灰或有花纹、干燥、弹性极差，眼窝和前囟深陷，眼闭不合，两眼凝视，哭时无泪，口唇黏膜极干燥，因血容量明显减少可出现休克症状如心音低钝、脉细数、血压下降、四肢逆冷、尿极少或无尿。

3. 辅助检查

（1）大便常规：可以初步确定病因。

①水样泻，白细胞无或偶见都为病毒感染；

②大便腥臭，暗绿色似海水样，黏液多，镜检见较多的白细胞、脓细胞，多为金黄色葡萄球菌肠炎；

③黏液脓血便，镜检见较多的脓细胞、红细胞和吞噬细胞者，常由各种侵袭性细菌感染所致；

④大便呈蛋花样，见乳凝块，多为消化不良引起的腹泻；

（2）粪便细菌培养：腹泻粪便培养是病因诊断的主要手段，可明确是何种细菌感染，并做药敏试验，指导临床个体化治疗；

（3）血常规：血白细胞总数增高，中性粒细胞增高，提示细菌感染；血白细胞正常或降低，淋巴细胞增高，提示病毒感染；嗜酸性粒细胞增高，提示寄生虫感染或过敏性疾病；

（4）血电解质及血气分析：

①急性腹泻患儿可伴有等渗性脱水，表现为血钠正常，血钾下降明显；

②营养不良患儿往往表现为低渗性脱水，表现为血钠下降，血钾下降更明显；

③重症腹泻患儿可出现代谢性酸中毒，表现为血 pH 值降低，二氧化碳结合力下降；

④腹泻患儿，尤其是补液后可出现低血钙，甚至低血镁；

⑤在治疗过程中应动态监测以上指标，以指导临床合理治疗；

（5）肾功能：由于重症腹泻患儿有脱水、电解质紊乱、酸中毒，故可出现一过性尿素，肌酐轻度升高，待脱水和电解质紊乱纠正后即可恢复正常；

（6）轮状病毒抗原检测：病毒性肠炎以轮状病毒感染为主，酶联免疫吸附试验（ELISA）可检测到粪便中的轮状病毒抗原。粪便中病毒抗原的检测具有明确诊断、指导治疗的重要意义；

（7）其他：如为坏死性小肠结肠炎，腹部 X 线平片可见肠壁气囊肿和门静脉积气。低钾血症者心电图可见 U 波。

4. 诊断要点

（1）病情分型：

1）轻型腹泻：起病可急可缓，精神尚好，以胃肠道症状为主，大便每日 <10 次，为黄色或黄绿色稀水便，有时伴少量黏液，量不多，偶有呕吐，食欲稍差，无明显脱水及全身中毒症状；

2）重型腹泻：常急性起病，大便每日 ≥10 次，除较重的胃肠道症状外，还有发热、呕吐、腹痛、尿少等明显水、电解质和酸碱平衡紊乱表现及全身中毒症状。

（2）脱水程度与性质判断：脱水程度分轻、中、重三度（表 22 - 1），脱水性质分等渗、低渗和高渗性脱水（表 22 - 2）。临床以等渗脱水最多见。

表 22 - 1　脱水的临床分度

程度	失水占体重的%	眼窝、前囟凹陷	眼泪	口干	尿量	皮肤弹性	周围循环
轻度	5	稍凹	有	稍干	稍少	好	正常
中度	<10	较明显	少	较明显	明显少	较差	肢冷
重度	>10	明显	无	明显	极少或无	极差	血压低或休克

表 22 - 2　脱水的性质分度

性质	血清钠（mmol/L）	口渴	尿量	尿比重	精神	常见病例
等渗	130~150	有	少	高	萎靡	>3 月龄、原健康小儿的急性腹泻
低渗	<130	不显	不少	低	萎靡	伴有营养不良的腹泻或迁延性、慢性腹泻
高渗	>150	显著	极少	极高	烦躁	<3 月龄的腹泻，或高热不补水的肺炎

（3）腹泻分类诊断：

1）急性腹泻：病程 <2 周；

2）迁延性腹泻：病程 2 周至 2 个月；

3）慢性腹泻：病程 >2 个月。

4. 鉴别诊断

（1）大便无或偶见少量白细胞者为非侵袭性细菌引起的腹泻。应与下列疾病鉴别：

1）生理性腹泻：多见于 <6 个月的婴儿，外观虚胖，常有湿疹。生后不久即腹泻，但除大便次数增多外，无其他症状。食欲、精神好，不影响生长发育。到添加副食后，大便即逐渐转为正常；

2）导致小肠消化吸收功能障碍的各种疾病：如食物过敏症、多种与肠道消化吸收有关的遗传代谢病。

（2）大便有较多的白细胞或脓血便者为侵袭性细菌引起的腹泻。应与下列疾病相鉴别：

1）细菌性痢疾：大便培养可以鉴别；

2）坏死性肠炎：中毒症状严重，腹痛、腹胀、频繁呕吐、高热。病初为黄色稀便，潜血试验阳性，逐渐出现暗红色糊状或赤豆汤样血水便。重症常出现休克。腹部 X 线片呈小肠局限性充气扩张，肠间隙增宽，肠壁积气等。

【治疗】

调整饮食，预防和纠正脱水，合理应用抗生素，给予肠黏膜保护剂、助消化与调节肠道微生态制剂，防治并发症。

1. 一般治疗　腹泻病时应强调继续进食，以免造成机体营养不良、酸中毒等。如为母乳喂养婴儿，可继续哺乳，暂停辅食；人工喂养者小于 9 个月的患儿，可喂 1/2~2/3 稀释的牛奶，2~3 日后逐渐恢复正常饮食；6 个月以上者，可喂易消化的清淡饮食，如米汤、面条、鱼或肉末等，量由少到多，宜少餐多食。呕吐频繁者，应暂禁食 8～12h，但不禁饮，待症状缓解后逐渐恢复饮食。双糖酶缺乏的病毒性肠炎患儿，可暂停乳类喂养，改用豆制代乳品或发酵奶，或用去乳糖奶粉喂养。对乳糖不耐受者，应避免奶类喂养。腹泻停止后注意营养丰富饮食的继续供给，每日加餐 1 次，至 2 周后。症状性腹泻应同时治疗原发病。

2. 液体疗法

（1）口服补液：口服补液盐（ORS）配制简单，经济、高效，对于预防和纠正轻至中度脱水的患儿有良好补液效果，临床和家庭中都易于应用。

1）配制方法：氯化钠 3.5g，枸橼酸钠 2.9g，氯化钾 1.5g，葡萄糖 20g，加水至 1 000mL 即可；

2）应用剂量：无脱水者，4h 内口服 20～40mL/kg；轻度脱水者，口服 50～80mL/（kg·d）；中度脱水者，每日口服 80～100mL/kg，于 8～11h 内将累积损失量补足，脱水纠正后可将剩余 ORS 液用等量水稀释后按需补充。一般对于 2 岁以下幼儿，每次补 50～100mL ORS 液，每日约 500mL；2～10 岁小儿，每次补 100～200mL，每日约 1 000mL；10 岁以上患儿，每次能喝多少给多少，每日补充 2 000mL 左右。新生儿慎用。对于 6 个月以下非母乳喂养儿，这段时间内应额外补 100～200mL 白开水；

3）注意事项：WHO 推荐的 ORS 液属 2/3 张含钠液，补液阶段水份可适当额外补充，以防发生高钠血症；每次补充液体不宜过多，10～20mL 即可，每间隔 2～3min 即可口服 1 次；一般补液 4h 后，应对患儿的脱水情况进行重新评估，若有严重呕吐、腹胀、休克、心肾功能不全，或严重脱水口服补液不能纠正时，应改为静脉补液。

（2）静脉补液：对吐泻严重、明显腹胀、呈中度以上脱水者应静脉补液，治疗时应个性化，兼顾患儿年龄、营养情况和自身调节能力等多方面因素。

1）第 1 日补液方案：补液的总量包括累积损失量、继续损失量和生理需要量三类。

①补液总量：具体补液量应根据脱水程度而定，一般轻度脱水，补液 90～120mL/kg；中度脱水，补液 120～150mL/kg；重度脱水，补液 150～180mL/kg。对少数营养不良，肺、心、肾功能不全的患儿应根据具体病情另行详细计算；

②补液种类：根据溶液中电解质溶液与非电解质溶液的比例可配置不同张力的补充液，不同类型的脱水应用不同张力的液体，一般等渗性脱水，补 1/2 张含钠液；低渗性脱水，补 2/3 张含钠液；高渗性脱水，补 1/3 张含钠液。若临床判断脱水性质有困难时，可先按等渗性脱水处理；

③补液速度：总原则为先快后慢，具体应根据脱水程度、继续损失的量和速度来定。补液主要是指对累积损失量的补充。对重度脱水有明显周围循环障碍者，可应先快速扩容，2:1 等张含钠液（生理盐水 2 份 +1.4% 碳酸氢钠 1 份）20mL/kg，于 30～60min 内快速输入。其余的累积损失量（已扣除扩容液）根据脱水的性质可选用 1/2～2/3 张含钠液。补液量轻度脱水 50mL/kg、中度脱水 50～100mL/kg、重度脱水 100～120mL/kg，先给 2/3

量，等渗和低渗性脱水可在 8~12h 内补完，每小时 8~10mL/kg，高渗性脱水补液速度宜慢。脱水纠正后，补充继续损失量和生理需要量时，速度宜减慢，于 12~16h 内补完，约每小时 5mL/kg。继续损失量按 60~80mL/kg 补充，用 1/4~1/5 张溶液；生理需要量按 30mL/kg 补充，用 1/2~1/3 张溶液。若吐泻缓解，可酌情减少补液量，或改为口服 ORS 液；

④纠正酸中毒：腹泻患儿丢失大量碳酸氢钠易合并酸中毒，需纠酸治疗。轻度酸中毒因输入的混合溶液中已含有一部分碱性溶液，且输液后循环和肾功能改善，故无须额外补充；重度酸中毒应另加碱性液予以纠正，一般每应用 5% 碳酸氢钠 5mL/kg 或 1.4% 碳酸氢钠 20mL/kg 即可提高 HCO_3^- 5mmol/L。具体补碱液量可根据临床症状结合血气结果而计算，公式：5% 碳酸氢钠毫升数 =（22 - 测得 HCO_3^- mmol/L）× 体重（kg）或 = ｜- BE｜×0.5 × 体重（kg）；（注：5% 碳酸氢钠 1mL 中含 HCO_3^- 0.6mmol，即预补充 1mmol 的碱液需 5% 碳酸氢钠溶液 1.7mL）；

⑤补钾：钾的补充应以患儿有尿或来院前 6h 内有尿为前提。常用氯化钾，一般按 3~4mmol/(kg·d) 补充，相当于氯化钾 22.5~30mg/(kg·d)（钾 1mmol = 氯化钾 7.5mg），合 10% 氯化钾 0.2~0.3mL/kg。缺钾严重时可增量至 4~6mmol/(kg·d)，相当于氯化钾 30~45mg/(kg·d)，合 10% 氯化钾 0.3~0.45mL/kg。轻度脱水时，口服补充即可，每日服用 3~4 次；中、重度脱水时，需静脉补充。补钾溶液浓度不应超过 0.3%，每日静脉补钾时间不应少于 8h，切忌将钾盐直接静脉推入，以防出现高钾血症，危及生命。细胞内的钾浓度恢复正常要有一个过程，因此静脉补钾要持续 4~6 日及以上，能口服时可改为口服补充；

⑥补钙、镁：一般不需常规补充，当若患儿有严重腹泻时，尤其是对营养不良和佝偻病患儿在纠正酸中毒后极易出现惊厥，应尽早补钙。可给予 10% 葡萄糖酸钙，每次 1~2mL/kg（最大量≤10mL）或每次 5~10mL 加葡萄糖稀释后缓慢静脉推注。若抽搐不止考虑低镁者，可给予 25% 硫酸镁，每次 0.1mL/kg 深部肌内注射，每间隔 6h 一次，每日 3~4 次，症状缓解后停用。

2）第 2 日及以后的补液方案：经第 1 日补液后，脱水和电解质紊乱已基本纠正，第 2 日以及日后主要是补充继续损失量（防止发生新的累积损失）和生理需要量，继续补钾，供给热量。一般可改为口服补液，若腹泻仍频繁或口服量不足者，仍需静脉补液。补液量需根据吐泻和进食情况估算，并供给足够的生理需要量，用 1/3~1/5 张含钠液。继续损失量按"丢多少补多少"、"随丢随补"的原则，用 1/2~1/3 张含钠溶液予以补充。以上两部分液体于 12~24h 内均匀静滴。同时仍要注意继续补钾和纠正酸中毒。

3. 合理应用抗生素　水样便腹泻患者（约占 70%）多为病毒及非侵袭性细菌所致，可不用抗生素。若伴有明显中毒症状无法用脱水解释者，尤其是对重症患儿、新生儿、小婴儿和衰弱患儿（免疫功能低下），应选用敏感抗生素积极治疗，轻者口服，重者静脉滴注。黏液、脓血便患者（约占 30%）多为侵袭性细菌感染，应根据临床特点、大便细菌培养和药敏试验结果选用药物。常用药物有庆大霉素，10～15mg/（kg·d）；氨苄西林、头孢羟氨苄，30mg/（kg·d）、呋喃唑酮，5～10mg/（kg·d）等。年长儿还可应用诺氟沙星，10～15mg/（kg·d）。若为金黄色葡萄球菌肠炎、膜性肠炎、伪膜性肠炎、真菌性肠炎应立即停用原用的抗生素，根据情况选用万古霉素、新青霉素、利福平、甲硝唑或抗真菌药物治疗，如制霉菌素，5万～10万单位/（kg·d）口服。婴幼儿应用氨基糖苷类及喹诺酮类抗生素时应慎重，应尽量选用其他类抗生素。

4. 其他治疗

（1）对症处理：患儿呕吐可口服多潘立酮（吗丁啉），每次0.2～0.3mg/kg，每日3次，饭前半小时及睡前服用；或肌内注射氯丙嗪0.5～1mg/（kg·次）。腹痛者可皮下注射解痉剂，如硫酸阿托品0.01mg/（kg·次），或口服普鲁本辛0.5mg/（kg·次）。腹胀时，可热敷或应用药物新斯的明0.04mg/（kg·次）肌内注射，症状不能缓解者还可采用肛管排气，钾低者补钾；

（2）微生态疗法：有助于恢复肠道正常菌群的生态平衡，抑制病原菌定植和侵袭，控制腹泻。常用有单菌制剂，如整肠生（地衣芽孢）；多菌制剂，如金双歧（长双歧保菌杆菌、嗜热链球菌）、妈咪爱（粪链球菌、枯草杆菌）、普乐拜尔（婴儿双歧嗜酸乳杆菌、粪链球菌、腊样芽胞杆菌）；死菌制剂，如乐托尔（嗜酸乳杆菌）；

（3）肠黏膜保护剂：能吸附病原体和毒素，维持肠细胞的吸收和分泌功能，增强屏障功能，如蒙脱石粉（思密达）；

（4）锌补充疗法：每日补充含元素锌20mg（6个月以下10mg/d），服用10～14日，有助于缩短腹泻病程，减轻腹泻严重程度，并在随后的2～3个月预防腹泻的再次发生。

5. 迁延性和慢性腹泻的治疗

（1）因迁延性、慢性腹泻常伴有营养不良和其他并发症，应尽快查明病因，进行对因治疗。切忌长期应用抗生素，以免造成肠道菌群失调；

（2）营养治疗：

1）饮食疗法：母乳喂养儿继续给予母乳，暂停辅食。人工喂养儿应调整饮食，<6个月婴幼儿，可用牛奶加等量米汤或水稀释，或用酸奶，也可在奶中混入谷物，每日喂6次，以保证足够热卡；6个月以上婴儿，可继续进食平时的蔬菜、鱼末或肉末粥、面条等易消化食物，由少到多，由稀到稠。双糖不耐受患儿，其中以乳糖不耐受最多见，因缺乏双糖酶，食用含双糖（包括蔗乳糖、麦芽糖）的饮食会加重腹泻，治疗宜采用去双糖饮食，可食用豆浆（每100mL鲜豆浆加5～10g葡萄糖）、酸奶、或去乳糖配方奶粉。过敏性腹泻患儿，在应用无双糖饮食后腹泻仍不改善时，考虑可能为对牛奶或大豆等蛋白质过敏，应避免应用，改用其他饮食。要素饮食由氨基酸、葡萄糖、中链甘油三酯、多种维生素和微量元素组合而成，是肠黏膜受损伤患儿最理想的食物，即使在严重黏膜损害和胰消化酶、胆盐缺乏情况下仍能吸收与耐受，有条件者可以应用。

2）静脉营养：少数严重患儿，不能耐受口服营养物质，应采用静脉高营养。如10%

脂肪乳剂, 2 ~ 3g/(kg·d); 复方氨基酸, 2 ~ 2.5g/(kg·d); 葡萄糖, 12 ~ 15g/(kg·d); 及脂溶性维生素注射液 (维他利匹特) 与水溶性维生素注射液 (水乐维他)。每日维持液骨 120 ~ 150mL/kg, 热量 209 ~ 376kJ (50 ~ 90kcal) /kg, 可通过外周静脉输入, 好转后改为口服;

（3）维持内环境稳定: 预防和治疗脱水, 维持电解质及酸碱的平衡;

（4）抗生素治疗: 仅在培养出特异性病原后应用, 且应根据药物敏感试验选择用药;

（5）补充微量元素和维生素: 补充如锌、铁、烟酸、维生素 A、维生素 B_{12}、维生素 E、维生素 C 和叶酸等, 有助于肠黏膜的修复;

（6）应用微生态调节剂和肠黏膜保护剂: 用法同前;

（7）支持治疗: 可少量多次输血或血浆治疗;

（8）中医治疗: 根据病因, 如湿热泻、脾虚泻等分别辨证论治, 并可配合中药、推拿、捏脊、针灸和磁疗等。

【护理措施】

1. 腹泻的护理

（1）评估相关因素, 去除病因。腹泻常见原因是饮食不当及肠内感染, 应停止食用可能被污染的食物以及可能引起消化不良及过敏的食物。感染引起的腹泻可按医嘱用抗感染的药物;

（2）观察并记录排便次数、性状及腹泻量, 收集粪便送检;

（3）做好消毒隔离, 与其他小儿分室居住。食具、衣物、尿布应专用, 护理患儿前后要洗手, 对腹泻患儿的粪便, 被污染的衣、被进行消毒处理, 防止交互感染。

2. 调整饮食 母乳喂养者应继续母乳喂养, 暂停辅食, 缩短每次喂乳时间, 少量多次喂哺。人工喂养者, 暂停牛奶和其他辅食 4 ~ 6 小时后 (或脱水纠正后), 继续进食。6 个月以下婴儿, 以牛奶或稀释奶为首选食品。轻症腹泻者, 配方牛奶喂养大多耐受良好。严重腹泻者, 消化吸收功能障碍较重, 双糖酶 (尤其乳糖酶) 活力受损, 乳糖吸收不良, 全乳喂养可加重腹泻症状, 甚至可引起酸中毒, 先以稀释奶、发酵奶、奶谷类混合物、去乳糖配方奶喂哺, 每天喂 6 次, 保证足够的热量, 逐渐增至全奶。6 个月以上者, 可用已经习惯的平常饮食, 选用稠粥、面条, 并加些植物油、蔬菜、肉末或鱼末等, 也可喂果汁或水果食品。饮食调整原则上由少到多、由稀到稠、尽量鼓励多吃, 逐渐恢复到平时饮食, 调整速度与时间取决于患儿对饮食的耐受情况。遇脱水严重、呕吐频繁的患儿, 宜暂禁食, 先纠正水和电解质紊乱, 病情好转后恢复喂养。腹泻停止后, 应提供富有热卡和营养价值高的饮食, 并应超过平时需要量的 10% ~ 100%, 一般 2 周内每日加餐 1 次, 以较快地补偿生长发育, 赶上正常生长。

3. 补充液体的护理

（1）口服 ORS 液: 适用于轻、中度脱水而无严重呕吐者。累积损失量按轻度脱水

50mL/kg、中度脱水 80～100mL/kg 喂服，于 4～6 小时喂完；继续损失量根据排便次数和量而定。一般每 1～2 分钟喂 5mL（约 1 小勺），稍大的患儿可以用杯子少量多次饮用。若呕吐，可停 10 分钟再喂，每 2～3 分钟喂 5mL。应注意：

①服用 ORS 液期间应让患儿照常饮水，防止高钠血症的发生；

②如患儿眼睑出现水肿，应停止服用 ORS 液，改用白开水；

③新生儿或心、肾功能不全，休克及明显腹胀者不宜应用 ORS 液。

（2）静脉补液：适用于中度以上脱水的患儿。应注意：

1）输液速度过快易发生心力衰竭及肺水肿，速度过慢脱水不能及时纠正；

2）补液中应密切观察患儿前囟、皮肤弹性、眼窝凹陷情况及尿量，若补液合理，3～4 小时应排尿，表明血容量恢复。若 24 小时患儿皮肤弹性及眼窝凹陷恢复，说明脱水已纠正。若尿量多而脱水未纠正，表明输入的液体中葡萄糖液比例过高；若输液后出现眼睑水肿，说明电解质溶液比例过高；

3）及时观察静脉输液是否通畅，局部有无渗液、红肿；

4）准确记录第一次排尿时间、24 小时出入量，根据患儿基本情况，调整液体入量及速度。

4. 皮肤护理　选用清洁、柔软的尿布避免使用塑料布包裹，注意及时更换，每次便后用温水清洗臀部，蘸干，涂油，保持会阴部及肛周皮肤干燥，预防臀红。局部发红有渗出或有潜在溃疡者，可采用烤灯、理疗促使创面干燥愈合。

5. 观察病情

（1）补液后密切观察患儿的精神、肌张力及腱反射等变化，注意有无低钾血症或低钙血症的表现；遵医嘱及时采血做电解质分析。根据医嘱及时补充钾、钙、镁等电解质。输液后有尿时即可开始静脉补钾。若补液中出现抽搐，可静脉缓慢注射钙剂，时间不得少于 10 分钟；

（2）密切观察酸中毒的症状和体征，遵医嘱采血、补充碱性溶液。

6. 对症处理

（1）眼部护理：重度脱水患儿泪液减少，结膜干燥，昏迷患儿眼睑不能闭合，角膜暴露容易受伤引起感染。可用生理盐水浸润角膜，点眼药膏，眼罩覆盖；

（2）发热的护理：监测体温变化，体温过高应给予物理或药物降温，应及时擦干汗液，更换潮湿衣被，多饮水，做好口腔及皮肤护理；

（3）腹痛护理：可轻轻按摩患儿腹部，做好腹部保暖或热敷，转移患儿注意力，严重者可遵医嘱应用解痉、镇痛药物。

7. 健康指导

（1）根据家长的文化程度及理解能力介绍婴儿腹泻的病因、转归和护理要点。在补液、饮食、用药、护理等方面应耐心宣教，取得患儿及家长的配合；

（2）指导不住院患儿的家长做好家庭护理，介绍预防患儿脱水的方法，指导口服补液盐的配制、服用方法和注意事项；

（3）指导家长注意患儿的臀部清洁，以免粪便刺激皮肤造成臀红。指导观察患儿病情变化的方法，如注意患儿尿量、眼窝及前囟的凹陷、皮肤弹性等变化，以便与医护人员配合，观察患儿病情变化；

（4）嘱咐家长在患儿出院后要注意饮食卫生、合理喂养，气候变化时要注意小儿保暖。切忌随便给小儿服用抗菌药物，以免造成肠道菌群失调而引起肠炎迁延不愈；

（5）在服用微生态制剂时，应指导家长注意避开抗生素使用时间，一般抗生素如青霉素、头孢类药物等，半衰期平均为 1~2 小时（头孢曲松为 8~12 小时）。因为抗生素不但可杀死病原微生物，也可杀死正常肠道菌及微生态制剂的活菌成分，使制剂失去作用。因此，应用微生态制剂时，应与抗生素间隔至少 2 小时以上；

（6）讲解消化道黏膜保护剂的作用及注意事项，如服用十六角蒙脱石时，应告诉家长在服用时间上不能和其他药物同时服用，以防其他药物被吸附，从而起不到治疗的作用，应在两次奶或餐中间的时间点空腹服用，目的是更好地吸附在胃肠黏膜上以发挥作用。

（包心正）